古中医书　第六卷

甲子書院

傷寒內經

古中医基础医学论坛　下卷

路辉　著

上册

全国百佳图书出版单位
中国中医药出版社
·北京·

图书在版编目（CIP）数据

古中医医算法：下卷：伤寒内经：上下册 / 路辉著 .
北京：中国中医药出版社，2025.6.--（古中医书）
ISBN 978-7-5132-8585-8

Ⅰ.①古… Ⅱ.①路… Ⅲ.①伤寒（中医）—研究
Ⅳ.① R254.1

中国国家版本馆 CIP 数据核字 (2023) 第 234137 号

中国中医药出版社出版

北京经济技术开发区科创十三街 31 号院二区 8 号楼
邮政编码　100176
传真　010-64405721
河北盛世彩捷印刷有限公司印刷
各地新华书店经销

开本 710×1000　1/16　印张 79　字数 1251 千字
2025 年 6 月第 1 版　2025 年 6 月第 1 次印刷
书号　ISBN 978 - 7 - 5132 - 8585 - 8

定价　228.00 元〔全二册〕
网址　www.cptcm.com

服 务 热 线　010-64405510
购 书 热 线　010-89535836
维 权 打 假　010-64405753

微信服务号　zgzyycbs
微商城网址　https://kdt.im/LIdUGr
官 方 微 博　http://e.weibo.com/cptcm
天猫旗舰店网址　https://zgzyycbs.tmall.com

如有印装质量问题请与本社出版部联系（010-64405510）

青囊功深

丹心至誠

黃卷學富

白首窮經

玄之又玄

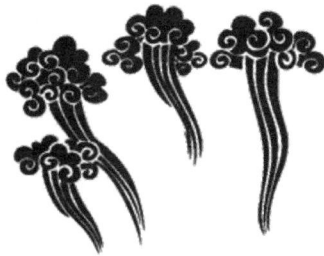

序一：论语

天下医者，无不仲景弟子；历代流派，无不伤寒门徒。岂知，仲景非神医也，实伤寒方术之功也。

仲景于《伤寒杂病论·序》中说，建安纪年以来不到十年，家族多病死。即 196 年以后的十年，仲景生于 150 年，建安元年时已经 46 岁了。

仲景是什么时候学的伤寒方术呢？

何颙（？—190）在《襄阳府志》里记载"仲景之术，精于伯祖"，也就是说，在建安元年 196 年以前的 190 年，甚至更早时期，仲景已经学习伤寒方术了。而且何颙于 162 年左右，在仲景总角（十二三岁）之时，曾评价仲景"君用思精而韵不高，后将为良医"。就是说，仲景治病医术可以，但格局一般，不适合仕途。后仲景于 170 年左右，开始学习伤寒方术于族叔张伯祖。

仲景在《伤寒杂病论》的序言中曾明确地两次提到"方术"一词，批评当时的人"曾不留神医药，精究方术，"而自己却"余宿尚方术"。仲景师张伯祖也是精通

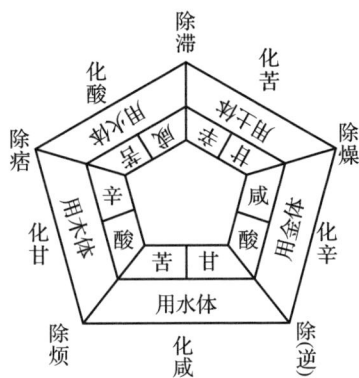

汤液经法图

除滞　化酸　化苦　除燥
化酸　用火体　辛　甘　用土体　化苦
除痞　辛　咸　除燥
用木体　酸　苦　甘　酸　用金体
化甘　苦　甘　酸　化辛
除烦　化咸　除逆
用水体

左　阳进为补　其数七，火数也
右　阴退为泄　其数六，水数也

5

方术的名医，曾著《藏经》《藏经时行病治》二书。张伯祖于《藏经》中曰："食古之余，殚心方术，惚惚者七十余年矣。""因披经论，立法三百章，又祖《汤液》，著方一十八首，名曰《藏经》，钩玄论方，为杂病之大概，伤寒时行弗与焉，庶见者视病知原，考方知治，即行足楷后生，功足垂青史。"

仲景《伤寒杂病论》中的方剂与陶弘景的《辅行诀脏腑用药法要》一书的方剂源出一宗，而陶弘景在此书中说天行外感十二神方是来自上古的医籍《汤液经法》。而《汤液经法》中的中药五行互藏分类法已经让我们领略了方术的魅力。

仲景在197年见到建安七子之一的王璨（177—217），告诉他，他已经得麻风病了，服食五石散可治，否则40岁时病情会复发加重，有丧命之虞。但王璨刚愎自用，将仲景忠告当作耳旁风，一笑了之。结果217年，王璨在40岁时，于曹操大军行军路途中麻风病复发加重，又赶上瘟疫，一命呜呼了。

可见，仲景在建安元年196年以前，就已经精于伤寒方术。但在196年至206年之间，仲景家族因疫死亡2/3，仲景也是束手无策。于206年以后，集诸家书证，始成《伤寒杂病论》，反复修雠，共计一十三版。

自公元200年仲景方术历经十三版传出以来，到叔和私淑戕乱，到江南诸师秘而不传，到思邈千金类比，到继冲献宝，治平重刊，大小字体本并行江湖，宋金诸家断章取义，明清后辈陈陈相因，到哲初出桂，1800余年的仲景方术，几经沉浮，虽临证救人无数，中工山呼医圣，下工逐流膜拜，区区六病，演绎无数病证。

各家之理，有据可考者竟有41种之多之杂，孰是孰非，孰真孰假，纷纷嚷嚷嗡嗡，来来去去寂无声。

经律论需分三六九等，戒定慧尤重断舍离分。

究竟伤寒，不能脱离成书背景。诠解仲景，不能忽略文明框架。东汉的《参同契》《灵宪》《浑天仪图注》《算罔论》《太玄》《白虎通》《易纬》

《乾象历》《七曜术》《数术记遗》等天人象数，奠定了仲景时代的天人基本学问逻辑。

圣济以来，金元以降，江湖术士，各自为医，追流逐派，陈陈相因，筌蹄之术，人人自秘。治一人而自矜，治十人而自夸，治数十人而自负。从此，天下无病，世间无医。南北颠倒，东西不知。

今夫配虎符、坐皋比者，洸洸乎干城之具也，果能授岐黄鬼傲、卢扁华张之药兵耶？峨大冠、拖长绅者，昂昂乎庙堂之器也，真可宣阴阳五行、天干地支之象数耶？观其炫高堂、骑大马，左执权、右擎章，醉醇醴而饫肥鲜者，孰不巍巍乎可畏，赫赫乎可象也？法戁而不知理，坐糜廪粟而不知耻者，何其多也。又何往而不金玉其外、败絮其中也哉？于医、于道、于理者，知之者何其少也。徒卖弄其表，不深悟其里也，尔之侪之竖之辈矣。

千百年来，草根树皮三指禅，一直是医家指南。所谓"医者，意也"，千金定律，不敢越雷池半步。成也其意，败也其意。

历代以来，说伤寒，必提表里半三部，经腑传六病，方证相对论云云。但六病互藏，三阴三阳互证，六经病欲解时，伤寒例……一概略而无视。如太阳四逆证、阳明中寒证、少阴三急下、厥阴何为厥等，皆随文随心随意，医者意也。故有 41 种六病，一假说成真，三遍成箴言，这就是伤寒现状，仲景再世，不知怎想？

殊不知，医者，象也，形也，《伤寒内经》也；医者，数也，神也，《伤寒外经》也。形神兼备，象数互证，方为至理学问，才是天地通达。

自古，真君子者，不与君子斗名，谓之轻名；不与小人斗利，谓之破利；不与天地斗巧，谓之归道。名利皆为身外，唯宗道归于人心。心生于象数，授印于天地。

历代以来，治伤寒者众，得仲景者寡。研医理者密，究天人者稀。问渠那得清如许，唯有源头活水来。尔曹身与名俱灭，不废江河万古流。

本书以古本《伤寒杂病论》为底本，将其形神之法一一道来，庖丁解牛，自以为游刃肯綮，形神俱应，纵横剖判，纲目缕析，实则挂一漏万，不自量力。

然，伤寒界，至今还没有系统的认知古本价值，仍以宋臣刀斧过甚的残本为囿。拘于错简条文，不知鱼鲁豕亥、虚虎己三之误；限于方证表里，不知阴阳互藏、象数互应之理。千医千伤寒，万医万仲景，各成残局，互为外道。

大道至简至易，医理方术亦然。执其一源，可以万流。智者察同，愚者察异，此之谓也。

《伤寒外经》《伤寒内经》者，沧海一粟，有缘者度，无缘者悟。

路　辉

壬寅乙巳庚申

序二：伤寒外经

　　一切知道在不知道之前，都是隐学；一切不知道在知道之后，都是显学。显隐之学是相对于人而言，而人的悟性与心性才是显隐之学相因而成的关键。理者，道也，本先天而寂存；人者，名也，愚钝慧悟，两两不同，层层有异，智者察同，愚者察异，道之微尘矣。故曰，**绝无迷信之理，只有迷信之人**。以此观心观物观天下，孰是真伪，孰知虚实，孰为因果，高下立判，显隐顿见。本然一物不变，万法随心而化，皆曰吾为最真，实是井底之蛙。

　　《列子·仲尼》曰："老聃之弟子，有亢仓子者，得聃之道，能以耳视而目听。"晋人张湛注解道："夫形质者，心智之室宇；耳目者，视听之户牖，神可彻焉，则视听不因户牖，照察不阂墙壁耳。"这说明上古时期，确有耳具目视特殊功能的人。

　　大千之内，无奇不有。任何事物，只有两个角度，一个是主观，一个是客观。主观唯我，客观唯物。以小我度大千，如蜉蝣展卷，子予悟道，高下煌然。孰高孰低，孰上孰下，无须揆度。

　　老祖宗造的文字，实在是妙极了。就这个"學"字，"子"是"子学"的"子"，子丑寅卯的子，"子"的头上双手捧着个"爻"，把代表万事万物及其变化的卦"爻"字，装在了智慧之库，且在其中千变万化的运动。一个"學"字，一个"爻"字，经过了多少世代，至今仍然值得我们推敲。"學"无止境，奥在深处，妙在其中。

朱子曰："谈天下事易，做天下事难。"诚千古不易之至理。吾人今日致学，多能口言，鲜能实践，辄为世俗所嗤诋，良由是耳。即或有能实践者，未必能澈始至终。然能澈始终者，非有困知勉行之精神，澹泊宁静之功夫者，莫能为之。仲景师既是此人矣。

笔萃斯文，久以盈轴。莫不究源附说，解惑分图。括上古运气之秘文仙经，撮斯书伤寒阴阳之精论。若网之在纲，珠之在贯，粟然明白。笺明奥义，感有指归。诅饰文辞，庶易晓悟。黄素绿帙，略窥一二，仲景方术，百文一章。

盖后人以读书之法，错杂其间，而未计及编书之法，固不如是也，不然孔氏之徒，问仁者寡，问政者繁，何不各类其类，各美其美，美美与共，而惮烦若此耶！朱子曰："谈天下事易，做天下事难。"诚千古不易之至理。

此处列出《伤寒外经》之法目，诠作虚室生白之诳语，以效天地之数，阴阳之度，成伤寒一法门矣。

以仲景伤寒残者，形神离绝。形者，条文方药，一百一十三方，三百九十八条；神者，方术象数，三百九十七法。《伤寒》三阴三阳互藏，《金匮》五行生克，撮其精要，凝神一气，方可见真章。

虽一家之侈谈，亦效万世之法矣。以遁法一术，病证尽验，历历有数，不出法外，以印象证术，以万物皆数，古人诚不我欺也。不啻北斗以南，一书矣。

子曰："志于道，据于德，依于仁，游于艺。"此伤寒之宿命固然也。

韩非子在《五蠹》篇中说："上古竞于道德，中世逐于智谋，当今争于气力。"其落堕之史，其伤寒能出其外乎？

时人莫小池中水，浅处无妨有卧龙。

路　辉
壬寅乙巳庚申

目录

15

第三法：古本伤寒杂病法

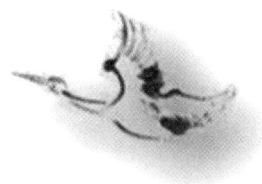

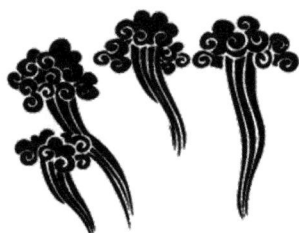

角●六气主客第三

　　《伤寒杂病论》总则，总病机，逃不出五运六气、九宫八风，司天以气化，司地以力化，司人以间气所化所病。

　　夫五运六气，主病阴阳虚实，无越此《图经》。曰：上天也，下地也，周天谓天周也。五行之位，天垂六气，地布五行，天顺地而左回，地承天而东转。木运之后，天气常徐，徐气不加，君火却退一步，加临相火之上，是以每五岁已，退一位而右迁。故曰：左右周天，徐而复会。会，遇也，言天地之道，常五岁毕，则以徐气迁加，复与五行座位再相会，合而为岁法也。周天谓天周地位，非周天之六气也。经曰：加临法曰：先立其年，以知其气，左右应见，然后乃言生死也。

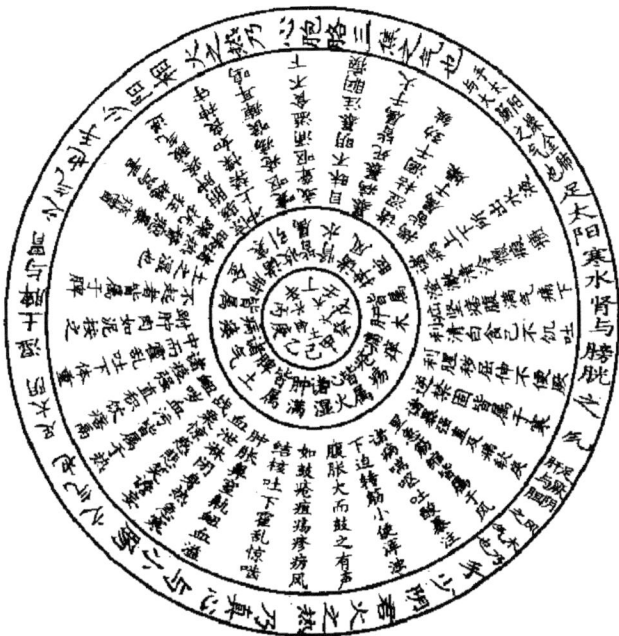

五运六气主病加临转移图之病机十九条

中运的首运起于何运呢？《素问·五运行大论》说："正五气之各主岁尔，首甲定运。"即以甲年土运为中运之始。这是因为天干始于甲，甲己化为土运之故。中运的运转排列顺序是土、金、水、木、火、土，并以五音太少相生顺序运转。所以天干十年的次序为甲年土太宫、乙年金少商、丙年水太羽、丁年木少角、戊年火太徵、己年土少宫、庚年金太商、辛年水少羽、壬年木太角、癸年火少徵。

还有主客运起于冬至日的说法，有另外的用法，暂且不提。

	土运		金运		水运		木运		火运	
	有余	不足	有余	不足	有余	不足	有余	不足	有余	不足
五音	太宫	少宫	太商	少商	太羽	少羽	太角	少角	太徵	少徵
河图数	五	五	九	四	六	一	八	三	七	二
洛书数	五宫四维		七宫		一宫		三宫		九宫	
五星	镇星		太白星		辰星		岁星		荧惑	
五色	黄黄		白素		玄黑		苍青		赤丹	
气化	化		收		藏		生		长	
五果	枣		桃		栗		李		杏	
五畜	牛		鸡		猪		犬		马羊	
五虫	倮虫		介虫		鳞虫		毛虫		羽虫	
五谷	稷		稻黍		豆		麻		麦黍	
五味	甘		辛		咸		酸		苦	

主运，是指五运每年分主五季，即一年分为五个阶段：初运、二运、三运、四运及五运。其排列顺序是木、火、土、金、水，五行相生，始于木，终于水，固定不变，年年如此。

主运的周期是一年。初运（木运）从大寒日开始，二运（火运）从春分后13日开始，三运（土运）从芒种后10日开始，四运（金运）从处暑后7日开始，终运（水运）从立冬后4日开始。各运占73日5刻。

运分五音太少，那么哪些年份始于太角，哪些年份始于少角呢？根据《素问·六元正纪大论》"太角"和"少角"为"初正"，"太羽"和"少羽"为"终"。

主运的初运推算方法是以中运为基准。如庚年中运为太商，按太少相生的原理逆推之，生太商者为少宫，生少宫为太徵，生太徵为少角，所以庚年主运的初运为少角。余四主运则按太少五行相生规律排列下去。五运之治，太角壬统五运，少角丁统五运。壬癸甲乙丙五年主运初运皆太角，丁戊己庚辛五年主运初运皆少角。就是说，在十年周期中，有连续五年的主运初运为太角，连续五年的主运初运是少角。其纪年之所以这么分类，主要是根据十干化合五运的五行属性而分。

纪年	主运				
	初运木	二运火	三运土	四运金	五运水
壬、癸、甲、乙、丙	太角 初正	少徵	太宫	少商	太羽 终
丁、戊、己、庚、辛	少角 初正	太徵	少宫	太商	少羽 终

客运也是一年五运分主五季，但它与主运的五运不同。主运是指每年五季的气候常变，如春温、夏热、长夏湿热、秋凉、冬寒之常数。而客运是指每年五季气候变数，如春应温而反寒等。它不如主运之固定，故称为客运。客运是逐年轮转，每年不同，它的周期是十年。客运和主运一样，每运占73日5刻。初运也是从大寒日开始。

客运五步的推算方法，也是以中运为准则。中运年的五音太少，就是该年客运的初运，然后循五运五行相生的次序生出一年中五个阶段的客运，即初运、二运、三运、四运及五运。在十年之间，每一年天干不同，初运就不同，因而每年的五客运就年年不同。不过每年的五客运顺序，只有丁壬木运年是按五音太少相生排列的，是为顺。其余火运、土运、金运、水运八年的五客运顺序的推算法有顺有逆，下面表中**太生太或少生少是为逆**。详见《素问·六元正纪大论》。

主客之运			初之运	二之运	三之运	四之运	五之运
少角丁统五运客运	丁年	客	少角（丁初）	太徵（戊）	少宫（己）	太商（庚）	少羽（辛终）
		主	少角丁	太徵戊	少宫己	太商庚	少羽辛
	戊年	客	太徵（戊）	少宫（己）	太商（庚）	少羽（辛终）	少角（丁初）
		主	少角丁	太徵戊	少宫己	太商庚	少羽辛
	己年	客	少宫（己）	太商（庚）	少羽（辛终）	少角（丁初）	太徵（戊）
		主	少角丁	太徵戊	少宫己	太商庚	少羽辛
	庚年	客	太商（庚）	少羽（辛终）	少角（丁初）	太徵（戊）	少宫（己）
		主	少角丁	太徵戊	少宫己	太商庚	少羽辛
	辛年	客	少羽（辛终）	少角（丁初）	太徵（戊）	少宫（己）	太商（庚）
		主	少角丁	太徵戊	少宫己	太商庚	少羽辛
太角壬统五运客运	壬年	客	太角（壬初）	少徵（癸）	太宫（甲）	少商（乙）	太羽（丙终）
		主	太角壬	少徵癸	太宫甲	少商乙	太羽丙
	癸年	客	少徵（癸）	太宫（甲）	少商（乙）	太羽（丙终）	太角（壬初）
		主	太角壬	少徵癸	太宫甲	少商乙	太羽丙
	甲年	客	太宫（甲）	少商（乙）	太羽（丙终）	太角（壬初）	少徵（癸）
		主	太角壬	少徵癸	太宫甲	少商乙	太羽丙
	乙年	客	少商（乙）	太羽（丙终）	太角（壬初）	少徵（癸）	太宫（甲）
		主	太角壬	少徵癸	太宫甲	少商乙	太羽丙
	丙年	客	太羽（丙终）	太角（壬初）	少徵（癸）	太宫（甲）	少商（乙）
		主	太角壬	少徵癸	太宫甲	少商乙	太羽丙

　　一年中主运的五个阶段的气候是固定不变的，属常数运转，故主常。客运在六十年内年年流转，变化不定，故主变数。而一年中客运的五个阶段的五行盛衰决定于当年的中运，年年不同。

四时五行王相休囚死表

季节	王	相	休	囚	死	月令	节气
春	木	火	水	金	土	正月二月	立春至清明
夏	火	土	木	水	金	四月五月	立夏至小暑
秋	金	水	土	火	木	七月八月	立秋至寒露
冬	水	木	金	土	火	十月十一月	立冬至小寒
四季末	土	金	火	木	水	三月（清明至立夏）六月（小暑至立秋）九月（寒露至立冬）十二月（小寒至立春）	

无论主运或客运，其盛衰可由五音太少表示，太表示盛，少表示衰。例如，甲年土运，主运初运是太角，客运初运是太宫，太宫加临于太角，木克其土，主克客以主运为主，风木强于湿土，风当是该年初运的主气。

主运是五运的常法，客运是五运的变法，推算出五运客主加临所发生的变化，这才是五运真正的变法。如甲加甲、甲加乙、甲加丙等，提示的就是壬年三运、丙年四运、乙年五运等，这是计算杂病的基本算式。

《素问·五常政大论》说："不知年之所加，气之同异，不足以言生化。"首先据"年之所加"定出中运，由中运推算出主运五运和客运五运。

以生克判盛衰——客运生、克主运，以客运为主；主运生、克客运，以主运为主。

以太少判盛衰——客运太临主运少，则客盛主弱，以客运为主；客运少临主运太，则主盛客弱，以主运为主。

客运加临主运并不能单独形成每年各季的气候，还必须考虑司天在泉之气的影响。

主气称为常气，表示一年中六个阶段的正常气候，是指一年中风、热（君火）、火（相火）、湿、燥、寒六气的气化情况。它和主运一样也是指每年各个季节气候的常规变化，年年如此，固定不变。一年的主气分布在以六为节的气位上，包括初之气、二之气、三之气、四之气、五之气和终之气共六气。主气的周期是一年，每气包括4个节气，各主60日87刻半。主气这种划分是稳定不变的，是化生常法。

客气是变气。太阳运行一周为365.25天，六分之，即一年六步，每步一气，每气占60日87刻半，即《内经》所谓"六十度而有奇"，另《素问·六微旨大论》说："天道六六之节……上下有位，左右有纪。""上下有位"指司天、在泉之位。"左右有纪"指左右间气。

客气的表现方式和推算办法是上面提及过的十二地支化气，即地支、六气、五行相配后，便是子午少阴君火、丑未太阴湿上、寅申少阳相火、卯酉阳明燥金、辰戌太阳寒水、巳亥厥阴风木。

司天、在泉在每年客气的六步中各主一步，司天主第三步，在泉主第六步；同时，司天、在泉还主全年岁气，司天主上半年，在泉主下半年。

客气的顺序是厥阴、少阴、太阴、少阳、阳明、太阳，即一阴、二阴、三阴、一阳、二阳、三阳。客气最显著与主气不同之处为：主气顺序中的少阳在太阴之前。

客气的推算方法是先确定当年的上下位，即司天在泉之位，由当年的岁支确定，推算当年司天在泉之气。

司天居三气，在泉居终气。余下的初之气、二之气、四之气及五之气按上述的客气顺序排列即得。如甲子年，岁支是子，子为少阴，则少阴在司天位，位居三之气。然后按客气的顺序数，少阴之前是厥阴居二之气，厥阴之前是太阳居初之气，另少阴之后是太阴居四之气，太阴之后是少阳居五之气，少阳之后是阳明居终之气，即阳明位在泉。

司天司地对应的总的原则就是，阴阳相对，一阴对一阳，二阴对二阳，三阴对三阳。也就是经文所说的，风火相煽，寒湿相遘，燥热相搏。

司天	巳亥厥阴风木（一阴）	子午少阴君火（二阴）	丑未太阴湿土（三阴）
司地	寅申少阳相火（一阳）	卯酉阳明燥金（二阳）	辰戌太阳寒水（三阳）
司天	寅申少阳相火（一阳）	卯酉阳明燥金（二阳）	辰戌太阳寒水（三阳）
司地	巳亥厥阴风木（一阴）	子午少阴君火（二阴）	丑未太阴湿土（三阴）

主气将一年分为初之气、二之气、三之气、四之气、五之气、终之气六步。六步所主六气的顺序是初气为厥阴风木，然后依次是二气少阴君火，三气少阳相火，四气太阴湿土，五气阳明燥金，终气太阳寒水。这个顺序和气位

都是固定不变的。而客气六气是首先按当年岁支定出"上下之气位"，即司天（三之气）和在泉（终之气），再定出余下四步之气位。即根据一阴二阴三阴一阳二阳三阳之顺序排列，司天司地则按照一阴一阳，二阴二阳，三阴三阳的顺序排列。这个顺序虽不同于主气六气的顺序，但也是固定不变的。其所变者，乃下临之气位（即司天、在泉之位），年年轮转，六年一周期。如《素问·至真要大论》说："六气往复，主岁不常也。"

一年的主气常数与客气变数六步气位加临图表：

气位		初之气	二之气	三之气	四之气	五之气	终之气
五行主气常数		厥阴风木	少阴君火	少阳相火	太阴湿土	阳明燥金	太阳寒水
阴阳客气变数		风季	热季	火季	湿季	燥季	寒季
子午	少阴君火	太阳寒水	厥阴风木	少阴君火	太阴湿土	少阳相火	阳明燥金
丑未	太阴湿土	厥阴风木	少阴君火	太阴湿土	少阳相火	阳明燥金	太阳寒水
寅申	少阳相火	少阴君火	太阴湿土	少阳相火	阳明燥金	太阳寒水	厥阴风木
卯酉	阳明燥金	太阴湿土	少阳相火	阳明燥金	太阳寒水	厥阴风木	少阴君火
辰戌	太阳寒水	少阳相火	阳明燥金	太阳寒水	厥阴风木	少阴君火	太阴湿土
巳亥	厥阴风木	阳明燥金	太阳寒水	厥阴风木	少阴君火	太阴湿土	少阳相火
左右间气司人		司地左间	司天右间	司天	司天左间	司地右间	司地
月建月令		正月 二月	三月 四月	五月 六月	七月 八月	九月 十月	十一月 十二月
日躔季节		春季		夏季		秋季		冬季

客气加临主气之上，会产生与主气相生、相克、同气、不当位等不同情况。《素问·五运行大论》说："气相得则和，不相得则病。""气相得而病者……以下临上，不当位也。"《素问·至真要大论》说："客主之气，胜而无复也……主胜逆，客胜从，天之道也。"客气与主气之间，只有胜气，没有复气，主胜客为逆，客胜主为顺。《素问·六微旨大论》说："君位臣则顺，臣位君则逆。逆则其病近，其害速；顺则其病远，其害微，所谓二火也。"客气加临主气六位之上，虽有以上不同情况，也属年度六位之常化，不属胜复之变。

伤寒运气病证加临表

客气气位 病+证	辰戌病 太阳寒水	卯酉病 阳明燥金	寅申病 少阳相火	丑未病 太阴湿土	子午病 少阴君火	巳亥病 厥阴风木
初之气证	厥阴风木	厥阴风木	厥阴风木	厥阴风木	厥阴风木	厥阴风木
二之气证	少阴君火	少阴君火	少阴君火	少阴君火	少阴君火	少阴君火
三之气证	少阳相火	少阳相火	少阳相火	少阳相火	少阳相火	少阳相火
四之气证	太阴湿土	太阴湿土	太阴湿土	太阴湿土	太阴湿土	太阴湿土
五之气证	阳明燥金	阳明燥金	阳明燥金	阳明燥金	阳明燥金	阳明燥金
终之气证	太阳寒水	太阳寒水	太阳寒水	太阳寒水	太阳寒水	太阳寒水

运气合化（详见《天地之机》）

五运与六气两个系统可以综合考虑共同发挥作用，并会出现三种情况：其一是某一种系统作用占优势，另一种系统作用则处于从属地位；其二是两种作用性质相同，力量加强，构成强烈的气候变动；其三是两种系统作用相反，互相抵消，构成平气。并分述如下：

（一）顺化

若某一年的司天之气的五行属性"生"该年中运的五行属性，即气生运，则称该年为顺化年。如辛酉年，辛年的中运为水，酉年的司天之气为阳明燥金，金生水，气生运，故为顺化。在 60 年中有 12 年是顺化之年。顺化之年，六气系统的影响超过五运系统，五运系统的影响处于从属地位。

（二）天刑

若某一年的司天之气的五行属性"克"该年中运的五行属性，即气克运，则称该年为天刑年。如庚子年，庚年中运属金，子年的司天之气为少阴君火，火克金，气克运，故为天刑。在 60 年中有 12 年是天刑之年。天刑之年，六气系统的影响超过五运系统。

（三）小逆

若某一年的中运的五行属性"生"该年司天之气的五行属性，即运生气，则称该年为小逆年。如己酉年，己年中运属土，酉年司天之气为阳明燥金，土生金，即运生气，故为小逆。在 60 年中有 12 年是小逆之年。小逆之年，五运系统的影响超过六气系统，六气系统的影响处于从属地位。

（四）不和

若某一年的中运的五行属性"克"该年司天之气的五行属性，即运克气，则称该年为不和之年。如甲辰年，甲年中运属土，辰年司天之气太阳寒水，土克水，即运克气，故为不和。在 60 年中有 12 年是不和之年。不和之年，五运系统的影响超过六气系统。

（五）天符

若某一年中运的五行属性与该年司天之气的五行属性相同，则该年为天符之年。如丙辰年，丙年的中运属水，辰年的司天之气为太阳寒水，中运和司天之气同为水，故为天符之年。在 60 年中有 8 年是天符之年。天符之年，五运系统和六气系统作用相加，处于格外亢盛的局面，所以气候的异常变化特别强烈。

（六）岁会

若某一年的中运的五行属性与该年岁支的五行属性相同，则该年为岁会之年。如丙子年，丙年的中运属水，子年的岁支也属水，故为岁会之年。在 60 年中有 2 年是岁会之年。岁会之年，一般认为气候接近正常，见《素问·六微旨大论》："所谓岁会，气之平也。"

（七）太乙天符

若某一年的中运的五行属性与该年的司天之气的五行属性以及岁支的五行属性三者相同，则该年为太乙天符年。即既是天符，又是岁会年。如乙酉年，乙年的中运属金，酉年的司天之气为阳明燥金，酉年的岁支也是金，三者同为金，故为太乙天符年。在 60 年中有 4 年是太乙天符年。太乙天符年，常常出现强烈的气候异常。

（八）同天符

若逢某一阳年，太过的中运之气与在泉之气相同，则该年为同天符年。如壬寅年，壬年的中运为风木太过，寅年的在泉为厥阴风木，故为同天符年。在 60 年中有 6 年是同天符年。同天符之年，一般与天符之年一样，气候会发生异常。但在泉之气只影响下半年的气候，故实际是该年的下半年气候会发生异常。

（九）同岁会

若逢某一阴年，不及的中运之气与在泉之气相同，则该年为同岁会年。如辛丑年，辛年的中运为水运不及，丑年的在泉之气为太阳寒水，故为同岁会年。

在 60 年中有 6 年是同岁会年。同岁会年的气候变化与岁会年一样，即接近正常。

（十）平气

若某一年的中运为太过，而司天之气能对其产生克制作用；或者中运为不及，而岁支的五行属性能对其发生支持作用，这就形成既无太过，又无不及的平气之年，又称为正平气年。如庚申年，庚年的中运属阳金太过，申年的司天之气为少阳相火，火能克金，太过之金运被司天相火之气制约，变为平气。又如癸巳年，癸年的中运属阴火不及，巳年的五行属性也为火，不及之火运得到年支之火的扶助，也变为平气。另运不及得在泉之气所助形成的平气年；运气相临（运气相克）关系形成的平气年；中运与岁支五行属性相同但岁支不在五方正位的平气年，由于气候平和程度不如正平气年，故名次平气年。平气为平和之气，平气之年运和气都无太过或不及。平气之年的气候比较平稳正常，异常现象较少发生。在 60 年中有 19 年为正平气年或次平气年。

五运六气之六重时空定局及灾宫表

五运	纪年干支	天甲子	司天	中运	司地	地甲子	应天五星	应天地灾宫气
甲己土运	甲子甲午	甲子甲午	少阴	太宫	阳明	己卯己酉	土星火星	天气顺化 地气小逆
	甲辰甲戌	甲辰甲戌	太阳	太宫	太阴	己未己丑	土星水星	岁会 天气不和 地气同天符
	甲寅甲申	甲寅甲申	少阳	太宫	厥阴	己巳己亥	土星火星	天气顺化 地气地刑
	己巳己亥	己巳己亥	厥阴	少宫	少阳	甲申甲寅	土星木星	灾五宫 天气天刑 地气顺化
	己卯己酉	己卯己酉	阳明	少宫	少阴	甲午甲子	土星金星	灾五宫 天气小逆 地气顺化
	己丑己未	己丑己未	太阴	少宫	太阳	甲辰甲戌	土星土星	灾五宫 太乙天符 地气不和

续表

五运	纪年干支	天甲子	司天	中运	司地	地甲子	应天五星	应天地灾宫气
乙庚金运	乙丑乙未	乙丑乙未	太阴	少商	太阳	庚辰庚戌	金星土星	灾七宫 天气顺化 地气小逆
	乙巳乙亥	乙巳乙亥	厥阴	少商	少阳	庚申庚寅	金星木星	灾七宫 天气不和 地气地刑
	乙卯乙酉	乙卯乙酉	阳明	少商	少阴	庚午庚子	金星金星	灾七宫 天气天符 乙酉太乙 地气地刑
	庚子庚午	庚子庚午	少阴	太商	阳明	乙卯乙酉	金星火星	天气天刑 地气同天符
	庚辰庚戌	庚辰庚戌	太阳	太商	太阴	乙未乙丑	金星水星	天气小逆 地气顺化
	庚寅庚申	庚寅庚申	少阳	太商	厥阴	乙巳乙亥	金星火星	天气天刑 地气不和
丙辛水运	丙寅丙申	丙寅丙申	少阳	太羽	厥阴	辛巳辛亥	水星火星	天气不和 地气小逆
	丙子丙午	丙子丙午	少阴	太羽	阳明	辛卯辛酉	水星火星	丙子岁会 天气不和 地气顺化
	丙辰丙戌	丙辰丙戌	太阳	太羽	太阴	辛未辛丑	水星水星	天气天符 地气地刑
	辛丑辛未	辛丑辛未	太阴	少羽	太阳	丙辰丙戌	水星土星	灾一宫 天气天刑 地气同岁会
	辛巳辛亥	辛巳辛亥	厥阴	少羽	少阳	丙申丙寅	水星木星	灾一宫 天气小逆 地气不和
	辛卯辛酉	辛卯辛酉	阳明	少羽	少阴	丙午丙子	水星金星	灾一宫 天气顺化 地气不和

续表

五运	纪年干支	天甲子	司天	中运	司地	地甲子	应天五星	应天地灾宫气
丁壬木运	丁卯丁酉	丁卯丁酉	阳明	少角	少阴	壬午壬子	木星金星	灾三宫 丁卯岁会 天气天刑 地气小逆
	丁丑丁未	丁丑丁未	太阴	少角	太阳	壬辰壬戌	木星土星	灾三宫 天气不和 地气顺化
	丁巳丁亥	丁巳丁亥	厥阴	少角	少阳	壬申壬寅	木星木星	灾三宫 天气天符 地气小逆
	壬寅壬申	壬寅壬申	少阳	太角	厥阴	丁巳丁亥	木星火星	天气小逆 地气同天符
	壬子壬午	壬子壬午	少阴	太角	阳明	丁卯丁酉	木星火星	天气小逆 地气地刑
	壬辰壬戌	壬辰壬戌	太阳	太角	太阴	丁未丁丑	木星水星	天气顺化 地气不和
戊癸火运	戊辰戊戌	戊辰戊戌	太阳	太徵	太阴	癸未癸丑	火星水星	天气天刑 地气小逆
	戊寅戊申	戊寅戊申	少阳	太徵	厥阴	癸巳癸亥	火星火星	天气天符 地气顺化
	戊子戊午	戊子戊午	少阴	太徵	阳明	癸卯癸酉	火星火星	戊午太乙 天气天符 地气不和
	癸卯癸酉	癸卯癸酉	阳明	少徵	少阴	戊午戊子	火星金星	灾九宫 天气不和 地气同岁会
	癸丑癸未	癸丑癸未	太阴	少徵	太阳	戊辰戊戌	火星土星	灾九宫 天气小逆 地气地刑

续表

五运	纪年干支	天甲子	司天	中运	司地	地甲子	应天五星	应天地灾宫气
戊癸火运	癸巳癸亥	癸巳癸亥	厥阴	少徵	少阳	戊申戊寅	火星木星	灾九宫天气顺化地气同岁会

注：**岁会**仅为四正之支，余虽有运与地支五行相同，但不属于岁会。经曰：所谓岁会，气之平也。木运临卯，火运临午，土运临四季，金运临酉，水运临子，所谓岁会，气之平也。

运同司天为天符，天符共岁会为太乙天符。

天地甲子的刚柔失序，三年化疫。

灾某宫为地理分野。

司天气克运为天刑，运克司天气为不和。

司地气克运为地刑，运克司地气为不和。

司天司地气生运为顺化，运生司天司地气为小逆。

阳干五运同司地为同天符，阴干五运同司地为同岁会。

天数有余，有闰月之年，为天数有余。

天数不足，无闰月之年，为天数不足。

运气胜复（详见《天地之机》）

胜复之作有五运胜复和六气胜复之分：

五运胜复

五运胜复规律不同于六气胜复规律。

五运胜复不分上下半年。如木运不及，所不胜之金气成为胜气，木之子火气成为复气。木不及，燥金胜，春行秋令。木之子为火，火克金，故夏有火气之复。由此可知，在不及年发生胜复之变，胜复之气总是相继发生，前有胜气，相邻后一运必有复气。太过之年又不同于此，如木运太过，则本气之气为胜气，所不胜之金气成为复气，且不是相继发生，是所不胜之金气当令之时才发生。五运胜复的规律，是本气与所生及所不胜之气间的关系。本气不及，所不胜之气为胜气，所生为复气；本气太过而胜，所不胜之气为复气。

中运太过年则本气偏胜，往往成为胜气，所胜（被克）之气受乘，所不胜之气也可能被侮。如壬午年，木运太过风气流行，木克土。可能易患肝气太过及脾运不及之病。如《素问·气交变大论》云："岁木太过，风气流行，脾土受邪，民病飧泄食减，体重烦冤，肠鸣腹支满……"反之，中运不及年，则本气偏弱，往往易被所不胜之气所克伐或被所胜之气反侮。如丁卯年，木气不及，金气来克，则多病肝肺，和与之相表里的胆、大肠病。

中运太过不及引起的发病至少涉及本气及所胜、所不胜三个脏腑。当时令未到而气候先到，属于气运太过，则乘侮所不胜而克伐所胜，这种情况称为气淫。反之，时令已到而气候未到，叫作不及，则所胜之气反而妄行，所不胜之气乘弱克之，所生的脏气因不能得气而受病。如《素问·五运行大论》所云："气有余，则制己所胜而侮所不胜；其不及，则己所不胜侮而乘之，己所胜轻而侮之……"

六气胜复

六气胜复属于客气所变范畴。

客气依岁气而定，岁气分上半年为天气，下半年为地气，而胜气发生在上半年，复气发生在下半年，上半年以司天之气为主，下半年以在泉之气为主，所以胜复之气也发生于司天在泉。上半年有胜气，下半年必有复气。无胜则无复。复气是对胜气系统的自然调节反应。胜复的传变规律，如《素问·五运行大论》说："气有余，则制己胜，而侮所不胜；其不及，则己所不胜，侮而乘之，己所胜，轻而侮之。"以木为例，如木胜则克土，而侮金。土之子金受侮极反成复气。木不足，则金成胜气，而木之子火成为复气。经还曰：**土郁发于四之气，金郁发于五之气，水郁发于二火前后，木郁发无定时，火郁发于四之气。**

司地（在泉）代表的只是下半年的气运，并不是地气。代表地气的是九宫飞星的主客，也就是《内经》中所说的"九九制地""九宫八风"的内容。所以五运六气只是天气，九宫飞星、九宫八风才是地气，二者上下加临，下为加，上为临，这样的力化逻辑才是真正的运气格局。

对应于人体来说，六气代表的是六腑及表的经气，主气代表的是常气（生理、生机），客气代表的是变气（病理、病机），司天代表上焦与头面，司地代表下焦与双下肢，间气代表中焦内外。中运代表的是五脏藏气，主运代表的是常气（生理、生机），客运代表的是变气（病理、病机）。

所谓司天司地有两种解释，一是年周期之中，三之气为司天，终之气为司地。而人体所在的每一个发病之气中，这气都是司天之气，或叫司人之气，即司人之气随人病而行。

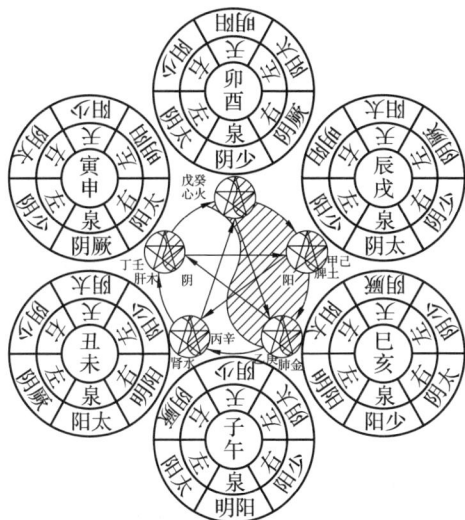

五运六气与五脏六腑之天人合一互藏图　　　　五运六气天人感应图

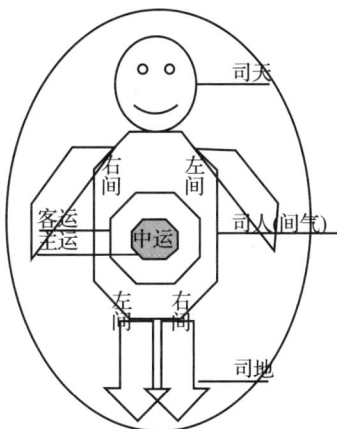

古本原文，仲景曰（取自《素问·至真要大论》）：

问曰：六气主客何以别之？师曰：厥阴生少阴，少阴生少阳，少阳生太阴，太阴生阳明，阳明生太阳，太阳复生厥阴，周而复始，久久不变，年复年，**此名主气**；厥阴生少阴，少阴生太阴，太阴生少阳，少阳生阳明，阳明生太阳，复生厥阴，周而复始，**此名客气**。

问曰：其始终奈何？师曰：初气始于大寒，二气始于春分，三气始于小满，四气始于大暑，五气始于秋分，终气始于小雪。仍终一大寒，**主客相同**，其差各三十度也。

问曰：**司天在泉奈何**？师曰：**此客气也**。假如子午之年，少阴司天，阳明则为在泉，太阳为初气，厥阴为二气，司天为三气，太阴为四气，少阳为五气，在泉为终气；卯酉之年，阳明司天，少阴在泉，则初气太阴，二气少阳，三气阳明，四气太阳，五气厥阴，终气少阴；戊辰之年，太阳司天，太阴在泉；丑未之年，太阴司天，太阳在泉；寅申之年，少阳司天，厥阴在泉；已亥之年，厥阴司天，少阳在泉；其余各气，以例推之。

问曰：其为病也何如？师曰：亦有主客之分也；假如**厥阴司天**，主胜，则胸胁痛，舌难以言；客胜，则耳鸣，掉眩，甚则咳逆。**少阴司天**，主胜，则心热，烦躁，胁痛支满；客胜，则鼽嚏，颈项强，肩背瞀热，头痛，少气，发热，耳聋，目瞑，甚则胕肿，血溢，疮，疡，喘咳。**太阴司天**，主胜，则胸腹满，食已而瞀，客胜，则首、面、胕肿，呼吸气喘。**少阳司天**，主胜，则胸满，咳逆，仰息，甚则有血，手热；客胜，则丹疹外发，及为丹熛，疮疡，呕逆，喉痹，头痛，嗌（咽，下同）肿，耳聋，血溢，内为瘛疭。**阳明司天**，主胜，则清复内余，咳，衄，嗌塞，心鬲中热，咳不止而白血出者死，金居少阳之位，客不胜主也（《素问·至真要大论》中无此分析）。**太阳司天**，主胜，则喉嗌中鸣；客胜，则胸中不利，出清涕，感寒则咳也。（与《至真要大论》中主客之胜次序颠倒，《大论》中是先客胜后主胜）

《素问·至真要大论》曰：

治之奈何？岐伯曰：司天之气，风淫所胜，平以辛凉，佐以苦甘，以甘缓之，以酸泄之。（符合《汤液经法》之辛补酸泻甘缓）

热淫所胜，平以咸寒，佐以苦甘，以酸收之。（符合《汤液经法》咸补苦泻酸收）

湿淫所胜，平以苦热，佐以酸辛，以苦燥之，以淡泄之。湿上甚而热，治以苦温，佐以甘辛，以汗为故而止。（基本符合《汤液经法》甘补辛泻苦燥，平以苦热应改为甘热，淡泻改为辛泻）

火淫所胜，平以酸冷，佐以苦甘，以酸收之，以苦发之，以酸复之，热淫同。（符合《汤液经法》咸补苦泻酸收。此处说与热淫同，即应是咸寒，而不是酸冷，为错简）

燥淫所胜，平以苦湿，佐以酸辛，以苦下之。（基本符合《汤液经法》酸补咸泻辛散，苦湿应为酸温）

寒淫所胜，平以辛热，佐以甘苦，以咸泻之。（基本符合《汤液经法》苦补甘泻咸润，辛热应为苦热）

古本原文，仲景曰：

厥阴在泉，主胜，则筋骨摇并，腰腹时痛；客胜，则关节不利；内为痉强，外为不便。**少阴在泉**，主胜，则厥气上行，心痛发热，膈中众痹皆作，发于肢胁，魄汗不藏，四逆而起；客胜，则腰痛，尻、股、膝、髀、腨、胻、足病，瞀热以酸，胕肿不能久立，溲便变。**太阴在泉**，主胜，则寒气逆满，食饮不下，甚则为疝；客胜，则足痿下肿，便溲不时，湿客下焦，发而濡泄，及为阴肿，隐曲之疾。**少阳在泉**，主胜，则热反上行，而客于心，心痛发热，格中而呕（此处《内经》有"少阴同候"）；客胜，则腰腹痛，而反恶寒，甚则下白溺白。**阳明在泉**，主胜。则腰重，腹痛，少腹生寒，下为鹜溏，寒厥于肠，上冲胸中，甚则喘满，不能久立；客胜，则清气动下，少腹坚满，而数便泄。**太阳在泉**，以水居水位，无所胜也。（《素问·至真要大论》中曰"太阳在泉，寒复内余，则腰尻痛，屈伸不利，股胫足膝中痛。"）

但是，实际上，按照五运六气的概念来说的话，这里的"胜"应该理解为五行之克的意思，而不是不知所云、无法明确的所谓"偏胜"之说。如果理解为五行之克的话，那么古本《伤寒杂病论》及运气七篇中这部分内容，就有了新的解释。

定司天	辰戌 太阳寒水	卯酉 阳明燥金	寅申 少阳相火	丑未 太阴湿土	子午 少阴君火	巳亥 厥阴风木
主客同气		二之气	三之气	一二五六	三四之气	
主气五行胜	二之气	一三四五六之气				终六之气
客气五行胜	三四五六				五之气	一二之气

动司天	一之气	二之气	三之气	四之气	五之气	终之气
主客同气	太阴定司天一之木气	太阴、阳明定司天二之火气	少阳、少阴定司天三之火气	少阴定司天四之土气	太阴定司天五之金气	太阴定司天终之水气
主气五行胜	阳明定司天一之气：木克土，太阴动司天	太阳定司天二之气：火克金，阳明动司天	阳明定司天三之气：火克金，阳明动司天	阳明定司天四之气：土克水，太阴动司天	阳明定司天五之气：金克木，厥阴动司天	阳明、厥阴定司天终之气：水克火，少阴少阳动司天
客气五行胜	厥阴定司天一之气：金克木，阳明动司天	厥阴定司天二之气：水克火，太阳动司天	太阳定司天三之气：水克火，太阳动司天	太阳定司天四之气：木克土，厥阴动司天	太阳、少阴定司天五之气：火克金，少阳少阴动司天	太阳定司天终之气：土克水，太阴动司天

古本《伤寒杂病论》的卷三"六气主客第三"篇中的全部内容。其中有一些问题，无法理解。

如关于司天司地**主胜客胜**的问题，如果是定司天的话，即司天永远是客气的三之气，就无法出现三阴三阳客气与主气之间的客胜、主胜之化，即只能有主胜或客胜的一种变化，或者出现其他母子耗泻、比肩之化，只能有一种模式，不可能有两种模式，这样则经文所述就有悖常理。如果按照定司天的常法，可以解释太阳在泉，寒复有余，因为太阳在泉司地，水居水位，无主客之胜。但是在阳明司天中，清复有余，亦无主客之变，而主气三之气又是少阳相火，正是主胜之化，无法解释所谓清复内余。古本《伤寒杂病论》中关于阳明司天部分则说，"阳明司天，主胜，则清复内余，咳，衄，嗌塞，心膈中热，咳不止而白血出者死，金居少阳之位，客不胜主也。"也是如此论说，这就是说明古本与《至真要大论》按常理是定司天理论，但是如此一来，其余则无法解释。

如厥阴司天，木生火，如何出现客胜与主胜的情况？厥阴司天之客胜，木克土，应是主气四之气；厥阴司天主胜，金克木，应是主气五之气。少阴司天，二火相临，又如何出现客胜与主胜情况？少阴司天之客胜，火克金，应是主气五之气；少阴司天主胜，水克火，应是主气终之气。以此类推，余者皆同。

如果是活司天的话，即人居六步之气，客气之时，即为活司天，也就是说，每一步气都可以成为司天，司天司地可以，四步间气也可以，这样，客胜与主胜问题可以解释得通，但是在现在流行的运气理论中，还没有关于活司天的说法。而且古本中也没有活司天的说法。这是一个学术难题。秦汉唐宋金元明清，乃至现代，如《新校正》、张景岳、高士宗、黄坤载、陈修园、方药中等，历代大家，无人提出这个显而易见的学术问题。关键在于，几乎所有医家都将"胜"字理解为偏胜，而不知其为五行相克之胜，这段文字又是在解释主客气之间有胜无复，可知，此胜非彼胜。

只知象法，不知数法，却又在注解数法，何其荒诞？

《素问·至真要大论》继曰：

岐伯曰：

厥阴司天为风化，在泉为酸化，司气为苍化，间气为动化。

少阴司天为热化，在泉为苦化，不司气化，居气为灼化。

太阴司天为湿化，在泉为甘化，司气为黄化，间气为柔化。

少阳司天为火化，在泉为苦化，司气为丹化，间气为明化。

阳明司天为燥化，在泉为辛化，司气为素化，间气为清化。

太阳司天为寒化，在泉为咸化，司气为玄化，间气为藏化。

故治病者，必明六化分治，五味五色所生，五脏所宜，乃可以言盈虚病生之绪也。

以所临藏位，命其病也（仲景三阴三阳病之命名原则）。

邪气反胜，治之奈何？岐伯曰：

风司于地，清反胜之，治以酸（应为咸）温，佐以苦甘，以辛平之。

热司于地，寒反胜之，治以甘热，佐以苦辛，以咸平之。

湿司于地，热反胜之，治以苦冷，佐以咸甘，以苦平之。

火司于地，寒反胜之，治以甘热，佐以苦辛，以咸平之。

燥司于地，热反胜之，治以平（应为苦）寒，佐以苦甘，以酸平之，以和为利。

寒司于地，热反胜之，治以咸冷，佐以甘辛，以苦平之。

（以上"治以"之味，皆为泻"反胜"之味；"平之"之味皆为补"司于地"之味；"佐以"之味为辛甘苦，皆符合《汤液经法》之五味原则）

帝曰：其司天邪胜何如？岐伯曰：

风化于天，清反胜之，治以酸（咸）温，佐以甘苦。

热化于天，寒反胜之，治以甘温，佐以苦酸辛。

湿化于天，热反胜之，治以苦寒，佐以苦酸。

火化于天，寒反胜之，治以甘热，佐以苦辛。

燥化于天，热反胜之，治以辛（苦）寒，佐以苦甘。

寒化于天，热反胜之，治以咸冷，佐以苦辛。

治之奈何？岐伯曰：高者抑之，下者举之，有余折之，不足补之，佐以所利，和以所宜。必安其主客，适其寒温，同者逆之，异者从之。帝曰：治寒以热，治热以寒，气相得者逆之，不相得者从之，余已知之矣。其于正味何如？

岐伯曰：木位之主，其泻以酸，其补以辛。

火位之主，其泻以甘（按《汤液经法》应为苦），其补以咸。

土位之主，其泻以苦（按《汤液经法》应为辛），其补以甘。

金位之主，其泻以辛（按《汤液经法》应为咸），其补以酸。

水位之主，其泻以泻（按《汤液经法》应为甘），其补以苦。

厥阴之客，以辛补之，以酸泻之，以甘缓之。

少阴之客，以咸补之，以甘（按《汤液经法》应为苦）泻之，以咸（按《汤液经法》应为酸）收之。

太阴之客，以甘补之，以苦（按《汤液经法》应为辛）泻之，以甘缓（按《汤液经法》应为苦燥）之。

少阳之客，以咸补之，以甘（按《汤液经法》应为苦）泻之，以咸（按《汤液经法》应为酸）奭之。

阳明之客，以酸补之，以辛（按《汤液经法》应为咸）泻之，以苦（按《汤液经法》应为辛）泄之。

太阳之客，以苦补之，以咸（按《汤液经法》应为甘）泻之，以苦（按《汤液经法》应为咸）坚之。（以辛润之，开发腠理，致津液，通气也。这一句，明显属于衍文）

岐伯曰：上下所主，随其彼利，正其味，则其要也，左右同法。

《大要》曰：

少阳之主，先甘后咸（《汤液经法》曰咸补苦泻酸收）；

阳明之主，先辛后酸（《汤液经法》曰酸补咸泻辛散）；

太阳之主，先咸后苦（《汤液经法》曰苦补甘泻咸润）；

厥阴之主，先酸后辛（《汤液经法》曰辛补酸泻甘缓）；

少阴之主，先甘后咸（《汤液经法》曰咸补苦泻酸收）；

太阴之主，先苦后甘（《汤液经法》曰甘补辛泻苦燥）。

佐以所利，资以所生，是谓得气。

根据上述《大要》所曰，除了少阴、少阳的甘味不同于《汤液经法》所述，其余皆符合《汤液经法》的补泻规则，皆为先化后补，只有厥阴例外，为先泻后补。根据《汤液经法》的规则，少阴少阳的甘味应改为酸味或苦味。用《大要》所曰之正味，可校正前述五运六气之五味补泻化的错简。

《素问·至真要大论》继曰：

岐伯曰：

诸风掉眩，皆属于肝。(《六元正纪大论》"其病眩掉目瞑""其病掉眩支胁惊骇""其病支满"。《五常政大论》"其病摇动注恐""其动掉眩巅疾")

诸寒收引，皆属于肾。(《六元正纪大论》"其病大寒留于溪谷""其病寒浮肿""其病寒下"。《五常政大论》"其物濡满，其病胀")

诸气膹郁，病痿，皆属于肺。(《六元正纪大论》"其病燥，背瞀胸满""其病肩背胸中""其病下清"。《五常政大论》"其病喘喝胸凭仰息""其病咳")

诸湿肿满，皆属于脾。(《六元正纪大论》"其病湿下重""其病体重，胕肿，痞饮""其病中满身重"。《五常政大论》"其病否""其病腹满，四支不举")

诸痛痒疮，皆属于心。(《六元正纪大论》"其病热郁""其病上热，郁血，溢血，血泄，心痛""其病上热血溢"。《五常政大论》"其病笑疟疮疡血流狂妄目赤")

诸厥固泄，皆属于下。

诸痿喘呕，皆属于上。

诸暴强直，皆属于风。(《五常政大论》：其病里急支满)

诸痉项强，皆属于湿。(《六元正纪大论》谓："民病寒湿，腹满身䐜愤胕肿，痞逆寒厥拘急。"《气交变大论》谓："民病腹痛，清厥意不乐，体重烦冤，上应镇星。甚则肌肉痿，足痿不收，行善瘈，脚下痛，饮发中满食减，四支不举。"《玉机真脏论》谓："病筋脉相引而急，病名曰瘈。")

诸禁鼓慄，如丧神守，皆属于火。

诸热瞀瘈，皆属于火。(《五常政大论》：其病瞤瘈)

诸逆冲上，皆属于火。(《五常政大论》"上徵则气逆，其病吐利")

诸躁狂越，皆属于火。(《气交变大论》岁火太过，"上临少阴少阳，火燔焫，水泉涸，物焦槁，病反谵妄狂越，咳喘息鸣，下甚血溢泄不已，太渊绝者死不治，上应荧惑星")

诸病胕肿，疼酸惊骇，皆属于火。(《六元正纪大论》：民病寒中，外发疮瘕，内为泄满。民病寒热疟泄，聋瞑呕吐，上胕肿色变。）

诸胀腹大，皆属于热。（《六元正纪大论》）

诸病有声，鼓之如鼓，皆属于热。

诸转反戾，水液浑浊，皆属于热。

诸呕吐酸，暴注下迫，皆属于热。（《六元正纪大论》：水火寒热，持于气交而为病。始也热病生于上，清病生于下，寒热凌犯而争于中，民病咳喘，血溢，血泄，鼽嚏，目赤眦疡，寒厥入胃，心痛，腰痛，腹大，嗌干，肿上。）

诸病水液，澄彻清冷，皆属于寒。（《六元正纪大论》：民病寒湿，发肌肉痿，足痿不收，濡泄血溢。）

故《大要》曰：谨守病机，各司其属，有者求之，无者求之，盛者责之，虚者责之，必先五胜，凉其血气，令其调达，而致和平。此之谓也。

关于病机十九条，详见《伤寒外经·病机十九条》解说。

张元素在《医学启源》中的病机十九条直接取自刘完素《素问玄机原病式》，共 277 字，归纳为五运六气之为病，总结如下：

五运主病

诸风掉眩，皆属肝木。

诸痛痒疮疡，皆属心火。

诸湿肿满，皆属脾土。

诸气膹郁、病痿，皆属肺金。

诸寒收引，皆属肾水。

六气主病

诸暴强直，支痛软戾，里急筋缩，皆属于风。（足厥阴风木乃肝胆之气也）

诸病喘呕吐酸，暴注下迫，转筋，小便浑独，腹胀大而鼓之有声如鼓，痈疽疡疹，瘤气结核，吐下霍乱，瞀郁肿胀，鼻窒鼽衄，血溢血泄，淋秘身热，恶寒战栗，惊惑悲笑，谵妄，衄蔑血污，皆属于热。（手少阴君火之热乃真心小肠之气也）

诸痉强直，积饮痞膈中满，霍乱吐下，体重胕肿，肉如泥，按之不起，皆属于湿。（足太阴湿土乃脾胃之气也）

诸热瞀瘛，暴喑冒昧，躁扰狂越，骂詈惊骇，胕肿疼酸，气逆冲上，禁栗如丧神守，嚏呕，疮疡喉痹，耳鸣或聋，呕涌溢，食不下，目昧不明，暴注瞤瘛，暴病卒死，是皆属于火。（手少阳相火之热乃心包络三焦之气也）

诸涩枯涸，干劲皴揭，皆属于燥。（手阳明燥金乃肺与大肠之气也）

诸病上下所出水液，澄澈清冷，癥瘕癫疝，痞坚，腹满急痛，下痢清白，食已不饥，吐利腥秽，屈伸不便，厥逆禁固，皆属于寒。（足太阳寒水乃肾与膀胱之气也）

《素问·至真要大论》继曰：

厥阴所至为里急，少阴所至为疡疹身热，太阴所至为积饮否膈，少阳所至为嚏呕，为疮疡，阳明所至为浮虚，太阳所至为屈伸不利，病之常也。厥阴所至为支痛，少阴所至为惊惑，恶寒，战栗，谵妄，太阴所至为蓄满，少阳所至为惊躁，瞀昧暴病，阳明所至为鼽尻阴股膝髀腨胻足病，太阳所至为腰痛，病之常也。厥阴所至为耍戾，少阴所至为悲妄衄蔑；太阴所至为中满霍乱吐下，少阳所至为喉痹，耳鸣呕涌，阳明所至为皴揭，太阳所至为寝汗痉，病之常也。厥阴所至为胁痛呕泄，少阴所至为语笑，太阴所至为重胕肿，少阳所至为暴注，瞤瘛暴死，阳明所至为鼽嚏，太阳所至为流泄禁止，病之常也。

六气之用，各归不胜而为化，相克而化。故太阴雨化，施于太阳；太阳寒化，施于少阴；少阴热化，施于阳明；阳明燥化，施于厥阴；厥阴风化，施于太阴。各命其所在以徵之也。

辰戌太阳之政：

太阳司天，寒气下临，心气上从，而火且明，丹起金乃眚，寒清时举，胜则水冰，火气高明，心热烦，嗌干善渴，鼽嚏，喜悲数欠，热气妄行，寒乃复，霜不时降，善忘，甚则心痛。土乃润，水丰衍，寒客至，沉阴化，湿气变物，水饮内蓄，中满不食，肉瘘肉苛，筋脉不利，甚则胕肿身后痛。

<u>火十木</u>：气乃大温，草乃早荣，民乃

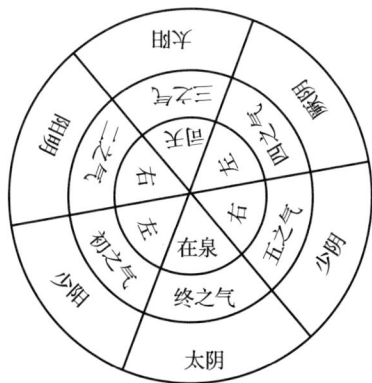

病，温病乃作，身热头痛呕吐，肌腠疮疡。

金＋火：大凉反至，民乃惨，草乃遇寒，火气遂抑，民病气郁中满，寒乃始。

水＋火：天政布，寒气行，雨乃降。民病寒，反热中，痈疽注下，心热瞀闷。

木＋土：风湿交争，风化为雨，乃长乃化乃成。民病大热少气，肌肉痿足痿，注下赤白。

火＋金：阳复化，草乃长乃化乃成，民乃舒。

土＋水：地气正，湿令行，阴凝太虚，埃昏郊野，民乃惨凄，寒风以至，反者孕乃死。

故岁宜苦以燥之温之，必折其郁气，先资其化源，抑其运气，扶其不胜，无使暴过而生其疾，食岁谷以全其真，避虚邪以安其正。

卯酉阳明之政：

阳明司天，燥气下临，肝气上从，苍起木用而立，土乃眚，凄沧数至，木伐草萎，胁痛目赤，掉振鼓慄，筋萎不能久立。暴热至，土乃暑，阳气郁发，小便变，寒热如疟，甚则心痛，火行于槁，流水不冰，蛰虫乃见。

土＋木：地气迁，阴始凝，气始肃，水乃冰，寒雨化。其病中热胀，面目浮肿，善眠，鼽衄嚏欠呕，小便黄赤，甚则淋。

火＋火：阳乃布，民乃舒，物乃生荣。厉大至，民善暴死。

金＋火：天政布，凉乃行，燥热交合，燥极而泽，民病寒热。

水＋土：寒雨降。病暴仆，振慄谵妄，少气嗌干引饮，及为心痛痈肿疮疡疟寒之疾，骨痿血便。

木＋金：春令反行，草乃生荣，民气和。

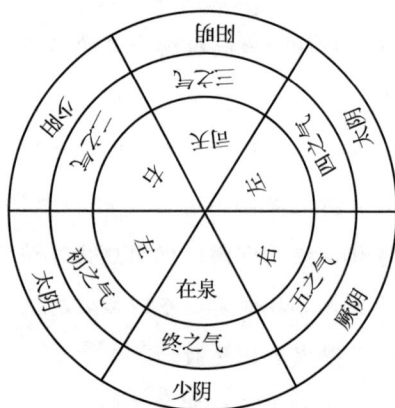

火十水：阳气布，候反温，蛰虫来见，流水不冰，民乃康平，其病温。

民病咳嗌塞，寒热发，暴振慄，癃闭，清先而劲，毛虫乃死，热后而暴，介虫乃殃，其发躁胜复之作，扰而大乱，清热之气，持于气交。

故食岁谷以安其气，食间谷以去其邪，岁宜以咸以苦以辛，汗之清之散之，安其运气，无使受邪，折其郁气，资其化源。

寅申少阳之政：

少阳司天，火气下临，肺气上从，白起金用，草木眚，火见燔焫，革金且耗大暑以行，咳嚏鼽衄鼻窒，曰疡，寒热胕肿。风行于地，尘沙飞扬，心痛胃脘痛，厥逆鬲不通，其主暴速。

火十木：地气迁，风胜乃摇，寒乃去，候乃大温，草木早荣。寒来不杀，温病乃起，其病气怫郁于上，血溢目赤，咳逆头痛，血崩胁满，肌腠中疮。

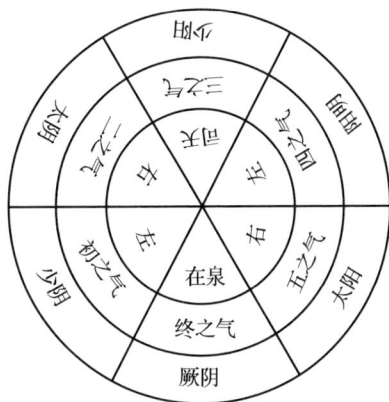

土十火：火反郁，白埃四起，云趋雨府，风不胜湿，雨乃零，民乃康。其病热郁于上，咳逆呕吐，疮发于中，胸嗌不利，头痛身热，昏愦脓疮。

火十火：天政布，炎暑至，少阳临上，雨乃涯。民病热中，聋瞑，血溢，脓疮咳呕，鼽衄，渴，嚏，欠，喉痹，目赤，善暴死。

金十土：凉乃至，炎暑间化，白露降，民气和平，其病满身重。

水十金：阳乃去，寒乃来，雨乃降，气门乃闭，刚木早雕，民避寒邪，君子周密。

木十水：地气正，风乃至，万物反生，霜雾以行。其病关闭不禁，心痛，阳气不藏而咳。

抑其运气，赞所不生，必折其郁气，先取化源，暴过不生，苛疾不起。故岁宜咸（司天）辛（苦）宜酸（司地），渗之，泄之，渍之，发之，观气寒温以调其过，同风热者多寒化，异风热者少寒化。用热远热，用温远温，用寒远寒，用凉远凉，食宜同法，此其道也。有假者反之，反是者病之阶也。

丑未太阴湿土之政：

太阴司天，湿气下临，肾气上从，黑起水变，埃冒云雨，胸中不利，阴凄，气大衰而不起不用。当其时反腰椎痛，动转不变也，厥逆。地乃藏阴，大寒且至，蛰虫早附，心下否痛，地裂冰坚，少腹痛，时害于食，乘金则止水增，味乃咸，行水减也。

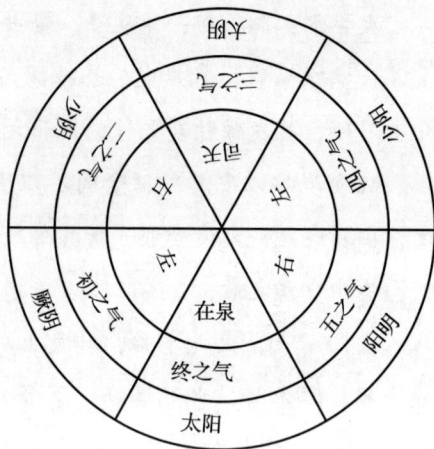

木十木：地气迁，寒乃去，春气正，风乃来，生布万物以荣，民气条舒，风湿相薄，雨乃后。民病血溢，筋络拘强，关节不利，身重筋痿。

火十火：大火正，物承化，民乃和，其病温厉大行，远近咸苦，湿蒸相薄，雨乃时降。

土十火：天政布，湿气降，地气腾，雨乃时降，寒乃随之。感于寒湿，则民病身重胕肿，胸腹满。

火十土：畏火临，溽蒸化，地气腾，天气否隔，寒风晓暮，蒸热相薄，草木凝烟，湿化不流，则白露阴布，以成秋令。民病膝理热，血暴溢，疟，心腹满热，胪胀，甚则胕肿。

金十金：惨令已行，寒露下，霜乃早降，草木黄落，寒气及体，君子周密，民病皮腠。

水十水：寒大举，湿大化，霜乃积，阴乃凝，水坚冰，阳光不治。感于寒，则病人关节禁固，腰椎痛，寒湿推于气交而为疾也。

必折其郁气，而取化源，益其岁气，无使邪胜，食岁谷以全其真，食间谷以保其精。故岁宜苦燥之温之（司地），甚者（辛）发之泄之（司天）。不发不泄，则湿气外溢，肉溃皮拆而水血交流。必赞其阳火，令御甚寒，从气异同，少多其判也。同寒者以热化，同湿者以燥化。异者少之，同者多之，用凉远凉，用寒远寒，用温远温，用热远热，食宜同法。假者反之，此其道也，反是者病也。

子午少阴之政：

少阴司天，热气下临，肺气上从，白起金用，草木眚，喘呕寒热，嚏鼽衄鼻窒，大暑流行，甚则疮疡燔灼，金烁石流。地乃燥清，凄沧数至，胁痛善太息，肃杀行，草木变。

水＋木：地气迁，燥将去，寒乃始，蛰复藏，水乃冰，霜复降，风乃至，阳气郁，民反周密，关节禁固，腰椎痛，炎暑将起，中外疮疡。

木＋火：阳气布，风乃行，春气以正，万物应荣，寒气时至，民乃和，其病淋，目暝，目赤，气郁于上而热。

火＋火：天政布，大火行，庶类番鲜，寒气时至，民病气厥，心痛，寒热更作，咳喘目赤。

土＋土：濡暑至，大雨时行，寒热互至，民病寒热，嗌干，黄瘅，鼽衄，饮发。

火＋金：畏火临，暑反至，阳乃化，万物乃生乃长荣，民乃康，其病温。

金＋水：燥令行，余火内格，肿于上，咳喘，甚则血溢。寒气数举，则霜雾翳，病生皮腠，内舍于胁，下连少腹而作寒中，地将易也。

必抑其运气，资其岁胜，折其郁发，先取化源。无使暴过而生其病也。食岁谷以全其真，食间谷以避虚邪。岁宜咸以软之（司天），而调其上，甚则以苦发之，以酸收之而安其下（司地），甚则以苦泄之（《汤液经法》"咸补苦泻酸收"）。适气同异而多少之。同天气者以寒清化，同地气者以温热化，用热远热，用凉远凉，用温远温，用寒远寒，食宜同法。有假则反，此其道也。反是者病作矣。

巳亥厥阴之政：

厥阴司天，风气下临，脾气上从，而土且隆，黄起水乃眚，土用革，体重肌肉萎，食减口爽，风行太虚，云物摇动，目转耳鸣。火纵其暴，地乃暑，大热消烁，赤沃下，蛰虫数见，流水不冰，其发机速。

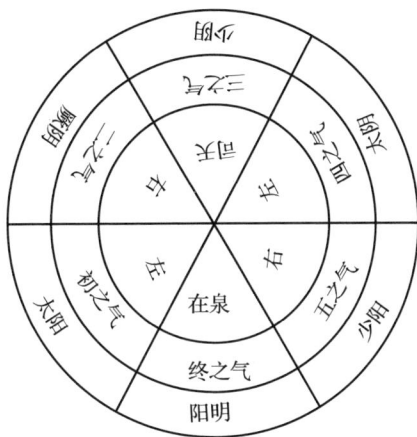

金十木：寒始肃，杀气方至，民病寒于右之下。

水十火：寒不去，华雪水冰，杀气施化，霜乃降，名草上焦，寒雨数至，阳复化，民病热于中。

木十火：天政布，风乃时举，民病泣出耳鸣掉眩。

火十土：溽暑湿热相搏，争于左之上，民病黄瘅而为胕肿。

土十金：燥湿更胜，沉阴乃布，寒气及体，风雨乃行。

火十水：畏火司令，阳乃大化，蛰虫初见，流水不冰，地气大发，草乃生，人乃舒，其病温厉。

风燥火热，胜复更作，蛰虫来见，流水不冰，热病行于下，风病行于上，风燥胜复行于中。必折其郁气，资其化源，赞其运气，无使邪胜。岁宜以辛调上（司天），以咸调下（司地），畏火之气，无妄犯之。用温远温，用热远热，用凉远凉，用寒远寒，食宜同法。有假反常，此之道也，反是者病。

司气以热，用热无犯，司气以寒，用寒无犯，司气以凉，用凉无犯，司气以温，用温无犯。间气同其主无犯，异其主则小犯之，是谓四畏，必谨察之。天气反时，则可依时，及胜其主则可犯，以平为期，而不可过，是谓邪气反胜者。故曰：无失天信，无逆气宜，无翼其胜，无赞其复，是谓至治。

岐伯曰：风温春化同，热曛昏火夏化同，胜与复同，燥清烟露秋化同，云雨昏暝埃长夏化同，寒气霜雪冰冬化同，此天地五运六气之化，更用盛衰之常也。

太过而同天化者三，不及而同天化者亦三，太过而同地化者三，不及而同地化者亦三，此凡二十四岁也。

甲辰甲戌太宫下加太阴，壬寅壬申太角下加厥阴，庚子庚午太商下加阳明，如是者三。

癸巳癸亥少徵下加少阳，辛丑辛未少羽下加太阳，癸卯癸酉少徵下加少

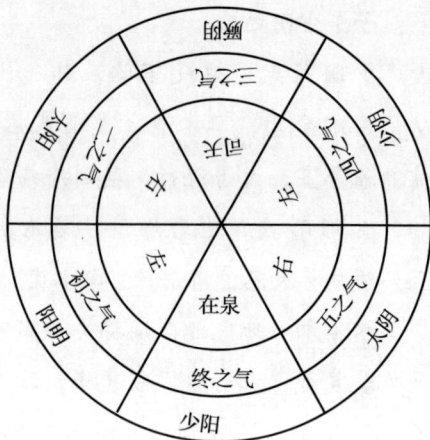

阴，如是者三。

戊子戊午太徵上临少阴，戊寅戊申太徵上临少阳，丙辰丙戌太羽上临太阳，如是者三。

丁巳丁亥少角上临厥阴，乙卯乙酉少商上临阳明，己丑己未少宫上临太阴，如是者三。

除此二十四岁，则不加不临也。加司地者，太过而加同天符，不及而加同岁会也。临司天者，太过不及皆曰天符，而变行有多少，病形有微甚，生死有早晏耳。

古本原文，仲景曰（取自《至真要大论》）：

问曰：其胜复何如？师曰：有胜必有复，无胜则无复也。

厥阴之胜，则病耳鸣，头眩，愦愦欲吐，胃膈如寒（去掉"大风数举，倮虫不滋"），胠胁气并，化而为热，小便黄赤，胃脘当心而痛上及两胁，肠鸣，飧泄，少腹痛，注下赤白，甚则呕吐，膈不通；**其复也**，则少腹坚满，里急暴痛（去掉"偃木飞沙，倮虫不荣"），厥心痛，汗发，呕吐，饮食不入，入而复出，筋骨掉眩清厥，甚则入脾，食痹而吐（去掉"冲阳绝，死不治"）。

少阴之胜，则病心下热，善饥，脐下反动，气游三焦（去掉"炎暑至，木乃津，草乃萎"），呕吐，躁烦，腹满而痛，溏泄赤沃；**其复也**，则燠热内作，烦躁，鼽嚏，少腹绞痛，嗌燥（去掉"分注时止"），气动于左上行于右，咳则皮肤痛，暴喑，心痛，郁冒不知人，洒淅恶寒振慄，谵妄，寒已而热，渴而欲饮，少气，骨痿，膈肠不便，外为浮肿，哕噫（去掉"赤气后化，流水不冰，热气大行，介虫不复"），痱疹，疮疡，痈疽，痤痔，甚则入肺，咳而鼻渊（去掉"天府绝，死不治"）。

太阴之胜，则火气内郁，疮疡于中，流散于外，病在胠胁，甚则心痛热格，头痛，喉痹，项强，又或湿气内郁（独胜则湿气内郁），寒迫下焦（去掉"痛留顶，互引眉间，胃满，雨数至，燥化乃见"），少腹满，腰椎痛强，注泄，足下湿，头重，胕肿，足胫肿，饮发于中、胕肿于上；**其复也**（去掉"湿变乃举"），则体重，中满，食饮不化，阴气上厥，胸中不便，饮发于中，咳喘有声（去掉"大雨时行，鳞见于陆"）。头项痛重，掉瘛尤甚，呕而密默，唾吐清液，甚则入肾，窍泄无度（去掉"太溪绝，死不治"）。

　　少阳之胜，则病热客于胃，心烦而痛，目赤，呕酸，善饥，耳痛，溺赤，善惊谵妄，暴热消烁（去掉"草萎水涸，介虫乃屈"），少腹痛，下沃赤白；**其复也**（去掉"大热将至，枯燥燔热，介虫乃耗"），枯燥，烦热，惊瘛，咳，衄，心热。烦躁，便数，憎风，厥气上行，面如浮埃，目乃眴瘛，火气内发，上为口糜，呕逆，血溢，血泄，发而为疟，恶寒鼓栗，寒极反热，嗌络焦槁，渴饮水浆，色变黄赤，少气肺痿，化而为水，传为胕肿，甚则入肺，咳而血泄（去掉"尺泽绝，死不治"）。

　　阳明之胜，则清发于中，左胠胁痛，溏泄，内为嗌塞，外发癫疝（去掉"大凉肃杀，华英改容，毛虫乃殃"），胸中不便，嗌而咳；**其复也**（去掉"清气大举，森木苍干，毛虫乃厉"），则病生胠胁，气归于左，善太息，甚则心痛痞满，腹胀而泄，呕苦，咳哕烦心，病在膈中（去掉"头痛"），甚则入肝，惊骇筋挛（去掉"太冲绝，死不治"）。

　　太阳之胜，（去掉"凝溧且至，非时水冰，雨乃后化"），则病痔疟，发寒厥，入胃则内生心痛，阴中乃疡，隐曲不利，互引阴股，筋肉拘苛，血脉凝泣，络满血变，或为血泄，皮肤否肿，腹满时减，热反上行，头项囟顶脑户中痛，目如脱，寒入下焦，则传为濡泄；**其复也**（去掉"厥气上行，水凝雨冰，羽虫乃死"），则心胃生寒，胸膈不利，心痛痞满，头痛，善悲，时以眩仆，食减，腰椎反痛，屈伸不便（去掉"地裂冰坚，阳光不治"），少腹控睾（去掉"引"）腰脊上冲心，唾出清水，及为哕噫，甚则入心，善忘，善悲（去掉"神门绝，死不治"）。寒复内余，则腰尻痛，屈伸不利，腹胫足膝中痛（此句《素问·至真要大论》无）。

　　此六气之病，须谨识之，而弗失也。

　　《素问·至真要大论》曰：

帝曰：治之奈何？

岐伯曰：

厥阴之胜，治以甘清（补土），佐以苦辛（补肝肾），以酸泻之（泻肝）。（木胜土）

厥阴之复，治以酸寒（泻肝），佐以甘辛，以酸泻之，以甘缓之。（土胜水，木复）

少阴之胜，治以辛（酸）寒（补肺），佐以苦咸（补心），以甘（苦）泻之（泻心）。（火胜金）

少阴之复，治以咸寒（清心），佐以苦辛，以甘（苦）泻之，以酸收之。辛苦发之，以咸软之（可能为注文、衍文）。（金胜木，火复）

太阴之胜，治以咸（苦）热（补肾），佐以辛甘，以苦（辛）泻之（泻脾）。（土胜水）

太阴之复，治以苦（辛）热（泻脾），佐以酸辛，以苦（辛）泻之，燥之，泄之。（水胜火，土复）

少阳之胜，治以辛（酸）寒（补肺），佐以甘咸，以甘（苦）泻之（泻心）。（火胜金）

少阳之复，治以咸冷（清心），佐以苦辛，以咸软之，以酸收之，辛苦发之。发不远热，无犯温凉，少阴同法。（金胜木，火复）

阳明之胜，治以酸（辛）温（补肝），佐以辛甘，以苦（咸）泄之（泻肺）。（金胜木）

阳明之复，治以辛温，佐以苦甘，以苦（咸）泄之（泻肺），以苦下之，以酸补之。（木胜土，金复）

太阳之胜，治以甘热（泻肾），佐以辛酸（苦），以咸泻之。（水胜火）

太阳之复，治以咸热，佐以甘辛，以苦坚之。（火胜金，水复）

治诸胜复，寒者热之，热者寒之，温者清之，清者温之，散者收之，抑者散之，燥者润之，急者缓之，坚者软之，脆者坚之，衰者补之，强者泻之，各安其气，必清必净，则病气衰去，归其所宗，此治之大体也。

六气之胜，何以候之？

岐伯曰：乘其至也，清气（凉气）大来，燥之胜也，风木受邪，肝病生焉。热气大来，火之胜也，金燥受邪，肺病生焉。寒气大来，水之胜也，火热受邪，心病生焉。湿气大来，土之胜也，寒水受邪，肾病生焉。风气大来，木之胜也，土湿受邪，脾病生焉。所谓感邪而生病也。乘年之虚，则邪甚也。失时之和，亦邪甚也。遇月之空，亦邪甚也。重感于邪，则病危矣。有胜之气，其必来复也。

"胜气"，即偏胜之气。在一般情况下，各个年度的司天在泉之气都是胜气。这也就是原文中所述"岁厥阴在泉，风淫所胜"，"厥阴司天，风淫所胜"等。但在特殊情况下也可以不受上述规定的约束而出现与岁气不相应的偏胜之气。例如，厥阴在泉应该风气偏胜，但实际上并非如此，而是凉气、燥气偏胜。这也就是原文中所述"邪气反胜"："风司于地，清反胜之"，"火司于地，寒反胜之"等。总之，所谓"胜气"，即偏胜之气，更是五行相克之气。胜气的发生一可以根据司天在泉的规律进行测算，但由于可以出现邪气反胜的情况，因此胜气有否，一切仍以实际表现为主，有什么就是什么。

"复气"，即报复之气。由于"复气"是为了矫正偏胜之气而产生的另一类不同性质的胜气，因此，"复气"实质上也是一种胜气，是一种五行相克之气。所以，"复气"在气候、物候、病候的表现上与胜气基本相同。例如原文中所谓"厥阴在泉，风淫所胜，则地气不明，平野昧，草乃早秀，民病洒洒振寒，善伸数欠，心痛支满，两胁里急，饮食不下"，与后文所述"厥阴之复，少腹坚满，里急暴痛，堰木飞沙，倮虫不荣，厥心痛，汗发，呕吐，饮食不入，入而复出"相较，在气候、物候、病候上的描述基本相似。但是从上文可以看出，虽然同一胜复之气，其补泻佐使并不相同，甚至有明显区别，这是历代传承中出现的错简以及残缺不全导致，尤其是宋代医书局林亿等人大刀阔斧，篇目移叠，无端归类，增减多余，旁引臆测等……最终导致今日之全非面目，我们在读书过程中，务必要有一定的学术定力与准则，才不至于犯下误读误解之错。

胜复之气是五行反复相克的一种三维平衡运气结构。有胜气就一定有复气。但"客主之气，胜而无复也"，"主胜逆，客胜从，天之道也"。客气和主气之间，由于它们是同时同位，所以它们之间只有胜气而无复气，亦即在其所属的时间中只有客气偏胜或主气偏胜而不存在复气偏胜的问题。而客气之间，一般来说上半年出现胜气，下半年也就会出现复气。有胜气然后才会有复气，没有胜气自然也就没有复气。因此什么季节出现胜气，什么季节出现复气也就不能机械对待。出现了胜气之后，必然要出现复气。如果没有复气，那就会影响生命现象的成长，形成灾害。复气制约了胜气之后，复气本身又往往会成为新的胜气，形成新的灾害。这就是《至真要大论》原文所谓的"复己反病"，这是因为复气"居非其位"与主气"不相得"的结果。对于胜气和复气的处理原则，即胜复之气微者可以不加处理，但对胜复之气甚者，则必须对之进行针对性的治疗。所谓"胜复"，实际上就是自然气候变化中的自稳调节现象。从人体生理和病理生理变化来看，也同样存在着这样一种自稳调节现象。

胜复之气互为因果，如影随形。言之，也就是复气是在胜气的基础上产生的，有胜气就必然会有复气，而且是在胜气开始产生时，复气就已经随之产生。这就是原文所谓："胜有微甚，复有多少，胜和而和，胜虚而虚。""病已愠愠而复已萌。"既然胜复气之间互为因果，如影随形，但是为什么复气有时会出现"动不当位"或"后时而至"的情况呢？因为，六气的变化过程，实质上是一个由衰而盛、由弱而强、由渐变到突变的过程。胜气如此，复气也如此。正因为如此，所以复气虽然是在胜气产生时已同时萌芽生长，但是到它显示作用时，则还需要一定的时间，因而也就出现了《至真要大论》中所谓："动不当位，或后时而至。""夫所复者，胜尽而起，得位而甚。"亦即复气在胜气之后而出现的情况。

对胜复的治疗，基本上是根据自然气候变化中的自调现象总结出来的，亦即根据《五运行大论》中所述"燥以干之，暑以蒸之，风以动之，湿以润之，寒以坚之，火以温之"以及本篇所论"上淫于下，所胜平之，外淫于内，所胜治之"等六气之间的相互制约、相互协调关系，总结出对人体疾病的治疗原则是："寒者热之，热者寒之，温者清之，清者温之，散者收之，抑者散之，燥者润之，急者缓之，坚者软之，脆者坚之，衰者补之，强者泻之。"这也就是说，不论在什么时候，只要出现了胜气及其相应的疾病表现，一般都可以根据治胜复的原则，对患者予以针对性的治疗。

经日：少阳太阴从本，少阴太阳从本从标，阳明厥阴不从标本从乎中也，故从本者化生于本，从标本者有标本之化，从中者以中气为化也。是故百病之起，有生于本者，有生于标者，有生于中气者，有取本而得者，有取标而得者，有取中气而得者，有取标本而得者，有逆取而得者，有从取而得者。逆，正顺也。若顺，逆也。故曰：知标与本，用之不殆，明知逆顺，正行无问。此之谓也。不知是者，不足以言诊，足以乱经，故《大要》曰：粗工嘻嘻，以为可知，言热未已，寒病复始，同气异形，迷诊乱经。此之谓也。夫标本之道，要而博，小而大，可以言一而知百病之害，言标与本，易而勿损，察本与标，气可令调，明知胜复，为万民式，天之道毕矣。

标本互藏理论，在《内经》中居很重要的地位。《内经》中论述标本理论的文章，除《至真要大论》以外还有《天元纪大论》《六微旨大论》《标本病传论》《灵枢·病本篇》等篇章，这就决定了标本理论不能脱离五运六气法而空谈，第一层标本，标者，六气也；本者，五运也。第二层标本，六气标本。其主要内容，基本可作如下归纳：

自然气候变化是本，三阴三阳是标。这就是《天元纪大论》中所谓的："厥阴之上，风气主之；少阴之上，热气主之；太阴之上，湿气主之，少阳之上，相火主之；阳明之上，燥气主之；太阳之上，寒气主之，所谓本也，是谓六元。"

在自然气候的变化方面，由于六气可以互相转化，可以互相影响，因而在六气变化中可以继发它气的变化或同时出现它气的变化，《内经》称之为"中见之气"。这就是《六微旨大论》中所谓的："少阳之上，火气治之，中见厥阴；阳明之上，燥气治之，中见太阴；太阳之上，寒气治之，中见少阴；厥阴之上，风气治之，中见少阳；少阴之上，热气治之，中见太阳；太阴之上，湿气治之，中见阳明。所谓本也，木之下，中之见也，见之下，气之标也。本标不同，气应异象。"

六气既然可以互相转化，可以互相影响，因此六气中的每一气都存在着标本中气的问题。质言之，六气中任何一气的变化都要考虑到它气的变化或影响问题。在六气之中，火气和湿气的标本之间在阴阳属性上一致，其变化相对稳定，所以六气之中的少阳和太阴在分析其变化时重点在它们本气方面，亦即少阳重点考虑阳，太阴重点考虑阴。六气之中的热气有时可以向寒的方面转化，因而可以出现本热标寒现象。六气之中的寒气有时可以向热的方面转化，因而可以出现本寒标热现象。所以六气之中的少阴与太阳在分析其变化时，不但要考虑它们的本气，而且要考虑它们的标气，亦即它们在变化中转化之气。这也就是说，对于少阴要考虑到热和寒的关系问题，对于太阳则要考虑寒和热的关系问题。六气之中的燥气常常向湿气转化，凉向寒转化。六气之中的风气常常向火热转化。所以对于六气之中的阳明与厥阴，在分析其变化时，也要考虑到它们向有关它气的转化问题，亦即对厥阴来说要考虑向少阳转化的问题，对阳明来说要考虑向太阴转化的问题。以上就是《至真要大论》中所述："少阳太阴从本，少阴太阳从本从标，阳明厥阴不从标本从乎中也。"

标为人体经络，本为天之六淫。而人体的生理及病理生理变化也是以六气的变化加以归类并以三阴三阳六经标志之，所以上述标本中气理论亦可以运用来分析人体的生理及病理生理变化并以之来总结疾病的发生、发展和传变规律。病位在肝、心包络，病在厥阴；病位在胆、三焦，病在少阳；病位在心、肾，病在少阴；病位在膀胱、小肠，病在太阳；病位在胃、大肠，病在阳明；病位在肺、脾，病在太阴。由于五脏六腑寒热可以相移，亦即可以互相传变和互相影响，因而也就可以运用标本中气的理论来分析疾病和总结疾病的变化规律，并用之来防治疾病。这也就是本节原文中所述："百病之起，有生于本者，有生于标者，有生于中气者，有取本而得者，有取标而得者，有取中气而得者，有逆取而得者，有从取而得者。""夫标本之道，要而博，小而大，可以言一而知百病之害。"

古本原文，仲景曰：

师曰：子知六气，不知五运，未尽其道，今为子言，假如太阳司天，而运当甲己，夫甲己土运也，太阳寒水也，**土能克水，太阳不能正其位也**；又如厥阴司天，而逢乙庚金运；少阴少阳司天，而逢丙辛水运；太阳司天，而逢丁壬木运；阳明司天，而逢戊癸火运，其例同也。

问曰：其治法奈何？师曰：风寒暑湿燥热各随其气，有假者反之，甚者从之，微者逆之，采取方法，慎毋乱也。

以下为成无己《注解伤寒论图论》：

经曰：夫天地之气，胜复之作，不形于证。

诊脉法曰：天地之变，无以脉诊，此之谓也。

随其气所在，期于左右，从其气则和，违其气则病，迭移其位者病，失守其位者危。寸尺交反者死，阴阳交者死。

经曰：夫阴阳交者，谓岁当阳在左，而反于右；谓岁当阴在右，而反于左，左交者死。若左右独然，非交，是谓不应，惟寅申巳亥辰戌丑未，八年有应也。谓寸尺反者死，谓岁当阴在寸，而反见于尺；谓岁当阳在尺，而反见于寸，若寸尺反者死。若寸尺独然，非反见，谓不应，唯子午卯酉四年应之。今依夫《素问》正经直言图局，又言脉法，先立其年以知其气，左右应见，然后乃言生死也。凡三阴司天，在泉上下，南北二政，或右，两手寸尺不相应，皆为脉沉下者，仰手而浮，覆手则沉，为浮细大者也。若不明此法，如遇渊海问津，岂不愚乎，区区白首不能晓明也。况因旬月，邪仆亦留入式之法，加临五运六气，三阴三阳，标本南北之政，司天在泉主病，立成图局，易晓其义，又何不达仲景圣意哉！

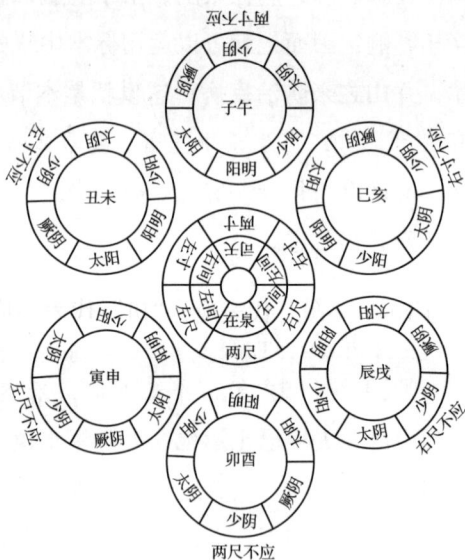

南政推少阴所在脉不应，北政推阳明所在脉不应

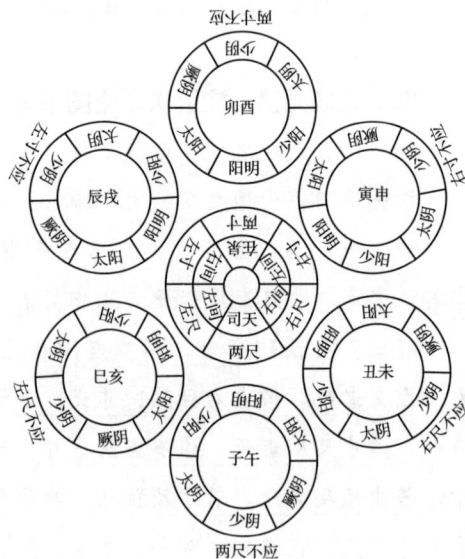

上两图，左右手的顺序是不同的，所以不能以图示左右手。**南政推少阴所在脉不应，北政推阳明所在脉不应。这样推不应脉就不会出错。**

上下左右不应脉

气司天地	少阴（左右寸尺）		太阴（左寸右尺）		厥阴（右寸左尺）	
	南政少阴	北政阳明	南政少阴	北政阳明	南政少阴	北政阳明
司天	两寸不应	两尺不应	左寸不应	右尺不应	右寸不应	左尺不应
司地	两尺不应	两寸不应	右尺不应	左寸不应	左尺不应	右寸不应

运气的不应脉是生理脉，出现子午年少阴司天之年，或卯酉阳明司天之年，寸尺不应脉相反，即反脉，本应寸不应反而尺不应，本应尺不应反而寸不应，这就是病理脉、死脉。下面第一图"寸尺脉反死"中的"阴阳"代表的是应与不应，"阳"代表应，"阴"代表不应。即只有子午卯酉四年可以出现寸尺脉反死的情况。

而**"阴阳脉交死"的情况只出现在辰戌丑未、寅申巳亥八年之中，**即太阴司天司地、厥阴司天司地两种情况之下。在下文中，出现了错误的制图。

如第二图南政的四孟四季年中，南政的不应脉看"少阴"所在，丑未太阴司天年中，少阴为司天之右间，反见于司天之左间，谓之交天左；辰戌司天中，太阴司地，司地之右间为少阴，反见于司地之左间，谓之交地左，**正确。**

而在南政的厥阴司天司地中，出现了错误制图。如巳亥厥阴司天中，少阴为司天之左间，应反见于司天之右间，**应谓之交天右，图中谓之交天左，左右颠倒，错误。**

寅申司天之厥阴司地中，少阴为司地之左间，应反见于司地之右间，**应谓之交地右，图中谓之交地左，左右颠倒，错误。**

再看第三图的北政之四孟四季年，推不应脉求"阳明"所在。在丑未太阴司天之年中，少阴为司天之右间，阳明应为司地之右间，应反见于司地之左间，**应谓之交地左，图中谓之交天左，错误。**

辰戌太阳司天、太阴司地之年中，阳明为司天之右间，**应反见于司天之左间，应谓之交天左，图中谓之交地左，错误，上下两图"所交"交换位置则为正确。**

已亥司天、少阳司地之年中，阳明为司地之左间，应反见于司地之右间，应谓之交地右，图中谓之交天左，错误。

寅申司天、已亥司地之年中，阳明为司天之左间，应反见于司天之右间，应谓之交天右，图中谓之交地左，错误。

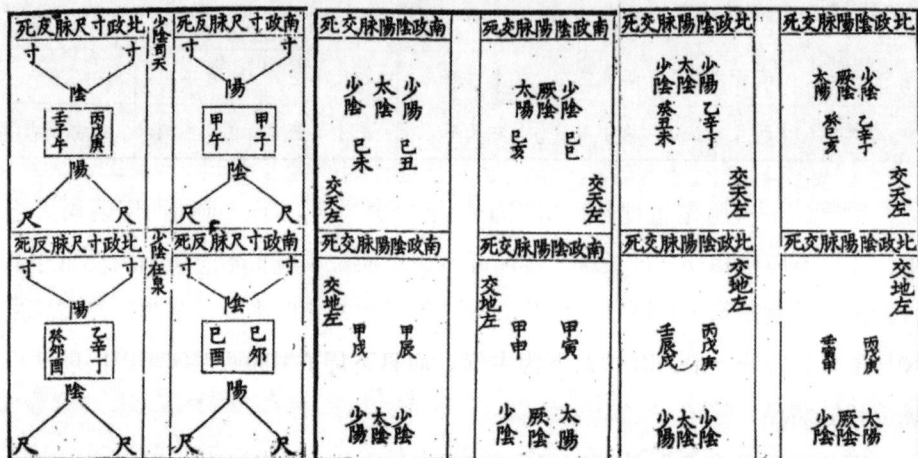

总结一下，子午卯酉之少阴司天司地之年只有"寸尺反死脉"。辰戌丑未之太阴司天司地之年的"交死脉"为寸尺之左脉，已亥寅申之厥阴司天司地的"交死脉"为寸尺之右脉。南政司天交天，司地交地；北政司天交地，司地交天。

即少阴司天司地为寸尺上下，太阴司天司地为寸尺之左，厥阴司天司地为寸尺之右。在左右交脉中，即太阴、厥阴司天司地之年，南政司天交天，司地交地，北政则司天交地，司地交天。具体脉法则于临证中实践。

上下左右交死脉

气司 天地	少阴（上下寸尺）		太阴（左，右寸左尺）		厥阴（右，左寸右尺）	
	南政	北政	南政	北政	南政	北政
司天	两寸不应死	两尺不应死	交天左 右寸不应死	交地左 左尺不应死	交天右 左寸不应死	交地右 右尺不应死
司地	两尺不应死	两寸不应死	交地左 左尺不应死	交天左 右寸不应死	交地右 右尺不应死	交天右 左寸不应死

仲景借助五运六气之天道对人体的影响以及人体自身阴阳盛衰的禀赋气质特点，将两者进行了合理安排，形成了独特的《伤寒论》观点，即**某某客气病某某主气证的伤寒五运六气模式。**

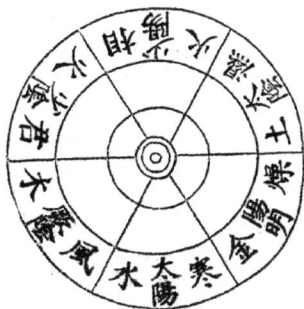

在《伤寒论》的条文中就可以清晰看出这三个病因在具体临床上的应用。例如，《伤寒论》中所描述的六经病提纲"某某之为病"，作为某一主气的纲领病证，及对应某经"本气"之为病，也就是主气之为病。

以太阳病篇为例："太阳之为病，脉浮，头项强痛而恶寒。"这里所指的太阳，并不是生理上的太阳，而是指五运六气之主气上的太阳之气。《素问》云："太阳之上，寒水主之。"这就是所谓的运气伤寒。为什么这么说呢？因为加临图中有上下之分，上为客气，下为主气。而且下周或外周是按照厥阴、少阴、少阳、太阴、阳明、太阳的顺序排列的，所以只能是主气。

按照《黄帝外经》的运气学说绘出客气太阳寒水加临主气六气的图示来看：

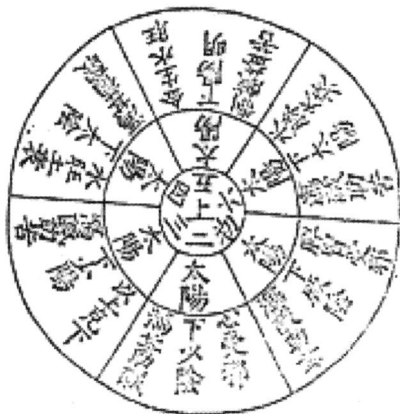

太阳上下加临补泻病症之图　　　　　　少阳上下加临补泻病症之图

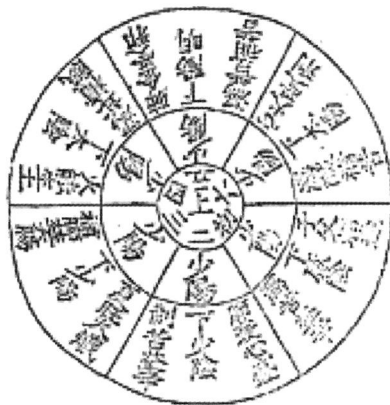

客气胜	太阳病	太阳病	太阳病	太阳病	太阳病	太阳病
主气从	厥阴证	少阴证	少阳证	太阴证	阳明证	太阳证
气位	初气	二气	三气	四气	五气	终气

"初之气，地气迁，燥将去，寒乃始，蛰复藏，水乃冰，霜复降，风乃至，阳气郁，民反周密，关节禁锢，腰椎痛，炎暑将起，中外疮疡。"

"二之气，寒不去，华雪水冰，杀气施化，霜乃降，名草上焦，寒雨数至，阳复化，民病热于中"

"三之气，天政布，寒气行，雨乃降。民病寒，反热中，痈疽注下，心热瞀闷，不治者死。"

"四之气，寒雨降。病暴仆，振傈谵妄，少气嗌干引饮，及为心痛痈肿疮疡疟寒之疾，骨痿血便。"

"五之气，阳乃去，寒乃来，雨乃降，气门乃闭，刚木早雕，民避寒邪，君子周密。"

"终之气，寒大举，湿大化，霜乃积，阴乃凝，水坚冰，阳光不治。感于寒，则病人关节禁锢，腰椎痛，寒湿持于气交而为病。"

从上可以清楚地看到"太阳病"是指**客气伤寒**，是指人体脏腑在主气六部的不同阶段受客气太阳寒邪所伤的临床表现。**即太阳病太阳证、太阳病阳明证、太阳病少阳证、太阳病太阴证、太阳病少阴证、太阳病厥阴证，其余五气皆是如此，此谓之三阴三阳互藏，也叫病证互藏**。如仲景直说的太阳阳明（即阳明病太阳证）、正阳阳明（阳明病阳明证，承气汤证）、少阳阳明（阳明病少阳证，大柴胡汤证）等，共三十六天罡三十六证，脏病三十六病，腑病三十六病，合为七十二病。再加上阳病十六病，阴病十六病，共为仲景所说的108病。

从上述引文中可以概括"太阳病"主要有如下病候：寒疫证，寒湿证，阳虚证，火郁证，蓄水，蓄血证等。在其余阳明、少阳、太阴、少阴、厥阴等客气病的篇章中，都会发现，每一病都有六气证。如麻黄汤、桂枝汤、承气汤、小柴胡汤等不只出现在三阳篇，也会出现在三阴篇。其实不只六气病，五运病也是如此，这就是仲景杂病的《杂病例》五行生克逻辑。这些都是建立在一个人体生理模型之上的，也就说按照禀赋出生运气格局，在不同的流年运气格局之下，决定了一个人可能患某些疾病的可能性大，患某些疾病的可能性较小，这一点在《伤寒遁法》中也有体现。

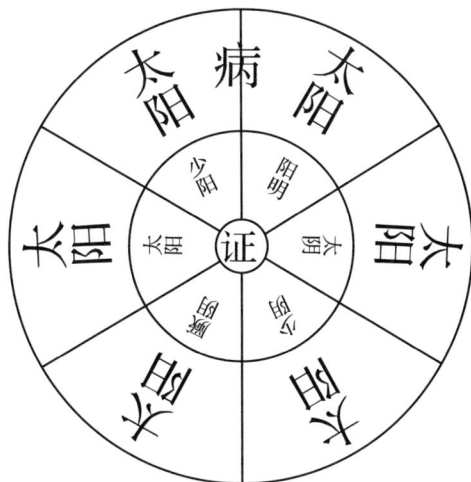

太阳客气病的加临图

而四时的太过不及的不正之气对人体的伤害，在《伤寒论》中则往往以而"某某之为病"的方式呈现，指的是主气伤寒。例如在太阳病篇中所称的"太阳之为病"，一般就是指四时之气对于太阳的伤害，仲景按照它所患病的状况基本分成六类，其中在太阳病篇中有其中主要的三大类，即伤寒、中风、温病。在《痉湿暍病脉证并治》中又有太阳刚痉、柔痉、湿痹、风湿、中暍等。

按照《黄帝外经》的运气学说绘出客气六气加临主气太阳图来看：

主气胜	太阳之为病	太阳之为病	太阳之为病	太阳之为病	太阳之为病	太阳之为病
客气从	厥阴证	少阴证	太阴证	少阳证	阳明证	太阳证
气位	终气	终气	终气	终气	终气	终气
病证	风寒虚寒	温病	风湿寒湿	风热瘟疫	风燥暍痉证	寒实

"终之气，寒大举，湿大化，霜乃积，阴乃凝，水坚冰，阳光不治。感于寒，则病人关节禁锢，腰椎痛，寒湿持于气交而为病。"

"终之气，燥令行，余火内格，肿于上，咳喘，甚则血溢。寒气数举，则霿雾翳，病生皮腠，内舍于胁，下连少腹而作寒中，地将易也。"

"终之气，畏火司令，阳乃大化，蛰虫初见，流水不冰，地气大发，草乃生，人乃舒，其病温厉。"

"终之气，地气正，湿令行，阴凝太虚，埃昏郊野。民乃惨凄，寒风以至，反者孕乃死"。

"终之气，阳气布，候反温，蛰虫来见，流水不冰，民乃康平，其病温。"

"终之气，地气正，风乃正，万物反生，霜雾以行。其病关闭不禁，心痛，阳气不藏而咳。"

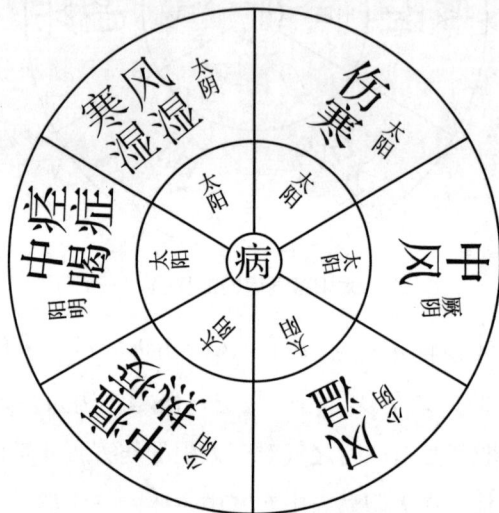

太阳主气之为病加临图

从上可知，"太阳之为病"讲的是六经伤于寒，这就是"主气伤寒"也。而在这里六气皆伤太阳，"太阳病"就是我们说的"客气伤寒"也。客气太阳寒邪下临太阳即病伤寒；客气厥阴风邪下临太阳即病中风，若经过误治，可能会成为风温；少阴热邪下临太阳则病温病；少阳火邪下临太阳则病温疟；太阴湿邪下临太阳则病寒湿、风湿；阳明燥邪下临太阳则病痉。所以《伤寒论》开篇即分太阳伤寒、太阳中风、太阳温病三大提纲，若只论寒邪，即客气伤寒。伤寒以阳为主，寒邪最伤人阳气。又心为盛阳之脏，伤于寒者，必伤于心，故伤寒最多心病。《素问·六元正纪大论篇》有"民疠大作""温病大作"之说，这是温病名称的最早记载。张仲景在《伤寒论》中指出："太阳病发热而渴，不恶寒者，为温病"等。

病证互藏，如何理解？敦煌本《伤寒论》中明确说明了三阴属于五脏，三阳属于六腑。结合现代医学，太阳功能属于体液免疫，阳明功能属于胃肠免疫，少阳功能属于淋巴系统，太阴属于呼吸消化分泌系统，少阴属于心肾循环系统，**厥阴属于肝脏心包凝血及微循环系统。**

病为病位，证为病性。即不同脏腑病位的不同病性。

病位很好理解，《内经》中有很多的记载，如足太阳膀胱、手太阳小肠，足阳明胃、手阳明大肠，足少阳胆、手少阳三焦，足太阴脾、手太阴肺，足少阴肾、手少阴心，足厥阴肝、手厥阴心包。但是关于病性这方面，似乎很少有明确的记载，其实如果仔细读经，还是可以发现蛛丝马迹的。

例如，厥证本为凝血及微循环系统疾病，重者为微循环功能障碍，D-D异常升高，常见 DIC（弥散性血管内凝血）、MODS（多器官功能障碍综合征）等。按照仲景《伤寒杂病论》，六经皆有厥阴证的表现，而《素问》中也是有类似病证互藏的明确记载的。

如《素问·厥论篇》曰："帝曰：善。愿闻六经脉之厥状病能也。岐伯曰：巨阳之厥（太阳病厥阴证），则肿首头重，足不能行，发为眴仆；阳明之厥（阳明病厥阴证），则癫疾欲走呼，腹满不得卧，面赤而热，妄见而妄言；少阳之厥（少阳病厥阴证），则暴聋颊肿而热，胁痛，骺不可以运；太阴之厥（太阴病厥阴证），则腹满膜胀，后不利，不欲食，食则呕，不得卧；少阴之厥（少阴病厥阴证），则口干溺赤，腹满心痛；厥阴之厥（厥阴病厥阴证），则少腹肿痛，腹胀，泾溲不利，好卧屈膝，阴缩肿，骺内热。盛则泻之，虚则补之，不盛不虚，以经取之。"

"太阴厥逆（太阴病厥阴证），能急挛，心痛引腹，治主病者（太阴病）；少阴厥逆（少阴病厥阴证），虚满呕变，下泄清，治主病者（少阴病）；厥阴厥逆（厥阴病厥阴证），挛、腰痛，虚满前闭，谵言，治主病者（厥阴病）；三阴俱逆，不得前后，使人手足寒，三日死。太阳厥逆（太阳病厥阴证），僵仆，呕血善衄，治主病者（太阳病）；少阳厥逆（少阳病厥阴证），机关不利，机关不利者，腰不可以行，项不可以顾，发肠痈不可治，惊者死；阳明厥逆（阳明病厥阴证），喘咳身热。善惊，衄呕血。"

"手太阴厥逆（太阴病厥阴证），虚满而咳，善呕沫，治主病者；手心主、少阴厥逆（少阴病厥阴证），心痛引喉，身热死，不可治；手太阳厥逆（太阳病厥阴证），耳聋泣出，项不可以顾，腰不可以俯仰，治主病者；手阳明、少阳厥逆（阳明病、少阳病厥阴证），发喉痹、嗌肿，痉，治主病者。"

《素问》不仅记载了六经病六经证，而且还将六经病详细分为手六经和足六经，这是仲景在《伤寒杂病论》中没有明确的，这种解经法是历代历位医家没有做过的。

三阴三阳的互藏与阴阳互藏、五行互藏一样，都是客观存在的。阴阳无限可分，五行之中还有五行，这都是互藏的基本逻辑。在现代科学中，互藏就是全息，也是区块链的基本数字逻辑。同样如此，三阴三阳的互藏，也就是三阴三阳的全息。在仲景《伤寒杂病论》中的基本表现就是，每一病中都有三阴三阳的证存在。六病三十六证，三阴三阳病又分气分、水分、血分等三分之病，合而为108病。

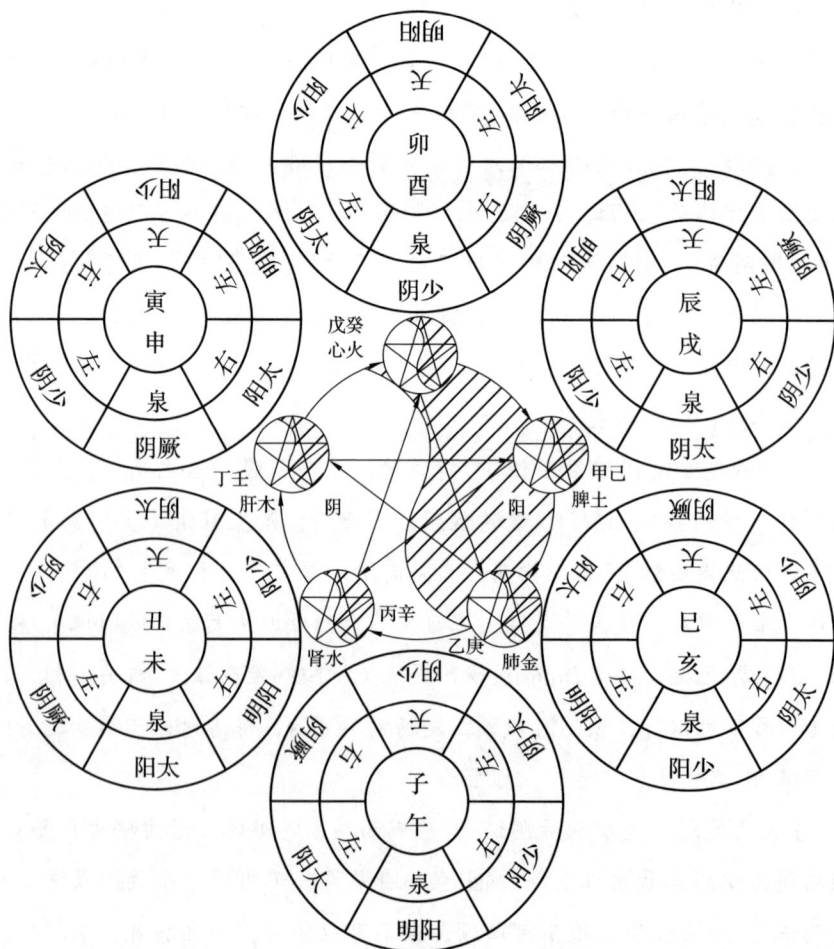

五运六气与五脏六腑之天人合一互藏图

仲景《伤寒论》中一共出现了 38 个疾病，分别是：太阳病、阳明病、少阳病、太阴病、少阴病、厥阴病、伤寒中风、温病、中寒、坏病、如疟状、脏结、藏厥、阳微结、纯阴结、固瘕、谷瘅、亡阳、热入血室、蓄血、水逆、诸经合病、两经并病、阳旦、痞、结胸、寒格、戴阳、阴阳易、奔豚、霍乱、风温、除中、脾约、痈脓。《金匮要略》中一共出现了 40 多种病证。重点论述了内科病证，诸如痉、湿、喝、百合病、狐惑病、阴阳毒、疟病、中风历节、血痹、虚劳、肺痈、咳嗽上气、奔豚气、胸痹、心痛、短气、腹满、寒疝、宿食、风寒积聚、痰饮、消渴、小便不利、淋病、水气、黄疸、惊悸、吐血、下血、胸满、吐血、呕吐哕、下利等 40 多种病证。同时还论述外科、伤科如痈肿、肠痈、浸淫疮、刀斧伤等病证。此外，设有女科病证的专篇论述。但就是这几个病、这几个方，却奠定了中医通治万病的基本法则，被中医后辈奉为金科玉律，这其中最根本的因素到底是什么呢？

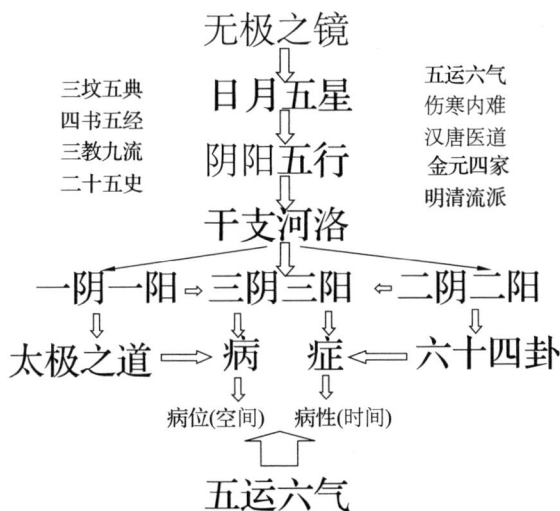

都说不能陷入迷信及唯心的宿命论中，但是万病万证基本都囊括在三阴三阳病之中，经方几乎可以治疗百病，其加减更是可治疗无数的有名或无名的病，按照五运六气三阴三阳背后又是十二地支，再加上十天干，六十甲子括天下之无数局，这是不是数？是不是命？其背后的天机，不值得我们深思吗？

亢●伤寒例第四

三阴三阳伤寒总则。治病总例。原文如下：

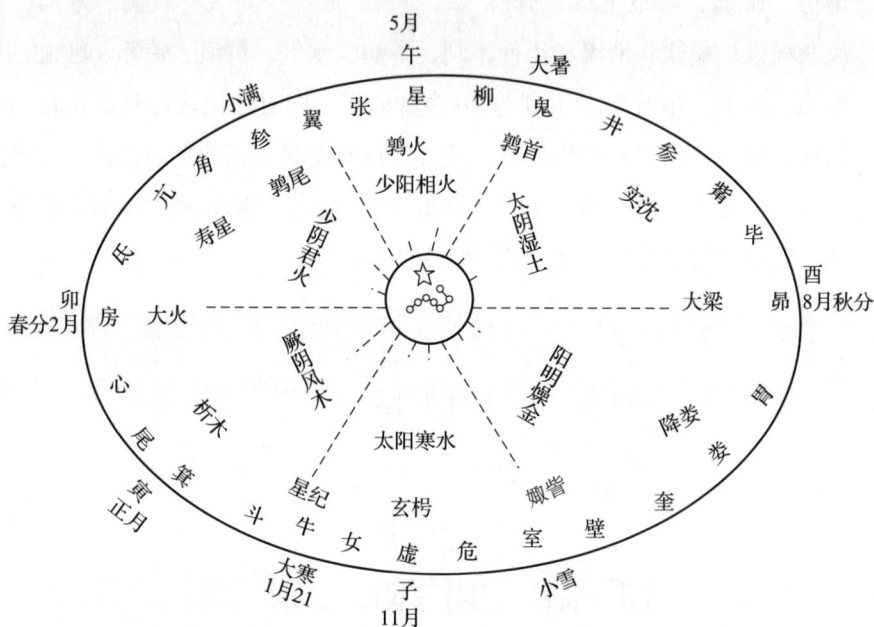

四时八节二十四气七十二候决病法：

立春正月节斗指**艮**，雨水正月中斗指**寅**。

惊蛰二月节斗指**甲**，春分二月中斗指**卯**。

清明三月节斗指**乙**，谷雨三月中斗指**辰**。

立夏四月节斗指**巽**，小满四月中斗指**巳**。

芒种五月节斗指**丙**，夏至五月中斗指**午**。

小暑六月节斗指**丁**，大暑六月中斗指**未**。

立秋七月节斗指**坤**，处暑七月中斗指**申**。

白露八月节斗指**庚**，秋分八月中斗指**酉**。

寒露九月节斗指**辛**，霜降九月中斗指**戌**，

立冬十月节斗指**乾**，小雪十月中斗指**亥**。

大雪十一月节斗指**壬**，冬至十一月中斗指**子**。

小寒十二月节斗指**癸**，大寒十二月中斗指**丑**。

二十四气，节有十二，中气有十二，五日为一候，气亦同，合有七十二候，决病生死，此须洞解之也。

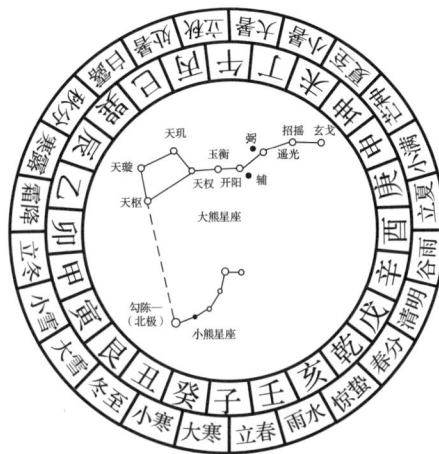

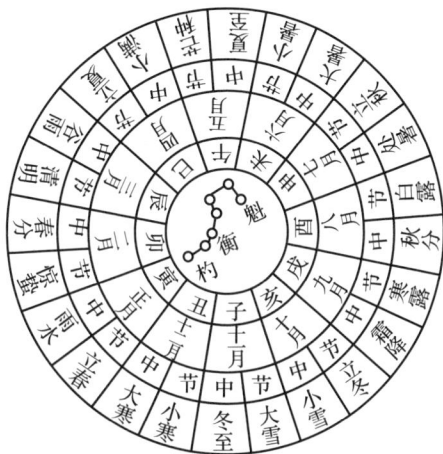

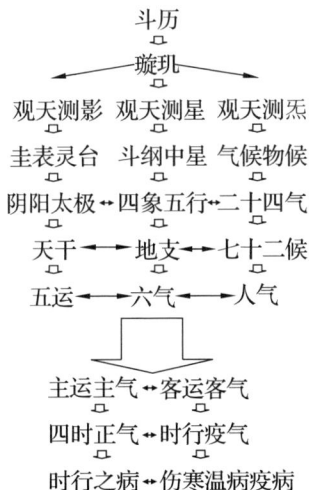

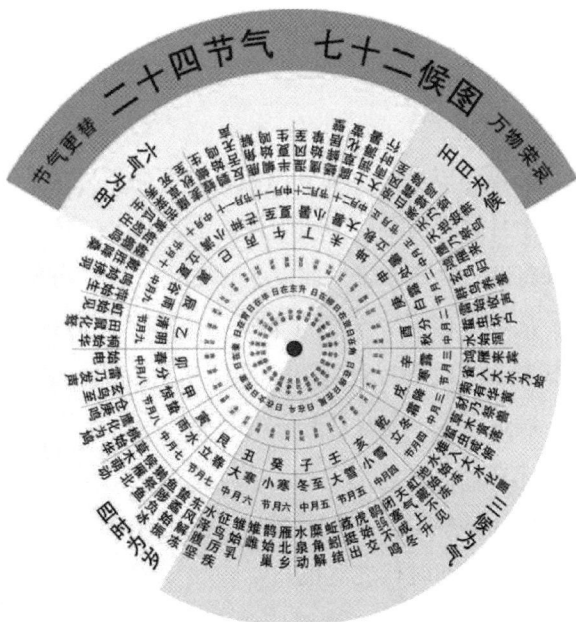

斗历
璇玑
观天测影　观天测星　观天测炁
圭表灵台　斗纲中星　气候物候
阴阳太极←→四象五行←→二十四气
天干←→地支←→七十二候
五运←→六气←→人气
主运主气←→客运客气
四时正气←→时行疫气
时行之病←→伤寒温病疫病

二十四节气　七十二候图

主气：十五日得一气，于四时之中，一时有六气，四六名为二十四气。

客气：气候亦有应至仍不至，或有未应至而至者，或有至而太过者，皆成病气也。夫欲候知四时正气为病，及时行疫气之法，皆当按斗历占之。

《阴阳大论》云：春气温和，夏气暑热，秋气清凉，冬气冰冽，此则四时正气之序也。其伤于四时之气，皆能为病。以伤寒为病者，以其最盛杀厉之气也。

故冬至之后，一阳爻升，一阴爻降也。夏至之后一阳气下，一阴气上也。斯则冬夏二至，阴阳合也；春秋二分，阴阳离也；阴阳交易，人变病焉。

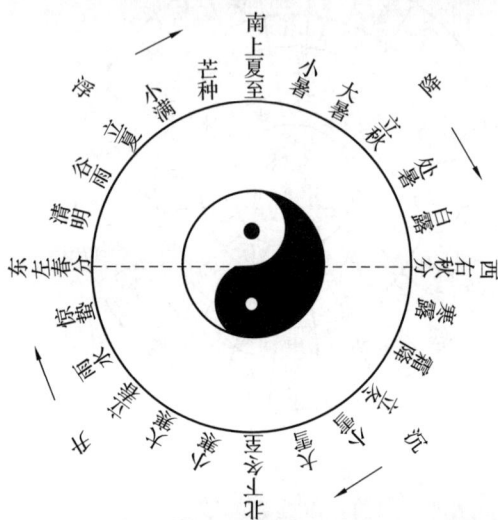

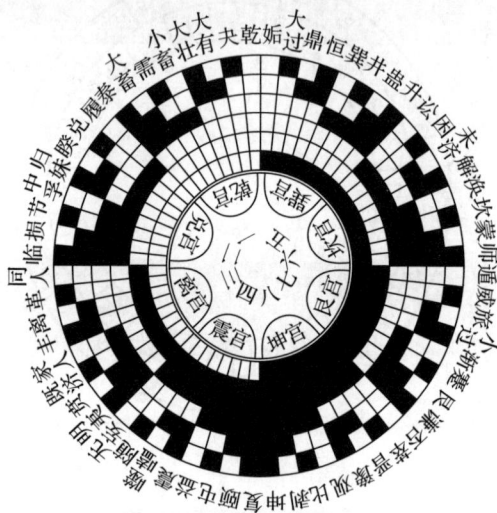

六十四卦次序圆图

从霜降以后，至春分以前，凡有触冒霜露，体中寒即病者，谓之伤寒也。九月十月寒气尚微，为病则轻；十一月十二月寒冽已严，为病则重；正月二月寒渐将解，为病亦轻；此以冬时不调，适有伤寒之人即为病也。

从春分以后，至秋分节前，天有暴寒者，皆为时行寒疫也。三月四月或有暴寒，其时阳气尚弱，为寒所折，病热犹轻；五月六月阳气已盛，为寒所折，病热则重；七月八月阳气已衰，为寒所折，病热亦微。其病与温相似，但治有殊耳。

中而即病者，名曰伤寒，不即病，寒毒藏于肌肤，至春变为温病，至夏变为暑病。非时行之气也。

凡时行疫气者，春时应暖而反大寒，夏时应热而反大凉，秋时应凉而反大热，冬时应寒而反大温，此非其时而有其气，是以一岁之中，长幼之病多相似者，此则时行之疫气也。

其冬有非节之暖者，名曰冬温。冬温之毒，与伤寒大异。从立春节后，其中无暴大寒，又不冰雪，而有人壮热为病者，此属春时阳气，发其冬时伏寒，变为温病。

又土地温凉高下不同，物性刚柔，飱居亦异，是故黄帝兴四方之问，岐伯举四治之能，以训后贤，开其未晤，临病之工，宜须两审也。

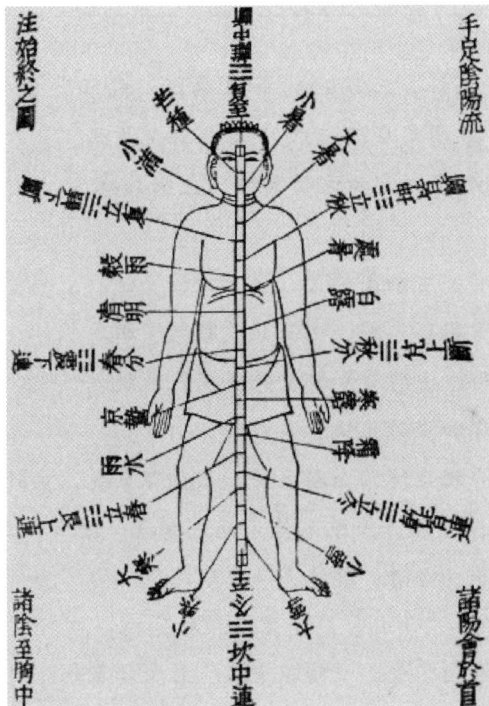

传经化热，逐日而病

凡伤于寒，传经则为病热，热虽甚，不死，若两感于寒而病者，多死。

人以日之昼夜为基本日周期生命节律。五运六气具有年月周期和日时周期。客气为病，不同为变，相表里为两感。阳经为合病，阴经为并病。阳经逐经传变，故为合病。阴经逐层递进，故为并病。六日传六经，第七日重新开始。

主气为病	客气为病					
	太阳病	阳明病	少阳病	太阴病	少阴病	厥阴病
太阳之为病	本病	合病（太阳阳明）	合病	合病	两感	合病
阳明之为病	合病	本病（正阳阳明）	合病	两感	合病	合病
少阳之为病	合病	合病（少阳阳明）	本病	合病	合病	两感
太阴之为病	并病	两感	并病	本病	并病	并病
少阴之为病	两感	并病	并病	并病	本病	并病
厥阴之为病	并病	并病	两感	并病	并病	本病

三阳经为六腑病证，三阴经为五脏病证。两阳为合病（三阳是递进关系），两阴为并病（三阴是层进关系），表里经是两感。

太阳主表，主免疫系统和运动系统，主病毒感染，主小肠和膀胱，主腰背肌肉及四肢骨节。

阳明主周身肌肉，主细菌感染，主大肠、胃脘。

少阳主淋巴、骨循环系统，主三焦浆膜腔、胆。

太阴主腹部菌群，主脾胃和肺的呼吸消化系统。

少阴主血液循环和泌尿系统，主心肾。

厥阴主神经内分泌系统、血凝系统和微循环系统，主肝和心包。

一日一经是生机生理，传或不传为病机病理。故有一二日传一经的现象，甚或三四日传一经等。经者，经络也。

《素问·热病论》："帝曰：愿闻其状。岐伯曰：伤寒一日，巨阳受之，故头项痛腰脊强；二日阳明受之，阳明主肉，其脉挟鼻络于目，故身热目疼而鼻干，不得卧也；三日少阳受之，少阳主胆，其脉循胁络于耳，故胸胁痛而耳聋，三阳经络皆受其病，而未入于脏者，故一可并而已，四日太阴受之，太阴脉布胃中络于嗌，故腹满而嗌干；五日少阴受之，少阴脉贯肾络于肺，系舌本，故口燥舌干而渴；六日厥阴受之，厥阴脉循阴器而络于肝，故烦满而囊缩，三阴三阳、五脏六腑皆受病，荣卫不行，五脏不通则死矣。"

"其不两感于寒者，七日巨阳病衰，头痛少愈；八日阳明病衰，身热少愈；九日少阳病衰、耳聋微闻；十日太阴病衰、腹减如故，则思饮食；十一日少阴病衰，渴止不满，舌干已而嚏；十二日厥阴病衰，囊纵少腹微下，大气皆去，病日已矣。帝曰：治之奈何？岐伯曰：治之各通其藏脉，病日衰已矣。其未满三日者，可汗而已；其满三日者，可泄而已。"

"帝曰：其病两感于寒者，其脉应与其病形何如？岐伯曰：两感于寒者，病一日则巨阳与少阴俱病，则头痛口干而烦满；二日则阳明与太阴俱病，则腹满身热，不欲食，谵言；三日则少阳与厥阴俱病，则耳聋囊缩而厥，水浆不入，不知人，六日死。帝曰：五脏已伤，六腑不通，荣卫不行，如是之后，三日乃死何也？岐伯曰：阳明者，十二经脉之长也，其血气盛，故不知人，三日其气乃尽，故死矣。"

太阳客气为病提纲

尺寸俱浮者，**太阳受病**也，当一二日发，以其脉上连风府，故头项痛腰脊强。

伤寒传经在太阳，脉浮而急数，发热，无汗，烦躁，宜麻黄汤。

阳明客气为病提纲

尺寸俱长者，**阳明受病**也，当二三日发，以其脉夹鼻络于目，故身热汗出目痛鼻干不得卧。

传阳明，脉大而数，发热，汗出，口渴，舌燥，宜白虎汤，不差与承气汤。（大小承气汤和调胃承气汤）

少阳客气为病提纲

尺寸俱弦者，**少阳受病**也，当三四日发，以其脉循胁络于耳，故胸胁痛而耳聋，此三经受病，未入于腑者，皆可汗而已。

传少阳，脉弦而急，口苦，咽干，头晕，目弦，往来寒热，热多寒少，宜小柴胡汤，不差与大柴胡汤。

太阴客气为病提纲

尺寸俱沉濡者，**太阴受病**也，当四五日发，以其脉布胃中，络于嗌，故腹满而嗌干。

传太阴，脉濡而大，发热，下利，口渴，腹中急痛，宜茯苓白术厚朴石

膏黄芩甘草汤。（茯苓四两、白术三两、厚朴四两、石膏半斤、黄芩三两、炙甘草二两，水一斗煮取五升，每服一升五合余，日三服）

少阴客气为病提纲

尺寸俱沉细者，**少阴受病**也，当五六日发，以其脉贯肾，络于肺，系舌本，故口燥舌干而渴。

传少阴，脉沉细而数，手足时厥时热，咽中痛，小便难，宜附子细辛黄连黄芩汤。

（大炮附子一枚八片、细辛二两、黄连四两、黄芩二两，以水六升，煮取三升，温服一升，日三服）

厥阴客气为病提纲

尺寸俱弦微者，**厥阴受病**也，当六七日发，以其脉循阴器，络于肝，故烦满而囊缩，此三经受病，已入于腑者，皆可下而已。

传厥阴，脉沉弦而急，发热时悚，心烦呕逆，宜桂枝当归汤；吐蚘者，宜乌梅丸。

（桂枝二两、当归三两半、半夏一升、芍药三两、黄柏二两、炙甘草二两。上六味，以水七升，煮取四升，去渣，分温三服。）

以上皆传经脉证并治之正法也。

若两感于寒者：

《素问·热论篇》曰：

"岐伯对曰：巨阳者，诸阳之属也，其脉连于风府，故为诸阳主气也。人之伤于寒也，则为病热，热虽甚不死，其两感于寒而病者，必不免于死。""帝曰：愿闻其状。岐伯曰：伤寒一日，巨阳受之，故头项痛腰脊强；二日阳明受之，阳明主肉，其脉侠鼻络于目，故身热目疼而鼻干，不得卧也；三日少阳受之，少阳主胆，其脉循胁络于耳，故胸胁痛而耳聋，三阳经络皆受其病，而未入于脏者，故可汗而已；四日太阴受之，太阴脉布胃中络于嗌，故腹满而嗌干；五日少阴受之，少阴脉贯肾络于肺，系舌本，故口燥舌干而渴；六日厥阴受之，厥阴脉循阴器而络于肝，故烦满而囊缩，三阴三阳、五脏六腑皆受病，荣卫不行，五脏不通则死矣。""其不两感于寒者，七日巨阳病衰，头痛少愈；八日阳明病衰，身热少愈；九日少阳病衰、耳聋微闻；十日太阴病衰、腹减如故，则思饮食；十一日少阴病衰、渴止不满，舌干已而嚏；十二日厥阴病衰，囊纵少腹微下，大气皆去，病日已矣。帝曰：治之奈何？岐伯曰：治之各通其脏脉，病日衰已矣。其未满三日者，可汗而已；其满三日者，可泄而已。"

"帝曰：其病两感于寒者，其脉应与其病形何如？岐伯曰：两感于寒者，病一日则巨阳与少阴俱病，则头痛口干而烦满；二日则阳明与太阴俱病，则腹满身热，不欲食，谵言；三日则少阳与厥阴俱病，则耳聋囊缩而厥，水浆不入，不知人，六日死。帝曰：五脏已伤，六腑不通，荣卫不行，如是之后，三日乃死何也？岐伯曰：阳明者，十二经脉之长也，其血气盛，故不知人，三日其气乃尽，故死矣。"这是《内经》关于伤寒的两感与仲景所说的"传经化热"的日周期，也是历来很多传统中医竭力否认的部分。因为日周期涉及天干地支纪日，这是他们难以接受的。

【太阳实病少阴寒证】一日太阳受之即与少阴俱病，则头痛，口干，烦满而渴，脉时浮时沉，时数时细，大青龙汤加附子主之。

大青龙加附子汤方：麻黄六两（去节）、桂枝二两（去皮）、甘草二两（炙）、杏仁四十枚（去皮尖）、生姜三两（切）、大枣十枚（擘）、石膏如鸡子大、附子一枚（炮去皮破八片）。

上八味，以水九升，先煮麻黄减二升，去上沫。纳诸药，煮取三升，去滓，温服一升，取微似汗，汗出多者温粉粉之，一服汗者，停后服；若复服汗多亡阳，遂虚，恶风烦躁不得眠也。

【阳明病太阴证】二日阳明受之即与太阴俱病，则腹满，身热，不欲食，谵语，脉时高时卑，时强时弱，宜大黄石膏茯苓白术枳实甘草汤。

大黄石膏茯苓白术枳实甘草汤方：大黄四两、石膏一斤、茯苓三两、白术四两、枳实三两、甘草三两（炙）。

上六味，以水八升，煮取五升，温分三服。

【少阳病厥阴证】三日少阳受之即与厥阴俱病，则耳聋，囊缩而厥，水浆不入，脉乍弦乍急，乍细乍散，宜当归附子汤主之。

当归附子汤方：当归四两、附子大者一枚（炮去皮破八片）、人参三两、黄连三两、黄柏三两。

上五味，以水六升，煮取三升，温服一升，日三服。

以上皆传经变病，多不可治，不知人者，六日死；若三阴、三阳、五脏、六腑皆受病，则荣卫不行，脏腑不通而死矣。所谓两感于寒不免于死者，其在斯乎！其在斯乎！

分类	分型	证	方剂
传经化热	传经太阳	尺寸俱浮者，**太阳受病**也，当一二日发，以其脉上连风府，故头项痛腰脊强。伤寒传经在太阳，脉浮而急数，发热，无汗，烦躁	麻黄汤
	传经阳明	尺寸俱长者，**阳明受病**也，当二三日发，以其脉夹鼻络于目，故身热汗出目痛鼻干不得卧。传阳明，脉大而数，发热，汗出，口渴，舌燥	白虎汤 不差，与承气汤
	传经少阳	尺寸俱弦者，**少阳受病**也，当三四日发，以其脉循胁络于耳，故胸胁痛而耳聋，此三经受病，未入于腑者，皆可汗而已。传少阳，脉弦而急，口苦，咽干，头晕，目眩，往来寒热，热多寒少	小柴胡汤 不差与大柴胡汤
	传经太阴	尺寸俱沉濡者，**太阴受病**也，当四五日发，以其脉布胃中，络于嗌，故腹满而嗌干。传太阴，脉濡而大，发热，下利，口渴，腹中急痛	茯苓白术厚朴石膏黄芩甘草汤
	传经少阴	尺寸俱沉细者，**少阴受病**也，当五六日发，以其脉贯肾，络于肺，系舌本，故口燥舌干而渴。传少阴，脉沉细而数，手足时厥时热，咽中痛，小便难	附子细辛黄连黄芩汤
	传经厥阴	尺寸俱弦微者，**厥阴受病**也，当六七日发，以其脉循阴器，络于肝，故烦满而囊缩，此三经受病，已入于腑者，皆可下而已。传厥阴，脉沉弦而急，发热时悚，心烦呕逆	桂枝当归汤 吐蛕者，宜乌梅丸

分类	分型	证	方剂
阴阳两感	太阳少阴两感	一日太阳受之即与少阴俱病，则头痛，口干，烦满而渴，脉时浮时沉，时数时细	大青龙汤加附子
	阳明太阴两感	二日阳明受之即与太阴俱病，则腹满，身热，不欲食，谵语，脉时高时卑，时强时弱，枳实甘草汤	大黄石膏茯苓白术汤
	少阳厥阴两感	三日少阳受之即与厥阴俱病，则耳聋，囊缩而厥，水浆不入，脉乍弦乍急，乍细乍散	当归附子汤

脉盛身寒，得之伤寒；脉虚身热，得之伤暑。

可与不可汗吐下，汗吐下三法之大要也，皆在《伤寒例》中。

五运六气的主客加临是天地人气的互感互应，其物理机制是声光电热磁粒子等不同振幅、不同频率、不同波相波速波长的振动，与人感应的媒介就是细菌、病毒、立克次体、支原体、衣原体等病原微生物。这就是天人感应的实质。

氐●杂病例第五

　　《素问·刺热》中论述了"热病"的五脏分类，以五脏为纲，论述了其症状及预后，并论述了其病发（即热争之时）的症状。《素问·刺热》中的"热病"的范畴与《素问·热论》中所论述的"热病"的范畴不同，《素问·热论》论述的是外感初起，病邪逐渐深入，不断变化的过程。而在《素问·刺热》论述的是病及脏腑之热病的辨证分型。

《素问·刺热》中五脏热病

五脏热病	症状	气逆	热争	预后
肝热病	小便先黄，腹痛多卧身热	其逆则头痛员员，脉引冲头也	热争，则狂言及惊，胁满痛，手足躁，不得安卧	庚辛甚，甲乙大汗，气逆则庚辛死
心热病	先不乐，数日乃热		热争则卒心痛，烦闷善呕，头痛面赤，无汗	壬癸甚，丙丁大汗，气逆则壬癸死
脾热病	先头重颊痛，烦心颜青，欲呕身热		热争则腰痛不可用俯仰，腹满泄，两颔痛	甲乙甚，戊己大汗，气逆则甲乙死
肺热病	先淅然厥，起毫毛，恶风寒，舌上黄，身热		热争则喘咳，痛走胸膺背，不得太息，头痛不堪，汗出而寒	丙丁甚，庚辛大汗，气逆则丙丁死
肾热病	先腰痛胻酸，苦渴数饮，身热	其逆则项痛员员澹澹然	热争则项痛而强，胻寒且酸，足下热，不欲言	戊己甚，壬癸大汗，气逆则戊己死

《灵枢·热病》中五体分类之热病

部位	症状
皮	热病先肤痛，窒鼻充面
	热病先身涩，倚而热，烦悗，干唇口嗌
肤肉	热病嗌干多饮，善惊，卧不能起
筋	热病面青脑痛，手足躁
脉	热病数惊而狂
骨	热病身重骨痛，耳聋而好瞑
髓	热病不知所痛，耳聋不能自收

《素问·刺热》论述了五脏热病，除了症状，还从五行相生相胜的角度论述了其预后，其天干五行生克预后与《内经》之其他篇章中的五行传变规律一致。

仲景认为，**伤寒以阳气为主，杂病以阴气（阴液）为主，故后世医家有**"存阳气、保津液"**之说**。故伤寒方以经法方为主，杂病方以法时方为主。也即，**伤寒方以六气经法方为主，杂病方以五运法时方为主**。

六气九宫如此，五运亦如此。这也是古本《伤寒杂病论》之前的五运杂病客主加临的机制。

客运	丁壬木运	丁壬木运	丁壬木运	丁壬木运	丁壬木运
主运	木运	火运	土运	金运	水运
运位	一运	二运	三运	四运	五运
杂病杂证	木土金	火金水	木土金	金木火	木土金

杂病五运客主加临，余类推。

《难经》以五行生克定病邪特性，阐发五脏之间邪气传变关系，论述疾病依次相传的方式。如《难经·五十难》："从后来者为微邪，从前来者为实邪，从所不胜来者为贼邪，从所胜来者为微邪，自病者为正邪。何以言知？假令心病，中风得之为虚邪，伤暑得之为正邪，饮食劳倦得之为实邪，伤寒得之为贼邪，中燥得之为微邪。"在此《难经》提出虚邪、实邪、贼邪、微邪、正邪的区分，以及邪气致病特点和病证性质，亦阐发五脏之间邪气传变的关系。其说明了邪气在五行系统传变方向，亦基于五行圆运动的生克原理。

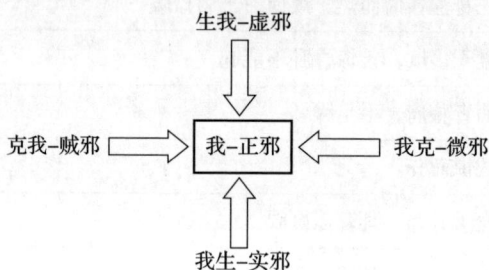

以发病藏象为受病脏器，本脏病为正邪，以生我者为虚邪，我生者为实邪，克我者为贼邪，我克者为微邪。这里的五邪已经不是致病因素，而是在五行生克理论指导下的发病机制，如此，则五脏各有五种发病类型，共二十五种发病模式，均以上述因机证治一线相贯的形式形成了一套五行圆运动辨机论治模式。

古本原文如下：

问曰：上工治未病何也？师曰：夫治未病者，见肝之病，知肝传脾，当先实脾。四季脾王不受邪，即勿补之。中工不晓相传，见肝之病，不解实脾，惟治肝也。夫肝之病，补用酸，助用焦苦，益用甘味之药调之。**酸入肝，焦苦入心，甘入脾**，脾能伤肾，肾气微弱则水不行，水不行，则心火气盛，心火气盛则伤肺，肺被伤，则金气不行，金气不行，则肝气盛，肝必自愈，此治肝补脾之要妙也。肝虚则用此法，实则不可用之。经曰：勿虚虚，勿实实，补不足，损有余，是其义也，余脏准此。

本条与《汤液经法》之五味归藏法不同，与《藏气法时论》《至真要大论》中五味归藏法不同。与《藏气法时论》中的归藏法相同。如何理解？此处是肝虚治法，不是肝实证治法。阴为体，阳为用。**肝虚证多为阴虚之证，为五脏之体味为主。肝实证多为阳实为主，以五脏之用味为主。**如《汤液经法》《辅行诀脏腑用药法要》等。

若五脏元真通畅，人即安和；**客气邪风中人多死。**此处仲景是第二次明确提到"客气"一词，第一次是在"六气主客篇"中。

千般疢难，不越三条：一者，经络受邪入于脏腑，为内所因也；二者，四肢九窍血脉相传，壅塞不通，为外皮肤所中也；三者，房室、金刃，虫兽所伤。以此详之病由都尽。

腠者，是三焦通会元真之处，为血气所注；理者，是皮肤脏腑之文理也。

四肢才觉重滞，即导引吐纳，针灸膏摩，勿令九窍闭塞。导引吐纳是常法。

师曰：寸口脉动者，因其王时而动。假令肝主色青，四时各随其色。肝色青而反色白，非其时也。色脉非时，法皆当病。

《金匮》杂病运气法

问曰：有未至而至，有至而不至，有至而不去，有至而太过，何谓也？

师曰：冬至之后，甲子（日）夜半，少阳起，少阳之时，阳始生，天得温和，以未得甲子（日），天因温和，此未至而至也。以得甲子（日），而天犹未温和，此为至而不至也。以得甲子，而天大寒不解，此为至而不去也；以得甲子，而天温如盛夏五六月时，此为至而太过也。

此处仲景所述之冬至之后的甲子日少阳始，与《难经》中的三阴三阳相同。与五运六气体系中的三阴三阳不同。五运六气之三阴三阳是时间体系，此处三阴三阳是空间体系，即四时五行。也与六经欲解时中的三阴三阳体系相同，只是二者时间尺度不同而已。

问曰：阳病十八，何谓也？

师曰：头项痛腰脊臂脚掣痛。

问曰：阴病十八何谓也？

师曰：咳上气喘哕咽痛肠鸣胀满心痛拘急；脏病三十六，腑病三十六，合为一百八病；此外五劳，七伤，六极，妇人三十六病，不在其中。

阳病为表证，阴病为里证，三阴三阳经为病，客气三阳，主气六经，三六一十八阳证；客气三阴，主气六经，三六一十八阴证。故曰阳病十八、阴病十八。脏腑之证，各为六六客主三十六证，共合为108证。五劳六极七伤、妇人三十六病为五运杂病。

所谓"三十六病，千变万端；审脉阴阳，虚实紧弦；行其针药，治危得安；其虽同病，脉各异源"，这是仲景的亲身体会。他还谆切地诲示后世医家："子当辩记，勿谓不然。"

仲景的脾胃论

问曰：三焦竭，何谓也？

师曰：上焦受中焦之气，中焦未和，不能消谷必故上焦竭者，必善噫；下焦承中焦之气，中气未和，谷气不行，故下焦竭者，必遗溺失便。

胃气因和，上焦得通，身热濈然汗出而解。

师曰：热在上焦者，因咳为肺痿；热在中焦者，为腹坚；热在下焦者，则尿血，或为淋秘不通；大肠有寒者，多鹜溏；有热者，便肠垢；小肠有寒，其人下重便脓血；有热者，必痔。

肿瘤病脉

问曰：病有积，有聚，有谷气，何谓也？师曰：积者，脏病也，终不移处；聚者，腑病也，发作有时，转辗移痛；谷气者，胁下痛，按之则愈，愈而复发，为谷气。

诸积之脉，沉细附骨在寸口，积在胸中；微出寸口，积在喉中；在关者，积在脐旁；上关上，积在心下；微出下关，积在少腹；在尺中，积在气冲，脉出左，积在左，脉出右，积在右；脉左右俱出，积在中央，各以其部处之。

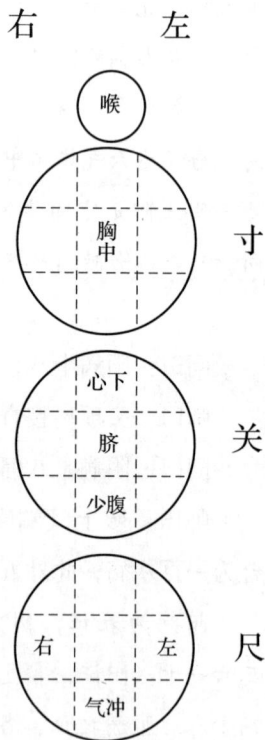

房●温病脉证并治第六

杂病与温病主运客运加临表

客运	主运				
	一运木运	二运火运	三运土运	四运金运	五运水运
太宫加临	甲年阳土	癸年阴火	壬年阳木	丙年阳水	乙年阴金
少商加临	乙年阴金	甲年阳土	癸年阴火	壬年阳木	丙年阳水
太羽加临	丙年阳水	乙年阴金	甲年阳土	癸年阴火	壬年阳木
少角加临	丁年阴木	辛年阴水	庚年阳金	己年阴土	戊年阳火
太徵加临	戊年阳火	丁年阴木	辛年阴水	庚年阳金	己年阴土
少宫加临	己年阴土	戊年阳火	丁年阴木	辛年阴水	庚年阳金
太商加临	庚年阳金	己年阴土	戊年阳火	丁年阴木	辛年阴水
少羽加临	辛年阴水	庚年阳金	己年阴土	戊年阳火	丁年阴木
太角加临	壬年阳木	丙年阳水	乙年阴金	甲年阳土	癸年阴火
少徵加临	癸年阴火	壬年阳木	丙年阳水	乙年阴金	甲年阳土

主加临客之六淫发病

年日之支	子午	丑未	寅申	卯酉	辰戌	巳亥
一之气	风寒为邪	风邪	风火温邪	风湿化热	风火温邪	风燥为邪
二之气	风热为邪	温厉热邪	外湿郁火	火热温邪	外燥热中	寒热为邪
三之气	火热为邪	寒湿之邪	火热暑邪	燥热为邪	外寒热中	风火为邪
四之气	湿热为邪	湿热温邪	燥湿为邪	寒湿为邪	风湿化热	湿热为邪
五之气	燥火病温	凉燥为邪	寒燥为邪	风燥为邪	燥热为邪	燥湿为邪
终之气	寒燥为邪	寒邪	风寒为邪	寒热病温	寒湿为邪	寒火病温

注：客气少阴加临为温为热，客气少阳加临为瘟为疠。

关于温病与瘟疫的运气分析：

1. 温病与瘟疫都是热病，温病是瘟疫之轻证，瘟疫是温病之重证，都与火相关，都与子午少阴君火、寅申少阳相火（《黄帝外经》中将"相火"称为"畏火"）的客气时位相关；夏至前发温病与瘟疫，夏至后发暑病；基本上三之气没有温病与瘟疫发生，其他五个气都有温病与瘟疫发生，因为三之气发生的热病是暑病。

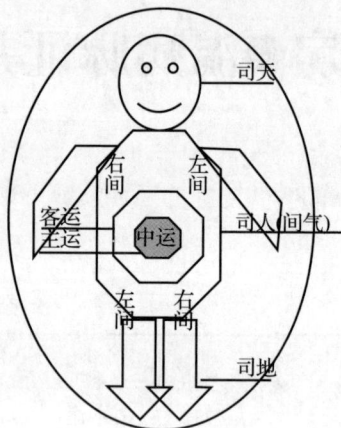

五运六气天人感应图

2. 一般大多数情况下，**君火引起温病，相火引起瘟疫**。但也不是绝对，如太阴司天时，少阴加临少阴的二之气也是温病与瘟疫合并发生；又如少阴司天时，少阳加临阳明的五之气引起的就是温病。

3. 在温病与瘟疫的发病机制中，太阳司天与太阴司天、厥阴司天是三个特殊的例子，即温病与瘟疫同时发生于一个气，并且更加危急。太阳司天的一之气（少阳加临厥阴）及太阴司天的二之气（少阴加临少阴）；厥阴司天的终之气（少阳加临太阳）。

4. 三阳司天时都是温病与瘟疫发于两个气，如阳明司天时瘟疫发于二之气（少阳加临少阴），而温病发于五之气（少阴加临太阳）；少阳司天时瘟疫（暴死）发于三之气（少阳加临少阳），温病发于一之气（少阴加临厥阴）；但太阳司天时温病瘟疫皆发于一之气（少阳加临厥阴）。

5. 三阴司天时温病与瘟疫都发于一个气，如太阴湿土，温病与瘟疫发于二之气（少阴加临少阴）；厥阴司天时温病与瘟疫发于终之气，也就是六之气（少阳加临太阳；少阴司天时，瘟疫发生于五之气（少阳加临阳明），而其三之气（少阴加临少阳）为"火大行"，即发暑病。

6. 太阴司天之年，主气与客气基本相同，但是三之气（太阴加临少阳）与四之气（少阳加临太阴）是相反对称，所以在太阴司天之年的少阳加临太阴的四之气中，没有温病发生，而是发生了暑病，并且"行秋令"；但是事实上，还是有温病的情况发生的。

7. 关于温病和/或瘟疫的发生时位：太阳司天一之气（少阳加临厥阴）、

阳明司天二之气（少阳加临少阴）、少阳司天三之气（少阳加临少阳）、太阴司天二之气（少阴加临少阴）、少阴司天五之气（少阳加临阳明）、厥阴司天终之气（少阳加临太阳），其中少阳司天的三之气之时，在运气九篇中被称为"暴死"。

8.关于单纯温病的发生时位：阳明司天的终之气（少阴加临太阳）、少阳司天的一之气（少阴加临厥阴）。

9.太阳气化运行后天，少阴气化运行先天；阳明气化运行先天，太阴气化运行后天；少阳气化运行先天，厥阴气化运行后天。

10.参考地气的九宫飞星主客（略）。

司天	气化	瘟疫加温病	温病或暑病
辰戌太阳寒水	后天	一之气（少阳加临厥阴）	
卯酉阳明燥金	先天	二之气（少阳加临少阴）	终之气（少阴加临太阳）
寅申少阳相火	先天	三之气（少阳加临少阳）	一之气（少阴加临厥阴）
丑未太阴湿土	后天	二之气（少阳加临少阴）	四之气（少阳加临太阴）
子午少阴君火	先天	五之气（少阳加临阳明）	三之气（少阴加临少阳）
巳亥厥阴风木	后天	终之气（少阳加临太阳）	

主客君相二火的不同时位可以影响瘟疫与疾病的发生。

如吴鞠通在《温病条辨·原病篇》引《素问·六元正纪大论》指出："辰戌之岁，初之气，民厉温病。卯酉之岁，二之气，厉大至，民善暴死。终之气，其病温。寅申之岁，初之气，温病乃起。丑未之岁，二之气，温厉大行，远近咸苦。子午之岁，五之气，其病温。巳亥之岁，终之气，其病温厉。"

即按五运六气君相之火的同相时位发病，岁支为辰戌的年份，初之气大寒日至春分日，容易发生温病，甚至发生疫病，疾病流行。岁支为丑未的年份，二之气春分日至小满日，易发生疫病，发病急，短时间内病亡。终之气小雪日至大寒日，易发生热证。岁支为寅申的年份，初之气大寒日至春分日，温病容易发生。岁支为丑未的年份，二之气春分日至小满日，温病与疫病多有发生，大面积流行，并且发病的症状相似。岁支为子午的年份，五之气秋分日至小雪日，人得病多为热证。岁支为巳亥的年份，终之气小雪日至大寒日，易发生温病与疫病。

在温病瘟疫易发生的六气时段中，客气均是君相二火。即使在寒冷的冬季，如卯酉、巳亥之岁的终之气为太阳寒水，亦受君相二火影响，仍有温厉发生。足以说明"火为百病之贼"的运气机制了。

六气客主加临：少阴少阳之火与温病瘟疫关系表

地支之年日	气位	主气	客气	民之所病
辰戌	一之气	厥阴风木	少阳相火	民厉温病
卯酉	二之气	少阴君火	少阳相火	厉大至，民善暴死
	终之气	太阳寒水	少阴君火	其病温
寅申	一之气	厥阴风木	少阴君火	温病乃起，远近咸苦
丑未	二之气	少阴君火	少阴君火	温厉大行
子午	五之气	阳明燥金	少阳相火	其病温
巳亥	终之气	太阳寒水	少阳相火	其病温厉

记忆口诀：子午卯酉五二六，寅申巳亥一和六，辰戌丑未一二求。

六经皆有温病，即太阳温病、阳明温病、少阳温病、太阴温病、少阴温病、厥阴温病等。温病又分为，伏气温病与时气温病，伏气温病以三阴经为病，时气温病以三阳经为病，皆以二火发病。

伏气变温。 基本以五运主客为病，客运之火为发病。传经化热，基本以六气主客为主。伤寒皆为足三阴三阳经发病，温病皆为手三阴三阳经发病，温为火邪，又逢君相二火为病，火克金，故肺为首先发病部位。

温病有三：曰春温、曰秋温、曰冬温。此皆**发于伏气**，夏则病暑，而不病温。

冬伤于寒，其气**伏于少阴**（经），至春发为温病，名曰**春温**。（风寒为主）

夏伤于湿，其气**伏于太阴**（经），至秋燥乃大行，发为温病，名曰**秋温**。（燥湿为主）（客）

气不当至而至，**初冬乃大寒**，燥以内收，其气**伏于厥阴**（经），冬至后，天应寒而反温，发为温病，名曰**冬温**。（燥寒为主）

春秋病温，此其常；冬时病温，此其变。

冬时应寒而反大温，此非其时而蓄其气，及时不病，至春乃发，名曰**大温**。此由冬不藏精，气失其正，春时阳气外发，二气相搏为病则重，医又不晓病源为治，乃误尸气流传，遂以成疫。（冬寒则春发春温，冬暖则春发大温。）

病春温（少阴温病，少阴热病少阳证，邪伏少阴心肾，流感、脑炎、麻疹、水痘、手足口常见），其气在上，头痛，咽干，发热，目眩，甚则谵语，脉弦而急，小柴胡加黄连牡丹汤主之。

小柴胡加黄连牡丹汤方：柴胡半斤、黄芩三两、人参三两、栝蒌根四两、黄连三两、牡丹皮四两、甘草三两（炙）、生姜三两、大枣十二枚（擘）。

上九味，以水一斗二升，煮取三升，去滓，温服一升，日三服。

病大温（少阴温病，少阴热病阳明热证），发热，头晕，目眩，齿枯，唇焦，谵语，不省人事，面色乍青乍赤，脉急大而数者，大黄香蒲汤主之。若喉闭难下咽者，针少商令出血；若脉乍疏乍数，目内陷者，死。

大黄香蒲汤方：大黄四两、香蒲一两、黄连三两、地黄半斤、牡丹皮六两。

上五味，以水一斗，煮取六升，去滓，温服二升，日三服。

温病（太阴温病），下之大便溏，当自愈；若下之利不止者，必腹满，宜茯苓白术甘草汤主之。

茯苓白术甘草汤方：茯苓四两、白术三两、甘草一两（炙）。

上三味，以水八升，煮取三升，去滓，温服一升，日三服。

病秋温（太阴温病，太阴病阳明热证，邪伏太阴肺脾，痢疾、霍乱、副伤寒、钩端螺旋体等常见），其气在中，发热，口渴，腹中热痛，下利便脓血，脉大而短涩，地黄知母黄连阿胶汤主之；不便脓血者，白虎汤主之。

地黄知母黄连阿胶汤方：地黄八两、知母四两、黄连三两、阿胶一两。

上四味，以水一斗，先煮三味，取三升，去滓，纳胶烊消，温服一升，日三服。

白虎汤方：知母六两、石膏一斤碎（棉裹）、甘草二两（炙）、粳米六合。

上四味，以水一斗，煮米熟，汤成去滓，温服一升，日三服。

病冬温（厥阴温病，邪伏厥阴心包肝，脑炎、手足口、出血热等），其气在下，发热，腹痛引少腹，夜半咽中干痛，脉沉实，时而大数，石膏黄连黄芩甘草汤主之；不大便六七日者，大黄黄芩地黄牡丹汤主之。

石膏黄连黄芩甘草汤方：石膏半斤碎（棉裹）、黄连三两、黄芩四两、甘草二两。

上四味，以水一斗，煮取三升，温服一升，日三服。

大黄黄芩地黄牡丹汤方：大黄四两、黄芩三两、地黄四两、牡丹皮三两。

上四味，以水一斗二升，煮取二升，去滓，分温二服，大便利，止后服。

风温者（厥阴温病太阳证），因其人素有热，更伤于风，而为病也。脉浮弦而数，若头不痛者，桂枝去桂加黄芩牡丹汤主之。若伏气温病（阳明热证），误发其汗，则大热烦冤，唇焦，目赤，或衄，或吐，耳聋，脉大而数者，宜白虎汤；大实者（阳明实证），宜承气辈；若至十余日则入于里（少阴热证），宜黄连阿胶汤。何以知其入里？以脉沉而数，心烦不卧，故知之也。

桂枝去桂加黄芩牡丹汤方：芍药三两、甘草二两（炙）、生姜三两（切）、大枣十二枚（擘）、黄芩三两、牡丹皮三两。

上六味，以水八升，煮取三升，去滓，温服一升，日三服。

大承气汤方：大黄四两（酒洗）、厚朴半斤（制）、枳实五枚（炙）、芒硝三合。

上四味，以水一斗，先煮二物，取五升，去滓，纳大黄，更煮取二升，去滓，纳芒硝，更上微火，一两沸；分温再服；得下，余勿服。

小承气汤方：大黄四两（酒洗）、厚朴二两（制）、枳实三枚大者（炙）。

上三味，以水四升，煮取一升二合，去滓。分温二服，初服当更衣，不尔尽饮之，若更衣者，勿服之。

调胃承气汤方：大黄四两（酒洗）、甘草二两（炙）、芒硝半升。

上三味，以水三升，煮二物至一升，去滓，纳芒硝，更上微火，煮令沸，少少温服之。

黄连阿胶汤方：黄连四两、芍药二两、黄芩二两、阿胶三两、鸡子黄三枚。

上五味，以水六升，先煮三物，取二升，去滓，纳阿胶烊消，小冷，纳鸡子黄，搅令相得，温服七合，日三服。

病因	伏气经络	发病节气	温病	证	方剂
冬伤于寒	伏于少阴	至春发为温病	春温（常）	其气在上，头痛，咽干，发热，目眩，甚则谵语，脉弦而急	小柴胡加黄连牡丹汤主之
夏伤于湿	伏于太阴	至秋燥乃大行，发为温病	秋温（常）	其气在中，发热，口渴，腹中热痛，下利便脓血，脉大而短涩	地黄知母黄连阿胶汤主之；不便脓血者，白虎汤主之
初冬乃大寒，燥以内收	伏于厥阴	冬至后，天应寒而反温，发为温病	冬温（变）	其气在下，发热，腹痛引少腹，夜半咽中干痛，脉沉实，时而大数	石膏黄连黄芩甘草汤主之；不大便六七日者，大黄黄芩地黄牡丹汤主之
冬时应寒而反大温，冬不藏精，气失其正，春时阳气外发	此非其时而蓄其气	及时不病，至春乃发，误尸气流传，遂以成疫	大温（疫）	发热，头晕，目眩，齿枯，唇焦，谵语，不省人事，面色乍青乍赤，脉急大而数者	大黄香蒲汤主之
其人素有热，更伤于风	伏于厥阴		风温	脉浮弦而数，若头不痛者，桂枝去桂加黄芩牡丹汤主之。（发于太阳） 若伏气温病，误发其汗，则大热烦冤，唇焦，目赤，或衄，或吐，耳聋，脉大而数者，宜白虎汤；大实者，宜承气辈；（发于阳明） 若至十余日则入于里，脉沉而数，心烦不卧，宜黄连阿胶汤。（发于少阴）	

时气温病，二火为病。

病温（实邪），头痛，面赤，发热，**手足拘急**；脉浮弦而数，名曰风温，黄连黄芩栀子牡丹芍药汤主之。（厥阴温病，与春温类似）

黄连黄芩栀子牡丹芍药汤方：黄连三两、黄芩三两、栀子十四枚（擘）、牡丹皮三两、芍药三两。

上五味，以水六升，煮取三升，去滓，温服一升，日三服。

病温（虚邪），其人素有湿，发热，唇焦，**下利**，腹中热痛，脉大而数，名曰湿温，猪苓加黄连牡丹汤主之。（太阴温病，与秋温类似）

猪苓加黄连牡丹汤方：猪苓一两、茯苓一两、阿胶一两、泽泻一两、滑石一两、黄连一两、牡丹一两。

上七味，以水四升，先煮六味，取二升，去滓，纳胶烊消，分温再服。

病温（正邪），舌赤，咽干，心中烦热，脉急数，上寸口者，**温邪干心**也，黄连黄芩阿胶甘草汤主之。（少阴温病）

黄连黄芩阿胶甘草汤方：黄连一两、黄芩一两、阿胶一两、甘草一两。

上四味，以水一斗，先煮三味，取四升，去滓，纳胶烊消，分温三服。

病温（贼邪），口渴，咳嗽，衄不止，脉浮而数大，**此温邪乘肺**也，黄芩石膏杏子甘草汤主之。（太阴温病）

黄芩石膏杏子甘草汤方：黄芩三两、石膏半斤（碎）、杏仁十四枚（去皮尖）、甘草一两（炙）。

上四味，以水五升，煮取三升，去滓，温服一升，日三服。

病温（微邪），发热，腰以下有水气，甚则少腹热痛，小便赤数，脉急而数下尺中者，**此温邪移肾**也，地黄黄柏秦皮茯苓泽泻汤主之。（少阴温病）

地黄黄柏秦皮茯苓泽泻汤方：地黄六两、黄柏三两、秦皮二两、茯苓三两、泽泻一两。上五味，以水八升，煮取三升，去滓，温服一升，日三服。

温病久病三焦法：

病温，治不得法，留久移于三焦，**其在上焦**，则舌謇，神昏，宜栀子汤；**其在中焦**，则腹痛而利，利后腹痛，唇口干燥，宜白虎加地黄汤；**其在下焦**，从腰以下热，齿黑，咽干，宜百合地黄牡丹皮半夏茯苓汤。

栀子汤方：栀子十六枚（擘）、黄芩三两、半夏半斤、甘草二两。

上四味，以水四升，先煮栀子，取二升半，去滓，纳三味，煮取一升，去滓，分温再服。

白虎加地黄汤方：知母六两、石膏一斤（碎）、甘草二两（炙）、粳米六合、地黄六两。

上五味，以水一斗，煮米熟，汤成去滓，温服一升，日三服。

百合地黄牡丹皮半夏茯苓汤方：百合七枚（擘）、地黄汁一升、牡丹皮六两、半夏一升、茯苓四两。

上五味，先以水洗百合，渍一宿，当白沫出，去其水，别以水二升，煮取一升，去滓，别以泉水四升，煮三味，取二升，去滓，纳地黄汁，与百合汁，更上火，令沸，温服一升，日三服。

病邪	病机	证	方剂
实邪	风温 **厥阴温病**	头痛，面赤，发热，**手足拘急**；脉浮弦而数	黄连黄芩栀子牡丹芍药汤
虚邪	湿温 **足太阴温病**	其人素有湿，发热，唇焦，下利，腹中热痛，脉大而数，	猪苓加黄连牡丹汤
正邪	温邪干心 **手少阴温病**	舌赤，咽干，心中烦热，脉急数，上寸口者	黄连黄芩阿胶甘草汤
微邪	温邪乘肺 **手太阴温病**	口渴，咳嗽，衄不止，脉浮而数大	黄芩石膏杏子甘草汤
贼邪	温邪移肾 **足少阴温病**	发热，腰以下有水气，甚则少腹热痛，小便赤数，脉急而数下尺中者	地黄黄柏秦皮茯苓泽泻汤
三焦邪	上焦温邪	舌謇，神昏	栀子汤
	中焦温邪	腹痛而利，利后腹痛，唇口干燥	白虎加地黄汤
	下焦温邪	从腰以下热，齿黑，咽干	百合地黄牡丹皮半夏茯苓汤

注：温病皆发于阴经，即五脏。

若脉阴阳俱盛，重感于寒者，变成温疟。

阳脉浮滑，阴脉濡弱，更伤于风者，变为风温。

阳脉洪数，阴脉实大，更遇温热者，变为温毒。温毒，病之最重者也。

阳脉濡弱，阴脉弦紧，更遇温气者，变为温疫。

以此冬伤于寒，发为温病，脉之变证，方治如说。

阳脉者，寸脉也；阴脉者，尺脉也。

凡治温病，可刺五十九穴。又身之穴，三百六十有五，其三十穴灸之有害，七十九穴刺之为灾，并中髓也。

心●伤暑病脉证并治第七

主气四之气太阴湿土为病。

【中暑及热射病专篇】

主气为病。长夏之季节，三伏天，中原地带有梅雨季节，成为溽暑。暑者，暍也，中暍即中暑，重度中暑即现代医学之热射病。热射病即重证中暑，是由于暴露在高温高湿环境中导致身体核心温度迅速升高，超过40℃，伴有皮肤灼热、意识障碍（如谵妄、惊厥、昏迷）等多器官系统损伤的严重临床综合征。热射病的治疗主要以降温、血液净化、防治血管弥漫性内凝血为主。早期有效治疗是决定预后的关键，早期治疗预后比较好，可伴有相关的后遗证。伤暑者，头不痛，头痛者风也，头重者湿也。

（热射病轻度）伤暑**肺先受之**，肺为气府，暑伤元气，寸口脉弱，口渴，汗出，**神昏**，气短，竹叶石膏汤主之。

竹叶石膏汤方：竹叶两把、粳米半升、半夏半升（洗）、石膏二斤、人参三两、麦门冬一升、甘草二两（炙）。

上七味，以水一斗，先煮六味，取六升，去滓，纳粳米，煮取米熟汤成，温服一升，日三服。

伤暑，脉弱，口渴，大汗出，**头晕者**，人参石膏汤主之。

人参石膏汤方：人参三两、石膏一斤（碎，棉裹）、竹叶一把、黄连一两、半夏半升（洗）。

上五味，以水六升，煮取三升，去滓，温服一升，日三服。

（热射病中度）伤暑，发热，汗出，口渴，脉浮而大，名曰**中暍**（中暑），白虎加人参黄连阿胶汤主之。

白虎加人参黄连阿胶汤方：知母六两、石膏一斤（碎，棉裹）、甘草二两

（炙）、粳米六合、人参三两、黄连三两、阿胶二两。

上七味，以水一斗，先煮六味，米熟，汤成去滓，纳胶烊消，温服一升，日三服。

太阳中热者，暍是也，其人汗出，恶寒，身热而渴，白虎加人参汤主之。

白虎加人参汤方：知母六两、石膏一两（碎，棉裹）、甘草二两（炙）、粳米六合、人参三两。

上五味，以水一斗，煮米熟，汤成去滓，温服一升，日三服。

（热射病重度）伤暑，汗出已，发热，烦躁，声嘶，脉反浮数者，此为**肺液伤**，百合地黄加牡蛎汤主之。

百合地黄加牡蛎汤方：百合七枚、地黄汁一升、牡蛎二两。

上三味，先以水洗百合，渍一宿，当白沫出，去其水，另以泉水二升，煮二味，取一升，去滓，纳地黄汁，煮取一升五合，分温再服。

凡病暑者，当汗出，不汗出者，必发热，发热者，必不汗出也，不可发汗，发汗则发热，**烦躁，失声**，此为**肺液枯，息高气责者，不治**。

伤暑，夜卧不安，烦躁，谵语，舌赤，脉数，此为**暑邪干心**也，黄连半夏石膏甘草汤主之。

黄连半夏石膏甘草汤方：黄连三两、半夏半升、石膏一斤（碎，棉裹）、甘草二两（炙）。

上四味，以水五升，煮取三升，去滓，温服一升，日三服。

（热射病重度）太阳中暍，发热，恶寒，**身重疼痛**，其脉弦细芤迟，小便已，洒洒然毛耸，手足逆冷，小有劳身即热，口开，**前板齿燥**；若发汗，则恶寒甚，加温针，则发热甚，数下之，则淋甚，白虎加桂枝人参芍药汤主之。

白虎加桂枝人参芍药汤方：知母六两、石膏一斤（碎，棉裹）、甘草二两（炙）、粳米六合、桂枝一两、人参三两、芍药二两。

上七味，以水八升，煮米熟，汤成，温服一升，日三服。

暑气夹水气三方（胃肠及皮下）

伤暑，**心下**（胃肠）**有水**气，汗出，咳嗽，渴欲饮水，水入则吐，脉弱而滑，栝蒌茯苓汤主之。

栝蒌茯苓汤方：栝蒌大者一枚（共皮子捣）、茯苓三两、半夏三两（洗）、黄连二两、甘草一两（炙）。

上五味，以水五升，煮取二升，温服一升，日再服。

伤暑，发热，**无汗**，**水行皮中故也**，脉必浮而滑，先以热水灌之，令汗出，后以竹茹半夏汤与之。

竹茹半夏汤方：竹茹二两、栝蒌根二两、茯苓三两、半夏半升。

上四味，以水五升，煮取三升，分温三服。

太阳中暍，**身热，疼重**，而脉微弱者，以夏月伤冷水，**水行皮中所致**也，猪苓加人参汤主之；一物瓜蒂汤亦主之。

猪苓加人参汤方：猪苓一两、茯苓一两、滑石一两、泽泻一两、阿胶一两、人参三两。

上六味，以水四升，先煮五味，取二升，纳阿胶烊消，温服七合，日三服。

一物瓜蒂汤方：瓜蒂二十个。上锉，以水一升，煮取五合，去滓，顿服。

热射病	程度	证候	方剂
暑热伤肺	轻度	伤暑肺先受之，肺为气府，暑伤元气，寸口脉弱，口渴，汗出，**神昏**，气短	竹叶石膏汤主之
		伤暑，脉弱，口渴，大汗出，**头晕者**	人参石膏汤主之
	中度	伤暑，发热，汗出，口渴，脉浮而大，名曰中暍（中暑）	白虎加人参黄连阿胶汤主之
		太阳中热者，暍是也，其人汗出，恶寒，身热而渴	白虎加人参汤主之

热射病	程度	证候	方剂
暑热伤肺	重度	伤暑，汗出已，发热，烦躁，声嘶，脉反浮数者，此为肺液伤。 凡病暑者，当汗出，不汗出者，必发热，发热者，必不汗出也，不可发汗，发汗则发热，烦躁，失声，此为肺液枯，息高气贲者，不治	百合地黄加牡蛎汤主之
		太阳中暍，发热，恶寒，身重疼痛，其脉弦细芤迟，小便已，洒洒然毛耸，手足逆冷，小有劳身即热，口开，前板齿燥；若发汗，则恶寒甚，加温针，则发热甚，数下之，则淋甚	白虎加桂枝人参芍药汤主之
暑邪伤心	温病后期	伤暑，夜卧不安，烦躁，谵语，舌赤，脉数，此为暑邪干心也	黄连半夏石膏甘草汤主之
暑邪水气	心下胃肠有水气	伤暑，心下（胃肠）有水气，汗出咳嗽，渴欲饮水，水入则吐，脉弱而滑	栝蒌茯苓汤主之
	水行皮中	伤暑，发热，无汗，水行皮中故也，脉必浮而滑，先以热水灌之，令汗出	以竹茹半夏汤与之
		太阳中暍，身热，疼重，而脉微弱者，以夏月伤冷水，水行皮中所致也	猪苓加人参汤主之；瓜蒂汤主之

尾●热病脉证并治第八

主气二之气少阴君火、三之气少阳相火为病。

《素问·气厥论》曰："脾移热于肝，则为惊衄。肝移热于心，则死。心移热于肺，传为鬲消。肺移热于肾，传为柔痓。肾移热于脾，传为虚，肠澼，死，不可治。胞移热于膀胱，则癃溺血。膀胱移热于小肠，鬲肠不便，上为口糜。小肠移热于大肠，为虑瘕，为沉。大肠移热于胃，善食而瘦入，谓之食㑊（㑊者，尺脉缓濇谓之㑊。解㑊者，乏力懒言抑郁。食㑊，多食而瘦也）。胃移热于胆，亦曰食㑊。胆移热于脑，则辛颉（e）鼻渊，鼻渊者，浊涕下不止也，传为衄蔑瞑目，故得之气厥也。"

热之为病，有外至，有内生。外至可移，内有定处，不循经序，舍于所合，与温相似，根本异源，**传经化热，伏气变温**，医多不晓，认为一体，如此杀人，莫可穷极。

（正邪）热病，面赤，口烂，心中痛，欲呕，脉洪而数，**此热邪干心**也（心肌炎，胃炎），黄连黄芩泻心汤主之。

黄连黄芩泻心汤方：黄连三两、黄芩二两。

上二味，以水二升，煮取一升，分温再服。

《素问·刺热篇》曰："心热病者，先不乐，数日乃热，热争，则卒心痛，烦闷善呕，头痛面赤，无汗；壬癸（日）甚，丙丁（日）大汗，气逆则壬癸（日）死。刺手少阴太阳。"

（实邪）热病，身热，左胁痛，甚则狂言乱语，脉弦而数，**此热邪乘肝**也（肝炎，黄疸，肝癌），黄连黄芩半夏猪胆汁汤主之。

黄连黄芩半夏猪胆汁汤方：黄连二两、黄芩三两、半夏一升、猪胆大者一枚（取汁）。

上四味，以水六升，先煮三味，取三升，去滓，纳胆汁和合，令相得，分温再服。

《素问·刺热篇》曰："肝热病者，小便先黄，腹痛多卧身热，热争，则狂言及惊，胁满痛，手足躁，不得安卧；庚辛（日）甚，甲乙（日）大汗，气逆则庚辛（日）死。刺足厥阴少阳。其逆则头痛员员，脉引冲头也。"

（虚邪）热病，腹中痛，不可按，体重，不能俯仰，大便难，脉数而大，**此热邪乘脾**也（胰腺炎，胰腺占位），大黄厚朴甘草汤主之。

大黄厚朴甘草汤方：大黄四两、厚朴六两、甘草三两。

上三味，以水五升，煮取二升，服一升，得大便利，勿再服。

《素问·刺热篇》曰："脾热病者，先头重颊痛，烦心颜青，欲呕身热，热争，则腰痛不可用俯仰，腹满，两颔痛；甲乙（日）甚，戊己（日）大汗，气逆则甲乙（日）死。刺足太阴阳明。"

（贼邪）热病，口渴，喘，嗽，痛引胸中，不得太息，脉短而数，**此热邪乘肺**也（肺感染，肺癌），黄连石膏半夏甘草汤主之。

黄连石膏半夏甘草汤方：黄连一两、石膏一斤（碎，棉裹）、半夏半升（洗）、甘草三两。

上四味，以水六升，煮取三升，去滓，温服一升，日三服。

《素问·刺热篇》曰："肺热病者，先淅然厥，起毫毛，恶风寒，舌上黄身热，热争，则喘咳，痛走胸膺背，不得太息，头痛不堪，汗出而寒，丙丁（日）甚，庚辛（日）大汗，气逆则丙丁（日）死。刺手太阴阳明，出血如大豆，立已。"

（微邪）热病，咽中干，腰痛，足热，脉沉而数，**此热邪移肾**也（肾结石，肾炎，泌尿系感染），地黄黄柏黄连半夏汤主之。

地黄黄柏黄连半夏汤方：地黄半斤、黄柏六两、黄连三两、半夏一升

（洗）。上四味，以水八升，煮取三升，去滓，温服一升，日三服。

《素问·刺热篇》曰："肾热病者，先腰痛胻（胫骨腓骨）酸，苦渴数饮，身热，热争，则项痛而强，胻寒且酸，足下热，不欲言，其逆则项痛员员澹澹然，戊己（日）甚，壬癸（日）大汗，气逆则戊己（日）死。刺足少阴太阳。诸汗者，至其所胜日汗出也。"

"肝热病者，左颊先赤；心热病者，颜先赤；脾热病者，鼻先赤，肺热病者，右颊先赤；肾热病者，颐先赤。病虽未发，见赤色者刺之，名曰治未病。热病从部所起者，至期而已；其刺之反者，三周而已；重逆则死。诸当汗者，至其所胜日，汗大出也。"（这里的论述与《伤寒遁法》中的汗瘥棺墓相同）

五邪	病机	证候	方剂
实邪	热邪乘肝	热病，身热，左胁痛，甚则狂言乱语，脉弦而数（肝炎，黄疸，肝癌）	黄连黄芩半夏猪胆汁汤主之
虚邪	热邪乘脾	热病，腹中痛，不可按，体重，不能俯仰，大便难，脉数而大（胰腺炎，胰腺占位）	大黄厚朴甘草汤主之
正邪	热邪干心	热病，面赤，口烂，心中痛，欲呕，脉洪而数（心肌炎，胃炎）	黄连黄芩泻心汤主之
贼邪	热邪乘肺	热病，口渴，喘，嗽，痛引胸中，不得太息，脉短而数（肺感染，肺癌）	黄连石膏半夏甘草汤主之
微邪	热邪移肾	热病，咽中干，腰痛，足热，脉沉而数（肾结石、肾炎，泌尿系感染）	地黄黄柏黄连半夏汤主之

箕●湿病脉证并治第九

主气四之气太阴湿土为病。

【风湿痰饮水分病】

湿气在上，中于雾露，头痛，项强，两额疼痛，脉浮而涩者，黄芪桂枝茯苓细辛汤主之。

黄芪桂枝茯苓细辛汤方：黄芪三两、桂枝二两、茯苓三两、细辛一两。

上四味，以水五升，煮取三升，去滓，温服一升，日三服。

湿家病，**身上疼痛**，自能饮食，腹中和，无病。发热，面黄而喘，头痛，鼻塞而烦，其脉大，**病在头中寒湿**，故鼻塞，纳药鼻中，则愈。（脑积水、鼻窦炎、脑漏、脑水肿等）

鼻塞方：蒲灰、细辛、皂荚、麻黄。

上四味，等分为末，调和，纳鼻中少许，嚏则愈。

湿气在下，中于水冷，从腰以下重，两足肿，脉沉而涩者，桂枝茯苓白术细辛汤主之。

桂枝茯苓白术细辛汤方：桂枝三两、茯苓四两、白术三两、细辛二两。

上四味，以水六升，煮取二升，去滓，温服一升，日再服。

湿气在外，因风相搏，流于经络，骨节烦疼，卧不欲食，脉浮缓，按之涩，桂枝汤微发其汗，令风湿俱去。若恶寒，身体疼痛，四肢不仁，脉浮而细紧，此为寒气，并桂枝麻黄各半汤主之。

桂枝汤方：桂枝三两（去皮）、芍药三两、甘草二两（炙）、生姜三两、大枣十二枚（擘）。

上五味，㕮咀，以水七升，微火煮取三升，去滓，适寒温，服一升，服已，须臾，啜热稀粥一升余，以助药力，温覆令一时许，遍身漐漐微似有汗者益佳，不可令如水流漓，病必不除。若一服汗出病差，停后服，不必尽剂，若不汗，更服依前法。又不汗，后服小促其间，半日许令三服尽，若病重者一日一夜服，周时观之。服一剂尽，病证犹在者，更作服，若汗不出，乃服至二三剂。禁生冷粘滑、肉面、五辛、酒酪、臭恶等物。

麻黄汤方：麻黄三两（去节）、桂枝二两（去皮）、甘草一两（炙）、杏仁七十枚（去皮尖）。

上四味，以水九升，先煮麻黄减二升，去上沫，纳诸药，煮取二升半，去滓，温服八合，复取微似汗，不须啜粥，余如桂枝法将息。

桂枝麻黄各半汤方：桂枝汤三合、麻黄汤三合，并为六合，顿服之，将息如桂枝汤法。

太阳病，**关节疼痛而烦，脉沉而细者，此名湿痹。**湿痹之候，其人小便不利，大便反快，但当利其小便。

湿家，身烦疼，可与麻黄加术汤，发其汗为宜，慎不可以火攻之。

麻黄加术汤方：麻黄三两（去节）、桂枝二两（去皮）、甘草一两（炙）、白术四两、杏仁七十个（去皮尖）。

上五味，以水九升，先煮麻黄，减二升，去上沫，纳诸药，煮取二升半，去滓，温服八合，覆取微汗，不得汗再服，得汗，停后服。

病者一身尽疼，**发热，日晡所剧者，此名风湿。**此病伤于汗出当风，或久伤取冷所致也，可与麻黄杏仁薏苡甘草汤。

麻黄杏仁薏苡甘草汤方：麻黄一两、杏仁二十枚（去皮尖）、薏苡一两、甘草一两（炙）。

上四味，以水六升，先煮麻黄，去上沫，纳诸药，煮取三升，去滓，温服一升，日三服。

风湿，脉浮，身重，汗出，恶风者，防己黄芪汤主之。

防己黄芪汤方：防己二两、甘草一两（炙）、白术一两、黄芪二两、生姜一两、大枣十二枚（擘）。

上六味，以水一斗，煮取五升，去滓，再煎取三升，温服一升，日三服。**喘者加麻黄五分**；胃中不和者，加芍药三分；气上冲者，加桂枝三分；下有陈寒者，加细辛三分，服后当如虫行皮中。从腰下如冰，后坐被上，又以一被绕之，微令有微汗瘥。

伤寒八九日，风湿相搏，不能自转侧、不呕、不渴，脉浮虚而涩者，桂枝附子汤主之；若大便坚，小便自利者，白术附子汤主之。

桂枝附子汤方：桂枝四两（去皮）、附子二枚（炮）、甘草二两（炙）、生姜三两（切）、大枣十二枚（擘）。

上五味，以水六升，煮取三升，去滓，分温三服。

白术附子汤方：白术一两、附子一枚（炮）、甘草二两（炙）、生姜一两半、大枣六枚（擘）。

上五味，以水三升，煮取一升，去滓，分温三服。一服觉身痹，半日许再服，三服都尽，**其人如冒状**，勿怪，**即术附并走皮中**，**逐水气**，未得除耳。

风湿相搏，**骨节疼烦**，**掣痛**，**不得屈伸，近之则痛剧**，汗出，短气，小便不利，恶风，不欲去衣，或身微肿者，甘草附子汤主之。

甘草附子汤方：甘草二两（炙）、附子二枚（炮去皮）、白术二两、桂枝四两。

上四味、以水六升，煮取三升，去滓，温服一升，日三服。初服得微汗则解；能食，汗出，复烦者，服五合；恐一升多者，服六七合为佳。

湿气在外	证候	方剂
湿气在头项筋肉	中于雾露，头痛，项强，两额疼痛，脉浮而涩者	黄芪桂枝茯苓细辛汤主之

续表

湿气在外	证候	方剂
湿气在头颅中 （脑积水、脑瘤、鼻窦炎、脑漏、脑水肿）	发热，面黄而喘，头痛，鼻塞而烦，其脉大，**病在头中寒湿**，故鼻塞，纳药鼻中，则愈	**鼻塞方：**蒲灰、细辛、皂荚、麻黄。上四味，等分为末，调和，纳鼻中少许，嚏则愈。
湿气在下肢	中于水冷，从腰以下重，两足肿，脉沉而涩者	桂枝茯苓白术细辛汤主之
湿气在肉	湿家，身烦疼，发其汗为宜	麻黄加术汤
	病者一身尽疼，**发热，日晡所剧者，此名风湿**。此病伤于**汗出当风**，或久伤取冷所致也	麻黄杏仁薏苡甘草汤
湿气在皮	风湿，脉浮，身重，汗出，恶风者	防己黄芪汤主之
湿气在筋	因风相搏，流于经络，骨节烦疼，卧不欲食，脉浮缓，按之涩	桂枝汤微发其汗，令风湿俱去
	若恶寒，身体疼痛，四肢不仁，脉浮而细紧，此为寒气	桂枝麻黄各半汤主之
湿气在骨关节	伤寒八九日，风湿相搏，不能自转侧、不呕、不渴，脉浮虚而涩者	桂枝附子汤主之
	若大便坚，小便自利者。	白术附子汤主之
	风湿相搏，**骨节疼烦**，**掣痛，不得屈伸，近之则痛剧**（高尿酸血证之痛风），汗出，短气，小便不利，恶风，不欲去衣，或身微肿	甘草附子汤主之
	诸肢节疼痛，身体羸瘦，脚肿如脱，头眩短气，温温欲吐者	桂枝芍药知母汤

湿气在内，与脾相搏，发为中满，胃寒相将，变为泄泻。中满宜白术茯苓厚朴汤，泄泻宜理中汤；**若上干肺**，发为肺寒，宜小青龙汤；**下移肾**，发为淋漓，宜五苓散；**流于肌肉**，发为黄肿，宜麻黄茯苓汤；**若流于经络**，与热气相乘，则发痈脓；**脾胃素寒，与湿久留**，发为水饮；**与燥相搏**，发为痰饮，治属饮家。

湿气在内	证候	方剂
湿气在脾	发为中满	白术茯苓厚朴汤
湿气在胃	变为泄泻	理中汤
湿气干肺	发为肺寒	小青龙汤
湿气移肾	发为淋漓	五苓散
湿气流于肌肉	发为黄肿	麻黄茯苓汤
流于经络	与热气相乘，则发痈脓	
脾胃素寒，与湿久留	发为水饮	
湿气与燥相搏	发为痰饮，治属饮家	

白术茯苓厚朴汤方：白术三两、茯苓四两、厚朴二两（炙去皮）。

上三味，以水五升，煮取一升五合，去滓，分温再服。

理中汤方：人参三两、干姜三两、白术三两、甘草三两。

上四味，以水八升，煮取三升，去滓，温服一升，日三服。

小青龙汤方：麻黄三两（去节）、芍药三两、细辛三两、桂枝三两（去皮）、干姜三两、半夏半升（洗）、甘草三两、五味子半升。

上八味，以水一斗，先煮麻黄减二升，去上沫，纳诸药，煮取三升，去滓，温服一升，日三服。

五苓散方：猪苓十八铢（去皮）、泽泻一两六铢、茯苓十八铢、桂枝半两（去皮），白术十八铢。

上五味，捣为散，以白饮和服方寸匕，日三服，多饮暖水，汗出愈。

麻黄茯苓汤方：麻黄二两（去节）、茯苓三两、白术三两、防己一两、赤小豆一升。

上五味，以水七升，先煮麻黄，再沸，去上沫，纳诸药，煮取三升，去滓，温服一升，日三服。

湿家之为病，一身尽疼，发热，身色如熏黄。

斗●伤燥病脉证并治第十

主气五之气阳明燥金为病。

伤燥，肺先受之，出则大肠受之，移传五脏，病各异形，分别诊治，消息脉经。

（正邪）燥病，口渴，咽干，喘，咳，胸满痛甚则唾血，脉浮短而急，此**燥邪干肺**也（肺结核、肺癌），竹叶石膏杏子甘草汤主之。若**移于大肠**（肠结核，巨结肠），则大便难，口渴，欲饮热，脉急大，在下者，麻仁白蜜煎主之。

竹叶石膏杏子甘草汤方：竹叶一把、石膏半斤、杏仁三十枚（去皮尖）、甘草二两。

上四味，以水五升，煮取三升，去滓，温服一升，日三服。

麻仁白蜜煎方：麻仁一升、白蜜六合。

上二味，以水四升，先煮麻仁，取一升五合，去滓，纳蜜，微沸，和合，令小冷，顿服之。

（微邪）燥病，口烂，气上逆，胸中痛，脉大而涩，**此燥邪乘心**也（心肌炎），栀子连翘甘草栝蒌汤主之。

栀子连翘甘草栝蒌汤方：栀子十四枚（擘）、连翘二两、甘草二两、栝蒌根四两。

上四味，以水七升，煮取三升，去滓，温服一升，日三服。

（贼邪）燥病，**目赤，口苦**，咽干，**胁下痛**，脉弦而数，此燥邪乘肝也（肝炎，肝硬化，肝癌，脂肪肝），黄芩牡丹皮栝蒌半夏枳实汤主之。

黄芩牡丹皮栝蒌半夏枳实汤方：黄芩三两、牡丹皮二两、栝蒌实大者一枚（捣）、半夏半升（洗）、枳实二枚。

上五味，以水五升，煮取三升，去滓，温服一升，日三服。

（实邪）燥病，色黄，**腹中痛不可按，大便难**，脉数而滑，**此燥邪乘脾**也（胰腺炎，脾大），白虎汤主之。

白虎汤方：知母六两、石膏一斤（碎，棉裹）、甘草二两（炙）、粳米六合。

上四味，以水一斗，煮米熟，汤成去滓，温服一升，日三服。

（虚邪）燥病，咽干，**喉痛**，少腹急痛，小便赤，脉沉而急，**此燥邪移肾**也（肾结核，肾结石，肾积水，急性肾盂肾炎），地黄黄柏茯苓栝蒌汤主之。

地黄黄柏茯苓栝蒌汤方：地黄六两、黄柏三两、茯苓三两、栝蒌根四两。

上四味，以水六升，煮取三升，去滓，温服一升，日三服。

五邪	病机	证候	方剂
实邪	燥邪乘脾	燥病，色黄，**腹中痛不可按，大便难**，脉数而滑（胰腺炎，脾大）	白虎汤主之
虚邪	燥邪移肾	燥病，咽干，**喉痛**，少腹急痛，小便赤，脉沉而急（肾结核，肾结石，肾积水，急性肾盂肾炎）	地黄黄柏茯苓栝蒌汤主之
正邪	燥邪干肺	燥病，口渴，咽干，喘，咳，胸满痛甚则唾血，脉浮短而急（肺结核、肺癌）	竹叶石膏杏子甘草汤主之
		若移于大肠（肠结核，巨结肠），则大便难，口渴，欲饮热，脉急大，在下者，	麻仁白蜜煎主之
贼邪	燥邪乘肝	燥病，**目赤，口苦**，咽干，**胁下痛**，脉弦而数（肝炎，肝硬化，肝癌，脂肪肝）	黄芩牡丹皮栝蒌半夏枳实汤主之
微邪	燥邪乘心	燥病，**口烂**，气上逆，胸中痛，脉大而涩（心肌炎）	栀子连翘甘草栝蒌汤主之

牛●伤风脉证并治第十一

主气初之气厥阴风木为病。

《素问·风论篇》曰："以春甲乙（日）伤于风者为肝风，以夏丙丁（日）伤于风者为心风，以季夏戊己（日）伤于邪者为脾风，以秋庚辛（日）中于邪者为肺风，以冬壬癸（日）中于邪者为肾风。"

风为百病之长，中于面，则下阳明，甚则入脾；中于项，则下太阳，甚则入肾；中于侧，则下少阳，甚则入肝；病变不一，慎毋失焉。

（正邪）风病，头痛，多汗，恶风，**腋下痛，不可转侧**，脉浮弦而数，此**风邪干肝也**（肝炎），小柴胡汤主之。若**流于腑**（胆囊炎、壶腹癌），则口苦，呕逆，腹胀，善太息，柴胡枳实芍药甘草汤主之。

《素问·风论篇》曰："肝风之状，多汗恶风，善悲，色微苍，嗌干善怒，时憎女子，诊在目下，其色青。"（可治男性变态，恨女人的变态）

小柴胡汤方：柴胡半斤、黄芩三两、人参三两、半夏半升（洗）、甘草三两（炙）、生姜三两（切）、大枣十二枚（擘）。

上七味，以水一斗二升，煮取六升，去滓，再煎取三升，温服一升，日三服。

柴胡枳实芍药甘草汤方：柴胡八两、芍药三两、枳实四枚（炙）、甘草三两（炙）。

上四味，以水一斗，煮取六升，去滓，再煎取三升，温服一升，日三服。此为四逆散。

（虚邪）风病，胸中痛，胁支满，**膺背肩胛间痛**，嗌干，善噫，咽肿，喉痹，脉浮洪而数，**此风邪乘心也**（心绞痛），黄连黄芩麦冬桔梗甘草汤主之。

《素问·风论篇》曰："心风之状，多汗恶风，焦绝，善怒吓，赤色，病甚则言不可快，诊在口，其色赤。"

黄连黄芩麦门冬桔梗甘草汤方：黄连一两（半）、黄芩三两、麦门冬二两、桔梗三两、甘草二两（炙）。

上五味，以水六升，煮取三升，去滓，温服一升，日三服。

（贼邪）风病，**四肢懈惰，体重，不能胜衣**（渐冻人），胁下痛引肩背，脉浮而弦涩，**此风邪乘脾也**，桂枝去桂加茯苓白术汤主之；若**流于胃腑**（胃炎），则腹满而胀，不嗜食，枳实厚朴白术甘草汤主之。

《素问·风论篇》曰："脾风之状，多汗恶风，身体怠堕，四支不欲动，色薄微黄，不嗜食，诊在鼻上，其色黄。""胃风之状，颈多汗恶风，食饮不下，膈塞不通，腹善满，失衣则䐜胀，食寒则泄，诊形瘦而腹大。""漏风（饮酒中风）之状，或多汗，常不可单衣，食则汗出，甚则身汗，喘息恶风，衣常濡，口干善渴，不能劳事。"

桂枝去桂加茯苓白术汤方：芍药三两、甘草二两（炙）、茯苓三两、白术三两、生姜三两（切）、大枣十二枚（擘）。

上六味，以水八升，煮取三升，去滓，温服一升，日三服。

枳实厚朴白术甘草汤方：枳实四枚（炙）、厚朴二两（炙去皮）、白术三两、甘草一两（炙）。

上四味，以水六升，煮取三升，去滓，温服一升，日三服。

（微邪）风病，**咳而喘息有音，甚则唾血**（支气管扩张），嗌干，肩背痛，脉浮弦而数，**此风邪乘肺也**，桔梗甘草枳实芍药汤主之；若**流于大肠**（肠结核），则大便燥结，或下血，桔梗甘草枳实芍药加地黄牡丹汤主之。

《素问·风论篇》曰："肺风之状，多汗恶风，色皏然白，时咳短气，昼日则差，暮则甚，诊在眉上，其色白。""泄风之状（风在腠理），多汗，汗出泄衣上，口中干，上渍其风，不能劳事，身体尽痛则寒。""久风入中，则为肠风飧泄。"

桔梗甘草枳实芍药汤方：桔梗三两、甘草二两、枳实四枚、芍药三两。

上四味，以水六升，煮取三升，去滓，温服一升，日三服。

桔梗甘草枳实芍药加地黄牡丹汤方：桔梗三两、甘草二两、枳实四枚、芍药三两、地黄三两、牡丹皮二两。

上六味，以水六升，煮取三升，去滓，温服一升，日三服。

（实邪）风病，面目浮肿（肾小球肾炎），**脊痛不能正立（强柱），隐曲不利，甚则骨痿**，脉沉而弦，此风邪乘肾也，柴胡桂枝汤主之。

《素问·风论篇》曰："肾风之状，多汗恶风，面庞然浮肿，脊痛不能正立，其色炲，隐曲不利，诊在肌上，其色黑。"

柴胡桂枝汤方：桂枝一两半、芍药一两半、甘草一两（炙）、柴胡四两、半夏二合半、人参一两半、黄芩一两半、生姜一两半、大枣六枚（擘）。

上九味，以水七升，煮取三升，去滓，温服一升，日三服。

五邪	病机	证候	方剂
实邪	风邪乘肾（肾小球肾炎）	风病，面目浮肿，**脊痛不能正立（强柱），隐曲不利，甚则骨痿**，脉沉而弦	柴胡桂枝汤主之
虚邪	风邪乘心（心绞痛）	风病，胸中痛，胁支满，**膺背肩胛间痛**，嗌干，善噫，咽肿，喉痹，脉浮洪而数	黄连黄芩麦冬桔梗甘草汤主之
正邪	风邪干肝（肝炎）	风病，头痛，多汗，恶风，**腋下痛，不可转侧**，脉浮弦而数	小柴胡汤主之
	流于腑（胆囊炎、壶腹癌）	口苦，呕逆，腹胀，善太息	柴胡枳实芍药甘草汤主之
贼邪	风邪乘脾（渐冻人）	风病，**四肢懈惰，体重，不能胜衣**（渐冻人），胁下痛引肩背，脉浮而弦涩	桂枝去桂加茯苓白术汤主之
	流于胃腑（胃炎）	腹满而胀，不嗜食	枳实厚朴白术甘草汤主之
微邪	风邪乘肺（支气管扩张）	风病，**咳而喘息有音，甚则唾血**（支气管扩张），嗌干，肩背痛，脉浮弦而数	桔梗甘草枳实芍药汤主之
	流于大肠（肠结核）	则大便燥结，或下血	桔梗甘草枳实芍药加地黄牡丹汤主之

女●寒病脉证并治第十二

　　主气终之气太阳寒水为病。

　　《素问·气厥论》曰："黄帝问曰：五脏六腑，寒热相移者何？岐伯曰：肾移寒于肝，痈肿少气。脾移寒于肝，痈肿筋挛。肝移寒于心，狂隔中。心移寒于肺，肺消，肺消者饮一溲二，死不治。肺移寒于肾，为涌水，涌水者，按腹不坚，水气客于大肠，疾行则鸣濯濯，如囊裹浆，水之病也。"

　　《灵枢·邪客》"黄帝问于岐伯曰：人有八虚，各何以候？岐伯答曰：以候五脏。黄帝曰：候之奈何？岐伯曰：肺心有邪，其气留于两肘（尺泽、少海）；肝有邪，其气流于两腋（期门、渊腋）；脾有邪，其气留于两髀；肾有邪，其气留于两腘（阴谷）。凡此八虚者，皆机关之室，真气之所过，血络之所游，邪气恶血，固不得住留。住留则伤筋络骨节，机关不得屈伸，故拘挛也。"此八虚，又名八溪，为筋骨之间隙，是气血经常流注的所在，故《素问·五脏生成篇》有"四肢八溪"之说。

　　寒之为病，肾先受之，其客于五脏之间，脉引而痛。若客于八虚之室，则恶血住留，积久不去，变而成著，可不慎欤！（两肘内外、两腋、两腘、两髀的疼痛不能转动，多为局部静脉血栓）

　　（正邪）**寒病，骨痛，阴痹，腹胀，腰痛，大便难，肩背颈项引痛，脉沉而迟，此寒邪干肾也**（尿毒证，肾功能不全），**桂枝加葛根汤主之；其著也，则两腘痛，甘草干姜茯苓白术汤主之。**
　　桂枝加葛根汤方：桂枝三两（去皮）、芍药三两、甘草二两（炙）、生姜三两（切）、大枣十二枚（擘）、葛根四两。

上六味，先以水七升，煮葛根去上沫，纳诸药，煮取三升，去滓，温服一升，日三服，不须啜粥，余如桂枝将息及禁忌法。

甘草干姜茯苓白术汤：甘草二两（炙）、白术二两、干姜四两、茯苓四两。

上四味，以水五升，煮取三升，去滓，温服一升，日三服。

（虚邪）寒病，两胁中痛，寒中行善掣节，逆则头痛，耳聋，脉弦而沉迟，**此寒邪乘肝也**（肝炎），小柴胡汤主之；其著也，则**两腋急痛，不能转侧，**柴胡黄芩芍药半夏甘草汤主之。（风邪乘肝也见腋下疼痛，不能转侧症状，治法基本相同）

小柴胡汤。（见伤风）

柴胡黄芩芍药半夏甘草汤方：柴胡四两、黄芩三两、芍药二两、甘草二两（炙）、半夏二两。

上五味，以水五升，煮取三升，去滓，分温三服。

（贼邪）寒病，胸胁支满，膺背肩胛间痛，甚则喜悲，时发眩，仆而不知人，**此寒邪乘心也**（心梗、心绞痛），通脉四逆汤主之；其著也，则**肘外痛，臂不能伸，**甘草泻心汤主之。

通脉四逆汤方：甘草二两（炙）、附子大者一枚（生用，破八片）、干姜三两、人参二两。

上四味，以水三升，煮取一升二合，去滓，分温再服。

甘草泻心汤方：甘草四两（炙）、黄芩三两、干姜三两、半夏半升（洗）、人参三两、黄连一两、大枣十二枚（擘）。

上七味，以水一斗，煮取六升，去滓，再煎取三升，温服一升，日三服。

（微邪）寒病，腹满肠鸣，食不化，**飧泄，**甚则**足痿不收，**脉迟而涩，此**寒邪乘脾也，**理中汤主之；其著也，则**髀枢强痛**（股骨头坏死、强柱），**不能屈伸，**枳实白术茯苓甘草汤主之。

理中汤方：人参三两、干姜三两、甘草三两、白术三两。

上四味，以水八升，煮取三升，去滓，温服一升，日三服。

枳实白术茯苓甘草汤方：枳实四枚、白术三两、茯苓三两、甘草一两（炙）。

上四味，以水六升，煮取三升，去滓，分温三服。

（实邪）寒病，喘，咳，少气，**不能报息**，口唾涎沫，耳聋，嗌干，**此寒邪乘肺**也（肺胀、肺气肿、肺不张、肺大泡、气胸，大白肺真菌感染），脉沉而迟者，甘草干姜汤主之；其著也，则肘内痛（头静脉血栓），**转侧不便**，枳实橘皮桔梗半夏生姜甘草汤主之。

甘草干姜汤方：甘草四两（炙）、干姜二两（炮）。

上二味，以水三升，煮取一升五合，去滓，分温再服。

枳实橘皮桔梗半夏生姜甘草汤方：枳实四枚、橘皮二两、桔梗三两、半夏半升（洗）、生姜三两（切）、甘草二两（炙）。

上六味，以水八升，煮取三升，去滓，温服一升，日三服。

五邪	病机	证候	方剂
实邪	寒邪乘肺	寒病，喘，咳，少气，**不能报息**，口唾涎沫，耳聋，嗌干，脉沉而迟者，（肺胀、肺气肿、肺不张、肺大泡、气胸，大白肺真菌感染）	甘草干姜汤主之
	其著也	**肘内痛**（头静脉血栓），**转侧不便**	枳实橘皮桔梗半夏生姜甘草汤之
虚邪	寒邪乘肝（肝炎）	寒病，两胁中痛，寒中行善掣节，逆则头痛，耳聋，脉弦而沉迟	小柴胡汤主之
	其著也	**两胠急痛，不能转侧**	柴胡黄芩芍药半夏甘草汤主之
正邪	寒邪干肾肾功能不全	寒病，骨痛，阴痹，腹胀，腰痛，大便难，肩背颈项引痛，脉沉而迟	桂枝加葛根汤主之
	其著也	**则两腘痛**（腘静脉血栓）	甘草干姜茯苓白术汤主之

续表

五邪	病机	证候	方剂
贼邪	寒邪乘心 心梗心绞痛	寒病，胸胁支满，膺背肩胛间痛，甚则喜悲，时发眩，仆而不知人	通脉四逆汤主之
	其著也	肘外痛，臂不能伸	甘草泻心汤主之
微邪	寒邪乘脾	寒病，腹满肠鸣，食不化，飧泄，甚则足痿不收，脉迟而涩	理中汤主之
	其著也	则髀枢强痛（股骨头坏死、强直性脊柱炎），不能屈伸	枳实白术茯苓甘草汤主之

虚●辨太阳病脉证并治上

太阳上下加临补泻病证

太阳寒水	太阳寒水	太阳寒水	太阳寒水	太阳寒水	太阳寒水	客气
一之气	二之气	三之气	四之气	五之气	六之气	气位
厥阴风木	少阴君火	少阳相火	太阴湿土	阳明燥金	太阳寒水	主气
脾胃受邪 补脾泻肝 泻酸助甘	心火受邪 补心泻肾 泻甘助咸	以上克下 补火泻水 泻甘助咸	土旺水衰 补水泻土 泻辛补苦	金生水旺 泻肾补心 制甘益咸	水胜火衰 补火泻水 泻甘助咸	病机 及 治则

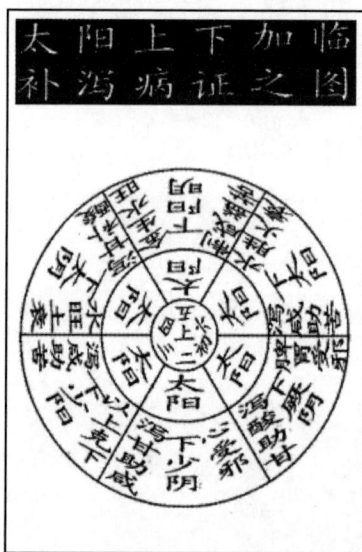

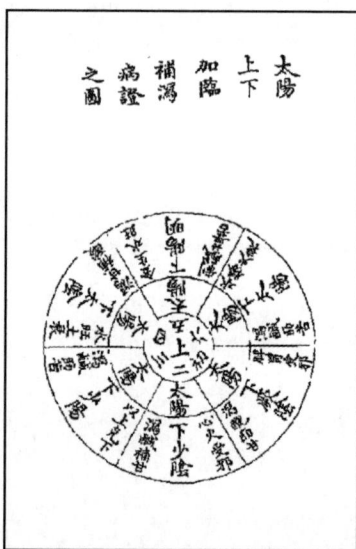

凡此太阳司天之政，气化运行先天，天气肃，地气静，寒临太虚，阳气不令，**水土合德**，上应辰星镇星。其谷玄黄，其政肃，其令徐。寒政大举，泽无阳焰，则**火发待时**。少阳中治，时雨乃涯，止极雨散，还于太阴，**云朝北极**，湿化乃布，泽流万物，寒敷于上，雷动于下，**寒湿之气，持于气交**。民病

寒湿，发肌肉萎，足痿不收，濡泻血溢。

太阳司天，寒淫所胜，则寒气反至，水且冰，血变于中，发为痈疡。民病厥心痛，呕血血泄鼽衄，善悲，时眩仆，运火炎烈，雨暴乃雹，胸腹满，手热肘挛掖冲，心澹澹大动，胸胁胃脘不安，面赤目黄，善噫，嗌干，甚则色炲，渴而欲饮，病本于心（天刑）。神门（手少阴心经）绝，死不治。所谓动气知其藏也。

太阳司天，**寒气下临**，**心气上从**（从化），而火且明，丹起金乃眚，寒清时举，胜则水冰，火气高明，心热烦，嗌干善渴，鼽嚏，喜悲数欠，热气妄行，寒乃复，霜不时降，善忘，甚则心痛。**土乃润**，**水丰衍**，寒客至，沉阴化，湿气变物，水饮内蓄，中满不食，皮麻肉苛，筋脉不利，甚则胕肿，**身后痈**。

子午初之气（太阳＋厥阴），地气迁，燥将去，寒乃始，蛰复藏，水乃冰，霜复降，风乃至，阳气郁，民反周密，关节禁固，腰椎痛，炎暑将起，中外疮疡。**太阴在泉**，主胜则寒气逆满，食饮不下，甚则为病。

巳亥二之气（太阳＋少阴），寒不去，华雪水冰，杀气施化，霜乃降，名草上焦，寒雨数至，阳复化，民病热于中。**客胜**（水克火）则胸中不利，出清涕，感寒则咳。

辰戌三之气（太阳＋少阳），天政布，寒气行，雨乃降，民病寒反热中，痈疽注下，心热瞀闷，不治者死。**客胜**（水克火）则胸中不利，出清涕，感寒则咳。

卯酉四之气（太阳＋太阴），寒雨降，病暴仆，振慄谵妄，少气，嗌干引饮，及为心痛痈肿疮疡疟寒之疾，骨痿血便。**主胜**（土克水）则喉嗌中鸣。

寅申五之气（太阳＋阳明），阳乃去，寒乃来，雨乃降，气门乃闭，刚木早凋，民避寒邪，君子周密。

丑未终之气（太阳＋太阳），寒大举，湿大化，霜乃积，阴乃凝，水坚冰，阳光不治。感于寒，则病人关节禁固，腰椎痛，寒湿推于气交而为疾也。**太阴在泉**，**客胜**则足痿下重，便溲不时，湿客下焦，发而濡泻，及为肿隐曲之疾。

岁太阴在泉，草乃早荣，湿淫所胜，则埃昏岩谷，黄反见黑，至阴之交。

民病饮积，心痛，耳聋，浑浑沌沌。嗌肿喉痹，阴病血见，少腹痛肿，不得小便，病冲头痛，目似脱，项似拔，腰似折，髀不可以回，腘如结，腨如别。

故岁宜苦（《汤液经法》曰：太阳寒水，苦补甘泻咸润）以燥之温之（苦燥，芩连柏；苦温，麻黄等），必折其郁气，先资其化源，抑其运气，扶其不胜，无使暴过而生其疾，食岁谷以全其真，避虚安其正。适气同异，多少制之，同寒湿者燥热化，异寒湿者燥湿化，故同者多之，异者少之，用寒远寒，用凉远凉，用温远温，用热远热，食宜同法。有假者反常，反是者病，所谓时也。

太阳之胜，凝溧且至，非时水冰，羽乃后化，痔疟发，寒厥入胃，则内生心痛，阴中乃疡，隐曲不利，互引阴股，筋肉拘苛，血脉凝泣，络满色变，或为血泄，皮肤否肿，腹满食减，热反上行，头项囟顶脑户中痛，目如脱，寒入下焦，传为濡泻。**太阳之胜**，治以咸热（补火），佐以辛酸，以甘泻之（泄水）。

太阳之复，厥气上行，水凝雨冰，羽虫乃死，心胃生寒，胸隔不利，心痛否满，头痛善悲，时眩仆，食减，腰椎反痛，屈伸不便，地裂冰坚，阳光不治，少腹控睾，引腰脊，上冲心，唾出清水，及为哕噫，甚则入心，善忘善悲。神门绝，死不治。**太阳之复**，治以咸热，佐以甘辛，以苦坚之。

初气终三气，天气主之，**胜之常也**。四气尽终气，地气主之，**复之常也**。有胜则复，无胜则否。**胜至则复，无常数也，衰乃止耳。复已而胜，不复则害，此伤生也**。

太阳病的司天司地间气经络对应表

病位	证候	出处
太阳病	头项强痛，脉浮、恶寒	《伤寒论》提纲
手太阳小肠经	不可以顾、肩似拔、臑似折。嗌痛、颌肿	是动则病
	关节禁固，腰椎痛，炎暑将起，中外疮疡	子午初之气
	颈后廉痛。耳聋、目黄、颊肿、颌肩臑肘臂外后廉痛	是主所生病
	面赤目黄，善噫，嗌干。神门（手少阴心经）绝，死不治。所谓动气知其藏也	太阳司天

续表

病位	证候	出处
足太阳膀胱经	冲头痛、项如拔 目似脱、脊痛、腰似折、髀不可以曲、腘如结、腨如裂、是为踝厥	是动则病
	病冲头痛，目似脱，项似拔，腰似折，髀不可以回，腘如结，腨如别。目如脱	太阴司地 太阳之胜
	项痛 痔、疟、癫疾、头囟痛、目黄泪出、鼽衄、项背腰尻腘腨脚皆痛，小指不用	是主所生病
	呕血血泄鼽衄，病人关节禁固，腰椎痛；腰椎反痛，屈伸不便；少腹控睾，引腰脊，上冲心，唾出清水；痔疟发，寒厥入胃，则内生心痛，阴中乃疡，隐曲不利，互引阴股，筋肉拘苛，血脉凝泣，络满色变，或为血泄，热反上行，头项囟顶脑户中痛	太阳司天 丑未终之气 太阳之复 太阳之胜

关于"是动则病"与"是主所生病"的解释，历代医家均从经脉循行讨论。

如杨上善着重于手足太阳经脉病证字词解释，认为"臑似折"是臑（nao）臂疼痛，而对于足太阳膀胱经病候，则以为是经脉拘挛所致。马莳对于手足太阳经脉病候，均以为症状是经脉循行所过所致，又手足太阳经脉病候的相异处在于，手太阳小肠经是主心液不足所生之病，而足太阳膀胱经病候是太阳经脉脉气上逆的结果。再如张介宾对于是动则病中"动"的解释为"变"，常态的改变就是"动"。对于小肠经脉是动则病，张介宾的观点是以经脉循行所过，而致诸病。小肠经是主液所生病，张介宾则以为是经脉循行所生病。对于膀胱经脉是动则病的看法，亦是经脉循行所过导致诸病。对于膀胱经脉是主筋所生病，则以为是足太阳水亏所致。又如张志聪认为"是动则病"与"是所生病者"这两者不同点在于病因在内或在外。"是动"是"病在三阴三阳之气"，也就是病因在外。而"所生病"是"脏腑之所生，脏腑之病"，则是病因在内。实际上，这种解释十分牵强，同一条经脉的病证，为什么要用不同的句式和主谓宾。且每一条就经脉皆是如此十分相同的固定句式，这就说明了有其内在的病机规律。那么，这个病机规律到底是什么呢？五运六气。如同病机十九条也是五运六气主客加临胜复郁发的各种症状的总结与归纳一样，"是动则病"是**经络为间气与司地之气所病**，"是主所生病"是**经络为司天之气所病**，这才是真正的解释。下同，不再另述。

1. 太阳之为病，脉浮，头项强痛，而恶寒。（太阳实病太阳实证）

2. 太阳病，发热，汗出，恶风，脉缓者，名为中风。（太阳虚病太阳虚证）

3. 太阳病或已发热，或未发热，必恶寒，体痛，呕逆，脉阴阳俱紧者，名曰伤寒。（太阳实病太阳实证）

4. 伤寒一日，太阳受之，脉若静者，为不传，颇欲吐，若躁烦，脉数急者，此为传也。

5. 伤寒二三日，阳明、少阳证不见者，此为不传也。

6. 太阳温病（见温病节）

7. 病有发热恶寒者，发于阳（腑）也；无热恶寒者，发于阴（脏）也，发于阳七日愈，发于阴六日愈，以阳数七，阴数六故也。（腑为三阴三阳六腑，脏为五行五运五脏）

8. 太阳病头痛，至七日以上自愈者，以行其经（经络）尽故也。若欲作再经者，针足阳明，使经不传则愈。（传经化热，一日一经为生机，六日经尽。第七日再传足太阳经时，针刺足阳明胃经，以止继传，使太阳经不传，此为截法。）

9. 太阳病欲解时，从巳至未上。（卫气行空间三阴三阳，营气行时间三阴三阳）

10. 风家表解而不了了者，十二日愈。（三阴三阳六经首尾，传两遍经尽，风家病轻而愈。）

11. 病人身大热，反欲得衣者，热在皮肤，寒在骨髓也。（里寒表热）

12. 病人身大寒，反不欲近衣者，寒在皮肤，热在骨髓也。（里热表寒）

13. 太阳中风，阳浮（寸）而阴弱（尺），阳浮者热自发，阴弱者汗自出，啬啬恶寒，淅淅恶风，翕翕发热，鼻鸣，干呕者，桂枝汤主之。（太阳虚病太

阳虚证）

桂枝汤方：桂枝三两（去皮）、芍药三两、甘草二两（炙）、生姜三两（切）、大枣十二枚（擘）。（《汤液经法》及《至真要大论》皆曰：辛补酸泻甘缓。桂姜辛行动脉，白芍酸泻静脉，枣草甘补消化液，啜热稀粥，也是补充消化液，以助中焦之气。）

14. 太阳病，头痛，发热，汗出，恶风，桂枝汤主之。（太阳虚病太阳虚证轻证）

15. 太阳病，项背强几几，反汗出，恶风者，桂枝加葛根汤主之。（太阳虚病太阳虚证重证）

桂枝加葛根汤方：葛根四两、芍药二两、桂枝二两（去皮）、甘草二两（炙）、生姜三两（切）、大枣十二枚（擘）。

16. 太阳病，下之后，其气上冲者，可与桂枝汤，方用前法，若不上冲者，不可与之。（其气上冲者，说明仍是太阳虚病太阳虚证，仍可用桂枝汤，不上冲者，说明已经传变，不能用桂枝汤，随证治之。）

17. 太阳病三日，已发汗，若吐，若下，若温针，仍不解者，此为坏病，桂枝汤不可与也。观其脉证，知犯何逆，随证治之。（三日，病已经传入三阴，又汗吐下之后不解，更说明病入太阴、少阴或厥阴了，故曰此为坏病，随三阴证治之。）

18. 桂枝汤本为解肌，若其人脉浮紧，发热，汗不出者，不可与也，常须识此，勿令误也。若酒客病，亦不可与桂枝汤，得之必呕，以酒客不喜甘故也。（桂枝汤本为太阳虚病太阳虚证，脉浮紧发热无汗为太阳实病太阳实证，乃麻黄汤证，故不可与桂枝汤。酒客多脾胃寒湿，厥阴风木药下去，木克土，故曰必呕。酒客寒湿，喜辛开苦降，不喜甘补。）

19. 喘家作，桂枝汤加厚朴、杏子与之佳。（太阳虚病太阴肺证）

20. 凡服桂枝汤，吐者，其后必吐脓血也。（同 18 条）

21. 太阳病，发汗，遂漏不止，其人恶风，小便难，四肢微急，难以屈伸者，桂枝加附子汤主之。（太阳虚病少阴寒证重证）

桂枝加附子汤方：桂枝三两（去皮）、芍药三两、甘草二两（炙）、生姜三两（切）、大枣十二枚（擘）、附子一枚（炮去皮，破八片）。

上六味，以水七升，煮取三升，去滓，温服一升，一日三服，将息如桂枝汤法。

22. 太阳病，下之后，脉促，胸满者，桂枝去芍药汤主之。（太阳虚病下之后，胸满者，病入少阴心，心衰，白芍令回静脉血流量加大，从而加大心脏后负荷，加重心衰症状，故去芍药之酸补，只用辛散行动脉。）

23. 太阳病，下之后，其人恶寒者，桂枝去芍药加附子汤主之。（太阳虚病少阴寒证轻证）

桂枝去芍药加附子汤方：桂枝三两、甘草二两（炙）、生姜三两（切）、大枣十二枚（擘）、附子一枚（炮去皮，破八片）。

上五味，以水七升，煮取三升，去滓，温服一升，日三服，将息如挂枝汤法。

24. 太阳病，得之八九日，如疟状，发热，恶寒，热多，寒少，其人不呕，清便欲自可，一日二三度发。脉微缓者，为欲愈也；脉微而恶寒，此阴阳俱虚，不可更发汗、更吐下也，面色反有热色者，未欲解也，以其不能得小便出，**身必痒**，宜桂枝麻黄各半汤。（太阳虚病太阳实证重证。太阳病得之八九日，传经化热，热多寒少，病仍在三阳经。）

桂枝麻黄各半汤：桂枝汤三合，麻黄汤三合，并为六合，顿服之，将息如桂枝汤法。

25. 太阳病，初服桂枝汤，反烦不解者，先刺风府、风池，却与桂枝汤。（太阳虚病太阳虚证重证）

26. 太阳病，服桂枝汤后，大汗出，脉洪大者，与白虎汤（太阳虚病阳明经证，残本为桂枝汤）；若形似疟，一日再发者，宜桂枝二麻黄一汤（太阳虚病太阳实证轻证）。

白虎汤方：知母六两、石膏一斤（碎，棉裹）、甘草二两（炙）、粳米六合。

上四味，以水一斗，煮米熟汤成，去滓，温服一升，日三服。

桂枝二麻黄一汤方：桂枝汤二升，麻黄汤一升，合为三升，每服一升，日三服，将息如桂枝汤法。

27. 太阳病，服桂枝汤后，大汗出，大烦渴，脉洪大者，白虎加人参汤主

之。（太阳虚病阳明经证重证）

白虎加人参汤方：白虎汤加人参三两。

28. 太阳病发热恶寒，热多寒少，若脉微弱者，此无阳也，不可发汗，脉浮大者，宜桂枝二越婢一汤。（太阳实病阳明经证轻证）

桂枝二越婢一汤方：桂枝十八铢（去皮），芍药、麻黄、甘草各十八铢（炙），大枣四枚（擘），生姜一两二铢（切），石膏二十四铢（碎、棉裹）。

上七味，以水六升，先煮麻黄去上沫，纳诸药，煮取三升，去滓，温服一升，日三服。

29. 太阳病，服桂枝扬，或下之，仍头项强痛，翕翕发热，无汗，心下满，微痛，小便不利者，桂枝去桂加茯苓白术汤主之。（太阳虚病太阴证）

桂桂去桂加茯苓白术汤方：芍药三两、甘草二两（炙）、生姜三两（切）、大枣十二枚（擘）、茯苓三两、白术三两。

上六味，以水八升，煮取三升，去滓，温服一升，日三服。

30. 伤寒，脉浮，自汗出，小便数，心烦，微恶寒，脚挛急，反与桂枝汤欲攻其表，此误也，得之便厥，咽中干，烦躁，吐逆者，作甘草干姜汤与之，以复其阳；若厥愈，足温者，更作芍药甘草汤与之，其脚即伸；若胃气不和，谵语者，少与调胃承气汤；若重发汗，复加烧针者，四逆汤主之。（脉浮、自汗出，本为太阳虚病，但又有小便数、心烦、恶寒、脚挛急等少阴寒证，本病本为太阳虚病少阴寒证，发汗伤阳，因见厥、干、烦躁、逆等。以甘草干姜汤回阳，再以芍药甘草汤复其阴液。若胃气不和，为太阳虚病传入阳明，虚邪入腑，调胃承气汤主之。重发汗，则重伤阳，四逆汤主之少阴寒证。）

甘草干姜汤方：甘草四两（炙）、干姜二两（炮）。

上二味，以水三升，煮取一升五合，去滓，分温再服。

芍药甘草汤方：芍药四两、甘草四两（炙）。

上二味，以水三升，煮取一升五合，去滓，分温再服。

调胃承气汤方：甘草一两（炙）、芒硝半升、大黄四两（酒洗）。

上三味，以水三升，煮二物，取一升，去滓，纳芒硝，更上微火一两沸，顿服之。

四逆汤方：人参二两、甘草二两（炙）、干姜一两半、附子一枚（炮去皮，破八片）。

上四味，以水三升，煮取一升二合，去滓，分温再服，强人可大附子一枚，干姜三两。

31. 问曰：太阳病，其证备，按桂枝法治之而增剧，**厥逆，咽中干，烦躁，吐逆，谵语**，其故何也？师曰：**此阳旦证**，不可攻也，寸口脉浮，浮为风，亦为虚，风则生热，虚则挛急，误攻其表则汗出亡阳，汗多则液枯，液枯则筋挛；阳明内结则烦躁谵语，用甘草干姜以复其阳，甘草芍药以救液，调胃承气以止其谵语，**此坏病之治，必随脉证也**。（此处阳旦证即太阳虚病少阴寒证）

32.（残本无此条）阳旦证，发热不潮，汗出，咽干，**昏睡不安**，夜半反静者，宜地黄半夏牡蛎酸枣仁汤主之；若口渴，烦躁，小便赤，谵语者，竹叶石膏黄芩泽泻半夏甘草汤主之。（此处阳旦证为太阳虚病少阴热证，后者为太阳虚病传入阳明，为阳明经证。）

地黄半夏牡蛎酸枣仁汤方：地黄六两、半夏半升、牡蛎二两、酸枣仁三两。

上四味，以水四升，煮取二升，温再服。

竹叶石膏黄芩泽泻半夏甘草汤方：竹叶两把、石膏半斤（棉裹）、黄芩三两、泽泻二两、半夏半升、甘草二两。

上六味，以水五升，煮取三升，去滓。温服一升，日三服。

危●辨太阳病脉证并治中

33. 太阳病，项背强几几（自觉颈强，落枕，颈椎病，或颈部有抵抗感），无汗，恶风者，葛根汤主之。（太阳实病太阳实证）

葛根汤方：葛根四两、麻黄三两（去节）、桂枝三两（去皮）、芍药二两、甘草二两（炙）、生姜三两（切）、大枣十二枚（擘）。

上七味，以水一斗，先煮麻黄、葛根减二升，去上沫，纳诸药，煮取三升，去滓，温服一升，覆取微似汗，余如桂枝汤法将息及禁忌，诸汤皆仿此。

34. 太阳与阳明合病者，必自下利，葛根汤主之，若不下利但呕者，葛根加半夏汤主之。（太阳实病阳明寒证偏里证）

葛根加半夏汤方：葛根四两、麻黄三两（去节）、桂枝三两（去皮）、芍药二两、甘草二两（炙）、生姜三两（切）、大枣十二枚（擘）、半夏半升（洗）。

上八味，以水一斗，先煮葛根、麻黄减二升，去上沫，纳诸药，煮取三升，去滓，温服一升，覆取微似汗，余如桂枝法。

35. 太阳病，桂枝证，医反下之，利遂不止，脉促者，热未解也；喘而汗出者，葛根黄连黄芩甘草汤主之。（太阳虚病阳明热证偏表证）

葛根黄连黄芩甘草汤方：葛根半斤、黄连三两、黄芩三两、甘草二两（炙）。

上四味，以水八升，先煮葛根减二升，去上沫，纳诸药，煮取二升，去滓，分温再服。

36. 太阳病，头痛，发热，身疼，腰痛，骨节疼痛，恶风，无汗而喘者，麻黄汤主之。（太阳实病太阳实证）

麻黄汤方：麻黄三两（去节）、桂枝二两（去皮）、甘草一两（炙）、杏仁七十个（去皮尖）。

上四味，以水九升，先煮麻黄减二升，去上沫，纳诸药，煮取二升半，去滓，温服八合，覆取微似汗，不须啜粥，余如桂枝汤法将息。

37.太阳与阳明合病，喘而胸满者，不可下也，宜麻黄汤。（太阳实病阳明经证）

38.太阳病，十日已去，脉浮细而嗜卧者，外已解也，设胸满，胁痛，与小柴胡汤；脉但浮者，与麻黄汤。（太阳实病少阳证。太阳病十日后，日传一经，又传入少阳经，如表证已解，小柴胡汤主之，表证未解，麻黄汤主之。）

小柴胡汤方：柴胡半斤、黄芩三两、人参三两、甘草三两（炙）、生姜三两（切）、大枣十二枚（擘）、半夏半升（洗）。

上七味，以水一斗二升，煮取六升，去滓，再煮取三升，温服一升，日三服。

39.太阳伤寒（残本中风），脉浮紧，发热，恶寒，身疼痛，不汗出而烦躁者，大青龙汤主之。若脉微弱，汗出恶风者，不可服之，服之则厥逆，筋惕肉瞤，此为逆也。（太阳实病阳明经证重证，如太阳虚病少阴证则不可服之）

大青龙汤方：麻黄六两（去节）、桂枝二两（去皮）、甘草二两（炙）、杏仁四十枚（去皮尖）、生姜三两（切）、大枣十二枚（擘）、石膏如鸡子黄大（碎）。

上七味，以水九升，先煮麻黄减二升，去上沫，纳诸药，煮取三升，去滓，温服一升，取微似汗，汗多者，温粉粉之，一服汗出停后服，若复服汗多亡阳遂虚，恶风，烦躁，不得眠也。

40.太阳中风，脉浮缓，身不疼，但重，乍有轻时，**无少阴证者**，大青龙汤发之。（太阳虚病阳明经证。本条中提到"无少阴证者"，即已经说明，三阴三阳病中是可以有三阴三阳证的。）

41.伤寒，表不解，心下有水气，干呕，发热而咳，或渴，或利，或噎，或小便不利，少腹满，或喘者，小青龙汤主之。（太阳实病少阴寒证水证）

小青龙汤方：麻黄三两（去节）、芍药三两、细辛三两、桂枝三两、干姜三两、甘草三两、五味子半升、半夏半升（洗）。

上八味，以水一斗，先煮麻黄减二升，去上沫，纳诸药，煮取三升，去滓，温服一升，日三服，若渴去半夏，加栝蒌根三两；若微利，若噎者，去麻黄，加附子一枚，若小便不利，少腹满者，去麻黄，加茯苓四两；若喘者，加杏仁半升，去皮尖。

42.伤寒，心下有水气，咳而微喘，发热不渴，服汤已渴者，此寒去欲解也，小青龙汤主之。（太阳实病少阴寒证水证）

43.太阳病，外证未解，脉浮弱者，当以汗解，宜桂枝汤。（太阳虚病太阳虚证）

44.太阳病，下之微喘者，表未解故也，桂枝加厚朴杏子汤主之。（太阳虚病太阴肺证）

桂枝加厚朴杏子汤方：桂枝三两、芍药三两、甘草二两（炙）、生姜三两（切）、大枣十二枚（擘）、厚朴二两、杏仁五十枚（去皮尖）。

上七味，以水七升，微火煮取三升，去滓，温服一升，覆取微似汗。

45.太阳病，外证未解，不可下也，下之为逆，欲解外者，宜桂枝汤。（太阳虚病阳明腑证）

46.太阳病，先发汗不解，而复下之，脉浮者不愈；浮为在外，而反下之，故令不愈，今脉浮，故知在外，当须解外则愈，宜桂枝汤。（太阳虚病阳明腑证）

47.太阳病，脉浮紧，无汗，发热，身疼痛，八九日不解，表证仍在，此当发其汗（残本，麻黄汤主之），服药已，微除，其人发烦、目瞑，剧者必衄，衄乃解，所以然者，阳气重故也，麻黄汤主之。（太阳实病太阳实证）

48.太阳病，脉浮紧，发热，身无汗，自衄者愈。（太阳实病太阳实证）

49.**二阳并病**，太阳初得病时，发其汗，汗先出不彻，因转属阳明，续自微汗出，不恶寒，若太阳病证不罢者，不可下，下之为逆，如此可小发其汗；设面色缘缘正赤者，阳气怫郁在表也，当解之熏之；若发汗不彻，彻不足言，阳气怫郁不得越，当汗之不汗，则其人烦躁，不知痛处，乍在腹中，乍在四肢，按之不可得，更发汗，则愈；若其人短气，但坐者，以汗出不彻故也，何以知汗出不彻？以脉涩故知之也。（太阳实病阳明经证）

50.脉浮紧者，法当汗出而解，若身重心悸者，不可发汗，须自汗出乃愈，所以然者，**尺中脉微，此里虚也**，须里实津液自和，便自汗出愈。（太阳实病少阴寒证）

51.脉浮紧者，法当身疼痛，宜以汗解之，假令**尺中迟者**，不可发汗，所

以然者，以荣气不足，血弱故也。（太阳实病少阴寒证）

52. 脉浮者，病在表，可发汗，宜麻黄汤。（太阳实病太阳实证）

53. 脉浮而紧者，可发汗，宜麻黄汤。（太阳实病太阳实证）

54. 病人常自汗出，此为荣气和，卫气不谐也，所以然者，荣行脉中，卫行脉外，卫气不共荣气谐和故也。复发其汗则愈，宜桂枝汤。（太阳虚病太阳虚证）

55. 病人脏无他病，时发热自汗出而不愈者，此卫气不和也，先其时发汗则愈，宜桂枝汤。（太阳虚病太阳虚证）

56. 伤寒，脉浮紧，不发汗，因致衄者，麻黄汤主之。（太阳实病太阳实证）

57. 伤寒，不大便六七日，头痛有热者，与承气汤。其小便清者，知不在里，仍在表也，当须发汗，宜桂枝汤。（太阳虚病阳明腑证）

58. 伤寒，发汗已解，半日许复烦，脉浮紧者，可更发汗，宜桂枝汤。（太阳实病太阳虚证）

59. 凡病若发汗，若吐，若下，若亡血，亡津液，**阴阳自和者**，必自愈。

60. 大汗之后，复下之，小便不利者，亡津液故也，勿治之，久久小便必自利。（太阳实病阳明腑证）

61. 大下之后，复发汗，其人必振寒，脉微细，所以然者，内外俱虚故也。（太阳实病阳明腑证）

62. 下之后，复发汗，昼日烦躁不得眠，夜而安静，不呕，不渴，无表证，脉沉而微，身无大热者，干姜附子汤主之。（太阳实病少阴寒证）

干姜附子汤方：干姜一两（炮）、附子一枚（破八片，炮）。

上二味，以水三升，煮取一升，去滓，顿服。

63. 发汗后，身疼痛，脉沉迟者，桂枝去（残本为加）芍药加人参生姜汤主之。（太阳虚病阳明寒证）

桂枝去芍药加人参生姜汤方：桂枝三两（去皮）、甘草二两（炙）、大枣十二枚（擘）、人参三两、生姜四两（切）。

上五味，以水一斗二升，煮取三升，去滓，温服一升，日三服。

64. 发汗若下后，不可更行桂枝汤；汗出而喘，无大热者，可与麻黄杏仁

甘草石膏汤。（太阳虚病阳明热证）

麻黄杏仁甘草石膏汤方：麻黄四两（去节）、杏仁五十个（去皮尖）、甘草二两（炙）、石膏半斤碎（棉裹）。

上四味，以水七升，先煮麻黄减二升，去上沫，纳诸药，煮取二升，去滓，温服一升，日再服。

65.发汗过多，其人叉手自冒心，心下悸欲得按者，桂枝甘草汤主之。（太阳虚病少阴寒证）

桂枝甘草汤方：桂枝四两（去皮）、甘草二两（炙）。

上二味，以水三升，煮取一升，去滓，顿服。

66.发汗后，其人脐下悸者，欲作奔豚也，茯苓桂枝甘草大枣汤主之。（太阳虚病少阴寒证水证）

茯苓桂枝甘草大枣汤方：茯苓半斤、桂枝四两、甘草二两（炙）、大枣十五枚（擘）。

上四味，以甘澜水一斗，先煮茯苓减二升，纳诸药，煮取三升，去滓，温服一升，日三服。作甘澜水法，取水二斗置大盆内，以杓扬之，水上有珠子五六千颗相逐，取用之。

67.奔豚病，从少腹上冲咽喉，发作欲死，复还止者，皆从惊恐得之（残本，本条在《金匮》）。

68.奔豚，气上冲胸，腹痛，**往来寒热**，奔豚汤主之。（太阳虚病少阳证）

奔豚汤方：甘草二两（炙）、芎穷二两、当归二两、黄芩二两、芍药二两、半夏四两、生姜四两、葛根五两、桂枝三两。

上九味，以水二斗，煮取五升，温服一升，日三服，夜二服。

69.发汗后，腹胀满者，厚朴生姜半夏甘草人参汤主之。（太阳虚病阳明寒证）

厚朴甘草生姜半夏人参汤方：厚朴半斤（炙去皮）、生姜半斤（切）、半夏半升（洗）、甘草二两（炙）、人参一两。

上五味，以水一斗，煮取三升，去滓，温服一升，日三服。

70.伤寒，若吐，若下后，心下逆满，气上冲胸，起则头眩，脉沉紧，发汗则动经，身为振振摇者，茯苓桂枝白术甘草汤主之。（太阳虚病阳明虚寒证

水证轻证）

茯苓桂枝白术甘草汤方：茯苓四两、桂枝三两、白术二两、甘草二两（炙）。

上四味，以水六升，煮取三升，去滓，分温三服。

71. 发汗，病不解，反恶寒者，虚故也，芍药甘草附子汤主之。（太阳虚病少阴寒证）

芍药甘草附子汤方：芍药三两、甘草三两（炙）、附子一枚（炮去皮，破八片）。

上三味，以水五升，煮取一升五合，去滓，分温三服。

72. 发汗，若下之，病仍不解，烦躁者，茯苓四逆汤主之。（太阳虚病少阴寒证水证重证）

茯苓四逆汤方：茯苓四两、人参二两、附子一枚（生用，去皮，破八片）、甘草二两（炙）、干姜一两半。

上五味，以水五升，煮取三升，去滓，温服七合，日三服。

73. 发汗后，恶寒者，虚故也。不恶寒，但热者，实也，当和胃气，与调胃承气汤。（太阳虚病阳明热证）

74. 太阳病，发汗后，大汗出，胃中干，烦躁不得眠，欲得饮水，少少与之，令胃气和则愈。若脉浮，小便不利，微热，消渴者，五苓散主之。（太阳虚病少阴寒证水证轻证）

五苓散方：猪苓十八铢（去皮）、泽泻一两六铢、白术十八铢、茯苓十八铢、桂枝半两。

上五味，捣为散，以白饮和服方寸匕，日三服，多饮暖水，汗出愈，如法将息。

75. 太阳病，发汗已，脉浮弦，烦渴者，五苓散主之。（太阳虚病少阴寒证水证轻证）

76. 伤寒汗出而渴，小便不利者，五苓散主之；不渴者，茯苓甘草汤主之。（太阳虚病少阴寒证水证轻证）

茯苓甘草汤方：茯苓二两、桂枝二两、甘草一两（炙）、生姜三两（切）。

上四味，以水四升，煮取二升，去滓，分温三服。

77.中风发热，六七日不解而烦，有表里证，渴欲饮水，水入则吐者，名曰水逆，五苓散主之。（太阳虚病少阴寒证水证，六七日不解，邪又传入太阳经，欲入阳明经，故渴欲饮水，少阴寒证，两水相激，水入则吐，故曰水逆证）

78.未持脉时，病人叉手自冒心，师因试教令咳，而不咳者，此必两耳聋无所闻也。所以然者，以重发汗虚故也。

79.发汗后，饮水多，必喘，以水灌之，亦喘。

80.发汗后，水药不得入口为逆，若更发汗，必吐下不止。

81.发汗后及吐下后，虚烦不得眠。若剧者，必反覆颠倒，心中懊恼（食道炎），栀子干姜汤主之。若少气者，栀子甘草豉汤主之。若呕者，栀子生姜豉汤主之。（太阳虚病少阴热证，汗吐下之后，伤脾则用干姜、伤液则用甘草、胃气上逆则用生姜）

栀子干姜汤方：栀子十四枚（擘）、干姜二两。

上二味，以水三升半，煮取一升半，去滓，分温二服，进一服，**得吐者止后服。**

栀子甘草豉汤方：栀子十四枚（擘）、甘草二两（炙）、香豉四合（棉裹）。

上三味，以水四升，先煮栀子甘草取二升半，纳豉煮取一升半，去滓，分二服，温进一服，得吐者止后服。

栀子生姜豉汤方：栀子十四枚（擘）、生姜五两、香豉四合（棉裹）。

上三味，以水四升，先煮栀子生姜取二升半，纳豉煮取一升半，去滓，分二服，温进一服，得吐者止后服。

82.发汗，若下之，而烦热，胸中窒者（食道炎），栀子豉汤主之。（太阳虚病少阴热证）

栀子豉汤方：栀子十四枚（擘）、香豉四合（棉裹）。

上二味，以水四升，先煮栀子得二升半，纳豉煮取一升半，去滓，分为二服，温进一服，得吐者止后服。

83.伤寒五六日，大下之后，身热不去，心中结痛者（食道炎、胃炎），未欲解也，栀子豉汤主之。（太阳虚病少阴热证）

84.伤寒下后，心烦，腹满，卧起不安者（全食道炎），栀子厚朴枳实汤主之。（太阳虚病少阴热证，大下之后，阳明胃气受伤，加厚朴枳实以行胃气，治腹满）

栀子厚朴枳实汤方：栀子十四枚（擘）、厚朴四两（炙去皮）、枳实四枚（水浸炙令黄）。

上三味，以水三升半，煮取一升半，去滓，分二服，温进一服，**得吐者止后服**。

85.伤寒，医以丸药大下之，身热不去，微烦者，栀子干姜汤主之。（太阳虚病少阴热证，大下伤脾胃）

86.凡用栀子汤，若病人大便旧微溏者，不可与之。（脾胃阳虚者，不用栀子）

87.太阳病发汗，汗出不解，其人仍发热，心下悸，头眩，身瞤动，振振欲擗地者（步履蹒跚似醉酒状，或帕金森状，或特发性震颤），真武汤主之。（太阳虚病少阴寒证水证重证）

真武汤方：茯苓三两、芍药三两、生姜三两（切）、白术二两、附子一枚（炮去皮，破八片）。

上五味，以水八升，煮取三升，去滓，温服七合，日三服。

88.咽喉干燥者，不可发汗。（津伤）

89.淋家不可发汗，发汗必便血。（下焦湿热）

90.疮家虽身疼痛，不可发汗，汗出则痓。（阳虚）

91.衄家不可发汗，汗出必额上陷，脉当紧，直视不能眴，不得眠。（液伤）

92.亡血家不可发汗，发汗则寒栗而振。（血伤）

93.汗家重发汗，必恍惚心乱，小便已阴痛，与禹余粮丸。（太阳虚病少阴寒证）

禹余粮丸方：禹余粮四两、人参三两、附子二枚、五味子三合、茯苓三两、干姜三两。

上六味，蜜为丸，如梧桐子大，每服二十丸。

94.病人有寒，复发汗，胃中冷，必吐逆。（脾胃阳虚）

95.伤寒，未发汗，而复下之，此为逆也；若先发汗，治不为逆。本先下之，而反汗之，为逆，若先下之，治不为逆。（太阳阳明合病，太阳病汗之，阳明病下之，先后取舍）

96.伤寒，医下之，续得下利清谷不止，身疼痛者，急当救里，后身疼痛，清便自调者，急当救表；救里宜四逆汤，救表宜桂枝汤。（太阳虚病少阴寒证重证）

97.太阳病，先下而不愈，因复发汗，以此表里俱虚，其人因致冒（眩晕），冒家汗自出愈，所以然者，表和故也，里未和然后复下之。（太阳虚病阳明热证）

98.太阳病未解，脉阴阳（尺寸）俱微者，必先振栗汗出而解；但阳（寸）脉微者，先汗出而解；若阴（尺）脉实者，下之而解，若欲下之，宜调胃承气汤。（太阳虚病阳明热证）

99.太阳病，发热汗出者，**此为荣弱卫强**，故使汗出，欲救邪风者，宜桂枝汤。（太阳虚病太阳虚证）

100.伤寒五六日，中风，往来寒热，胸胁苦满，嘿嘿不欲食饮，心烦喜呕，或胸中烦而不呕，或渴，或腹中痛，或胁下痞硬，或心下悸，小便不利，或不渴，身有微热而咳者，小柴胡汤主之。（太阳虚病少阳证）

小柴胡汤方：柴胡半斤、黄芩三两、人参三两、半夏半升（洗）、甘草三两（炙）、生姜三两（切）、大枣十二枚（擘）。

上七味，以水一斗二升，煮取六升，去滓，再煎取三升，温服一升，日三服。若胸中烦而不呕者，去半夏、人参，加栝蒌实一枚；若渴，去半夏，加人参合前成四两半，栝蒌根四两；若腹中痛者，去黄芩，加芍药三两；若胁下痞硬，去大枣，加牡蛎四两；若心下悸，小便不利者，去黄芩，加茯苓四两；若不渴，外有微热者，去人参，加桂枝三两，温覆微汗愈；若咳者，去人参、大枣，加五味子半升，去生姜，加干姜二两。

101.血弱气虚，腠理开，邪气因入，与正气相搏，结于胁下；正邪纷争，往来寒热，休作有时，嘿嘿不欲饮食，脏腑相连，其痛必下，邪高痛下，故使呕也，小柴胡汤主之。服柴胡汤已，渴者，属阳明也，以法治之。（血弱气虚腠理开，为太阳虚病。邪气因入，结于胁下，为少阳证，小柴胡汤主之。和解

少阳，渴者，邪气返回阳明，太阳虚病阳明热证，以法治之）

102. 太阳病六七日，脉迟浮弱，恶风寒，手足温，医二三下之，不能食，胁下满痛，面目及身黄，颈项强，小便难者，与柴胡汤，后必下重，本渴而饮水呕者，柴胡不中与也，食谷者哕。（太阳虚病太阴证）

103. 伤寒四五日，身热，恶风，颈项强，胁下满，手足温而渴者，小柴胡汤主之。（太阳虚病少阳证）

104. 伤寒，阳脉（寸）涩，阴脉（尺）弦，法当腹中急痛，先与小建中汤，不差者，与小柴胡汤。（太阳虚病阳明寒证，太阳虚病少阳证。尺脉弦，按照下竟下原则，法当腹中急痛。）

小建中汤方：桂枝三两、芍药六两、甘草二两、生姜三两（切）、大枣十二枚（擘）、胶饴一升。

上六味，以水七升，先煮五味，取三升，去滓，纳饴，更上微火消解，温服一升，日三服，呕家不可用，以甜故也。

105. 伤寒与中风，有柴胡证，但见一证便是，不必悉具。凡柴胡汤病证而误下之，若柴胡证不罢者，复与柴胡汤，必蒸蒸而振，却复发热，汗出而解。（伤寒与中风皆属于太阳病，怎么会有柴胡证、少阳证呢？唯一的解释是：太阳实病少阳证，太阳虚病少阳证。前者为病，后者为证，三阴三阳病三阴三阳证的定局格式跃然纸上。三阳病中，只要见到少阳证，与小柴胡汤主之，因为少阳主枢纽，户枢不蠹。）

106. 伤寒二三日，心中（胃脘）悸而烦者，小建中汤主之。（太阳虚病阳明寒证）

107. 太阳病，过经十余日，反二三下之，后四五日，柴胡证仍在者，先与小柴胡汤。呕不止，心下急，郁郁微烦者，为未解也，与大柴胡汤下之则愈。（太阳病少阳证，先与小柴胡汤，邪气返回阳明，少阳病阳明热证，再用大柴胡汤主之则愈。）

大柴胡汤方：柴胡半斤、黄芩三两、芍药三两、半夏半升（洗）、生姜五两（切）、枳实四枚（炙）、大枣十二枚（擘）、大黄二两。

上八味，以水一斗二升，煮取六升，去滓，再煎，温服二升，日三服。

108. 伤寒十三日不解，胸胁满而呕，日晡所发潮热，已而微利，此本柴胡证，下之以不得利，今反利者，知医以丸药下之，非其治也。潮热者，实也，宜先服小柴胡汤以解外，后以柴胡加芒硝汤主之。（太阳实病少阳证，十三日不解，结于少阳胸胁，先服小柴胡汤以解外，此处外者，太阳实病也。通过和解少阳以解太阳实病，邪气返出阳明，演变为少阳病阳明热证，再以柴胡加芒硝汤主之。逐经论治。）

柴胡加芒硝汤方：柴胡二两十六铢、黄芩一两、人参一两、甘草一两（炙）、生姜一两（切）、芒硝二两、大枣四枚、半夏二十铢。

上八味，以水四升，煮取二升，去滓，纳芒硝，更煮微沸，分温再服，不解更作。

109. 伤寒十三日，过经（过太阳经，入阳明经），谵语者，以有热也，当以汤（承气汤）下之，若小便利者，大便当硬，而反下利，知医以丸药下之，非其治也。若自下利者，脉当微厥，今反和者，此为内实也，调胃承气汤主之。（太阳实病阳明热证）

110. 太阳病不解，热结膀胱，其人如狂，血自下，下者愈。其外不解者，尚未可攻，当先解外，外解已，但少腹急结者，乃可攻之，宜桃仁承气汤。（太阳实病阳明热证血证）

桃仁承气汤方：桃仁五十个（去皮尖）、大黄四两、桂枝二两、甘草二两（炙）、芒硝二两。

上五味，以水七升，煮四味，取二升，去滓，纳芒硝，更上火微沸，下火，先食温服五合，日三服，当微利。

111. 伤寒八九日，下之，胸满，烦惊，小便不利，谵语，一身尽重，不可转侧，柴胡加龙骨牡蛎汤主之。（太阳虚病少阳证重证）

柴胡加龙骨牡蛎汤方：柴胡四两、龙骨一两半、黄芩一两半、生姜一两半、人参一两半、桂枝一两半、茯苓一两半、半夏二合半、大黄二两、牡蛎一两半、大枣六枚（擘）、铅丹一两半。

上十二味，以水八升，煮取四升，纳大黄，切如棋子，更煮一二沸，去滓，温服一升，日三服，夜一服。

112. 伤寒，腹满，谵语，寸口脉浮而紧，关上脉弦者，**此肝乘脾也，名曰纵**，刺期门。（太阳实病厥阴证）

113. 伤寒，发热，啬啬恶寒，大渴欲饮水，其腹必满；自汗出，小便不利，寸口脉浮而涩，关上弦急者，**此肝乘肺也，名曰横**，刺期门。（太阳实病厥阴证）

114. 太阳病二日，烦躁，**反熨其背而大汗出，火热入胃**，胃中水竭，躁烦，必发谵语，十余日振栗，自下利者，此为欲解也。若其汗从腰以下不得汗，欲小便不得，反呕，欲失溲，足下恶风，大便硬，小便当数，而反不数又不多，大便已，头卓然而痛，其人足心必热，**谷气下流**故也。（太阳实病阳明热证）

115. 太阳病中风，**以火劫发汗**，邪风被火热，血气流溢，失其常度，两阳相熏灼，其身发黄，阳盛则欲衄，阴虚小便难，阴阳俱虚竭，身体则枯燥，但头汗出，剂颈而还，腹满，微喘，口干，咽烂或不大便，久则谵语，甚者至哕，手足躁扰，捻衣摸床，小便利者，其人可治，宜人参地黄龙骨牡蛎茯苓汤主之。（太阳虚病阳明热证——温病，残本无此方）

人参地黄龙骨牡蛎茯苓汤方：人参三两、地黄半斤、龙骨三两、牡蛎四两、茯苓四两。

上五味，以水一斗，煮取三升，分温三服。

116. 伤寒，脉浮，**医以火迫劫之**，亡阳，必惊狂，卧起不安者，桂枝去芍药加牡蛎龙骨救逆汤主之。（太阳虚病少阴寒证重证）

桂枝去芍药加牡蛎龙骨救逆汤方：桂枝三两、甘草二两（炙）、生姜三两（切）、大枣十二枚（擘）、牡蛎五两（熬）、龙骨四两。

上六味，以水一斗二升，煮取三升，去滓，温服一升，日三服。（残本加蜀漆）

117. 形似伤寒，其脉不弦紧而弱，弱者必渴，**被火必谵语**，弱而发热，脉浮者，解之，当汗出愈。（太阳虚病）

118. 太阳病，**以火熏之**，不得汗，其人必躁，到经（足太阳膀胱经）不解，必清血（邪入膀胱，尿血），名为火邪。

119. 脉浮，热甚，**反以火灸之**，此为实（太阳实病），实以虚治，因火而动，必咽燥，唾血。

120. 微数之脉，慎不可灸，**因火为邪**，则为烦逆，追虚逐实，血散脉中，

火气虽微，内攻有力，焦骨伤筋，血难复也。（虚虚实实）

121. 脉浮，宜以汗解，**用火灸之**，邪无从出，因火而盛，病从腰以下必重而痹，名**火逆**也。欲自解者，必当先烦，烦乃有汗而解，何以知之？脉浮故也。（太阳实病）

122. **烧针令其汗**，针处被寒，核起而赤者，必发奔豚，气从少腹上冲心者，灸其核上各一壮，与桂枝加桂汤。（太阳虚病少阴寒证重证）

桂枝加桂汤方：桂枝五两、芍药三两、生姜三两（切）、甘草二两（炙）、大枣十二枚（擘）。

上五味，以水七升，煮取三升，去滓，温服一升，日三服。

123. **火逆**，下之，因烧针烦躁者，桂枝甘草龙骨牡蛎汤主之。（太阳虚病少阴寒证轻证）

桂枝甘草龙骨牡蛎汤方：桂枝一两、甘草二两（炙）、龙骨二两、牡蛎二两（熬）。

上四味，以水五升，煮取三升，去滓，温服一升，日三服，甚者加人参三两。

124. 太阳伤寒者，**加温针**，必惊也。（太阳实病）

125. 太阳病，当恶寒发热，今自汗出，反不恶寒发热，**关上脉细数**（脾胃气虚，肝气上逆）者，以医吐之过也。一二日吐之者，腹中饥，口不能食；三四日吐之者，不喜糜粥，欲食冷食，**朝食暮吐**，此为小逆。若不恶寒，又不欲近衣者，此为内烦；**皆医吐之所致也**。（太阳实病阳明寒证）（此条残本分为两条）

126. 病人脉数，数为热，当消谷，今引食而反吐者，此以发汗令阳气微，**膈气虚**（胃气虚，阳明寒证），脉乃数也，数为客热，故不能消谷，以**胃中虚冷故吐也**。（太阳实病阳明寒证。阳明病有阳明寒病和阳明热病两种，阳明寒病以理中汤、吴茱萸汤主之。阳明热病又分为阳明经病和阳明腑病，以白虎汤、承气汤主之。）

127. 太阳病，过经（足太阳膀胱经）十余日（入阳明经或少阳经），心中温温欲吐，胸中痛，大便反溏，腹微满，郁郁微烦，先其时自极吐下者，与调胃承气汤；若不尔者，不可与之；若但欲呕，胸中痛，微溏者，此非柴胡证，

所以然者，以呕，故知极吐下也。（太阳虚病阳明热证）

128.太阳病六七日，表证仍在，脉微而沉，反不结胸，其人发狂者，以热在下焦，少腹当硬满，小便自利者，下血乃愈。所以然者，以**太阳随经，瘀热在里故也**。抵当汤主之。

抵当汤方：水蛭三十个（熬）、虻虫三十个（去翅足，熬）、桃仁二十个（去皮尖）、大黄三两（酒洗）。

上四味，以水五升，煮取三升，去滓，温服一升，不下更服。（太阳实病太阳实证腑证血分证。太阳病分为太阳实病与太阳虚病两种，太阳实病又分为太阳经证与太阳腑证，又各分为气分、水分、血分之病。太阳经证麻黄汤、葛根汤主之。太阳腑证五苓散、猪苓汤、抵当汤主之。太阳虚证桂枝汤主之。太阳腑为小肠与膀胱。阳明腑为胃与大肠，承气汤、抵当汤主之。少阳腑为胆与三焦，大柴胡汤主之。三阳经有腑证，三阴经没有腑证，三阴经有脏证，足经为伤寒杂病，手经为温病。）

129.太阳病，身黄，脉沉结，少腹硬，小便不利者，为无血也。小便自利，其人如狂者，血证谛也。抵当汤主之。（太阳实病太阳实证腑证血分证）

130.伤寒，有热，少腹满，应小便不利，今反利者，为有血也，当下之，不可余药，宜抵当丸。（太阳实病太阳实证腑证血分证）

抵当丸方：水蛭二十个（熬）、虻虫二十个（去翅足，熬）、桃仁二十五个（去皮尖）、大黄三两（酒洗）。

上四味，捣分四丸，以水一升，煮一丸，取七合服之，晬时（一昼夜）当下血，若不下者，更服。

131.太阳病，小便利者，以饮水多，必心下悸。小便少者，必苦里急也。（太阳病腑证，五苓散证）

室●辨太阳病脉证并治下

132.问曰：病有脏结，有结胸（残本顺序相反），其状何如？师曰：（残本将138条后半句加入此处）寸脉浮，关脉小细沉紧者，名曰脏结（肿瘤）也。按之痛，寸脉浮，关脉沉，名曰结胸（包裹性炎症）也。（脏结为太阳病三阴证血分病，结胸为太阳病阳明证。《杂病例》曰：积者（肿瘤），脏病也，终不移处；聚者，腑病也，发作有时，转辗移痛；㿂（谷）气者，胁下痛，按之则愈，愈而复发，为㿂（谷）气。诸积之脉，沉细附骨在寸口，积在胸中；微出寸口，积在喉中；在关者，积在脐旁；上关上，积在心下；微出下关，积在少腹；在尺中，积在气冲，脉出左，积在左，脉出右，积在右；脉左右俱出，积在中央，各以其部处之。可以看出，脏结的关脉沉细附骨，按之不痛。结胸的关脉只是沉脉，不细不附骨，而且按之疼痛。）

（从古今文字概念的演变看，在汉唐以前，胸、腹大都不分，故《肘后方》有"仲景开胸纳赤饼"的记载，《竹书纪年》有"剖胸产子"之记录。《伤寒论》把几种急腹证都归在"结胸篇"中，而不称为"结腹"，就是因为汉代时胸腹不分，胸包含了腹在内。诚如段玉裁在《说文解字注》中所云："膺自其外言之，无所不包也；胸自其中言之，无所不容也。无不容，故从勹"。因此在汉代"胸"是指整个体腔。《伤寒论》第279条云："腹满时痛者，属太阴也，桂枝加芍药汤主之"。说明芍药不避满、痛。因此，只要了解汉代的胸腹并不分得很清楚，及《神农本草经》中对芍药的记载看，就能了解在古本《伤寒论》中"胸满"是不会去芍药的。古代的胸大致包括现代的胸与上腹部、胃脘、中腹部。古代的腹部是指现代的下腹部。）

133.（残本133条至137条缺失）何谓脏结？师曰：脏结者，五脏各具，寒热攸分，**宜求血分**，虽有气结，皆血为之。假令**肝脏结**（肝胆肿瘤），则两胁痛而呕，脉沉弦而结者，宜吴茱萸汤。若发热不呕者，此为实，脉当沉弦而急，桂枝当归牡丹皮桃仁枳实汤主之。（太阳虚病厥阴证血分病）

吴茱萸汤方：吴茱萸一升、人参三两、生姜六两、大枣十二枚（擘）。

上四味，以水七升，煮取二升，去滓，温服七合，日三服。

桂枝当归牡丹皮桃仁枳实汤：桂枝三两（去皮）、当归二两、牡丹皮三两、桃仁二十枚（去皮尖）、枳实二两。

上五味，以水八升，煮取三升，去滓、温服一升，日三服。

134.**心脏结**（心脏肿瘤及心肌梗死、动脉瘤等疾病），则心中痛，或在心下郁郁不乐，脉大而涩，连翘阿胶半夏赤小豆汤主之。若心中热痛而烦，脉大而弦急者，此为实也，黄连阿胶半夏桃仁茯苓汤主之。（太阳病少阴寒证血分病）

连翘阿胶半夏赤小豆汤方：连翘二两、阿胶一两半、半夏半升（洗）、赤小豆三两。

上四味，以水四升，先煮三物，取二升，去滓，纳胶烊消，温服七合，日三服。

黄连阿胶半夏桃仁茯苓汤方：黄连三两、阿胶二两、半夏半升（洗）、桃仁二十枚（去皮尖）、茯苓三两。

上五味，以水五升，先煮四味，取二升，去滓，纳胶烊消，温服一升，日再服。

135.**肺脏结**（呼吸系统肿瘤及结核、炎症），胸中闭塞，喘，咳，善悲，脉短而涩，百合贝母茯苓桔梗汤主之。若咳而唾血，胸中痛，此为实，葶苈栝蒌桔梗牡丹汤主之。（太阳病太阴证血分病）

百合贝母茯苓桔梗汤方：百合七枚（洗去沫）、贝母三两、茯苓三两、桔梗二两。

上四味，以水七升，煮取三升，去滓，温服一升，日三服。

葶苈栝蒌桔梗牡丹汤方：葶苈三两（熬）、栝蒌实大者一枚（捣）、桔梗三两、牡丹皮二两。

上四味，以水六升，煮取三升，去滓，温服一升，日三服。

136.**脾脏结**（肠道消化系统及腹腔肿瘤及结核），腹中满痛，按之如覆杯，甚则腹大而坚，脉沉而紧，白术枳实桃仁干姜汤主之。若腹中胀痛，不可按，大便初溏后硬，转矢气者，此为实，大黄厚朴枳实半夏甘草汤主之。（太

阳病太阴证血分病）

白术枳实桃仁干姜汤方：白术二两、枳实二两、桃仁二十枚（去皮尖）、干姜一两。

上四味，以水五升，煮取二升，去滓，分温再服。

大黄厚朴枳实半夏甘草汤方：大黄三两、厚朴三两、枳实三两、半夏一升、甘草一两（炙）。

上五味，以水六升，煮取三升，去滓，温服一升，日三服。

137.**肾脏结**（泌尿系统肿瘤及结核），少腹硬，隐隐痛，按之如有核，小便乍清乍浊，脉沉细而结，宜茯苓桂枝甘草大枣汤。若小腹急痛，小便赤数（血尿）者，此为实，宜桂枝茯苓枳实芍药甘草汤。（太阳病少阴证血分病）

茯苓桂枝甘草大枣汤方：茯苓半斤、桂枝四两、甘草二两（炙）、大枣十五枚（擘）。

上四味，以甘澜水一斗，先煮茯苓减二升，纳诸药，煮取三升，去滓，温服一升，日三服。

桂枝茯苓枳实芍药甘草汤方：桂枝三两（去皮）、茯苓二两、枳实二两、芍药三两、甘草一两（炙）。

上五味，以水六升，煮取三升，去滓，温服一升，日三服。

138.**脏结**（肿瘤），**无阳证**，不往来寒热，其人反静，舌上苔滑者，不可攻也；饮食如故，时时下利，舌上白苔滑者，为难治。（残本将本条后半句加入132条师曰之后）

139.何谓结胸？师曰：病发于阳（太阳）而反下之，热入于里，因作结胸（包裹性炎症，胸膜炎、腹膜炎、心包炎等）。病发于阴（太阴），而早下之，因作痞。所以成结胸者，误下故也。

140.结胸病，头项强，如柔痉状者，下之则和，宜大陷胸丸。（太阳实病阳明热证水分病）

大陷胸丸方：大黄半斤、葶苈半斤（熬）、芒硝半斤、杏仁半斤（去皮尖熬）。

上四味，捣筛二味，纳杏仁、芒硝，合研如脂，和散，取如弹丸一枚，别捣甘遂末一方寸匕，白蜜二合，水二升，煮取一升，去滓，温顿服之，一宿乃下，如不下，更服，取下为度，禁忌如药法。

141.结胸证，其脉浮大者，不可下，下之则死。（太阳实病阳明热证水分病）

142.结胸证悉具，烦躁者，亦死。

143.太阳病，脉浮而动数，浮则为风，数则为热，动则为痛，头痛发热，微盗汗出，而反恶寒者，表未解也，医反下之，动数变迟，膈内巨痛（胸膜炎），胃中空虚，客气动膈，短气，躁烦，心中懊恼，阳气内陷，心下因硬，则为结胸，大陷胸汤主之（太阳实病阳明热证水分病，胰腺炎、胸腹膜炎）。若不结胸，但头汗出，余处无汗，剂颈而还，小便不利，身必发黄，五苓散主之（残本无此方）。（太阳实病太阳虚证水分病）

大陷胸汤方： 大黄六两、芒硝一升、甘遂一钱（匙）。上三味，以水六升，先煮大黄，取二升，去滓，纳芒硝，煮二沸，纳甘遂末，温服一升，得快利，止后服。

五苓散方： 猪苓十八铢（去皮）、白术十八铢、泽泻一两六铢、茯苓十八铢、桂枝半两（去皮）。

上五味，为散，更于臼中杵之，白饮和方寸匙服之，日三服，多饮暖水，汗出愈，发黄者，加茵陈蒿十分。

144.伤寒六七日，结胸热实，脉沉紧而实，心下痛，按之石硬者，大陷胸汤主之。（太阳实病阳明经证水分病，胰腺炎、胸腹膜炎）

145.伤寒十余日，热结在里，复往来寒热者，与大柴胡汤。（太阳实病阳明腑证，向少阳证传变）

大柴胡汤方： 柴胡半斤、枳实四枚（炙）、生姜五两（切）、黄芩三两、芍药三两、半夏半升（洗）、大枣十二枚（擘）、大黄二两。

上八味，以水一斗二升，煮取六升，去滓，再煎，温服一升，日三服。

146.但结胸无大热者，此为水结在胸胁也（胸膜炎），但头微汗出者，大陷胸汤主之。（太阳实病阳明经证水分病）

147.太阳病，重发汗，而复下之，不大便五六日，舌上燥而渴，日晡所小有潮热，从心下至少腹硬满而痛不可近者，大陷胸汤主之。（太阳实病阳明经证水分病重证，胰腺炎，胸腹膜炎）

148.小结胸病，正在心下，按之则痛（胃炎），脉浮滑者，小陷胸汤主之。（太阳实病阳明经证水分病轻证）

小陷胸汤方：黄连二两、半夏半升、栝蒌实大者二枚。

上三味，以水六升，先煮栝蒌取三升，纳诸药，煮取二升，去滓，分温三服。

149.太阳病，二三日，不能卧，但欲起，心下必结，脉微弱者，此本有寒分也，**反下之**，若利止，必作结胸；未止者，（残本此处加：四日复下之）此作协热利也。（太阳实病阳明经证）

150.太阳病，下之后（太阳病阳明热证），其脉促，不结胸者，此为欲解也；脉浮者，必结胸；脉紧者，必咽痛；脉弦者，必两胁拘急；脉细数者，头痛未止；脉沉紧者，必欲呕；脉沉滑者，协热利；脉浮滑者，必下血。

151.病在阳（太阳），应以汗解之，反以冷水潠之。若灌之，其热被劫不得去，弥更益烦，肉上粟起，意欲饮水，反不渴者，服文蛤散（太阳实病阳明热证）。若不差者，与五苓散（太阳实病腑证水分病）。寒实结胸，无热证者，与三物小陷胸汤，白散亦可服。（太阳实病阳明寒证）

文蛤散方：文蛤五两、麻黄三两、甘草三两、生姜三两、石膏五两、杏仁五十粒（去皮尖）、大枣十二枚（擘）。

上七味，为散，以沸汤和一方寸匙，汤用五合，调服，假令汗出已，腹中痛者，与芍药三两。

白散方：桔梗三分、巴豆一分、贝母三分。上三味为散，更于臼中杵之，以白饮和服，强人半钱匙，羸者减之。病在膈上必吐，在膈下必利。不利进热粥一杯，利不止进冷粥一杯。

152.太阳与少阳并病，头项强痛，或眩冒，时如结胸，心下痞硬者（阳明腑证邪气未尽），当刺大椎第一间、肺俞、肝俞，慎不可发汗，发汗则谵语，脉弦大，五日谵语不止，当刺期门。（太阳实病少阳证）

153.妇人中风，发热恶风，经水适来，得之七八日，热除而脉迟身凉，胸胁下满，如结胸状（阳明邪气未尽），谵语者，**此为热入血室也**（子宫、小肠），当刺期门，**随其实而泄之**。（太阳实病少阳证血分病）

154.妇人中风，七八日（日传一经，又传回少阳经），续得寒热，发作有时，经水适断者，此为**热入血室**（子宫小肠），**其血必结**，故使如疟状，（残本此处加：发作有时）小柴胡汤主之。（太阳虚病少阳证血分病）

小柴胡汤方：柴胡半斤、黄芩三两、人参三两、半夏半升、甘草三两（炙）、生姜三两（切）、大枣十二枚（擘）。

上七味，以水一斗二升，煮取六升，去滓，再煎取三升，温服一升，日三服。

155.妇人伤寒发热，经水适来，昼日明了，暮则谵语，如见鬼状者，此为**热入血室**，无犯胃气及上二焦（阳明经），必自愈。（太阳实病少阳证血分病）

156.伤寒六七日，发热微恶寒，支节烦疼，微呕，心下支结，外证未去者，柴胡桂枝汤主之。（太阳虚病少阳证气分病）

柴胡桂枝汤方：桂枝一两半、黄芩一两半、人参一两半、甘草一两（炙）、半夏二合半、芍药一两半、大枣六枚、生姜一两半（切）、柴胡四两。

上九味，以水七升，煮取三升，去滓，温服一升，日三服。

157.伤寒五六日，已发汗而复下之，胸胁满，微结，小便不利，渴而不呕，但头汗出，往来寒热，心烦者，此为未解也，柴胡桂枝干姜汤主之。（太阳虚病少阳证气分病。汗下之后，伤津伤阳，故加干姜、栝蒌根。心烦，加牡蛎）

柴胡桂枝干姜汤方：柴胡半斤、桂枝三两、干姜二两、栝蒌根四两、黄芩三两、牡蛎二两（熬）、甘草二两（炙）。

上七味，以水一斗二升，煮取六升，去滓，再煎取三升，温服一升，日三服，初服微烦，复服，汗出便愈。

158.伤寒五六日，头汗出，微恶寒，手足冷，心下满，口不欲食，大便硬，脉细者，此为**阳微结**，必有表，复有里也。脉沉者，亦在里也，汗出为**阳微**。假令纯阴结，不得复有外证，悉入在里，此为半在里半在外也（少阳证），脉虽沉细，不得为少阴病。所以然者，阴不得有汗，今头汗出，故知非少阴也，可与小柴胡汤。设不了了者，得屎而解。（太阳实病少阳证气分病）

159.伤寒五六日，呕而发热者，柴胡汤证具（太阳实病少阳证），**而以他药下之**，柴胡证仍在者，复与柴胡汤，此虽已下之，不为逆，必蒸蒸而振，却发热汗出而解。若心下满而硬痛者，此为结胸也，大陷胸汤主之（太阳实病阳明热证水分病）。但满而不痛者，此为痞，柴胡不中与之，宜半夏泻心汤。（太阳实病阳明寒证，偏于阳明寒证）

半夏泻心汤方：半夏半升（洗）、黄芩三两、干姜三两、人参三两、甘草三两（炙）、黄连一两、大枣十二枚（擘）。

上七味，以水一斗，煮取六升，去滓，再煎取三升，温服一升，日三服。

160. 太阳少阳并病，而反下之，成结胸，心下必硬，若下利不止，水浆不下，其人必烦。

161. 脉浮而紧，而复下之，紧反入里，则作痞，按之自濡，**但气痞耳**，小青龙汤主之（残本无此方）。（太阳实病阳明寒证，偏于太阳实病）

小青龙汤方：麻黄三两、芍药三两、细辛三两、干姜三两、甘草三两（炙）、桂枝三两、半夏半升、五味子半升。

上八味，以水一斗，先煮麻黄减二升，去上沫，纳诸药，煮取三升，去滓，温服一升，日三服。若渴去半夏，加栝蒌根三两；若微利，若噎者，去麻黄，加附子一枚炮；若小便不利，少腹满者，去麻黄，加茯苓四两；若喘者，加杏仁半升，去皮尖。

162. 太阳中风，下利，呕逆，表解者，乃可攻之，若其人漐漐汗出，发作有时，头痛，心下痞满，引胁下痛，干呕短气，汗出不恶寒者，此表解里未和也，十枣汤主之。（太阳虚病阳明寒证水分病重证）

十枣汤方：芫花（熬）、甘遂、大戟。

上三味，各等分，别捣为散，以水一升半，先煮大枣肥者十枚，取八合，去滓，纳药末，强人服一钱匕，羸人服半钱，温服之，平旦服，若下少，病不除者，明日更服，加半钱，得快下利后，糜粥自养。

163. 太阳病，医发汗，遂发热恶寒，因复下之，心下痞，表里俱虚（太阳虚病阳明寒证），阴阳气并竭，无阳则阴独，复加烧针，因胸烦，面色青黄，肤瞤者，难治；今色微黄，手足温者易愈。

164. 心下痞，按之濡，其脉关上浮大者（急性胃肠炎），大黄黄连黄芩泻心汤主之。（太阳虚病阳明热证）

大黄黄连黄芩泻心汤方：大黄二两、黄连一两、**黄芩一两**（残本无此药）。

上三味，以麻沸汤二升渍之，须臾绞去滓，分温再服。

165.心下痞，而复恶寒者，（残本此处加：汗出者）附子泻心汤主之。（太阳虚病少阴寒证）

附子泻心汤方：大黄二两、黄连一两、黄芩一两、附子一枚（炮去皮，破，别煮取汁）。

上四味，切三味，以麻沸汤二升渍之，须臾绞去滓，纳附子汁，分温再服。

166.本以下之，故心下痞，与泻心汤。痞不解，其人渴，而口燥烦，小便不利者，五苓散主之。（太阳虚病阳明寒证水分轻证）

167.伤寒，汗出，解之后，胃中不和，心下痞硬，干噫食臭，胁下有水气，腹中雷鸣，下利者，生姜泻心汤主之。（太阳实病阳明寒证重证）

生姜泻心汤方：生姜四两、甘草三两（炙）、人参三两、干姜一两、黄芩三两、半夏半升、黄连一两、大枣十二枚（擘）。

上八味，以水一斗，煮取六升，去滓，再煎取三升，温服一升，日三服。

168.伤寒中风，医反下之，其人下利，一日数十行，谷不化，腹中雷鸣，心下痞硬而满，干呕，心烦不得安，医见心下痞，谓病不尽，复下之，其病益甚，此非结热，但以**胃中虚**，**客气上逆**，故使硬也，甘草泻心汤主之。（太阳虚病阳明寒证重证，与十枣汤证不同，十枣汤为水分病重证，本病为气分病重证。）

甘草泻心汤方：甘草四两（炙）、黄芩三两、干姜三两、人参三两、半夏半升、黄连一两、大枣十二枚（擘）。

上七味，以水一斗，煮取六升，去滓，再煎取三升，温服一升，日三服。

169.伤寒，服汤药下之，利不止，心下痞硬，服泻心汤不已，复以他药下之，利益甚，医以理中与之，利仍不止，理中者，理中焦，此利在下焦故也，赤石脂禹余粮汤主之，复不止者，当利其小便。（太阳实病厥阴证水分病）

赤石脂禹余粮汤方：赤石脂一斤（碎）、太乙禹余粮一斤（碎）。

上二味，以水六升，煮取三升，去滓，分温三服。

170.伤寒吐下后，发汗，虚烦，脉甚微。八九日，心下痞硬（水肿型胰

腺炎），胁下痛，气上冲咽喉，眩冒，经脉动惕者，久而成痿。（太阳实病厥阴证重证）

171.伤寒，发汗，若吐，若下，解后，心下痞硬，噫气不除者，旋覆代赭汤主之。（太阳实病厥阴证轻证）

旋覆代赭汤方：旋覆花三两、人参二两、生姜五两、代赭石一两、甘草三两（炙）、半夏半升（洗）、大枣十二枚（擘）。

上七味，以水一斗，煮取六升，去滓，再煎取三升，温服一升，日三服。（残本此处加：下后，不可更行桂枝汤。若汗出而喘，无大热者，可与麻黄杏子甘草石膏汤。突兀，不合篇章逻辑）

172.太阳病，外证未除，而数下之，遂协热而利，利下不止，心下痞硬，表里不解者，桂枝人参汤主之。（太阳虚病太阴证）

桂枝人参汤方：桂枝四两、甘草四两（炙）、白术三两、人参三两、干姜三两。

上五味，以水九升，先煮四味，取五升，纳桂枝，更煮取三升，去滓，温服一升，日再服，夜一服。

173.伤寒，大下后，复发汗，心下痞，恶寒者，表未解也，不可攻痞，当先解表，后攻其痞，解表宜桂枝汤，攻痞宜大黄黄连黄芩泻心汤。（太阳虚病阳明热证轻证，重证用调胃承气汤）

174.伤寒发热，汗出不解，心下痞硬，呕吐而不利者，大柴胡汤主之。（太阳虚病阳明热证）

175.病如桂枝证，头不痛，项不强，寸脉微浮，胸中痞硬，气上咽喉，不得息者，此为胸有寒也，当吐之，宜瓜蒂散。（太阳虚病阳明寒证重证）

瓜蒂散方：瓜蒂一分（熬）、赤小豆一分。

上二味，各别捣筛，为散已，合治之，取一钱匙，以香豉一合，用热汤七合，煮作稀糜，去滓，取汁，和散温顿服之，不吐者，少少加，得快吐乃止。诸亡血虚家，不可与。

176.病胁下素有痞，连在脐旁，痛引少腹，入阴筋者，此名脏结，死。（太阳虚病厥阴证重证）

177.伤寒，若吐，若下后，七八日不解（日传一经，八日又传入阳明经），热结在里，表里俱热，时时恶风，大渴，舌上干燥而烦，欲饮水数升者（伤津），白虎加人参汤主之。（太阳实病阳明经证气分病重证）

白虎加人参汤方：知母六两、石膏一斤（碎）、甘草二两（炙）、粳米六合、人参二两。

上五味、以水一斗，煮米熟，汤成去滓，温服一升，日三服。

178.伤寒，无大热，口燥渴（伤津），心烦，背微恶寒者，白虎加人参汤主之。（太阳实病阳明经证气分病重证）

179.伤寒，脉浮，发热，无汗，**其表不解**，当发汗，不可与白虎汤（太阳实病阳明经证，偏于太阳实病）；渴欲饮（伤津），**无表证者**，白虎加人参汤主之。（太阳实病阳明经证，偏于阳明经证）（从本条可以看出，伤寒表证用白虎加人参汤，这在一般伤寒逻辑上是说不通的，但是《伤寒论》书中这种情况比比皆是，按传统伤寒家的逻辑，不是很好理解，但是按照五运六气理论，则瓦解冰释。）

180.太阳少阳并病（并病与合病意思基本相同，并不是传统伤寒家理解的意义），心下硬，颈项强而眩者，当刺大椎、肺俞、肝俞，慎不可下也，<u>下之则痉（残本无此句）</u>。（太阳实病少阳证，刺大椎、肺俞是解表，刺肝俞是解少阳。下之则邪气入里，伤津，痉证。）

181.太阳与少阳合病，自下利者，与黄芩汤，若呕者，黄芩加半夏生姜汤主之。（太阳病少阳证）

黄芩汤方：黄芩三两、芍药二两、甘草二两、大枣十二枚（擘）。

上四味，以水一斗，煮取三升，去滓，温服一升，日再服，夜一服。

黄芩加半夏生姜汤方：黄芩三两、芍药二两、甘草二两（炙）、半夏半升（洗）、生姜一两半、大枣十二枚（擘）。

上六味，以水一斗，煮取三升，去滓，温服一升，日再服，夜一服。

182.伤寒，胸中有热，胃中有邪气，腹中痛，欲呕者，黄连汤主之。（太阳虚病阳明寒证）

黄连汤方：黄连三两、甘草三两（炙）、干姜三两、桂枝三两、人参二两、半夏半升（洗）、大枣十二枚（擘）。

上七味，以水一斗，煮取六升，去滓，温服一升，日三服，夜三服。

183.伤寒，脉浮滑，此以里有热，表无寒也（残本为：此以表有寒，里有热），白虎汤主之。（太阳病阳明经证）

白虎汤方：知母六两、石膏一斤（碎）、甘草二两（炙）、粳米六合。

上四味，以水一斗，煮米熟，汤成，去滓，温服一升，日三服。

184.伤寒脉结促（残本为结代），心动悸者，炙甘草汤主之。（太阳虚病少阴热证气分病）

炙甘草汤方：甘草四两（炙）、生姜三两（切）、人参二两、地黄半斤、桂枝三两、麦门冬半升、阿胶二两、麻仁半升、大枣十二枚（擘）。

上九味，以清酒七升，先煮八味，取三升，去滓，纳胶烊消尽，温服一升，日三服。

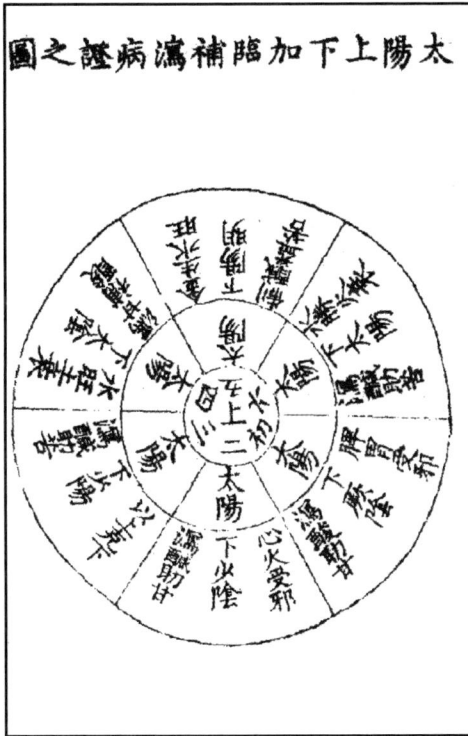

太阳上下加临补泻病证之图

壁●辨阳明病脉证并治

阳明上下加临补泻病证

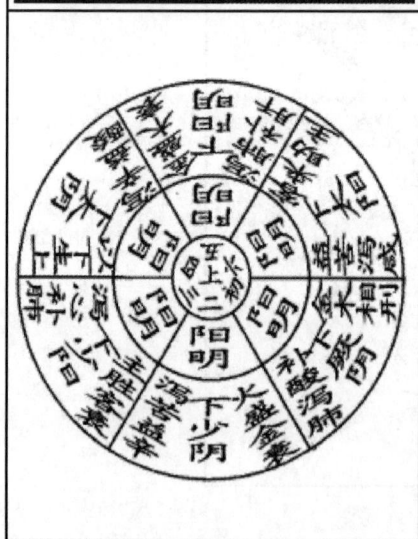

阳明燥金	阳明燥金	阳明燥金	阳明燥金	阳明燥金	阳明燥金	客气
一之气	二之气	三之气	四之气	五之气	六之气	气位
厥阴风木	少阴君火	少阳相火	太阴湿土	阳明燥金	太阳寒水	主气
金木相刑 补肝泻肺 辛补咸泻	火盛金衰 补肺泻心 泻苦益酸	主胜客衰 泻心补肺 泻苦益酸	以下生上 补肝泻肺 泻咸益辛	金盛木衰 泻肺补肝 咸泻辛补	客来助主 泻肺补心 益咸泻甘	病机 与 治则

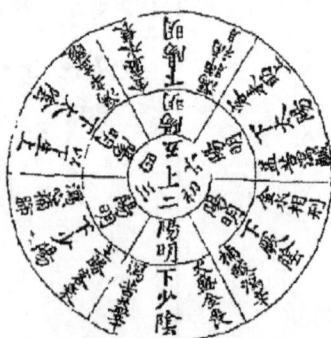

凡此阳明司天之政，气化运行后天，天气急，地气明，阳专其令，炎暑大行，物燥以坚，淳风乃治，风燥横运，流于气交，多阳少阴，**云趋雨府**，湿

化乃敷。燥极而泽，其谷白丹，间谷命太者，其耗白甲品羽，**金火合德，上应太白荧惑**。其政切，其令暴，蛰虫乃见，流水不冰，民病咳嗌塞，寒热发，暴振溧癃闭，清先而劲，毛虫乃死，热后而暴，介虫乃殃，其发躁，胜复之作，扰而大乱，**清热之气，持于气交**。

阳明司天，燥淫所胜，则木乃晚荣，草乃晚生，筋骨内变。民病左胠胁痛，寒清于中，感而疟，大凉革候，咳，腹中鸣，注泄鹜溏，名木敛，生苑于下，草焦上首，心胁暴痛，不可反侧，嗌干面尘腰痛，丈夫癞疝，妇人少腹痛，目昧眦，疡疮痤痈，蛰虫来见，病本于肝（天刑）。太冲（足厥阴肝经）绝，死不治。**阳明司天**，清复内余，则咳衄嗌塞，心鬲中热，则咳不止而白血出者死。

阳明司天，燥气下临，肝气上从（从化），苍起木用而立，土乃眚，凄沧数至，木伐草萎，胁痛目赤，掉振鼓慄，筋痿不能久立。暴热至，土乃暑，阳气郁发，小便变，寒热如疟，甚则心痛，火行于槁，流水不冰，蛰虫乃见。

巳亥初之气（阳明＋厥阴），寒始肃，杀气（金气）方至，民病寒于右之下（间气，一之气）。

辰戌二之气（阳明＋少阴），大凉反至，民乃惨，草乃遇寒，火气遂抑，民病气郁中满，寒乃始。

卯酉三之气（阳明＋少阳），天政布，凉乃行，燥热交合，燥极而泽，民病寒热。

寅申四之气（阳明＋太阴），凉乃至，炎暑间化（少阳司天，阳明太阴为间气），白露降，民气和平，其病满身重。

丑未五之气（阳明＋阳明），惨令已行，寒露下，霜乃早降，草木黄落，寒气及体，君子周密，民病皮腠。**少阴在泉，客胜**则腰痛，尻股膝髀腨骺足病，瞀热以酸，胕肿不能久立，溲便变。

子午终之气（阳明＋太阳），燥令行，余火内格，肿于上，咳喘，甚则血溢。寒气数举，则霿雾翳，病生皮腠，内舍于胁，下连少腹而作寒中，地将易也。**少阴在泉，主胜**则厥气上行，心痛发热，鬲中众痹皆作，发于胠胁，魄汗不藏，四逆而起。

岁少阴在泉，热淫所胜，则焰浮川泽，阴处反明。民病腹中常鸣，气上冲胸，喘不能久立，寒热皮肤痛，目暝齿痛颊肿（《史载之方》卷上《少阴地胜》作"频"），恶寒发热如疟，少腹中痛，腹大，蜇虫不藏。

故食岁谷（酸）以安其气，食间谷以去其邪（咸、辛），岁宜以咸以酸以辛，汗之、清之、散之，安其运气，无使受邪，折其郁气，资其化源。以寒热轻重少多其制，同热者多天化，同清者多地化，用凉远凉，用热远热，用寒远寒，用温远温，食宜同法。有假者反之，此其道也。反是者，乱天地之经，扰阴阳之纪也。

阳明之胜，清发于中，左胠胁痛溏泄，内为嗌塞，外发癞疝，大凉肃杀，华英改容，毛虫乃殃，胸中不便，嗌塞而咳。**阳明之胜**，治以辛温（补木），佐以辛甘，以咸泄之（泻金）。

阳明之复，清气大举，森木苍干，毛虫乃厉。病生胠胁，气归于左，善太息，甚则心痛否满，腹胀而泄，呕苦咳哕，烦心，病在鬲中头痛，甚则入肝，惊骇筋挛。太冲绝，死不治。**阳明之复**，治以辛温，佐以苦甘，以苦泄之，以苦下之，以酸补之。

阳明病的司天司地间气经络对应表

病位	症状	出处
阳明病	阳明实热证，胃家实，痞满燥实 阳明虚寒证，腹泻，腹胀	《伤寒论》提纲
手阳明大肠经	齿痛、颊肿	是动则病
	目暝齿痛颊肿	**少阴司地**
	口干、目黄、鼽衄、喉痹、肩前臑痛、大指次指不用	是主津液所生病
	燥令行，余火内格，肿于上，咳喘，甚则血溢	**子午终之气** （阳明＋太阳）
	内为嗌塞，外发癞疝，嗌塞而咳	**阳明之胜**
足阳明胃经	贲响腹胀。洒洒振寒，善呻数欠，颜黑，病至则恶人与火，闻木声则惕然而惊，心欲动，独闭户牖而处，甚则欲上高而歌，弃衣而走，是为骭厥	是动则病

续表

病位	症状	出处
足阳明胃经	**民病**左胠胁痛，寒清于中，感而疟，大凉革候，咳，腹中鸣，注泄鹜溏，名木敛，生苑于下，草焦上首，心胁暴痛，不可反侧，嗌干面尘腰痛，丈夫癫疝，妇人少腹痛，目昧眦，疡疮痤痈，蛰虫来见，病本于肝（天刑）。	阳明司天
	主胜则厥气上行，心痛发热，膈中众痹皆作，发于胠胁，魄汗不藏，四逆而起。 **病生**胠胁，气归于左，善太息，甚则心痛痞满，腹胀而泄，呕苦咳哕，烦心，病在膈中头痛，甚则入肝，惊骇筋挛	阳明之复
	狂疟温疟，汗出鼽衄，口歪唇胗，颈肿喉痹，大腹水肿，膝膑肿痛，循膺乳气街股伏兔腨外廉足跗上皆痛，中指不用	是主所生病
	清复内余，则咳衄嗌塞，心膈中热，则咳不止而白血出者死。目昧眦，疡疮痤痈，掉振鼓慄，筋痿不能久立。寒热如疟，甚则心痛	阳明司天
	恶寒发热如疟，少腹中痛，腹大（燥实），客胜则腰痛，况股膝髀腨骱足病，瞀热以酸，胕肿不能久立，溲便变。腹中常鸣	少阴在泉
	腹胀而泄。 **其病满身重。**	阳明之复 寅申四之气 （阳明＋太阴）

185.问曰：病有太阳阳明，有正阳阳明，有少阳阳明，何谓也？答曰：太阳阳明者（阳明病太阳证），脾约是也；正阳阳明者（阳明病阳明证），胃家实是也；少阳阳明者（阳明病少阳证），发汗，利小便已，胃中燥烦实，大便难是也。（从本条来看，仲景似乎关于五运六气伤寒法也没有规范的叫法，或合病，或并病，或两感，或太阳阳明，或正阳阳明，或少阳阳明等，难道仲景有难言之隐？抑或仲景也不懂这种五运六气伤寒法，只是另有所承？如其师张伯祖。因为虽然在古本中记录了五运六气主客之法，但是在伤寒杂病正文中，并没有关于五运六气的具体应用，或是提及，这一点令人不解，或是在十三稿中？关于仲景，史书中没有正史的记录，都是一些逸闻，甚至连长沙太守的官

职都没有记录，张羡与张机到底是否为一人，这些都值得人深思。）

186.阳明之为病，胃家实是也。（阳明病，此处实也，有热实、寒实之分，历来医家没有此种认识）

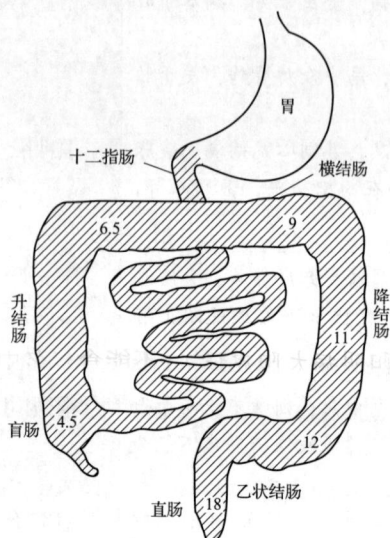

注：胃内食物到达大肠各部位的时间
数字指平均时间（单位：小时），因食物的质量及人体不同而有所差异

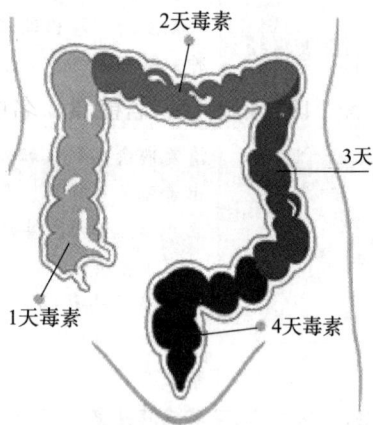

187.问曰：何缘得阳明病？答曰：太阳病若发汗，若下，若利小便，此亡津液，胃中干燥，因转属阳明，不更衣，内实，大便难者，此名阳明也。（太阳病阳明热证）

188.问曰：阳明病外证云何？答曰：身热，汗自出，不恶寒，反恶热也。（阳明病太阳实证）

189.问曰：病有得之一日，不发热而恶寒者，何也？答曰：虽得之一日，恶寒将自罢，即自汗出而恶热也。（阳明中风，阳明病太阳虚证）

190.问曰：恶寒何故自罢？答曰：阳明居中，主土也，万物所归，无所复传，始虽恶寒，二日自止，此为阳明病也。（阳明病太阳证）

191.本太阳病，初得病时发其汗，汗先出不彻，因转属阳明也。（太阳病

阳明证）

192.伤寒发热，无汗，呕不能食，而反汗出濈濈然者，是转属阳明也。（太阳病阳明热证）

193.伤寒三日，阳明脉大者，此为不传也（残本无此条）。（日传一经，邪入阳明，不传少阳）

194.伤寒，脉浮而缓，手足自温者，是为系在太阴（太阳虚病太阴脾证）；太阴者，身当发黄。小便自利者，不能发黄，至七八日（日传一经，第八日又传阳明经），大便硬者，为阳明病也（太阳虚病阳明热证）。

195.伤寒转属阳明者，其人濈然微汗出也。（太阳病阳明热证）

196.阳明中风，口苦，咽干，腹满，微喘，发热，恶风（残本为恶寒），脉浮而缓（残本为紧），若下之，则腹满，小便难也。（阳明热病太阳虚证）

197.阳明病，若能食，名中风（阳明病太阳虚证），不能食，名中寒（阳明寒病太阳实证）。

198.阳明病，若中寒者，不能食，小便不利，手足濈然汗出，此欲作固瘕，必大便初硬后溏。所以然者，以胃中冷，水谷不别故也。（此条开始出现阳明寒实病。阳明寒病太阳实证）

199.阳明病，初欲食，小便不利，大便自调，其人骨节疼，翕翕然如有热状，奄然发狂（太阳虚证血分病），濈然汗出而解者，此水不胜谷气（土克水，实克虚），与汗共并，脉小（残本为紧）则愈。（阳明热病太阳虚证，既然有太阳桂枝汤证，为什么还要说阳明病？按照提纲，诊断阳明病需要胃家实，但胃家实的症状在哪里？值得深思，医算在这其中起到什么诊断意义？如此貌似错误的逻辑，篇中俯拾即是。）

200.阳明病，欲解时，从申至戌上。（卫气病看空间三阴三阳，营气病看时间三阴三阳）

201.阳明病，不能食，攻其热必哕，所以然者，其人本虚，胃中冷故也。（阳明寒病）

202.阳明病，脉迟，食难用饱，饱则微烦，头眩，必小便难，此欲作谷疸，虽下之，腹满如故。所以然者，脉迟故也。（阳明寒病。如果是脉迟，按照传统伤寒家的逻辑，断然不会考虑阳明病的，因为阳明病必然是大热大渴大汗出脉洪大的四大之证。本条，为什么仲景言之凿凿地说阳明病，脉迟……如何如何。仲景先是定性了阳明病后，继而论述其脉迟、食难用饱……等症状。最后，又再次强调，阳明病……所以然者，脉迟故也。可见，此处阳明病，断然不是按照四大之证来锁定，必然另有所本，所本为何？数术？方术？）

203.阳明病，法多汗，反无汗，其身如虫行皮中状者，此以**久虚**故也。（阳明寒病。本条也是，仲景是如何先定性为阳明病，然后再说反无汗云云的呢？）

204.阳明病，反无汗，而小便利，二三日呕而咳，手足厥者，必苦头痛（厥阴头痛）；若不咳，不呕，手足不厥者，头不痛。（阳明寒病厥阴证）

205.阳明病，但头眩，不恶寒，故能食；**若咳者，其人必咽痛；不咳者，咽不痛**。（阳明寒病少阴寒证。三阴三阳病中，涉及咽喉的只有少阳病与少阴病，少阳病的咽干、少阴寒病是咽痛，如猪肤汤类）

206.阳明病，无汗，小便不利，心中懊憹者，**身必发黄**。（阳明寒病太阴脾证。如194条说，太阴者，身当发黄。）

207.阳明病，被火，额上微汗出，而小便不利者，**必发黄**。（阳明寒病太阴脾证。阳明病为什么被火？阳明寒病也。）

208.阳明病，脉浮而大（残本为紧）者，必潮热，发作有时，但浮者，必自（残本为盗）汗出。（阳明热病太阳虚证）

209.阳明病，口燥，但欲漱水，不欲咽者，必自衄。（阳明经病太阳实证）

210.阳明病，本自汗出，医更重发汗，病已差，尚微烦不了了者，此必大便硬故也（阳明热病太阳虚证）。以亡津液，胃中干燥，故令大便硬。当问其小便日几行，若本小便日三四行，今日再行（两行），则知大便不久必出。所以然者，以小便数少（原来日三四行，今日两行），津液当还入胃中，故知不久必大便也。

211.伤寒呕多，虽有阳明证，不可攻之。（太阳病为何有阳明证？太阳虚病阳明寒证）

212.**阳明证**，心下硬满者，不可攻之，攻之，利遂不止者死，利止者愈。（阳明热病阳明寒证。此处，仲景说的是阳明证，没有说阳明病，一病一证，其意深远。)

213. 阳明证，眼合色赤，不可攻之，攻之必发热（太阳实病阳明寒证）；色黄者，小便不利也（太阴病阳明寒证）。

214. 阳明病，不吐，不下，心烦者，可与调胃承气汤。（阳明腑病阳明热证轻证）

调胃承气汤方：甘草二两（炙）、芒硝半升、大黄四两（酒洗）。

上三味，以水三升，煮二物至一升，去滓，纳芒硝，更上微火一二沸，温顿服之。

215. 阳明病，脉实（残本为迟），虽汗出，而不恶热者，其身必重，短气，腹满而喘，有潮热者，此外欲解可攻里也（阳明热病太阳虚证）；**手足濈然汗出者，此大便已硬也**，大承气汤主之（阳明腑证）；若汗多，微发热恶寒者，外未解也，其热不潮者，未可与承气汤（太阳虚证）；若腹大满不通者，可与小承气汤（阳明热证），微和胃气，勿令大泄下。（承气汤者，上承胃气，下启肠气。调胃承气汤调胃十二指肠之痞滞胀满，大承气汤下大肠燥实，小承气汤下小肠燥实。痞为胃十二指肠之上下不通，满为小肠之顺行不畅及梗阻，燥为小肠燥屎，实为大肠之宿便。)

大承气汤方：大黄四两（酒洗）、厚朴半斤（炙去皮）、枳实五枚（炙）、芒硝三合。

上四味，以水一斗，先煮二物，取五升，去滓，纳大黄，更煮取二升，去滓，纳芒硝，更上微火一两沸，分温再服，得下余勿服。

小承气汤方：大黄四两（酒洗）、厚朴二两（炙去皮）、枳实三枚（炙）。

上三味，以水四升，煮取一升二合，去滓，分温再服，初服更衣者，停后服，不尔者，尽饮之。

216. 阳明病，潮热，大便微硬者，可与大承气汤（阳明腑病），不硬者不可与之。若不大便六七日，恐有燥屎，欲知之法，少与小承气汤，汤入腹中，转矢气者（小肠蠕动，下气通者，放屁也），此有燥屎也，乃可攻之。若不转矢气者，此但初头硬，后必溏，不可攻之，攻之必胀满，不能食也，欲饮水者，与水则哕（阳明寒病）；其后发热者，必大便复硬而少也，以小承气汤和之，不转矢气者（小肠梗阻），慎不可攻也。

217. 阳明病，实则谵语（阳明热病），虚则郑声（阳明寒病），郑声者重语也，直视，谵语，喘满者，死，下利者，亦死。

218. 阳明病，发汗多，若重发汗，以亡其阳，谵语，脉短者，死；脉自和者，不死。（阳明热病太阳实证）

219. 伤寒，若吐，若下后，不解，不大便五六日，上至十余日，日晡所发潮热，不恶寒，**独语如见鬼状**，若剧者，发则不识人，循衣摸床，惕而不安，微喘，直视；脉弦者生，涩者死；微者，但发热，谵语者，大承气汤主之。（太阳实病阳明腑实证）

220. 阳明病，其人多汗，以津液外出，胃中燥，大便必硬，硬则谵语，小承气汤主之。（阳明腑实病轻证）

221. 阳明病，谵语，发潮热，脉滑而疾者，小承气汤主之。（阳明腑实病轻证）

222. 阳明病，服承气汤后，不转矢气，明日又不大便，脉反微涩者，**里虚也**，为难治，不可更与承气汤也。（阳明腑实病阳明寒证）

223. 阳明病，谵语，有潮热，反不能食者，胃中（肠中）必有燥屎五六枚也，若能食者，但硬尔，宜大承气汤下之。（阳明热病阳明热证）

224. 阳明病，下血，谵语者，此为**热入血室**，但头汗出者，刺期门，随其实而泻之，濈然汗出则愈。（阳明热病少阳证血分病）

225. 阳明病，汗出，谵语者，以有燥屎在胃中，此为实（残本为风）也，须过经（太阳经）乃可下之，下之若早，语言必乱，以**表虚里实**故也，下之宜大承气汤。（阳明热病太阳虚证）

226. 伤寒四五日，脉沉而喘满，沉为在里，而反发其汗，津液越出，大便为难，**表虚里实**，久则谵语。（太阳虚病阳明热证）

227. 三阳合病（阳明热病少阳证，阳明为二阳，少阳为一阳，合为三阳），腹满，身重，难以转侧，口不仁，面垢（阳明热病，颜黑，面尘）。若发汗，则谵语，遗尿。若下之，则手足逆冷，额上出汗。若自汗者，宜白虎汤（阳明热病为主）。自利者，宜葛根黄连黄芩甘草汤（残本无此条）（少阳证为主）。

白虎汤方：知母六两、石膏一斤碎（棉裹）、甘草二两（炙）、粳米六合。

上四味，以水一斗，煮米熟，汤成去滓，温服一升，日三服。

葛根黄连黄芩甘草汤方：葛根半斤、甘草二两（炙）、黄连三两、黄芩三两。

上四味，以水八升，先煮葛根减二升，纳诸药，煮取二升，去滓，分温再服。

228. 二阳并病，太阳证罢，但发潮热，手足漐漐汗出，大便难而谵语者，下之则愈，宜大承气汤。（太阳实病阳明热证）

229. 阳明病，脉浮而大，咽燥口苦，腹满而喘，发热汗出，不恶寒，反恶热，身重；若发汗，则躁，心愦愦反谵语；若加温针，必怵惕，烦躁，不得眠；若下之，则胃中空虚，客气动膈，心中懊憹，舌上苔者，栀子豉汤主之。（阳明热病少阴热证）

栀子豉汤方：栀子十四枚（擘）、香豉四合（棉裹）。

上二味，以水四升，先煮栀子取二升半，去滓，纳香豉，更煮，取一升半，去滓，分二服，温进一服，得快吐者，止后服。

230. 阳明病，渴欲饮水，口干舌燥者，白虎加人参汤主之。（阳明经病阳明经证）

白虎加人参汤方：知母六两、石膏一斤（碎）、甘草二两（炙）、粳米六合、人参三两。

上五味，以水一斗，煮米熟，汤成去滓，温服一升，日三服。

231. 阳明病，脉浮，发热，渴欲饮水，小便不利者，猪苓汤主之。（阳明热病少阴热证水分病）

猪苓汤方：猪苓一两（去皮）、茯苓一两、泽泻一两、阿胶一两、滑石一两（碎）。

上五味，以水四升，先煮四味，取二升，去滓，纳阿胶烊消，温服七合，日三服。

232. 阳明病，汗出多而渴者，不可与猪苓汤，以汗多胃中燥，猪苓汤复利其小便故也。（阳明热病阳明热证，即白虎加人参汤证。猪苓汤还可以治疗泌尿系结石。）

233. 阳明病，脉浮而迟，表热里寒，下利清谷者，四逆汤主之。（阳明热病少阴寒证。阳明病，没有汗吐下，为什么会用四逆汤？阳明病已经定性，仅凭单纯脉浮而迟，表热里寒，下利清谷者，也不能就定为少阴寒证。如何定位少阴寒证？如何解释？只能用五运六气伤寒法解释。传统伤寒家是无法解释这些条文的。）

四逆汤方：甘草二两（炙）、干姜一两半、附子一枚（生用去皮破八片）、人参二两。

上四味，以水三升，煮取一升二合，去滓，分温二服。

234.阳明病，**胃中虚冷**，不能食者，不可与水饮之，饮则必哕。（阳明寒病）

235.阳明病，脉浮，发热，口干，鼻燥，能食者，衄。（阳明热病太阳实证轻证）

236.阳明病，下之，其外有热，手足温，不结胸，心中懊侬，饥不能食，但头汗出者，栀子豉汤主之。（阳明热病少阴热证）

237.阳明病，发潮热，大便溏，小便自可，胸胁满不去者，与小柴胡汤。（阳明热病少阳证）

小柴胡汤方：柴胡半斤、黄芩三两、人参三两、半夏半升、甘草二两（炙）、生姜三两（切）、大枣十二枚（擘）。

上七味，以水一斗二升，煮取六升，去滓，再煎取三升，温服一升，日三服。

238.阳明病，胁下硬满（肝脾肿大），不大便而呕，舌上白苔者，可与小柴胡汤，上焦得通，津液得下，胃气因和，身濈然汗出而解也。（阳明寒病少阳证）

239.阳明中风，脉弦浮大，而短气，腹都满，胁下及心痛，久按之气不通，鼻干不得涕，嗜卧，一身及目悉黄，小便难，有潮热，时时哕，耳前后肿，刺之不差，外不解，病过十日，脉续浮者，与小柴胡汤（阳明热病少阳证）；脉但浮，无余证者，与麻黄汤（阳明热病太阳实证）；若不尿，腹满加哕者，不治。

240.（残本无此条）动作头痛，短气，有潮热者，属阳明也，白蜜煎主之。（阳明热病阳明热证，与白虎加人参汤同）

白蜜煎方：人参一两、地黄六两、麻仁一升、白蜜八合。

上四味，以水一斗，先煎三味，取五升，去滓，纳蜜，再煎一二沸，每服二升，日三夜二。

241.阳明病，自汗出，若发汗，小便自利者，此为津液内竭，便虽硬不可攻之，当须自欲大便，宜蜜煎导而通之，若土瓜根及大猪胆汁，皆可为导。（阳明热病阳明热证，与白虎加人参汤同）

蜜煎导方：食蜜七合。上一味，纳铜器中，微火煎之，稍凝如饴状，搅之勿令焦著，可丸时，并手捻作挺，令头锐，大如指，长二寸许，当热时急作，冷则软，纳谷道中，以手紧抱，欲大便时乃去之。

猪胆汁方：大猪胆一枚。

上一味，泄汁，和醋少许，灌谷道中，如一食顷，当大便出，宿食甚多。

242.阳明病，脉迟，汗出多，微恶寒者，表未解也，可发汗，宜桂枝汤。（阳明寒病太阳虚证）

243.阳明病，脉浮，无汗而喘者，发汗则愈，宜麻黄汤。（阳明热病太阳实证）

244.阳明病，发热汗出者，此为热越，不能发黄也。但头汗出，身无汗，剂颈而还，小便不利，渴引水浆者，此为瘀热在里，身必发黄，茵陈蒿汤主之。（阳明热病太阴证）

茵陈蒿汤方：茵陈蒿六两、栀子十四枚（擘）、大黄二两（去皮）。

上三味，以水一斗二升，先煮茵陈，减六升，纳二味，煮取三升，去滓，分温三服，小便当利，尿如皂荚汁状，色正赤，一宿病减，黄从小便去也。

245.阳明病，其人善忘者，必有蓄血，所以然者，本有久瘀血，故令善忘，屎虽硬，大便反易，其色必黑，宜抵当汤下之。（阳明热病太阳实证血分病）

246.阳明病，下之，心中懊侬而烦，胃中有燥屎者，可攻（阳明热病）；腹微满，大便初硬后溏者，不可攻之（阳明寒病）；若有燥屎者，宜大承气汤。（阳明热病阳明热证）

247.病人不大便五六日，绕脐痛，烦躁，发作有时者，此有燥屎，故使不大便也。（阳明实病）

248.病人烦热，汗出则解，又如疟状，日晡所发热者，**属阳明也**；脉实者，宜下之；脉浮大者，宜发汗。下之与大承气汤；发汗宜桂枝汤。（阳明热病太阳虚证）

249.大下后，六七日不大便，烦不解，腹满痛者，此有燥屎也，所以然者，本有宿食故也，宜大承气汤。（阳明热病阳明热证）

250.病人小便不利，大便乍难乍易，时有微热，喘息不能卧者，有燥屎也，宜大承气汤。（阳明热病阳明热证）

251. 食谷欲呕者，属阳明也，吴茱萸汤主之（阳明寒病）。得汤反剧者，属上焦也，<u>小半夏汤主之（残本无此方）</u>（阳明热病阳明寒证水分病）。

吴茱萸汤方：吴茱萸一升、人参三两、生姜六两（切）、大枣十二枚（擘）。

上四味，以水七升，煮取二升，去滓，温服七合，日三服。

小半夏汤方：半夏一升、生姜半斤。

上二味，以水七升，煮取一升半，去滓，分温再服。

252.太阳病，寸缓，关浮，尺弱，其人发热汗出，复恶寒，不呕，但心下痞者，此以医下之。如其未下，病人不恶寒而渴者，此转属阳明也。小便数者，大便必硬，不更衣十日，无所苦也，渴欲饮水者，少少与之，以法救之。<u>渴而饮水多小便不利者（残本无此半条）</u>，宜五苓散。（太阳虚病少阴热证水分病）

五苓散方：猪苓十八铢、白术十八铢、茯苓十八铢、泽泻一两六铢、桂枝半两。

上五味为散，白饮和服方寸匕，日三服，发黄者，加茵陈蒿十分。

253.脉阳（寸脉）微而汗出少者，为自和；汗出多者，为太过；阳脉（寸脉）实，因发其汗，出多者，亦为太过，太过者，为阳绝于里，亡津液，大便因硬也。（太阳实病阳明热证）

254.脉浮而芤，浮为阳，芤为阴，浮芤相搏，胃气生热，其阳则绝。（阳明寒病）

255.趺阳脉浮而涩，浮则胃气强，涩则小便数，浮涩相搏，大便则硬，

其脾为约，麻子仁丸主之。（阳明寒病阳明热证）

麻子仁丸方：麻子仁二升、芍药半斤、枳实半斤（炙）、大黄一斤（去皮）、厚朴一只（炙）、杏仁一升（去皮尖）。

上六味，蜜为丸，如梧桐子大，饮服十丸，日三服，渐加，以知为度。

256.太阳病二（残本为三）日，发汗不解，蒸蒸发热者，属阳明（残本为胃）也，调胃承气汤主之。（太阳实病阳明热证）

257.伤寒吐后，腹胀满者，与调胃承气汤。（太阳实病阳明热证）

258.太阳病，若吐，若下，若发汗后，微烦，小便数，大便因硬者，与小承气汤和之愈。（太阳实病阳明热证）

259.得病二三日，脉弱，无太阳柴胡证（无太阳、少阳证），烦躁，心下硬，至四五日，虽能食，以小承气汤少少与，微和之，令小安。至六日与小承气汤一升。若不大便六七日，小便少者，虽不大便，但初头硬，后必溏，未定成硬，攻之必溏，须小便利，屎定硬，乃可攻之，宜大承气汤。（阳明寒病阳明热证）

260.伤寒六七日，目中不了了，睛不和，无表里证，大便难，身微热者，此为实也，急下之，宜大承气汤。（太阳实病阳明热证）

261.阳明病，发热汗多者，急下之，宜大承气汤。（阳明热病）

262.发汗，不解，腹满痛者，急下之，宜大承气汤。（太阳实病阳明热病）

263.腹满不减，减不足言，当下之，宜大承气汤。（阳明热病）

264.阳明少阳合病（阳明热病少阳证），必下利，其脉不负者，为顺也；负者，失也。互相克责（残本为贼）（火克金），名为负也。脉滑而数者，有宿食也，当下之，宜大承气汤。（阳明热病）

265.病人无表里证，发热七八日，虽脉浮数者，可下之，假令已下，脉数不解，合热则消谷善饥，至六七日不大便者，有瘀血也，宜抵当汤（阳明热病太阳实证血分病）。若脉数不解，而下利不止，必协热便脓血也。（阳明热病少阳证）

266.伤寒，发汗已，身目为黄，所以然者，以**寒湿在里**，不解故也，不

可汗（残本为下）也，**当于寒湿中求之。**（太阳实病太阴证，偏于太阴证，胆汁淤积性肝炎、肝细胞性黄疸常见）

267. 伤寒七八日，身黄如橘子色，小便不利，腹微满者，茵陈蒿汤主之。（太阳实病太阴脾证水分病，偏于阳黄，常见于梗阻性黄疸）

268. 伤寒，身黄，发热者（病毒感染），栀子柏皮汤主之。（太阳实病太阴证气分病，常见于甲肝、乙肝、丙肝急性发作，传染性单核细胞增多证等导致的肝细胞性黄疸）

栀子柏皮汤方：栀子十五个（擘）、甘草一两（炙）、黄柏二两。

上三味，以水四升，煮取一升半，去滓，分温再服。

269. 伤寒瘀热（胆道的结石、炎症、脓肿、肿瘤、病毒感染重证）在里，其身必黄，麻黄连翘赤小豆汤主之。（太阳实病太阴证血分病，常见于胆囊炎梗阻性黄疸、重症病毒性肝炎、败血症导致的溶血性黄疸或肝细胞性黄疸）

麻黄连翘赤小豆汤方：麻黄二两、连翘二两、杏仁四十个（去皮尖）、赤小豆一升、大枣十二枚、生梓白皮一斤（切）、生姜二两（切）、甘草二两（炙）。

上八味，以潦水一斗，先煮麻黄再沸，去上沫，纳诸药，煮取三升，去滓，分温三服、半日服尽。

270. （残本见《金匮》黄疸 13 条）阳明病，身热，不能食，食即头眩，心胸不安，久久发黄，**此名谷疸**，茵陈蒿汤主之。（阳明实病太阴证水分病，常见于胆道壶腹部位梗阻性黄疸）

271. （残本见《金匮》黄疸 15 条）阳明病，身热，发黄，心中懊恼，或热痛，因于酒食者，**此名酒疸**，栀子大黄汤主之。（阳明热病太阴证气分病，常见于酒精性肝硬化、胰腺癌导致的梗阻性黄疸）

栀子大黄汤方：栀子十四枚、大黄一两、枳实五枚、豉一升。

上四味，以水六升，煮取三升，去滓，温服一升，日三服。

272. （残本见《金匮》黄疸 17 条）阳明病，身黄，津液枯燥，色暗不明者，此热入于血分也，猪膏发煎主之。（阳明热病阳明热证血分病，常见于壶腹癌、胰腺癌晚期导致的梗阻性黄疸）

猪膏发煎方：猪膏半斤、乱发如鸡子大三枚。

上二味，和膏煎之，发消药成，分再服，病从小便出。

273.（残本见《金匮》黄疸19条）黄疸，腹满，小便不利而赤，自汗出，此为**表和里实**，当下之，宜大黄硝石汤。（阳明热病太阳虚证血分病，常见于壶腹癌、胰腺癌晚期导致的梗阻性黄疸）

大黄硝石汤方：大黄四两、黄柏四两、芒硝四两、栀子十五枚。

上四味，以水六升，先煮三味，取二升，去滓，纳硝，更煮取一升，顿服。

274.（残本见《金匮》黄疸21条）诸黄，腹痛而呕者，宜大（残本无大）柴胡汤。（阳明热病少阳证，胆道梗阻性黄疸）

大柴胡汤方：柴胡半斤、黄芩三两、芍药三两、半夏半升（洗）、生姜五两（切）、枳实四枚（炙）、大枣十二枚（擘）、大黄二两。

上八味，以水一斗二升，煮取六升，去滓，再煎，温服二升，日三服。

275.（残本见《金匮》黄疸20条）黄病，小便色不变，自利，腹满而喘者，不可除热，除热必哕，哕者，小半夏汤主之。（阳明寒病太阴脾证）

276.（残本见《金匮》黄疸16条）诸黄家，但利其小便，五苓散加茵陈蒿主之（残本见《金匮》黄疸18条）（太阳虚病太阴脾证，偏于湿）；假令脉浮，当以汗解者，宜桂枝加黄芪汤。（太阳虚病太阴证，偏于虚）

桂枝加黄芪汤方：桂枝三两、芍药三两、甘草二两（炙）、生姜三两（切）、大枣十五枚、黄芪二两。

上六味，以水八升，煮取三升，去滓、温服一升，日三服。

277.（残本见《金匮》黄疸22条）诸黄，小便自利者，当以**虚劳法**，小建中汤主之。（阳明寒病太阴脾证重证，常见于各种贫血导致的胆红素增多证）

小建中汤方：桂枝三两、芍药六两、甘草三两（炙）、生姜三两（切）、大枣十二枚、饴糖一升。

上六味，以水七升，先煮五味，取三升，去滓，纳胶饴，更上微火消解，温服一升，日三服。

278.（残本见《金匮》黄疸10条）阳明病，腹满，小便不利（残本《金

匮》无此句），舌萎黄燥，不得眠者，此属黄家。（阳明热病太阴证，肝胆胰腺肿瘤晚期）

279.（残本见《金匮》黄疸11条）黄疸病，当以十八日为期（丑未太阴湿土，寄于四季之末各十八日），治之十日以上，反剧者，为难治。（阳明寒病太阴脾证）

280.（残本见《金匮》黄疸9条）夫病（阳明病），脉沉，渴欲饮水，小便不利者，后必发黄。（阳明寒病太阴脾证）

281.（残本见《金匮》腹满寒疝宿食1条）趺阳脉微而弦，法当腹满，若不满者，必大便难，两胠疼痛，此为虚寒，当温之，宜吴茱萸汤（残本《金匮》无此方）。（阳明寒病厥阴证轻证）

282.（残本见《金匮》腹满寒疝宿食8条）夫病人腹痛绕脐，此为阳明风冷，谷气不行，若反下之，其气必冲，若不冲者，心下则痞，当温之，宜理中汤（残本《金匮》无此条）。（阳明寒病太阳虚证）

理中汤方：人参三两、白术三两、甘草三两（炙）、干姜三两。

上四味，以水八升，煮取三升，去滓，温服一升，日三服。

283.（残本见《金匮》腹满寒疝宿食9条）阳明病，发热十余日，脉浮而数，腹满，饮食如故者，厚朴七物汤主之。（阳明腑病太阳虚证，肠积气，巨结肠等）

厚朴七物汤方：厚朴半斤、甘草三两、大黄三两、枳实五枚、桂枝二两、干姜五两、大枣十枚。

上七味，以水一斗，煮取四升，去滓，温服八合，日三服。

284.（残本见《金匮》腹满寒疝宿食10条）阳明病，腹中切痛，雷鸣，逆满，呕吐者，此虚寒也（残本《金匮》无此条），附子粳米汤主之。（阳明寒病少阴寒证重证，肠梗阻、肠套叠、肠系膜血栓）

附子粳米汤方：附子一枚（炮）、半夏半升、甘草一两、大枣十枚、粳米半升。

上五味，以水八升，煮米熟，汤成去滓，温服一升，日三服。

285.（残本见《金匮》腹满寒疝宿食14条）阳明病，腹中寒痛，呕不能

食，有物突起，如见头足（肠痉挛、肠梗阻、疝气），痛不可近者，大建中汤主之。（阳明寒病厥阴证重证）

大建中汤方：蜀椒二合去目汗、干姜四两、人参一两、胶饴一升。

上四味，以水四升，先煮三味，取二升，去滓，纳胶饴，微火煮取一升半，分温再服，如一炊顷，可饮粥二升，后更服，当一日食糜粥，温覆之。

286.（残本见《金匮》腹满寒疝宿食15条）阳明病，腹满，胁下偏痛，发微热，其脉弦紧者，当以温药下之，宜大黄附子细辛汤。（阳明热病少阴寒证重证）

大黄附子细辛汤方：大黄三两、附子三两、细辛二两。

上三味，以水五升，煮取二升，去滓，分温三服，一服后，如人行四五里，再进一服。

287.（残本见《金匮》腹满寒疝宿食21条）问曰：阳明宿食何以别之？师曰：寸口脉浮而大，按之反**涩**，尺中亦微而**涩**，故知其有**宿食**也，大承气汤主之。（阳明热病阳明热证）

288.（残本见《金匮》腹满寒疝宿食22条）寸口脉数而滑者，此为有宿食也。（残本《金匮》此处加：下之愈，宜大承气汤）

289.（残本见《金匮》腹满寒疝宿食23条）下利不欲食者，此为有宿食也。（残本《金匮》此处加：下之愈，宜大承气汤）

290.（残本见《金匮》腹满寒疝宿食25条）脉紧如转索者，此为有宿食也。

291.（残本见《金匮》腹满寒疝宿食26条）脉紧，腹中痛，恶风寒者，此为有宿食也。（阳明热病太阳虚证）

292.（残本见《金匮》腹满寒疝宿食24条）宿食在上脘者，法当吐之，宜瓜蒂散。

瓜蒂散方：瓜蒂一分、赤小豆一分。

上二味，杵为散，以香豉七合，煮取汁、和散一钱匙，温服之，不吐稍加，得吐止后服。

消化道炎症气分证（痞证）

病种	痞证	证候	方剂
急慢性胃炎	气痞	太阳少阳并病，而反下之，成结胸，心下必硬，若下利不止，水浆不下，其人必烦。脉浮而紧，而复下之，紧反入里，则作痞，按之自濡，但气痞耳	小青龙汤
	热痞	心下痞，按之濡，其脉关上浮大者	大黄黄连黄芩泻心汤
	虚痞	伤寒中风，医反下之，其人下利，日数十行，谷不化，腹中雷鸣，心下痞硬而满，干呕，心烦不得安，医见心下痞，谓病不尽，复下之，其痞益甚，此非结热，但以胃中虚，客气上逆，故使硬也	甘草泻心汤
		伤寒，发汗，若吐，若下，解后，心下痞硬，噫气不除者	旋覆代赭汤
	寒痞	心下痞，而复恶寒者	附子泻心汤
	逆痞	满而不痛者，此为痞	宜半夏泻心汤
	痛痞	伤寒，胸中有热，胃中有邪气，腹中痛，欲呕者	黄连汤
	膀胱痞	本以下之，故心下痞，与泻心汤。痞不解，其人渴，而口燥烦，小便不利者	五苓散
食道炎	食道痞	病如桂枝证，头不痛，项不强，寸脉微浮，胸中痞硬，气上咽喉，不得息者，此为胸有寒也，当吐之	瓜蒂散
		发汗，若下之，而烦热，胸中窒者（食道炎）	栀子豉汤
胆囊炎	胆肠痞	伤寒发热，汗出不解，心下痞硬，呕吐而不利者	大柴胡汤

续表

病种	痞证	证候	方剂
急慢性肠炎	下利痞	伤寒，汗出，解之后，胃中不和，心下痞硬，干噫食臭，胁下有水气，腹中雷鸣，下利者	生姜泻心汤
		伤寒，服汤药下之，利不止，心下痞硬，服泻心汤不已，复以他药下之，利益甚，医以理中与之，利仍不止，理中者，理中焦，此利在下焦故也	赤石脂禹余粮汤
		太阳病，外证未除，而数下之，遂协热而利，利下不止，心下痞硬，表里不解者	桂枝人参汤
		太阳与少阳合病，自下利者，与黄芩汤；若呕者，黄芩加半夏生姜汤	黄芩汤 黄芩加半夏生姜汤

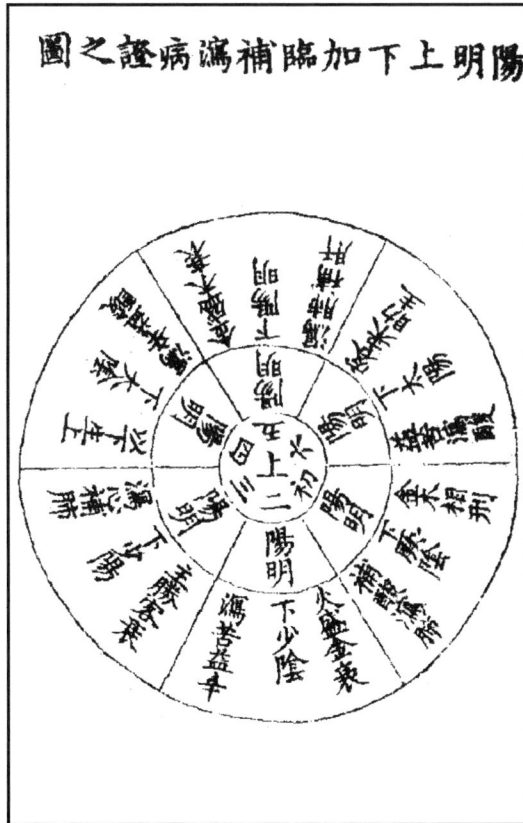

奎●辨少阳病脉证并治

少阳上下加临补泻病证

少阳相火	少阳相火	少阳相火	少阳相火	少阳相火	少阳相火	客气
一之气	二之气	三之气	四之气	五之气	六之气	气位
厥阴风木	少阴君火	少阳相火	太阴湿土	阳明燥金	太阳寒水	主气
子父相逢 泻心补肝 泻苦益辛	肺衰心盛 补肺泻心 制苦益酸	夏旺火炽 补肺益大肠 酸补苦泻	火能生土 益肾泻脾 泻辛补苦	肺金受邪 补肺泻心 泻苦补酸	心火受刑 补心泻肾 泻甘补咸	病机 与 治则

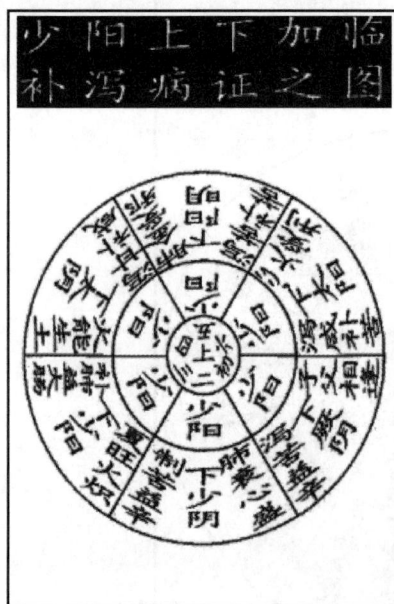

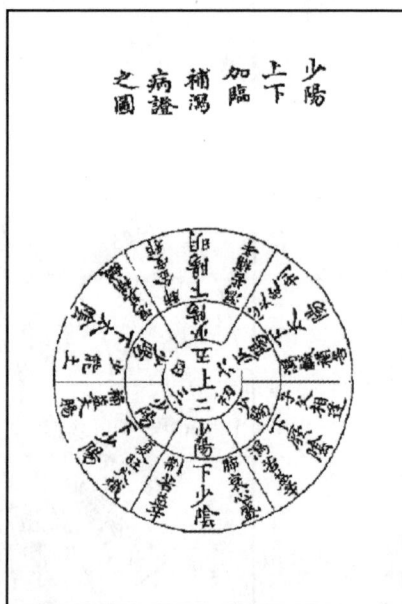

凡此少阳司天之政，气化运行先天，天气正，地气扰，风乃暴举，木偃沙飞，炎火乃流，阴行阳化，雨乃时应，**火木同德**，上应荧惑岁星，其谷丹苍，其政严，其令扰，故风热参布，云物沸腾，太阴横流，寒乃时至，凉雨并

起。民病寒中，外发疮疡，内为泄满。故圣人遇之，和而不争，往复之作，民病寒热疟泄，聋瞑呕吐，上怫肿色变。

少阳司天，火淫所胜，则**温气流行，金政不平**（天刑）。民病头痛，发热恶寒而疟，热上皮肤痛，色变黄赤，传而为水，身面胕肿，腹满仰息，泄注赤白，疮疡咳唾血，烦心胸中热，甚则鼽衄，病本于肺（天刑）。天府（手太阴肺经）绝，死不治。

少阳司天，**火气下临**，**肺气上从**（从化），白起金用，草木眚，火见燔焫，革金且耗，大暑以行，咳嚏鼽衄鼻窒，曰疡，寒热胕肿，风行于地，尘沙飞扬，心痛胃脘痛，厥逆鬲不通，**其主暴速**。

辰戌初之气（少阳＋厥阴），地气迁，气乃**大温**，草乃早荣，**民乃疠，温病乃作**（相火篡君位），身热头痛呕吐，肌腠疮疡。（温病、瘟疫均与少阳相火相关）

卯酉二之气（少阳＋少阴），阳乃布，民乃舒，物乃生荣。**疠大至**（相火篡君位），**民善暴死**。

寅申三之气（少阳＋少阳），天政布，炎暑至，少阳临上，雨乃涯，民病热中，聋瞑血溢，脓疮咳呕，鼽衄渴嚏欠，喉痹目赤，**善暴死**。（两相火相加，夏至之前为瘟疫，夏至之后为暑病）

丑未四之气（少阳＋太阴），畏火（相火即是畏火）临，溽蒸化（夏至之后，暑病），地气腾，天气否隔，寒风晓暮，蒸热相薄，草木凝烟，湿化不流，则白露阴布，**以成秋令**。民病腠理热，血暴溢疟，心腹满热，胪胀，甚则胕肿。厥阴在泉，**客胜**则大关节不利，内为痉强拘瘛，外为不便。

子午五之气（少阳＋阳明），畏火（相火）临，暑反至，阳乃化，万物乃生乃长荣，民乃康，**其病瘟**。少阳司天，**客胜**（火克金）则丹疹外发，及为丹熛疮疡，呕逆喉痹，头痛嗌肿，耳聋血溢，内为瘛疭。厥阴在泉，主胜则筋骨繇并，腰腹时痛。

巳亥终之气（少阳＋太阳），畏火（相火即畏火）司令，阳乃大化，蛰虫出见，流水不冰，地气大发，草乃生，人乃舒，**其病温疠**（少阳相火为瘟疫）。主胜（水克火）则胸满咳仰息，甚而有血，手热。

岁厥阴在泉，风淫所胜，则地气不明，平野昧，草乃早秀。民病洒洒振寒，善伸数欠，心痛支满，两胁里急，饮食不下，鬲咽不通，食则呕，腹胀善噫，得后与气，则快然如衰，身体皆重。

抑其运气，赞所不胜，必折其郁气，先取化源，暴过不生，苛疾不起。故岁宜咸苦宜酸，渗之泄之，渍之发之，观气寒温以调其过，同风热（少阳为火，厥阴为风）者多寒化，异风热者少寒化，用热远热，用温远温，用寒远寒，用凉远凉，食宜同法，此其道也。有假者反之，反是者病之阶也。

少阳之胜，热客于胃，烦心心痛，目赤欲呕，呕酸善饥，耳痛溺赤，善惊谵妄，暴热消烁，草萎水涸，介虫乃屈，少腹痛，下沃赤白。**少阳之胜**，治以酸寒（补金），佐以甘咸（咸泻补金），以苦泻之（泻火）。

少阳之复，大热将至，枯燥燔热，介虫乃耗，惊瘛咳衄，心热烦躁，便数憎风，厥气上行，面如浮埃，目乃瞤瘛，火气内发，上为口糜，呕逆，血溢血泄，发而为疟，恶寒鼓慄，寒极反热，嗌络焦槁，渴引水浆，色变黄赤，少气脉萎，化而为水，传为胕肿，甚则入**肺**，咳而血泄。尺泽绝，死不治。**少阳之复**，治以咸冷，佐以苦辛，以咸软之，以酸收之，辛苦发之，发不远热，无犯温凉，**少阴同法**。

少阳司天的火热、肺伤、心包络经脉病，厥阴在泉木胜克土的胃痛。

少阳病的司天司地间气经络对应表

病位	症状	出处
少阳病	口苦咽干目眩	《伤寒论》提纲
手少阳三焦经	嗌肿喉痹，耳聋浑浑焞焞	是动则病
	聋瞑血溢，脓疮咳呕，蚰衄渴嚏欠，喉痹目赤，**善暴死**	**寅申三之气** （少阳＋少阳）
	呕逆喉痹，头痛嗌肿，耳聋血溢，内为瘛疭	**子午五之气** （少阳＋阳明）
	汗出，目锐眦痛，颊肿，耳后肩臑肘臂外皆痛，小指次指不用	是主所生病
	身面胕肿 热客于胃，烦心心痛，目赤欲呕，呕酸善饥，耳痛溺赤，善惊谵妄	**少阳司天** **少阳之胜**

病位	症状	出处
足少阳胆经	口苦，善太息，心胁痛，不能转侧，甚则面微有尘，体无膏泽，足外反热，是为阳厥	是动则病 （见于少阴之阳明司地）
	腹满仰息，泄注赤白，疮疡咳唾血，烦心胸中热，甚则鼽衄。心痛胃脘痛 **客胜**则大关节不利，内为痉强拘瘛，外为不便	少阳司天 丑未四之气 （少阳＋太阴）
	主胜（水克火）则胸满咳仰息	巳亥终之气 （少阳＋太阳）
	嗌络焦槁，渴引水浆，面如浮埃，目乃眴瘛，色变黄赤	少阳之复
	头痛，颔痛，目锐眦痛，缺盆中肿痛，胁下肿，刀马夹瘿，汗出，振寒，疟，胸胁肋髀膝外至胫绝骨、外踝前及诸节皆痛，小趾次趾不用	是主所生病
	民病头痛，发热恶寒而疟，热上皮肤痛，色变黄赤。心痛胃脘痛，厥逆鬲不通。 **客胜**（火克金）则丹疹外发，及为丹熛疮疡，呕逆喉痹，头痛嗌肿，耳聋血溢，内为瘛疭。厥阴在泉，**主胜**则筋骨繇并，腰腹时痛。	少阳司天 子午五之气 （少阳＋阳明）
	民病洒洒振寒，善伸数欠，心痛支满，两胁里急。	厥阴司地
	火气内发，上为口糜，呕逆，血溢血泄，发而为疟，恶寒鼓慄，寒极反热，嗌络焦槁，渴引水浆，色变黄赤，少气脉萎，化而为水，传为胕肿	少阳之复
	身热头痛呕吐，肌腠疮疡	辰戌初之气 （少阳＋厥阴）
	耳聋血溢，脓疮咳呕，鼽衄渴嚏欠，喉痹目赤	寅申三之气 （少阳＋少阳）

293. 少阳之为病，口苦，咽干，目眩是也。（少阳病）

294. 少阳中风，两耳无所闻，**目赤**，胸中满而烦，不可吐、下，吐、下

则悸而惊。（少阳病太阳虚证）

295.伤寒，脉弦细，头痛，发热者，属少阳（太阳实病少阳证）。不可发汗，汗则谵语，烦躁，此属胃不和也，和之则愈。（太阳实病阳明热证）

296.本太阳病，不解，转入少阳者，胁下硬满（肝脾肿大），干呕不能食，往来寒热，脉沉弦者，不可吐、下，与小柴胡汤。（太阳实病少阳证）

小柴胡汤方：柴胡八两、人参三两、黄芩三两、甘草三两（炙）、半夏半升（洗）、生姜三两（切）、大枣十二枚（擘）。

上七味，以水一斗二升，煮取六升，去滓，再煎取三升，温服一升，日三服。

297.（残本无此条）少阳病，气上逆，今胁下痛，甚则呕逆，此为**胆气不降也**（胆汁反流），柴胡芍药枳实甘草汤主之。（少阳病少阳证）

柴胡芍药枳实甘草汤方：柴胡八两、芍药三两、枳实四枚（炙）、甘草三两（炙）。

上四味，以水一斗，煮取六升，去滓，再煎取三升，温服一升，日三服。（残本的厥阴四逆散）

298.若以吐、下，发汗，温针，谵语，柴胡汤证罢者，此为坏病，知犯何逆，以法救之，柴胡汤不中与也（残本无此句）。（本为太阳实病少阳证，汗吐下后，太阳实病阳明热证）

299.三阳合病（少阳病阳明热证），脉浮大，上关上（胆胃脉长），但欲眠睡，**目合则汗**（阳明热），此上焦不通（胆气不降，胆汁反流）故也，宜小柴胡汤。（残本无此句）

300.伤寒四五（残本为六七）日，无大热，其人躁烦者，此为阳去入阴故也。（太阳病三阴证）

301.伤寒三日，三阳为尽，三阴当受邪，其人反能食而不呕者，此为三阴不受邪也。（伤寒三日，日传一经，本为太阳病三阳证，四五六日应为三阴证，能吃饭，此为不传，故曰三阴不受邪。）

302.伤寒三日，少阳脉小者，为欲已也。（太阳病少阳证）

303.少阳病欲解时，从寅至辰上。（卫气行空间三阴三阳，营气行时间三阴三阳。仲景《伤寒论》中的三阴三阳之气皆为论述卫气之行。）

少阳篇条文较少，但是不代表少阳病少阳证少，主要是因为在其他篇章中，已经有大量少阳证出现。而且少阳证出于三阴三阳交界之处，传变较快，所以单纯少阳病较少，但少阳证多见。

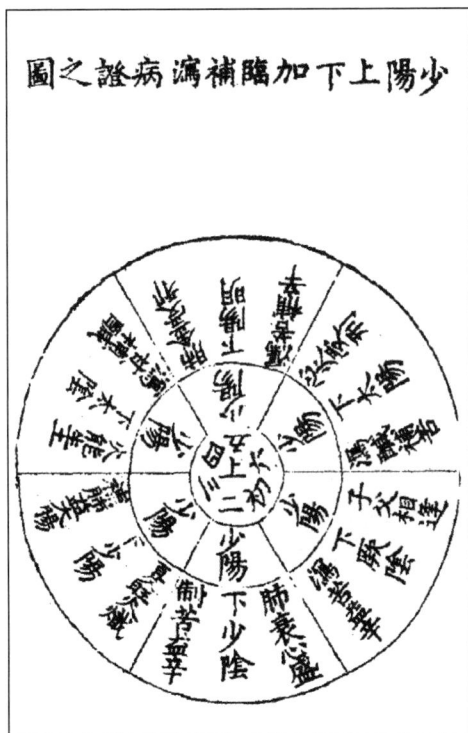

少阳上下加临补泻病证之图

娄●辨太阴病脉证并治

太阴上下加临补泻病证

太阴湿土	太阴湿土	太阴湿土	太阴湿土	太阴湿土	太阴湿土	客气
一之气	二之气	三之气	四之气	五之气	六之气	气位
厥阴风木	少阴君火	少阳相火	太阴湿土	阳明燥金	太阳寒水	主气
主旺客衰 泻肝补脾 泻酸补甘	以下生上 补肾泻脾 泻辛补苦	土旺克水 补肾泻脾 补苦泻辛	脾旺肾衰 补肾益膀胱 补苦泻辛	土能生金 益肝泻肺 辛补咸泻	以上克下 泻脾补肾 泻辛益苦	病机 与 治则

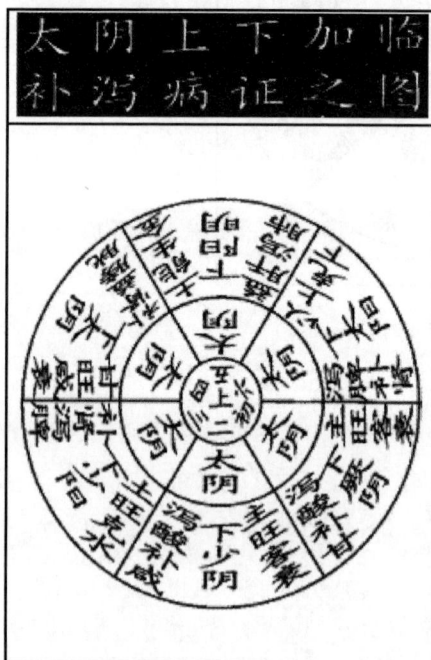

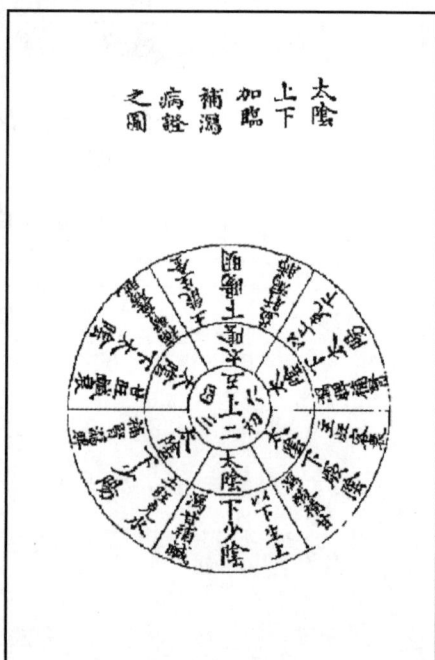

凡此太阴司天之政，气化运行后天，阴专其政，阳气退辟，大风时起，天气下降，地气上腾，原野昏霜，白埃四起，**云奔南极**（太阳司天，云朝北

极），寒雨数至，物成于差夏（立秋之后第十天）。民病寒湿，腹满，身䐜愤，腑肿，痞逆寒厥拘急。湿寒合德，黄黑埃昏，流行气交，**上应镇星辰星**。其政肃，其令寂，其谷黄玄。故阴凝于上，寒积于下，**寒水胜火，则为冰雹**，阳光不治，杀气乃行。故有余宜高，不及宜下，有余宜晚，不及宜早，土之利，气之化也，民气亦从之，**间谷命其太也**。

　　太阴司天，湿淫所胜，则沉阴且布，雨变枯槁。胕肿骨痛阴痹，阴痹者，按之不得，腰脊头项痛，时眩，大便难，阴气不用，饥不欲食，咳唾则有血，心如悬，病本于肾（天刑）。太溪（足少阴肾经）绝，死不治。

　　太阴司天，湿气下临，肾气上从（从化），黑起水变，埃冒云雨，胸中不利，阴痿，气大衰，而不起不用。当其时，反腰椎痛，动转不便也，厥逆。地乃藏阴，大寒且至，蛰虫早附，心下否痛，地裂冰坚，少腹痛，时害于食，乘金则止水增，味乃咸，行水减也。

　　卯酉初之气（太阴＋厥阴），地气迁，阴始凝，气始肃，水乃冰，寒雨化。其病中热胀，面目浮肿，善眠，鼽衄，嚏欠，呕，小便黄赤，甚则淋。主胜（木克土）则胸腹满，食已而瞀。

　　寅申二之气（太阴＋少阴），火反郁，白埃四起，云趋雨府，风不胜湿，雨乃零，民乃康，其病热郁于上，咳逆呕吐，疮发于中，胸嗌不利，头痛身热，瞀馈脓疮。

　　丑未三之气（太阴＋少阳），天政布，湿气降，地气腾，雨乃时降，寒乃随之。感于寒湿，则民病身重胕肿，胸腹满。

　　子午四之气（太阴＋太阴），溽暑至，大雨时行，寒热互至。民病寒热，嗌干，黄瘅，鼽衄，饮发。

　　巳亥五之气（太阴＋阳明），燥湿更胜，沉阴乃布，寒气及体，风雨乃行。

　　辰戌终之气（太阴＋太阳），地气正，湿令行，阴凝太虚，埃昏郊野，民乃惨凄，寒风以至，反者孕乃死。主胜（土克水）则喉嗌中鸣。**太阴司天，客胜**（土克水）则首面胕肿，呼吸气喘。

　　岁太阳在泉，寒淫所胜，则凝肃惨慄。民病少腹控睪，引腰脊，上冲心痛，血见，嗌痛颔肿。**太阳在泉，寒复内余**（太阳司地，水居水位，无主客之胜），则腰尻痛，屈伸不利，股胫足膝中痛。

必折其郁气，而取化源，益其岁气，无使邪胜，食**岁谷**以全其真，食**间谷**以保其精。故岁宜以苦燥之温之，甚者发之泄之。不发不泄，则湿气外溢，肉溃皮坼而水血交流。必赞其阳火，令御甚寒，从气异同，少多其判也，同寒者以热化，同湿者以燥化，异者少之，同者多之，用凉远凉，用寒远寒，用温远温，用热远热，食宜同法。假者反之，此其道也，反是者病也。

太阴之胜，**火气内郁**，疮疡于中，流散于外，病在胠胁，甚则心痛热格，头痛喉痹项强，独胜则湿气内郁，寒迫下焦，痛留顶，互引眉间，胃满，雨数至，燥化乃见，少腹满，腰椎重强，内不便，善注泄，足下温，头重足胫胕肿，饮发于中，胕肿于上。**太阴之胜**，治以苦热（补水），佐以辛甘（甘泻补水），以辛泻之（泻土）。

太阴之复，湿变乃举，体重中满，食饮不化，阴气上厥，胸中不便，饮发于中，咳喘有声。大雨时行，鳞见于陆，头顶痛重，而掉瘛尤甚，呕而密默，唾吐清液，甚则入肾，窍泻无度。太溪绝，死不治。**太阴之复**，治以甘热，佐以酸辛，以苦泻之，燥之，泄之。

太阴司天湿盛克水的脾病、肾病，太阳在泉寒胜克火心病。

太阴病的司天司地间气经络对应表

病位	症状	出处
太阴病	腹满而吐，食不下，自利益甚，时腹自痛，若下之必胸下结硬	《伤寒论》提纲
手太阴肺经	肺胀满，膨膨而咳喘，缺盆中痛，甚则交两手而瞀，此为臂厥	是动则病（见于少阴）
	胸中不利，阴痿，气大衰 其病中热胀，面目浮肿，善眠，衄蔑，嚏欠，呕 主胜（木克土）则胸腹满，食已而瞀 其病热郁于上，咳逆呕吐，疮发于中，胸嗌不利，头痛身热，瞀愦脓疮	太阴司天 卯酉初之气 （太阴＋厥阴） 寅申二之气 （太阴＋少阴）

续表

病位	症状	出处
手太阴肺经	咳，上气喘喝，烦心胸满，臑臂内前廉痛厥，掌中热	是主所生病
	主胜（土克水）则喉嗌中鸣。太阴司天，客胜（土克水）则首面胕肿，呼吸气喘 **胸中不便，饮发于中，咳喘有声**	**辰戌终之气**（太阴＋太阳） **太阴之复**
足太阴脾经	食则呕，胃脘痛，腹胀善噫，得后与气则快然如衰，舌本强，身体皆重	是动则病
	民病寒湿，腹满，身䐜愤，胕肿，痞逆寒厥拘急 感于寒湿，则民病身重胕肿，胸腹满	**太阴司天 丑未三之气**（太阴＋少阳）
	食不下，心下急痛，溏瘕泄。舌本痛，体不能动摇，烦心，水闭，黄疸，不能卧，强立股膝内肿厥，足大趾不用	是主所生病
	胕肿骨痛阴痹，阴痹者，按之不得，腰脊头项痛，时眩，大便难，阴气不用，饥不欲食，咳唾则有血，心如悬 当其时，反腰椎痛，动转不便也。少腹痛，时害于食	**太阴司天**
	民病寒热，嗌干，黄疸，衄衊，饮发 **民病少腹控睾**，引腰脊，上冲心痛，血见，嗌痛颔肿。寒复内余（太阳司地，水居水位，无主客之胜），则腰尻痛，屈伸不利，股胫足膝中痛	**子午四之气**（太阴＋太阳） **太阳在泉**
	头痛喉痹项强，独胜则湿气内郁，寒迫下焦，痛留顶，互引眉间，胃满，少腹满，腰椎重强，内不便，善注泄，足下温，头重足胫胕肿，饮发于中，胕肿于上。	**太阴之胜**
	体重中满，食饮不化，阴气上厥，胸中不便，饮发于中，咳喘有声。窍泻无度	**太阴之复**

304.太阴之为病，腹满而吐，食不下，自利益甚，时腹自痛，若下之必胸下结硬。（太阴脾病）

305. 太阴中风，四肢烦疼，阳（寸）微阴（尺）涩而长者，为欲愈。（太阴病太阳实证）

306. 太阴病，脉浮者，可发汗，宜桂枝汤。（太阴病太阳虚证，太阴病，为什么脉浮？）

307. 自利不渴者，属太阴，以其脏有寒故也，当温之，宜服理中（残本无此句）、四逆辈。（太阴脾病太阴脾证，太阴病少阴寒证）

308. 伤寒，脉浮而缓，**手足自温者，系在太阴。太阴当发身黄**，若小便自利者，不能发黄。至七八日，虽暴烦，下利日十余行，必自止，以脾家实，腐秽当去故也。（太阳虚病太阴脾证）

309. 本太阳病，医反下之，因而腹满时痛者，属太阴也，桂枝加芍药汤主之（太阳虚病太阴证）；大实痛者，桂枝加大黄汤主之（太阳虚病阳明腑实证）。

桂枝加芍药汤方：桂枝三两、芍药六两、甘草二两（炙）、生姜三两（切）、大枣十二枚（擘）。

上五味，以水七升，煮取三升，去滓，温分三服。

桂枝加大黄汤方：桂枝三两、大黄二两、芍药六两、甘草二两（炙）、生姜三两（切）、大枣十二枚（擘）。

上六味，以水七升，煮取三升，去滓，温服一升，日三服。

310. 太阴病，脉弱，其人续自便利，设当行大黄芍药者（上条两方），宜减之，以其人胃气弱，易动故也。（太阴病阳明寒证）

311.（残本无311至318条）太阴病，大便反硬，腹中胀满者，**此脾气不转**（大肠不传导）也，宜白术枳实干姜白蜜汤（太阴病太阴证）。若不胀满，反短气者，黄芪五物汤加干姜半夏主之（太阴病太阳虚证）

白术枳实干姜白蜜汤方：白术三两、枳实一两半、干姜一两、白蜜二两。

上四味，以水六升，先煮三味，去滓，取三升，纳白蜜烊消，温服一升，日三服。

黄芪五物加干姜半夏汤方：黄芪三两、桂枝三两、芍药三两、生姜六两（切）、大枣十二枚（擘）、干姜三两、半夏半升（洗）。

上七味，以水一斗煮取五升，去滓，再煎取三升，分温三服。

312. 太阴病，渴欲饮水，**饮水即吐者，此为水在膈上**（胸腔积液），宜半夏茯苓汤。（太阴脾病太阴肺证上焦水分病）

半夏茯苓汤方：半夏一升、茯苓四两、泽泻二两、干姜一两。

上四味，以水四升，煮取三升，去滓，分温再服，小便利，则愈。

313. 太阴病，下利，口渴，脉虚而微数者，此津液伤也，宜人参白术芍药甘草汤。（太阴病太阴证下焦水分病）

人参白术芍药甘草汤方：人参三两、白术三两、芍药三两、甘草二两（炙）。

上四味，以水五升，煮取三升，去滓，温服一升，日三服。

314. 太阴病，不下利、吐逆，**但苦腹大而胀者，此脾气实**（大肠不传导，肠管积气）也，厚朴四物汤主之。（太阴病太阴证中焦气分）

厚朴四物汤方：厚朴二两（炙）、枳实三枚（炙）、半夏半升（洗）、橘皮一两。

上四味，以水五升，煮取三升，去滓，温服一升，日三服。

315. 太阴病，不吐、不满，**但遗矢无度**（大便失禁）者，虚故也，理中加黄芪汤主之。（太阴病阳明寒证）

理中加黄芪汤方：人参三两、白术三两、干姜三两、甘草三两（炙）、黄芪三两。

上五味，以水八升，煮取三升，去滓，温服一升，日三服。

316. 太阴病，欲吐不吐，**下利时甚时疏**，脉浮涩者，桂枝去芍药加茯苓白术汤主之。（太阴病太阳虚证）

桂枝去芍药加茯苓白术汤方：桂枝三两、甘草二两（炙）、茯苓三两、白术三两、生姜三两（切）、大枣十二枚（擘）。

上六味，以水八升，煮取三升，去滓，温服一升，日三服。

317. 太阴病，吐逆，**腹中冷痛，雷鸣下利**（肠结核等），脉沉紧者，小柴胡加茯苓白术汤主之。（太阴病少阳证）

小柴胡加茯苓白术汤方：柴胡半斤、黄芩三两、人参三两、半夏半升（洗）、甘草三两（炙）、生姜三两（切）、大枣十二枚（擘）、茯苓三两、白术三两。

上九味，以水一斗二升，煮取六升，去滓，再煎取三升，温服一升，日三服。

318.太阴病，有宿食，脉滑而实者，可下之，宜承气辈。（太阴病阳明实证）若大便溏者，宜厚朴枳实白术甘草汤。（太阴病阳明寒证）

厚朴枳实白术甘草汤方：厚朴三两、枳实三两、白术二两、甘草二两。

上四味，以水六升，煮取三升，去滓，温服一升，日三服。

319.太阴病欲解时，从亥至丑上。（卫气行空间三阴三阳，营气行时间三阴三阳）

三阳经传经化热，三阴经层累递进，少阴病包含太阴病，厥阴病包含少阴病、太阴病。故太阴病中基本无三阴证，只有三阳证。但三阴病中病证互用。

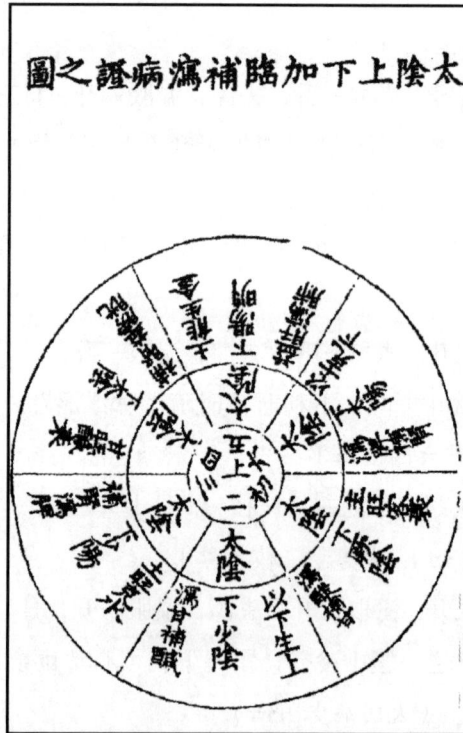

胃●辨少阴病脉证并治

少阴上下加临补泻病证

少阴君火	少阴君火	少阴君火	少阴君火	少阴君火	少阴君火	客气
一之气	二之气	三之气	四之气	五之气	六之气	气位
厥阴风木	少阴君火	少阳相火	太阴湿土	阳明燥金	太阳寒水	主气
子上父下 补肺泻心 益酸泻苦	火盛金衰 补肺泻心 补酸泻苦	君相火炎 补肺益大肠 泻苦益酸	子母相顺 泻脾补肾 泻辛补苦	心盛肺衰 火怕水复 益酸泻甘	火衰心病 泻肾补心 泻甘益咸	病机 与 治则

二之气的"补肺泻心"在《普济方》和《运气伤寒全书》中原文存在，而没有补泻之文。在成无己《注解伤寒论》中没有"补肺泻心"，而是"补辛泻苦"之文。在其余的三阴三阳加临中，成本与其他版本之间尤其在五味补泻的文字中，多有改动，在病机文字中也有稍许改动，多有不同。可见，流传过程中不同版本之间是有多处改动的。

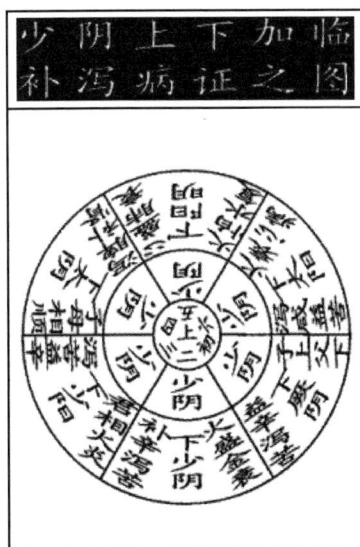

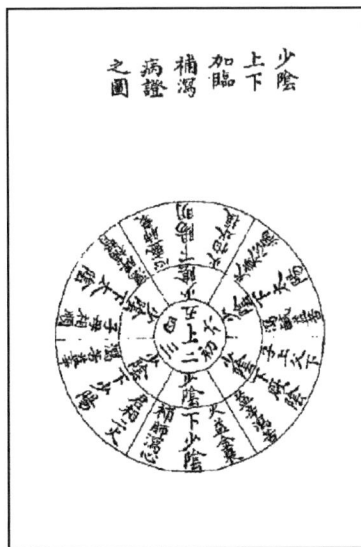

凡此少阴司天之政，气化运行先天，地气肃，天气明，寒交暑，热加燥（少阴热，阳明燥），**云驰雨府**，湿化乃行，时雨乃降，**金火合德，上应荧惑太白**。其政明，其令切，其谷丹白。水火寒热持于气交而为病始也。热病生于上，清病生于下，寒热凌犯而争于中（间气为病），民病咳喘，血溢血泄，鼽嚏，目赤，眦疡，寒厥入胃，心痛，腰痛，腹大，嗌干肿上。

少阴司天，热淫所胜，佛热至，火行其政。民病胸中烦热，嗌干，右胠满，皮肤痛，寒热咳喘，大雨且至，唾血血泄，鼽衄嚏呕，溺色变，甚则疮疡胕肿，肩背臂臑及缺盆中痛，心痛肺䐜，腹大满，膨膨而喘咳，病本于肺（天刑），尺泽（手太阴肺经）死不治。

少阴司天，**热气下临，肺气上从**（从化），白起金用，草木眚，喘呕寒热，嚏鼽衄鼻室，大暑流行，甚则疮疡燔灼，金烁石流。地乃燥清，凄沧数至，胁痛善太息，肃杀行，草木变。

寅申初之气（少阴＋厥阴），地气迁，风胜乃摇，寒乃去，**候乃大温**，草木早荣。寒来不杀，**温病乃起**（少阴君火可发温病，少阳相火可发瘟疫），其病气佛于上，血溢目赤，咳逆头痛，血崩胁满，肤腠中疮。**阳明在泉**，**客胜**则清气动下，少腹坚满而数便泻。

丑未二之气（少阴＋少阴），大火正，物承化，民乃和，**其病温疠大行**（夏至之前，二君火为瘟疫，少阳相火篡君位为瘟疫。夏至之后，为暑病），远近咸苦，湿蒸相薄，雨乃时降。**阳明在泉**，主胜则腰重腹痛，少腹生寒，下为鹜溏，则寒厥于肠，上冲胸中，甚则喘不能久立。

子午三之气（少阴＋少阳），天政布，**大火行**，庶类蕃鲜，寒气时至。民病气厥心痛，寒热更作，咳喘目赤。**阳明在泉**，主胜则腰重腹痛，少腹生寒，下为鹜溏，则寒厥于肠，上冲胸中，甚则喘不能久立。

巳亥四之气（少阴＋太阴），溽暑湿热相薄，争于左之上（间气，四之气），民病黄乃而为胕肿。

辰戌五之气（少阴＋阳明），阳复化，草乃长，乃化乃成，民乃舒。**少阴司天**，**客胜**（火克金）则鼽嚏，颈项强，肩背瞀热，头痛少气，发热耳聋目瞑，甚则胕肿血溢，疮疡咳喘。

卯酉终之气（少阴＋太阳），阳气布，候反温，蛰虫来见，流水不冰，民乃康平，**其病温**（少阴君火为温病）。主胜（水克火）则心热烦躁，甚则胁痛支满。

岁阳明在泉，燥淫所胜，则霿雾清瞑。民病喜呕，呕有苦，善太息，心胁痛不能反侧，甚则嗌干面尘，身无膏泽，足外反热。（见于少阳是动生病）

必抑其运气，资其岁胜，折其郁发，先取化源，无使暴过而生其病也，食**岁谷**以全真气，食**间谷**以辟虚邪。岁宜咸以软之（《汤液经法》曰：咸补苦泻酸收），而调其上，甚则以苦发之，以酸收之，而安其下，甚则以苦泄之，适气同异而多少之，同天气者以寒清化，同地气者以温热化，用热远热，用凉远凉，用温远温，用寒远寒，食宜同法。有假则反，此其道也，反是者病作矣。

少阴之胜，心下热，善饥，脐下反动，气游三焦，炎暑至，木乃津，草乃萎，呕逆躁烦，腹满痛，溏泄，传为赤沃。**少阴之胜**，治以酸寒（补金），佐以苦咸（咸泻补金），以苦泻之（泻火）。

少阴之复，燠（郁）热内作，烦躁鼽嚏，少腹绞痛，火见燔焫，嗌燥，分注时止，气动于左，上行于右，咳，皮肤痛，暴瘖心痛，郁冒不知人，乃洒淅恶寒，振慄谵妄，寒已而热，渴而欲饮，少气骨痿，隔肠不便，外为浮肿，哕噫，赤气后化，流水不冰，热气大行，介虫不复，病痱疹疮疡，痈疽痤痔，甚则入肺，咳而鼻渊。天府绝，死不治。**少阴之复**，治以咸寒，佐以苦辛，以甘泻之，以酸收之，辛苦发之，以咸软之。

少阴司天所病主要是以火克金之肺病为主，而阳明在泉主要是金克木之以肝胆之病为主；均是五行生旺克制所致。

少阴病的司天司地间气经络对应表

病位	证候	出处
少阴病	但欲寐，脉微细	《伤寒论》提纲
手少阴心经	嗌干心痛，渴而欲饮，是为臂厥	是动则病
	民病胸中烦热，嗌干。心痛，嗌干肿上 嗌燥，暴瘖心痛，渴而欲饮	**少阴司天** **少阴之复**
	目黄胁痛，臑臂内后廉痛厥，掌中热痛	是主所生病
	右胠满，皮肤痛，肩背臂臑及缺盆中痛，心痛肺膜，腹大满，膨膨而喘咳 **少阴司天**，客胜（火克金）则鼽嚏，颈项强，肩背瞀热	**少阴司天** （见于太阴肺经） **辰戌五之气** （少阴＋阳明）

续表

病位	证候	出处
足少阴肾经	目恍恍如无所见，气不足则善恐，心惕惕如人将捕之。饥不欲食，面如漆柴，咳唾则有血，喝喝而喘，坐而欲起，心如悬，若饥状，是为骨厥	是动则病
	民病喜呕，呕有苦，善太息，心胁痛不能反侧，甚则嗌干面尘，身无膏泽，足外反热	阳明在泉
	民病咳喘，血溢血泄，寒热咳喘，唾血血泄，心痛肺膜，腹大满，膨膨而喘咳	少阴司天
	烦心，口热，舌干，咽肿，上气，嗌干及痛，心痛，黄疸，肠澼，脊骨内后廉痛，痿厥，足下热而痛	是主所生病
	热病生于上，清病生于下，寒热凌犯而争于中（间气为病），民病咳喘，血溢血泄，鼽嚏，目赤，眦疡，寒厥入胃，心痛，腰痛，腹大，嗌干肿上	少阴司天
	阳明在泉，客胜则清气动下，少腹坚满而数便泻	寅申初之气（少阴＋厥阴）
	阳明在泉，主胜则腰重腹痛，少腹生寒，下为鹜溏，则寒厥于肠，上冲胸中，甚则喘不能久立	丑未二之气（少阴＋少阴） 子午三之气（少阴＋少阳）
	溽暑湿热相薄，争于左之上（间气，四之气），民病黄乃而为胕肿	巳亥四之气（少阴＋太阴）
	腹满痛，溏泄，传为赤沃	少阴之胜

320. 少阴之为病，脉微细，但欲寐也。（少阴寒病）

321. 少阴病，欲吐不吐，心烦，但欲寐，五六日，自利而渴者，属少阴也。虚，故饮水自救，若小便色白者，少阴病形悉具。小便白者，以**下焦虚寒，不能制水，故令色白也**。（少阴寒病少阴寒证）

322. 病人脉阴阳（尺寸）俱紧，反汗出者，**亡阳也**，此属少阴，法当咽痛，而复吐、利。（少阴寒病少阴寒证）

323. 少阴病，咳而下利，谵语者，被火劫故也，小便必难，以**强责少阴汗也**。（少阴寒病太阳证）

324. 少阴病，脉细沉数，病为在里，不可发汗。

325. 少阴病，脉微，不可发汗，**亡阳故也**；阳已虚，尺脉弱涩者，复不可下之。（*少阴寒病*）

326. 少阴病，脉紧，至七八日，自下利，脉暴微，手足反温，脉紧反去者，为欲解也，虽烦，下利，必自愈。（*少阴寒病太阴证*）

327. 少阴病，下利，若利自止，恶寒而蜷卧，手足温者（308条，手足自温，系在太阴），可治。（*少阴寒病太阴证*）

328. 少阴病，恶寒而蜷，时自烦，欲去衣被者，可治。（*少阴寒病少阴热证*）

329. 少阴中风，脉阳（寸）微阴（尺）浮者，为欲愈。（*少阴寒病太阳虚证*）

330. 少阴病欲解时，从子至寅上。（*卫气*）

331. 少阴病，吐、利，手足不逆冷，反发热者，不死。脉不至者，灸少阴七壮。（*少阴寒病太阴证*）

332. 少阴病八九日，一身手足尽热者，以热在膀胱，必便血也。（*少阴寒病太阳实证血分病，少阴蓄血证*）

333. 少阴病但厥，无汗，而强发之，必动其血，未知从何道而出，或从口鼻，或从耳出者，是名下厥上竭（DIC），为难治。（*少阴寒病厥阴证*）

334. 少阴病，恶寒，身蜷而利，手足逆冷者，不治。（*少阴寒病厥阴证，DIC*）

335. 少阴病，吐利，躁烦，四逆者，死。（*少阴寒病厥阴证，DIC*）

336. 少阴病，下利止，而头眩时时自冒者，死。（*少阴寒病厥阴证，DIC*）

337. 少阴病四逆，恶寒，而身蜷，脉不至，心烦而躁者，死。（*少阴寒病厥阴证，DIC*）

338. 少阴病，六七日，息高者（急性心衰），死。（*少阴寒病少阴寒证*）

339. 少阴病，脉微细沉，但欲卧，汗出不烦，自欲吐，至五六日，自利，复烦躁不得卧寐者，死。（*少阴寒病少阴寒证*）

340. 少阴病始得之，反发热，脉沉者，麻黄附子细辛汤主之。（*少阴寒病太阳实证重证，两感证*）

麻黄附子细辛汤方：麻黄二两、附子一枚（炮去皮，破八片）、细辛二两。

上三味，以水一斗，先煮麻黄减二升，去上沫，纳诸药，煮取三升，去滓，温服一升，日三服。

341.少阴病，得之二三日，麻黄附子甘草汤微发汗，以二三日无里证，故微发汗也。（少阴寒病太阳实证轻证）

麻黄附子甘草汤方：麻黄二两、附子一枚（炮去皮，破八片）、甘草二两（炙）。

上三味，以水七升，先煮麻黄一二沸，去上沫，纳诸药，煮取三升，去滓，温服一升，日三服。

342.少阴病，得之二三日以上，心中烦，不得卧者，黄连阿胶汤主之。（少阴热病少阴热证）

黄连阿胶汤方：黄连四两、黄芩二两、芍药二两、阿胶三两、鸡子黄二枚。

上五味，以水六升，先煮三物，取二升，去滓，纳胶烊尽，小冷，纳鸡子黄，搅令相得，温服七合，日三服。

343.少阴病，得之一二日，口中和，其背恶寒者，当灸之，附子汤主之。（少阴寒病太阴证水分病）

附子汤方：附子二枚（炮去皮，破八片）、茯苓三两、人参二两、白术四两、芍药三两。

上五味，以水八升，煮取三升，去滓，温服一升，日三服。

344.少阴病，身体痛，手足寒，骨节痛，脉沉者，附子汤主之。（少阴寒病太阴证水分病）

345.少阴病，脉微而弱，身痛如掣者，此荣卫不和故也，当归四逆汤主之（残本无此方）。（少阴寒病太阳虚证）

当归四逆汤方：当归三两、芍药三两、桂枝三两、细辛三两、木通三两、甘草二两（炙）、大枣二十五枚（擘）。

上七味，以水八升，煮取三升，去滓，温服一升，日三服。

346.少阴病，下利便脓血者，桃花汤主之。（少阴寒病厥阴证）

桃花汤方：赤石脂一斤（一半全用一半筛末）、干姜一两、粳米一升。

上三味，以水七升，煮米令熟，去滓，温服七合，纳赤石脂末方寸匕，日三服，若一服愈，余勿服。

347.少阴病，二三日至四五日，**腹痛**，小便不利，下利不止，便脓血者，桃花汤主之。（少阴寒病厥阴证）

348.少阴病，下利便脓血者，可刺<u>足阳明</u>（残本无此句）。（少阴寒病阳明寒证血分病）

349.少阴病，吐，利，**手足逆冷**，烦躁欲死者，吴茱萸汤主之。（少阴寒病厥阴证）

350.少阴病，下利，**咽痛**，胸满，**心烦者**，猪肤汤主之。（少阴寒病少阴热证）

猪肤汤方：猪肤一斤。

上一味，以水一斗，煮取五升，去滓，加白蜜一升，白粉（米粉）五合，熬香，和令相得，分温六服。

351.少阴病，二三日**咽中痛者**，可与甘草汤；不差，与桔梗汤。（少阴寒病太阴证）

甘草汤方：甘草二两。

上一味，以水三升，煮取一升半，去滓，温服七合，日二服。

桔便汤方：桔梗一两、甘草二两。

上二味，以水三升，煮取一升，去滓，温分再服。

352.少阴病，**咽中伤，生疮**（声带息肉及溃疡），**痛引喉旁**（残本无此句），**不有语言，声不出者**，苦酒汤主之。（少阴寒病少阴热证重证）

苦酒汤方：半夏十四枚（洗，破如枣核）、鸡子一枚（去黄，纳上苦酒著鸡子壳中）。

上二味，纳半夏，著苦酒中，以鸡子壳，置刀环中，安火上，令三沸，去滓，少少含咽之，不差，更作三剂。

353.少阴病，咽中痛，<u>脉反浮者</u>（残本无此句），半夏散及汤主之。（少

阴寒病太阳虚证）

半夏散方：半夏（洗）、桂枝、甘草（炙）。

上三味，等分，各别捣筛已，合治之，白饮和服方寸匕，日三服。若不能散服者，以水一升煎七沸，纳散两方寸匕，更煎三沸，下火令小冷，少少咽之。

354.少阴病，下利，白通汤主之。（少阴寒病少阴寒证水分病）

白通汤方：葱白四茎、干姜一两、附子一枚（生用，去皮，破八片）。

上三味，以水三升，煮取一升，去滓，分温再服。

355.少阴病，**下利，脉微者**，与白通汤（少阴寒病少阴寒证）；利不止，厥逆无脉，干呕烦者，白通加猪胆汁汤主之（少阴寒病厥阴证重证），服汤后，脉暴出者死，微续者生。

白通加猪胆汁汤方：葱白四茎、干姜一两、附子一枚（生用，去皮，破八片）、人尿五合、猪胆汁一合。

上五味，以水三升，先煮三物，取一升，去滓，纳人尿、猪胆汁，和令相得，分温再服，若无胆汁亦可用。

356.少阴病二三日不已，至四五日，腹痛，小便不利，四肢沉重疼痛，自下利者，此为有**水气**，其人或咳，或小便不利，或下利，或呕者，真武汤主之。（少阴寒病少阴寒证水分病）

真武汤方：茯苓三两、芍药三两、白术二两、生姜三两（切）、附子一枚（炮去皮，破八片）。

上五味，以水八升，煮取三升，去滓，温服七合，日三服。若咳者，加五味子半升，细辛干姜各一两（小青龙汤意）；若小便不利者，加茯苓一两；若下利者，去芍药，加干姜二两（理中汤意）；若呕者，去附子，加生姜足前成半斤（泻心汤意）。

357.少阴病，下利清谷，里寒外热，手足厥逆，脉微欲绝，身反不恶寒，其人面色赤，或腹痛，或干呕，或咽痛，或利止，脉不出者，通脉四逆汤主之。（少阴寒病少阴寒证气分病重证）

通脉四逆汤方：甘草二两（炙）、附子大者一枚（生用，去皮，破八片）、干姜三两、人参二两。

上四味，以水三升，煮取一升二合，去滓，分温再服，其脉即出者愈。面色赤者，加葱九茎，腹中痛者，去葱，加芍药二两；呕者，加生姜二两；咽痛者，去芍药，加桔梗一两，利止，脉不出者，去桔梗，加人参二两。

358.少阴病，四逆，其人或咳，或悸，或小便不利，或腹中痛，或泄利下重者，四逆散主之。（少阴寒病少阴寒证水分病重证）

四逆散方：甘草二两（炙）、附子大者一枚、干姜一两半、人参二两。

上四味，捣筛，白饮和服方寸匙。咳者去人参，加五味子、干姜各五分，并主下利；悸者，加桂枝五分；小便不利者，加茯苓五分；**泄利下重者**，先以水五升，煮薤白三两，取三升，去滓，以散（四逆散）三方寸匙纳汤中，煮取一升半，分温再服。

359.少阴病，下利六七日，咳而呕，渴，心烦不得眠者，猪苓汤主之。（少阴寒病少阴热证。也治泌尿系结石）

猪苓汤方：猪苓一两（去皮）、茯苓一两（去皮）、阿胶一两、泽泻一两、滑石一两。

上五味，以水四升，先煮四物，取二升，去滓，纳胶烊尽，温服七合，日三服。

360.少阴病，得之二三日，口燥咽干者，急下之，宜大承气汤。（少阴寒病阳明腑实证）

361.少阴病，自利清水，色纯青，心下必痛，口干燥者，可下之，宜大承气汤。（少阴寒病阳明腑实证）

362.少阴病，六七日，腹胀不大便者，急下之，宜大承气汤。（少阴寒病阳明腑实证）

363.少阴病，脉沉者，急温之，宜四逆汤。（少阴寒病少阴寒证）

364.少阴病，饮食入口即吐，或心中温温欲吐，复不能吐（少阴寒病阳明寒证）。始得之，手足寒，脉弦迟者，此胸中实，不可下也，当吐之（少阴寒病厥阴证）。若膈上有寒饮，干呕者，不可吐也，当温之，宜四逆汤。（少阴寒病少阴寒证）

365.少阴病，下利，脉微涩，呕而汗出，必数更衣，反少者，当温其上，灸之。（少阴寒病阳明寒证）

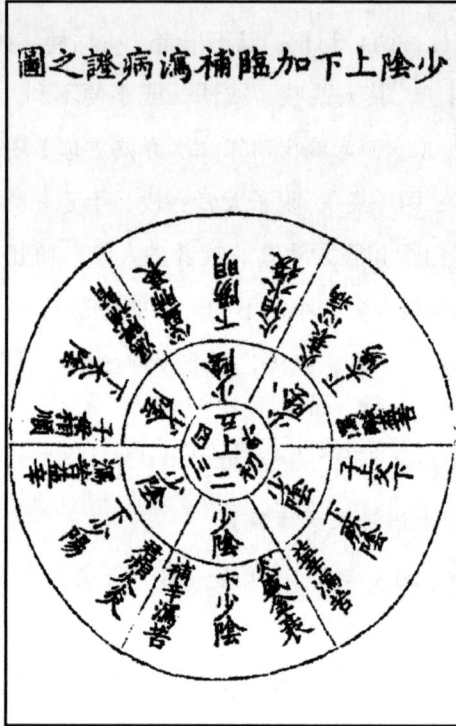

昴●辨厥阴病脉证并治

厥阴上下加临补泻病证

厥阴风木	厥阴风木	厥阴风木	厥阴风木	厥阴风木	厥阴风木	客气
一之气	二之气	三之气	四之气	五之气	六之气	气位
厥阴风木	少阴君火	少阳相火	太阴湿土	阳明燥金	太阳寒水	主气
脾胃受邪 补脾泻肝 泻酸补甘	火旺金衰 泻心补肺 泻苦益酸	肺金受邪 泻心补肺 泻苦益酸	木土相刑 补脾泻肝 泻酸益甘	以金刑木 泻肺益肝 泻咸补辛	主助客盛 泻肝补脾 泻酸补甘	病机 与 治则

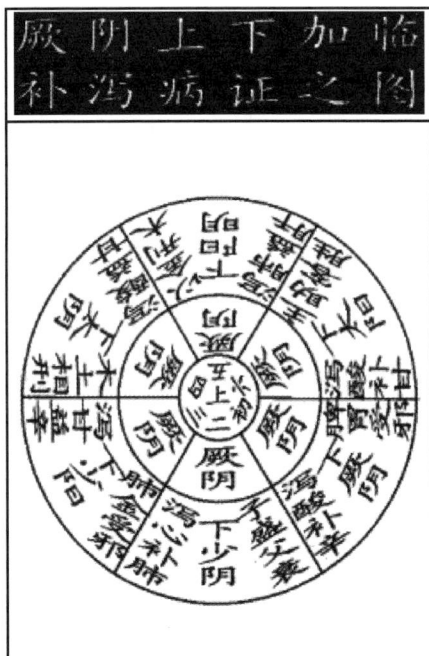

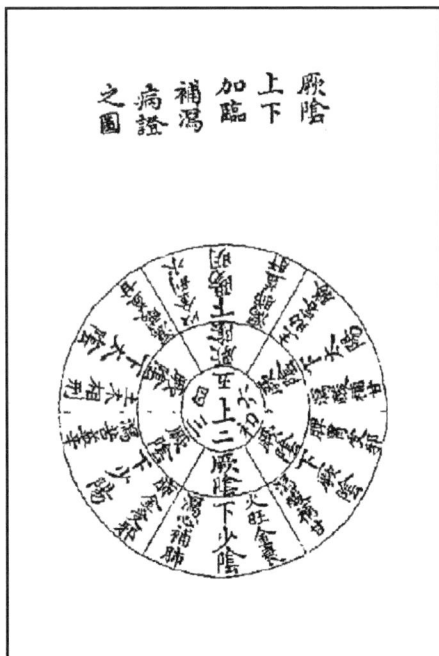

凡此厥阴司天之政，气化运行后天（太阳、太阴、厥阴均运行后天），诸同正岁，气化运行同天，天气扰，地气正，风生高远，炎热从之，云趋雨府，

湿化乃行，**风火同德，上应岁星荧惑**。其政挠，其令速，其谷苍丹，间谷言太者，其耗文角品羽。风燥火热，胜复更作，蛰虫来见，流水不冰，热病行于下，风病行于上，风燥胜复形于中。

厥阴司天，风淫所胜，则太虚埃昏，云物以扰，寒生春气，流水不冰。民病胃脘当心而痛，上支两胁，鬲咽不通，饮食不下，舌本强，食则呕，冷泄腹胀，溏泄，瘕水闭，蛰虫不去，病本于脾（天刑）。冲阳（足阳明胃经）绝，死不治。

厥阴司天，风气下临，脾气上从（从化），而土且隆，黄起，水乃眚，土用革，体重，肌肉萎，食减口爽，风行太虚，云物摇动，目转耳鸣。**火纵其暴，地乃暑**（寅申少阳相火司地），大热消烁，赤沃下，蛰虫数见，流水不冰，**其发机速**。

丑未初之气（厥阴＋厥阴），地气迁，寒乃去，春气正，风乃来，生布万物以荣，民气条舒，风湿相薄，雨乃后。民病血溢，筋络拘强，关节不利，身重筋痿。

子午二之气（厥阴＋少阴），阳气布，风乃行，春气以正，万物应荣，寒气时至，民乃和，其病淋，目暝目赤，气郁于上而热。

巳亥三之气（厥阴＋少阳），天政布，风乃时举，民病泣出耳鸣掉眩。

辰戌四之气（厥阴＋太阴），风湿交争，风化为雨，乃长乃化乃成，民病大热少气，肌肉萎，足痿，注下赤白。司天**客胜**（木克土）则耳鸣掉眩，甚则咳。

卯酉五之气（厥阴＋阳明），春令反行，草乃生荣，民气和。司天**主胜**（金克木）则胸胁痛，舌难以言。**少阳在泉，客胜**则腰腹痛而反恶寒，甚则下白溺白。

寅申终之气（厥阴＋太阳），地气正，风乃至，万物反生，露雾以行，其病关闭不禁，心痛，阳气不藏而咳。**少阳在泉，主胜**则热反上行而客于心，心痛发热，格中而呕。

岁少阳在泉，火淫所胜，则焰明郊野，寒热更至。民病注泄赤白，少腹痛溺赤，甚则血便，**少阴同候**。

必折其郁气，资其化源，赞其运气，无使邪胜。岁宜以辛调上，以咸调下，畏火之气，无妄犯之。用温远温，用热远热，用凉远凉，用寒远寒，食宜同法。有假反常，此之道也，反是者病。

厥阴之胜，耳鸣头眩，愦愦欲吐，胃鬲如寒，大风数举，倮虫不滋，胠胁气并，化而为热，小便黄赤，胃脘当心而痛，上支两胁，肠鸣飧泄，少腹痛，注下赤白，甚则呕吐，鬲咽不通。**厥阴之胜**，治以甘清（补土），佐以苦辛（辛泻补土，苦燥补土），以酸泻之（泻木）。

厥阴之复，少腹坚满，里急暴痛，偃木飞沙，倮虫不荣，厥心痛，汗发呕吐，饮食不入，入而复出，筋骨掉眩，清厥，甚则入脾，食痹而吐。冲阳（足阳明胃经）绝，死不治。**厥阴之复**，治以酸寒，佐以甘辛，以酸泻之，以甘缓之。

厥阴司天，诸病以脾病为主，兼有肝胆病。均是五行生旺克制所致。

厥阴病的司天司地间气经络对应表

病位	症状	出处
厥阴病	气上撞心，心中痛热，消渴，饥而不欲食，食则吐蚘，下之利不止	《伤寒论》提纲
手厥阴心包经	心中澹澹大动，手心热，臂肘挛急，腋肿，甚则胸胁支满，面尘，目黄，喜笑不休	是动则病
	土且隆，黄起，水乃眚，土用革，体重，肌肉萎，食减口爽	厥阴司天
	烦心心痛，掌中热	是主所生病
	民病胃脘当心而痛，上支两胁	厥阴司天
足厥阴肝经	腰痛不可以俯仰，丈夫㿉疝，妇人少腹肿，甚则嗌干，面尘脱色	是动则病
	少腹坚满，里急暴痛 民病血溢，筋络拘强，关节不利，身重筋痿	厥阴之复 丑未初之气 （厥阴＋厥阴）
	胸满，呕逆，飧泄，狐疝，遗溺，癃闭	是主所生病
	胃脘当心而痛，上支两胁，肠鸣飧泄，少腹痛，注下赤白，甚则呕吐，鬲咽不通 **民病**注泄赤白，少腹痛溺赤，甚则血便 **食则呕**，冷泄腹胀，溏泄，瘕水闭	厥阴之胜 少阳司地 厥阴司天

366. 厥阴之为病，消渴，气上撞心，心中疼热，饥而不欲食，食则吐蛔，下之，利不止。（厥阴病太阴脾证）

367. 厥阴中风，脉微浮，为欲愈；不浮，为未愈。（厥阴病太阳虚证）

368. 厥阴病欲解时，从丑至卯上。（卫气）

369. 厥阴病，渴欲饮水者，少少与之，愈。（厥阴病阳明热证）

370. 诸四逆厥者，不可下之，虚家亦然。（厥阴病阳明证）

371. 伤寒先厥，后发热而利者，必自止，见厥，复利。（太阳病厥阴证）

372. 伤寒始发热六日，厥反九日而利；凡厥利者，当不能食，今反能食者，恐为**除中**（回光返照，太阳实病厥阴证）。食以素饼，不发热者，知胃气尚在，必愈。恐暴热来出而复去也。后日脉之，其热续在者，期之旦日夜半愈。所以然者，本发热六日，厥反九日，复发热三日，并前六日亦为九日，与厥相应，故期之旦日夜半愈。后三日脉之，而脉数，其热不罢者，此为热气有余，必发痈脓也。（厥阴病太阳实证）

373. 伤寒六七日，脉迟，而反与黄芩汤彻其热，脉迟为寒，今与黄芩汤复除其热，腹中应冷，今反能食，**此名除中，必死**。（太阳实病厥阴证重证）

374. 伤寒，先厥后发热，下利必自止，而反汗出，**咽中痛者，其喉为痹**；发热，无汗，而利必自止；若不止，必便脓血，**便脓血者，其喉不痹**。（太阳实证厥阴病）

375. 伤寒一二日，至四五日，厥者，必发热。前热者，后必厥。厥深者，热亦深；厥微者，热亦微。厥应下之，而反发汗者，必口伤烂赤。（太阳实证厥阴病，偏于厥阴证）

376. 伤寒病，厥五日，热亦五日，设六日当复厥，不厥者自愈，厥终不过五日，以热五日，知自愈。（太阳实证厥阴病轻证）

377. 凡厥者，阴阳气不相顺接，便为厥。**厥者，手足逆冷是也**。（厥阴病主微循环、血凝及 DIC）

378. 伤寒，脉微而厥，至七八日，肤冷，其人躁，无暂安时者，此为脏厥，非蛔厥也（太阳病厥阴证）。蛔厥者，其人当吐蛔，今病者静，而复时烦，**此为脏寒**（厥阴肝寒，轻者吴茱萸汤，中度当归四逆汤，重度乌梅丸），蛔上入其膈，故烦，须臾复止，得食而呕又烦者，蛔闻食臭出，其人当自吐蛔。蛔

厥者，乌梅丸主之，又主久利。（厥阴病厥阴证）

乌梅丸方：乌梅三百枚、细辛六两、干姜十两、黄连十六两、当归四两、附子六两（炮去皮）、蜀椒四两（出汗）、桂枝六两（去皮）、人参六两、黄柏六两。

上十味，异捣筛，合治之，以苦酒渍乌梅一宿，去核，蒸之，五斗米下，饭熟，捣成泥，和药令相得，纳臼中，与蜜，杵二千下，丸如梧桐子大，先食饮，服十丸，日三服，稍加至二十丸。禁生冷，滑物，臭食等。（乌梅丸的五味热药为《汤液经法》中的五行互藏之火药）

379.伤寒，热少，微厥，**指头寒**（厥阴病轻证指头寒，中度手足寒，重度四肢逆冷至肘膝），嘿嘿不欲食，烦躁，数日小便利，色白者，此热除也，欲得食，其病为愈。若厥而呕，胸胁烦满者，其后必便血。（太阳病厥阴证轻证）

380.病者手足厥冷，不结胸，小腹满，按之痛者，**此冷结在**膀胱关元也。（厥阴病太阳虚证）

381.伤寒发热四日，厥反三日，复热四日，厥少热多者，其病当愈；四日至七日，热不除者，必便脓血。（厥阴病太阳实证轻证）

382.伤寒厥四日，热反三日，复厥五日，其病为进，寒多热少，阳气退，故为进也。（厥阴病太阳实证，偏于厥阴病）

383.伤寒六七日，脉微，手足厥冷，烦躁，灸厥阴，厥不还者，死。（厥阴病太阳证重证）

384.伤寒，发热，下利，厥逆，躁不得卧者，死。（厥阴太阳病证重证）

385.伤寒，发热，下利至甚，厥不止者，死。（厥阴病太阳证重证）

386.伤寒六七日不利，便发热而利，其人汗出不止者，死。有阴无阳故也。（厥阴病太阳证重证）

387.伤寒五六日，不结胸，腹濡，脉虚，复厥者，不可下也，此为亡血，下之则死。（厥阴病太阳证重证，DIC）

388.伤寒，发热而厥，七日，下利者，为难治。

389.伤寒，脉促，手足厥逆，不（残本无不字）可灸之。

390.伤寒，脉滑而厥者，里有热也，白虎汤主之。（厥阴病阳明热证）

391. 伤寒，手足厥逆，脉细欲绝者，当归四逆加人参附子（残本无人参附子）汤主之（厥阴病少阴寒证重证）；若其人内有久寒者，当归四逆加吴茱萸生姜附子（残本无附子）汤主之。（厥阴病太阳实证）

当归四逆加人参附子汤方：当归三两、桂枝三两（去皮）、芍药三两、细辛三两、甘草二两（炙）、木通二两、大枣二十五枚（擘）、人参三两、附子一枚（炮去皮，破八片）。

上九味，以水八升，煮取三升，去滓，温服一升，日三服。

当归四逆加吴茱萸生姜附子汤方：吴茱萸二升、生姜半斤、附子一枚（炮去皮，破八片）、当归三两、桂枝三两（去皮）、芍药三两、细辛三两、甘草二两（炙）、木通二两、大枣二十五枚（擘）。

上十味，以水六升，清酒六升，和煮取三升，温服一升，日三服。

392. 大汗出，热不去，内拘急，四肢疼，复下利，厥逆，而恶寒者，四逆汤主之。（厥阴病少阴寒证）

393. 大汗，若大下利而厥逆冷者，四逆汤主之。（厥阴病少阴寒证）

394. 病人手足厥冷，脉乍紧者，邪结在胸中，心下满而烦，饥不能食者，病在胸中，当须吐之，宜瓜蒂散。（厥阴病阳明热证）

395. 伤寒，厥而心下悸者，宜先治水，当服茯苓甘草汤，却治其厥；不尔水渍入胃，必作利也。（厥阴病太阳虚证）

茯苓甘草汤方：茯苓二两、甘草一两（炙）、生姜三两（切）、桂枝三两（去皮）。

上四味，以水四升，煮取二升，去滓，分温三服。

396. 伤寒六七日，大下后，寸脉沉而迟，**手足厥逆，下部脉不至**，咽喉不利，唾脓血，泄利不止者，为难治，人参附子汤主之；不差，复以人参干姜汤与之（残本无此条，后接麻黄升麻汤主之）。（厥阴病少阴寒证）

人参附子汤方：人参二两、附子二枚（炮）、干姜二枚（炮）、半夏半升、阿胶二两、柏叶三两。

上六味，以水六升，煮取二升，去滓，纳胶烊消，温服一升，日再服。

人参干姜汤方：人参二两、附子一枚、干姜三两、桂枝二两（去皮）、甘草二两（炙）。

上五味，以水二升，煮取一升，去滓，温顿服之。

397. 伤寒四五日，腹中痛，若转气下趋少腹者，此欲自利也。（厥阴病太阳实证）

398. 伤寒，本自寒下，医复吐、下之，**寒格**，更逆吐、下，麻黄升麻汤主之（残本无此方）（厥阴病太阳实证）；若食入口即吐，干姜黄芩黄连人参汤主之（厥阴病阳明寒证气分病）。

麻黄升麻汤方：麻黄二两半（去节）、升麻一两、知母一两、黄芩一两半、桂枝二两、白术一两、甘草一两（炙）。

上七味，以水一斗，先煮麻黄去上沫，纳诸药，煮取三升，去滓，温服一升，日三服。（残本本方还有当归1两，石膏干姜芍药天冬茯苓葳蕤各6铢，前几味药量也不同）

干姜黄芩黄连人参汤方：干姜三两、黄芩三两、黄连三两、人参三两。

上四味，以水六升，煮取二升，去滓，分温再服。

399. 下利，有微热而渴，脉弱者，令自愈。（厥阴病太阳虚证）

400. 下利，脉数有微热，汗出者，为欲愈，脉紧者，为未解。（厥阴病太阳实证）

401. 下利，手足厥逆，无脉者，灸之不温，若脉不还，反微喘者，死（厥阴病少阴寒证）。少阴负趺阳者，为顺也（水不侮土，土可制水）。

402. 下利，寸脉反浮数，尺中自涩者，必圊脓血，柏叶阿胶汤主之（残本无此方）。（厥阴病少阴热证）

柏叶阿胶汤方：柏叶三两、阿胶二两、干姜二两（炮）、牡丹皮三两。

上四味，以水三升，先煮三味，取二升，去滓，纳胶烊消，温服一升，日再服。

403. 下利清谷，不可攻表，汗出，必胀满。下利，脉沉弦者，下重也；脉大者，为未止；脉微弱数者，为欲自止，虽发热，不死。（厥阴病太阴证）

404. 下利，脉沉而迟，其人面少赤，身有微热，下利清谷者，必郁冒，汗出而解，病人**必微厥**，所以然者，**其面戴阳下虚故也**。（少阴寒病厥阴证，

戴阳证）

405. 下利，脉数而渴者，令自愈，设不差，必圊脓血，以**有热故也**。（厥阴病阳明热证）

406. 下利后，脉绝，**手足厥冷**，晬（一昼夜）时脉还，手足温者，生；脉不还者，死。（厥阴病厥阴证）

407. 伤寒，下利日十余行，脉反实者，死。（厥阴病太阳虚证）

408. 下利清谷，里寒外热，汗出而厥者，通脉四逆汤主之。（厥阴病少阴寒证）

通脉四逆汤方：甘草二两（炙）、附子大者一枚（生用）、干姜三两、人参二两。

上四味，以水三升，煮取一升二合，去滓，分温再服，其脉出者愈。

409. （残本《金匮》下利 43 条也见此条）热利下重者，白头翁汤主之。（厥阴病少阴热证）

白头翁汤方：白头翁二两，黄连、黄柏、秦皮各三两。

上四味，以水七升，煮取二升，去滓，温服一升，不愈更服一升。

410. （残本无此条）下利，其人虚极者，白头翁加阿胶甘草汤主之。（厥阴病少阴热证重证）

白头翁加阿胶甘草汤方：白头翁二两、甘草二两、阿胶二两、黄连三两、黄柏三两、秦皮三两。

上六味，以水七升，煮取二升半，去滓，纳胶烊消，分温三服。

411. （残本《金匮》下利 36 条）下利，腹胀满，身体疼痛者，先温其里，乃攻其表，温里宜四逆汤；攻表宜桂枝汤。（少阴寒病太阳虚证）

412. 下利，欲饮水者，以有热故也，白头翁汤主之。（厥阴病阳明经证）

413. （残本《金匮》下利 41 条）下利，谵语者，有燥屎也，宜小承气汤。（厥阴病阳明热证轻证）

414. （残本《金匮》下利 44 条）下利后，更烦，按之心下濡者，为虚烦也，宜栀子豉汤。（厥阴病少阴热病轻证）

415. 下利，腹痛，若胸痛者（肺癌），紫参汤主之（残本：下利肺痛，紫

参汤主之，又见残本《金匮》下利篇 46 条）。（厥阴病太阴肺证血分病）

紫参汤方（残本无此方）：紫参半斤、甘草三两。

上二味，以水五升，先煮紫参取二升，纳甘草，煮取一升半，去滓，分温再服。

416.（残本《金匮》下利 47 条）气利，诃黎勒散主之。（厥阴病太阴证气分病）

诃黎勒散方（残本无此方）：诃黎勒十枚（煨）。上一味为散，粥饮和，顿服之。

417. 呕家，有痈脓者，不可治呕，脓尽自愈。

418.（残本无此条，可见《金匮》呕吐 8 条）呕而胸满者，吴茱萸汤主之。（厥阴病阳明寒证）

419. 干呕，吐涎沫，头痛者，吴茱萸汤主之。（厥阴病阳明寒证）

420. 呕而发热者，小柴胡汤主之。（厥阴病少阳病）

421. 呕而脉弱，小便复利，身有微热，**见厥者，难治**，四逆汤主之。（厥阴病少阴寒证）

422.（残本《金匮》呕篇 20 条）干呕，吐逆，吐涎沫，半夏干姜散主之。（厥阴病阳明寒证轻证）

半夏干姜散方（残本无此方）：半夏、干姜各等分。

上二味，杵为散，取方寸匕，浆水一升半，煮取七合，顿服之。

423. 伤寒，大吐大下之，极虚，复极汗者，以其人外气怫郁，复与之水，以发其汗，因得哕，所以然者，**胃中寒冷故也**。（太阳实病阳明寒证）

424. 伤寒，哕而腹满，视其前后，知何部下利，利之则愈。

【以上除《金匮》条文外，为残本《伤寒》终篇条文。】

425.（残本《金匮》呕篇 21 条）病人胸中似喘不喘，似呕不呕，似哕不哕，彻心中愦愦然无奈者，生姜半夏汤主之。（厥阴病阳明寒病）

生姜半夏汤方：生姜一斤、半夏半升。

上二味，以水三升，先煮半夏，取二升，纳生姜汁，煮取一升，去滓，小冷，分四服，日三，夜一，呕止，停后服。

426.（残本《金匮》呕篇22条）干呕，哕，若手足厥者，橘皮汤主之。（厥阴病阳明寒证）

橘皮汤方：橘皮四两、生姜半斤。

上二味，以水七升，煮取三升，去滓，温服一升，下咽即愈。

427.（残本《金匮》呕篇23条）哕逆，其人虚者，橘皮竹茹汤主之。（厥阴病阳明寒证）

橘皮竹茹汤方：橘皮二斤、竹茹二升、人参一两、甘草五两、生姜半斤、大枣三十枚。

上六味，以水一斗，煮取三升，去滓，温服一升，日三服。

428.（残本《金匮》呕篇12条）诸呕谷不得下者，小半夏汤主之。（厥阴病阳明寒证）

小半夏汤方：半夏一升、生姜半斤。

上二味，以水七升，煮取一升半，去滓，分温再服。

429.（残本《金匮》无此条）便脓血，相传为病，此名疫利（阿米巴痢疾）。其原因，于夏而发，于秋热燥相搏，逐伤气血，流于肠间，其后乃重，脉洪变数，黄连茯苓汤主之。（少阳病阳明热证）

黄连茯苓汤方：黄连二两、茯苓三两、阿胶一两半、芍药三两、黄芩三两、半夏一升。

上六味，以水一斗，先煮五味，取三升，去滓，纳胶烊消，分温三服。若胸中热甚者，加黄连一两，合前成三两；腹满者，加厚朴二两；人虚者，加甘草二两；渴者，去半夏，加栝蒌根二两。

按：在陈无择《三因司天方》中有丙申年的黄连茯苓汤，主治心虚为寒冷所中，身热、谵妄、心躁、手足反寒、心腹肿病、喘咳、自汗，甚则大肠便血。与仲景方比较，无阿胶，有麦冬、车前子、远志、通草等。

430.（残本《金匮》呕篇5、6条）病人呕，吐涎沫，心痛，若腹痛发作有时，其脉反洪大者，**此虫之为病**也，甘草粉蜜汤主之。（厥阴病阳明热证，

专治各种寄生虫病）

甘草粉蜜汤方：甘草二两、白粉一两（即铅粉）、蜜四两。

上三味，以水三升，先煮甘草，取二升，去滓，纳粉蜜搅令和，煎如薄粥，温服一升，差，止后服。

431.（残本《金匮》腹满寒疝17条）厥阴病，脉弦而紧，弦则卫气不行，紧则不欲食，邪正相搏，即为**寒疝**，绕脐而痛，手足厥冷，是其候也，脉沉紧者，大乌头煎主之。（厥阴病厥阴证）

大乌头煎方：乌头大者五枚（熬去皮）。

上一味，以水三升，煮取一升，去滓，纳蜜二升，煎令水气尽，取二升，强人服七合，弱人服五合，不差，明日更服。

432.（残本《金匮》腹满寒疝18条）**寒疝**，腹中痛，若胁痛里急者，当归生姜羊肉汤主之。（厥阴病太阴证）

当归生姜羊肉汤方：当归三两、生姜五两、羊肉一斤。

上三味，以水八升，煮取三升，温服七合，日三服。寒多者加生姜成一斤，痛多而呕者，加橘皮二两、白术一两；加生姜者，亦加水五升，煮取三升二合，分温三服。

433.（残本《金匮》腹满寒疝19条）**寒疝**，腹中痛，手足不仁，若逆冷，若身疼痛，灸刺诸药不能治者，乌头桂枝汤主之。（厥阴病太阳虚证）

乌头桂枝汤方：乌头五枚。

上一味，以蜜二升，煮减半，去滓，以桂枝汤五合，解之，令得一升，初服二合，不知即服三合，又不知加至五合，**其知者如醉状**，得吐者为中病。

434.（残本《金匮》腹满寒疝4条）病人睾丸，偏有大小，时有上下，此为**狐疝**，宜先刺厥阴之俞，后与蜘蛛散。（厥阴病厥阴证）

蜘蛛散方：蜘蛛十四枚（熬）、桂枝一两。

上二味，为散，以白饮和服方寸匙，日再服，蜜丸亦可。

435.（残本《金匮》消渴2条）寸口脉浮而迟，浮则为虚，迟则为劳；虚则卫气不足，劳则荣气竭。

436.（残本《金匮》消渴2条）趺阳脉浮而数（胃气有余），浮则为气，数则消谷而大坚，气盛则及溲数，溲数则坚，坚数相搏，即为**消渴**。（厥阴病阳明热证，无论高血糖还是低血糖，都是白虎汤加人参主之）

437.（残本《金匮》消渴3条）消渴，小便多，饮一斗，小便亦一斗者，肾气丸主之。（厥阴病少阴寒证，类似尿崩证）

肾气丸方：地黄八两、薯蓣四两、山茱萸四两、泽泻三两、牡丹皮三两、茯苓三两、桂枝一两、附子一枚（炮）。

上八味，末之，炼蜜和丸，如梧子大，酒下十五丸，渐加至二十五丸，日再服，白饮下亦可。

438.（残本《金匮》消渴4条）消渴，脉浮有微热，小便不利者，五苓散主之。（厥阴病太阳虚证）

439.（残本《金匮》呕吐18条）消渴，欲饮水，胃反而吐者，茯苓泽泻汤主之。（厥阴病阳明寒证）

茯苓泽泻汤方：茯苓半斤、泽泻四两、甘草二两、桂枝二两、白术三两、生姜四两。

上六味，以水一斗，煮取三升，去滓，温服一升，日三服。

440.（残本《金匮》呕吐19条、消渴6条）消渴，欲得水而食饮不休者，文蛤汤主之。（厥阴病太阳实证）

文蛤汤方：文蛤五两、麻黄三两、甘草三两、生姜三两、石膏五两、杏仁五十枚、大枣十二枚。

上七味，以水六升，煮取二升，去滓，温服一升，汗出即愈，若不汗，再服。

441.（残本《金匮》无此条）小便痛淋，下如粟状，少腹弦急（阴道、尿道或少腹急性疼痛称为弦急，针太溪穴立止），痛引脐中，其名曰淋，**此热结在下焦也，小柴胡加茯苓汤主之**。（厥阴病少阳证，小柴胡汤加减治疗泌尿系疾病，感染、结核、结石、神经源性膀胱等，神效。猪苓汤亦主之）

小柴胡加茯苓汤方：柴胡半斤、黄芩三两、人参二两、半夏半升（洗）、甘草三两、生姜二两（切）、大枣十二枚（擘）、茯苓四两。

上八味，以水一斗二升，煮取六升，去滓，再煎，取三升，温服一升，日三服。

司天之气，风淫所胜（《汤液经法》曰：辛补酸泻甘缓），平以辛凉，佐以苦甘，以甘缓之，以酸泻之（司地则辛散）。**热淫所胜**（《汤液经法》曰：咸补苦泻酸收），平以咸寒，佐以苦甘，以酸收之。**湿淫所胜**（《汤液经法》曰：甘补咸泻苦燥），平以苦热，佐以酸辛，以苦燥之，以淡泄之。湿上甚而热，治以苦温，佐以甘辛，以汗为故而止。**火淫所胜**（《汤液经法》曰：咸补苦泻酸收），平以酸冷，佐以苦甘，以酸收之，以苦发之，以酸复之，**热淫同**。**燥淫所胜**（《汤液经法》曰：酸补咸泻辛散，不符，余皆符合《汤液经法》），平以苦湿，佐以酸辛，以苦下之。**寒淫所胜**（《汤液经法》曰：苦补甘泻咸软），平以辛热，佐以甘苦，以咸泻之。

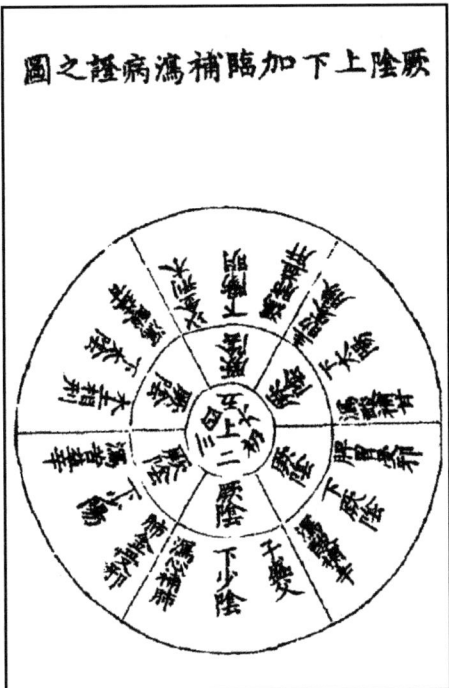

　　诸气在泉，风淫于内（《汤液经法》曰：辛补酸泻甘缓），治以辛凉，佐以苦，以甘缓之，以辛散之（司天则酸泻）。**热淫于内**（《汤液经法》曰：咸补苦泻酸收），治以咸寒，佐以甘苦，以酸收之，以苦发之。**湿淫于内**（《汤液经法》曰：甘补咸泻苦燥），治以苦热，佐以咸淡，以苦燥之，以淡泄之。**火淫于内**（《汤液经法》曰：咸补苦泻酸收），治以咸冷，佐以苦辛，以酸收之，以苦发之。**燥淫于内**（《汤液经法》曰：酸补咸泻辛散，不符，余皆符合《汤液经法》），治以苦温，佐以甘辛，以苦下之。**寒淫于内**（《汤液经法》曰：苦补甘泻咸软），治以甘热，佐以苦辛，以咸泻之，以辛润之，以苦坚之。

毕●辨霍乱吐利病脉证并治

442.问曰：病有霍乱者何？答曰：呕吐而利，此名霍乱。

443.师曰：**霍乱属太阴**（太阴脾病），霍乱必吐利，吐利不必尽霍乱。霍乱者，由寒热杂合混乱于中也。热气上逆故吐，寒气下注故利。其有饮食不节，壅滞于中。上者，竟上则吐，下者，竟下则利，此名吐利，非霍乱也。

444.问曰：病有发热，头痛，身疼，恶寒，吐利者，此属何病？答曰：此非霍乱，**霍乱自吐下**，今恶寒，身疼，复更发热，故知非霍乱也。（太阴脾病太阳证）

445.霍乱呕、吐、下利，无寒热，脉濡弱者，理中汤主之。（太阴脾病阳明寒证）

理中汤方：人参三两、白术三两、甘草三两、干姜三两。

上四味，以水八升，煮取三升，去滓，温服一升，日三服。

446.先吐，后利，腹中满痛，无寒热，脉濡弱而涩者，**此宿食**也，白术茯苓半夏枳实汤主之。（太阴脾病阳明寒证重证）

白术茯苓半夏枳实汤方：白术三两、茯苓四两、半夏一升、枳实一两半。

上四味，以水六升，煮取三升，去滓，分温三服。

447.胸中满，欲吐不吐，下利时疏，无寒热，**腹中绞痛，寸口脉弱而结者**，此宿食在上故也，宜瓜蒂散。（太阴脾病阳明寒证轻证）

瓜蒂散方：瓜蒂一分、赤小豆一分。

上二味，杵为散，以香豉七合，煮取汁，和散一钱匙，温服之，不吐者少加之，以快吐为度而止。

448.霍乱呕、吐，下利清谷，手足逆冷，脉沉而迟者，四逆汤主之。（太阴脾病少阴寒证）

449.吐、利、发热，脉濡弱而大者，白术石膏半夏干姜汤主之。（太阴脾病阳明热证）

白术石膏半夏干姜汤方：白术三两、石膏半斤（棉裹）、半夏半升（洗）、干姜二两。

上四味，以水六并，煮取三升，去滓，分温三服。渴者加人参二两，黄连一两。

450.呕吐甚则蚘出，下利时密时疏，身微热、手足厥冷，面色青，脉沉弦而紧者，四逆加吴茱萸黄连汤主之。（少阴寒病厥阴证）

四逆加吴茱萸黄连汤方：附子一枚（生用去皮破八片）、干姜一两半、甘草二两（炙）、人参二两、吴茱萸半升、黄连二两。

上六味，以水六升，煮取二升，去滓，温服一升，日再服。

451.霍乱吐、利，口渴，汗出，短气，脉弱而濡者，理中加人参栝蒌根汤主之。（太阴脾病太阴脾证，伤津）

理中加人参栝蒌根汤方：人参四两、白术三两、甘草三两、干姜三两、栝蒌根二两。

上五味，以水八升，煮取三升，去滓，温服一升，日三服。

452.饮水即吐，食谷则利，脉迟而弱者，理中加附子汤主之。（太阴脾病少阴寒证）

理中加附子汤方：人参三两、白术三两、甘草三两、干姜三两、附子一枚。

上五味，以水八升，煮取三升，去滓，温服一升，日三服。

453.腹中胀满而痛，时时上下，痛气上则吐，痛气下则利，脉濡而涩者，理中汤主之。（太阴脾病阳明寒证）

454.**霍乱证，有虚实，因其**人本有虚实，**证随本变故也**，虚者脉濡而弱，宜理中汤；实者脉急而促，宜葛根黄连黄芩甘草汤。（太阴脾病阳明证）

葛根黄连黄芩甘草汤方：葛根半斤、黄连三两、黄芩三两、甘草二两（炙）。

上四味，以水八升，先煮葛根减二升，去上沫，纳诸药，煮取二升，去滓，分温再服。

455.霍乱，转筋，必先其时已有寒邪留于筋间，伤其荣气，随证而发，

脉当濡弱，反见弦急厥逆者，理中加附子汤主之。（太阴脾病少阴寒证）

456.霍乱，已，头痛，发热，身疼痛，热多，欲饮水者，五苓散主之（太阴病太阳虚证）；寒多，不饮水者，理中丸主之（太阴脾病阳明寒证）。

457.伤寒其脉微涩者，本是霍乱，今是伤寒，却四五日，至阴经上（日传一经，三日后入阴经）。若转入阴者，必利；若欲似大便，而反矢气，仍不利者，此属阳明也，便必硬，十三日愈。**所以然者，经尽故也**。（伤寒传经）

458.下利后，便当硬，硬则能食者，愈，今反不能食，到后经中（日传一经），颇能食，复过一经亦能食，过之一日当愈，不愈者，不属阳明也。

459.伤寒脉微而复利，利自止者，**亡血**也，四逆加人参汤主之。（太阳实病少阴寒证。仲景书中，一般伤津用栝蒌根补液，亡血伤液用人参补液。津是细胞外液，液是细胞内液，血液、淋巴液是细胞内液的精华，消化液、浆膜腔液是细胞外液中的精华。）

四逆加人参汤方：甘草二两（炙）、附子一枚（生用去皮破八片）、干姜一两半、人参三两。

上四味，以水三升，煮取一升二合，去滓，分温再服。

460.吐、利止，而身痛不休者，当消息和解其外，宜桂枝汤。（太阴脾病太阳虚证）

461.吐、利，汗出，发热，恶寒，四肢拘急，手足厥冷者，四逆汤主之。（太阴脾病少阴寒证）

462.既吐且利，小便复利而大汗出，下利清谷，内寒外热，脉微欲绝者，四逆汤主之。（太阴脾病少阴寒证）

463.吐已下断，汗出而厥，四肢拘急不解，脉微欲绝者，通脉四逆加猪胆汁汤主之。（太阴脾病厥阴证）

通脉四逆加猪胆汁汤方：甘草二两（炙）、干姜三两、附子大者一枚（生用）、猪胆汁半合、人参二两。

上五味，以水三升，先煮四味，取一升，去滓，纳猪胆汁搅匀，分温再服。

464.吐、利后，汗出，脉平，小烦者，以新虚不胜谷气故也。

太阴病霍乱证

病种	分型	证候	方剂
宿食	宿食在贲门食道	胸中满，欲吐不吐，下利时疏，无寒热，腹中绞痛，寸口脉弱而结者，此宿食在上故也	瓜蒂散
	宿食在幽门十二指肠胃体	先吐，后利，腹中满痛，无寒热，脉濡弱而涩者，此宿食也	白术茯苓半夏枳实汤
太阴病霍乱	胃热霍乱 阳明热证	吐、利，发热，脉濡弱而大者	白术石膏半夏干姜汤
		实者脉急而促	葛根黄连黄芩甘草汤
	脾寒霍乱 太阴证 阳明寒证	霍乱已，头痛发热，身疼痛，热多，欲饮水者	五苓散
		寒多，不饮水者	理中丸
		霍乱呕、吐、下利，无寒热，脉濡弱者	理中汤
		腹中胀满而痛，时时上下，痛气上则吐，痛气下则利，脉濡而涩者	理中汤
		霍乱证，有虚实，因其人本有虚实，证随本变故也，虚者脉濡而弱	理中汤
		霍乱吐、利，口渴，汗出，短气，脉弱而濡者	理中加人参栝蒌根汤
	肾寒霍乱 少阴寒证	霍乱呕吐，下利清谷，手足厥冷，脉沉而迟者	四逆汤
		霍乱，转筋，必先其时已有寒邪留于筋间，伤其荣气，随证而发，脉当濡弱，反见弦急厥逆	理中加附子汤
		饮水即吐，食谷则利，脉迟而弱者	理中加附子汤
		伤寒脉微而复利，利自止者，亡血也	四逆加人参汤
		吐利汗出，发热恶寒，四肢拘急，手足厥冷者	四逆汤
		既吐且利，小便复利而大汗出，下利清谷，内寒外热，脉微欲绝者	四逆汤
		吐已下断，汗出而厥四肢拘急不解，脉微欲绝	通脉四逆加猪胆汁汤
	肝寒霍乱 厥阴证	呕吐甚则蚘出，下利时密时疏，身微热，手足厥冷，面色青，脉沉弦而紧者	四逆加吴茱萸黄连汤
	太阳霍乱	吐、利止，而身痛不休者，当消息和解其外	桂枝汤

觜●辨痉阴阳易差后病脉证并治

痉病即病毒性、结核性脑炎、脑膜炎等疾病。

465.太阳病，发热，无汗，而恶寒者，若脉沉迟，名刚痉。（太阳实病少阴寒证）

466.太阳病，发热，汗出，不恶寒者，若脉浮数（参照474条），名柔痉。（太阳虚病少阴寒证）

467.太阳病，发热，脉沉而细者，名曰痉，为难治。（太阳实病少阴寒证）

468.太阳病，发汗太多，因致痉。（伤津）

469.风病，下之则痉，复发汗，必拘急。

470.疮家，不可发汗，汗出则痉。

471.病者身热足寒，颈项强急，恶寒，时头热，面赤目赤，**独头动摇，卒口噤，背反张者，痉病**也（痉病，即太阳实病，主病毒性疾病。高热抽搐、脑炎、脑瘫、帕金森等）。若发其汗，寒湿相得，其表益虚，则恶寒甚，发其汗已，其脉如蛇，暴脉长大者，为欲解，其脉如故，及伏弦者，为未解。（残本《金匮要略·痉湿暍篇》有"暴腹胀大者，为欲解。脉如故，反伏弦者痉"一条。历来注家对此或随文顺释，说是"患痉病的人，忽然发现腹部胀大，是病要好转的表现"。更多的是主张对此存疑不释，也有人认为"暴腹胀大者"五字，衍文也，当删之。由于注家认识不一，造成理解上的混乱。而古本之论痉病，本条接在"其脉如蛇"之后，说明唐宗海、高学山、陶葆荪等人认为两节宜合为一节作解这一观点是正确的。据古本，"暴腹胀大"当作"暴脉长大"；"反伏弦者痉"当作"反伏弦者，为未解"。真所谓一字之讹，判若天壤。亥豕鲁鱼、虚虎己三、脉腹苦甘之类的低级错误，误导了多少大师们！）

472.夫痉脉，按之紧如弦，直上下行。

473.痉病，有灸疮者，难治。

474. 太阳病，其证备，身体强几几然，脉反沉迟，此为痉，栝蒌桂枝汤主之。（太阳虚病少阴寒证）（病毒性脑炎、脑膜炎虚证）

栝蒌桂枝汤方：栝蒌根三两、桂枝三两（去皮）、甘草二两（炙）、芍药三两、生姜二两（切）、大枣十二枚（擘）。

上六味，以水七升，微火煮取三升，去滓，适寒温服一升，日三服。

475. 太阳病，无汗，而**小便反少**，**气上冲胸**，**口噤不得语**，欲作**刚痉**者，葛根汤主之。（太阳实病太阳实证）（病毒性脑炎、脑膜炎实证）

葛根汤方：葛根四两、麻黄三两（去节）、桂枝二两、甘草二两（炙）、芍药二两、生姜三两（切）、大枣十二枚（擘）。

上七味，以水一斗，先煮麻黄、葛根减二升，去上沫，纳诸药，煮取三升，去滓，温服二升，覆取微似汗，不汗再进一升，得汗停后服。（太阳温病初期，咽喉痛明显等主之）

476. 痉病，手足厥冷，发热间作，唇青目陷，脉沉弦者，**风邪入厥阴**也，桂枝加附子当归细辛人参干姜汤主之。（太阳虚病厥阴证）

桂枝加附子当归细辛人参干姜汤方：桂枝三两、芍药三两、甘草二两（炙）、当归四两、细辛一两、附子一枚（炮）、人参二两、干姜一两半、生姜三两（切）、大枣十二枚（擘）。

上十味，以水一斗二升，煮取四升，去滓，温服一升，日三服，夜一服。

477. 痉病，本属太阳，若发热，汗出，脉弦而实者，转属阳明也，宜承气辈与之。（太阳实病阳明腑实证）

478. 痉病，胸满，**口噤**，**卧不著席**，脚挛急，**必龂齿**，宜大承气汤。（太阳实病阳明腑实证重证）

大承气汤方：大黄四两（酒洗）、厚朴半斤（去皮）、枳实五枚（炙）、芒硝三合。

上四味，以水一斗，先煮枳实、厚朴取五升，去滓，纳大黄，煮取二升，去滓，纳芒硝，更上微火一两沸，分温再服；得一服下者，止后服。

脑炎痉病分型表

脑炎分型	证候	方剂
太阳脑炎	太阳病，其证备，身体强几几然，脉反沉迟，此为痉	栝蒌桂枝汤
	太阳病，无汗，而小便反少，气上冲胸，口噤不得语，欲作刚痉者	葛根汤
阳明脑炎	痉病，本属太阳，若发热，汗出，脉弦而实者，转属阳明也	承气辈
	痉病，胸满，口噤，卧不著席，脚挛急，必龂齿	大承气汤
少阴太阳脑炎	若两感于寒者，一日太阳受之，即与少阴俱病，则头痛、口干、烦满而渴，脉时浮时沉，时数时细	大青龙汤加附子
厥阴脑炎	痉病，手足厥冷，发热间作，唇青目陷，脉沉弦者，风邪入厥阴也	桂枝加附子当归细辛人参干姜汤

注：太阳病，发汗太多，因致痉。病者身热足寒，颈项强急，恶寒，时头热，面赤目赤，独头动摇，卒口噤，背反张者，痉病也。

太阳病，发热，无汗，而恶寒者，若脉沉迟，名刚痉。

太阳病，发热，汗出，不恶寒者，若脉浮数，名柔痉。

夫痉脉，按之紧如弦，直上下行。

479. 伤寒阴阳易之为病，其人身体重，少气，少腹里急，或引阴中拘挛，热上冲胸，头重不欲举，眼中生花，膝胫拘急者，烧裈散主之。（太阳虚病厥阴证）

烧裈散方：右剪取妇人中裈，近隐处，烧灰，以水和服方寸匕，日三服，小便即利，阴头微肿则愈，妇人病取男子裈裆烧，和服如法。

480. 大病差后，**劳复者**（疲劳复发），枳实栀子豉汤主之（太阳虚病少阴热证）；若有宿食者，加大黄如博棋子大五六枚（太阳虚病阳明热证）。

枳实栀子豉汤方：枳实三枚（炙）、栀子十四枚（擘）、香豉一升（棉裹）。

上三味，以清浆水七升，空煮取四升，纳枳实、栀子，煮取二升，纳香豉更煮五六沸，去滓，温分再服，覆令微似汗。

481. 伤寒差已后，更发热者，小柴胡汤主之（太阳病少阳证）；脉浮者，以汗解之（太阳病太阳证）；脉沉实者，以下解之（太阳病阳明证）。

482.大病差后，从腰以下有水气者，牡蛎泽泻散主之。（太阳虚病少阴寒证水分）

牡蛎泽泻散方：牡蛎、泽泻、栝蒌根、蜀漆（洗去腥）、葶苈（熬）、商陆根（熬）、海藻（洗去腥）。

上七味，等分，异捣，下筛为散，更入臼中治之，白饮和服方寸匕，日三服，小便利止后服。

483.大病差后，喜唾，久不了了，胸上有寒也，当以丸药温之，宜理中丸。（太阴病阳明寒证）

484.伤寒解后，**虚羸少气，气逆欲吐者**，竹叶石膏汤主之。（太阳虚病阳明热证气分病）

竹叶石膏汤方：竹叶二把、石膏一斤、半夏半升（洗）、人参三两、麦门冬一升、甘草二两（炙）、粳米半升。

上七味，以水一斗，先煮六味，取六升，去滓，纳粳米，煮米熟，汤成去米；温服一升，日三服。

485.大病已解，而日暮微烦者，以病新差，人强与谷，**脾胃之气尚弱，不能消谷**，故令微烦，损谷则愈。

愈后调理

大病愈后	证候	方剂
上焦有寒	大病差后，喜唾，久不了了，胸上有寒也，以丸药温之	理中丸
上焦有热	大病差后，劳复者	枳实栀子豉汤
中焦有热	伤寒差已后，更发热者 脉浮者，以汗解；脉沉实者，以下解之	小柴胡汤
	伤寒解后，虚羸少气，气逆欲吐者	竹叶石膏汤
	若有宿食者	加大黄如博棋子大五六枚
下焦有水	大病差后，从腰以下有水气者	牡蛎泽泻散
厥阴有寒阴阳复	伤寒阴阳易之为病，其人身体重，少气，少腹里急，或引阴中拘挛，热上冲胸，头重不欲举，眼中生花，膝胫拘急者	烧裈散

191

参●辨百合狐惑阴阳毒病脉证并治

486. 百合病者，百脉一宗，悉致其病也。意欲食，复不能食，常默默，欲卧不能卧，欲行不能行，饮食或有美时，或有不欲闻食臭时，如寒无寒，如热无热，口苦，小便赤，诸药不能治，得药则剧吐利，如有神灵者，身形如和，其脉微数，**每溺时头痛者**（厥阴证），六十日乃愈。**若溺时头不痛，淅淅然者**（太阳虚证），四十日愈。若溺时快然，**但头眩者**（少阳证），二十日愈。其证或未病而预见，或病四五日始见，或病至二十日，或一月后见者；各随其证，依法治之。（手太阴肺病）

487. 百合病，**见于发汗之后者**，百合知母汤主之。（太阴肺病太阳虚证）

百合知母汤方：百合七枚、知母三两。

上二味，先以水洗百合，渍一宿，当白沫出，去其水，另以泉水二升，煮取一升，去滓，别以泉水二升，煮知母取一升，去滓，后合煎取一升五合，分温再服。

488. 百合病，**见于下之后者**，百合滑石代赭汤主之。（太阴肺病阳明寒证）

百合滑石代赭汤方：百合七枚、滑石三两、代赭石如弹丸大（碎棉裹）。

上三味，以水先洗，煮百合如前法，别以泉水二升，煮二味取一升，去滓，合和，重煎，取一升五合，分温再服。

489. 百合病，**见于吐之后者**，百合鸡子黄汤主之。（太阴肺病阳明热证）

百合鸡子黄汤方：百合七枚、鸡子黄一枚。

上二味，先洗煮百合如前法，去滓，纳鸡子黄，搅匀，顿服之。

490. 百合病，不经发汗、吐下，病形如初者，百合地黄汤主之。（太阴肺病少阴热病）

百合地黄汤方：百合七枚、地黄汁一升。

上二味，先洗煮百合如上法，去滓，纳地黄汁，煎取一升五合，分温再服，中病勿更服，**大便当如漆**。

491. 百合病，一月不解，变成渴者，百合洗方主之，不差，栝蒌牡蛎散主之。（太阴肺病太阴证）

百合洗方：百合一升。

上一味，以水一斗，渍之一宿，以洗身，洗已，食煮饼，勿以盐豉也。

栝蒌牡蛎散：栝蒌根、牡蛎（熬）各等分。

上二味，捣为散，白饮和服方寸匕，日三服。

492. 百合病，变发热者，百合滑石散主之（太阴肺病少阴热病）。

百合滑石散方：百合一两（炙）、滑石二两。

上二味，一为散，饮服方寸匕，日三服，当微利，热除则止后服。

493. 百合病，见于阴者（三阴病），以阳法救之，见于阳者（三阳病），以阴法救之；见阳攻阴，复发其汗，此为逆；见阴攻阳，乃复下之，此亦为逆。

494. **狐惑之为病**，状如伤寒，默默欲眠，目不得闭，卧起不安。蚀于喉为惑，蚀于阴为狐，不欲饮食，恶闻食臭（神经性厌食证），其**面目乍赤，乍黑，乍白**，蚀于上部则声嘎（声带溃疡），甘草泻心汤主之（太阳虚病厥阴证）；蚀于下部则咽干（外阴溃疡），苦参汤洗之；蚀于肛者（肛周脓肿），雄黄熏之。

甘草泻心汤方：甘草四两（炙）、黄芩三两、干姜三两、半夏半升、黄连一两、大枣十二枚（擘）。

上六味，以水一斗，煮取六升，去滓，再煎取三升，温服一升，日三服。

苦参汤方：苦参一斤。

上一味，以水一斗，煮取七升，去滓、熏洗，日三次。

雄黄散方：雄黄一两。

上一味，为末，筒瓦二枚合之，纳药于中，以火烧烟，向肛熏之。

495. 病者脉数，无热微烦，默默但欲卧，汗出，初得之三四日，**目赤如鸠眼**，七八日，**目四眦黑**，若能食者，**脓已成**也（肝肺、盆腔、软组织等内脏脓肿），赤豆当归散主之（太阳虚病厥阴证）。

193

赤豆当归散方：赤小豆三升（浸令毛出曝干）、当归十两。

上二味，杵为散，浆水服方寸匙，日三服。

496.阳毒之为病，**面赤斑斑如锦纹，咽喉痛，唾脓血**，五日可治，七日不可治，升麻鳖甲汤主之。（厥阴病少阴寒证）

升麻鳖甲汤方：升麻二两、蜀椒一两（去汁）、雄黄五钱（研）、当归一两、甘草二两、鳖甲一片（炙）。

上六味，以水四升，煮取一升，顿服之，不差，再服，取汗。

497.阴毒之为病，**面目青，身痛如被杖，咽喉痛**，五日可治，七日不可治；升麻鳖甲汤去雄黄蜀椒主之。（厥阴病少阴热证）

升麻鳖甲去雄黄蜀椒汤方：升麻二两、当归一两、甘草二两、鳖甲一片。

上四味，以水二升；煮取一升，去滓，顿服之，不差，再服。

阳毒、阴毒均可见于血液系统的肿瘤。阳毒比如慢性粒细胞白血病，常有发热、虚弱、进行性体重下、骨骼疼痛，逐渐出现贫血和出血，脾持续或进行性肿大。阴毒是什么病？多发性骨髓瘤。阴毒的条文描述是"面目青，身痛如被杖"，多发性骨髓瘤的特点就是面目青灰色；骨髓瘤多发"身痛如被杖"。多发性骨髓瘤的症状表现为多样性，典型症状是骨骼损害、贫血、肾功能损害、高钙血证，其他症状可表现为淀粉样变、感染、高黏滞综合征、出血倾向。骨骼损害骨痛为主要症状，以腰骶部最多见，还是胸部和下肢，活动或扭伤后剧痛者有病理性骨折的可能。出血倾向鼻出血、牙龈出血和皮肤紫癜多见。

"咽喉痛"是什么原因呢？少阳主骨，厥阴病少阳证，会有咽痛症状。西医认为，骨髓瘤来自浆细胞，是活化的 B 细胞的前体细胞（淋巴细胞的一种），咽喉痛是咽部淋巴细胞活化的表现，多发性骨髓瘤转出少阳，就会咽喉痛，伏在厥阴就不会咽痛。阴毒、阳毒都属于厥阴病，容易从厥阴转出少阳。它们的特点是易发于血液系统，既可以表现为血液系统的肿瘤，也可以表现为自身免疫病。

比如狼疮就表现为阳毒，"面赤斑斑如锦纹"是对狼疮斑的描述，狼疮也可以表现为咽部淋巴细胞活化而出现咽喉痛。还有腺型鼠疫、神经性皮炎、牛皮癣等。

百合狐惑阴阳毒病

病名	分型	证候	方剂
百合病	涉及太阳	百合病，见于发汗之后者	百合知母汤，桂枝汤
	涉及少阴	百合病，见于下之后者	百合滑石代赭汤
		百合病，见于吐之后者	百合鸡子黄汤
		百合病，不经发汗吐下，病形如初者	百合地黄汤（大便如漆）
		百合病，变发热者	百合滑石散
	涉及太阴	百合病，一月不解，变成渴者	百合洗方
		不差	栝蒌牡蛎散
狐惑病		狐惑之为病，状如伤寒，默默欲眠，目不得闭，卧起不安。蚀于喉为惑，蚀于阴为狐，不欲饮食，恶闻食臭，其面目乍赤，乍黑，乍白，蚀于上部则声嗄	甘草泻心汤主之；蚀于下部则咽干，苦参汤洗之；蚀于肛者，雄黄熏之
阳毒		阳毒之为病，面赤斑斑如锦纹，咽喉痛，唾脓血，五日可治，七日不可治	升麻鳖甲汤
阴毒		阴毒之为病，面目青，身痛如被杖，咽喉痛，五日可治；七日不可治	升麻鳖甲汤去雄黄蜀椒

注：百合病者，百脉一宗，悉致其病也，意欲食，复不能食，常默默，欲卧不能卧，欲行不能行，饮食或有美时，或有不欲闻食臭时，如寒无寒，如热无热，口苦，小便赤，诸药不能治，得药则剧吐利，如有神灵，身形如和，其脉微数，每溺时头痛者，六十日乃愈。若溺时头不痛，淅淅然者，四十日愈。若溺时快然，但头眩者，二十日愈。其证或未病而预见，或病四五日始见，或病至二十日，或一月后见者；各随其证，依法治之。百合病，见于阴者，以阳法救之；见于阳者，以阴法救之；见阳攻阴，复发其汗，此为逆，见阴攻阳，乃复下之，此亦为逆。

井●辨疟病脉证并治

498.师曰：疟病其脉弦数者，热多寒少（少阳病三阳证）；其脉弦迟者，寒多热少（少阳病三阴证）。脉弦而小紧者，可下之（少阳病阳明证）；多弦迟者，可温之（少阳病少阴证）；弦紧者（少阳病太阳证），可汗之，针之，灸之；浮大者，可吐之；弦数者，风发也，当于少阳中求之。（少阳病少阳证）

499.问曰：疟病以月一发者，当以十五日愈，甚者当月尽解，如其不差，当云何？师曰：**此结为癥瘕，必有疟母**，急治之，宜鳖甲煎丸。（少阳病厥阴证）

鳖甲煎丸方：鳖甲、柴胡、黄芩、大黄、牡丹、䗪虫、阿胶。

上七味，各等分，捣筛，炼蜜为丸，如梧桐子大，每服七丸，日三服，清酒下，不能饮者，白饮亦可。

500.师曰：阴气孤绝，阳气独发，则热而少气烦悗（闷），手足热而欲呕，**此名疸疟**，白虎加桂枝人参汤主之。（阳明热病太阳虚证）

白虎加桂枝人参汤方：知母六两、石膏一斤、甘草二两（炙）、粳米二合、桂枝三两、人参三两。

上六味，以水一斗，煮米熟，汤成去滓，温服一升，日三服。

501.疟病，其脉如平，身无寒，但热，**骨节疼烦**，时作呕，此名温疟，宜白虎加桂枝汤。（阳明热病太阳虚证）

502.疟病，多寒，或但寒不热者，**此名牡疟**（寒疟），蜀漆散主之，柴胡桂姜汤亦主之。（少阳病太阳虚证）

蜀漆散方：蜀漆（洗去腥）、云母（烧二日夜）、龙骨各等分。

上三味，杵为散，未发前以浆水和服半钱匙。

柴胡桂姜汤方：柴胡半斤、桂枝三两、干姜二两、栝蒌根四两、黄芩三两、甘草二两（炙）、牡蛎二两（熬）。

上七味，以水一斗，煮取六升，去滓，再煎取三升，温服一升，日三服，初服微烦，再服，汗出便愈。

鬼●辨血痹虚劳病脉证并治

503.问曰：血痹之病，从何得之？师曰；夫尊荣之人，骨弱，肌肤盛，重因疲劳，汗出，卧不时动摇，加被微风，遂得之。但以脉寸口微涩，关上小紧，宜针引阳气，令脉和，紧去则愈。

504.血痹，阴阳（寸关尺）俱微，或寸口关上微，尺中小紧，外证身体不仁，如风痹状，黄芪桂枝五物汤主之。（太阳虚病阳明寒证）

黄芪桂枝五物汤方：黄芪三两、桂枝三两、芍药三两、生姜六两、大枣十二枚。

上五味，以水六升，煮取二升，温服七合，日三服。

505.男子平人，脉大为劳，极虚亦为劳。

506.男子面色薄者，主渴及亡血，卒喘悸，脉浮者，里虚也。

507.男子脉虚沉弦，无寒热，短气，里急，小便不利，面色白，时目瞑兼衄，少腹满，此为劳使之然。

508.**劳之为病**，其脉浮大，手足烦，春夏剧、秋冬瘥，**阴寒精自出，酸削不能行。**

509.男子脉浮弱涩，为无子，精气清冷。

510.**失精家**，少阴脉弦急，阴头寒，目眩，发落，脉极虚芤迟者，为清谷亡血失精；脉得诸芤动微紧者，男子则失精，女子则梦交，桂枝龙骨牡蛎汤主之。天雄散亦主之（少阴寒阴病太阳虚证）。

桂枝龙骨牡蛎汤方：桂枝三两、芍药三两、甘草二两（炙）、生姜三两、大枣十二枚、龙骨三两、牡蛎三两。

上七味，以水七升，煮取三升，去滓，分温三服。

天雄散方：天雄三两（炮）、白术八两、桂枝六两、龙骨三两。

上四味，杵为散，酒服半钱匙，日三服，不知稍增，以知为度。

511. 男子平人，脉虚弱细微者，喜盗汗也。

512. 人年五六十，其脉大者，病痹，挟背行；若肠鸡，马刀挟瘿者，皆为劳得之也。其脉小沉迟者，病脱气，疾行则喘渴；手足逆寒者，亦劳之为病也。

513. 虚劳里急，悸衄，腹中痛，梦失精，四肢酸疼，手足烦热，咽干口燥者，小建中汤主之。（太阴病太阳虚证血分证）

小建中汤方：桂枝三两、芍药六两、甘草三两（炙）、生姜三两、大枣十二枚、饴糖一升。

上六味，以水七升，煮取三升，去滓，纳胶饴，更上微火消解，温服一升，日三服。

514. 虚劳里急，诸不足者，黄芪建中汤主之。（厥阴病阳明寒证血分证）

黄芪建中汤方：前方小建中加黄芪一两半。气短，胸满者，加生姜一两；腹满者，去大枣，加茯苓一两半；大便秘结者，去大枣，加枳实一两半；肺气虚损者，加半夏三两。

515. 虚劳，腰痛，少腹拘急，小便不利者，肾气丸主之。（少阴寒病少阴寒证血分证）

肾气丸方：地黄八两、薯蓣四两、山茱萸四两、泽泻三两、牡丹皮三两、茯苓三两、桂枝一两、附子一枚（炮）。

上八味，捣筛，炼蜜和丸，如梧桐子大，酒下十五丸，渐加至二十五丸，日再服，不能饮者，白饮下之。

516. 虚劳虚烦不得眠，酸枣仁汤主之。（少阴热病厥阴证）

酸枣仁汤方：酸枣仁二升、甘草一两、知母二两、茯苓二两、芍药一两。

上五味，以水八升，煮酸枣仁，得六升，纳诸药，煮取三升，去滓，温服一升，日三服。

517. 五劳虚极，羸瘦腹满，不能饮食，食伤，忧伤，饮伤，房室伤，饥伤，劳伤，经络荣卫气伤，内有干血，肌肤甲错，两目黯黑，缓中补虚，大黄䗪虫丸主之。（厥阴病厥阴证，血癌、白血病、再障）

大黄䗪虫丸方：大黄十两、黄芩二两、甘草三两、桃仁一升、杏仁一升、芍药四两、地黄十两、干漆一两、虻虫一升、水蛭百枚、蛴螬一升、䗪虫半升。

上十二味，末之，炼蜜和丸，如小豆大，酒饮服五丸，日三服。

518. **女劳**，膀胱急，少腹满，**身尽黄**，**额上黑**，**足下热**，其腹胀如水状，大便溏而黑，胸满者，难治，硝石矾石散主之。（少阴寒病阳明寒证，血液病）

硝石矾石散方：硝石（熬黄）、矾石（烧）各等分。

上二味，为散，大麦粥汁和服方寸匙，日三服，大便黑，小便黄，是其候也。

虚劳证治

虚劳分型	证候	方剂
太阳虚劳	血痹，阴阳俱微，或寸口关上微，尺中小紧，外证身体不仁，如风痹状	黄芪桂枝五物汤
少阴虚劳	失精家，少阴脉弦急，阴头寒，目眩，发落，脉极虚芤迟者，为清谷亡血失精；脉得诸芤动微紧者，男子则失精，女子则梦交	桂枝龙骨牡蛎汤主之 天雄散亦主之
	虚劳，腰痛，少腹拘急，小便不利者	肾气丸
太阴虚劳	虚劳里急，悸衄，腹中痛，梦失精，四肢酸疼，手足烦热，咽干口燥者	小建中汤
	虚劳里急，诸不足者	黄芪建中汤
厥阴虚劳	虚劳虚烦不得眠	酸枣仁汤
	五劳虚极，羸瘦腹满，不能饮食，食伤，忧伤，饮伤，房室伤，饥伤，劳伤，经络荣卫气伤，内有干血，肌肤甲错，两目黯黑，缓中补虚	大黄䗪虫丸
女劳	女劳，膀胱急，少腹满，身尽黄，额上黑，足下热，其腹胀如水状，大便溏而黑，胸满者，难治	硝石矾石散

柳●辨咳嗽水饮黄汗历节病脉证并治

《素问·咳论》云:"五脏六腑皆令人咳,非独肺也。"五脏各在一定的时令受病而后传肺脏,如"乘春肝先受邪,乘夏心先受邪,乘秋肺先受邪,乘至阴脾先受邪,乘冬肾先受邪"。五脏受邪而后传肺致咳嗽。各脏咳又传胃、大肠、胆、小肠、膀胱、三焦。而六腑又可传五脏,以及脏象间横传,皆可导致咳。

五脏咳:

肺咳:"肺咳之状,咳而喘息有音,甚则唾血。"

心咳:"心咳之状,咳则心痛,喉中介介如梗状,甚则咽肿,喉痹。"

肝咳:"肝咳之状,咳则两胁下痛,甚则不可以转,转则两胁下满。"

脾咳:"脾咳之状,咳则右胁下痛,阴阴引肩背,甚则不可以动,动则咳剧。"

肾咳:"肾咳之状,咳则腰背相引而痛,甚则咳涎。"

六腑咳证:"五脏之久咳,乃移于六腑。"

胃咳:咳而呕,呕甚则长虫出。

胆咳:呕胆汁。

大肠咳:咳而遗矢。

小肠咳:咳而失气,气与咳俱失。

膀胱咳:遗溺。

三焦咳:咳而腹满不欲饮食。

519. 师曰:咳嗽发于肺,不专属于肺病也。**五脏六腑,感受客邪,皆能致咳。**所以然者,邪气上逆,必干于肺,肺为气动,发声为咳,**欲知其源,必察脉息**,为子条记,传与后贤。

520. **肺咳,脉短而涩。**假令浮而涩,知受风邪(微邪);紧短而涩,知受寒邪（实邪）；数短而涩，知受热邪（贼邪）；急短而涩，知受燥邪（正邪）；濡短而涩，知受湿邪（虚邪）。此肺咳之因也。其状则喘息有音，甚则唾血。

521.**心咳，脉大而散**。假令浮大而散，知受风邪（虚邪）；紧大而散，知受寒邪（贼邪）；数大而散，知受热邪（正邪）；急大而散，知受燥邪（微邪）；濡大而散，知受湿邪（实邪）。此心咳之因也。其状则心痛，喉中介介如梗，甚则咽肿，喉痹。

522.**肝咳，脉弦而涩**。假令浮弦而涩，知受风邪（正邪）；弦紧而涩，知受寒邪（虚邪）；弦数而涩，知受热邪（实邪）；弦急而涩，知受燥邪（贼邪）；弦濡而涩，知受湿邪（微邪）。此肝咳之因也。其状则两胁下痛，甚则不可以转，转则两胠下满。

523.**脾咳，脉濡而涩**。假令浮濡而涩，知受风邪（贼邪）；沉濡而涩，知受寒邪（微邪）；数濡而涩，知受热邪（虚邪）；急濡而涩，知受燥邪（实邪）；迟濡而涩，知受湿邪（正邪）。此脾咳之因也。其状则右肋下痛，隐隐引背，甚则不可以动，动则咳剧。

524.**肾咳，脉沉而濡**。假令沉弦而濡，知受风邪（实邪）；沉紧而濡，知受寒邪（正邪）；沉数而濡，知受热邪（微邪）；沉急而濡，知受燥邪（虚邪）；沉滞而濡，知受湿邪（贼邪）。此肾咳之因也。其状则肩背相引而痛，甚则咳涎。

525.肺咳不已，则流于大肠，脉与肺同，其状则咳而遗失也。

526.心咳不已，则流于小肠，脉与心同，其状则咳而矢气，气与咳俱失也。

527.肝咳不已，则流于胆，脉与肝同，其状则呕苦汁也。

528.脾咳不已，则流于胃，脉与脾同，其状则呕，呕甚则长虫出也。

529.肾咳不已，则流于膀胱，脉与肾同，其状则咳而遗溺也。

530.久咳不已，则移于三焦，脉随证易，其状则咳而腹满，不欲食饮也。

531.咳而有饮者，咳不得卧，卧则气急，此为实咳。不能言，言则气短，此为虚咳。病多端，治各异法，谨守其道，庶可万全。

532.咳家，其**脉弦**者，此为有水（胸腔积液），十枣汤主之。

十枣汤方：芫花（熬）、甘遂、大戟各等分。

上三味，捣筛，以水一升五合，先煮肥大枣十枚，取八合，去滓，纳药末，强人服一钱匙，羸人服半钱匙，平旦温服之，不下，明日更加半钱，得快利后，糜粥自养。

533. 咳而气逆，**喉中作水鸡声者**（哮喘、寒痰），射干麻黄汤主之。（太阳实病厥阴证）

射干麻黄汤方：射干三两、麻黄三两、半夏半升、五味子半升、生姜四两、细辛三两、大枣七枚。

上七味，以水一斗二升，先煮麻黄，去上沫，纳诸药，煮取三升，分温三服。

534. 咳逆上气，时唾浊痰（黄痰），**但坐不得眠者**（慢阻肺、肺气肿、热痰），皂荚丸主之。（太阴病少阴寒证）

皂荚丸方：皂荚八两（刮去皮酥炙）。

上一味，末之，蜜丸如梧桐子大，以枣膏和汤，服三丸，日三服，夜一服。本方可戒烟戒毒。

535. 咳而脉浮者，厚朴麻黄汤主之。（太阳实病阳明热证，肺气肿）

厚朴麻黄汤方：厚朴五两、麻黄四两、石膏如鸡子大、杏仁半升、半夏半升、五味子半升。

上六味，以水一斗，先煮麻黄，去沫，纳诸药，煮取三升，去滓，分温三服。

536. 咳而脉沉者（肺癌），泽漆汤主之。（太阴病少阴寒证）

泽漆汤方：半夏半升、紫参五两、泽漆三升、生姜五两、人参三两、甘草三两（炙）。

上六味，以东流水五斗，先煮泽漆，取一斗五升，纳诸药，煮取五升，温服五合，日夜服尽。

537. 咳而上气（肺结核、肺不张、干咳无痰、食道癌、孕妇咳嗽），咽喉不利（音哑、急性失声、急性咽喉炎），脉数者，麦门冬汤主之。（太阴病少阴热证）

麦门冬汤方：麦门冬七升、半夏一升、人参二两、甘草二两（炙）、粳米三合、大枣十二枚。

上六味，以水一斗二升，煮取六升，去滓，温服一升，日三服，夜三服。

538.咳逆倚息（白痰、青痰），**不得卧**（慢支急性发作，心衰），脉浮弦者，小青龙汤主之。（太阳实病厥阴证）

小青龙汤方：麻黄三两、甘草三两（炙）、桂枝三两、芍药三两、五味子半升、干姜三两、半夏半升、细辛三两。

上八味，以水一斗，先煮麻黄，减二升，去上沫，纳诸药，煮取三升，去滓，分温三服。

539.咳而胸满，**振寒脉数**，咽干不渴，**时出浊唾腥臭**（黄痰），**久久吐脓**，如米粥者，此为**肺痈**（肺脓肿，大叶性肺炎），桔梗汤主之（太阴病阳明热证）。

桔梗汤方：桔梗一两、甘草二两。

上二味，以水三升，煮取二升，去滓，分温再服。

540.咳而气喘，目如脱状，脉浮大者，此为**肺胀**（肺气肿、肺水肿、肺大泡、慢阻肺），越婢加半夏汤主之；小青龙加石膏汤亦主之。（太阳实病阳明热证）

越婢加半夏汤方：麻黄六两、石膏半斤、甘草二两、生姜三两、大枣十五枚、半夏半升。

上六味，以水六升，先煮麻黄，去上沫，纳诸药，煮取三升，去滓，分温三服。

小青龙加石膏汤方：前小青龙汤加石膏二两。

541.咳而气逆，喘鸣，**迫塞胸满而胀**，一身面目浮钟，鼻出清涕，不闻香臭，此为**肺胀**（热性肺气肿、肺水肿、炎症性慢阻肺），葶苈大枣泻肺汤主之。（太阴病太阳虚证）

葶苈大枣泻肺汤方：葶苈熟令黄色（捣丸如弹子大）、大枣十二枚。

上二味，以水三升，先煮大枣取二升，去枣，纳葶苈，煮取一升，去滓，一顿服。

542.似咳非咳，唾多涎沫，其人不渴，**此为肺冷**（肺阳虚、肺不张），甘草干姜汤主之。（太阴病阳明寒证）

甘草干姜汤方：甘草四两（炙）、干姜二两（炮）。

上二味，以水三升煮取一升五合，去滓，分温再服。

543. 咳而唾涎沫不止，咽燥（失声），口渴，其脉浮细而数者，此为**肺痿**（肺不张），炙甘草汤主之（太阴病少阴热证）。

炙甘草汤方：甘草四两（炙）、桂枝三两、麦门冬半升、麻仁半升、地黄一斤、阿胶二两、人参二两、生姜三两、大枣三十枚。

上九味，以酒七升，水八升，先煮八味，取三升，去滓，纳胶消尽，温服一升，日三服。

```
脉弦 → 十枣汤(胸腔有水)

喉中水鸡声 → 射干麻黄汤(哮喘)

吐浊涎沫 ┬ 皂荚丸(真菌感染，大白肺)
         │
         ├ 腥臭、寒战 → 大叶性肺炎，肺脓肿、桔梗汤(肺痈)
         │
         └ 吐涎沫 ┬ 清水(寒) → 甘草干姜汤(肺冷，肺不张)
                  │
                  └ 脉数、干渴(热) → 炙甘草汤(肺痿，肺不张)

脉浮 → 厚朴麻黄汤、小青龙汤、越婢加半夏汤、小青龙加石膏汤、
       葶苈大枣泻肺汤(肺胀、慢性支气管炎急性发作，肺感染、肺气肿、慢阻肺)


脉沉 → 泽漆汤(肺癌)

脉数 ┬ 咽喉不利 → 麦门冬汤(急性咽喉炎、白喉、肺结核)
     │
     └ 咽干、吐涎沫 → 炙甘草汤(肺痿、肺不张)
```

544. 问曰：饮病奈何？师曰：饮病有四：曰痰饮，曰悬饮，曰溢饮，曰支饮。其人**素盛今瘦，水走肠间**，沥沥有声，为**痰饮**（肠饮，腹腔积液）；水**流胁下**，咳唾引痛，为**悬饮**（胸腔积液）；水归四肢，当汗不汗，身体疼重，为**溢饮**（组织间隙水肿、皮下饮）；水停膈下，咳逆倚息，短气不得卧，其形如肿，为**支饮**（心包积液）。（见539条：脉双弦者寒也，脉偏弦者饮也）

545. **水在心**（心包），则心下坚筑，短气，恶水不欲饮；**水在肺**，必吐涎沫，欲饮水；**水在脾**，则少气身重；**水在肝**，则胁下支满，嚏则胁痛；**水在肾**，则心下悸。（胃脘的后面即是双肾，肾积水、肾囊肿后压迫胃脘）

546. 心下有留饮（胃中留饮），其人必背寒冷如掌大，咳则胁下痛引缺盆。

547. **胸中有留饮，其人必短气而渴，四肢历节痛。**（肺病的杵状指）

548. 夫平人食少饮多，水停心下，久久成病，甚者则悸，微者短气，**脉双弦者寒也，脉偏弦者饮也。**

549. 夫短气有微饮者，当从小便去之。

550. 病者**脉伏**，其人欲自利，利反快，**虽利，心下续坚满，此为留饮**（重证痰饮），甘遂半夏汤主之。（阳明寒病阳明寒证）

甘遂半夏汤方：甘遂大者三枚、半夏十二枚、芍药五枚、甘草如指大一枚（炙）。

上四味，以水二升，煮取半升，去滓，以蜜半升和药汁，煎取八合，顿服。

551. 心下有痰饮，胸胁支满，目眩，脉沉弦者，茯苓桂枝白术甘草汤主之（太阴病阳明寒证）。

茯苓桂枝白术甘草汤方：茯苓四两、桂枝三两、白术三两、甘草二两（炙）。

上四味，以水六升，煮取三升，去滓，分温三服，小便利则愈。

552. 悬饮（胸腔积液）内痛，脉沉而弦者，十枣汤主之。（太阴病太阴证）

553. 病溢饮（组织间隙水肿，皮下饮）者，当发其汗，大青龙汤主之，小青龙汤亦主之。（太阳实病阳明热证或厥阴证）

大青龙汤方：麻黄六两（去节）、桂枝二两（去皮）、杏仁四十个（去皮尖）、甘草二两（炙）、石膏如鸡子大（碎）、生姜三两（切）、大枣十二枚（擘）。

上七味，以水九升，先煮麻黄减二升，去上沫，纳诸药，煮取三升，去滓，温服一升，覆取微似汗，不汗再服。

554. 膈间支饮（心包积液），其人喘满，**心下痞坚，面色黧黑**（水气），其脉沉紧，得之数十日，医吐下之不愈者，木防己汤主之（太阴病阳明热证，支饮伏热）。不差，木防己去石膏加茯苓芒硝汤主之。（太阴病阳明热寒证，上焦寒证）

木防己汤方：木防己三两、石膏鸡子大十二枚、桂枝二两、人参四两。

上四味，以水六升，煮取二升，去滓，分温再服。

木防己去石膏加茯苓芒硝汤方：木防己二两、桂枝二两、茯苓四两、人参四两、芒硝三合。

上四味，以水六升，煮取二升，去滓，纳芒硝，再微煎，分温再服，微利则愈。

555. 心下有支饮（脾大积水），其人苦冒眩，泽泻汤主之。（太阴病阳明寒证，中焦寒证）

泽泻汤方：泽泻五两、白术二两。

上二味，以水二升，煮取一升，分温再服。（可酌加白芍、茯苓等）

556. 支饮（心包积液），**胸满者**，厚朴大黄汤主之。（太阴病阳明实证，上焦热证，心热移于小肠）

厚朴大黄汤方：厚朴八两、大黄四两。

上二味，以水五升，煮取二升，去滓，温服一升，不差再服。

557. 支饮，**不得息**，葶苈大枣泻肺汤主之。（太阴病少阴寒证，心肺综合征）

558. 支饮，口不渴，作呕者，**或吐水者**，小半夏汤主之。（太阴病阳明寒证，中焦脾胃寒证）

小半夏汤方：半夏一升、生姜半斤。

上二味，以水七升，煮取一升半，去滓，分温再服。

559. **腹满**（便秘，按压右侧天枢穴疼痛），口舌干燥，**肠间有水气者**，防己椒目葶苈大黄丸主之。（太阴病阳明热证，肠间水气实便热证，便秘导致的肠梗阻）

防己椒目葶苈大黄丸方：防己、椒目、葶苈、大黄各一两。

上四味，捣筛，炼蜜为丸，如梧桐子大，先食，饮服一丸，日三服，不知稍增。

560. **膈间有水气**，呕、吐、眩、悸者，小半夏加茯苓汤主之。（太阴病阳明寒证，横膈膜上间隙水气）

小半夏加茯苓汤方：半夏一升、生姜半斤、茯苓四两。

上三味，以水七升，煮取二升，去滓，分温再服。

561. 病人**脐下悸**，吐涎沫而头眩者，此有水也，五苓散主之。（小肠水气寒证）

痰饮(腹腔积液) → 苓桂术甘汤

       → 五苓散(小肠水饮)

       → 防己椒目葶苈大黄丸(肠间水气，腹满口干)

       → 甘遂半夏汤(留饮，痰饮重症)

悬饮(胸腔积液) → 十枣汤

溢饮(皮下饮，组织间隙水肿) → 大青龙汤、小青龙汤

支饮(心包积液) → 木防己汤、木防己去石膏加茯苓芒硝汤

       → 头晕者，泽泻汤

       → 胸腹满者，厚朴大黄汤

       → 喘息不得卧者，葶苈大枣泻肺汤

       → 呕吐清水者，小半夏汤

膈间水气(纵膈内水饮) → 呕吐眩悸者，小半夏加茯苓汤

562. 师曰：病有风水，有皮水，有正水，有石水，有黄汗。

563. **风水**（急性肾炎）其脉自浮，其证骨节疼痛，恶风。**皮水**（肾病综合征、低蛋白水肿）其脉亦浮，其证浮肿，按之没指，不恶风，腹如鼓，不渴，当发其汗。**正水**（心性水肿）其脉沉迟，其证为喘。**石水**（肝性水肿、肝硬化腹水、门脉高压）其脉自沉，其证腹满不喘，当利其小便。**黄汗**其脉沉迟，其证发热，胸满，**四肢头面肿**，久不愈，必致痈脓。（三焦湿热，三焦为浆膜腔与淋巴管道系统）

564. 脉浮而洪，浮则为风，洪则为气。风气相搏，风强则为瘾疹，身体为痒，痒者为泄风，久为痂癞。气强则为水，难以俯仰，身体洪肿，汗出乃愈，恶风则虚，此为**风水**（太阴病太阳实证，麻黄加术汤主之）。不恶风者，小便通利，上焦有寒，其口多涎，此为**黄汗**。

565. 寸口脉沉滑者，中有水气，面目肿大有热，名曰**风水**。其人之目窠上微肿，如蚕新卧起状，**其颈脉动，时时咳，按其手足上，陷而不起者**，亦曰**风水**。（急性肾炎）

566. 太阳病，脉浮而紧，法当骨节疼痛，今反不痛，体重而酸，其人不渴，此为**风水**，汗出即愈，恶寒者此为极虚，发汗得之。渴而不恶寒者，此为**皮水**。身肿而冷，状如周痹，胸中窒，不能食，反聚痛，躁不得眠，此为**黄汗**（甲减）。痛在骨节，咳而喘不渴者，此为**正水**，其状如肿，发汗则愈。然诸病此者若渴而下利，小便数者，皆不可发汗，但当利其小便。

567. **心水**（心性水肿、心衰）为病，其身重而少气，不得卧，烦躁，**阴肿**。

568. **肝水**（肝性水肿，肝硬化腹水、门脉高压）为病，其**腹大**，不能自转侧，胁下痛，津液微生，小便续通。

569. **肺水**（皮毛腠理不开）为病，其身肿，**小便难，时时鸭溏**。

570. **脾水**（脾大、脾亢）为病，其腹大，**四肢苦重**，津液不生，但苦少气，**小便难**。

571. **肾水**（肾性水肿）为病，其腹大，**脐肿**，腰痛，不得溺，**阴下湿如牛鼻上汗**，其足逆冷，面反瘦。

572. 诸有水者，腰以下肿，当利小便，腰以上肿，当发汗乃愈。

573. 寸口脉沉而迟，沉则为水，迟则为寒，寒水相搏，**脾气衰则鹜溏，胃气衰则身肿**，名曰**水分**。

574. 少阳脉卑，少阴脉细，男子则小便不利，妇人则经水不利，名曰**血分**。

575. 妇人经水，前断后病水者，名曰**血分**，此病难治。先病水，后经水断，名曰**水分**，此病易治，水去则经自下也。

576. 寸口脉沉而数，数则为出，沉则为入，出为阳实，入为阴结；趺阳脉微而弦，微则无胃气，弦则不得息；少阴脉沉而滑，沉为在里，滑则为实，沉滑相搏，血结胞门（子宫颈），其瘕不泻，经络不通，名曰**血分**。

577. 问曰：病者苦水，面目身体皆肿，四肢亦肿，小便不利，脉之，不言水，反言胸中痛，气上冲咽状如炙肉，当感咳喘，审如师言，其脉何类？师曰：寸口脉沉而紧，沉为水，紧为寒，沉紧相搏，结在关元，始时尚微，年盛不觉，阳衰之后，荣卫相干，阳损阴盛，结寒微动，肾气上冲，咽喉塞噎，胁下急痛，医以为留饮而大下之，沉紧不去，其病不除，复重吐之，胃家虚烦，咽燥欲饮水，小便不利，水谷不化，面目手足浮肿，又与葶苈下水，当时如小差，食饮过度，肿复如前，胸胁苦痛，象若奔豚，其水扬溢，则咳喘逆，当先攻其冲气令止，乃治其咳，咳止，喘自差，先治新病，水当在后。

578. 水之为病，其脉沉小者，属少阴为石水（少阴寒病）；沉迟者，属少阴为正水（少阴寒病）；浮而恶风者，为风水，属太阳（太阳虚病）；浮而不恶风者，为皮水，属太阳（太阳实病）。虚肿者，属气分，发其汗即已，脉沉者，麻黄附子甘草汤主之（太阳实病少阴寒证水分病）；脉浮者，麻黄加术汤主之（太阳实病太阴证水分病，皮里膜外之水气）。

麻黄附子甘草汤方：麻黄二两、附子一枚（炮）、甘草二两（炙）。

上三味，以水七升，先煮麻黄，去上沫，纳诸药，煮取三升，去滓，分温三服。

麻黄加术汤方：麻黄三两、桂枝二两、杏仁七十个、甘草一两（炙）、白术四两。

上五味，以水九升，先煮麻黄，减二升，去上沫，纳诸药，煮二升半，去滓，温服八合，覆取微汗，不汗再服，得汗停后服。

579. 风水，脉浮，身重，汗出，恶风者，防己黄芪汤主之。（太阳虚病太阴证水分病）

防己黄芪汤方：防己一两、甘草五钱（炙）、白术七钱半、黄芪一两。

上四味，锉如麻豆大，每抄五钱匙，生姜四片，大枣一枚，水一升半，煮取八合，去滓，温服；喘者，加麻黄五钱（太阳实证）；胃中不和者，加芍药三分（少阳证）；气上冲者，加桂枝三分（少阴寒证）；下有陈寒者，加细辛三分（厥阴证）；服后当如虫行皮中，从腰下如冰，后坐被上，又以一被绕腰下，温令有微汗差。

580. 风水，恶风，一身悉肿，脉浮不渴未续自汗出，无大热者，越婢汤主之。（太阳实病阳明热证水分病）

越婢汤方：麻黄六两、石膏半斤、甘草二两、生姜三两、大枣十二枚。

上五味，以水六升，先煮麻黄，去上沫，纳诸药，煮取三升，去滓，分温三服。

581. 皮水，四肢肿，**水气在皮肤中**，四肢聂聂动者，防己茯苓汤主之。（太阳虚病阳明寒证水分病）

防己茯苓汤方：防己三两、黄芪三两、桂枝三两、茯苓六两、甘草二两（炙）。

上五味，以水六升，煮取三升，分温三服。

582. 里水（正水和石水），一身面目黄肿，其脉沉，小便不利，甘草麻黄汤主之；越婢加术汤亦主之。（太阳实病太阳实证水分病）

甘草麻黄汤方：甘草二两、麻黄四两。

上二味，以水五升，先煮麻黄，去上沫，纳甘草，煮取三升，去滓，温服一升，复令汗出，不汗再服。

越婢加术汤方：麻黄六两、石膏半斤、甘草二两（炙）、生姜三两、大枣十五枚、白术四两。

上六味，以水六升，先煮麻黄，去上沫，纳诸药，煮取三升，分温三服。

583. 问曰：黄汗之为病，身体肿，若重汗出而发热口渴，状如风水，**汗沾衣，色正黄如柏汁**，脉自沉，从何得之？师曰：以汗出入水中浴，水从汗孔入得之，宜黄芪芍药桂枝汤。（太阳虚病太阴证）

黄芪芍药桂枝汤方：黄芪五两、芍药三两、桂枝三两。

上三味，以苦酒一升，水七升，相合，煮取三升，去滓，温服一升，当心烦，服至六七日乃解，若心烦不止者，以苦酒阻故也，以美酒醯（肉酱）易之。

584. **黄汗之病，两胫自冷**，假令发热，此属历节。**食已汗出，暮常盗汗，此荣气热也**；若汗出已，反发热者，久久身必甲错；若发热不止者，久久必生恶疮；若身重，汗出已辄，轻者，久久身必瞤，瞤即胸痛；又从腰以上汗出，以下无汗，腰髋弛痛，如有物在皮中状，剧则不能食，身疼重，烦躁，小便不利，此为黄汗，桂枝加黄芪汤主之。（太阳虚病太阴证）

桂枝加黄芪汤方：桂枝三两、芍药三两、甘草二两（炙）、生姜三两（切）、大枣十五枚、黄芪二两。

上六味，以水八升，煮取三升，去滓，温服一升，日三服。

风水 —→ 太阳虚病，防己黄芪汤，药后如虫行皮中，腰以下如冰

　　　—→ 太阳实病，越婢汤

　　　—→ 太阳实病脉沉者，麻黄附子甘草汤

　　　—→ 太阳实病脉浮者，麻黄加术汤

皮水 —→ 防己茯苓汤，水气在皮肤中

里水（正水和石水）—→ 甘草麻黄汤或越婢加术汤

黄汗 —→ 黄芪芍药桂枝苦酒汤、桂枝加黄芪汤

　　　两胫自冷，如有物在皮中状

585. 寸口脉沉而弱，沉即主骨，弱即主筋，沉即为肾，弱即为肝，汗出入水中，如水伤心，**历节痛，黄汗出，故曰历节**（关节炎）。

586. 味酸则伤筋，筋伤则缓，名曰泄；咸则伤骨，骨伤则痿，名曰枯。枯泄相搏，名曰断泄。**荣气不通，卫不独行，荣卫俱微，三焦无御，四属断绝，身体羸瘦，独足肿大，黄汗出，两胫热**（两胫寒为黄汗），**便为历节**。（历节病的病因病机）

587. **少阴**，脉浮而弱，弱则血不足，浮则为风，风血相搏，**即疼痛如掣**。（历节病为少阴病）

588. 肥盛之人，脉涩小，短气，自汗出，历节疼，不可屈伸，此皆**饮酒汗出当风所致**也。

589. **诸肢节疼痛，身体羸瘦，脚肿如脱**，头眩短气，温温欲吐者，桂枝芍药知母甘草汤主之。（太阳虚病阳明热证）

桂枝芍药知母甘草汤方：桂枝三两、芍药三两、知母二两、甘草二两。

上四味，以水六升，煮取三升，去滓，温服一升，日三服。

590. 病历节，疼痛，**不可屈伸**，脉沉弱者，乌头麻黄黄芪芍药甘草汤主之。（少阴寒病太阳实证）

乌头麻黄黄芪芍药甘草汤方：乌头五枚（切）、麻黄三两、黄芪三两、芍药三两、甘草三两。

上五味，先以蜜二升煮乌头，取一升，去滓，别以水三升煮四味，取一升，去滓，纳蜜再煮一二沸，服七合，不知尽服之。

591. **病历节**，疼痛，两足肿，大小便不利，脉沉紧者，甘草麻黄汤主之；

脉沉而细数者，越婢加白术汤主之。（太阳实病太阳实证水分病。历节病与里水同方，说明有关节腔积液）

592. 师曰：寸口脉迟而涩，迟则为寒，涩为血不足，趺阳脉微而迟，微则为气，迟则为寒，胃气不足，则手足逆冷，荣卫不利，则腹满肠鸣相逐，气转膀胱，荣卫俱劳，**阳气不通即身冷，阴气不通即骨疼**，阳前通则恶寒，阴前通则痹不仁，阴阳相得，其气乃行，大气一转，寒气乃散，实则失气，虚则遗溺，名曰气分。

593. **气分**，心下坚，大如盘，边如旋杯（大肠失传导），桂枝甘草麻黄生姜大枣细辛附子汤主之。（太阳实病少阴寒证气分病）

桂枝甘草麻黄生姜大枣细辛附子汤方：桂枝三两、甘草二两（炙）、麻黄二两、生姜二两（切）、大枣十二枚、细辛三两、附子一枚（炮）。

上七味，以水七升，先煮麻黄去沫，纳诸药，煮取三升，分温三服，汗出即愈。

594. **水饮**，心下坚，大如盘，边如旋杯（大肠失传导），枳实白术汤主之。（太阴病太阴证水分病）

枳实白术汤方：枳实七枚、白术二两。

上二味，以水五升，煮取三升，去滓，分温三服。

595. **小便不利**，其人有水气，若渴者，栝蒌瞿麦薯蓣丸主之。（少阴寒病少阴热证。神经源性膀胱、前列腺增生，五苓散亦主之）

栝蒌瞿麦薯蓣丸方：栝蒌根二两、瞿麦一两、薯蓣二两、附子一枚（炮）、茯苓三两。

上五味，末之，炼蜜为丸，如梧桐子大，饮服二丸，日三服，不知可增至七八丸，以**小便利，腹中温**为知。

596. **小便不利**（前列腺增生、前列腺癌），其人有水气在血分者，滑石乱发白鱼散主之，茯苓白术戎盐汤亦主之。（少阴寒病厥阴证）

滑石乱发白鱼散方：滑石一斤、乱发一斤（烧，即血余炭）、白鱼一斤。

上三味杵为散，饮服方寸匕，日三服。

茯苓白术戎盐汤方：茯苓半斤、白术二两、戎盐二枚（弹丸大）。

上三味，先以水一斗，煮二味，取三升，去滓，纳戎盐，更上微火一二沸化之，分温三服。

星●辨瘀血吐衄下血疮痈病脉证并治

597.病人胸满、唇痿、舌青、口燥，但欲嗽水，不欲咽，无寒热，脉微大来迟，**腹不满，其言我满，此为有瘀血**。

598.病人如有热状（灯笼热），烦满，口干燥而渴，其脉反无热，此为**阴伏**，是瘀血也，当下之，宜下瘀血汤。（厥阴病阳明热证，心肺胸腔等上焦、中焦瘀血。同于血府逐瘀汤）

下瘀血汤方：大黄三两、桃仁二十枚、䗪虫二十枚（去足）。

上三味，末之，炼蜜和丸，以酒一升，水一升，煮取八合，顿服之，**血下如豚肝愈**。

599.**膈间停留瘀血**，若吐血色黑者，桔梗汤主之。（厥阴病太阴证，中焦瘀血）

桔梗汤方：桔梗一两、甘草二两。

上二味，以水三升，煮取一升，去滓，分温再服。

600.**吐血不止者**，柏叶汤主之，黄土汤亦主之（残本《金匮》无此方）。（厥阴病阳明寒证，胃脘寒凝血瘀、肝硬化上消化道出血、胃溃疡、胃癌。这个年代，灶心土基本没有了，用红砖代替）

柏叶汤方：柏叶三两、干姜三两、艾叶三把。

上三味，以水五升，取马通汁一升，合煮取一升，去滓，分温再服。

黄土汤方：灶中黄土半斤、甘草三两、地黄三两、白术三两、附子三两（炮）、阿胶三两、黄芩三两。

上七味，以水八升，煮取三升，去滓，分温三服。

601.心气不足，吐血，若衄血者，泻心汤主之。（阳明热病厥阴证，急性糜烂性胃炎、胃溃疡、肝硬化上消化道出血）

泻心汤方：大黄二两、黄连一两。

上二味，以水三升，煮取一升，去滓，顿服之。

602.下血，先便而后血者，此远血也，黄土汤主之。（厥阴病阳明寒证，肠癌、下消化道出血）

603.下血，先血而便者，此近血也，赤豆当归散主之。（厥阴病厥阴证、痔疮、肛裂，龈交穴刺血，无论外痔内痔混合痔肛裂等，神效）

赤豆当归散方：赤小豆三升（浸令毛出，曝干）、当归十两。

上二味，杵为散，浆水和服方寸匙，日三服。

604.师曰：病人面无色，无寒热，脉沉弦者，必衄血；脉浮而弱，按之则绝者，必下血，烦而咳者，必吐血。

605.**从春至夏衄血者，属太阳也；从秋至冬衄血者，属阳明也。**

606.尺脉浮，目睛晕黄者，衄未止也；黄去睛慧了者，知衄已止。

607.问曰：寸口脉微浮而涩，法当亡血，若汗出，设不汗出者云何？师曰：若身有疮，被刀斧所伤，亡血故也，此名金疮，**无脓者，王不留行散主之；有脓者，排脓散主之**，排脓汤亦主之。（上焦、中焦脓肿，肺脓肿、肝脓肿、胃脓肿、化脓性胰腺炎；下焦盆腔脓肿、肠道脓肿、肠外周脓肿、阴道脓肿、直肠脓肿、痔疮脓肿，大黄牡丹汤、赤小豆当归散、薏苡附子败酱散主之；附子白术散通治各种皮肉下脓肿；皮肤脓肿用黄连粉拌胡麻油主之）

王不留行散方：王不留行十分（烧）、蒴藋细叶（接骨草，抗炎抗风湿活血化瘀）十分（烧）、桑根白皮十分（烧）、甘草十八分、黄芩二分、蜀椒三分（去目）、厚朴二分、干姜二分、芍药二分。

上九味，为散，饮服方寸匙，小疮即粉之，大疮但服之，产后亦可服。

排脓散方：枳实十六枚、芍药六分、桔梗二分。上三味，杵为散，取鸡子黄一枚，以药散与鸡黄相等，揉和令相得，饮和服之，日三服。

排脓汤方：甘草二两、桔梗三两、生姜一两、大枣十枚。

上四味，以水三升，煮取一升，去滓，温服五合，日再服。

608.浸淫疮，从口流向四肢者，可治；多从四肢流来入口者，不可治。（疮、痛、各种皮肤病，向四周发展的就是向好，向躯干发展的就是向坏。）

609.浸淫疮，黄连粉主之。（一切皮肤病、烧伤烫伤、皮肤脓肿）

黄连粉方：黄连十分、甘草十分。

上二味，捣为末，饮服方寸匙，并粉其疮上。

610.诸脉浮数，法当发热，而反洒淅恶寒，若有痛处，当发其痈。

611.师曰：诸痈肿者，欲知有脓无脓，以手掩肿上，热者，为有脓；不热者，为无脓也。

612.**肠痈之为病**，其身甲错，腹皮急，按之濡，如肿状，腹无积聚，身无热，脉数，此为**肠内有痈**也，薏苡附子败酱散主之。（太阴病少阴寒证，下焦脓肿。大肠痈、小肠痈、慢性阑尾炎等肠内脓肿炎症，以及阴道、肚脐、肛门流脓、腹腔脓肿、化脓性性病等，合赤小豆当归散排脓神效）

薏苡附子败酱散方：薏苡十分、附子二分、败酱五分。

上三味，杵为末，取方寸匙，以水二升，煮减半，去滓，顿服，**小便当下血**。

613.少腹肿痞，**按之即痛如淋**，小便自调，时时发热，自汗出，复恶寒，此为**肠外有痈**也（残本《金匮》无此句）；其脉沉紧者，脓未成也，下之当有血；脉洪数者，脓已成也，可下之，大黄牡丹汤主之。（太阴病阳明热证，下焦脓肿。急性阑尾炎、肠外、肠周脓肿，如盆腔、阴道、肛周、腹腔脓肿等）

大黄牡丹汤方：大黄四两、牡丹皮一两、桃仁五十个、冬瓜子半升、芒硝三合。

上五味，以水六升，煮取一升，去滓，顿服之，**有脓者当下脓，无脓者当下血**。

张●辨胸痹病脉证并治

614. 师曰：夫脉当取太过不及，阳（寸脉）微阴（尺脉）弦，即胸痹而痛，所以然者，责其极虚也，今阳虚，知在上焦，胸痹而痛者，以其脉弦故也。

615. 平人无寒热，胸痹，短气不足以息者，实也。

616. 胸痹，喘、息、咳、唾，胸背痛，**寸脉沉迟**，关上小紧数者，栝蒌薤白白酒汤主之。（厥阴病少阴寒证轻证，心包积液，瓣膜关闭不全轻证）

栝蒌薤白白酒汤方：栝蒌实一枚（捣）、薤白半斤、白酒七升。

上三味，同煮取二升，分温再服。

617. 胸痹不得卧，心痛彻背者，栝蒌薤白半夏汤主之。（厥阴病少阴寒证重证，心包积液，瓣膜关闭不全重证，可以针公孙内关穴）

栝蒌薤白半夏汤方：栝蒌实一枚（捣）、薤白三两、半夏半升（制半夏祛痰、生半夏逐水）、白酒一斗。

上四味，同煮取四升，去滓，温服一升，日三服。

618. **胸痹，心中痞**，留气结在胸，胸满，**胁下逆抢心**者，枳实薤白桂枝厚朴栝蒌汤主之（实证），桂枝人参汤亦主之（虚证）。（厥阴病太阳虚证，心胃综合征或胆心综合征，有一种冠心病心绞痛的表现就是胃痛。或横膈膜痰饮）

枳实薤白桂枝厚朴栝蒌汤方：枳实四枚、薤白半斤、桂枝一两、厚朴四两、栝蒌一枚（捣）。

上五味，以水五升，先煮枳实、厚朴取二升，去滓，纳诸药，煮数沸，分温三服。

桂枝人参汤方：桂枝四两、人参三两、甘草三两、干姜三两、白术三两。

上五味，以水一斗，先煮四味，取五升，纳桂枝，更煮取三升，去滓，温服一升，日三服。

619. 胸痹，胸中气塞，或短气者，<u>此胸中有水气也</u>（残本《金匮》无此句），茯苓杏仁甘草汤主之（少阴寒病太阴证，肺水肿，或胸腔积液），橘皮枳实生姜汤亦主之。

茯苓杏仁甘草汤方：茯苓二两、杏仁五十个、甘草一两（炙）。

上三味，以水一斗，煮取五升，去滓，温服一升，日三服，不差更服。

橘皮枳实生姜汤方：橘皮一斤、枳实三两、生姜半斤。

上三味，以水五升，煮取二升，去滓，分温再服。

620. 胸痹，时缓时急者，薏苡附子散主之。（少阴寒病太阴证，风湿性心脏病、不稳定心绞痛）

薏苡附子散方：薏苡十五两、大附子十枚（炮）。

上二味，杵为散，白饮服方寸匙，日三服。

621. 胸痹，**心中悬痛者**，桂枝生姜枳实汤主之。

（心包炎。仲景治疗胸满、胸痛一定用枳实，不用芍药，腹满腹痛时一定用厚朴，腹痛时一定用芍药）

桂枝生姜枳实汤方：桂枝三两、生姜三两、枳实五枚。

上三味，以水六升，煮取三升，去滓，分温三服。

622. **胸痹，胸痛彻背，背痛彻胸者**，乌头赤石脂丸主之。（AMI，急性心肌梗死）

乌头赤石脂丸方：乌头一两、蜀椒一两、附子五钱、干姜一两、赤石脂一两。

上五味，末之，蜜为丸，如梧桐子大，先食，服一丸，日三服，不知稍增，以知为度。

623. **胸痹**（残本《金匮》为肝着），**其人常欲蹈其胸上，先未苦时，但欲饮热者**，旋覆花汤主之。（肺栓塞）

旋覆花汤方：旋覆花三两、葱十四茎、新绛少许。上三味，以水三升，煮取一升，顿服。

624. 胸痹，心下悸者，**责其有痰**也，半夏麻黄丸主之。（胃心综合征）

半夏麻黄丸方：半夏、麻黄各等分。

上二味，末之，炼蜜和丸，如小豆大，饮服三丸，日三服。

625. 胸痹，心下痛，或有恶血积冷者，九痛丸主之。（动脉瘤、主动脉夹层等重证）（基本上，心包和瓣膜疾病，栝蒌薤白半夏等汤主之。冠脉系统问题乌头赤石脂丸主之。传导系统问题，炙甘草汤主之。其余问题对证方主之。）

九痛丸方：附子三两、狼毒四两、巴豆一两（去皮心熬研如脂）、人参一两、干姜一两、吴茱萸一两。

上六味，末之，蜜丸如梧桐子大，酒下，强人初服三丸，日三服，弱者二丸。兼治卒中恶，腹胀痛，口不能言；又治连年积冷，流注，心胸痛，冷气上冲，落马，坠车，血疾等，皆主之，忌口如常法。

胸痹证治

胸痹类型	证候		方剂
心包积液 纵膈积液	轻	胸痹，喘、息、咳、唾、胸背痛，寸脉沉迟，关上小紧数者	栝蒌薤白白酒汤
	中	胸痹不得卧，心痛彻背者	栝蒌薤白半夏汤
	重	胸痹，心中痞，留气结在胸，胸满，胁下逆抢心者	枳实薤白桂枝厚朴栝蒌汤主之；桂枝人参汤亦主之
	纵膈	胸痹，胸中气塞，或短气者，此胸中有水气	茯苓杏仁甘草汤主之；橘皮枳实生姜汤亦主之
	重	胸痹，心中悬痛者	桂枝生姜枳实汤
	胃	胸痹，心下悸者，责其有痰也	半夏麻黄丸
肺栓塞	胸痹，其人常欲蹈其胸上，先未苦时但欲饮热者		旋覆花汤
不稳定心绞痛	胸痹，时缓时急者		薏苡附子散
急性心肌梗死	胸痹，胸痛彻背，背痛彻胸者		乌头赤石脂丸
动脉瘤 主动脉夹层	胸痹，心下痛，或有恶血积冷者		九痛丸

翼●辨妇人各病脉证并治

626. 师曰：妇人得平脉，阴脉（尺脉）小弱，其人呕，不能食，无寒热，**此为妊娠，桂枝汤主之**，于法六十日当有此证，设有医治逆者，却一月，加吐下者，则绝之。（调和阴阳。左脉为血脉，右脉为气脉。左大于右，孕脉。右大于左，不孕脉。合谷为气穴，三阴交为血穴。容易流产的孕妇，怀孕初期服桂枝汤，可以保胎。）

627. 妇人宿有癥病，经断未及三月，而得漏下不止，胎动在脐上者，此为**癥痼害**（子宫肌瘤）；妊娠六月动者，前三月经水利时胎也；下血者，断后三月衃也；所以血不止者，其癥不去故也，当下其癥，桂枝茯苓丸主之。（为了加强祛寒湿脏结的效果，可以酌加附子、吴茱萸、硫黄等。）

桂枝茯苓丸方：桂枝、茯苓、牡丹皮、桃仁、芍药各等分。

上五味，末之，炼蜜为丸，如兔屎大，每日食前服一丸，不知可渐加至三丸。

628. 妇人怀孕六七月，脉弦，发热，**其胎愈胀，腹痛，恶寒，少腹如扇**，所以然者，子脏开故也，当以附子汤温之。（子宫实寒湿重证。胎儿冻的直哈气，这就是"少腹如扇"的原因，腹部胀大是寒水的原因。）

附子汤方（真武汤加人参）：附子二枚（炮去皮，破八片）、茯苓三两、人参二两、白术四两、芍药三两。

上五味，以水八升，煮取三升，去滓，温服一升，日三服。

629. 师曰：**妇人有漏下者；有半产后续下血都不绝者，假令妊娠腹中痛**者，此为胞阻，胶艾汤主之。（子宫是由土木搭建起来的小房子，土木和谐，小房子就会温暖，否则就风寒湿冷，对于胎儿的影响很大。土木就是肝脾。漏、虚痛等都用胶艾汤。胶艾甘草加四物汤加吴茱萸汤加理中汤）

胶艾汤方：地黄六两、芎䓖二两、阿胶二两、艾叶三两、当归三两、芍药四两、甘草二两。

上七味，以水五升，清酒三升，煮六味，取三升，去滓，纳胶烊消，温服一升，日三服。

630. 妇人怀妊，腹中疞（绞）痛，当归芍药散主之。（怀孕时腹痛，宫外孕，没有漏下。痛经等。可加吴茱萸汤、茜草等。）

当归芍药散方：当归三两、芍药一斤、芎穷三两、茯苓四两、白术四两、泽泻半斤。

上六味，杵为散，取方寸匙，温酒和，日三服。

631. 妊娠，呕吐不止，干姜人参半夏丸主之。（妊娠呕吐）

干姜人参半夏丸方：干姜一两、人参一两、半夏二两。

上三味，末之，以生姜汁糊为丸，如梧桐子大，每服五丸，日三服，饮下。

632. 妊娠，小便难，饮食如故，当归贝母苦参丸主之。（胞胎压迫梗阻膀胱和输尿管）

当归贝母苦参丸方：当归四两、贝母四两、苦参四两。

上三味，末之，炼蜜为丸，如小豆大，饮服三丸，日三服。

633. 妊娠，有水气，小便不利，洒淅恶寒，起即头眩，葵子茯苓散主之。（妊娠浮肿，尤其腰以下水肿严重者）

葵子茯苓散方：（冬）葵子一斤、茯苓三两。

上二味，杵为散，饮服方寸匙，日三服，小便利则愈。

634. 妇人妊娠，身无他病，宜常服当归散，则临产不难，产后亦免生他病。（怀孕前60天服桂枝汤，第三个月到第五个月服当归散，保孕妇顺产无忧，第五个月到第十个月保胎儿用白术散）

当归散方：当归一斤、黄芩一斤、芍药一斤、芎穷一斤、白术半斤。

上五味，杵为散，酒服方寸匙，日再服。

635. 妊娠，身有寒湿，或腹痛，或心烦，心痛，不能饮食，其胎跃跃动者，宜养之，白术散主之。（孕后第五个月到第十个月保胎。《脉经》云：妇人怀胎，一月之时足厥阴脉养，二月足少阳脉养，三月手心主脉养，四月手少阳脉养，五月足太阴脉养，六月足阳明脉养，七月手太阴脉养，八月手阳明脉养，九月足少阴脉养，十月足太阳脉养。诸阴阳各养三十日，活儿。手太阳、少阴不养者，下主月水，上为乳汁，活儿养母。怀娠者，不可灸刺其经，必坠胎。《千金方·妇人门》有徐子才逐月养胎方。）

白术散方：白术、芎穷、蜀椒（去目汗）、牡蛎各等分。

上四味，杵为散，酒服一钱匙，日三服，夜一服。

636.妇人怀身七月，腹满不得小便，从腰以下如有水状，此太阴当养不养（七月手太阴脉养），心气实也，宜泻劳宫，关元，小便利则愈。（胎位不正，针灸至阴、隐白。难产用人参二两、当归三两、牛膝四两）

胎中		证候	方剂
养胎	保胎	妇人得平脉，阴脉小弱，其人呕，不能食，无寒热，此为妊娠，于法六十日当有此证	桂枝汤主之
	养胎	妇人妊娠，身无他病，宜常服当归散，则临产不难，产后亦免生他病	常服当归散
孕妇胎病	胎盘前置	妇人宿有癥病，经断未及三月，而得漏下不止，胎动在脐上者，此为癥痼害；妊娠六月动者，前三月经水利时胎也；下血者，断后三月衄也；所以血不止者，其癥不去故也，当下其癥	桂枝茯苓丸主之
	宫寒胎寒	妇人怀孕六七月，脉弦，发热，其胎愈胀，腹痛，恶寒，少腹如扇，所以然者，子脏开故也	附子汤温之
	先兆流产	妇人有漏下者；有半产后续下血都不绝者；假令妊娠腹中痛者，此为胞阻，	胶艾汤主之
	宫外孕	妇人怀妊，腹中疞（绞）痛	当归芍药散主之
	妊娠呕吐	妊娠，呕吐不止	干姜人参半夏丸主之
	妊娠小便难	妊娠，小便难，饮食如故	当归贝母苦参丸主之
	妊娠浮肿	妊娠，有水气，小便不利，洒渐恶寒，起即头眩	葵子茯苓散主之
		妇人怀身七月，腹满不得小便，从腰以下如有水状，此太阴当养不养，心气实也	宜泻劳宫、关元，小便利则愈
	妊娠胎动	妊娠，身有寒湿，或腹痛，或心烦，心痛，不能饮食，其胎跃跃动者，宜养之	白术散主之

637.问曰：新产妇人有三病，一者病痉，二者郁冒，三者大便难，何谓也？师曰：新产血虚多汗出，喜中风，故令病痉（产后中风）；亡血，复汗，寒多，故令郁冒（产后抑郁证）；亡津液胃燥，故大便难（产后便秘）。

638.产妇郁冒，其脉微弱，呕不能食，大便反坚，但头汗出。**所以然者，血虚而厥，厥则必冒**，冒家欲解，必大汗出。以血虚下厥，孤阳上出，故头汗出也。所以产妇喜汗出者，亡阴血虚，阳气独盛，故当汗出，阴阳乃复。大便坚，呕不能食者，小柴胡汤主之。（厥阴病少阳证，产后抑郁证，小柴胡汤主之）

639.郁冒病解，能食，七八日更发热者，此为胃实，大承气汤主之。（厥阴病阳明实证）。

640.**产后腹中病痛，若虚寒不足者**，当归生姜羊肉汤主之。（厥阴病阳明寒证）

当归生姜羊肉汤方：当归三两、生姜五两、羊肉一斤。

上三味，以水八升煮取三升，去滓，温服一升，日三服。

641.**产后腹痛，烦满不得卧**（恶露不尽），不可下也，宜枳实芍药散和之。（厥阴病厥阴证气分证）

枳实芍药散方：枳实、芍药等分。

上二味，杵为散，服方寸匙，日三服，麦粥和下之。

642.师曰：产后腹痛，法当以枳实芍药散；假令不愈，必腹中有瘀血著脐下也，下瘀血汤主之。（厥阴病厥阴证血分证）

下瘀血汤方：大黄三两、桃仁二十枚（去皮尖）、䗪虫（土鳖虫）二十枚（去足）。

上三味，末之，炼蜜和丸，以酒一升，煮取八合，顿服之，当下血如豚肝。

643.产后七八日，无太阳证，**少腹坚痛，此恶露不尽也**；若不大便，烦躁，发热，脉微实者，宜和之；若日晡所烦躁，食则谵语，至夜即愈者，大承气汤主之。（厥阴病阳明实证）（产后四证，中风痉病、抑郁证、便秘、小腹痛。小腹痛多为恶露不尽，轻者枳实芍药散、中者下瘀血汤、重者大承气汤。）

644. 产后中风，数十日不解，头痛，恶寒，发热，心下满，干呕，续自微汗出，**小柴胡汤主之**（残本《金匮》为阳旦汤）。（厥阴病太阳虚证）

645. 产后中风，发热，面赤，头痛，汗出而喘，**脉弦数者**，竹叶汤主之。（厥阴病太阳虚证）

竹叶汤方：竹叶一把、葛根三两、桔梗一两、人参一两、甘草一两、生姜五两、大枣十五枚（擘）。

上七味，以水八升，煮取三升，去滓，温服一升，日三服。

646. 产后烦乱，呕逆，无外证者，**此乳中虚也**，竹皮大丸主之。（厥阴病阳明热证。通乳。四物汤加炒麦芽退奶。四物汤加炒麦芽、木防己、竹茹、瓦楞子、牡蛎、茜草、香附、柴胡、半夏等可治疗乳腺结节、乳腺癌等。）

竹皮大丸方：竹茹二分、石膏二分、桂枝一分、甘草七分、白薇一分。

上五味，末之，枣肉和丸，如弹子大，饮服一丸，日三服，夜二服，有热者倍白薇。

647. 产后下利，脉虚极者，白头翁加甘草阿胶汤主之。（厥阴病少阴热证）

白头翁加甘草阿胶汤方：白头翁二两、黄连三两、柏皮三两、秦皮三两、甘草三两、阿胶二两。

上六味，以水五升，先煮五味，取三升，去滓，纳胶烊消，分温三服。

产后病		证候	方剂
产妇诸病	小产崩漏	妇人半产若漏下者	旋覆花汤主之；脉虚弱者，黄芪当归汤主之，胶艾汤亦主之
	抑郁证	产妇郁冒，其脉微弱，呕不能食，大便反坚，但头汗出。所以然者，血虚而厥，厥则必冒，冒家欲解，必大汗出；以血虚下厥，孤阳上出，故头汗出也。所以产妇喜汗出者，亡阴血虚，阳气独盛，故当汗出，阴阳乃复；大便坚，呕不能食者	小柴胡汤主之
		郁冒病解，能食，七八日更发热者，此为胃实	大承气汤主之

223

续表

产后病		证候		方剂
产妇诸病	产后腹痛	血虚	产后腹中疠（绞）痛，若虚寒不足者	当归生姜羊肉汤主之
		气虚	产后腹痛，烦满不得卧，不可下也	宜枳实芍药散和之
	恶露不尽	血实	产后七八日，无太阳证，少腹坚痛，此恶露不尽也；产后腹痛，法当以枳实、芍药散；假令不愈，必腹中有瘀血著脐下也	下瘀血汤主之 当下血如豚肝
		气实	产后七八日，无太阳证，少腹坚痛，此恶露不尽也；若不大便，烦躁，发热，脉微实者，宜和之；若日晡所烦躁，食则谵语，至夜即愈者	大承气汤主之
	产后中风		产后中风，数十日不解，头痛，恶寒，发热，心下满，干呕，续自微汗出	小柴胡汤主之
			产后中风，发热面赤头痛，汗出而喘，脉弦数者	竹叶汤主之
	产后缺乳		产后烦乱，呕逆，无外证者，此乳中虚也	竹皮大丸主之
	产后下利		产后下利，脉虚极者	白头翁加甘草阿胶汤主之

648. 妇人咽中如有炙脔者，半夏厚朴茯苓生姜汤主之。（厥阴病太阴证，梅核气，有心脏被抓住的感觉）

半夏厚朴茯苓生姜汤方：半夏一升、厚朴三两、茯苓四两、生姜五两、苏叶二两。

上五味，以水一斗，煮取四升，去滓，分温四服，日三服，夜一服，苦痛者，去苏叶，加桔梗二两。

649. 妇人脏躁（肝阴虚及子宫卵巢萎缩），悲伤欲哭，数欠伸，象如神灵所作者，甘草小麦大枣汤主之（厥阴病厥阴证气分证）。（抑郁证。癫痫，腹筋挛急，肝苦急，急食甘以缓之。本方虽云治妇人脏躁，然不拘男女老少，凡妄悲伤啼哭者，一切用之有效。如有一妇人笑不正，诸药罔效，以甘麦大枣汤与之愈。用治小儿啼哭，亦效。）

甘草小麦大枣汤方：甘草三两、小麦一升、大枣十枚（擘）。

上三味，以水六升，煮取三升，去滓，分温三服。

650. 妇人吐涎沫，医反下之，心下即痞，当先治其吐涎沫，后治其痞，治吐宜桔梗甘草茯苓泽泻汤（残本《金匮》为小青龙汤）（厥阴病阳明寒证），治痞宜泻心汤（厥阴病阳明热证）。（中焦水饮，三焦通利）

桔梗甘草茯苓泽泻汤方：桔梗三两、甘草二两、茯苓三两、泽泻二两。

上四味，以水五升，煮取三升，去滓，温服一升，日三服。

泻心汤方：大黄二两、黄连一两。

上二味，以麻沸汤二升，渍之，须臾绞去滓，分温再服。

651. 妇人之病，因**虚积冷结**，为诸经水断绝，血结胞门，或绕脐疼痛，状如寒疝；或痛在关元，肌若鱼鳞；或阴中掣痛，少腹恶寒；或引腰脊，或下气街；此皆带下。**万病一言**，察其寒、热、虚、实、紧、弦、行其针药，各探其源，子当辨记，勿谓不然。（湿热带下，多见于胖人，芩3连2柏3白术3赤小豆3，痔疮加槐花当归，虚热加生地栀子。寒湿带下，多见于瘦人，炮附子3白术3茯苓4泽泻5猪苓3。白带，针隐白，立效。）

652. 问曰：妇人年五十所，**病下血数**十日不止，**暮即发热**，少腹里急，腹满，**手掌烦热，唇口干燥**（内有瘀血），何也？师曰：此病属带下，何以知之？曾经半产，**瘀血在少腹不去**，故唇口干燥也，温经汤主之（厥阴病厥阴证血分证）。（虚：助孕神方）

温经汤方：吴茱萸三两、当归二两、芎穷二两、芍药二两、人参二两、桂枝二两、阿胶二两、牡丹皮二两、甘草二两、生姜二两。

上十味，以水一斗，煮取三升，去滓，日三服，每服一升，温饮之。

653. 经水不利，少腹满痛，或一月再经者，王瓜根散主之。阴肿者，亦主之。（实：卵巢占位）

王瓜根散方：王瓜根三分、芍药三分、桂枝三分、䗪虫三枚。

上四味，杵为散，酒服方寸匙，日三服。

654. 妇人半产若漏下者，旋覆花汤主之（肝寒）。脉虚弱者，黄芪当归汤主之（气血不足）。

旋覆花汤方：旋覆花三两、葱十四茎、新绛少许。

上三味，以水三升，煮取一升，去滓，顿服之。

黄芪当归汤方：黄芪三两、当归半两。

上二味，以水五升，煮取三升，去滓，温服一升，日三服。

655.妇人陷经，**漏下色黑如块者**，胶姜汤主之。（血崩证）

胶姜汤方：阿胶三两、**地黄六两**、芎穷二两、生姜三两（切）、当归三两、芍药三两、甘草二两（炙）。

上七味，以水五升，清酒三升，先煮六味，取三升，去滓，纳胶烊消，温服一升，日三服。（四物汤加阿胶生姜）

656.妇人少腹满，**如敦状**（向心性肥胖，腹部肥胖，四肢如消），小便微难而不渴，或经后产后者，此为**水与血俱结在血室也**，大黄甘遂阿胶汤主之。（不孕，子宫黏液瘤。《周礼》注：敦，以盛食，盖古器也。少腹满如敦状者，言少腹有形高起如敦之状，如多囊卵巢综合征、多囊肾、多囊肝等。）

大黄甘遂阿胶汤方：大黄四两、甘遂二两、阿胶二两。

上三味，以水三升，煮二味，取一升，去滓，纳胶烊消，温顿服之。（可以做成胶囊）

657.妇人时腹痛，**经水时行时止**，**止而复行者**，抵当汤主之。（纯瘀血阻于子宫重证）

抵当汤方：水蛭三十个（熬）、虻虫三十个（去翅足）、桃仁三十个、大黄三两。

上四味，以水五升，煮取三升，去滓，温服一升，不下更服。

658.妇人经水闭，脏坚癖，下白物不止，此中有干血也，矾石丸主之。（宫颈癌、卵巢癌）

矾石丸方：矾石三分（烧）、杏仁一分。

上二味，末之，炼蜜为丸，枣核大，纳脏中，剧者再纳之。

659.妇人六十二种风证，腹中气血如刺痛者，红蓝花酒主之。（瘀血轻证）

红蓝花酒方：红蓝花一两。

上一味，以酒一斗，煎减半，去滓，分温再服。

660.妇人腹中诸病痛者，当归芍药散主之；小建中汤亦主之，当归芍药散见前。

小建中汤方：桂枝三两、芍药六两、甘草三两（炙）、生姜三两（切）、大枣十二枚（擘）、饴糖一升。

上六味，以水七升，煮取三升，去滓，纳胶饴，更上微火消解，温服一升，日三服。

661. 问曰：妇人病，饮食如故，烦热不得卧，而反倚息者，何也？师曰：**此名转胞**，不得溺也，以胞系了戾，故致此病，但利小便则愈，肾气丸主之。（胎儿转位或膀胱转位）

肾气丸方：地黄八两、薯蓣四两、山茱萸四两、泽泻三两、牡丹皮三两、茯苓三两、桂枝一两、附子一枚（炮）。

上八味，末之，炼蜜和丸，梧桐子大，温酒下十五丸，日再服，不知渐增，至二十五丸。

662. 妇人**阴寒**，蛇床子散主之。（阴痒）

蛇床子散方：蛇床子一两。

上一味，末之，以白粉少许，和合相得，如枣大，棉裹纳阴中，自温。

663. 少阴脉滑而数者，阴中疮也，**蚀烂者**，狼牙汤主之。（阴道溃疡、腐烂）

狼牙汤方：狼牙三两。

上一味，以水四升，煮取半升，去滓，以棉缠箸如茧大，浸汤沥阴中，洗之，日四遍。

664. 胃气下泄，**阴吹而喧，如矢气者**，此谷道实也，猪膏发煎主之。（阴道与谷道之间有窦道，其他脏器之间的窦道，不收口等窦道、溃疡等，皆可用之收口闭瘘）

猪膏发煎方：猪膏半斤、乱发三枚（如鸡子大）。

上二味，和膏煎之，发消药成，分再服。

妇人病	证候	方剂
梅核气	妇人咽中如有炙脔者	半夏厚朴茯苓生姜汤主之
脏躁	妇人脏躁，悲伤欲哭，数欠伸，象如神灵所作者	甘草小麦大枣汤主之
吐涎沫	妇人吐涎沫，医反下之，心下即痞，当先治其吐涎沫，后治其痞	治吐宜桔梗甘草茯苓泽泻汤；治痞宜泻心汤

续表

妇人病	证候	方剂
更年期综合征	妇人年五十所，病下血数十日不止，暮即发热，少腹里急，腹满，手掌烦热，唇口干燥，何也？师曰：此病属带下，何以知之？曾经半产，瘀血在少腹不去，故唇口干燥也	温经汤主之
再经阴肿	经水不利，少腹满痛，或一月再经者	王瓜根散主之。阴肿者亦主之
崩漏	妇人陷经，漏下色黑如块者	胶姜汤主之
多囊卵巢巧克力囊	妇人少腹满，如敦状，小便微难而不渴，或经后产后者，此为水与血俱结在血室（卵巢）也	大黄甘遂阿胶汤主之
瘀血经乱	妇人时腹痛，经水时行时止，止而复行者	抵当汤主之
宫颈癌	妇人经水闭，脏坚癖，下白物不止，此中有干血	矾石丸主之
	少阴脉滑而数者，阴中疮也，蚀烂者	狼牙汤主之
血瘀痛经	妇人六十二种风证，腹中气血如刺痛者	红蓝花酒主之
血虚痛经	妇人腹中诸病痛者	当归芍药散；小建中汤亦主之
小便不利	妇人病，饮食如故，**烦热不得卧，而反倚息者**，何也？此名**转胞，不得溺也**，以胞系了戾，故致此病，但利小便则愈	肾气丸主之
阴寒	妇人阴寒	蛇床子散主之
阴吹	胃气下泄，阴吹而喧，如矢气者，此谷道实也	猪膏发煎主之

轸●伤寒诊法

伤寒望诊

古本曰：

色青者，病在肝与胆，假令身色青，明堂（鼻尖）色微赤者，生；黑者，死；黄黑者，半死半生也。

色黄者，病在脾与胃；假令身色黄，明堂微白者，生；青者，死；黄青者，半死半生也。

色白者，病在肺与大肠；假令身色白，明堂色微黑者，生；赤者，死；黄赤者，半死半生也。

色黑者，病在肾与膀胱；假令身色黑，明堂色微青者，生；黄者，毙；黄赤者，半死半生也。

阙庭脉色青而沉细，推之不移者，病在肝；青而浮大，推之随转者，病在胆。

阙庭脉色赤而沉细，推之参差不齐者，病在心；赤而横戈，推之愈赤者，病在小肠。

阙庭脉色黄，推之如水停留者，病在脾；如水急流者，病在胃。

阙庭脉色青白，推之久不还者，病在肺；推之即至者，病在大肠。

阙庭脉色青黑直下睛明，推之不变者，病在肾；推之即至者，病在膀胱。

明堂阙庭色不见，推之色青紫者，病在中焦有积；推之明于水者，病在上焦有饮；推之黑赤参差者，病在下焦有寒热。

（《灵枢·五色》之面诊法"庭者首面也，阙上者咽喉也，阙中者肺也，下极者心也，直下者肝也，肝左者胆也，下者脾也，方上者胃也，中央者大肠也，挟大肠者肾也，当肾者脐也，面王以上者小肠也，面王以下者膀胱子处"。

另如《灵枢·大惑论》曰"五脏六腑之精气，皆上注于目而为之精"。便成为目诊的五轮八廓学说的主要依据。）

问曰：色有内外，何以别之？师曰：一望而知者，谓之外；在明堂阙庭，推而见之者，谓之内。

病暴至者，先形于色，不见于脉；病久发者，先见于脉，不形于色，病入于脏，无余证者，见于脉，不形于色；病痼疾者，见于脉，不形于色也。

问曰：色有生死，何谓也？师曰：假令色黄如蟹腹者，生；如枳实者，死；有气则生，无气则死。余色仿此。

师曰：持脉病人欠者，无病也；脉之呻者，病也；言迟者，风也，摇头言者，里痛也；行迟者，表强也；坐而伏者，短气也；坐而下脚者，腰痛也；里实护腹如怀卵物者，心痛也。

师曰：脉浮而洪，身汗如油，喘而不休，水浆不下，形体不仁，乍静乍乱，**此为命绝**也。又未知何脏先受其灾？若汗出发润，喘不休者，此为**肺先绝**也；阳反独留，形体如烟熏，直视摇头者，**此为心绝**也；唇吻反青，四肢掣习者，**此为肝绝**也；环口黧黑。油汗发黄者，**此为脾绝**也；溲便遗矢，狂言目反直视者，此为**肾绝**也。又未知何脏阴阳前绝？若阳气前绝，阴气后竭者，其人死身色必青；阴气前绝，阳气后竭者，其人死身色必赤，腋下温，心下热也。

奇经八脉不系十二经，别有自行道路。其为病总于阴阳，其治法属十二经。假令督脉为病，脊背强，隐隐痛，脉当微浮而急，按之涩，治属太阳。

任脉为病，其内结痛疝瘕，脉当沉而结，治属太阴。

冲脉为病（门静脉系统高压），气上逆而里急，脉当浮虚而数，治属太阴。

带脉为病，苦腹痛，腰间冷痛，脉当沉而细，治属少阴。

阳跷为病，中于侧，气行于外，脉当弦急，按之缓，治属少阳。

阴跷病，中于侧，气行于内，脉当浮缓，按之微急而弦，治属厥阴。

阳维与诸阳会，其为病在脉外，发寒热，脉当浮而虚，治属气分。

阴维与诸阴交，其为病在脉中，心中痛，手心热，脉当弦而涩，治属血分。

阳维维于阳，阴维维于阴，为气血之别，使不拘一经也。

奇经八脉之为病，由各经受邪。久久移传，或劳伤所致，非暴发也。

问曰：八脉内伤何以别之？师曰：督脉伤，柔柔不欲伸，不能久立，立则隐隐而胀；任脉伤。小便多，其色白浊，冲脉伤，时咳不休，有声无物，劳则气喘；带脉伤，回身一周冷；阳跷伤，则身左不仁；阴跷伤，则身右不仁；阳维伤，则畏寒甚，皮常湿；阴维伤，则畏热甚，皮常枯。

问曰：八脉内伤其脉何似？师曰：督脉伤，尺脉大而涩；任脉伤，关脉大而涩；冲脉伤，寸脉短而涩；带脉伤，脉沉迟而结；阳跷伤，脉时大时弦；阴跷伤，脉时细时弦；阳维伤，脉时缓时弦；阴维伤，脉时紧时涩。

问曰：其治奈何？师曰：督脉伤，当补髓；任脉伤，当补精；冲脉伤，当补气；带脉伤，当补肾；阳跷伤，则益胆；阴跷伤，则补肝；阳维伤，则调卫；阴维伤，则养荣。

《素问·五脏生成论》说："凡相五色之奇脉，面黄目青，面黄目赤，面黄目白，面黄目黑者，皆不死也。面青目赤，面赤目白，面青目黑，面黑目白，面赤目青，皆死也（五行面诊）。"《素问·举痛论》曰："帝曰：所谓言而可知者也。视而可见奈何？岐伯曰：五脏六腑，固尽有部，视其五色，黄赤为热，白为寒，青黑为痛，此所谓视而可见者也。"《灵枢·脉度》："五脏常内阅于上七窍也：故肺气通于鼻，肺和则鼻能知臭香矣；心气通于舌，心和则舌能知五味矣；肝气通于目，肝和则目能辨五色矣；脾气通于口，脾和则口能知五谷矣；肾气通于耳，肾和则耳能闻五音矣。五脏不和，则七窍不通；六腑不和，则留为痈。"

《灵枢·五色》曰："明堂者，鼻也。阙者，眉间也。庭者，颜也。藩者，颊侧也，蔽者，耳门也。其间欲方大，去之十步，皆见于外，如是者寿必中百岁。""黄帝曰：五色之见也，各出其色部。部骨陷者，必不免于病矣。其色部乘袭者，虽病甚，不死矣。雷公曰：官五色奈何？黄帝曰：青黑为痛，黄赤为热，白为寒，是谓五官。"

《灵枢·师传》曰："六腑者，胃为之海，广骸、大颈、张胸，五谷乃容；鼻隧以长，以候大肠；唇厚、人中长，以候小肠；目下裹大，其胆乃横；鼻孔在外，膀胱漏泄；鼻柱中央起，三焦乃约。此所以候六腑者也。上下三等，藏安且良矣。"岐伯认为，鼻孔候大肠，人中候小肠，目下窠候胆囊，鼻孔候膀胱，鼻柱候三焦。六腑以胃为水谷之海，骸骨阔、颈壮大、胸廓舒张的人，容纳五谷就多。鼻窍的隧道长短，可以测候大肠的情况。唇部厚，人中长，可以测候小肠的情况。下眼胞肥大，可见胆是肥大的。鼻孔偏向外翻，是膀胱不固而小便漏泄。鼻柱中央隆起，可知三焦是固密的。这就是测候六腑的方法。耳候肾，唇候脾，目候肝，缺盆候肺，剑突候心。总之，外形的上、中、下三部相称，其内脏一定是很正常而健康的。

阳明病反映在鼻头，太阳病反映在印堂，少阳病反映在鼻根（两侧）。鼻尖红的人，阳明有热证，要考虑是经证还是腑证，脉大在经，脉沉在腑。

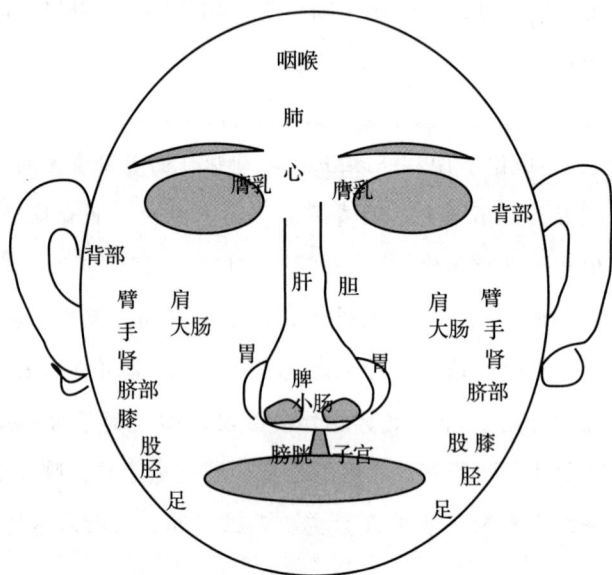

《灵枢·五色》"黄帝曰：庭者，首面也，阙上者，咽喉也；阙中者，肺也；下极者，心也；直下者，肝也；肝左者，胆也；下者，脾也；方上者（鼻准头两侧，迎香穴上方），胃也；中央者（颧骨下方，面部中央），大肠也；挟大肠者，肾也；当肾者，脐也；面王（鼻尖）以上者，小肠也；面王以下者，膀胱、子处也；颧者，肩也；颧后者，臂也：臂下者，手也；目内眦上者，膺乳也；挟绳（耳边）而上者，背也；循牙车（牙床，颊车穴部位）以下者，股也；中央者，膝也；膝以下者，胫也；当胫以下者，足也；巨分者（上下牙床间隙），股里也；巨屈者（颊下曲骨，下颌骨曲处），膝髌也。此五脏六腑肢节

之部也，各有部分。有部分，用阴和阳，用阳和阴，当明部分，万举万当。能别左右，是谓大道。男女异位，故曰阴阳。审察泽天，谓之良工。"

脏腑肢节应于面的部位是：天庭应头面；眉心之上应咽喉、眉心应肺；两目之间应心；由心直下的部位应肝；肝左边应胆；鼻准应脾；鼻准两旁应胃；面的中央部位应大肠；挟面中央两旁的颊部应肾；肾所属颊部的下方应脐；在鼻准的上方两侧，两颧以内的部位应小肠；鼻准以下的人中穴处应膀胱和子宫；颧骨处应肩；颧骨的后方应臂；臂下部应手；内眼角以上的部位应胸与乳房；颊的外部以上应背；沿颊车以下应股；两牙床的中央部应膝；膝以下的部位应胫；胫部以下应足；口角大纹处应股的内侧；颊下曲骨的部位应膝盖。以上是五脏六腑肢体分布在面的部位，而五色主病也是各有它一定部位的。

以"阙上者，咽喉也；阙中者，肺也"的理论为指导，用巴豆朱砂膏贴于阙上防治白喉，可以取得较好的效果；按摩阙中（印堂），对针麻手术时的内脏牵拉痛取可以缓解；针刺印堂穴，治呼吸麻痹有一定疗效。现代有些针灸家，应用这一理论，以脏腑肢节反映的部位，作为针刺穴位，名曰"面针"。

故《灵枢·五色》曰"沉浊为内，浮泽为外。黄赤为风，青黑为痛，白为寒，黄而膏润为脓，赤甚者为血，痛甚为挛，寒甚为皮不仁。五色各见其部，察其浮沉，以知浅深；察其泽天，以观成败；察其散抟，以知远近；视色上下，以知病处；积神于心，以知往今。故相气（相面）不微，不知是非，属意勿去，乃知新故。色明不粗，沉天为甚，不明不泽，其病不甚。"

如肾邪侵犯心脏，是因为心先病，心虚而邪乘虚而入，这时肾的黑色就会出现在心所属的部位上，凡病色的出现，都可依此类推。男子病色出现在鼻准上下的，这是小肠有病，主小腹痛，向下牵引到睾丸也痛；若病色出现在人中沟上，主阴茎作痛，病色出现在人中沟的上半部主茎根痛，出现在下半部主茎头痛，这些都是属于狐病和阴癩之类的疾病。女子病色出现在鼻准以下，主膀胱和子宫的病，若色散而不聚的为无形之气，色抟为聚，是有形之血凝，为积聚病，其积聚之或方或圆，或左或右，都和它的病色的形态相似。若病色一直下行到唇部，则为带浊病，其排出润如膏状的污物，多因暴食不洁所致。病色的表现和病的部位是一致的，色现于左病在左，色现于右病在右，其色有邪气，或聚或散而不端正的，如其面色所指，即可以知其病变所在。

所言的色，即青、黑、赤、白、黄，都应该端正盈满地表现在所应出现的部位上。如赤色不出现在心的部位，而出现在鼻准的部位，且大如榆荚，病可不日而愈。如病色的尖端向上的，是头面部的正气空虚，病邪有向上发展之势；病色尖端向下的，病邪有向下的趋势。在左、在右都和这个辨认法相同。

再以五色与五脏相应的关系来说，青为肝色，赤为心色，白为肺色，黄为脾色，黑为肾色，而肝合于筋，心合于脉，肺合于皮，脾合于肉，肾合于骨。若色青筋病的，是病邪在肝，余脏可类推。

《灵枢·卫气失常》"黄帝问于伯高曰：何以知皮肉、气血、筋骨之病也？伯高曰：色起两眉薄泽者，病在皮；唇色青黄赤白黑者，病在肌肉；营气濡然者，病在血气；目色青黄赤白黑者，病在筋；耳焦枯受尘垢，病在骨。"

又如判断瘰疬（淋巴结核）的生死预后，可以目诊。《灵枢·寒热》中"黄帝曰：决其生死奈何？岐伯曰：反（翻）其目视之，其中有赤脉，上下贯瞳子。见一脉，一岁死；见一脉半，一岁半死；见二脉，二岁死；见二脉半，二岁半死；见三脉，三岁而死。见赤脉不下贯瞳子，可治也。"

《论述·邪客》"黄帝问于岐伯曰：人有八虚，各何以候？岐伯答曰：以候五脏。黄帝曰：候之奈何？岐伯曰：肺心有邪，其气留于两肘（尺泽、少海）；肝有邪，其气流于两腋（期门、渊腋）；脾有邪，其气留于两髀；肾有邪，其气留于两腘（阴谷）。凡此八虚者，皆机关之室，真气之所过，血络之所游，邪气恶血，固不得住留。住留则伤筋络骨节，机关不得屈伸，故拘挛也。"此八虚，又名八溪，为筋骨之间隙，是气血经常流注的所在，故《素问·五脏生成篇》有"四肢八溪"之说。

无视舌脉，单独以**尺肤**诊病。《灵枢·论疾诊尺》中"黄帝问于岐伯曰：余欲无视色持脉，独调其尺以言其病，从外知内，为之奈何？岐伯曰：审其尺之缓急、小大、滑涩，肉之坚脆而病形定矣。""尺肤滑，其淖泽（光滑）者；风也；尺肉弱者，解㑊（乏力困倦），安卧脱肉者，寒热不治；尺肤滑而泽脂者，风也；尺肤涩者，风痹也；尺肤粗如枯鱼之鳞者，水溢饮也；尺肤热甚，脉盛躁者；病温也，其脉盛而滑者，病且出也；尺肤寒，其脉小者，泄、少气；尺肤炬然，先热后寒者，寒热也；尺肤先寒，久持之而热者，亦寒热也。肘所独热者，腰以上热；手所独热者，腰以下热；肘前独热者，膺前热；肘后独热者，肩背热；臂中独热者，腰腹热；肘后粗以下三四寸热者，肠中有虫；掌中热者，腹中热：掌中寒者，腹中寒；鱼（际）上白肉有青血脉者，胃中有寒；尺炬然热，人迎大者，当夺血；尺坚大，脉小甚，少气，悗有加，立死。"

　　尺肤指患者两臂肘关节以下至掌后横纹处的肌肤。尺肤诊法，主要是审查尺肤的缓急、大小、滑涩来推测病变。具体是将尺部皮肤分别归属于各个脏腑，从而诊候相关脏腑病变，尺肤的脏腑分部为"尺内两旁，则季胁也，尺外以候肾，尺里以候腹。中附上：左外以候肝，内以候膈；右外以候胃，内以候脾。上附上：右外以候肺，内以候胸中；左外以候心，内以候膻中（气管支气管）。前以候前，后以候后。上竟上者，胸喉中事也；下竟下者，少腹腰股膝胫中事也。"（《素问·脉要精微论》）热病的尺肤"缓者多热……滑者阳气盛微有热"（《灵枢·邪气脏腑病形》），"肘所独热者，腰以上热；手所独热者，腰以下热；肘前独热者，膺前热；肘后独热者，肩背热；臂中独热者，腰腹热。"（《灵枢·论疾诊尺》）另外还需注意按手足，如《灵枢·论疾诊尺》云"掌中热者，腹中热；掌中寒者，腹中寒"。《内经》中诊热病按尺肤，常需与脉相参，如《素问·平人气象论》云"尺肤热盛，脉盛躁者，病温也"，"脉尺粗常热者，谓之热中"，"人一呼脉三动，一吸脉三动而躁，尺脉曰病温"。

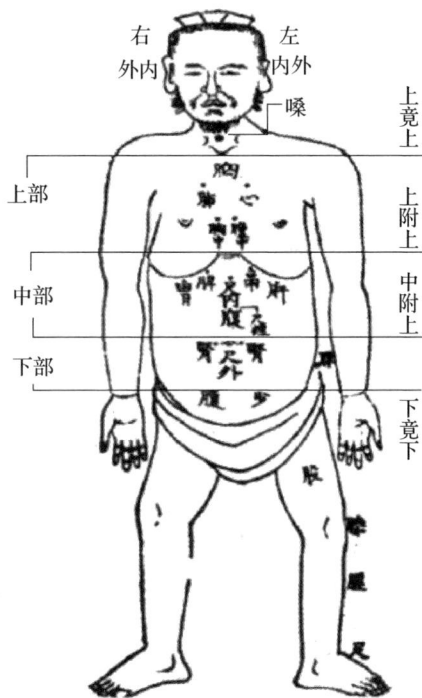

诊尺内外上下三部图

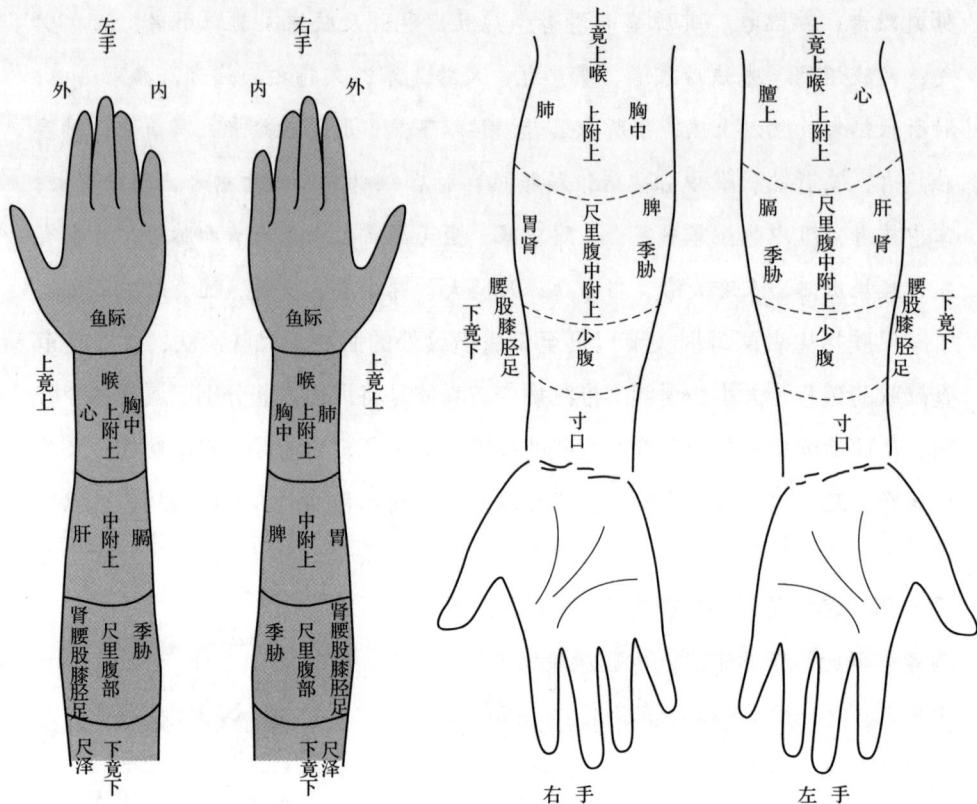

目诊。《灵枢·论疾诊尺》"目赤色者病在心，白在肺，青在肝，黄在脾，黑在肾。黄色不可名者，病在胸中。诊目痛，赤脉从上下者，太阳病；从下上者，阳明病；从外走内者，少阳病。诊寒热（瘰疬同诊），赤脉上下至瞳子，见一脉一岁死；见一脉半，一岁半死；见二脉，二岁死；见二脉半，二岁半死；见三脉，三岁死。"

"人病，其寸口之脉与人迎之脉小大等，及其浮沉等者，病难已也。女子手少阴脉动甚者，妊子。婴儿病，其头毛皆逆上者，必死。耳间青脉起者，掣痛。大便赤瓣，飧泄，脉小者，手足寒，难已；飧泄，脉小，手足温，泄易已。"

问曰：上工望而知之，中工问而知之，下工脉而知之，愿闻其说。师曰：夫色合脉，色主形外，脉主应内；其色露藏，亦有内外；察色之妙，明堂阙庭，察色之法，大指推之；察明堂推而下之，察阙庭推而上之；五色应五脏，如肝色青，脾色黄，肺色白，心色赤，肾色黑，显然易晓；色之生死，在思用精。心迷意惑，难与为言。

仲景在古本中认为，用颜色配脏腑，用脏腑五行属性的生克，依据身体颜色与明堂部位的差异，来判断疾病的预后。即身色生明堂色者，生，明堂色克身色者，死；明堂之色生色、克色同时出现，半死半生。

如古本说，色形主外，气色的露藏，也有内外之分。其精妙之处，就在于明堂厥庭。操作方法就是，用大拇指从明堂开始往下推，看明堂部位的颜色变化；用大拇指从厥庭部位开始朝上推，看厥庭部位的颜色变化。并给出了所应五脏颜色参照肝色青、脾色黄、心色赤、肺色白、肾色黑，而且指出颜色对病情的判断，取决于医者"思用"精不精，若"心迷意惑，难与为言"。仲景进一步解释道："色青者，病在肝与胆；假令身色青，明堂色微赤者，生；白者，死；黄白者，半死半生也。色赤者，病在心与小肠；假令身色赤，明堂微黄者，生；黑者，死；黄黑者，半死半生也。色黄者，病在脾与胃；假令身色黄，明堂微白者，生；青者，死；黄青者，半死半生也。色白者，病在肺与大肠；假令身色白，明堂色微黑者，生；赤者，死；黄赤者，半死半生也。色黑者，病在肾与膀胱；假令身色黑，明堂色微青者，生；黄者，死；黄赤者，半死半生也。"

另外，此书将色诊与脉诊结合，作了如下阐述："阙庭脉色青而沉细，推之不移者，病在肝；青而浮大，推之随转者，病在胆。阙庭脉色赤而沉细，推之参差不齐者，病在心；赤而横戈，推之愈赤者，病在小肠。阙庭脉色黄，推之如水停留者，病在脾；如水急流者，病在胃。阙庭脉色青白，推之久不还者，病在肺；推之即至者，病在大肠。阙庭脉色青黑直下睛明，推之不变者，病在肾；推之即至者，病在膀胱。"用厥庭的颜色判断脏腑的五行归属，再用厥庭脉位的浮沉、色泽的聚散、触指的缓急、气血恢复的快慢，判断病邪的在脏与在腑。

而且对于上、中、下三焦的不同病邪也作了论述："明堂阙庭色不见，推之色青紫者，病在中焦有积；推之明于水者，病在上焦有饮；推之黑赤参差者，病在下焦有寒热。"即明堂厥庭本来颜色不见，推之青紫者为积于中焦，明亮如水者为饮与上焦，有黑有赤者为寒热夹杂于下焦。

还有，仲景又将颜色的内外强调了一遍："一望而知者，谓之外；在明堂阙庭，推而见之者，谓之内。"这从直观上为颜色的内外作了说明。并将色脉与疾病新旧先后的关系梳理了一遍："病暴至者，先形于色，不见于脉；病久发者，先见于脉，不形于色；病入于脏，无余证者，见于脉，不形于色；病痼疾者，见于脉，不形于色也。"这指出了脉与色各自擅长的范围，为临证提供了极大的方便。

最后，通过"问曰：色有生死，何谓也？师曰：假令色黄如蟹腹者，生；如枳实者，死；有气则生，无气则死，余色仿此。"这一问答，讲诉了单从五色也有生死可辨。

手掌对应腹部，手背对应背部，手掌的寒温对应腹部的寒温，手背的寒温对应背部的寒温。其中的具体纹理与八卦藏象部位也与腹部对应。手足濈然汗出者，大便已经硬了，即便秘。

脐部神阙对应脾。脐上为心，脐下为肾，脐右为肝，脐左为肺。所以腹水的病人，如果脐部凸起，说明脾虚之重，脾大。

瞳孔对应于肾阳，病人临床死亡时，一般都是先看瞳孔，瞳孔散大、对光反射消失代表病人脑死亡，实际上就是肾阳之气没了。平素看一个人的瞳孔，如果比较大，代表这个人的肾阳虚，其脑内对应区域是大脑皮层交感神经和中脑副交感神经的第三对颅神经。如果是瞳孔缩小，代表阳气过盛，就是热毒炽盛，如有机磷中度，这时黄连解毒汤就可以用来解有机磷的毒。瞳孔大小也可以判断一个人的善恶程度，瞳孔越小，说明这个人越心狠手辣，瞳孔越大，说明这个人的仁慈心越大。

虹膜与瞳孔之间有一圈深色的圈，属于虹膜的一部分，占虹膜的内1/4～1/3，这就是脾土的对应区。虹膜对应于肝木，颜色变化代表肝脏的变化，肝脏在大脑内的对应区域是分泌各种激素垂体前后叶的神经垂体与内分泌垂体。白睛代表肺金，白睛上出现蜘蛛痣或者叫鸡脚痣，血丝，代表肺与大肠出现问题。内眦和眼睑内面代表心火，胬肉眼翳等，提示心火旺盛。火克金，内眦包巩膜；金克木，巩膜包虹膜；木克土，虹膜包内环；土克水，内环包瞳孔。五行五脏的相克是五脏相生的平衡机制。眼胞又是肾脏的对应，眼胞包内眦眼睑。下眼胞水肿发黑，代表肾虚水泛。

《素问·宣明五气》曰："五脏化液：心为汗，肺为涕，肝为泪，脾为涎，肾为唾，是谓五液。"

《素问·评热病论》曰："岐伯曰：邪之所凑，其气必虚，阴虚者，阳必凑之，故少气时热而汗出也。小便黄者，少腹中有热也。不能正偃（仰卧）者，胃中不和也。正偃则咳甚，上迫肺也（心衰）。诸有水气者，微肿先见于目下也。帝曰：何以言？岐伯曰：水者阴也，目下亦阴也，腹者至阴之所居，故水在腹者，必使目下肿也。真气上逆，故口苦舌干，卧不得正偃，正偃则咳出清水也。诸水病者，故不得卧，卧则惊，惊则咳甚也（心衰）。腹中鸣者，病本于胃也。薄脾则烦不能食，食不下者，胃脘隔也。身重难以行者，胃脉在足也。月事不来者，胞脉闭也，胞脉者属心而络于胞中，今气上迫肺，心气不得下通，故月事不来也（心脉之火下通小肠，前后左右温于其中，故子宫的经带胎产、膀胱的气化、肾阳的蒸腾、大肠的传导等都与心脏功能密切联系，而乳腺功能也与心脏功能密切相关，因为只有心火旺盛，乳汁才能上为乳汁，下为月信，否则疾病丛生，如乳腺癌、子宫肌瘤、癌症、卵巢癌、红斑狼疮、淋巴瘤等）。帝曰：善。"

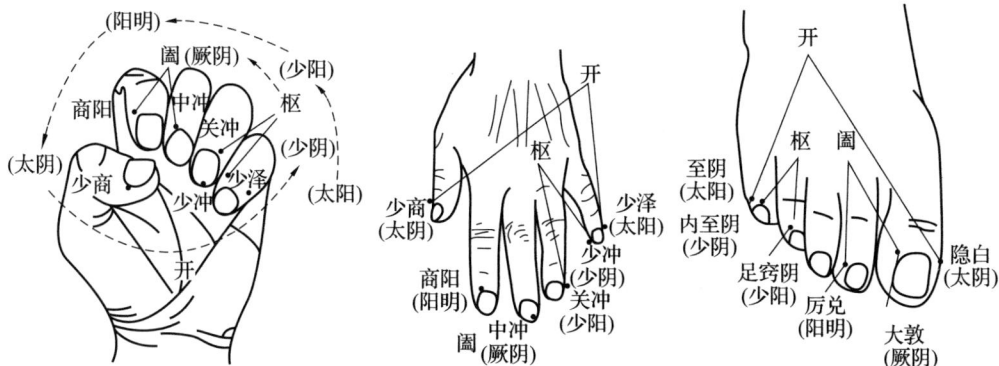

西医望诊

白陶土样便：粪便呈白陶土样颜色。主要见于阻塞性黄疸，由于胆汁减少或缺如以致粪胆素相应减少所致。

脂肪泻：腹泻，量多，呈泡沫状，灰白色有光泽，恶臭。见于慢性胰腺炎。

粪便有肝腥味：见于阿米巴性痢疾。

尿液有苹果样气味：见于糖尿病酮症酸中毒。

棕褐色痰：见于阿米巴肺脓肿。

烂桃样灰黄色痰：由于肺的坏死组织分解所致，见于肺吸虫病。

呕吐物有粪便味：提示可能是幽门梗阻或腹膜炎所致的长期强烈呕吐或肠梗阻。

呕吐物有甜味：呕吐物杂有脓液并有令人恶心的甜味，类似烂苹果味，是胃坏疽的典型症状。

呼气有肝腥味：见于肝性昏迷。

病人身上有新烤出的面包味：见于伤寒。

病人身上有禽类羽毛味：见于麻风。

病人身上有蜂蜜味：见于鼠疫。

病人身上有鼠臭味：见于精神错乱患者。

肢端肥大症面容：头颅增大，面部变长，下颌增大，向前突出，眉弓及面颧隆起，唇舌肥厚，耳鼻增大。见于肢端肥大症。

肝掌：患者手掌大小鱼际处发红，加压后退色。见于慢性肝病患者。

蜘蛛痣：皮肤小动脉末端分支性扩张所形成的血管痣，形似蜘蛛。出现于面、颈、手背、上臂、前臂、前胸、肩部等处，大小不等。检查时用指尖或以火柴杆压迫蜘蛛痣的中心，其辐射状小血管网即退色，去除压力后又复出现。见于急慢性肝炎或肝硬化。

变形颅：发生于中年人，以颅骨增大变形为特征，同时伴有长骨的骨质增厚与弯曲。见于变形性骨炎。

巨颅、落日现象：额、顶、颞及枕部突出膨大呈圆形，颈部静脉充盈，对比之下颜面很小。同时有双目下视，巩膜外露的特殊表情。见于脑积水。

眼睑、眼球运动功能障碍：上睑下垂，眼球向内、上、下方向活动受限，均提示有动眼神经麻痹；眼球向下及外展运动减弱，提示滑车神经有损害；眼球外展运动障碍，提示展神经受损。

腹式呼吸消失：呼吸时腹壁上下起伏的运动消失。常见于胃肠穿孔所致急性腹膜炎或膈麻痹。

胃肠型、蠕动波：胃肠道发生梗阻时，梗阻近端的胃或肠段饱满而隆起，可在腹壁显出各自的轮廓，称为胃型或肠型。同时，伴有该部位的蠕动加强，可以看到蠕动波。脐部的蠕动波多为小肠阻塞。严重的肠梗阻，腹中部可见管状隆起，横行排列，呈多层梯形肠型，并可见到明显的肠蠕动波，运行方向不一致，此起彼伏。

紫色腹纹：皮质醇增多症的常见征象，出现部位除下腹部和臀部外，还可见于股外侧和肩背部。

上腹部搏动：上腹部搏动明显，见于腹主动脉瘤和肝血管瘤；上腹部于吸气时见明显搏动，二尖瓣狭窄或三尖瓣关闭不全引起的右心室增大。

伤寒闻诊

仲景师曰：

人秉五常，有五脏，五脏发五声，宫、商、角、徵、羽是也；五声在人，各具一体；假令人本声角变商声者，为金克木，至秋当死；变宫徵羽皆病，以本声不可变故也。

人本声宫变角者，为木克土，至春当死，变商、徵、羽皆病。

人本声商变徵声者，为火克金，至夏当死；变宫角羽皆病。

人本声徵变羽声者，为水克火，至冬当死；变角宫商皆病。

人本声羽变宫声者，为土克水，至长夏当死，变角商徵皆病。

以上所言，皆人不病而声先变者，初变可治，变成难瘳；词声之妙，差在毫厘，本不易晓，若病至发声则易知也。

按照角、徵、宫、商、羽五声的五行配属，即角木、徵火、宫土、商金、羽水，通过发声的变化反映出五行生克变化，进而来预测疾病的预后与转归。

病人长叹声，出高入卑者，病在上焦；出卑入高者，病在下焦，出入急促者，病在中焦有痛处，声唧唧而叹者，身体疼痛；问之不欲语，语先泪下者，必有忧郁。问之不语，泪下不止者，必有隐衷；问之不语，数问之而微笑者，必有隐疾。

实则谵语，虚则郑声；假令言出声卑者，为气虚；言出声高者，为气实，欲言手按胸中者，胸中满痛；欲言手按腹者，腹中满痛；欲言声不出者，咽中肿痛。

《灵枢·九针》曰："五脏气：心主噫，肺主咳，肝主语，脾主吞，肾主欠。六腑气：胆为怒，胃为气逆为哕，大肠小肠为泄，膀胱不约为遗溺，下焦溢为水。"

"五恶：肝恶风，心恶热，肺恶寒，肾恶燥，脾恶湿，此五脏气所恶也。五液：心主汗，肝主泣，肺主涕，肾主唾，脾主涎。此五液所出也。"

《素问·宣明五气篇》曰："五气所病：心为噫，肺为咳，肝为语，脾为吞，肾为欠为嚏，胃为气逆，为哕为恐，大肠小肠为泄，下焦溢为水，膀胱不利为癃，不约为遗溺，胆为怒，是谓五病。""五精所并：精气并于心则喜，并于肺则悲，并于肝则忧，并于脾则畏，并于肾则恐，是谓五并，虚而相并者也。"

《素问·阳明脉解篇》曰："黄帝问曰：足阳明之脉病，恶人与火，闻木音则惕然而惊，钟鼓不为动，闻木音而惊何也？愿闻其故。岐伯对曰：阳明者胃脉也，胃者土也，故闻木音而惊者，土恶木也。帝曰：善。其恶火何也？岐伯曰：阳明主肉，其脉血气盛，邪客之则热，热甚则恶火。"

五病所发：阴病发于骨，阳病发于血，阴病发于肉，阳病发于冬，阴病发于夏，是谓五发。

伤寒舌诊

菌气感应

《灵枢·脉度》曰："心气通于舌，心和则舌能知五味矣。"舌苔代表的是胃气，即胃肠道内壁的消化液及肠壁状况。舌苔乃胃气所蒸，舌苔反映的是胃肠道内细菌等微生物环境的变化。正常舌苔薄白，不燥不滑。察舌苔可诊胃气之盛衰，五脏之虚实。黄代表热或炎症、腻代表湿或真菌感染、干代表燥或津伤脱水、剥脱代表肠化生或萎缩、黑代表寒极或热极、白代表痰饮或消化道水肿。

舌质代表心脏的功能，舌体庞大有齿痕代表心功能衰竭。红代表血热或炎症、淡白代表血虚或贫血、青代表血实血瘀、黑代表血寒或重度缺氧（血氧饱和度低于70%）。舌底静脉怒张或迂曲，代表心衰。

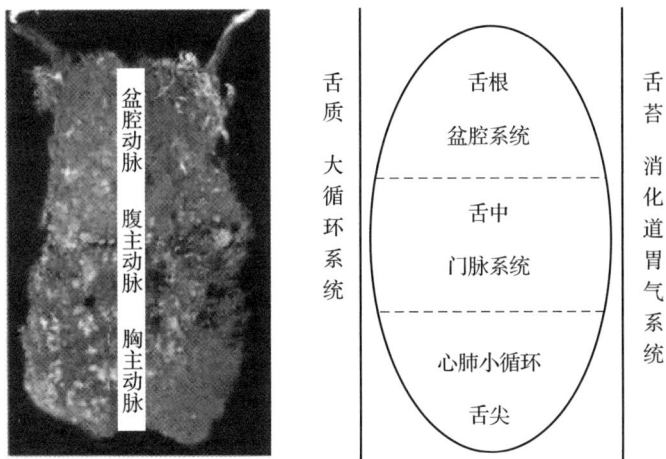

舌苔

《伤寒杂病论》全文论及舌象者共有23条，病证涉及太阳、阳明、少阳、少阴、三阳合病、少阳阳明合病等。仲景在《伤寒杂病论》六经中，有三经涉及舌象；在内伤杂病方面，40多种疾病中就有14种疾病运用过舌象进行辨证，而且总结了一定的辨舌规律，如观察三阳病及六腑病，重点察舌苔；对三阴病及五脏病则注重察舌质；对舌象观察涉及舌质、舌苔、舌味觉等方面。

《内经》中提到的"舌上黄""舌焦"等舌象，毫无疑义是指舌苔的变化，但就舌苔的概念而言，《内经》中则是模糊的，始终没有明确的"舌苔"二字的记载。仲景则最早使用了"舌胎"（即现在称"舌苔"）一词。这在残本《伤寒杂病论》129条、221条、222条、230条等均可见到。从这些条文中也可领略到仲景在辨证中是如何重视舌苔的变化,把舌苔的变化作为辨证论治、选方用药的重要依据。

①舌上白苔,即舌面铺苔色白,不燥不腻,主表证。如 230 条:"阳明病,胁下硬满,不大便而呕,舌上白苔者,可与小柴胡汤。"本证舌上白苔者为邪未入腑,乃少阳气滞津结的标志,所以不可攻下,而宜小柴胡汤和解枢机,使汗出而邪解。

②舌苔白滑,指舌上苔白而滑润,主寒证。如 129 条:"……名曰脏结,舌上白胎滑者,难治。"本证舌上白苔滑,真菌感染的舌苔,乃里阳虚衰的表现,今元阳不振,而入结之邪已深,结邪非攻不去,而脏虚又不耐其攻,故而难治。

③舌苔水滑,《伤寒杂病论》原作"舌上胎滑",是指舌苔滑润,有水欲滴。此乃阳气虚衰,寒湿内盛之象。如 130 条:"脏结无阳证,不往来寒热,其人反静,舌上胎滑者,不可攻也。"本条脏结之证,纯阴无阳,邪结在里,而不见烦扰,身反静,可知其阳气已无力与邪拒争,"舌上胎滑"便是阳气大虚的确据。

④舌上苔垢,《伤寒杂病论》原作"舌上苔者",是指舌上有黄白薄腻苔垢。此乃胃气损伤,邪热扰于胸膈所致。如 221 条:"阳明病……若下之,则胃中空虚,客气动膈,心中懊恼,舌上苔者,栀子豉汤主之。"本证属阳明热证,误用攻下,则无形之热反攻于胸膈之间而懊恼不适,**本证多属食道炎症或纵膈炎症**,此时舌苔必薄腻微黄,或黄白相兼。

⑤舌苔干燥,《伤寒杂病论》原作"舌上燥",是指舌上有苔,质燥而伤津。如 137 条:"太阳病,重发汗而复下之,不大便五六日,舌上燥而渴……大陷胸汤主之。"此证是因为太阳病误汗误下,邪热内传,与痰水互结胸中,多见胸腔渗出液(炎性渗出液,可凝固),如结核性胸膜炎、包裹性胸膜炎、癌性渗出液等,津液不能上腾,故舌苔干燥少津。此不同于阳明腑实之舌焦燥起芒刺。

舌干燥一证,既可见于伤寒病的阳明经证(168 条、222 条),和阳明腑证(137 条),也可见于杂病中的肝中寒证(《金匮要略·五脏风寒积聚病脉证并治第十一》5 条）与水气阻肠证（《金匮要略·痰饮咳嗽病脉证并治第十二》29 条）。

如残本《伤寒论》第 222、230 等条文中把舌象的变化作为辨证用药的依据。如第 222 条指出"若渴欲饮水，口干舌燥者，白虎加人参汤主之"，这是说明阳明病误下后，出现口干舌燥欲饮水，是里热炽盛、气津严重受损的反映，故宜当清泻里热、益气生津，当用白虎加人参汤方清热生津。

再如《金匮要略·痰饮咳嗽病脉证并治第十二》中记载："腹满，口舌干燥，此肠间有水气。"这是说，腹满之人，若出现口舌干燥者，非津液之耗竭，实属体内水气过盛，阻滞气机，气不化津所致，**多见于肠道或腹腔的结核性疾病及炎性渗出液**等，故用己椒苈黄丸分消水饮，导邪下行。《金匮要略·腹满寒疝宿食病脉证并治第十》第 2 条也有："病者腹满，按之不痛为虚，痛者为实，可下之，舌黄未下者，下之黄自去。"此舌黄腹满，按之疼痛是实热炎症积滞的征象，也是下法的适应指征，但下法使用是否正确，又是以下之舌黄是否自去为判断标准。

舌质与口感

口不仁是指语言不利，食不知味。残本《伤寒论》第 219 条："三阳合病，腹满身重，难以转侧，口不仁，面垢，谵语，遗尿……"本证因阳明热盛，伤津耗液，血脉不利，舌失濡养，故口不仁。

口苦是指病人自觉口中有苦味，即西医的胆汁返流症状，为少阳主证之一。如 263 条："少阳之为病，口苦，咽干，目眩也。"亦有属阳明热病少阳证者，相火上冲所致者，如 189 条："阳明中风，口苦咽干……"。口苦一证总的来说，多因胆火上蒸所致。

口舌生疮，《伤寒杂病论》本作"口伤烂赤"，是指口舌红肿糜烂，多为火热循经上炎灼伤口舌所致。如 335 条云："……厥深者热亦深，厥微者热亦微。厥应下之，而反发汗者，必口伤烂赤。"本证之热厥为热邪郁伏于里，本不可汗，发汗则伤津助阳，火热上蒸，因致口伤烂赤。

《金匮要略·惊悸吐衄下血胸满瘀血病脉证治第十六》第十条指出："病人

胸满，唇痿舌青……为有瘀血。"此处"舌青"即现今临床之青舌，青舌或黑舌代表血氧饱和度低于70%，瘀血代表血栓或血凝，血氧饱和度下降，唇甲舌等黏膜处紫绀发青，这是仲景把青舌作为判断瘀血的鉴证。

《敖氏伤寒金镜录》

《敖氏伤寒金镜录》是现存第一部舌诊专著，成书于元代至正元年（1341）。《敖氏伤寒金镜录》是在敖继翁（字君寿，宋元间福建福州人，寓居湖州）《金镜录》的基础上，由原12舌苔图，另一部分为元代的杜本（清碧）所增补，计24图。两者相合，总计36幅彩色舌图。由杜本提名为《敖氏伤寒金镜录》，于至正元年序刊。

全书将临床常见舌象绘成36种图谱，每图之下附文字说明，联系病证以伤寒为主，兼及内科杂病及其他一些证候，对每种病理舌象，结合脉象阐述所主证候的病因病理，治法和预后判断，或辨明类似证的轻重缓急，寒热虚实，为我国现存第一部文图并用的验舌专书，对舌诊的发展，起了承前启后的作用。

全书1卷，载集白苔舌、将瘟舌、中焙舌、生斑舌、红星舌、黑光舌、黑圈舌、火裂舌、虫碎舌、里黑舌、厥阴舌、死现舌、黄苔舌、黑心舌等36种验舌图。其中有24图专论舌苔，4图专论舌质，8图兼论舌苔与舌质。图中所载舌色有淡、红、青3种；论舌面变化有红刺、红星、裂纹等；苔色有白、黄、黑、灰4种；苔质有干、滑、涩、刺、偏、全、隔瓣等描述，对主要病理舌象，基本概述全面。

此书论舌，重视以舌苔、舌质的变化，探求病因，审因证治，判断预后。书中除详述了以舌审证求因之外，对验舌立法，处方遣药亦不乏阐述。本书论舌不仅绘图形象，直观清晰，且验舌求因，辨舌施治，有证有论，有法有方，论从舌出，法随舌定，辨析严谨，确为中医学的舌诊发展奠定了基础，而受到后世医家的赞誉。

《敖氏伤寒金镜录》的舌象分析

分类	数量	病位				病性		治法					
		表	里	半表半里	表里同病	寒	热	和解	解表攻下	清热攻下	温阳	其他	无治法
红舌（兼各种胎色）	12					1	11			10	1	1	
白胎	4			2		1		2		1			1
白胎（兼黄灰黑胎）	7				4				4	3			
黄苔（兼灰黑胎）	10		4		2			1	3	6			1
灰黑胎	3						3			2	1		2
合计	36							3	7	22	1	1（36）	

薛己原序

伤寒一书。自汉张仲景先生究其精微。得其旨趣。乃万世之龟鉴也。论中梓讹难明。晋叔和成其章序。成无己《明理论》。刘河间五运六气。**参同仲景钤法（即《伤寒钤法》）。则病之所变。预可知也。阴阳传变汗瘟图局。日汗、曰吐、曰下。死生吉凶棺墓图局。曰死、曰生。**随治随效，如响应声，则万举万全矣。元敖氏辨舌三十六法，传变吉凶，深为妙也。舌乃心之苗，心君主之，官应南方赤色，甚者或燥，或涩、青、白、黑。是数者，热气浅深之谓。舌白者，肺金之色也，由寒水甚而制火，不能平金，则肺自甚，故色白也。舌青者，肝木之色也，由火甚而金不能平木，则肝木自甚，故色青也。色青为寒者讹矣。仲景法曰："少阴病。下利清谷。"色青者，热在里也，大承气汤下之。舌黄者，由火甚，则水必衰。所以一水不能制五火而脾土自旺，故色黄也。舌红为热，心火之色也。或赤者，热深甚也。舌黑亦言为热者，由火热过极，则反兼水化，故色黑也。五色应五脏固如此。敖氏以舌白者邪在表，未传于里也。舌白苔滑者，痛引阴筋，名脏结也。舌之赤者，邪将入也。舌之紫者，邪毒之气盛也。舌之红点者，火之亢极也。舌之燥裂者，热之深甚也。或有黑圈黑点者，水之萌发也。舌根黑者，水之将至也。舌心黑者，水之已至也。舌全黑者，水之体也，其死无疑矣。舌黄者，土之正色也。邪初入于胃，则本色微黄发见。舌黄白者，胃热而大肠寒也。舌之统黄者，则胃实而大肠燥也，调胃承气汤下之，黄自去矣。舌灰黑者，厥阴肝木相承，速用大承气汤下之，可保，但五死一生。大抵伤寒传变不一，要须观其形、察其色、辨其舌、审其证、切其脉、对证用药。在于活法。如脉浮紧而涩者，日数虽多，邪在表也，汗之而愈。若脉沉实而滑，日数虽少，邪在内也，下之而痊。其有半表半里，传到少阳只一证，则小柴胡汤主之，无不效也。太阴腹满自利，脉沉而细者，附子理中汤主之。太阴腹满时痛便硬者，桂枝加大黄汤主之。少阴舌干、口燥、津不到咽者，人参白虎汤主之。少阴发热而恶寒，脉沉而迟者，麻黄附子细辛汤，助阳而汗之。厥阴舌卷囊缩，脉沉而弦者，为毒气藏。脉沉而短者，用承气汤下之。若厥冷、耳聋、囊缩、脉沉而弦者，少阴两感、不治之证也。此则三阴有可汗、可下、可温之理。敖君立法辨舌，自为专门体认之精。当时尝著《点点金》及《金镜录》二书。皆秘之而不传。余于正德戊辰岁，见一人能辨舌色，用药辄效，因扣之，彼终不言。偶于南雍得《金镜录》。归检之。乃知斯人辨舌、用药之妙，皆本是书。惟《点点金》一书，则于伤寒家多有不切。其与仲景钤法奥旨同者，特《金镜录》尔。故余并刊于官舍。使前人之书，皆得以行于世。而四方学者，亦知所去取云。

嘉靖己丑岁仲冬吉旦

南京太医院院判长洲薛己识

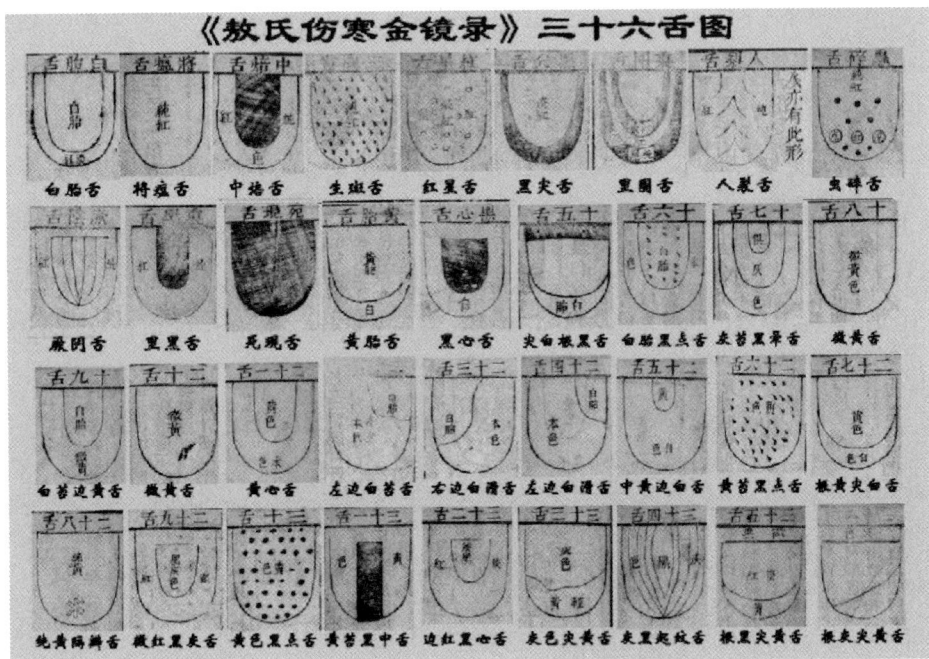

《敖氏伤寒金镜录》三十六舌图

《敖氏伤寒金镜录》是以外感病的里热证，或者说是外感温热病为核心而予编撰、摹绘的著作。分析《敖氏伤寒金镜录》中所记载的方剂，合计 24 个方剂，66 方次。其方剂的使用频度依次为：应用 8 次的方剂为解毒汤，应用 7 次的方剂为调胃承气汤、大承气汤、凉膈散，应用 5 次的方剂为益元散，应用 4 次的方剂为双解散、五苓散，应用 3 次的方剂为防风通圣散、小柴胡汤，应用 2 次的方剂为大柴胡汤、白虎汤，应用 1 次的方剂为栀子豉汤、透顶清神汤、玄参升麻葛根汤、化斑汤、茵陈五苓散、竹叶石膏汤、小承气汤、理中合四逆汤、茵陈蒿汤、十枣汤、大陷胸汤、大黄泻心汤、抵当汤。《敖氏伤寒金镜录》的方剂使用频度表明：本书重用的方剂，除了承气汤类的清热攻下药物以外，并不是《伤寒论》的方剂。治疗原则重在清热，其中如益元散、双解散、防风通圣散等方剂，均为金元时期的著名医家刘完素所创用。

本书补充了伤寒杂病的舌诊证治。

伤寒腹诊

《伤寒杂病论》原著有大量的关于腹诊证治的内容，仅次于脉诊的应用。保存于日本的我国宋代四川宝顶石窟的雕刻"张仲景腹诊图"，说明中医腹诊起源于《黄帝内经》《难经》，成于仲景《伤寒杂病论》。

早在殷墟出土的甲骨文中已经有腹部疾病的记载，而在《山海经》《五十二病方》中记载有"腹痛""瘕疾""心腹疾"等病名，从病名的记载可以判断腹诊在当时已经得以应用。战国医学家扁鹊为虢太子断死生时已经应用"循其两股，以止于阴……"的诊断方法，这是腹诊法临床运用较早的文献记载。

《黄帝内经》中有关腹诊内容的记载，书中诸多篇章均有胸腹部症状以及病名的记载，而涉及的篇章有 19 篇之多，如《素问·金匮真言论》《素问·阴阳别论》《素问·腹中论》等。腹诊在《黄帝内经》中已经用于疾病的诊断、鉴别诊断、判断病因、病位、病性及预后，此外腹诊尚用于指导针灸及药物治疗。

《难经》关于腹诊的记载体现在辨别五脏分区及诊动气方面，如《难经·十六难》《难经·五十六难》等。其中《难

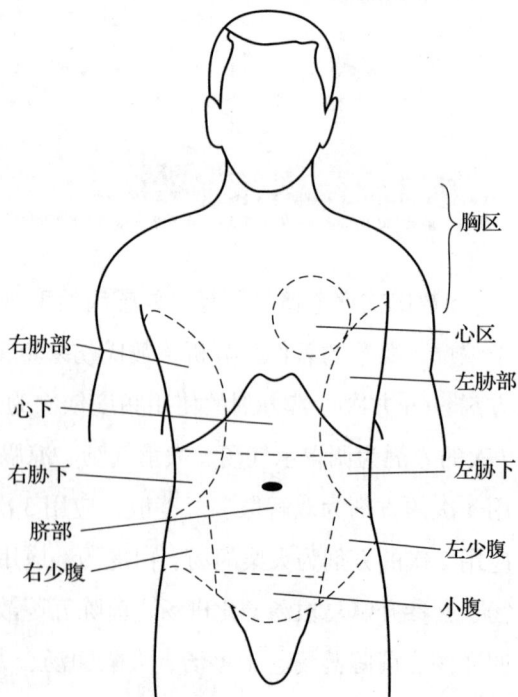

胸区
心区
右胁部
左胁部
心下
右胁下
左胁下
脐部
右少腹
左少腹
小腹

经·五十六难》有关于积证的临床表现、病变部位及兼证的记载。其对"息贲""肥气""奔豚"等做出了明确的描述，迄今为止仍是腹诊证治运用的典范。

而仲景于《伤寒论》397条原文中涉及腹诊者有114条，《金匮要略》全书24篇中有腹诊内容记载者10篇。仲景将腹诊运用于鉴别不同病证，辨别病位、病因、病性，指导治疗，判断预后。仲景腹诊内容在后世得到传承，如成无己在《伤寒明理论》指出"大抵看伤寒，必先观两目，次看口舌，然后从心下至少腹以手摄按之"，对腹诊在诊察伤寒病中的重视程度可见一斑。

如《素问·腹中论》中记载的治鼓胀病心腹满的鸡矢醴方和治疗血枯病胸胁支满的四乌鲗（乌贼）骨一芦茹汤，《伤寒杂病论》中有大黄牡丹汤、柴胡汤、大小陷胸汤、桃核承气汤、薏苡附子败酱散、桂枝茯苓丸、大小承气汤、调胃承气汤、抵当汤等专门治疗腹证的系列代表方。而且《伤寒杂病论》之结胸证、痞证、蓄血证等都是通过腹诊得以确诊。

如《伤寒论》138条云"小结胸病，正在心下，按之则痛，脉浮滑者，小陷胸汤主之"，102条云："伤寒二三日，心中悸而烦者，小建中汤主之"，《金匮要略·腹满寒疝病脉证并治》曰："心胸中大寒痛，呕不能饮食，腹中寒，上冲皮起，出见有头足，上下痛不可近，大建中汤主之。"方证与腹证有机结合，使方药应用更加客观，证据更加充足，甚至有些方证可以通过以腹而定方的程度，在很大程度上说明了腹诊腹证的重要作用。

《伤寒杂病论》二百余首方多数有自己的腹证特点，掌握或熟悉这些腹证对临床应用经方大有裨益。如：

大黄黄连泻心汤：心下痞，按之濡，重按深部有力无抵抗。

栀子豉汤：按之心下濡，心中结痛。

理中汤：腹部膨满而软弱，心下虽痞硬但深部无力，屡见振水声，脐上动悸。手欠温而喜温喜按。

大建中汤：平素腹软如棉，冷而不温。肠鸣腹痛时，肠道蠕动，此起彼伏，攻冲作痛，疼痛难忍，手不可触及。

半夏泻心汤：心下痞硬，腹中雷鸣，或有心下振水声，或按压疼痛。

木防己汤：心下痞坚如触木板。

小陷胸汤：心下、腹壁紧张而抵抗，按之疼痛，轻叩即痛。

苓桂术甘汤：腹证有以下特点：一心下痞满，二心下悸，三腹主动脉搏动亢进，五心下振水声，六腹软。

半夏厚朴汤：心下痞满伴心下振水声，腹壁软。

五苓散：小腹满，脐下悸，心下痞，伴振水声。

小柴胡汤：胸胁苦满、心下悸、胁下痞硬均可为小柴胡汤的腹证，而以胸胁苦满最为恰当合适。

肾气丸：腹软无力，按压无反应，有如压棉花之感，无知觉。小腹腹直肌紧张，呈倒八字形。腹力差。

抵当汤：少腹硬满，压制抵抗，按之有块。小腹有憋胀、疼痛感。

桂枝茯苓丸：小腹充实，脐左明显，腹直肌挛急，触之抵抗，按之压痛，深部或有较软的硬结或肿块。脐下动脉或左髂总动脉搏动亢进。

芍药甘草汤：腹直肌挛急，尤以急迫性强烈肌肉挛急和疼痛为特点。

当归芍药散：腹肌松弛，如揉面，脐旁拘挛，按之痛彻腰背，心下悸，或有心下振水音。

温经汤：腹壁无力，少腹膨胀或有不快之感，左侧腹直肌强直而挛痛。

炙甘草汤：心下逆满、悸动，虚里筑动，腹壁软弱，脐下不仁。

真武汤：腹壁软弱而膨满，腹痛，腹直肌挛急，心下悸伴振水声。

大承气汤：以脐为中心，腹满充实，紧张而坚，按之切痛。

大柴胡汤：胸胁苦满，心下痞硬，腹直肌挛急。

桃核承气汤：少腹急结，脐斜下两横指处有较强抵抗或放射性疼痛，特别是在左侧更明显。

大黄牡丹汤：少腹肿痞，按之则痛。小腹有局限性压痛，脐右或脐下有硬结。

心烦懊恼
心下空虚按之濡
心中结按之痛

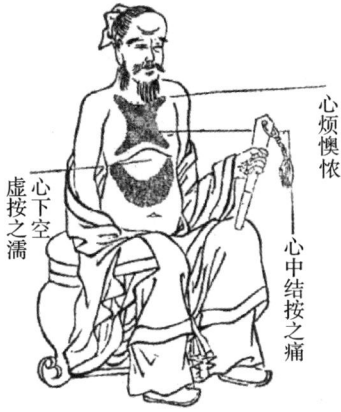

栀子豉汤腹证

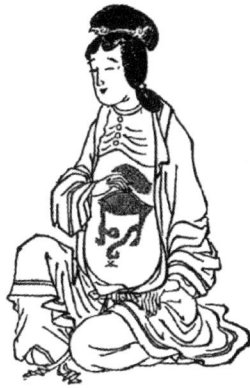

半夏泻心汤腹证

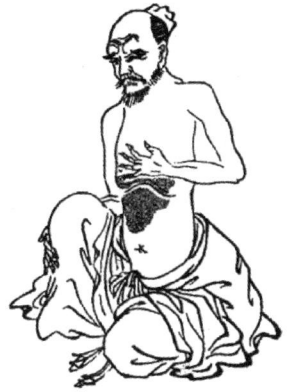

小陷胸汤腹证

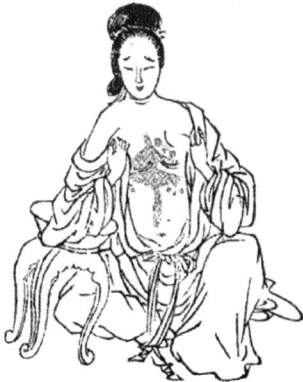

苓桂术甘汤腹证

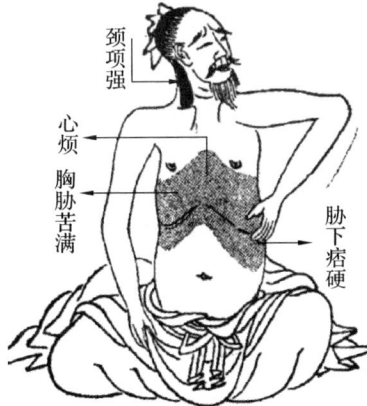

颈项强
心烦
胸胁苦满
胁下痞硬

小柴胡汤腹证

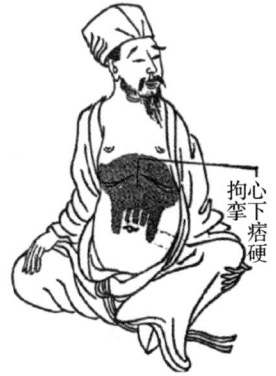

拘挛
心下痞硬

大柴胡汤腹证

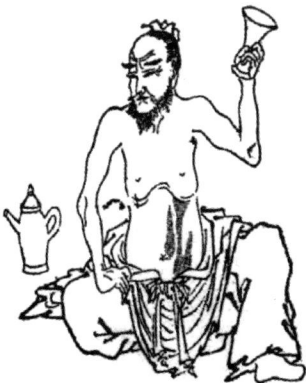

桃核承气汤腹证

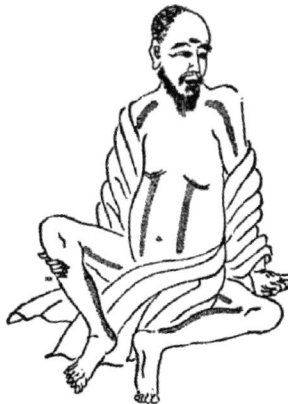

芍药甘草汤腹证

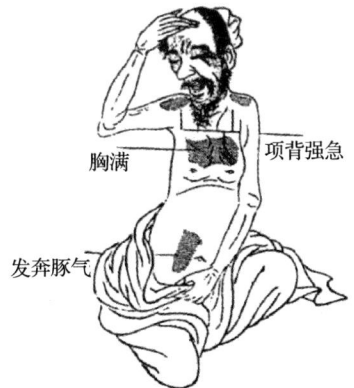

胸满
项背强急
发奔豚气

芍药甘草汤腹证

　　根据日本医学史以及相关文献记载，最初提倡使用腹诊诊疗疾病者为竹田定加。日本汉方医家浅田宗伯《皇国名医传》记载"候腹之法，其起久矣。天正庆长年，竹田定加著《腹诊精要》首倡"，亦有学者认为腹诊首倡者为五云子，其著作《五云子腹诊法》为最早的腹诊专著。虽然首倡者难以断定，但有一个基本点可以肯定的，即汉方腹诊法是在我国医学传入日本后逐渐产生并推广应用的，时间大约是在天正年间（1573—1592），约相当于我国明代末叶，或认为是德川时代（十六世纪）。

　　汉方"伤寒派"以《伤寒论》《金匮要略》中腹诊相关理论为指导，继承并阐明了二书中腹证，临证以腹诊为主要诊察方法，倡导方证与腹证对应，提高了临证选方用方的效率。代表著作有稻叶克的《腹证奇览》以及和田久寅的《腹证奇览翼》。临证处方以仲景经方为主体，以腹证为中心，而方证相对达其用则为"伤寒派"腹诊的基本特点。"伤寒派"临证极为重视腹诊，正如日本古方派著名医家吉益东洞谓："腹者有生之本，故百病根于此焉，是以诊病必候其腹"。如其以腹诊断葛根汤治疗龟背，半年乃愈，亦为创新之举。

　　腹诊"伤寒派"在汉方医腹诊中占有重要的地位，在当今汉方医学界有重要的影响，也是当今汉方医的主要特点之一。

第四法：伤寒藏象法

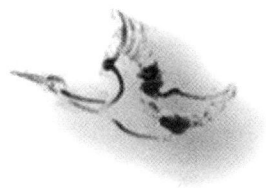

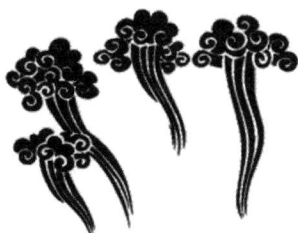

乾◎伤寒经络法

六经法门

六经一词，首见于《素问·阴阳应象大论》。该词于《内经》中有数见，如曰"六经为川""六经波荡""六经不通""六经调者"等，这是我们考证六经概念的原始依据。

以十天干日与两手十条经脉配属："甲主左手之少阳，己主右手之少阳，乙主左手之太阳，戊主右手之太阳，丙主左手之阳明，丁主右手之阳明，此两火并合，故为阳明。庚主右手之少阴，癸主左手之少阴，辛主右手之太阴，壬主左手之太阴。"八卦与方位相配，属火的离卦与南方相配，火性明亮，称为离明，南方为阳位。十天干与五方相配，则为东方甲乙木，南方丙丁火，西方庚辛金，北方壬癸水，中则戊己土。丙丁均为火，丙日丁日相连，称为两火并合，两手合掌则阳经相合，而非经脉之气相交。阳经在离明之位相合，故经曰"两阳合明为阳明"。故曰"阳明主阖"。

甲	乙	丙	丁	戊	己
少阳	太阳	阳明	阳明	太阳	少阳
		左手		右手	
少阴	太阴		太阴	少阴	
癸	壬		辛	庚	

十天干日与两手十条经脉配属

寅1	卯2	辰3	巳4	午5	未6
少阳	太阳	阳明	阳明	太阳	少阳
		左足		右足	
少阴	太阴	厥阴	厥阴	太阴	少阴
丑12	子11	亥10	戌9	酉8	申7

十二地支与两足十二经脉配属

以十二地支与两足十二条经脉配属："寅者，正月之生阳也，主左足之少阳；未者六月，主右足之少阳。卯者二月，主左足之太阳；午者五月，主右足之太阳。辰者三月，主左足之阳明；巳者四月，主右足之阳明。此两阳合于前，故曰阳明。申者，七月之生阴也，主右足之少阴；丑者十二月，主左足之少阴；酉者八月，主右足之太阴；子者十一月，主左足之太阴；戌者九月，主右足之厥阴；亥者十月，主左足之厥阴；此两阴交尽，故曰厥阴。"

"两阴交尽，故曰厥阴"。此处"厥"字，并非"少""极"之意，而是"碰触、磕碰"之义。《孟子·尽心下》说："若崩厥角稽首。"俞樾评议："《汉书·诸侯王表》'汉诸侯王厥角稽首。'应劭曰'厥者，顿也；角，额角也；稽首，首至地也'"。《山海经·海外北经》说："公共之臣曰相柳氏，九首，以食于九山。相柳之所抵厥为泽溪。"王念孙曰："厥，亦触也"。"尽"字在此为"长久"之义。如唐·吴融《雨后闻思归乐》说："山禽连夜叫，兼雨未尝歇。尽道思归乐，应多离别愁。"宋·柳永《佳人醉》说："尽凝娣，厌厌无寐，渐晓雕阑独倚。"故曰"厥阴主阖"。

《内经》中所及"六经"经文共九处，其中《素问》四条，《灵枢》五条。如《素问·阴阳应象大论》："六经为川，肠胃为海，九窍为水注之气……"《素问·厥论》："帝曰：善，愿闻六经脉之厥状病能也……"《素问·阴阳类论》："三阴，六经之所主也。"《灵枢·周痹》："故刺痹者，必先切循其下之六经，视其虚空，及络血，结而不通，及虚而陷空者调之。"《灵枢·刺节真邪》："六经调者，谓之不病，虽病谓之自已也。"《灵枢·卫气》："能知六经标本者，可以无惑于天下……"《灵枢·终始》"上下相应，俱往来也，六经脉不结代"。《灵枢·口问》："余之闻，九针之经，论阴阳，六经已毕"。

而在《素问·气交变大论》"阴阳往复，寒暑迎随，真邪相薄，六经波荡，五气推移"则是指风寒暑湿燥火六气。此处六经实际上皆为天人六气六经之间的感应与互代。在《素问·诊要经终论》首次描述了十二经络经气败绝的临床表现："帝曰：愿闻十二经脉之终奈何？岐伯曰：太阳之脉，其终也戴眼，反折瘈疭，其色白，绝汗乃出，出则死矣……"这段文字里，虽然黄帝在问十二经络的经气情况，但岐伯却是按照六经的模式在回答，这有可能是最早的六经即三阴三阳的辨证论治的文献记载。

何为三阴三阳？敦煌出土医书《伤寒论乙本》中明确写有"夫阳盛者腑（盛）也，阴虚者脏（虚）也，此两感脉也，汗出即死，下之即愈"。因此所谓

"阴阳"者，阴脏阳腑也。三阴者，五脏也（加上心包为六脏）；三阳者，六腑也。《伤寒论·伤寒例第三》曰："若三阴三阳五脏六腑皆受病，则荣卫不行，脏腑不通，则死矣。"三阴即五脏，三阳即六腑，以及其经络系统。

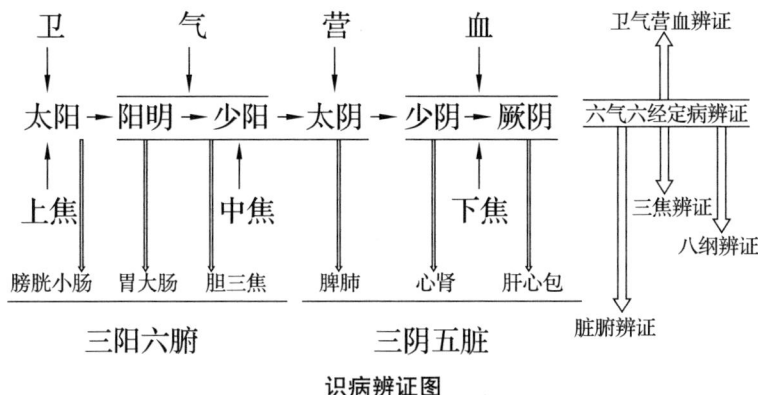

识病辨证图

注：以仲景《伤寒杂病论》五运六气六经定病辨证为核心的中医识病辨证体系

四时六经：如《素问·金匮真言论》"平旦至日中，天之阳，阳中之阳也。日中至黄昏，天之阴，阳中之阴也。合夜至鸡鸣，天之阴，阴中之阴也，鸡鸣至平旦，天之阴，阴中之阳也"。此可称之为四时六经论。

禀赋六经：如《灵枢·通天论》"人盖有太阴之人，少阴之人，太阳之人，少阳之人，阴阳平和之人"。此可视为人体禀赋六经论。

气血六经：如《素问·血气形志》"夫人之常数，太阳常多血少气，少阳常少血多气，阳明常多血多气，少阴常少血多气，厥阴常多血少气，太阴常多气少血，此天之常数"。此可视之为人体气血六经论。

手足六经：如《灵枢·逆顺肥瘦》"手之三阴，从脏走手；手之三阳，从手走头；足之三阳，从头走足，足之三阴，从足走腹"。此可谓之手足经络六经论。

脏腑六经：如《素问·六节脏象论》"心者，生之本，神之变也，为阳中之太阳；肺者，气之本，魄之处也，为阳中之太阴；肾者，主蛰，封藏之本，为阴中之少阴；肝者，罢极之本，魂之居也，为阳中之少阳；脾胃、大肠、小肠、三焦、膀胱者，仓廪之本，营之居也……此至阴之类"。此可认定为脏腑六经论。

六气六经：如《素问·天元纪大论》"寒暑燥湿风火，天之阴阳也，三阴三阳上奉之"。此可奉为六气六经论。

热病六经：如《素问·热论》"伤寒一日，巨阳受之；二日阳明受之；三日少阳受之；四日太阴受之；五日少阴受之；六日厥阴受之"。此可为热病六经论。

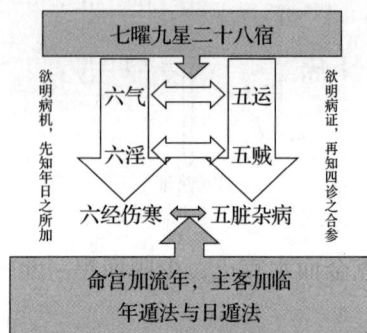

望闻问切算五诊合一图

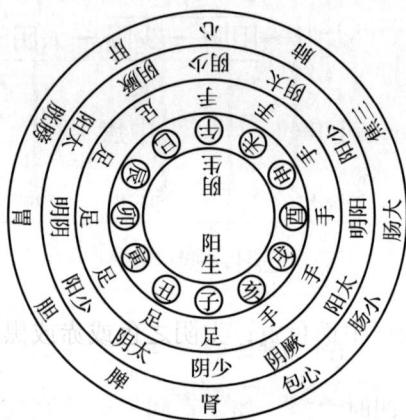

手足经图

《素问·示从容论》指出："年长则求之于腑，年少则求之于经，年壮则求之于脏。"

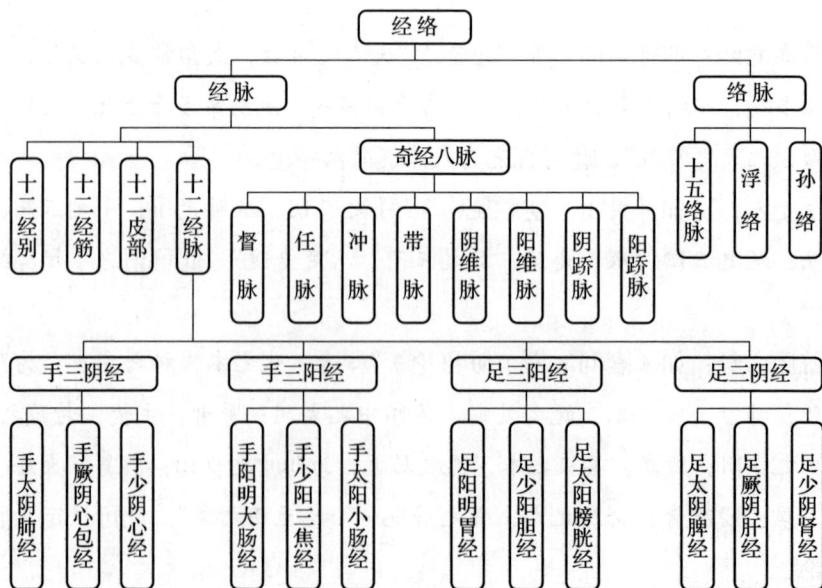

《素问》曰："帝曰：愿闻十二经脉之终奈何？岐伯曰：太阳之脉，其终也，戴眼，反折，瘈疭，其色白，绝汗乃出，出则死矣。少阳终者，耳聋，百节皆纵，目𪾢绝系，绝系一日半死，其死也，色先青白，乃死矣。阳明终者，口目动作，善惊，妄言，色黄，其上下经盛，不仁，则终矣。少阴终者，面黑，齿长而垢，腹胀闭，上下不通而终矣。太阴终者，腹胀闭不得息，善噫善呕，呕则逆，逆则面赤，不逆则上下不通，不通则面黑，皮毛焦而终矣。厥阴终者，中热嗌干，善溺心烦，甚则舌卷卵上缩而终矣。此十二经之所败也。"而《灵枢·终始》中太阳"绝皮乃绝汗，绝汗则终"；阳明终者"其上下之经盛而不行"等个别字眼有差别外，太阴之终的次序从第五转到第六。

六经之脉无论手足（十二经），其终皆同。故知太阳病的头项病位，出自反折，瘈疭。至于太阳色白，东见西色；少阳青白，是白而兼青，西夹东色；阳明居中而色黄；太阴之色或赤或黑，火克金而水克火；少阴面黑，北方正色；此皆可用中医理论解释。其余：戴眼为瞳孔散大，其言重在无反应；绝汗临床多见；耳聋为听小骨松弛，与百节皆纵同；不仁则不能行，是所言上下经盛缘故，气厥而上为脑血管意外之证可见；舌卷卵缩，厥阴主筋；皮毛焦在太阴，是血不足；腹胀闭，则为四肢缺乏运动而中空脏腑受影响。

六经病	《黄帝内经》	《伤寒论》
太阳病	戴眼，反折，瘈疭	头项强痛、恶寒
少阳病	百节皆纵，目𪾢绝系	口苦、咽干、目眩
阳明病	口目动作，善惊，妄言	胃家实／寒
厥阴病	中热嗌干，善溺心烦	消渴、气上撞心、心中疼热、饥而不欲食、食则吐蛔
太阴病	腹胀闭不得息，善噫善呕，呕则逆，逆则面赤，不逆则上下不通	腹满而吐、食不下、自利益甚、时腹自痛、若下之必胸下结硬
少阴病	面黑，齿长而垢，腹胀闭塞，上下不通	脉微细但欲寐

所谓经络者，乃十二经十五络也。

经有十二：手太阴肺，少阴心，厥阴心包络；太阳小肠，少阳三焦，阳明大肠；足太阴脾，少阴肾，厥阴肝；太阳膀胱，少阳胆，阳明胃也。十二经脉常行之度，一日一周。自寅手太阴之脉，穴出云门也；至丑足厥阴之脉，穴入期门也，为终。周而复始循环，与滴漏、天度无差，号曰斗合人统也。据《铜人》和《十四经发挥》所载，十二经两侧双穴 303 穴名，《大成》所载增双穴五，也不过 308 穴名，任督正中单穴 51 穴名，则当作 359 穴。

```
    ┌──督脉──→项──→脊──→骶──→阴器──→任脉──┐
    │  巅←──额←──┐              缺盆←──腹里  │
  ┌─┴──厥阴──→肝─┘          ┌──肺──→太阴──┴─┐
  │足                        │              手│
  └────少阳──→胆             └────大肠──→阳明──┘
              (目)    (鼻)
  ┌────→少阳──→三焦──┐      ┌──胃──→阳明──┐
  │手                │      │            足│
  └────厥阴──→心包───┘      └──脾──→太阴───┘
              (胸)    (胸)
  ┌────→少阴──→肾────┐      ┌──心──→少阴──┐
  │足                │      │            手│
  └────太阳──→膀胱   └──(目)──小肠──→太阳──┘
```

营气循环示意图

人体十二经络经气在体内的循行次序为：太阴肺→阳明大肠→阳明胃→太阴脾→少阴心→太阳小肠→太阳膀胱→少阴肾→厥阴心包→少阳三焦→少阳胆→厥阴肝，如此循环往复运行。按照营气的循行顺序，从少阳开始，可见：三阳经的顺序是阳明→太阳→少阳，三阴经的顺序是太阴→少阴→厥阴，互为中气。这一顺序与仲景六经欲解时有相同之处。

络有十五：肺络列缺，心络通里，心包络内关；小肠络支正，三焦络外关，大肠络偏历；脾络公孙，肾络大钟，肝络蠡沟；膀胱络飞扬，胆络光明，胃络丰隆；阴跷络照海，阳跷络申脉；脾之大络大包，督脉络长强，任脉络屏翳（屏翳乃会阴之别称，一说尾翳，即鸠尾）也。

阳气就是氧气。阴气就是二氧化碳。

任脉之别为屏翳，散于腹部，实则腹皮痛，虚则瘙痒。

督脉之别为长强，散于头上，走太阳。实则脊柱强直，虚则头重。

脾之大络大包穴，腋下三寸，裹诸络之血，静脉血。实则身尽痛，虚则百节尽纵。

一合：足太阳足少阴之正合于腘中，至肾，至带脉，至项舌本，合于太阳。

二合：足少阳足厥阴之正合于阴毛际。

三合：足阳明足太阴之正合于髀、髋关节、股骨头。

四合：手太阳手少阴之正合于目内眦。

五合：手少阳手厥阴之正合于完骨之下。

六合：手阳明手太阴之正合于喉咙。

古中医藏象理论系统分为有形的脏器论与无形的藏气论，这也是古中医形神理论的基本内涵。《黄帝内经》认为，人不是猿人进化而来的，而是天地之气造化成人的，名之曰力化、生长化收藏，继而生长壮老已，这一切的造化机制是根于七曜九星的阴阳五行、五运六气。五运是形的盛衰大小，六气是气的虚实多少。五运又有太过不及，故又有兼化正化对化之别。六气又有司天司地司人之分。

经络是中医人体的神体结构，血脉是中医人体的形体解剖。

经络既是神体意识的运行通路，也是人体修炼的基本结构，可以视为第三循环体系。人的第一欲望，衣食住行与太阴阳明经络有关；第二欲望，色、性、欲的冲动与少阴太阳经络有关；第三欲望，名利情、怨恨恼怒烦、贪嗔痴慢疑与厥阴少阳经络有关。五运六气与经络既有意识作用，也具有物质作用。

中医的物质基础是气血与藏象经络，藏象脏腑的有形与无形皆可以理解，经络的物质结构目前还不清楚，血液的基本对应也没有什么异议，而气是什么，并不清楚。我们在古中医中提到了身体与神体，身体是脏腑血管骨骼等有形物质结构，神体即形态发生场。在身体上，气的有形物质基础是神经内分泌免疫系统，气分阴阳，阳气是神经免疫，阴气是内分泌免疫。并不是完全相等，而是大致相当，因为两套医学系统只是在大致方向上对应，并不是在基本概念上完全相同，如果完全对应就不是两种医学体系了。阴阳是无限可分的，也有五行互藏的概念，阴阳也是互藏的。如神经系统中的植物神经系统，又可分为交感神经系统与副交感神经系统，这是脏腑的阴阳之气，交感是脏腑之阳气，副交感是脏腑之阴气。内分泌系统中也有阴阳之分，如肾上腺素、多巴胺、糖皮质激素、盐皮质激素（调节水盐代谢）等阳气物质，五羟色胺、乙酰胆碱等阴气物质。甲状腺激素功能的太过与不及，即甲亢与甲减，临床表现的完全是两种阴阳病理。而且在神体上，气还有经络、真气、元气、经炁等的形态发生功能与概念。

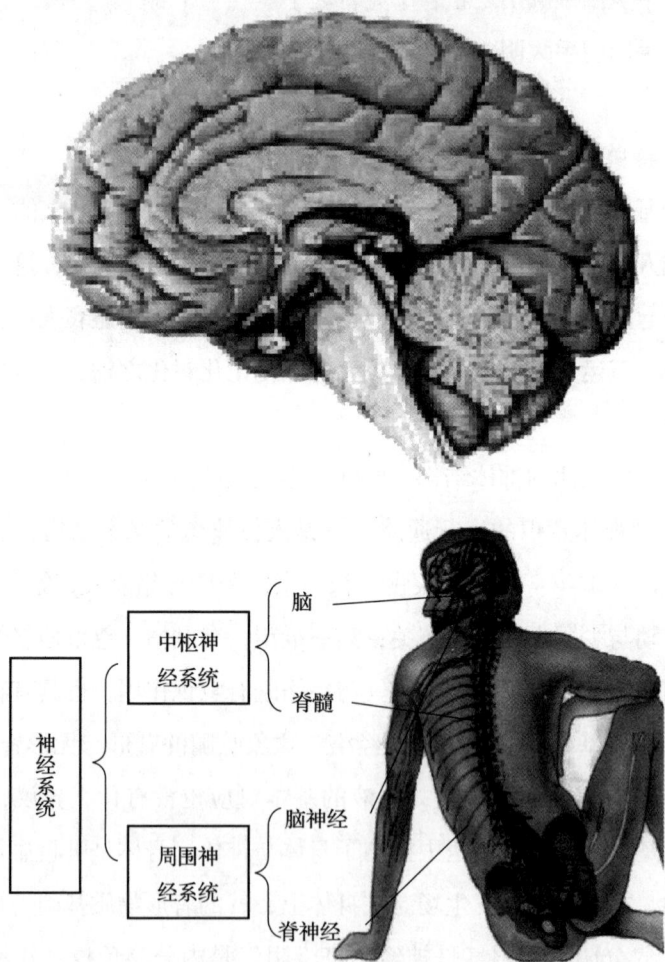

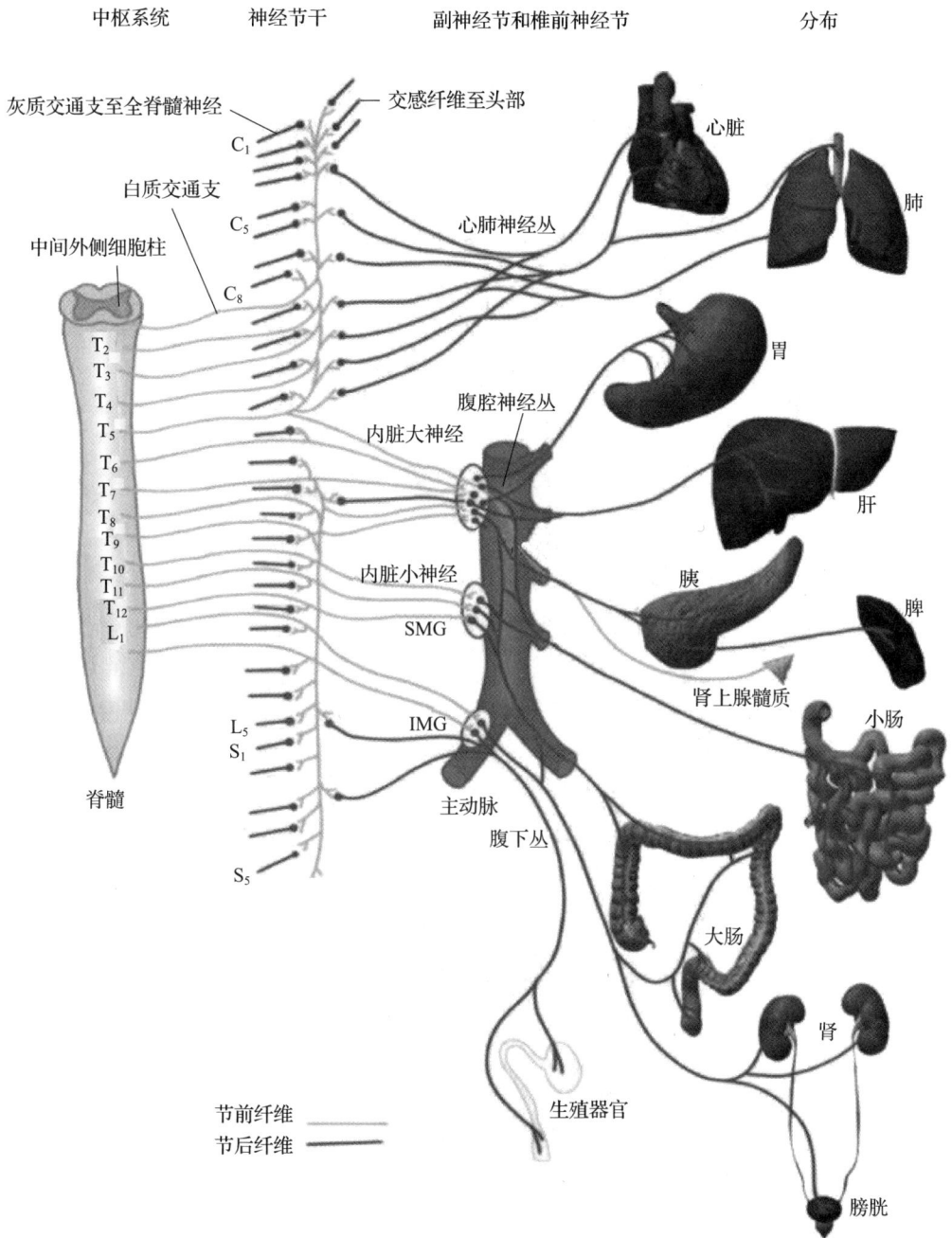

中枢系统　　　　　神经节干　　　　　　副神经节和椎前神经节　　　　　　分布

灰质交通支至全脊髓神经

交感纤维至头部

心脏

C_1

肺

白质交通支

C_5

心肺神经丛

中间外侧细胞柱

C_8

胃

T_2
T_3
T_4
T_5
T_6
T_7
T_8
T_9
T_{10}
T_{11}
T_{12}
L_1

腹腔神经丛

内脏大神经

肝

胰

内脏小神经

脾

SMG

肾上腺髓质

小肠

L_5
S_1

IMG

主动脉

大肠

腹下丛

脊髓

肾

S_5

生殖器官

节前纤维 ——
节后纤维 ——

膀胱

265

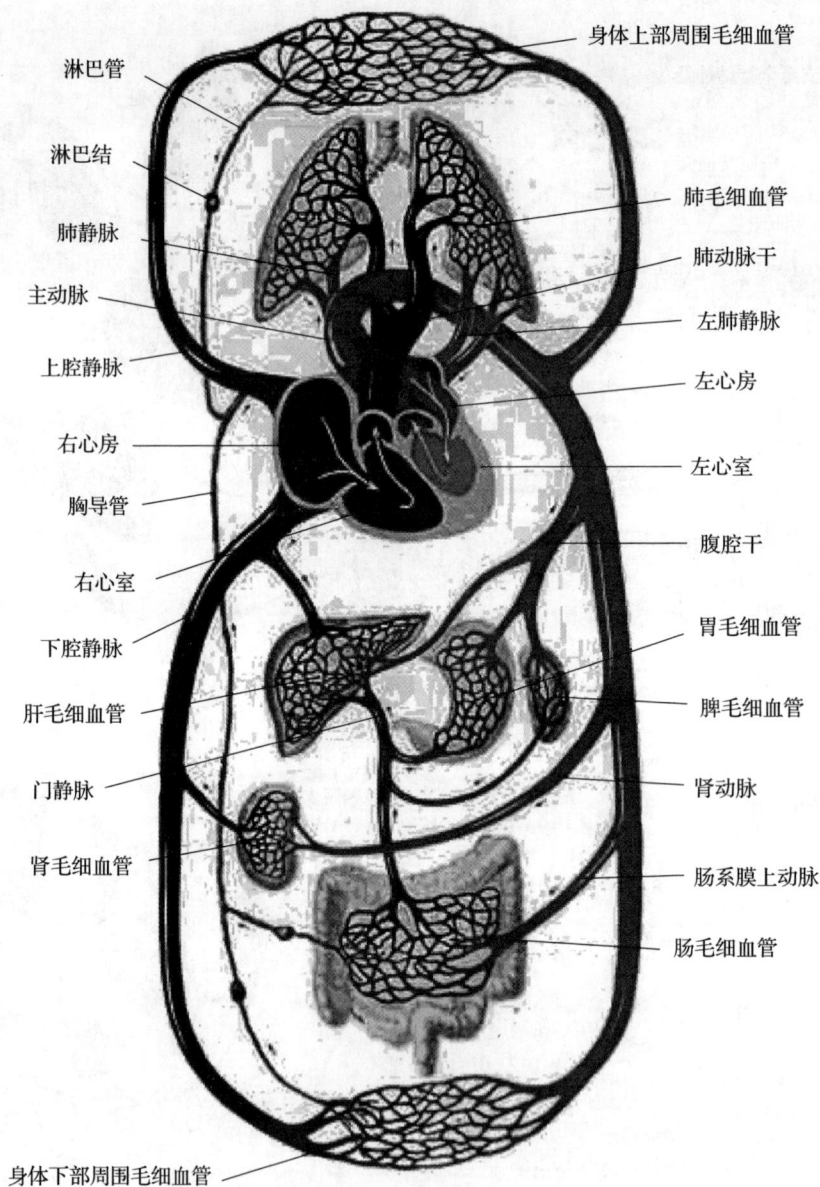

身体上部周围毛细血管

淋巴管

淋巴结

肺静脉

主动脉

上腔静脉

右心房

胸导管

右心室

下腔静脉

肝毛细血管

门静脉

肾毛细血管

肺毛细血管

肺动脉干

左肺静脉

左心房

左心室

腹腔干

胃毛细血管

脾毛细血管

肾动脉

肠系膜上动脉

肠毛细血管

身体下部周围毛细血管

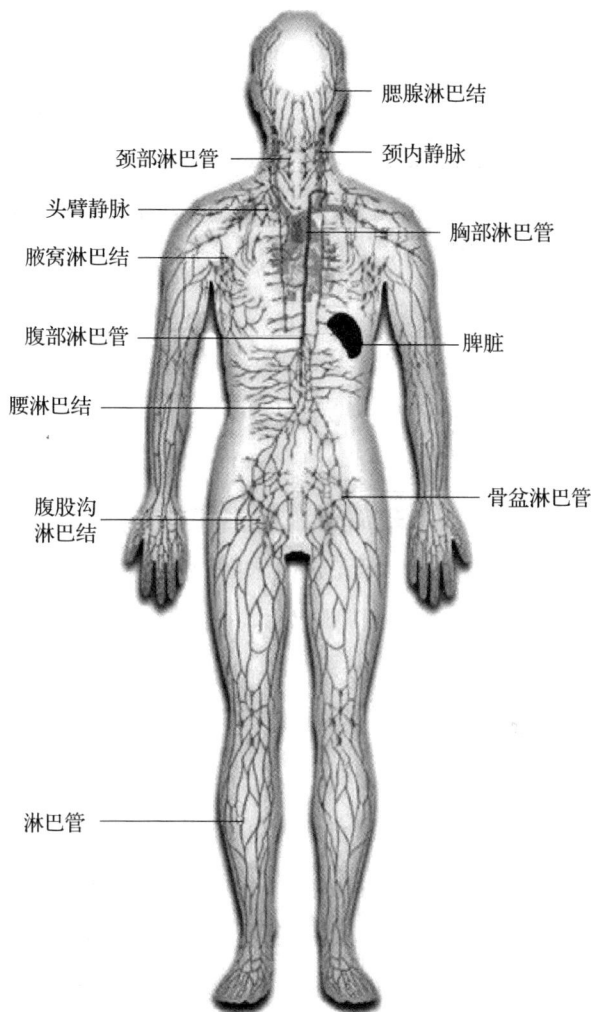

自主神经系统，即交感神经和副交感神经，两者的关系可以用阴阳对立、阴阳消长和阴阳转化的理论来阐释。自主神经的双重调节作用是阴阳理论的生理解剖基础。人体大部分组织器官受自主神经双重支配，其作用往往是相互拮抗的。如交感神经促进心脏的活动，使心跳加快，而副交感神经则抑制心脏的活动，使心跳减慢，心房收缩减弱。人体在安静状态时，副交感神经的活动占优势，这时胃肠的活动加强，消化液分泌量增加，有利于机体对食物的消化和吸收；同时心跳减慢、心房收缩减弱，血糖与血压降低，瞳孔缩小。可以看出，在不同的生理状态下，交感神经与副交感神经系统具有不同的阴阳对立属性；交感神经与副交感神经系统的作用在某些特殊情况下，也可以此消彼长、相互转化，如副交感神经可加强胃肠活动，但在胃肠的紧张性过高时，其表现出来的不是引起兴奋而是起到抑制作用；在胃肠的紧张性过低时，则交感神经可对胃肠道起兴奋作用。

同一事物的不同语义、不同概念，其实其基本逻辑是相通的，在现代医学理论体系之中，神经循环内分泌相同是决定人体生命活动的基本物质基础。在中医理论体系之中，藏象经络、气血津液、阴阳五行等基本概念是决定人体生命活动的基本逻辑。那么这二者之间一定存在通约的途径和方法。有人说中医的气、经络虚无缥缈，不可触及，但是我们通过草药、针灸、推拿等基本物理方式，却可以起到调节藏象经络气血津液的作用，这就说明，中医的藏象经络气血并不是什么虚无缥缈的玄虚之物，而是和草药、针灸、推拿同等层次的物质基础。这样看来，中西医学理论体系之间的互翻互译，是不是应该有一些思路了呢？

经络法门

皮部，是指体表按经络系统分部。《素问·皮部论》曰："邪客于皮则腠理开，开则邪入客于络脉，络脉满，则注于经脉，经脉满，则入舍于腑脏也。故皮者有分部不与而生大病也。"并提出了分部的依据："凡十二经络脉者，皮之部也。"就是说，十二经脉及其所属络脉在体表的分布范围，就是十二皮部。皮部作为经络的最外层，从外部的征象可分析各经的病理。同时，皮部又是六经病证所表现的部位。如《素问·热论》说："伤寒一日，巨阳受之，故头项痛，腰脊强。"《伤寒论》太阳病提纲也说："太阳之为病，脉浮，头项强痛而恶寒。"这些外感疾病初期的表证，恶寒、发热、头痛、项强等证，均属太阳皮部范围的表现。

六经病	太阳	阳明	少阳	太阴	少阴	厥阴
皮部名	关枢	害蜚	枢持	关蛰	枢儒	害肩

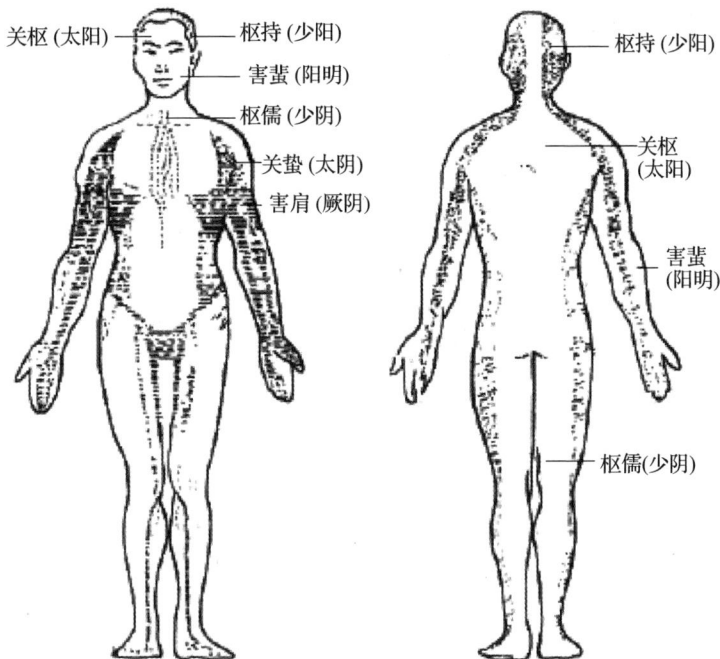

皮部表面分布的基本结构就是"玄府"，最早所指为皮肤的汗孔，如《素问·水热穴论》："所谓玄府者，汗空也"。由于汗孔不通，故可引起浮肿，故《素问·水热穴论》继续说"肾汗出逢遇风，内不得入于脏腑，外不得越于皮肤，客于玄府，行于皮里，传为胕肿"。玄府不通，外闭则郁而发热，故《素问·调经论》也指出："玄府不通，卫气不得泄越，故外热"。至金元时期，刘完素赋予"玄府"全新的概念，在《素问玄机原病式》一书中提出"玄府"者，"无物不有，人之脏腑皮毛，肌肉筋膜，骨髓爪牙，至于世间万物，尽皆有之，乃气出入升降之道路门户也"，扩大了"玄府"的内涵和外延。玄府具有分布广泛性。不仅遍布人体内外各处，而且存在于世之万物中，即指进行升降出入的生命活动之物，即各种生物。玄府结构微细。所谓"玄微府"，即言其形态之玄冥幽微，殆非肉眼所能窥见，故又称"鬼神门"。玄府贵开忌阖。玄府为气液血脉、营卫精神升降出入的通道，举凡营卫的流行，气血的灌注，津液的布散，神机的运转，均有赖玄府通利。故玄府以开通为顺，闭阖为逆。"玄府"理论，是藏象经络理论中有关人体结构层次上遍布全身的、最为细小的微观结构，是人体生命活动的基本物质——气血津液精神升降出入的结构基础。而 2018 年 3 月 28 日美国科学家于 *Nature* 宣布发现了人体内一个未知的器官，它是人体中面积最大的一个器官，即人体内的间质组织。这些质地紧密的块状组织与具有强大支撑力的柔性蛋白结合形成网状结构，间质组织与淋巴系统相连接，担负着运输白细胞的重任。这种间质组织、微循环、离子通道等实际上都是"玄府"的一部分，玄府又是三焦的一种微结构。小续命汤就是一张以辛温之性，开玄府，透伏邪，宣发阳气的开玄府之经方。

《灵枢·阴阳系日月》载有黄帝和岐伯就阴阳如何与经脉相合进行探讨："黄帝曰：合之于脉奈何？岐伯曰：寅者，正月之生阳也，主左足之少阳；未者，六月，主右足之少阳。卯者，二月，主左足之太阳；午者，五月，主右足之太阳。辰者，三月，主左足之阳明；巳者，四月，主右足之阳明。此两阳合于前，故曰阳明。申者，七月之生阴也，主右足之少阴；丑者，十二月，主左足之少阴。酉者，八月，主右足之太阴；子者，十一月，主左足之太阴。戌者，九月，主右足之厥阴；亥者，十月，主左足之厥阴。此两阴交尽，故曰厥阴。甲主左手之少阳，己主右手之少阳；乙主左手之太阳，戊主右手之太阳；丙主左手之阳明，丁主右手之阳明，此两火并合，故为阳明。庚主右手之少阴，癸主右手之少阴，辛主右手之太阴，壬主左手之太阴……黄帝曰：五行以东方为甲乙木王春，春者苍色主肝，肝者足厥阴也。今乃以甲为左手之少阳，不合于数何也？岐伯曰：此天地之阴阳也，非四时五行之以次行也。且夫阴阳者，有名而无形，故数之可十，离之可百，散之可千，推之可万，此之谓也。"

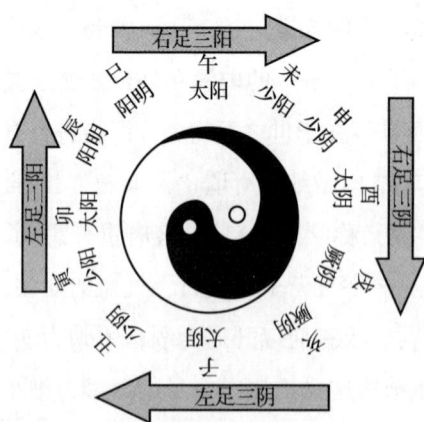

地支阴阳合足经脉图　　　　　　天干阴阳合手经脉图

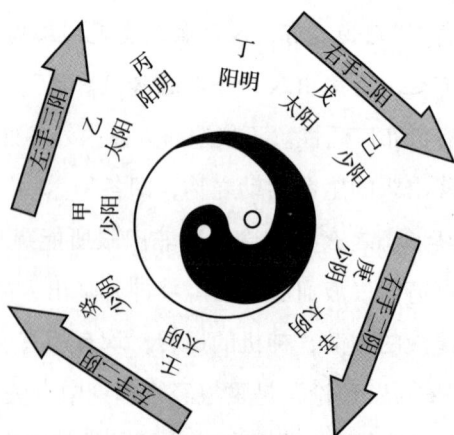

岐伯认为根据"天地阴阳"变化，用地支纪月之阴阳变化与足十二经脉相应，以十天干与手十经脉相应（手厥阴心包经和手少阳三焦经未纳入）。

《灵枢·五十营》曰"周身十六丈二尺"。这个度数从何而来？《灵枢·脉度》已经有详细的说明，"手之六阳，从手至头，长五尺，五六三丈……督脉任脉各四尺五寸，二四八尺，二五一尺，合九尺。凡都合一十六丈二尺，此气之大经隧也"。故卫气循身一周除了三阳与阴分，还应当包括跷脉及任督二脉，否则将不能成为十六丈二尺，亦不能上应二十八宿了。

《灵枢·根结》曰："一夜五十营，以营五脏之精，不应数者，名日狂生。所谓五十营者，五脏皆受气，持其脉口，数其至也。五十动而不一代者，五脏皆受气；四十动一代者，一脏无气；三十动一代者，二脏无气；二十动一代者，三脏无气；十动一代者，四脏无气；不满十动一代者，五脏无气。予之短期，要在《终始》。所谓五十动而不一代者，以为常也，以知五脏之期。予之短期者，乍数乍疏也。"

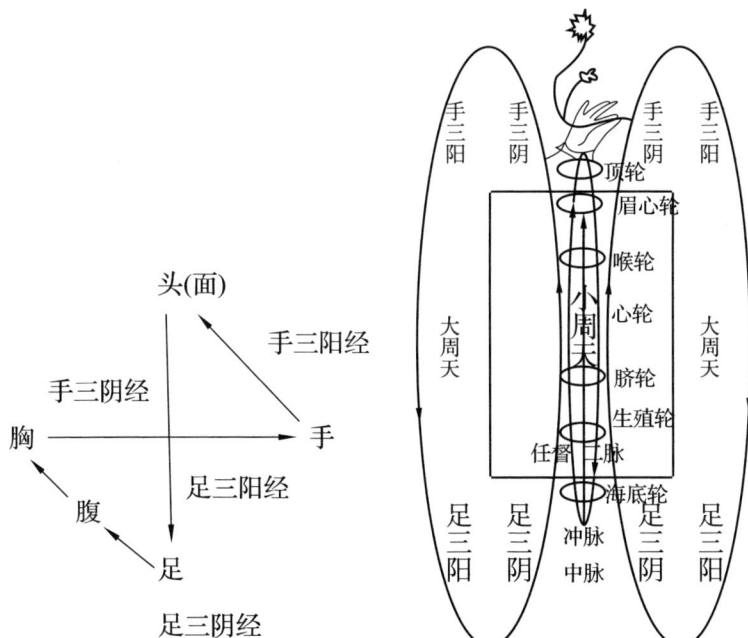

十二经脉的走向交接规律　　　　　经络体结构运行示意图

气化说：张子和、张志聪、张令韶、陈修园、唐容川等人认为：人类生活在大自然之中，其经络、脏腑、气血等无不受自然界的影响。而人类的经络、脏腑的功能活动则以气化的形式进行着，气化活动能够适应自然界的变化则无病，不能适应则发病，其病变的表现就是六经病证。所以陈修园在《伤寒论浅注》中说"六气本标中气不明，不可以读伤寒论"，这不仅把经络、脏腑的病变包括在内，而且将六经病证提高到天人相应的高度，使经络、脏腑经络等观点更深化了一步。

经络说：宋朝的朱肱在《类证活人书》中说："治伤寒先须识经络，不识经络，触途冥行，不知邪气之所在，往往证在太阳，反攻少阴，证是厥阴，乃和少阳，寒邪未除，真气受毙。"这是经络说的代表。金元时期的成无己在《注解伤寒论》中也持此观点。他们认为《伤寒论》的六经病证就是经络的病变。仲景在《伤寒杂病论》中的针刺以及六经病的临床主证多与24经络循行路线相关。仲景在《伤寒论》的三阳经病中把《素问·热论》的证机统括在内，而三阴经所列证、机与《灵枢·经脉》手足三阴证、机颇多相同。《伤寒论》的六经病证概括了外感病过程中的一系列病理改变、正邪斗争的全过程，无时不影响脏腑经络的生理功能，从而出现相应的临床症状，医者可据经络循行以求病位，据脏腑病理反应分析病情，就形成了脏腑经络辨证理论。

如邪犯体表的太阳病阶段，因太阳经脉起自目内眦，上额交巅，下项挟脊抵腰至足，循行人体背部，故出现头项强、腰背痛等证。如病邪在经不解，循经入太阳之腑就会犯及膀胱，出现气化不利之证。邪犯阳明，既可因经循行出现目痛、鼻干之证；也可因热深于脏腑而出现肠胃燥热、腑气不通之候。如少阳之患，亦可因经循行出现口苦、咽干、目眩及胸胁苦满之证；也可因邪阻少阳枢机，碍及三焦决渎，出现水饮停留之患。所以用六经辨证，既能辨出何经，又能辨出何腑；既可依经测变，又可据腑辨机。可知脏腑经络辨证寓于六经辨证之中。

"头项强痛"是太阳经脉受邪凝滞不利的见证。太阳经头痛则以项为专位。在《足臂十一脉灸经》载："足太阳之脉，其病腰痛，夹脊痛，项痛，首痛，颜寒。"其中"颜寒"是指颜面部发凉。到《阴阳十一脉灸经》对足太阳病证的描述为动病："冲头痛，目似脱，项似拔，腰似折。"所生病："头痛，项痛，背痛，腰痛，尻痛。"《黄帝内经》基本继承了上述文献的思想学术，并在多处用经络学说来阐述此观点。如《素问·热论》曰："伤寒一日，巨阳受之，故头项腰脊强。"《灵枢·经脉》是动病："冲头痛，目似脱，项如拔，脊痛，腰似折……"这是仲景在伤寒六经中重视足经的一个直接证据。

《素问·热论》对六经病程的认识是"七日巨阳病衰……八日阳明病衰……九日少阳病衰……十日太阴病衰……十一日少阴病衰……十二日厥阴病衰，……大气皆去，病日已矣"等理论认识。仲景《伤寒论》对外感病程的判断，在日周期的理论基础上，凭借脉证的变化来判断外邪的传经规律。如论中指出："伤寒一日太阳受之，脉若静者为不传也，颇欲吐，若躁烦，脉数急者为传也""伤寒二三日，阳明、少阳证不见者为不传也。"《素问·热论》在传变上提出了传经"两感"，而《伤寒论》不仅论述了传经"两感"，还论述了经络的"合病""并病""直中"等病变，并制定了具体治法。

伤寒经络法

"伤寒六经"概念的确立，是《伤寒论》研究的重大成果。自晋人皇甫谧最先使用"六经"二字以统括伤寒后，朱肱在《类证活人书》中直以"太阳经""阳明经"等称之，汪琥更说"仲景书止分六经"。自此以下历代医家对《伤寒论》的研究，都是在以六经为纲的前提下进行的。

仲景在《伤寒杂病论·序》中明确首次提出经络一词，曰："经络府俞，阴阳会通，玄冥幽微，变化难极"。在《金匮要略·脏腑经络先后病》中提出："千般疢难，不越三条；一者，经络受邪，入脏腑，为内所因也……"表明经络受邪是产生疾病的原因之一。在《辨脉法篇》中也出现了"游于经络，出入脏腑"的专门以经络的形式出现的论述。

在《辨脉法篇》中还有三次均是以"如经"二字出现。如"趺阳脉浮而涩，少阴脉如经者，其病在脾，法当下利。""才见，此为调脉，故称如经也。""趺阳脉迟而缓，胃气如经也。"这里的"如经"是指如正常经脉之意。而且趺阳脉在整本《伤寒论》中也多次被仲景提到，其中在序中严肃说"按寸不及尺，握手不及足；人迎趺阳，三部不参"。

何谓趺阳脉？按照今天的解剖学的定位，位于足背胫前动脉搏动处，在足背第二、三跖骨之间。《灵枢·经脉》曰"胃足阳明之脉，起于鼻中交頞中……下循胫外廉，下足跗，入中指内间"；《灵枢·本输》说"胃出于厉兑……过于冲阳，冲阳，足跗上五寸陷者中也，为原，摇足而得之；行于解溪，解溪，上冲阳一寸半陷者中也，为经"。

从《灵枢》的这两条经文我们可以得出结论，胃足阳明之脉的循行路线（足背处）刚好就是趺阳脉所在的位置，趺阳脉就是候胃气之脉。仲景的"三部不参"之"三部"则分别是指趺阳脉—冲阳穴，少阴脉—太溪穴，人迎脉—人迎穴。

《伤寒论·伤寒例》载有六经病症状，均与经络循行有关，如太阳受病，以其脉上连风府，故头项痛，腰脊强，等等。《金匮要略·血痹虚劳病》指出经络营卫气伤作为七伤之一，是导致虚劳干血的病因。其次，表明病位。《金匮要略·趺蹶手指臂肿转筋阴狐疝蛔虫病》以"太阳经伤"表明趺蹶的具体病位。《金匮要略·中风历节病》解释中风病的病机，其中"络脉空虚""邪气中经"均是经络层面的病机。可见，仲景在《伤寒杂病论》的论述中处处都不出于"经络府俞"之外。

如《伤寒例》中有7条明确伤寒六条经络的病变症状：

（第21条）尺寸俱浮者，太阳受病也，当一二日发。以其脉上连风府，故头项痛，腰脊强。

（第22条）尺寸俱长者，阳明受病也，当二三日发。以其脉夹鼻、络于目，故身热、目疼、鼻干、不得卧。

（第23条）尺寸俱弦者，少阳受病也，当三四日发。以其脉循胁络于耳，故胸胁痛而耳聋。此三经皆受病，未入于府者，可汗而已。

（第24条）尺寸俱沉细者，太阴受病也，当四五日发。以其脉布胃中，络于嗌，故腹满而嗌干。

（第25条）尺寸俱沉者，少阴受病也，当五六日发。以其脉贯肾，络于肺，系舌本，故口燥舌干而渴。

（第26条）尺寸俱微缓者，厥阴受病也，当六七日发。以其脉循阴器，络于肝，故烦满而囊缩。此三经皆受病，已入于府，可下而已。

"六经"之名虽未在《伤寒论》中出现，但在《伤寒论》中有提及"经"字的条文共14条19次，除143、144、145条系指月经之外，其余均与经络有关。与之相关的名词主要包括"经尽""再经""经不传""动经""温经""过经""到经""随经""复过一经""经脉""阴经"等。这其中"经脉""阴经"指明系经脉，"动经"是指邪气侵入经脉，"温经"指的是针对经脉的治疗方法，类似于西医的扩血管。而其他词条则与六经病的传变有关系。

太阳经络法

如"伤寒一日，太阳受之，脉若静者，为不传。颇欲吐，若躁烦，脉数急者，为传也"就是其例。整本《伤寒论》太阳病篇条文占据了近二分之一。在太阳病篇中"经"字共出现过13次，分别有3个过经、3个经水。特别是在太阳经第8条中，一个条文共出现3次经字，分别以经尽、再经和使经不同的病机描述来表达病证变化。除此之外，还有温经、经动、到经和随经来分别描述不同的病机和病位。如太阳病篇第8条说："太阳病，头痛至七日以上自愈者，以行其经尽故也。若欲作再经者，针足阳明，使经不传则愈。"由太阳经寒伤卫气而传阳明经、续传少阳经、续传太阴经、续传少阴经、续传厥阴经，经尽后再传太阳，这是"七日"之谓也。故仲景曰"头痛至七日以上自愈者，以行其经尽故也"。如果不愈，而欲再传阳明经者，截法，"针足阳明（经），使经不传则愈"。

第8条、第114条、第384条中的"经尽""再经""到经""至阴经上""至后经中""复过一经"，都是病邪沿经络循行的表述。第5条"伤寒二三日，阳明、少阳证不见者，为不传也。"

"脉浮、头项强痛而恶寒"是太阳病的提纲。其中，太阳经证有中风和伤寒之分，太阳腑证有蓄水证和蓄血证两端。《素问·热论》篇"伤寒一日，巨阳受之，故头项痛、目似脱、项似拔、脊痛、腰似折"，这是张仲景所述太阳病"头项强痛""项背强几几"的根据。症状的出现，与足太阳经"上额、交巅、入络于脑、出于项下、循肩膊内、挟脊而行"密切相关，属于足太阳经的经脉病候。太阳腑证中的少腹急满、小便不利或自利，也因足太阳经脉"络肾、属膀胱"之故。

第30条的温经、第67条的经动（发汗则动经，身为振振摇者）、第114

条的到经（到经不解）和第 124 条的随经（以太阳随经），

如"发汗则动经，身为振振摇者"。用苓桂术甘汤来反推这个动经是指的什么含义。苓桂术甘汤主要功效为温阳化饮，健脾渗湿。方中茯苓四两，桂枝三两，白术、炙甘草各二两。茯苓配桂枝温阳利水治疗主要病证。白术用量二两，与甘草同量，是方中剂量最小的药物，功不在补气健脾，燥湿利水，重在佐制桂枝，防其走表发汗，以避免"动经"之弊。由此可知，这里的"动经"是指动太阳之经。114 条文谈"到经"，这个条文非常清楚地指明以"太阳病"来确定病位，"以火熏之，不得汗"定治法，"其人必躁"言其传变。"到经不解"解释为到太阳经仍不解除病邪，"必清血（即圊血，乃便血之义，下同）"为出现的病变结果。所以到经解释为太阳经最为合理。这点成无己在《注解伤寒论》中也明确解释："六日传经尽，至七日，再到太阳经，则热气当解。若不解，热气迫血下行，必清血。"124 条文说"随经"，仲景在条文最后说"以太阳随经"是非常明显地指明了"太阳"就是太阳经经络，"随经"指循着足太阳膀胱经而入膀胱腑。这个条文的方药及抵当汤也是治疗足太阳膀胱经腑证的。

"过经"一次共出现 4 次，分别是 103 条"太阳病，过经十余日，反二三下之，后四五日，柴胡证仍在者，先与小柴胡汤"。太阳病过经十余日，反复使用下法，后言柴胡证"仍"在，可见太阳病过经之后是病入少阳，下法是误治，但少阳病未变，故言柴胡证仍在。可见此条中"过经"是经过太阳而到少阳之意，与"传经"相似。105 条"伤寒十三日，过经谵语者，以有热也，当以汤下之"。123 条"太阳病，过经十余日，心下温温欲吐，而胸中痛，大便反溏，郁郁微烦，先此时自极吐下者，与调胃承气汤"。此与前条相似，从前后行文来看，"过经"当是指病经过太阳传至阳明，故需使用下法或调胃承气汤。217 条"汗出谵语者，以有燥屎在胃中，此为风也。须下者，过经乃可下之。下之若早，语言必乱，以表虚里实故也"。此条"过经"应是完全转入阳明腑实之意，与"到经"之意相似。

可见，《伤寒论》本身已经对六经病的传变进行了论述，而且诸如"经尽""再经""经不传""到经""随经""复过一经"等均与六经病的传变有关系。另外六经病中，很多疾病的发生与其相关经络的循行有关，如太阳病的头项强痛、少阳病的胸胁苦满等。

阳明经络法

在阳明病脉证篇中经字仅出现一次，即217条"须下者，过经乃可下之"。这里指太阳表证已解，则可以用下法治疗阳明的病情，过经二字是指经过太阳经。

在"辨霍乱病脉证并治"第384条中则同时出现了"阴经""经尽""后经"和"一经"，是整部《伤寒论》唯一的一个条文中有四次论及"经"字的特例。"今是伤寒，却四五日，至阴经上，转入阴必利，本呕下利者，不可治也。"这里表达病邪从三阳经开始转入阴经，从"本呕下利"四字来分析，这里的"阴经"是太阴经。

"欲似大便，而反矢气，仍不利者，此属阳明也，便必硬，十三日愈。所以然者，经尽故也"。这句在讲如果阳病不传至阴经，病邪仍在阳明经，经过了十三天（7+6）病人自愈。所以这里的"经尽"是指疾病传变的一个过程，而不是仅限于某条经。

"今反不能食，到后经中，颇能食，复过一经能食，过之一日当愈，不愈者，不属阳明也。"这里两个"经"字都是在指阳明经，在说足阳明经胃气的盛衰。

阳明病的提纲是"胃家实"，理当包括大肠内结燥屎在内。如见身大热，汗大出，口大渴、面赤、心烦、舌红、苔黄燥、脉洪大而数，是为经证，也就是绝对急性脱水热；如见大便秘结、腹满而痛（拒按）、潮热、汗出、烦躁、谵语、舌红、苔黄燥、脉沉实有力，是为腑证，是相对急性脱水热。《素问·热论》篇"二日，阳明受之，阳明在内，其脉挟鼻、络于目，故身热、目痛而鼻干、不得卧也"，《灵枢·经脉》篇足阳明之脉"腹胀……狂、疟、温淫、汗出"，手阳明之脉"口干"，这是构成阳明病的依据。阳明在手经属大肠，在足经属胃。《灵枢·本输》篇说"大肠、小肠皆属于胃"。在生理上，胃与大肠相连，在病理上也息息相关。故阳明经感受热邪，极易产生胃肠腑气不通的病变。

少阳经络法

"口苦、咽干、目眩"乃少阳病提纲。此外，本证还可见心烦，恶心呕吐、不欲饮食、寒热往来、胸胁胀满而痛，苔黄、脉弦。如兼有太阳证时，主证伴发热、微恶寒，肢体疼痛；兼有阳明证时，主证伴日晡潮热、大便不通、脘腹胀满。《素问·热论》篇"三日，少阳受之，少阳主胆，其脉循胁络于耳，故胸胁痛而耳聋，"《灵枢·经脉》篇足少阳之脉"口苦……心胁痛……汗出振寒、疟"，这是构成少阳病的依据。主要由于足少阳经脉皆从耳后入耳中，出走耳前，布于胸胁之故。

太阴经络法

《素问·热论》篇"四日，太阴受之，太阴脉布胃中，络于嗌，故腹痛而嗌干"。《灵枢·经脉》篇足太阴之脉"食则呕、胃脘痛、腹胀善噫……食不下、烦心、心下急痛、溏、瘕泄、水闭、黄疸、不能卧"，这是构成太阴病证"腹满而吐、食不下、自利益甚、时腹自痛"的依据。手太阴经脉走于中焦，下络大肠，还循胃口，系于咽喉。足太阴经脉上腹，属脾络胃，上膈挟咽。故太阴病以腹部（脾胃）、咽喉（食道）病证为主。

少阴经络法

"少阴之为病，脉微细，但欲寐也"。这不仅仅是指肾阳衰虚，也与心气不足有关。若证从寒化，则见四肢厥冷、恶寒、神疲欲寐、卧、下利清谷、小便清长，舌淡苔白、脉微欲绝；若从热化，则见心烦不眠、口干舌燥、咽喉疼痛、小便发黄，舌红少苔、脉象细数。《素问·热论》篇"五日，少阴受之，少阴脉贯肾络于肺，系舌本，故口燥舌干而渴"，《灵枢·经脉》篇中少阴之脉"口热、舌干、咽肿上气、嗌干及疼、烦心、心疼、黄疸、肠澼"，手少阴之脉"嗌干心疼"这是构成少阴病的依据。手少阴经脉挟咽，舌乃心之苗窍，足少阴经脉挟舌本，络于心。心为君火，肾属寒水，水火相济，则心肾协调；水不制火，使阴虚火旺，虚火随经上冲，则生下虚上实之证。

厥阴经络法

厥阴病证见消渴、气上冲心、心中痛热、饥不欲食、食则吐蛔、下之利不止。《素问·热论》篇"六日，厥阴受之，厥阴之脉循阴器而络于肝，故烦满而囊缩"，《灵枢·经脉》篇足厥阴之脉"胸满、呕逆、飧泄"，手厥阴之脉"胸胁支满、心中澹澹大动……烦心，心疼"，这是构成厥阴病的依据。除了反映手足厥阴经脉病理变化外，还与脾虚寒有关。

穴位针刺法

仲景善于循经取穴。《伤寒杂病论》一书共见9穴，均是特定穴，巨阙、期门、关元分别为心、肝、小肠之募穴，而且期门不仅为肝之募穴，还是足太阴、足厥阴、阴维之会；肝俞和肺俞分别是肝、肺之背俞穴；劳宫为手厥阴心包经之荥穴；大椎、风池、风府均是交会穴，大椎为诸阳之会，风池为足少阳与阳维之会，风府为督脉与阳维之会。特定穴是众多腧穴中之关键，作用较大者，故受仲景重视。

关于针刺禁忌，仲景在《伤寒例》中也提道："凡治温病，可刺五十九穴。又身之穴，三百六十有五，其三十穴，灸之有害，七十九穴刺之为灾，并中髓也。"其中中髓指损伤骨髓。此条提示全身经络穴位中针刺法与灸法皆须各有禁忌。从阴阳经脉角度看，期门属于足厥阴肝经，风池属足少阳胆经，风府、大椎属督脉，肺俞、肝俞属足太阳膀胱经，其中5穴属阳经输穴。虽然穴位数目不多，仍不难看出仲景针灸取穴立法之精微。

《伤寒论》中与针刺法相关条文有10条。三阳病篇中，太阳病篇有7条（8、24、108、109、142、143、171），阳明病篇有2条（216、231），少阳病篇没有出现；三阴病篇中只有少阴病篇出现1条（308），太阴厥阴病篇皆没有出现。第8条针刺预防邪气传经；24条指表邪较盛，针刺可泄经脉中郁遏之邪;108、109 条为针刺用于肝实木旺证;142、171 条为针刺用于太阳少阳并病,分别指出禁用汗法和下法;143、216 条为热入血室实热证;231 条为三阳合病之证,解表攻里均非所宜,先用刺法以泄经络闭郁之热;308 条指少阴下利便脓血,除用药物治疗外,还可用针刺经络穴位法治疗。

仲景尤其善于应用**期门穴**。

仲景于《伤寒论》中第 108、109、142、143、216 条分别列举了肝乘脾、肝侮肺、太少并病而误汗、妇人中风热入血室、阳明病热入血室五种不同证候,但通过分析病机,诊断其病本在肝,治病求本自以治肝为要,故均取足厥阴肝经募穴期门刺之。如第 108 条"伤寒,腹满谵语,寸口脉浮而紧,此肝乘脾也,名曰纵。刺期门。"仲景通过脉诊结合症状,诊断其并非太阳与阳明病证。病机在于肝旺乘脾,所以刺期门以泄肝,肝气平则脾气不被克,而腹满谵语自除,脉浮而紧自和。又如第 109 条"伤寒,发热,啬啬恶寒,大渴欲饮水,其腹必满。自汗出,小便利,其病欲解,此肝乘肺也,名曰横,刺期门。"此条易误诊为太阳阳明病证,但审其病机在于肝肺失调,肝气盛而侮肺。肺主皮毛,肺病则毛窍闭塞,故发热恶寒。肺主宣发肃降,肺病则水道不能通调,小便不利;津液输布失常则渴欲饮水,水入停留不化则生腹满。刺期门,肝气不盛,肺的功能得复,诸证自除。

仲景除用白虎汤、承气汤治疗急证外还记载了针刺经络疗法,如"阳明病,下血谵语者,此为热入血室,但头汗出者,刺期门,随其实而泻之,濈然汗出则愈"。(216)本条下血为热入血室与阳明气分燥结证的辨证关键。本证由于邪热入血,血为热迫,故便血;内热蒸腾,故头上汗出;血室隶属肝脉,肝主藏魂,热入而魂为所扰,故谵语。仲景急治以刺期门法,以泻血分之实邪。若刺后周身濈然汗出,表明血分之邪转由气分外出,则邪随汗解等。《针灸问对·卷之上》:"期门者,肝之募也。伤寒过经不解,刺之使其不再传也。"意指针刺期门穴可在伤寒传变过程中起截断作用。以上皆与《金匮要略》"见肝之病,知肝传脾,当先实脾""适中经络,未流传脏腑,即医治之。四肢才觉重滞,即导引、吐纳、针灸、膏摩,勿令九窍闭塞"的藏象经络逻辑是一致的。

仲景还善于针灸药并用。《金匮要略·妇人杂病》"三十六病，千变万端，审脉阴阳，虚实紧弦，行其针药，治危得安，其虽同病，脉各异源，子当辨记，勿谓不然"。如"太阳病，初服桂枝汤，反烦不解者，先刺风池、风府，却与桂枝汤则愈"。（24）此条为仲景针药并用的代表条文。太阳中风证，初服桂枝汤，表邪较盛，郁阻经络，病重药轻，单用汤药难以驱邪，故先刺项后阳维经脉的风池、风府穴以泄经脉郁遏之邪，后续服桂枝汤解肌发表，即可向愈。从本条先用刺法来看，针刺可补汤药之不足。《金匮要略·疟病》"……（脉）弦紧者可发汗，针灸也"。此指出疟病以弦为主脉，由于病情不同、禀赋差异，可有其他相兼脉，其中兼有紧脉者说明病邪偏寒，多有风寒束表之证，故可用汗法合针、灸治疗。灸、药并用治疗少阴寒湿证见于《伤寒论》304条，此为肾阳虚衰，寒湿内犯筋肉骨节之证，仲景选用灸法与附子汤，协同起到温经扶阳、散寒除湿的作用。

仲景在《金匮要略·妇人妊娠病》中治疗妊娠伤胎小便不利，认为此系"心气实，当刺泻劳宫及关元"。心火乘肺，水道失司故而不得小便。关元是小肠之募穴，劳宫是手厥阴心包经之荥，故刺劳宫泄心火，泻关元通小便，起到标本兼治的效果。跌蹶病见于《金匮要略·跌蹶手指臂肿转筋阴狐疝蛔虫病》，仲景认为是太阳经受损所致，治疗则采用针刺法，刺腨入二寸。腨即小腿的腓肠肌，临证宜选用足太阳膀胱经穴，如承山、飞扬等。

《伤寒论》中还有多处出现了"针足阳明""灸少阴""灸厥阴"等字样。这是仲景强调经脉辨证，重经胜于重穴的学术思想，也是一类穴位，即以经代大穴的"经脉穴"。灸法适合阴证，灸关元、气海、肾俞、至阳、筋缩、膏肓、神阙、百会、涌泉等回阳大穴。

《伤寒论》中与灸法相关条文7条。三阳病篇中，太阳病篇有1条（117），阳明少阳病篇没有出现；三阴病篇中，少阴病篇3条（292、304、325），厥阴病篇3条（343、349、362），太阴病篇没有出现。

117条为温经不当，风寒入侵，引发奔豚，故艾灸其核以温散寒凝气滞；292、304、325条施灸分别治疗少阴吐利手足逆冷证，少阴阳虚寒盛证，少阴下利阳虚血少证；343、349、362条为灸法用于阳虚阴盛厥逆之证。如"少阴病，吐利，手足不逆冷，反发热者，不死。脉不至者，灸少阴七壮"。（292）本条少阴虚寒吐利，阴盛阳微，脉一时不能接续，宜灸少阴经穴以通阳救急。仲景虽然施灸未言明具体穴位，仅指出相应的经脉和部位，但大凡三阴经虚寒病证，阳气衰微，及阴阳俱虚，病情危殆的急证，仲景善施灸法。

仲景的针灸基础是建立在经络藏象基础之上的中医逻辑，从这一点上也可以看到仲景的《伤寒杂病论》完全不能脱离藏象经络而单独去论什么三阴三阳。但有许多后世医家，却是自作聪明，想当然地认为这样那样，完全不从中医的基本学术背景、基本理论构架、基本中医史学脉络、基本伤寒学术临床实践的角度去看待三阴三阳的学术内涵，这不仅是中医的无奈，也是某些中医学人的悲哀。哀其不幸、怒其不争。凭着经验治好几个病，就自以为是地发明各种奇葩"中医理论"，终究是镜花水月，竹篮打水，盲人骑瞎马，夜半临深池。

传经化热

正传。例：第5条"伤寒二三日，阳明少阳证不见，为不传也。"第269条"伤寒六七日，无大热，其人烦躁者，此为阳出入阴故也……"由此，可知其病由表入里。可谓按经络次序相传，亦谓之循经（顺）传。

逆传。例：278条"伤寒脉浮而缓，手足自温者，系在太阴……"第187条"太阴者，身当发黄，若小便自利，不能发黄，至七八日大便硬者，为阳明病也……"本二条乃提示寒热可以演变，虚实可以转换，由阴出阳，为之逆传之例。

越经传。分为两种趋向：其一，如61条"下之后，复发汗，昼日烦躁，不得眠，夜而安静……脉沉微，身无大热者，干姜附子汤主之。"是少阴元阳受损之脉象，日躁夜静是阴阳离决，元阳欲脱之征，本条承上条（60）为内外俱虚，乃误治之后，外（表）已虚，又导致里虚，太阳之里少阴也，故从里直救回阳。故传统称之为表里（运气）传。与越经传同义。其二，如66条"发汗后，腹胀满者，厚朴生姜半夏甘草人参汤主之。"既说明表证已罢，又暗示其人中气素虚。163条"太阳病，外证未除，而数下之，遂协热而利，利下不止，心下痞硬，表里不解者，桂枝人参汤主之。"此乃外证未除而数下之，中气大伤，邪实正虚，乃助正达邪之法。二条均为太阳表邪内传太阴，传统称之为越经传。

直传。如277条"自利不渴者，属太阴，以其脏有寒，当温之，宜四逆辈。"282条"少阴病欲吐不吐，心烦但欲寐，五六日自利而渴，属少阴也……"前者为伤寒直中太阴，起病即见吐利；后为直中少阴之心烦欲寐，二者均为其病邪跨越三阳阶段而直传。

《伤寒论》第124条云："太阳病，六七日表证仍在，脉微而沉，反不结胸，其人发狂者，以热在下焦，少腹当硬满，小便自利者，下血乃愈。所以然者，以太阳随经，瘀热在里故也。抵当汤主之。"这也是寒邪直传的直接论述。

《伤寒例》继承《素问·热论》以六经划分外感热病证候的学术思想，指出："尺寸俱浮者，太阳受病也，当一二日发。以其脉上连风府，故头项痛，腰脊强。尺寸俱长者……此三经皆受病，未入于腑者，可汗而已……尺寸俱微缓者，厥阴受病也，当六七日发。以其脉循阴器、络于肝，故烦满而囊缩。此三经皆受病，已入于腑，可下而已。"这也是寒邪直传的直接论述。

手足传经

手经外感。表里传为温病传变法。《内经》认为外感病邪是机体自外而受，首先侵袭肌表皮毛，渐次深入而至络脉、经脉、六腑，最后传入五脏。如"夫邪之客于形也，必先舍于皮毛，留而不去……内连五脏，散于肠胃。阴阳俱盛，五脏乃伤。此邪之从皮毛而入，极于五脏之次也。"(《素问·缪刺论》)亦如"邪风之至，疾如风雨，故善治者治皮毛……其次治六腑，其次治五脏。治五脏者，半死半生也。"(《素问·阴阳应象大论》)此处言感受外邪，失于治疗而病邪由皮毛、肌肤、筋脉、六腑、五脏渐次深入，同样也揭示了外感病由表入里的传变规律。**因为手经较短，传经距离也短，距离五脏较近，故传入五脏为温病。**华佗传经与《难经》的传变法皆为手经传变，即后世之温病传变法。而**足经较长，传入五脏较远较慢，故以传经为主。**此即仲景"传经化热，伏气变温"的经络基础。

二十八脉长度表

经脉名称	经脉长度	合计
手太阳经	从手至头：五尺	左右二脉共长一丈
手少阳经	从手至头：五尺	左右二脉共长一丈
手阳明经	从手至头：五尺	左右二脉共长一丈
手太阴经	从手至胸：三尺五寸	左右二脉共长七尺
手少阴经	从手至胸：三尺五寸	左右二脉共长七尺
手厥阴经	从手至胸：三尺五寸	左右二脉共长七尺
足太阳经	从足至头：八尺	左右二脉共长一丈六尺
足少阳经	从足至头：八尺	左右二脉共长一丈六尺
足阳明经	从足至头：八尺	左右二脉共长一丈六尺
足太阴经	从足至胸：六尺五寸	左右二脉共长一丈三尺
足少阴经	从足至胸：六尺五寸	左右二脉共长一丈三尺
足厥阴经	从足至胸：六尺五寸	左右二脉共长一丈三尺
跷脉	从足至目：七尺五寸	左右二脉共长一丈五尺
督脉	从会阴至后脑：四尺五寸	四尺五寸
任脉	从会阴至咽喉：四尺五寸	四尺五寸
合计	二十八脉共长十六丈二尺	

　　足经外感。六经传为伤寒传经法。经络传变为按照六经的顺序传变。《内经》认为三阳三阴经在部位深浅和气血阴阳盛衰方面是不同的，三阳在表属腑，三阴在里属脏，故外邪侵袭人体，首犯阳经次及阴经，顺序而传并表现出相应的临床症状。如《素问·热论》云："伤寒一日，巨阳受之……二日阳明受之……三日少阳受之……四日太阴受之……五日少阴受之……六日厥阴受之……"即体现了外感热病依循六经渐次传变的规律。此外，若患者正气虚衰，邪气旺盛，则可能表里两经同时受邪，表现出两经经气失和的症状，如太阳与少阴两感，既见头痛之太阳症状，又见口干而烦满之少阴症状。如果不是两感于寒邪的，病邪亦有退却之时，到第七天，太阳病就会减轻，头痛也会稍

好一些；到第八天，阳明病会减轻，身热也会消退；到第九天，少阳病会减轻，耳聋也会好转而能听；到第十天，太阴病就会减轻，腹胀也会消退，开始想吃东西；到第十一天，少阴病会减轻，口不渴，舌不干，还会打喷嚏；到第十二天，厥阴病减轻，阴囊松缓，少腹转舒，邪气全退而病愈。这也是仲景论伤寒的套路。

经筋神经论

经络系统包括二十四经络与奇经八脉系统，经络系统是人体脏腑器官的形态发生场，不同物种的形态发生场是不同的，物种后天形态的形成取决于先天的形态发生场，形态发生场对于脏腑器官是一种上帝视角，是一种降维效应。但是经络系统在脏腑器官上是有物质结构对应的，如经络系统与神经－内分泌－免疫网络的对应，即是如此。而且这个"物质"概念也是相对的，彼时的"物质"与此时的"物质"的外延完全不同，这是由于社会文明的进步所决定的认知范围与认识视角的不同。即此时的"物质"可能就是彼时的"气""精微"等，所以我们看问题时，不能仅仅局限于问题表面，而是要深入逻辑链（道）中去内视、内证。

经络穴位在神经系统上的表现方式：脊柱两侧的交感神经系统脊柱神经干所分布的位置与足太阳膀胱经上所分布脏腑腧穴正好一一对应，而督脉与脊柱中的脊神经完美对应，任脉则是两侧自主神经系统在前中轴线上的交汇线，脏腑募穴则与脏腑副交感神经节一一对应。这种对应包括两种方式，一是直接在空间位置上的对应，一是通过自主神经系统反应区与穴位的功能对应。除了奇经八脉的这种对应有神经系统基础，其他经络系统也有类似的神经基础，与经筋的对应等。腹部神经丛与神经节对应带脉，骶神经对应阴阳跷脉，脊神经对应阴阳维脉等。

经络系统在内分泌系统上的表现方式：如督脉对应 HPA 轴，任脉对应 HPG、HPO 轴，冲脉对应 HPT 轴和门静脉系统。心脏胸腺与肾脏肾上腺的对应。

经络系统在免疫系统上的表现方式：淋巴腺、淋巴管线、淋巴液、淋巴细胞等。

《黄帝内经》中的经络系统是由经脉、络脉、经筋、经别、皮部组成。经脉含十二正经、十二经别及奇经八脉；络脉含络、孙络以及十五别络；经筋含十二经筋，皮部含十二经皮部。

神经系统：中枢神经系统对应元神与识神、髓海，藏象阴阳对应植物神经系统，周围神经系统对应经筋气血。神经内分泌免疫系统对应二十八脉经气。

十二经筋、经别与皮部比较表

项目	特点	起止	循行特点	作用
十二经筋	手三阴经筋 手三阳经筋 足三阴经筋 足三阳经筋	由指端　行臂内结于贲 由指端　行臂外结于角 由趾端　行股内结于阴器 由趾端　行股外结于烦	均向心走行至头身结聚于骨关节部行体表不入内脏人体腔内膜成片	约束骨骼，利于关节活动保护经筋病以痹痛掣引，转筋活动不利，痿等为主，各经有特点
十二经别	手三阴经别 手三阳经别	在肘以上分出向心行走为离	在肘、膝深部由本经别出，称离	是别行的正经，加强内在脏腑之间的联系加强了阴经经脉同头面联系，扩大了腧穴的主治范围加强了心对各脏腑的联系
	足三阴经别 足三阳经别	在膝以上分出向心行走为离	向心进入体腔，联系表里经脏腑和心，称入从体腔内浅出头项部，称出阳经经别合入本经；阴经经别合入相表里的阳经称合。共六合	
十二皮部	十二正经有十二皮部（合六皮部）	经脉为纪（以经脉外行线划分）诸经皆然	以十二经脉在体表的循行为依据，将全身的皮肤划分十二区，是络脉之气散布的所在	十二经脉功能活动反映于体表的部位。有防御、反映证候和接受刺激（治疗）的作用

经别离入出合与八虚关键穴位

经别	次序对偶	离 / 别 / 入	出	合	合入部位	属、系、络过脏腑	八虚关键穴位
足太阳	一合	入腘中，入肛	出于项	复合本经	项上	膀胱	委中、委阳
足少阴		至腘中，合太阳		合足太阳	项上	肾、带脉	阴谷
足少阳	二合	入毛际，入季胁间	出颐颔中	复合本经	目系	属胆散肝	渊腋、日月
足厥阴		至毛际，合少阳		合足少阳	毛际	肝	期门
足阳明	三合	至髀，入腹里	出于口	复合本经	目	胃	气冲
足太阴		至髀，合阳明		合足阳明	目系	脾	冲门
手太阳	四合	入腋	出于面	复合本经	小肠	小肠	小海、臑俞
手少阴		入腋		合手太阳	内眦	心	少海、极泉
手少阳	五合	入缺盆	出耳后	复合本经	胸中	三焦	天井、肩髎
手厥阴		下腋3寸入胸中		合手少阳	完骨	心包	曲泽、天池
手阳明	六合	入柱骨之下	出缺盆	复合本经	缺盆	大肠	曲池、手三里
手太阴		入腋		合手阳明	喉咙	肺	尺泽

经筋，是十二经脉之气，结、聚、散、络于筋肉、关节的体系，又称"十二经筋"，受到十二经脉气血的濡养与调节，并有联缀四肢的关节，有约束骨骼，维络全身，主司运动之功能。关于经筋的主要生理功能，《素问·痿论》概括为"主束骨而利机关"，《素问·五脏生成》的"诸筋者，皆属于节"则概括了经筋的结构特点。经筋附着、连属于骨关节，对骨关节起到约束和连缀作用。骨的再生和改建是受神经支配的，如神经损伤，骨的发育和再生即不完全，所以在束骨利关节中起主动重要作用的是神经，对下肢而言即是宗筋。由于各种原因导致关节的感觉神经功能减退或消失，失去痛觉这一保护性约束机制，从而引起关节囊、韧带、软骨、骨等的变形性疾病。经筋的病理变化主要是挛急、反折、掣引、疼痛、转筋、强直、弛缓以及关节活动不利、肢体偏废不用等神经系统症状。

稍有医学常识的人都知道，肌腱只是肌肉两端的一个阶段组成部分，除去两端的肌腱或肌肉，这个筋就缺一段，而经文中的经筋是从四肢末端一直到头部或躯干的连续性组织。再健全的骨骼肌若失去神经的支配，不但立即变成毫无力量的废肉，而且由于失去神经的营养将萎缩。经筋在经文中独立成篇且占篇幅最多，显然与神经在医学中的重要地位是相符的。既已承认《内经》已对血脉有相当的认识，那么和血管并行于筋膜间的神经（特别是一些极其粗大的神经干）古人不可能认识不到。实际上在《素问·长刺节论》中已非常明确了经筋与周围软组织的精确定位："病在筋……刺筋上为故，刺分肉间，不可中骨也。"不是刺分肉或两头的腱，而是被筋膜包裹的两块肌肉之间的血管神经也，血脉显然不是经筋了，惟有神经在解剖上符合经筋的描述。

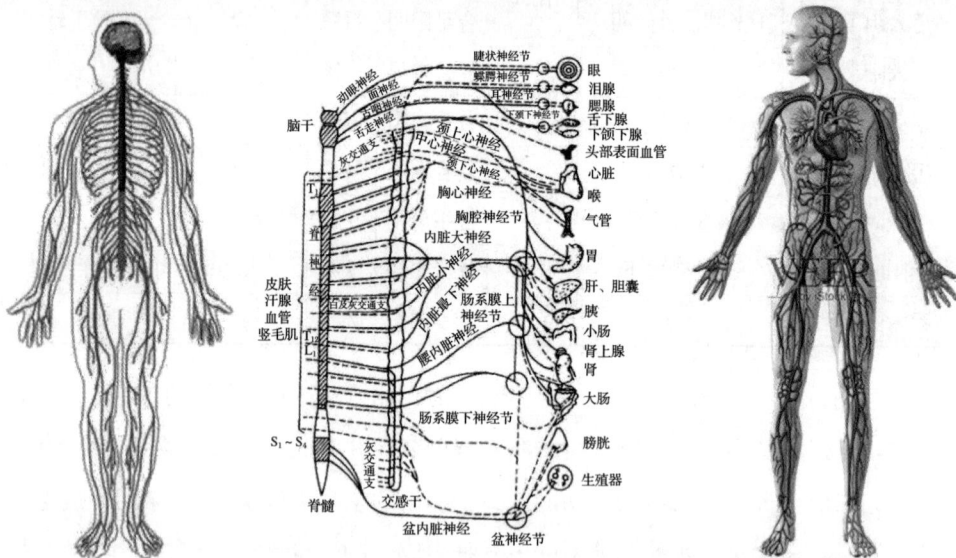

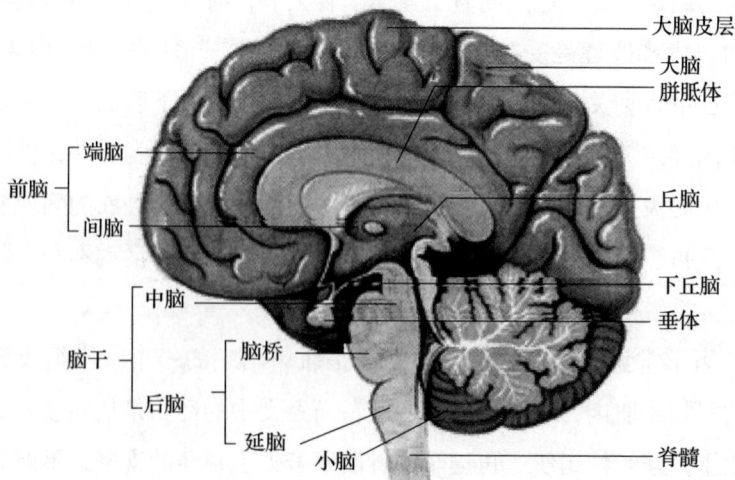

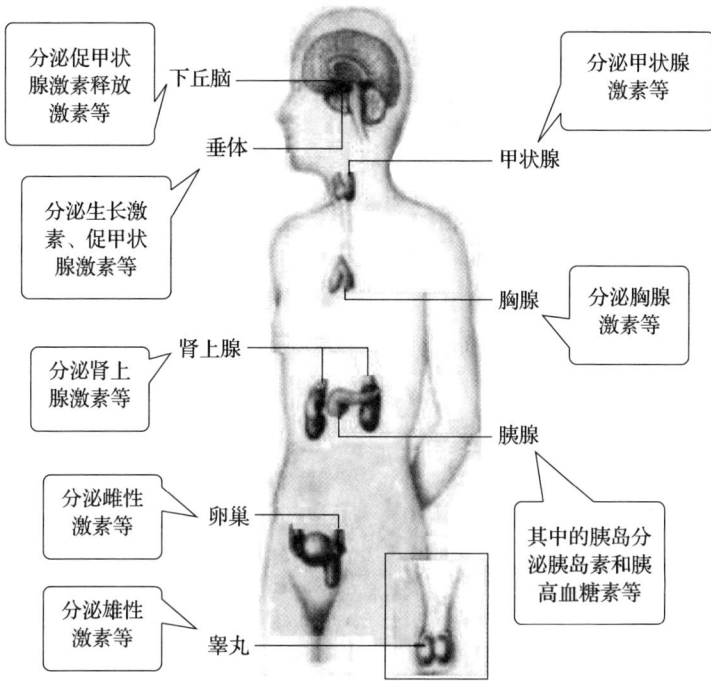

分泌促甲状腺激素释放激素等 —— 下丘脑

分泌甲状腺激素等 —— 甲状腺

分泌生长激素、促甲状腺激素等 —— 垂体

分泌胸腺激素等 —— 胸腺

分泌肾上腺激素等 —— 肾上腺

其中的胰岛分泌胰岛素和胰高血糖素等 —— 胰腺

分泌雌性激素等 —— 卵巢

分泌雄性激素等 —— 睾丸

免疫系统细胞

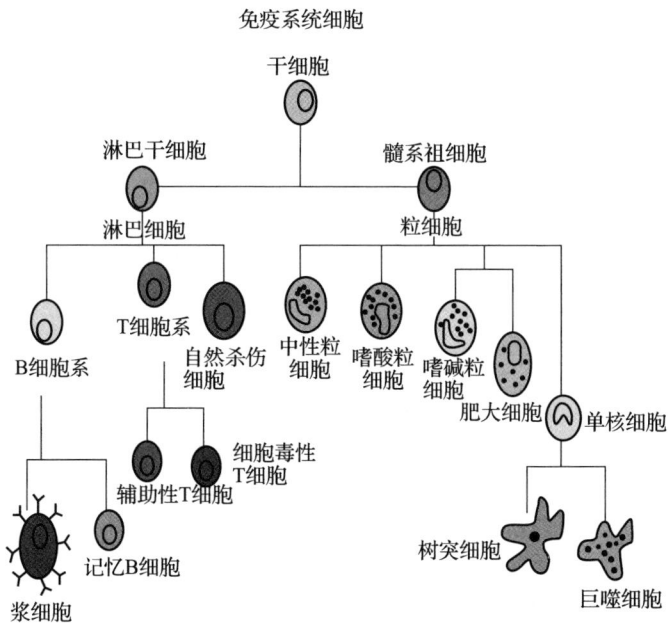

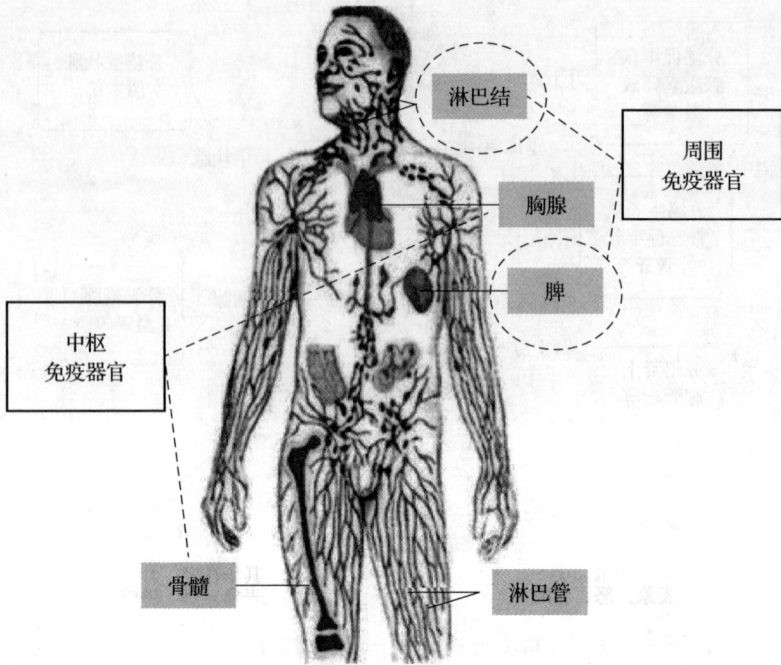

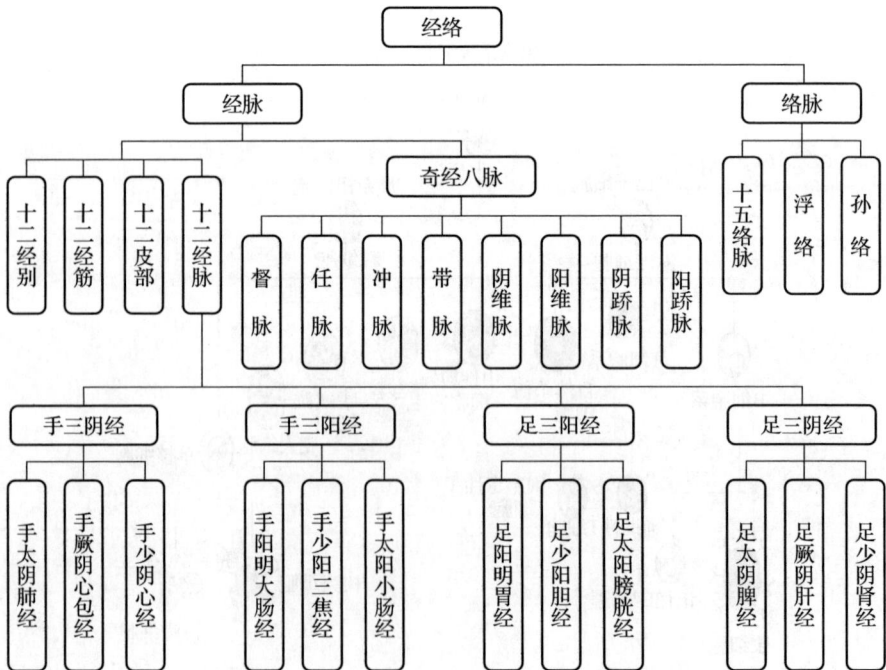

土(脾)
消化系统 滋补
开窍于口、唇
其华在肌肉
表象：思，黄甜

火(心)
内分泌系统
清洁
开窍于舌
其华在脸
表象：喜、红苦

金(肺)
呼吸系统
利汗
开窍于鼻
其华在皮毛
表象：悲、白辛辣

木(肝)
免疫系统 收敛
开窍于目
其华在爪、筋
表象：怒、青酸

水(肾)
循环系统 软化
开窍于耳
其华在发、骨
表象：恐、黑咸

相生线路

相克线路

甜 苦 辣 酸 咸 和

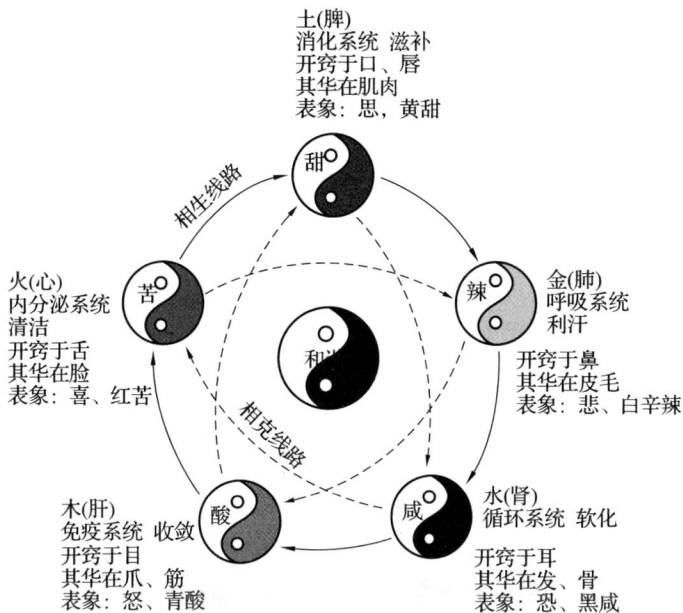

五行：	木	火	金	水	土
季节：	春	夏	秋	冬	长夏
气候：	风	热	燥	冷	湿
情绪：	怒	喜	悲	恐	忧
五脏：	肝	心	肺	肾	脾
六腑：	胆	小肠	大肠	膀胱	胃
五色：	绿	红	白	黑	黄
五味：	酸	苦	辣	咸	甜
五官：	目	舌	鼻	耳	口
形体：	筋	动脉	皮肤	骨骼	肌肉

人体阴阳气血升降出入图

中医的经筋对应着人体中的筋膜和神经。筋膜分为浅筋膜、中筋膜和深筋膜，中筋膜和深筋膜包裹着肌肉、神经和血管，深筋膜还连接着骨骼，共同构成人体弹性减震系统和发力系统，故经曰"肝主筋，肝为黑极之本"。如"足少阳之筋……上走髀，前者，结于伏兔之上，后者结于尻（马尾神经）……出太阳之前，循耳后，上额角（颞叶），交巅上（大脑皮层），其病……上引缺盆、膺乳、颈维筋（延髓神经）急，从左之右，右目不开，上过右角，并足跷脉而行，左络于右，故伤左角，右足不用，命曰维筋相交（延髓腹侧中的锥体交叉，行于锥体中的皮质脊髓束大部分神经纤维左右交叉于此，继而支配对侧肢体的运动）。""足阳明之筋，……直上结于髀枢，上循胁，属脊（脊神经）"，"足太阳之筋，……与腘中并上结于臀，上挟脊（脊神经节）上项；其支者，别入结于舌本；其直者，结于枕骨（延髓），上头（大脑皮层）……。"《灵枢·寒热病》曰："足太阳有通项入于脑（大脑皮层）者，正属目本，名曰眼系（视神经系），头目苦痛，取之在项中两筋间。入脑乃别。"经筋中，"太阳为目上网，阳明为目下网"，目上网为眼睑的上结膜，目下网为眼睑的下结膜，这些都是人体局部解剖结构名词。

又如**足太阴之筋**，"结于髀，聚于阴器，上腹结于脐，循腹里，结于肋，散于胸中；其内者，著于脊（入于脊神经中枢）。"其病皆为神经痛症状，如"其病足大指支内踝痛，转筋痛，膝内辅骨痛，阴股引髀而痛，阴器纽痛，下引脐两胁痛，引膺中脊内痛（再障的症状）。""足少阴之筋，……与太阳之筋合而上结于内辅之下，并太阴之筋而上循阴股，结于阴器，循脊内（脊神经），挟膂，上至项；结于枕骨（延髓），与足太阳之筋合……。病在此者，主痫瘈及痉，在外者不能俯，在内者不能仰。故阳病者，腰反折不能俯，阴病者不能仰。""足厥阴之筋，……上循阴股，结于阴器，络诸筋（与脊神经等各经筋）。其病足大指支内踝之前痛，内辅痛，阴股痛转筋，阴器不用，伤于内则不起，伤于寒则阴缩入，伤于热则纵挺不收。"

再如，"手太阳之筋，……循颈（颈椎神经），""手少阳之筋，……上肩，走颈（颈神经），合手太阳；……上乘颌，结于角（颞叶），""手阳明之筋，……，绕肩胛，挟脊（脊神经）；直者，从肩胛上颈；……；直者，上出手太阳之前，上左角（颞叶），络头（大脑皮层），""手太阴之筋……出缺盆，结肩前髃，上结缺盆，下结胸里（胸神经段），散贯贲，合贲下，抵季胁（植物神经系统），""手心主之筋，……，入腋，散胸中（胸神经段），""手少阴之筋……入腋，交太阴，挟乳里，结于胸中（胸神经段），""足之阳明，手之太阳，筋急则口目为僻，眦急不能卒视（脑血管疾病的常见经筋病变）。"其治疗基本都是"燔针劫刺，以知为数，以痛为输。"

十二经筋神经的特点，是循行于筋肉之间，并不走入内脏，说明这十二经筋并不包括植物神经系统。它们的走向都起于四肢末端的周围神经系统而终于头颈胸脊尾椎的脊神经与中枢神经系统，这与现代医学关于神经系统的中枢与周围的认识是相反的。并且突出地反映为手足三阴三阳四组，足三阳为春痹、足三阴为秋痹、手三阳为夏痹、手三阴为冬痹，足三阳的顺序为太阳仲、少阳孟、阳明季，足三阴顺序为太阴孟、少阴仲、厥阴季，手足的孟仲季不同。每组的三经之间，存在着有机的联系：足三阳经合于"頄"，在面部；足三阴经合于"阴器"，在腹部；手三阳经合于"角"，在头部；手三阴经合于"贲"，在胸部。同时，各经筋的循行通络，从上下来说，虽然与经脉、经别大体一致，但其所经过的具体部位，却有一部分不是经脉、经别循行所及，从而可以说明十二经腧穴的主治范围，有时超过十二经脉循行与病候之外，这与经筋神经的分布面是分不开的。

《灵枢·经筋》指出经筋循行方向均为向心性，起于四肢末端，结聚在四肢关节、骨骼部位，及肌肉丰盛处如颈、肩、腋、臂、腕、肘、股、膝等处，走向躯干头面，且在循行中还有"结""聚"等特点。与此同时，经筋与脏腑无属络关系，故在命名上亦均不连缀脏腑的名称。《伤寒论》中记载："故凡六经筋病，皆得以痉称之，其因于风寒者……其势劲急，故名曰刚痉；其因于风湿者，其势濡弱，故名曰柔痉"；《金匮要略》曰："病趺蹶，其人但能前，不能却，刺腨入二寸，此太阳经伤也"；"转筋之为病，其人臂脚直，脉上下行，微弦，转筋入腹者，鸡屎白散主之"。

痉证相当于脑炎，趺蹶病相当于腓总神经炎。还有许多疾病也与经筋具有密切的关系，如慢性疲劳综合征、偏头痛等可以呈现广泛性筋结病灶；脑卒中后痉挛性瘫痪、腰椎间盘突出、肌肉痉挛、麻痹、周围性面瘫、颈椎病、重症肌无力等多种神经系统疾病皆可以在经筋理论的指导下进行辨证施治。《灵枢·根结》："阖折则气无所止息而痿疾起矣，故痿疾者，取之阳明，视有余不足。无所止息者，真气稽留，邪气居之也。"

《灵枢·经筋》记载与脊椎有联系的经筋有5对。

因脊柱属足太阳部，足太阳之筋"上挟脊"不足为奇；足阳明之筋"上循胁，属脊"；足太阴之筋"著于脊"；足少阴之筋"循脊内挟膂"；手阳明之筋"挟脊"。后四者远端分布的肌肉与脊柱没有直接联系，它们的联系只能是脊神经。从神经解剖上来看，经络系统中经筋行走路线与神经走行很类似。

从手三阴、手三阳在前臂的经筋与臂丛神经的关系来看，手太阴、手阳明经筋归属于桡神经的范畴；手厥阴、手少阳经筋与正中神经分布极为一致；手少阴、手太阳经筋与尺神经的关系则完全相符。

从神经功能的主要作用来说，筋为肌肉中之力，全身的肌肉紧张与松弛是和肌肉中的神经分不开的。肌肉是神经的效应器，神经起主导作用，所以经筋与神经的关系非常密切。十二经筋在循行途径中都重复或分别结聚于四肢关节部位和肌肉丰盛处，这些地方正是韧带和肌腱最集结的场所，且多有神经相伴随，是由神经支配着肌肉运动。

《素问·生气通天论》曰："有伤于筋，纵，其若不容。汗出偏沮，使人偏枯。"汗出异常是植物神经受损的常见症状，古人把此归于伤筋完全正确，因为在躯体神经中也含有植物神经纤维，包括上述宗筋主利机关的功能。《灵枢·经筋》记载的主要病候可以概括为"其病当所过者支痛及转筋"或"其病当所过者支痛转筋"。《内经》提出了经筋的发病部位，多为所结之处即肌肉在骨骼上的附着点或神经容易被卡压的部位，主要症状为麻木、痉挛、疼痛、弛缓无力等神经肌肉症状。

十二经别的出入离合，扩大了经络与经筋的循行范围。例如，足太阳之经别"下尻五寸，别入于肛"；足太阳经的循行并没有到达肛门，但运用膀胱经的承扶、承山、合阳等穴，能治疗痔疾，并获得显著的疗效。经别扩充了正经并连接了脏腑范围，临床有利于经脉施治面的扩大。经别让经筋神经与五脏六腑相连接。《灵枢·卫气》云"知六腑之气街者，能知解结契绍于门户"。掌握六腑之"气街"（气行往来的经络枢纽），处理脏腑的"门户"，可解除脏腑的病证。这些都是仲景伤寒在天之五胜六淫感应下的六经之病的藏象经络基础。

《素问·皮部论》曰"欲知皮部，以经脉为纪者，诸经皆然"。十二皮部结构包含皮部及腠理。皮、络、经、腑、脏，这是疾病传变的层次。脏腑的病变，能透过经络反映到皮部，因此，从外部诊察，就可以知道内部的疾病。

手三阴三阳经筋神经

如"手太阳之筋，起于小指之上，结于腕，上循臂内廉，结于肘内锐骨之后，弹之应小指之上，入结于腋下"，即是指尺神经。尺神经在腋窝中由臂丛神经分出内侧束，沿肱二头肌内侧沟下降，至臂中部转向后，经过肱骨内上髁后方的尺神经沟进入前臂，在前臂内侧下行到小指及无名指。尺神经在尺神经沟中比较表浅，敲击时有麻木感传到小指处，古人的观察描述把分布的方向正好反过来，但是符合传入神经的循行；又如对手太阴之筋的描述类似膈神经，"*手太阴之筋……出缺盆……下结胸里，散贯贲，合贲下，抵季胁*"，而膈神经是颈丛的一个重要分支，沿前斜角肌前面进入胸腔，在心包两侧过肺根前方下降，分布于膈，右侧膈神经的感觉纤维还分布到肝的被膜和胆囊处。

手太阳经筋主筋有 3 条支筋；手少阳经筋主筋有 2 条支筋；手阳明经筋主筋有 1 条支筋；手太阴经筋主筋有 1 条支筋，下结胸里，散贯贲，合贲下，抵季胁，深入胸腹腔，通过膈肌下行到胃上口贲门，属于脏腑经筋的植物神经系统；手厥阴经筋主筋有 1 条支筋，散于前后挟胁，入腋下，散胸中，结于贲，属于植物神经系统；手少阴经筋主筋有 1 条支筋，伏乳里，结于胸中，循臂（贲），下系于脐。

所有手经经筋皆经过肩腋，对于此处粗大的臂丛神经，古人也不可能不观察到，而臂丛由颈 4 至第 1 胸神经前支的大部分组成，所以手阳明经筋发一支夹脊也正合理；手三阴经筋皆入胸贯、循、结于贲，而膈神经正是颈丛的深支组，膈肌又是所有内脏中唯一不受植物神经支配的。至于众阳经筋结属的枕骨、耳及耳后完骨、鼻、目及目上下等部位附近，也是脑神经出入的大体部位。《灵枢·卫气失常》则说："筋部无阴无阳，无左无右，候病所在。"比如左拇指功能障碍，此时就不能只拘于左手太阴经筋了，这明显是神经功能障碍的定位原则。可见《内经》为了适应神经的复杂性在定位上连其本身处处强调的阴阳都暂时废除了。

足三阴三阳经筋神经

《灵枢·经脉》有"*膀胱足太阳之脉……从巅入络脑……是主筋所生病者*"的描述，初看和中医理论颇矛盾：膀胱和筋怎么会有关系呢？但把筋还原为神经后这个矛盾就迎刃而解。从解剖上看膀胱经夹脊而行并入脑，与所发出的脊脑神经关系密切，当然要主筋所生病了，而且交感干神经节大部分位于脊柱两旁，上、下神经节借纤维相连从颈至尾，颇似经筋的"循脊内夹脊"而行，这也是治疗内脏疾病的重要背俞穴反而在主表的太阳经上的原因之一。

又如足阳明经筋之"*其病足中指支，胫转筋，脚跳坚，伏兔转筋*"与中风后下肢痉挛状态也是相似，周围性面瘫也是足阳明经筋常见的病证之一。同时巨刺、缪刺等贯彻"从阴引阳、从阳引阴"思想的平衡针刺法在经筋疾病中应用广泛。根据足太阳膀胱经夹脊而行，并入脑，与脊神经关系密切，而膀胱经又主筋所生病，交感神经节大部分位于脊柱两旁，上下神经节借纤维相连从颈至尾，即是经筋的"循脊内脊"而行，所以临床上治疗内脏以及运动系统的病变都要选用膀胱经的背俞穴，通过治疗可以调整机体各部位的功能活动，特别是内脏器官的功能活动，其机制与刺激交感神经有关。

《灵枢·经筋》对足少阳经筋病证的论述"从左之右，右目不开，上过右角，并跻脉而行，左络于右，故伤左角，右足不用，命曰维筋相交"，可见当时医家已经观察到额角颅脑损伤引起对侧肢体活动障碍的关系，这与神经系统的锥体交叉的认识一致。其"伤左角，右足不用"的临床表现与现代医学中脑神经损伤后出现的对侧肢体半身不遂极为相似。有的临床医生根据"维筋相交"理论，选取足少阳头部颔厌穴（手三阳经筋之结）治疗对侧中枢性面瘫，疗效确凿。

足少阴经筋主筋在人体后背，挟脊柱，督脉周围，手少阴经筋主筋在前面胸腹部，挟胸骨（腹白线，任脉两边），可见手足少阴与脊神经及周围神经系统的密切关系。足太阳经筋主筋有 7 条支筋，包括脊神经及十二对脑神经；足少阳经筋主筋有 2 条支筋；足阳明经筋主筋有 5 条支筋；足太阴经筋主筋有 2 条支筋，散于胸中与着于脊柱，与植物神经系统相关；足少阴经筋主筋有 1 条支筋，循脊柱内侧，与植物神经系统相关；足厥阴经筋主筋与其他 5 条主筋密切相连，有 1 条支筋，结于阴器。

在《灵枢·经筋》中除足厥阴经筋外其他足经筋都有和脊发生联系的直接描述，足太阳和少阴更是贯全脊而入头，但足厥阴经筋却通过"结于阴器，络诸筋"和所有神经相通，特别是粗大的腰骶丛宗筋，以示其肝主筋的地位。神经作为人体最快速传递通道，与风性善动是统一的。如此，也就更容易理解为什么《内经》讲"诸风掉眩，皆属于肝"，以及对于一些角弓反张、抽搐等神经疾病，中医多从肝风论治并取得较好效果。

经筋神经病变

综观《灵枢·经筋》通篇论述，在讲述经筋循行和相关病证时，并未提及肌肉。《灵枢·九针十二原》有"皮肉筋脉，各有所处，病各有所宜，各不同形，各以任其所宜"。可见其关系是平等并列的，无论在解剖还是在生理、病理上都是截然不同的概念。中医所说的经筋实质上就是指神经。

其实，《灵枢·经筋》篇中对经筋病理症状描述的部分内容大致也符合现代解剖学神经的表现。

对于《灵枢·经筋》中大量的运动障碍及神经痛等症状，有人或许会将其说成与其他肌肉等软组织共有的症状，那么口眼㖞斜、角弓反张、每一个经筋症状都有的手足抽搐等就是神经学特有的症状了。其中"支转筋"就是运动神经元异常放电引起的抽搐症状。而中医的痿证包括了西医的感染性多发性神经根炎、运动神经元疾病、周期性麻痹、重症肌无力、多发性肌炎等，多归属神经类疾病，这证明"宗筋"就是粗大的腰骶神经干。

《素问·厥论》有"前阴者，宗筋之所聚，太阴阳明之所合也"。足三阴经筋、足阳明经筋皆结聚于"阴器"，足少阴经筋、足厥阴经筋是"循阴股，结于阴器"，足阳明经筋、足太阴经筋先"结于髀"再"聚于阴器"。即所谓的阴器为宗筋之所聚。从解剖上看腰丛的六大终末支中的生殖股神经和髂腹股沟神经直通于生殖器，其余的也直接间接和气街有关；而骶丛的所有分支皆有神经直通生殖器，其中的内脏支又另名勃起神经，混合支分为坐骨及阴部神经；再加上来自其他内脏丛的各交感神经，生殖器简直就是腹、腰、骶神经的大聚合。宗者，大也，总也，主也。所以"宗筋"者，总筋也，正是《内经》对最粗大的腰骶神经干的正确形象命名。古人不但观察到上述神经与生殖器密切相关，更认识到它们与下肢的运动及营养有直接关系，故又有《素问·痿论》的"宗筋主束骨而利机关"及其引起的痿证。

按照"天子失官，学在四夷"的史实，在周边少数民族的上古医籍中是否也存在关于"经筋"的记载？答案是肯定的。在有着2500多年历史的傣医著作《嘎牙山哈雅》中就记载，全身共有50根大筋，似冬瓜藤粗，小筋有600根，有的似琵琶弦粗，有的似纱线细，更小的有700根，最细的有7000根。筋的功能是连接300块骨头，使之构成一完整的骨性支架。筋似傣族做院落围墙的蔑巴一样纵横交错，结构严紧不易松脱。同时还可连接周身的大小肌肉和骨骼，共同完成各种运动。傣医认为，经筋分部于人体的各部，大筋的分布规律为：从颈部到足部左右各有5根，颈侧部到胁、肋部左右各有5根；胁肋部左右各有5根；颈部到上肢外侧部左右各有5根；颈侧部到上肢内侧左右各有 5 根。小筋分布规律是围绕大筋分布。经筋循行的路线是从前到后、从左到右、从上到下、从内向外。经筋与风塔关系最为密切。其一，风气循行的路线与经筋的路线一致。《傣医基础理论》中提到，风循行于机体上下、内外、左右、前后；其二，风以动为性，具有推动各脏腑组织、形体官窍运行的作用，风气是人体活动的动力基础。傣医关于"经筋"的论述同现代医学的神经如出一辙。

六经经络病位

　　太阳病主要在肌表皮毛、太阳络脉部分，阳明病主要在胃肠，少阳病主要在少阳经脉之分肉部淋巴及骨，三阴病在脏。

　　太阳病病位。《伤寒论》原文第 1 条云："太阳之为病，脉浮，头项强痛而恶寒。"提示了邪气侵犯太阳经的主要临床特征。从早期的医学文献来看，"泰阳""巨阳""太阳"三者基本是表达一个意思。太阳主卫气《素问·热论》云："巨阳者，诸阳之属也，其脉连于风府，故为诸阳主气也。"《素问·疟论》曰："卫气一日一夜大会于风府。"卫气具有"温分肉，充皮肤，肥腠理"的功能。《素问·缪刺论》中说"夫邪之客于形也，必先舍于皮毛"。故邪气侵犯太阳，影响卫气生理功能，则见脉浮、恶寒，提示病位在肌表皮毛。《素问·平人气象论》："太阳脉至，洪大以长。"《足臂十一脉灸经》说："足太阳之脉，其病腰痛，夹脊痛，项痛，首痛，颜寒。"其中"颜寒"是指颜面部发凉。《阴阳》对足太阳病证描述为动病："冲头痛，目似脱，项似拔，腰似折"，所生病："头痛，项痛，背痛，腰痛，尻痛。"均有项背腰病变的描述。《灵枢·经脉》云："足太阳膀胱之脉……是动则病冲头痛，目似脱，项如拔。"可见太阳经脉受邪，病势较头项强痛更重，故头项强痛，是太阳络脉受邪，病位浅表。可见太阳病主要病变部位在皮毛、太阳络脉部位。

　　《伤寒论》第 14 条："太阳病，项背强几几，反汗出恶风者，桂枝加葛根汤主之。"这个条文中的"项背强几几"和提纲中的"头项强痛"只是疼痛程度的不同而已。几几是短羽鸟不能腾飞、紧箍的状态。手太阳小肠经与足太阳膀胱经，交接于目内眦睛明穴，上额交巅，入脑下项，挟脊抵腰中，下至足小趾。手足二经合气同化，既然相通，邪气也互通。一经受邪，必然会传与同名经。小肠手太阳经犹如鸟儿两翼，膀胱足太阳经好似鸟儿背体，手连肩，肩连项，项连背。在外邪入侵太阳，邪正互争，项背痛，而强几几。而这个几几痛是手太阳小肠经脉中持续紧箍钝挫的不适感觉。

人体卫气每日从足太阳膀胱经睛明穴开始，从六阳经循行到阳跷脉的申脉穴，再进入足少阴再开始循环六阴经，最后通过阴跷脉的照海穴重新回到足太阳膀胱经。恶寒引起的营卫不调，实际是一种卫强营弱的表现形式。是人体营卫随经络运行内外，外邪犯表，营卫失和的表现形式。

阳明病病位。《伤寒论》原文第180条云："阳明之为病，胃家实是也。"胃家是指胃和大肠而言。实是指邪气盛实。可见其主要病位在阳明之腑，即胃与大肠。如阳明经之功能皆燥气之故。假若燥气太过，则成大便硬之阳明腑实证；假如燥气不及，有胃虚不食，食谷欲呕，大便溏薄之阳明中寒证。

少阳病病位。《伤寒论》原文第263条云："少阳之为病，口苦，咽干，目眩也。"《灵枢·经脉》云："胆足少阳之脉，起于目锐眦……是动则病口干善太息，心胁痛，不能转侧。"咽干、目眩是其表现出来的症状，胸胁胀满不适，也是少阳经循行所在。少阳病病在少阳经，经气不利所致。"经脉十二者，伏行分肉之间"。可见少阳病主要在分肉淋巴之间。

经曰，少阳经还主骨。

《灵枢·经脉》："胆足少阳之脉，起于目锐眦，上抵头角，下耳后……出膝外廉，下外辅骨之前，直下抵绝骨之端……是主骨所生病者……胸、胁、肋、髀、膝外至胫、绝骨、外踝前及诸节皆痛。"此篇在明确阐释了胆经循行所过之处后指出"胆足少阳之脉……主骨所生病者"，且为"胸、胁、肋、髀、膝外至胫、绝骨、外踝前及诸节皆痛"，明确指出"少阳主骨"为广泛的全身性疼痛；《素问·诊要经终论》言："少阳终者，耳聋，百节皆纵。"此处"百节"和"诸节"基于经脉循行立论，皆可说明此"痛"为全身、广泛性骨痛，并非仅限于经脉循行之处。这一点是理解"胆主骨所生病"的关键所在。

少阳胆经循行经过人体大部分骨与关节，其中"下合髀厌中，以下循髀阳，出膝外廉，下外辅骨之前，直下抵绝骨之端，下出外踝之前，循足跗上，入小趾次趾之间；其支者，别跗上，入大趾之间，循大趾歧骨内出其端，还贯爪甲，出三毛。"这条分支循行从居髎至足窍阴 16 个腧穴，有 14 个腧穴可以治疗筋骨疼痛相关疾病。

其中有几个腧穴是临床治疗筋骨痛必选腧穴，如阳陵泉，既是胆经的合穴、下合穴，又是八会穴中的筋会，筋会乃筋气聚会之处，能够舒筋通络，为临床治疗筋病骨痹的要穴；《素问·五脏生成论》曰"诸筋者皆属于节"，筋属节，节属骨，筋、骨构成的"骨"系统，是支撑人体活动的基础。八会穴中的髓会——悬钟穴（绝骨穴）也位于足少阳胆经，骨之精华为髓，髓是构成骨的重要组成部分，悬钟有行气通络、填精益髓的功效。筋会、髓会两穴充分说明构成骨与关节的物质基础与足少阳胆经关系密切。临床上常用于治疗坐骨神经痛、下肢麻痹、半身不遂、腰腿痛的环跳同样位于足少阳经。

《素问·厥论》："少阳厥逆，机关不利，机关不利者，腰不可以行，项不可以顾。"少阳脉经气逆乱之时就会产生骨病，临床症状表现为骨与关节不灵活，腰部不适，颈项部不舒；同篇其他经脉"厥逆"多以内科疾病为主；由此可知"少阳"与"机关"二者关系密切。《素问·诊要经终论》言："少阳终者，耳聋，百节皆纵。"正因为少阳者气终，致使"百节皆纵"。同时《灵枢·根结》曰："少阳根于窍阴，结于窗笼，窗笼者耳中也……少阳为枢……枢折则骨摇而不安于地，故骨摇者取之少阳。""骨摇者"为骨节迟缓不收，站立不稳，可取之少阳。少阳经上还有完骨、膝阳关等都是主骨的穴位，"少阳主骨"，一是应用于全身性骨痛，二是应用于骨质强度下降、稳定性降低、易发生骨折的患者，所以仲景柴胡桂枝汤又主治"支节烦痛"。

太阴病病位。《伤寒论》原文第 273 条云："太阴之为病，腹满而吐，食不下，自利益甚，时腹自痛。若下之，必胸下结硬。"太阴病是中阳不足，运化失职，寒湿内停，升降失常所导致的疾病。中焦阳虚，寒凝气滞，或因运化失职，寒湿内阻，气机不畅，故见腹满。脾胃为人体气机升降之枢纽，由于中阳不足，升降失职，浊阴上逆则呕吐；寒湿下渗则见自利，自利是指自发性下利，非误治所致"自利益甚"之下利逐渐加重，乃由于呕吐而食不下，使脾胃更伤，气陷更甚所致；脾胃虚弱，受纳腐熟运化功能失职，故食不下；时腹自痛也是太阴虚寒腹痛的特点，乃因中焦阳虚，寒凝气滞，或寒湿内阻，气机阻滞所致，常表现为时作时止，喜温喜按。可见太阴病病位主要在脾脏。

少阴病病位。《伤寒论》原文第 281 条云："少阴之为病，脉微细，但欲寐也。"少阴属心肾两脏，心主血脉，属火；肾藏精，主水。病则心肾虚衰，水火两虚。阳气衰微，鼓脉无力，故脉微；阴血不足，脉道不充，则脉细。心虚神不充则精神萎靡，肾虚精不足则体力疲惫，因此患者呈似睡非睡、闭目倦卧的衰弱病状。可见少阴病病位主要在心、肾二脏及胸腺、肾上腺等。

少阴病为什么"但欲寐"？《灵枢·脉度》曰："岐伯曰：跻脉者，少阴之别，起于然骨之后，上内踝之上，直上循阴股入阴，上循胸里，入缺盆，上出人迎之前，入颅（qiu，颧骨、面颊），属目内眦，合于太阳、阳跻而上行，气并相还，则为濡目，气不荣，则目不合。"《灵枢·寒热病》曰："阴跻阳跻，阴阳相交，阳入阴，阴出阳，交于目锐眦，阳气盛则瞋目，阴气盛则瞑目。"故跻脉气盛则"目不合"，气虚则"但欲寐"，这才是少阴病欲寐的根本原因。

厥阴病病位。《伤寒论》原文第 326 条云："厥阴之为病，消渴，气上撞心，心中疼热，饥而不欲食，食则吐蛔，下之利不止。"厥阴属肝，肝主疏泄，调畅气机，参与脾胃运化机能。若邪入厥阴，一方面气郁化火犯胃而为上热，一方面肝气横逆伐脾而为下寒，形成上热下寒之证。因气郁化火，灼伤津液，故而消渴；厥阴之脉挟胃，上贯膈，胃热循经上扰则气上撞心，心中疼热；胃热消谷，则嘈杂善饥；土被木伐，脾气虚寒，失于运化，则不欲饮食；脾虚肠寒，蛔虫上窜，故食则吐蛔。可见厥阴病病位主要在肝和心包二脏，及甲状腺、微循环、血凝系统等。

神经节与穴位

星状神经节（SG）相当于督脉的大椎穴和大杼穴，具有强大的清热泄火解毒作用和强健作用，可以清泻脏腑经络等一切火毒，平衡脏腑阴阳。属于颈交感干的一部分，位于第 6、7 颈椎横突的前下方，椎动脉的腹侧，一般由颈下神经节及第 1 胸神经节融合而成，但个体存在着差异。

SG 包括节前纤维和节后纤维，其中节前纤维发自胸 1～胸 10 节段，而节后纤维广泛分布于颈 3～胸 12 节段。初始，人们认为星状神经节阻滞（SGB）只阻滞局部神经纤维，阻断神经传导并使支配区域的血流量增加，改善相应的临床症状。随着其适用范围的推广，随着大量临床及基础实验的研究，人们发现 SGB 不只可以改变局部症状，还可以调节全身功能，治疗范围几乎遍及全身。而 SGB 的功能调整与寰枢关节半脱位的关系十分密切，通过寰枢关节半脱位的纠正与复位，颈动脉血液动力学重建与恢复，使得星状神经节的功能恢复得到明显改善，继而起到平衡脏腑功能的作用，阴平阳秘，精神乃治。

星状神经节阻滞（SGB）早期主要用于慢性脑血管痉挛性疼痛的治疗，通过对 SGB 的研究表明，SGB 具有改善机体细胞、体液免疫功能，调节异常变化的神经内分泌免疫系统，具有恢复由于交感神经活性增高造成的交感迷走平衡破坏的作用，可缓解全身交感神经过度紧张。具有稳定自主神经、调节异常内分泌、改善免疫、稳定循环等功能，在炎症的发生发展中起着重要的调节作用。

应激状态下，交感神经主要通过交感 – 肾上腺系统，副交感神经主要通过迷走 – 胰岛系统两者相互配合以适应应激状态。但持续紧张的交感神经兴奋则会造成循环系统功能亢进，胃肠道、骨骼肌缺血，植物神经功能失调等。星状神经节属于颈交感神经，其阻滞可抑制交感神经的活动，削弱应激时交感神经兴奋的生理效应，如心率增快、血压增高、皮肤及内脏血管收缩、肌肉血流量增加、血糖升高、肾上腺素分泌增加等，恢复交感 – 迷走的平衡。SGB 以往常被广泛应用于疼痛疾病的治疗中，如带状疱疹后神经痛、头痛等，除了与 SGB 能降低去甲肾上腺素、皮质醇、血管紧张素 Ⅱ、P 物质等物质的释放，使血管扩张、改善组织缺血恢复氧供、带走致痛物质等有关之外，还与 SGB 抑制交感 – 肾上腺髓质系统，降低交感神经兴奋缓解患者焦虑、紧张情绪、改善睡眠，恢复交感 – 迷走平衡密切相关。

副交感神经和交感神经均有强大抗炎调节作用，机体在抗炎的过程中，交感神经和副交感神经是相互促进而不是互相拮抗的，这种协同作用，有显著的抗炎作用。SGB 在调节 HPA 轴时，可抑制去甲肾上腺素、皮质醇、血管紧张素 Ⅱ、PGs 等物质的释放，前列腺素（PGs）的合成释放减少可降低其他炎症介质（如 IL-6、IL-8、TNF-α）的反应性及表达水平，同时可抑制 P 物质的释放，减轻疼痛的应激反应。SGB 使脑血流增加的作用超过任何药物，下丘脑血流增加可起维持垂体激素平衡的作用。因星状神经节属于交感神经，

SGB 可达到扩张血管，带走致痛物质及代谢产物，降低血液的黏度及红细胞压积，增加血流动力学稳定性的生理效应。这一作用在 SGB 治疗偏头痛、椎动脉型颈椎病、雷诺病、心绞痛、心肌梗死等缺血性疾病的治疗中均可得到体现，可显著减小心肌梗死、脑梗死面积。

长期反复进行 SGB，可使增高部分的交感神经活性受到抑制，迷走神经相对兴奋，使交感 – 迷走神经恢复动态平衡。SGB 可以降低血浆去甲肾上腺素（NE）水平。SGB 只抑制增高部分的交感神经活性，对正常机体血浆 NE 浓度影响不大。SGB 通过降低交感神经活性从而使迷走神经相对兴奋，通过"乙酰胆碱抗炎通路"抑制炎症因子的释放。可以降低血浆炎症因子 TNF-α、IL-6 的浓度，起到肺保护作用，SGB 不仅可以降低早期炎症因子的水平，也可以降低晚期炎症因子 HMGB1 的水平。这一招对于治疗新冠肺炎等各种肺部感染，包括真菌感染、卡肺（卡氏肺孢子虫病）等，有着不可言喻的妙处。

SGB 可显著增加脑血流量，其作用远超各种药物，对垂体激素的合成与释放有显著影响。下丘脑 – 垂体 – 肾上腺（HPA）轴作为机体调控枢纽在脓毒症的发生和发展中起着重要作用，SGB 可以调节 HPA 轴激素水平，改善 HPA 轴功能。SGB 还可以改善机体的细胞免疫、体液免疫及红细胞免疫功能。临床上 SGB 可以用于预防感冒，可以用于非特异性溃疡性结肠炎，更年期综合征等与免疫功能相关疾病的治疗。

大椎穴别名：百劳穴，上杼穴。手足三阳经的阳热之气由此汇入本穴并与督脉的阳气上行头颈。气血物质为坚实饱满的阳气。循督脉上传头颈。益气壮阳。主治热病、疟疾、咳嗽、喘逆、骨蒸潮热、项强、肩背痛、腰脊强、角弓反张、小儿惊风、癫狂病证、五劳虚损、七伤乏力、中暑、霍乱、呕吐、黄疸、风疹。配肺俞穴治虚损、盗汗、劳热；配间使穴、乳根穴治脾虚发疟；配四花穴治百日咳（双膈俞穴、双胆俞穴）；配曲池穴预防流脑；配合谷穴治白血球减少；配足三里穴、命门穴提高机体免疫力；配大椎穴、定喘穴、孔最穴治哮喘；配曲池穴、合谷穴泻热；配腰奇穴、间使穴治癫痫。

大杼，出《灵枢·刺节真邪》，别名背俞，属足太阳膀胱经，为督脉别络；足太阳膀胱经、手太阳小肠经的交会穴；又为八会穴之骨会穴。古称椎骨为"杼骨"，穴在较大的第一胸椎之旁，故名。主治胸肺、项背等疾患。如伤风头痛、咳嗽气急、喘息喉痹、颈项强、肩背痛、热病、胸胁气满、腰脊强痛、癫痫、厥逆、眩晕、虚劳、骨髓冷痛、疟疾等。现代又多用以治疗感冒、发热、支气管炎、肺炎、腰背肌痉挛、骨结核、肢体麻木等证。呼吸系统疾病：支气管炎，支气管哮喘，肺炎；精神神经系统疾病：头痛，癫痫；运动系统疾病：颈椎病，腰背肌痉挛，膝关节骨质增生；其他：咽炎，感冒，骨结核。

竖子非议

明确对《伤寒论》辨证方法冠以"六经"相称，始于晋代皇甫谧《针灸甲乙经》卷之七，用"六经"二字以统括伤寒热病，即《内经》中经络的概念。宋代朱肱《类证活人书》称"治伤寒先须识经络"，并直言太阳经、阳明经等。陆九芝在《世补斋医书》卷九说"废伤寒则六经失传，废六经则百病失传"。汪琥在《伤寒论辨证广注》更说"仲景书止分六经，不言手足，其实则和手经而皆病"。

此等指月之见，仅几人而已。余者，皆为提灯之辈。

在《伤寒论》所采用的辨证辨病方法上，历代医家有不同之见。孙思邈在《千金翼方》中主张"方证同条，比类相附"。方中行在《伤寒论条辨》中认为"六经之经，与经络之经不同"。柯韵伯在《伤寒来苏集·伤寒论翼》则说："伤寒不过是六经中一证，叔和不知仲景之六经，是径界之经，而非经络之经"。"经为径界，然仲景本未直用经字，太阳等篇，并不加经字"。柯氏以方类证，方不拘经，创"经界"说。章太炎强调"仲景本未用'经'字，不烦改义"。认为《伤寒论》六经不同于《内经》之含义。日本汤本求真在《皇汉医学》中说"《伤寒论》依其病势病位，大别为三阴三阳"。否定了"经"在三阴三阳中的实质地位，将其概括为表—半表半里—里、轻—中—重六种疾病状态。王琦提出《伤寒论》六经非"经"论，认为伤寒三阴阳是划分病的概念。更有人直截了当地说《伤寒论》的辨证方法是六病辨证，而非六经辨证。

所谓伤寒六气，是指风、寒、湿、热、燥、火。其与六经的关系（六经之属性）是太阳主寒、阳明主燥、少阳主火、太阴主湿、少阴主热、厥阴主风。用六气的生理活动可以推测六经病理变化。如阳明经之功能皆燥气之故。假若燥气太过，则成大便硬之阳明腑实证；假如燥气不及，有胃虚不食，食谷欲呕，大便溏薄之阳明中寒证。

六经之法，为五运六气之法，并无所谓"传足不传手"之胡说，人体三十二条大脉，难道还有厚此薄彼之分？经络是在五运六气之衍化下而生、而长、而化、而收、而藏、而升降出入和，故先运气，后经络。运气者，病也；经络者，证也。

坤◎伤寒解剖学

中医解剖

《黄帝内经》解剖

《内经》《难经》中的解剖概念非常丰富，五脏六腑的大小、重量、位置、长短、功能，以及气穴、骨空、脉度、骨度、汗腺（玄府、汗空）等运动系统、泌尿系统、循环系统、呼吸系统、消化系统、神经内分泌免疫系统等，都有详细介绍，甚至造血系统都有。

如《素问·骨空论》中有"数髓空在面颊鼻"的记载，即面颊两侧的鼻窦，这是除了局部解剖之外，只能通过内视看到的骨结构。又如"扁骨有渗理腠，无髓孔，易髓无孔"，即扁骨具有造血功能。至于其他，还有神经锥体交叉、心脏瓣膜运动、肾皮质与肾髓质结构、视神经的解剖结构等，至今许多西医局解名词用的都是《内经》中的名称和概念，如贲门、幽门、肛门、五脏六腑、骨骼结构名词等。这一切都说明了，古中医的人体解剖结构上古时代就已经很成熟，后来的那些《存真图》《欧西范五脏图》《医林改错》等只是失传后的部分记载而已。

《素问·方盛衰论》曰："诊有五度度人：脉度、藏度、肉度、筋度、俞度，阴阳气尽，人病自具。"

《灵枢·经水》曰："夫八尺之士，皮肉在此，外可度量切循而得之，其死可解剖而视之。其脏之坚脆，腑之大小，谷之多少，脉之长短，血之清浊，气之多少，十二经之多血少气，与其少血多气，与其皆多血气，与其皆少血气，皆有大数。""黄帝曰：夫经脉之大小、血之多少、肤之厚薄、肉之坚脆及腘（jiong，肌肉隆起部位）之大小，可为量度乎？岐伯答曰：其可为度量者，取其中度（均值）也，不甚脱肉，而血气不衰也。若夫度之人，消瘦而形肉脱者，恶可以度量刺乎？审切、循、扪、按，视其寒温盛衰而调之，是谓因适而为之真也。"这里讲经脉之大小与皮肤厚薄、肌肉之软硬等并列为同等条件之下的局部解剖度量物，即说明经脉是肉眼可见的人体结构，这样就不能脱离血管、神经等有形组织结构，而去追求虚无的东西。

《灵枢·本脏》："岐伯曰：五脏者，所以参天地，副阴阳，而连四时，化五节者也。五脏者，固有小大、高下、坚脆、端正、偏倾者，六腑亦有小大、长短、厚薄、结直、缓急。凡此二十五者气各不同，或善或恶，或吉或凶。"

在《内经》中，五脏大小高下坚脆厚薄的解剖所见，记录得清清楚楚。如"心小则安，邪弗能伤，易伤以忧；心大则忧不能伤，易伤于邪。心高则满于肺中，悗而善忘，难开以言；心下则藏外，易伤于寒，易恐以言。心坚则藏安守固；心脆则善病消瘅热中。心端正则和利难伤；心偏倾则偏持不一，无守司也。"其余四脏皆如此详细解剖视之。如"肝大则逼胃迫咽，迫咽则苦膈中，且胁下痛。"肝大指的肝硬化门静脉高压，胃底静脉和食管静脉丛瘀血曲张，就出现食道症状。又如"脾下则下加于大肠，下加于大肠则藏苦受邪，"大肠又叫回肠，在脾脏处有脾曲连接，脾下垂则称为"下加"大肠。

何以知之？

不需要 B 超、CT、CR、MRI、PET 的影像学检查，只需一双肉眼即可。如"黄帝曰：何以知其然也？岐伯曰：赤色小理者，心小；粗理者，心大。无髑骺（剑突，鸠尾）者，心高；髑骺小短举者，心下。髑骺长者，心下坚；髑骺弱小以薄者，心脆；髑骺直下不举者，心端正；髑骺倚一方者，心偏倾也。"余四脏皆如此望诊而知之，故岐伯曰："五脏皆小者，少病，苦燋心，大愁忧；五脏皆大者，缓于事，难使以忧。五脏皆高者，好高举措；五脏皆下者，好出人下。五脏皆坚者，无病；五脏皆脆者，不离于病。五脏皆端正者，和利得人心；五脏皆偏倾者，邪心而善盗，不可以为人平，反复言语也。"正所谓望而知之谓之神也。这都不用太素脉法，直接就可以看出"善盗"了。

五脏如此，六腑亦如此。六腑之应，《灵枢·本脏》则曰："肺合大肠，大肠者，皮其应；心合小肠，小肠者，脉其应；肝合胆，胆者，筋其应；脾合胃，胃者，肉其应；肾合三焦、膀胱，三焦、膀胱者，腠理毫毛其应。"如

"肺应皮。皮厚者，大肠厚；皮薄者，大肠薄；皮缓，腹里大者，大肠大而长；皮急者，大肠急而短；皮滑者，大肠直；皮肉不相离者，大肠结。"余者皆如此。故岐伯曰"视其外应，以知其内藏，则知所病矣。"

再如《灵枢·肠胃》《灵枢·平人绝谷》等篇记述了古代中医解剖专家伯高关于消化系统肠道的解剖记录，从口唇至直肠的整个消化道的大体解剖。内容包括唇、齿、口、舌、会厌、咽门、胃、小肠、大肠、直肠等，分别对长度、宽度、周长、直径、重量、容量等方面作了说明。古代的度量衡与现代不同，如按胃肠之间的比例折合，基本上与现代解剖学记载相符合，可见古人是很重视人体解剖，并作了详细观察和研究的。其他骨度、脉度、脏腑度、神经系统解剖等，以及局部解剖、整体结构等，都有翔实的记载。

岐伯说：**胃是水谷之海**，它的主要输注部位，上在气冲穴，下至足三里穴。**冲脉**（门静脉系统）**是十二经之海，也就是血海，也是五脏六腑之海**，它的主要输注部位，上达足太阳经的大杼穴，下至足阳明经的上下巨虚穴。上行可出于颃颡（咽上腭与鼻相通的部位，亦即软口盖的后部，有足厥阴肝经通过），渗诸阳，灌诸精；其下行者，注少阴之大络，再下者，并于少阴之经，渗三阴。**膻中**（纵隔、肺门、气管支气管）**是气之海**，它的主要输注部位，上至天柱骨上下的哑门和大椎穴，前在人迎穴。**脑是髓之海**，就是中枢神经系统，包括大脑、小脑、脑桥、间脑、延髓及其中各种传导束、神经核、神经纤维等，它的主要输注部位，上在脑盖骨处的百会穴，下在风府穴。

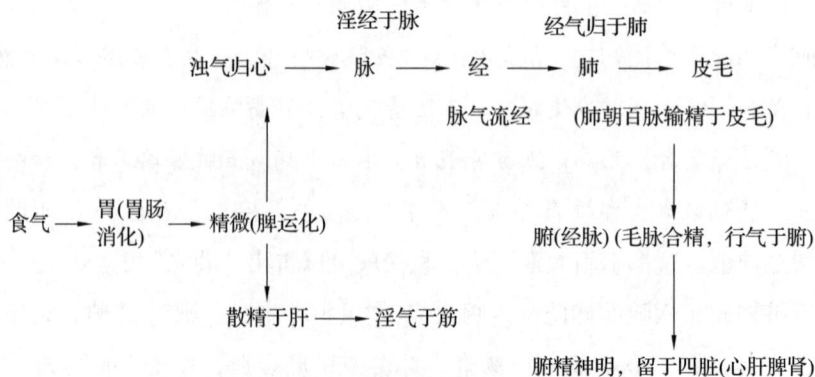

《素问·经脉别论》食气入胃后的输布过程

脾气散精
上归于肺
游溢精气
上输于脾

脾

饮——胃

肺

浊中清者

水精四布
五精并行
通调水道
下输膀胱
(肾的气化)

肺经
心经
脾经
肝经
肾经

膀胱

尿液(浊中浊者)

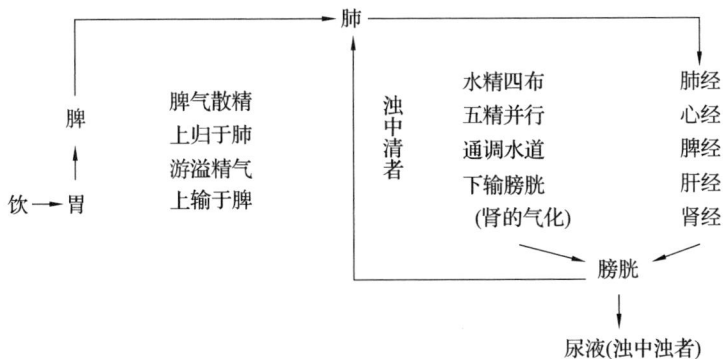

《素问·经脉别论》水饮入胃后的输布过程

《灵枢·阴阳系日月》："两阳并合，故为阳明。"《灵枢·肠胃》："谷所从出入、浅深、远近、长短之度。唇至齿，长九分。口度二寸半。齿以后至会厌，深三寸半，大容五合。舌重十两，长七寸，广二寸半。咽门重十两，广一寸半，至胃长一尺六寸。胃迂曲屈，伸之，长二尺六寸，大一尺五寸，径五寸，大容三斗五升。小肠后附脊，左环回周迭积，其注于回肠者，外附于脐上，回运环十六曲，大二寸半，径八分分之少半，长三丈二尺。回肠当脐，左环回周叶积而下，回运环反十六曲，大四寸，径一寸寸之少半，长二丈一尺。广肠傅脊，以受回肠，左环叶脊，上下辟，大八寸，径二寸寸之大半，长二尺八寸。肠胃所入至所出，长六丈四寸四分。"

《灵枢·营卫生会》："上焦出于胃上口，并咽以上贯膈而布胸中。中焦亦并胃中，出上焦之后，此所受气者，泌糟粕，蒸津液，化其精微，上注于肺脉，乃化而为血，以奉生身，莫贵于此，故独得行于经隧，命曰营气。下焦者，别回肠，注于膀胱而渗入焉。故水谷者常并居于胃中，成糟粕，而俱下于大肠，而成下焦，渗而俱下，济泌别汁，循下焦而渗入膀胱焉。"《灵枢·本脏》："六腑者，所以化水谷而行津液者也。"《素问·六节藏象论》："胃、大肠、小肠、三焦、膀胱名曰器，能化糟粕，转味而入出者也。"

《素问·脉要精微论》曰："平人之常气禀于胃，胃者，平人之常气也，人无胃气曰逆，逆者死。"《灵枢·平人绝谷》："胃大一尺五寸，径五寸，长二尺六寸，横屈受水谷三斗五升。其中之谷常留二斗，水一斗五升而满。上焦泄气，出其精微，剽悍滑疾。下焦下溉诸肠。"

《素问·五脏别论》："胃者，水谷之海，六腑之大源也。五味入口，藏于胃，以养五脏气。"《逆调论》："不得卧而息有音者，是阳明之逆也。足三阳者下行，今逆而上行，故息有音也。阳明者，胃脉也。胃者，六腑之海也，其气亦下行。阳明逆不得从其道，故不得卧也。"《下经》曰："胃不和则卧不安，此之谓也。"调胃承气汤主之。

关于口腔发音解剖结构的机制与功能。《灵枢·忧恚无言》："少师曰：咽喉者，水谷之道也。喉咙者，气之所以上下者也。会厌者，音声之户也。口唇者，音声之扇也。舌者，音声之机也。悬雍垂者，音声之关也。颃颡者（咽上腭与鼻相通的部位，亦即软口盖的后部，有足厥阴肝经通过），分气之所泄也。横骨者（舌软骨），神气所使，主发舌者也。"会厌出现病变，就会导致失音，"故人之鼻洞（鼻孔）涕出不收者，颃颡不开，分气失也。是故厌小而疾薄，则发气疾，其开阖利，其出气易；其厌大而厚，则开阖难，其气出迟，故重言也（口吃）。人卒然无音者，寒气客于厌（急性会厌炎症），则厌不能发，发不能下，至其开阖不致，故无音。"足少阴肾经上络舌本，即舌软骨，"岐伯曰：足之少阴，上系于舌，络于横骨，终于会厌。两泻其血脉，浊气乃辟。会厌之脉，上络任脉，取之天突穴，其厌乃发也。"局部泻阴维与任脉交会穴的天突穴，远端两泻足少阴肾经之荥穴然谷（又称龙渊、龙泉，然者，燃也，水中火也），则暴瘖立除。

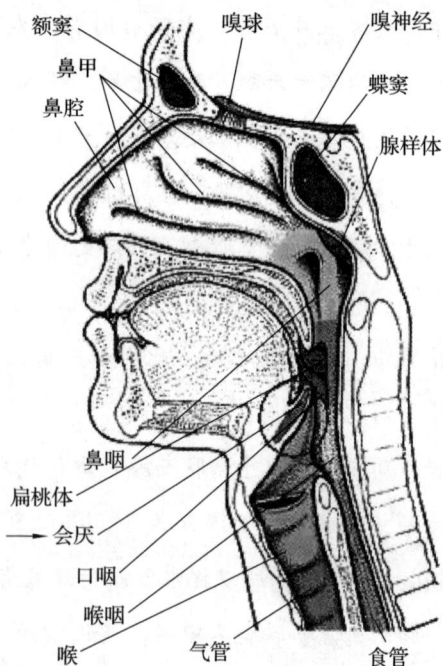

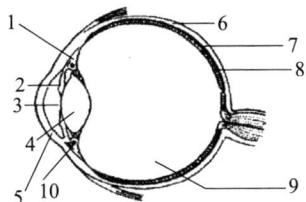

$$\text{眼球} \begin{cases} \text{眼球壁} \begin{cases} \text{外膜} \begin{cases} \text{6. 巩膜：白色，坚固，保护眼球的内部结构} \\ \text{5. 角膜：无色，透明，可以透过光线} \end{cases} \\ \text{中膜} \begin{cases} \text{3. 2. 虹膜：有色素，中央的小孔叫瞳孔} \\ \text{10. 睫状体：调节晶状体} \\ \text{7. 脉络膜：营养眼球} \end{cases} \\ \text{内膜：8. 视网膜：含有许多对光线敏感的细胞，能感受光的刺激} \end{cases} \\ \text{内容物} \begin{cases} \text{1. 房水：透明} \\ \text{4. 晶状体：透明，有弹性，像双凸透镜，能折射光线} \\ \text{9. 玻璃体：透明胶状物质} \end{cases} \end{cases}$$

关于眼球的解剖结构。《灵枢·大惑论》"岐伯曰：五脏六腑之精气，皆上注于目而为之精。精之窠为眼，骨（肾）之精为瞳子（瞳孔），筋（肝）之精为黑眼（虹膜），血（心）之精为络，其窠气（肺）之精为白眼（巩膜），肌肉（脾）之精为约束（上下眼睑），裹撷筋骨血气之精（视网膜），而与脉（血管）并为系（视神经系），上属于脑，后出于项中（脊神经）。……眼系（视神经系）以入于脑。"

呼吸空气与食物之谷气。《灵枢·阴阳清浊》曰："受谷者浊（谷气、胃气、糖脂肪蛋白质碳水化合物等物质代谢循环），受气者清（氧气与二氧化碳等呼吸之气）。清者注阴（手太阴肺经），浊者注阳（足阳明胃经）。浊而清者（胃气），上出于咽，清而浊者（氧气），则下行。清浊相干（谷气与空气相混），命曰乱气。""清者上注于肺，浊者下走于胃。胃之清气，上出于口。肺之浊气，下注于经，内积于海。"故曰"手太阳（小肠）独受阳之浊，手太阴（肺）独受阴之清。其清者上走空窍，其浊者下行诸经。诸阴皆清，足太阴（脾）独受其浊。"

对肌肉、脂肪、蛋白质等也都有论述。《灵枢·卫气失常》"黄帝曰：何以度知其肥瘦？伯高曰：人有肥（蛋白质）、有膏（脂肪）、有肉（肌肉）。黄帝曰：别此奈何？伯高曰：䐃肉（隆起的肌肉）坚，皮满者，肥；䐃肉不坚，皮缓者，膏；皮肉不相离者，肉。黄帝曰：身之寒温可如？伯高曰：膏者，其肉淖，而粗理者身寒，细理者身热。脂者，其肉坚，细理者热，粗理者寒。""伯高曰：膏者，多气而皮纵缓，故能纵腹垂腴（大腹便便）；肉者，身体容大；脂者，其身收小。"

《素问·举痛论》曰："帝曰：善。余知百病生于气也。怒则气上，喜则气缓，悲则气消，恐则气下，寒则气收，灵则气泄，惊则气乱，劳则气耗，思则气结，九气不同，何病之生？岐伯曰：怒则气逆，甚则呕血及飧泄，故气上矣。喜则气和志达，荣卫通利，故气缓矣。悲则心系急，肺布叶举，而上焦不通，荣卫不散，热气在中，故气消矣。恐则精却，却则上焦闭，闭则气还，还则下焦胀，故气不行矣。寒则腠理闭，气不行，故气收矣。灵则腠理开，荣卫通，汗大泄，故气泄。惊则心无所倚，神无所归，虑无所定，故气乱矣。劳则喘息汗出，外内皆越，故气耗矣。思则心有所存，神有所归，正气留而不行，故气结矣。"可以看出，九气所致疾病，都是神经内分泌免疫系统的紊乱导致。

古人早已认识到左右两脑不同功能和神经系统"锥体交叉"的客观事实。如《灵枢·经筋》云"左络于右，故伤左角，上足不用，命曰维筋相交"。此指维系肢体的经筋互为牵连，互有影响，交巅左右。故伤左额角，上足不用；伤右额角，左足不用。数千年来左病取右、上病取左的治疗原则就是基于这一认识。

《灵枢·邪客》论述了**血液、淋巴液和呼吸之气的运行途径**。"伯高曰：五谷入于胃也，其糟粕（入于大肠）、津液（入于肝肠循环）、宗气（心肺小循环）分为三隧。故宗气积于胸中，出于喉咙，以贯心脉（冠状动脉），而行呼吸（小循环的气体交换）焉。营气者（血液、血浆），泌其津液，注之于脉，化以为血，以荣四末，内注五脏六腑，以应刻数焉。卫气者（淋巴系统的细胞免疫和体液免疫），出其悍气之慓疾，而先行于四末、分肉、皮肤之间，而不休者也。昼日行于阳，夜行于阴，常从足少阴之分间（卫出于下焦的明确论述），行于五脏六腑。今厥气客于五脏六腑，则卫气独卫其外，行于阳，不得入于阴，行于阳则阳气盛，阳气盛则阳跷满，不得入于阴，阴虚，故目不瞑（今见经常熬夜者多患淋巴瘤）。……饮以半夏汤一剂，阴阳已通，其卧立至。"

昼行于阳　二十五周

足太阳 → 手太阳 → 足少阳 →
手阳明 ← 足阳明 ← 手少阳 ←

阴跷　阳跷

夜行于阴　二十五周

足少阴肾 → 心 → 肺 →
脾 ← 肝 ←

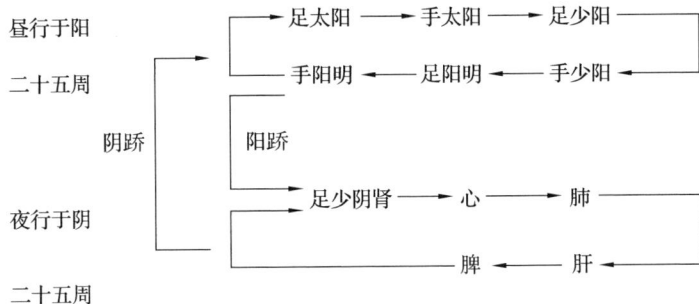

《灵枢·卫气行》卫气运行次序

　　《灵枢·骨度》曰："黄帝问于伯高曰：脉度言经脉之长短，何以立之？伯高曰：先度其骨节之大小、广狭、长短，而脉度定矣。""众人骨之度也，所以立经脉之长短也。是故视其经脉之在于身也，其见浮而坚，其见明而大者，多血；细而沉者，多气也。"可见，经脉长短之度是按照骨度的大小来定位的，也就是说，骨骼尺寸是经脉尺寸的参照系，这就说明，经脉、经络、经筋、其正、其别等都是可见、可摸、可度量的有形之物，并非虚幻之物。

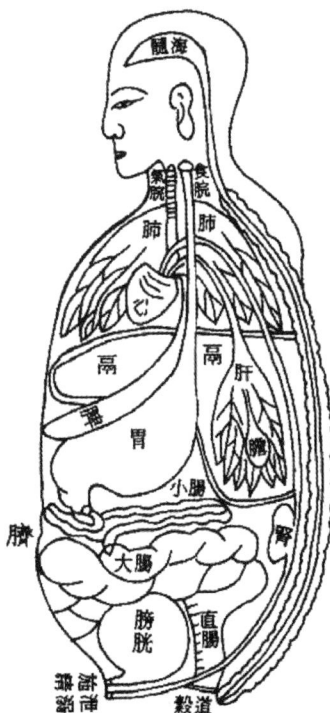

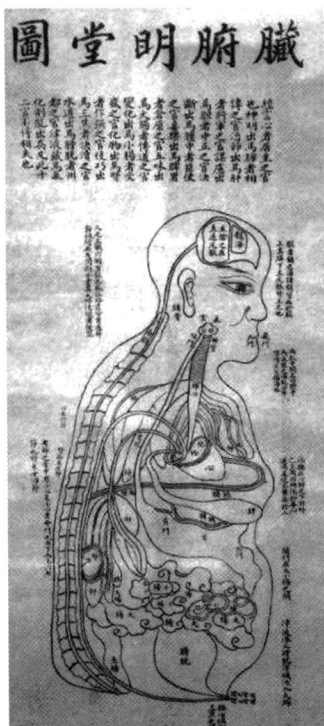

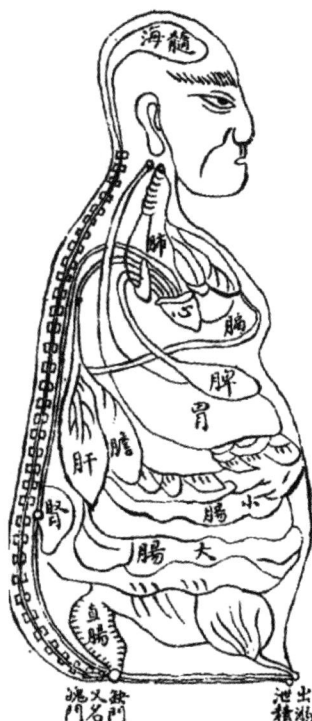

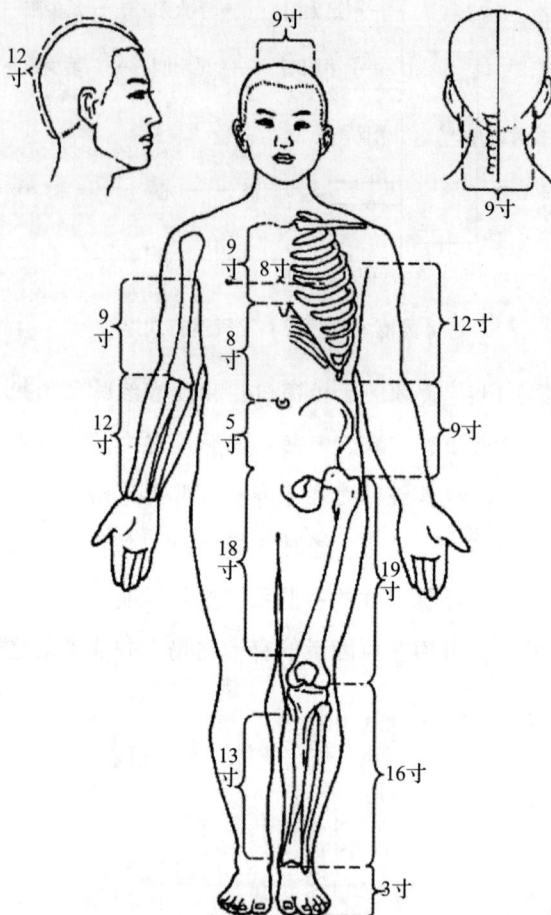

二十八脉长度表

经脉名称	经脉长度	合计
手太阳经	从手至头：五尺	左右二脉共长一丈
手少阳经	从手至头：五尺	左右二脉共长一丈
手阳明经	从手至头：五尺	左右二脉共长一丈
手太阴经	从手至胸：三尺五寸	左右二脉共长七尺
手少阴经	从手至胸：三尺五寸	左右二脉共长七尺
手厥阴经	从手至胸：三尺五寸	左右二脉共长七尺
足太阳经	从足至头：八尺	左右二脉共长一丈六尺

经脉名称	经脉长度	合计
足少阳经	从足至头：八尺	左右二脉共长一丈六尺
足阳明经	从足至头：八尺	左右二脉共长一丈六尺
足太阴经	从足至胸：六尺五寸	左右二脉共长一丈三尺
足少阴经	从足至胸：六尺五寸	左右二脉共长一丈三尺
足厥阴经	从足至胸：六尺五寸	左右二脉共长一丈三尺
跷脉	从足至目：七尺五寸	左右二脉共长一丈五尺
督脉	从会阴至后脑：四尺五寸	四尺五寸
任脉	从会阴至咽喉：四尺五寸	四尺五寸
合计	二十八脉共长十六丈二尺	

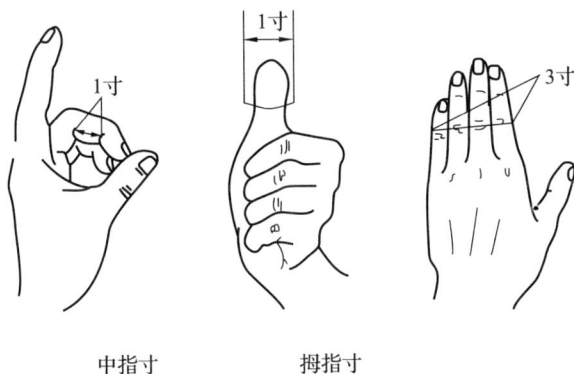

中指寸　　　　　拇指寸

《灵枢·经脉》曰："雷公曰：何以知经脉之与络脉异也？黄帝曰：经脉者，常不可见也，其虚实也，以气口知之。脉之见者，皆络脉也。"《灵枢》认为，经脉气口桡动脉可摸之，络脉于皮肤浅表面肉眼可见之。从这一点来看，经脉与动脉相对应，络脉与静脉相对应。但是经络的运行方向与速度，以及其干支的时间周期规律，又与动静脉的血液运行速度不同，这其中可能还有神经内分泌免疫系统的参与，导致血管系统有一个临界相的共振波，或叫调谐波的运行。这些调谐波的共振点的表现即是穴位，所以那些针刺手法的快慢进退左右提插捻转等，都是引起局部解剖结构与肌肉组织的血管神经内分泌免疫的一个共振相的出现，这就是得气，气就是共振波，共振波的传导，即经气的传导速度，这与血运的速度是完全不同的概念。

故《灵枢·经脉》又说："诸络脉皆不能经大节（关节）之间，必行绝道（动脉不到的部位）而出，入复合（毛细血管网）于皮中，其会皆见于外。故诸刺络脉者，必刺其结上（静脉瓣）；甚血者虽无结，急取之以泻其邪而出其血，留之发为痹也。"《灵枢·脉度》曰："经脉（动脉）为里，支而横者为络（静脉），络之别者为孙（毛细血管网）。""玄府"则为微循环。可见，络脉对应于静脉的又一证据，"复合"的意思是动静脉相交的毛细血管网系统，"其结"指的是静脉瓣，因为可以"出其血"的解剖部位只能是血管系统，即动静脉系统。

故《灵枢·经脉》说："凡诊络脉（静脉）：脉色青，则寒且痛；赤则有热。胃中寒，手鱼之络多青矣；胃中有热，鱼际络赤。其暴黑者，留久痹也；其有赤有黑有青者，寒热气也；其青短者，少气也。凡刺寒热者，皆多血络，必间日而一取之，血尽而止，乃调其虚实；其小而短者少气，甚者泻之则闷，闷甚则仆，不得言，闷则急坐之也。"可见的络脉之色，皆为体表的静脉之色。流于其中的静脉血是富含二氧化碳的血液，所以显得或暗红、或黑红、或青紫、或暴黑等，皆因为其中二氧化碳含量所致，所以静脉系统瘀血严重的时候，还有刺血的手段，刺血量盈斗盈升，这些血液不从血管里出来，从哪里出来？

那么是否可以说，血液循环系统就是经络系统呢？我们知道，循环系统的正常运行是依赖于神经内分泌免疫系统的正常功能，也就是说，循环神经内分泌免疫系统是一个有机整体，不能将其单独分列出来去研究其运动规律，只能以综合的整体功能表现来实现其最终体现在人体之中的生命系统，这也是与现代医学迥然不同的地方，其表现方式即是生物力学效应，以振动调谐波的形式体现循环神经内分泌免疫系统的综合力学效应，这就是人体的经络系统。也就是中医认为的"十二经脉者，人之所以生，病之所以成，人之所以治，病之所以起"。而针灸的各种手法都是在以不同的角度、不同的频率、不同的深度、不同的振幅、不同的力度，作用于组织细胞的钠钾离子泵通道等相同机制的组织通道和神经内分泌免疫通道，来诱发不同波长、相位、振幅和频率的共振调谐波谱，如烧山火、透天凉、青龙摆尾、白虎摇头、苍龟探穴、赤凤迎源的天地人三部飞经走气手法，及捻转补泻、九六补泻、呼吸吐纳、迎随补泻等各种手法，都是在以不同的方式来诱发经络的共振调谐波的运动，继而引起病灶部位的正向共振，以达到治疗疾病的目的。

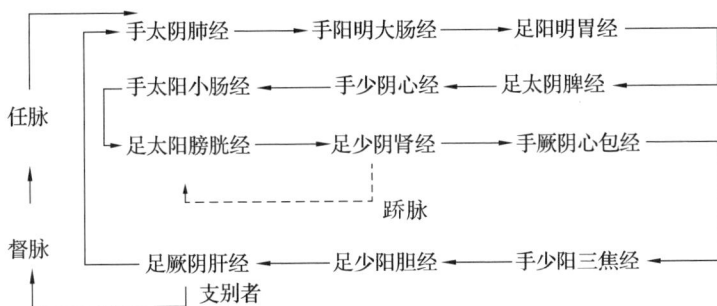

《灵枢·营气》营气流注次序

《素问·疟论》："热气盛，藏于皮肤之内，肠胃之外，此荣气之所舍也。"又曰："由邪气内薄于五脏，横连募原也。"《灵枢·本输》："肺合大肠，心合小肠，肝合胆，脾合胃，肾合膀胱。少阳属肾，肾上连肺，故将两脏。三焦者，中渎之腑也，水道出焉，属膀胱，是孤之腑也，是六腑之所与合者。"《灵枢·营卫生会》："上焦如雾，中焦如沤，下焦如渎。"

《素问·缪刺论》："夫邪之客于形也，必先舍于皮毛，留而不去，舍于孙脉，留而不去，入舍于络脉，留而不去，入舍于经脉，内连五脏，散于肠胃，阴阳俱感，五脏乃伤，此邪之从皮毛而入，极于五脏之次也。"《素问·阴阳应象大论》："故善治者治皮毛（太阳实），其次治肌肤（太阳虚），其次治筋脉（阳明），其次治六腑（少阳），其次治五脏（三阴）。治五脏者，半死半生也。"

血液系统中，RBC 属于心肾，骨髓造血功能和心脏行血功能，促红素与铁剂。WBC 属于肺，嗜酸细胞代表风寒，嗜碱细胞代表风热。PLT 属于肝脏，是肝藏血功能的指标，还有凝血系列和二聚体。血浆属于脾胃之气。卫气出于心肾，成于脾胃，用于肺。营气出于肾，成于脾胃，用于心肝。《灵枢·营卫生会》："营卫者，精气也；血者，神气也。故血之与气，异名同类焉。故夺血者无汗，夺汗者无血。"营者，血浆；卫者，淋巴液；血者，血细胞也（心之红细胞、肺之白血病、肝之血小板、肾之血红蛋白，脾与血浆、淋巴液对应）。

西医的血压概念，实际上就是中医的心肾交与不交的概念。收缩压对应心功能，舒张压代表肾脏功能。血压在正常范围内，代表心肾相交。脉压差过大，西医认为是动脉硬化，中医认为属于心肾不交。收缩压高代表心功能不全、心肌肥厚等，收缩压低代表泵衰竭、休克。舒张压高代表肾小球滤过率下降，舒张压低代表休克等。体位性低血压代表心功能不稳。心电图 ECG 的振幅代表心脏的阳气虚实，高电压代表阳气有余，低电压代表阳气不足。心率的快慢代表心脏阴气（心脏传导系统）的虚实，快代表阴气不足，慢代表阴气有余，心律不齐代表阴阳之气紊乱。心电轴的转位角度代表心梗的部位和心包的积液。

阳气代表氧气，阴气代表二氧化碳，其余则是阴阳互感的介质——气和炁。直观地看看，"阳常有余，阴常不足"的说法有没有道理？

人体内宏量元素及一些微量痕量元素含量

元素	所占体重的百分比 /%	元素	所占体重的百分比 /%
氧	$61 \sim 65$	硅	0.026
碳	$18 \sim 23$	铁	$0.006 \sim 0.008$
氢	10	氟	0.0037
氮	$2.6 \sim 3.0$	锌	$0.0030 \sim 0.0033$
钙	$1.4 \sim 1.5$	碘	0.00002
磷	$1.0 \sim 1.1$	锡	0.00002
硫	$0.2 \sim 0.25$	锰	0.00002
钾	0.2	钴	0.00002
钠	$0.14 \sim 0.15$	铜	0.0001
氯	$0.12 \sim 0.15$	铅	0.00017
镁	$0.027 \sim 0.15$	铝	0.00009

心脏的内分泌器官（除了心钠素以外）——胸腺（中丹田）是机体的中枢免疫器官，是 T 细胞分化、发育成熟的场所，而且胸腺基质细胞和胸腺细胞之间通过表面分子的作用相互接触，使胸腺细胞在成熟过程中获得识别外

来抗原的 MHC 限制性和对自身抗原的免疫耐受性。胸腺是内分泌系统发挥效应的介质，而胸腺可分泌某些激素或激素样物质。这些物质除了与免疫系统的发育有关外，还能直接或间接地影响神经–内分泌系统的调节功能。胸腺可分泌胸腺素、胸腺生长因子、胸腺体液因子、胸腺刺激素、精氨酸升压素、催产素等多种激素，通过这些激素调控免疫系统的自身发育以及对神经–内分泌系统的活动产生影响。

右肺动脉　右肺静脉　主动脉　肺动脉干　右心房　右心室　静脉　肺内毛细血管　门静脉　淋巴管　淋巴结　毛细血管静脉端

肺内毛细血管　左肺动脉　左肺静脉　左心房　左心室　动脉　肠内毛细血管　肾内毛细血管　毛细淋巴管　毛细血管动脉端

肾脏的内分泌器官——肾上腺皮质（下丹田）和胸腺及淋巴组织是相互拮抗的。在应激过程中，应激因子使肾上腺皮质释放皮质激素，引起胸腺及淋巴组织萎缩。用皮质激素处理正常动物可使胸腺细胞排空；反之，摘除肾上腺则可引起胸腺增生、肥大。如果摘除胸腺则肾上腺皮质功能亢进，新生期切除胸腺的小鼠和裸鼠均表现肾上腺异常的组织学改变。小鼠血清胸腺素 $\alpha 1$ 水平昼夜节律正好与皮质激素相反，血浆皮质激素水平和昼夜变化可调节胸腺细胞的增殖。

肾上腺疾病和胸腺的变化也存在着密切关系。肾上腺皮质功能不全常伴有胸腺肥大，而胸腺异常（胸腺肿瘤、胸腺癌）的病人，则常并发库欣综合征（阴虚火旺的表现）。胸腺重量在青春期前有所增加，以后随性腺发育完全而退变，明显呈负相关。提示性激素对胸腺具有抑制作用。这种作用，雌激素比雄激素更明显。受雌激素作用，变化最大的淋巴组织是胸腺，对新生期动物的胸腺影响尤其明显。就新生动物而言，雌激素起到去胸腺的作用。雄激素也能引起正常去性腺动物的胸腺萎缩，其中尤以睾酮及雄酮的溶胸腺作用最强。胸腺上皮等基质细胞上有性激素的受体，性激素与胸腺上皮细胞上的相应受体结合后，可调节胸腺激素的产生，以致影响胸腺细胞的分化成熟。以上均表明性激素对胸腺有明显抑制作用，但在生理情况下，性激素对胸腺功能的维持又是不可缺少的，不能单纯认为性激素就是免疫抑制剂。

在啮齿类和人类中都发现，甲状腺（喉轮，属肝）功能减退或亢进可分别使胸腺缩小或增大，正常动物给予适量甲状腺素制剂后，中枢和外周淋巴器官体积增大，胸腺向外周输出的淋巴细胞数量增多。实验证明，摘除胸腺可使甲状腺重量减轻，注射胸腺提取液则甲状腺增生。摘除甲状腺往往促进胸腺发生退行性变化。格雷夫斯病常伴有胸腺肥大，呆小病则多伴有胸腺萎缩。桥本病时，患者胸腺呈现生发中心和上皮细胞增生。这些都说明胸腺是甲状腺素的靶器官，甲状腺素对胸腺的免疫功能和内分泌功能主要起促进作用。

遗传性垂体侏儒小鼠，胸腺淋巴组织萎缩，免疫反应功能低下，血中生长激素、甲状腺素水平也低，给这种侏儒小鼠注射生长激素、甲状腺素或TSH可以防止其胸腺萎缩，并恢复其免疫功能。这提示垂体有促胸腺作用，而且这种作用可能是通过生长激素和甲状腺素实现的。

胸腺也是性激素的靶器官，胸腺网状内皮细胞、脾淋巴细胞、单核细胞都有雌激素受体，借此影响胸腺肽的合成及干扰神经内分泌的其他成分，导致淋巴细胞功能抑制及改变免疫组织结构。另一方面，下丘脑、垂体、性腺是胸腺激素、细胞因子的靶器官，胸腺肽 5 可直接刺激下丘脑释放促黄体激素释放激素（LHRH）及垂体释放促黄体生成素（LH）、卵泡刺激素（FSH）刺激性腺分泌性激素，继而以负反馈抑制胸腺肽 5 及胸腺素 B 的释放。反之，性激素产生减少可促使胸腺素释放。胸腺素的变动可刺激或抑制下丘脑 LHRH 的分泌。

研究显示，成年雌性小鼠摘除胸腺 2～5 个月后，除可引起细胞免疫功能衰退外，还导致生殖功能明显改变，如动情周期消失，卵巢萎缩，血浆雌二醇水平降低和肝匀浆脂质过氧化物升高等早衰变化，可见 LHRH 与胸腺存在明显的相互调节作用。说明心肾不交时不只是表现为失眠这么单一症状，而且还会出现肾精虚损的表现。

肾上腺为坎卦之水中火，胸腺为离卦之火中水。二者不仅在生理结构上有明显相似性，在功能上也是相克的。生理上，肾上腺位于双肾的上部，分泌肾上腺激素，起到龙雷之火的作用；胸腺位于心脏的上部，是重要的中枢免疫器官，也具有内分泌功能。二者相杀相生，完美诠释了水火既济的中医理论。而甲状腺为震卦之木，木生火。所以甲状腺与胸腺之间是相辅相成的正相关关系。可见格雷夫斯病、桥本病、呆小病与中医的心脏有密切关系。

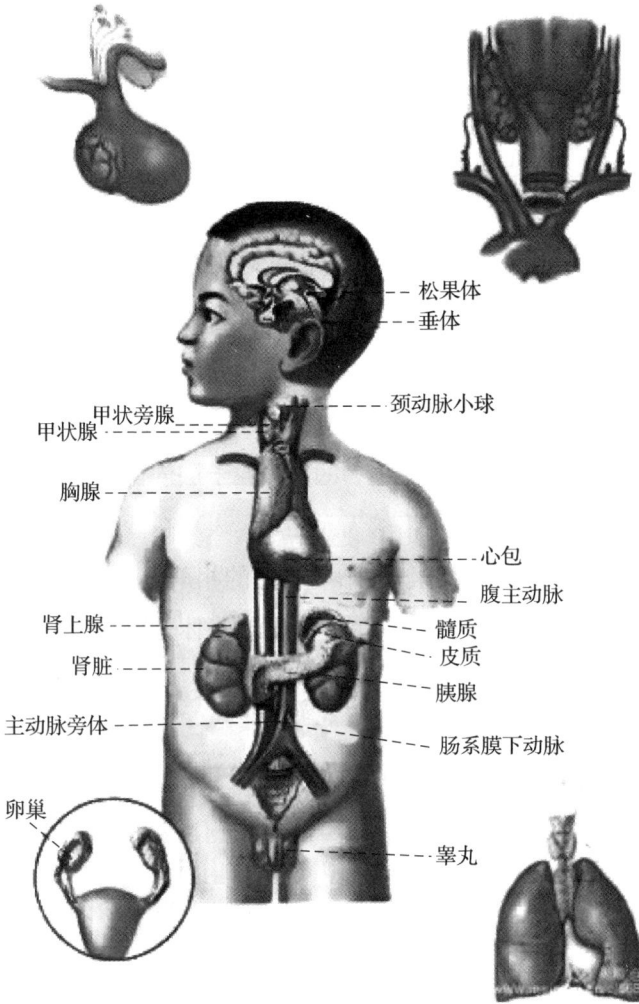

松果体
垂体
颈动脉小球
甲状旁腺
甲状腺
胸腺
心包
腹主动脉
肾上腺
髓质
皮质
肾脏
胰腺
主动脉旁体
肠系膜下动脉
卵巢
睾丸

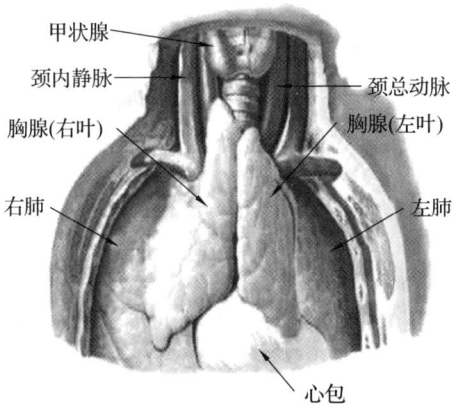

甲状腺
颈内静脉
胸腺(右叶)
右肺
颈总动脉
胸腺(左叶)
左肺
心包

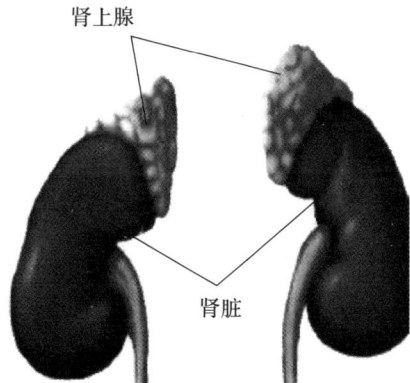

肾上腺
肾脏

321

瞳孔大小代表阳气的多少，瞳孔散大，脱阳而虚。 曾有一例少年患者，表现为头项强痛发热恶寒，一派太阳病证，似觉辨证容易，随用辛凉解表药，3 剂后，热象加重体温不减，观其证是太阳病，为何用治太阳病的方剂无效呢？经过仔细观察，始见患者两眼瞳孔散大至角膜边缘，这是真阳外越的假太阳病。瞳孔散大提示了断病路线。随即用四逆汤加山萸肉，方用：附子 10 克、干姜 15 克、甘草 10 克、山萸肉 6 克。1 剂而脉静身凉，后服 3 剂而愈。此例提示我们，三阳皆热，三阴皆寒是一般规律，亦有三阴之热的特殊现象，必须认真分辨。三阳皆热是邪热，三阴证之热是真阳外越之现象。

中医之真气： 人类肉体是经络体操控和支配下的效应器，经络体与肉体不能等同，但又是统一整体。一个事物的高级粒子层创与低级质创，表现在高级粒子层创是阴阳五行、干支河洛的天人之道。表现在低级质创，是温度、速度、压力、湿度的基本四大特性。有形与无形的相杀相生。肉体不是经络体，肉体是经络体的衣服形宅。经络体不是肉体，经络体是肉体的源动力。

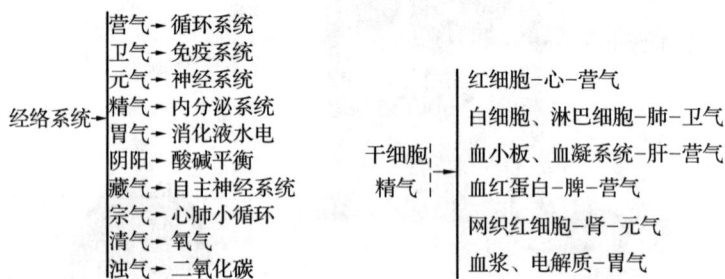

```
               营气→循环系统
               卫气→免疫系统                  红细胞-心-营气
               元气→神经系统
               精气→内分泌系统                 白细胞、淋巴细胞-肺-卫气
经络系统→       胃气→消化液水电                 干细胞  血小板、血凝系统-肝-营气
               阴阳→酸碱平衡        精气
               藏气→自主神经系统               血红蛋白-脾-营气
               宗气→心肺小循环                 网织红细胞-肾-元气
               清气→氧气
               浊气→二氧化碳                   血浆、电解质-胃气
```

三焦是人体内部各种浆膜腔间隙，如腹腔、胸腔、心包腔、腱鞘、脑脊液脑室腔隙、肾盂、膀胱等，以及淋巴系统。

肾脏是肾上腺、肾小球、肾小盏等，肾小管、肾盂等是膀胱气化功能的载体。

肝脏是肝脏胆囊、门脉系统。

脾脏是脾脏和胰腺。

心脏是心脏、胸腺等。

肺脏是肺脏。

清气——氧气。

浊气——二氧化碳。

脏器——人体结构。

藏象之气

以五脏六腑真炁为核心的各种气的综合功能体现，植物神经系统（又称自主神经、自律神经、内脏神经）是整个神经系统中支配和调节机体内脏的中枢和周围神经的重要组成部分，是支配各内脏和组织功能上主要不受意志控制的神经，在外周它主要分布于内脏、心血管及腺体，调节机体的血液循环、呼吸、消化、排泄及体温等重要生命活动。由于这些内脏功能一般不能像躯体活动那样随意地受大脑中枢意识控制，故称为植物神经系统，它的神经纤维遍布全身各部的平滑肌。此系统分为交感神经系统和副交感神经系统，内脏的传出纤维是由两级神经元组成，即节前和节后神经元。交感神经系统的节前神经元位于胸腰段的脊髓，而副交感神经系统的节前神经元位于脑干和脊髓；交感神经的节后神经元起源于椎旁或椎前的交感神经节，而副交感神经的节后神经起源于各内脏的植物神经节。躯体神经多包裹厚厚的髓鞘，而植物神经基本没有或只有很薄的髓鞘包裹。植物神经在分布途中，常攀附于脏器或血管表面形成植物神经丛，发出分支至效应器。植物神经的白色节前纤维是细的有髓纤维。灰色的节后纤维是细的无髓纤维。植物神经不受意志的直接控制。

内脏神经中的某些节前纤维经过上肠系膜神经节终止于肾上腺，这不是唯一的不换神经元的节前纤维，因此肾上腺髓质本身即可看作是一个大的神经节。大多数交感神经节所支配的脏器较远，故节后纤维较长，只有支配男女内生殖器的交感神经节紧靠近效应器官。其神经节内含有所谓"短肾上腺素能神经元"。有别于椎旁和椎前节内的长肾上腺素能神经元。交感神经通过节前和节后纤维及神经递质，和相应的副交感神经及其递质相互联系，共同支配机体内脏，形成所谓的双重神经支配，使内脏器官受到功能上的互相的兴奋与抑制。

交感神经系统起源于胚胎外胚层组织，在胚胎发育的早期，在脊髓管中分化出一组特殊的细胞，称交感细胞。在进一步发育过程中，这些交感细胞发生一系列的变化，转化为两类细胞：交感神经母细胞，成嗜铬细胞。由交感神经母细胞继续发育成为交感神经系统的细胞；而由成嗜铬细胞形成内分泌系统的嗜铬组织细胞。

交感神经　　　　　　　副交感神经　　　　　　　脑脊髓神经

动眼神经

翼腭神经节

睫状神经节

眼睛

泪腺

面神经

鼻腭黏膜

下颌下腺

舌下腺

面神经

舌后1/3黏膜、咽黏膜

腮腺

耳神经节
迷走神经

颈上神经节

舌咽神经

主动脉

上腔静脉

肺动脉

心脏

下腔静脉

颈中神经节

颈动脉

锁骨下动脉

心肺神经

喉

气管

支气管

肺

腹腔神经节

食管

胃

内脏大神经

内脏小神经

腹部血管

肝及管道

胰

肾上腺

肠系膜上神经节

小肠

腰内神经节

大肠

肠系膜下神经节

直肠

肾脏

膀胱

盆内脏神经节

生殖器官

脑
胼胝体
颅
透明隔
大脑脚
桥脑
小脑
延髓

脊椎

椎动脉

颈下神经节

动脉

第一颈椎
第二颈椎

第三颈椎
第四颈椎
第五颈椎
第六颈椎

第七颈椎

第一胸椎

第二胸椎
第三胸椎

第四胸椎

第五胸椎

第六胸椎

第七胸椎

第八胸椎
第九胸椎
第十胸椎

第十一胸椎
第十二胸椎

第一腰椎

第二腰椎

第三腰椎

第四腰椎

第五腰椎

骶骨

尾骨

人体是一个信号的共振载体，身体的信号波传输到脑进行整合，每一个身体的部位的信息在脑中有不同整合的地方，内脏、自主神经、四肢，都由不同地方进行整合。自主神经分成交感神经与副交感神经，脑下垂体控制自主神经，脑下垂体有刺激激素，下视丘（下丘脑）下达信号给脑下垂体释放激素。脑下垂体释放激素至各腺体（甲状腺、生长激素、肾上腺皮质激素、卵泡刺激素、黄体生成素、催乳素、促黑激素、促脂素）促进各腺体释放腺体激素。自主神经系统有时也称之为内脏或植物神经系统。根据经典的解剖学定义，它是指支配心脏、平滑肌和腺体的运动神经纤维系统，并且由两级紧接在一起的细胞，以其最简单的形式组成。第一级神经元，位于脑或脊髓；第二级神经元，位于脑和脊髓以外的神经节内。自主神经通路起于脑干和脊髓的某些细胞，这些细胞所发出的轴突（称之为节前纤维），经颅神经和脊神经前根离开脑干和脊髓，并在周围自主神经节（包括肾上腺髓质和某些嗜铬细胞）内发生突触联系。神经节细胞所发出的轴突（称之为节前纤维），分布到心肌、平滑肌和某些线腺体细胞。根据其解剖分类，按节前和节后纤维的部位、排列、联系和分布形式，将其分为交感、副交感和肠系三部分。

交感神经的节段性支配

脏器或部位	脊髓节段	脏器或部位	脊髓节段
头颈	胸 1 ～ 5	脾	胸 6 ～ 10
上肢	胸 2 ～ 5 胸 3 ～ 6	胰 肾	胸 6 ～ 10 胸 10 ～腰 1
下肢	胸 10 ～腰 2	输尿管	胸 11 ～腰 2
心脏	胸 1 ～ 5	肾上腺	胸 8 ～腰 1
支气管，肺	胸 2 ～ 4	睾丸或卵巢	胸 10 ～ 11
食管下段	胸 5 ～ 6	附睾，输精管及精囊	胸 11 ～ 12
胃	胸 6 ～ 10	膀胱	胸 11 ～腰 2
小肠	胸 9 ～ 10	前列腺及尿道前列腺部	胸 11 ～腰 1
盲肠－脾曲	胸 11 ～腰 1	子宫	胸 12 ～腰 1
脾曲－直肠	腰 1 ～ 2	输卵管	胸 10 ～腰 1
肝，胆囊	胸 7 ～ 9		

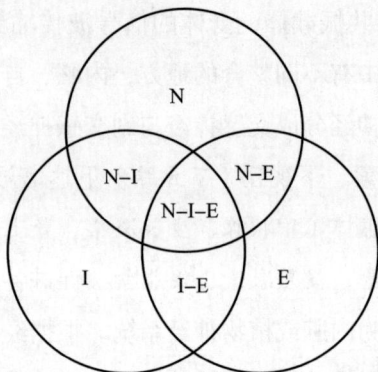

神经（N）、免疫（I）和内分泌（E）系统的关系

酸是阴寒，碱是阳热。

机体的中枢信息系统主要是通过两大方面控制全身的新陈代谢和功能活动。一方面是植物神经系统；在中枢系统内部，从下丘脑到脑干，存在着一系列管理植物神经活动的中枢，从脑干至骶部脊髓发出的交感和副交感神经则支配全身的有关器官。另一方面是神经内分泌的系统，下丘脑调控垂体前、后叶（腺垂体与神经垂体），通过它的调节而影响各内分泌腺及各个器官，控制全身的内分泌活动及代谢活动。其免疫器官也接受植物神经支配，因淋巴细胞的表面具备许多种激素、肽、胺类的受体。因此免疫系统本身既是一个调节系统，又接受植物神经和神经内分泌的调节。

下丘脑是内脏活动的皮质下中枢。在大脑皮质的支配下，调节延髓和脊髓内的低级中枢。下丘脑通过两种途径调节植物神经系统。首先，下丘脑投射纤维至脑干和脊髓的有关核团，能控制体温、心率、血压及呼吸的植物神经节前神经元，如孤束核是参与调节心血管和呼吸功能的脑干核团之一；其次，下丘脑作用于内分泌系统释放激素，从而影响植物神经功能。

在内脏器官中亦有植物神经传入纤维，并和传出的运动神经纤维混合在一起。内脏传入神经共有6种：舌咽神经、面神经、迷走神经、内脏神经、腹下神经及盆神经。

迷走神经纤维分布于胸腔和腹腔，主要为A及B类。在心脏、大血管壁、颈动脉体、支气管壁、肺泡间组织及消化管（从咽至脾曲）等处，有迷走神经传入纤维。它传递胃肠、心血管及呼吸反射的冲动。内脏器官有许多感受器，它能将各器官内的刺激经内脏传入纤维，通过交感或副交感神经纤维传至中枢。来自胸、腹、盆腔内脏的感觉纤维经交感和内脏神经至交感干，通过交感干和白交通支，到达脊髓背根节的核周体。副交感神经含有许多内脏传入纤维。盆神经来自膀胱、直肠及生殖器官的内脏感觉纤维经盆神经传入至 S2–S4 的背根，其胞体位于相应的骶神经节。此外，来自膀胱的内脏感觉纤维还通过下胸和腰神经进入脊髓。传导膀胱壁内牵张感受器冲动的内脏感觉纤维，有反射性控制和调节内脏痛冲动的作用，这些传入伴随骶副交感神经的传出和膀胱扩张信号的传入。

内脏的痛阈较高，由内脏感受器发出的传入冲动，绝大部分达到意识水平，内脏对能引起皮肤疼痛的刺激不敏感。达到意识水平的植物神经冲动也是模糊、定位不清的，例如饥饿、恶心、膀胱和直肠被牵拉或充盈膨胀的感觉等。又如内脏器官过度膨胀受到牵张，或平滑肌发生痉挛，或由于代谢产物聚集，因而对神经末梢引起化学性刺激等均可引起内脏痛。上焦、中焦、下焦的神经元系统支配大致如此。

主要内脏的结构接受交感和副交感性神经元的双重支配，例如唾液腺、心脏、支气管平滑肌及胃肠道等。皮肤和骨骼肌的血管、汗腺及皮肤立毛肌，仅接受交感神经纤维的支配；膀胱和虹膜则明显接受副交感神经纤维支配；子宫则由交感神经纤维支配。

植物神经系统的功能主要是调节机体各脏器的功能，而内脏具有相对的自主性，将植物神经切断后，内脏仍能维持自身的功能，但不能维持内环境的稳定，对内、外环境的变化不能作出相应的反应。植物神经系统通过递质和调质对心、肝、肾、胃肠、脑及盆腔脏器进行调节。乙酰胆碱（Ach）和去甲肾上腺素（NE）是植物神经系统的主要神经递质。但是许多非肾上腺素能非胆碱能（NANC）的神经纤维存在于内脏和血管壁中，同样也发挥神经递质或调质的作用。还有一些嘌呤能神经与神经肽，植物神经系统含有许多生物活性多肽，包括脑啡肽、强啡肽、神经肽 Y、生长抑素、血管活性肠肽、血管紧张素、P 物质、降钙素基因相关肽、甘丙肽、神经降压素及内皮素等。放射显影发现 5- 羟色胺（5–HT）、酪氨酸亦存在肠神经中。一氧化氮（NO）也是胃肠道和尿道的抑制性递质。胆碱能受体分为 M、N 受体，肾上腺素能受体分

为 α、β 两种。多巴胺（DA）是脑内一种重要的神经递质，含有多巴胺的神经细胞主要集中于黑质、中脑被盖腹内侧部及丘脑下部。多巴胺受体有两种亚型 D1 和 D2，在黑质、纹状体、中脑边缘、中脑皮质系、丘脑下部正中隆起漏斗系中存有多巴胺神经细胞，它与运动功能、情绪活动、内分泌功能有密切关系。临床上常用多巴胺受体激动剂治疗帕金森病，用拮抗剂治疗精神神经疾病。嘌呤能递质的受体分为两种：腺苷受体（P1 型）和腺苷核苷酸受体（P2 型）。还有 5-HT 受体等。这是藏气阴阳虚实、升降出入和的物质基础。

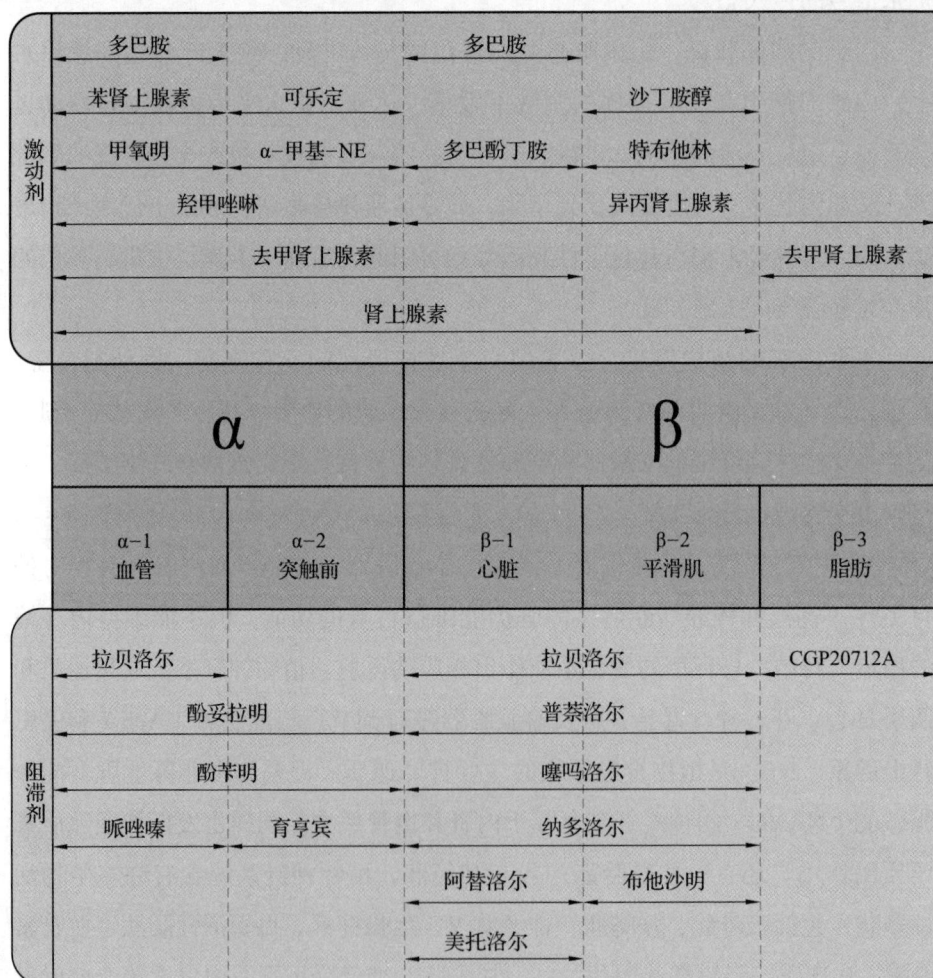

	α		β		
激动剂	多巴胺		多巴胺		
	苯肾上腺素	可乐定		沙丁胺醇	
	甲氧明	α-甲基-NE	多巴酚丁胺	特布他林	
	羟甲唑啉		异丙肾上腺素		
	去甲肾上腺素				去甲肾上腺素
	肾上腺素				
	α		**β**		
	α-1 血管	α-2 突触前	β-1 心脏	β-2 平滑肌	β-3 脂肪
阻滞剂	拉贝洛尔		拉贝洛尔		CGP20712A
	酚妥拉明		普萘洛尔		
	酚苄明		噻吗洛尔		
	哌唑嗪	育亨宾	纳多洛尔		
			阿替洛尔	布他沙明	
			美托洛尔		

	胆碱能受体		肾上腺素能受体	
	M	N（N₁、N₂）	α（α₁、α₂）	β（β₁、β₂）
分布	*副交感节后纤维效应器 *交感节后的胆碱能纤维效应器	N₁：N 节内突触后膜 N₂：N–M 接头后膜	α₁：交感节后效应器 α₂：突触前膜	β₁：心脏 β₂：平滑肌
作用	心跳↓逼尿肌缩 支气管平滑肌缩 消化腺汗腺分泌 瞳孔括约肌缩 骨骼肌血管舒	骨骼肌收缩节后 N 元兴奋	以兴奋为主 （小肠平滑肌舒）	以抑制为主 （心脏兴奋）
阻断剂	阿托品	筒箭毒碱（N） 六烃季胺（N₁） 十烃季胺（N₂）	酚妥拉明（α） 哌唑嗪（α₁） 育亨宾（α₂）	心得安（β） 阿提洛尔（β₁） 丁氧胺（β₂）

支气管平滑肌　　　　舒张　　β₂

平滑肌 { 胃肠道　　舒张　　β₂ / 膀胱逼尿肌　舒张　　β₂ / 括约肌　　收缩　　α

(1)心脏(β₁)→兴奋

(2)血管 { 皮肤黏膜(α₁) / 内脏血管(α₁) } 收缩→血压升高 / 骨骼肌血管(β₂)——舒张→血压下降 / 冠状血管(β₂)——舒张

眼睛　虹膜辐射肌　收缩　　α　(散瞳)
　　　环状肌
　　　睫状肌（远视）　舒张　　β

腺体：汗腺　手脚心分泌　　　α₁
　　　唾液腺　少，稠

代谢：肝糖原分解和异生　　α₁、β₂
　　　肌糖原分解
　　　脂肪分解　　　　　β₂
　　　肾素释放

(3)其他平滑肌
　　支气管(β₂)→抑制
　　胃肠道平滑肌(α₂)→抑制
　　眼内肌(瞳孔开大肌α)　→收缩→瞳孔扩大等

(4)肝 糖原及脂肪分解增加

传出神经分类图示

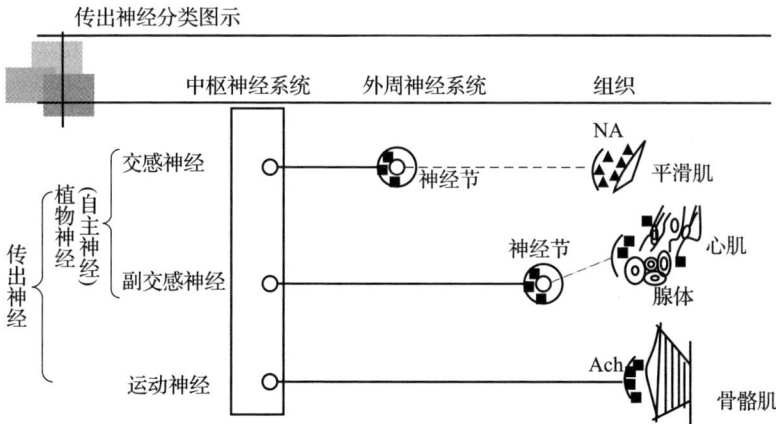

——胆碱能神经　——去甲肾上腺素能神经　■乙酰胆碱(Ach)　▲去甲肾上腺素(NA)

实线（——）：节前纤维　　虚线(－－ －)：节后纤维

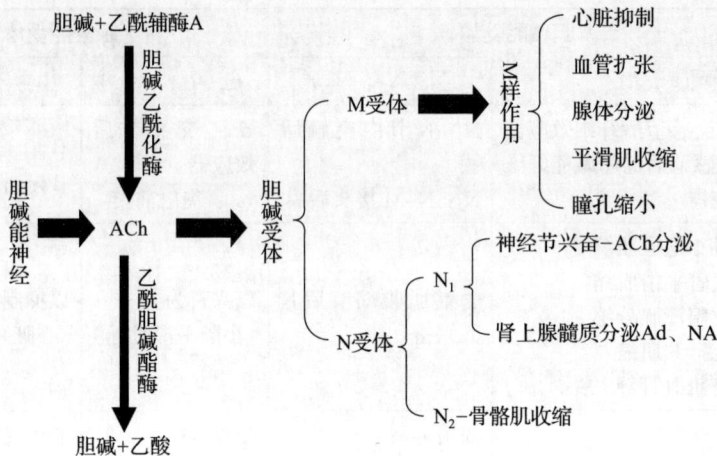

胆碱+乙酰辅酶A

胆碱乙酰化酶

胆碱能神经 → ACh → 胆碱受体

乙酰胆碱酯酶

胆碱+乙酸

胆碱受体:
- M受体 → M样作用
  - 心脏抑制
  - 血管扩张
  - 腺体分泌
  - 平滑肌收缩
  - 瞳孔缩小
- N受体
  - N_1
    - 神经节兴奋-ACh分泌
    - 肾上腺髓质分泌Ad、NA
  - N_2-骨骼肌收缩

下丘脑的部位和功能

功能	下丘脑部位	受刺激的表现	受阻断的表现
交感神经	后部	瞳孔扩大、心动加速、血压升高、抑制胃肠蠕动和腺分泌	昏沉、嗜睡、体温降低
副交感神经	前部和中部	瞳孔缩小、心动过缓、血压降低、增加胃肠蠕动和腺分泌	瞳孔散大，心动过速、血压升高、降低胃肠蠕动和腺分泌
	视前区		同上，肺水肿
体温调节	前部	皮肤血管扩张、出汗、呼吸急促	体温调节功能丧失、体温升高
	后部	皮肤血管收缩、立毛、颤抖	体温降低、昏沉、嗜睡
觉醒防御	后部	防御反应	昏沉、嗜睡
糖代谢	中部和外侧区	血糖过高	
	前部	血糖过低	
	中部、结节核（饱食中枢）		性功能改变、多食、肥胖
	视交叉上核		厌食、不饮症
水吸收	前部	少食、乏尿症	多饮、多尿、烦渴

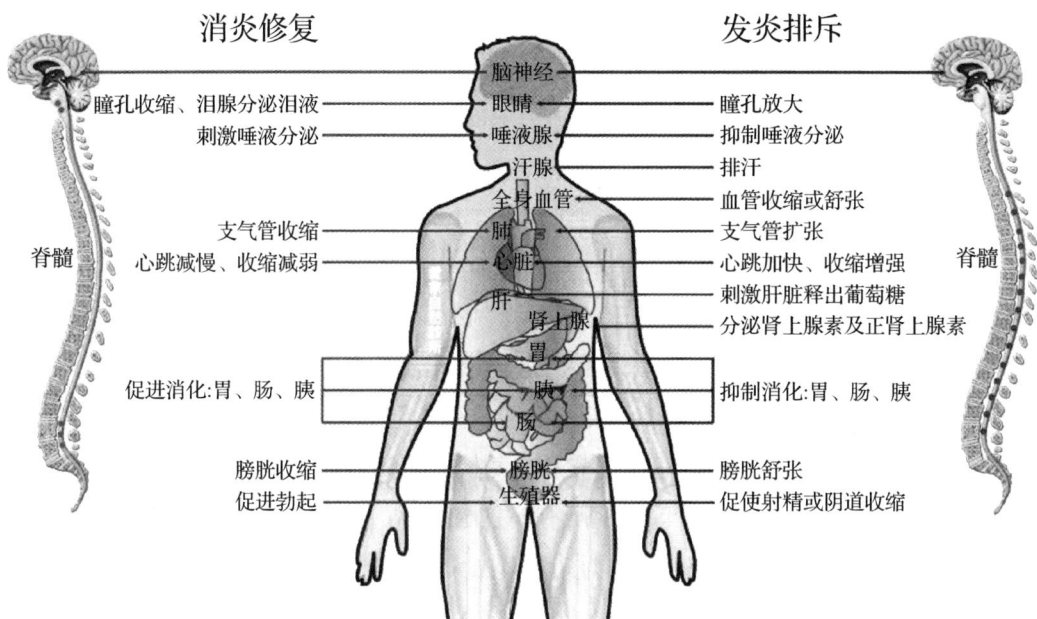

皮肤划痕试验是西医用来检查交感、副交感神经兴奋性的。皮肤划痕试验阳性说明交感神经兴奋性低，而交感神经系统的作用与肾上腺髓质激素的大部分作用是一致的。也就是说皮肤划痕试验阳性证明了肾上腺髓质激素分泌水平低，而麻黄碱是类肾上腺素药物，可直接或间接激动肾上腺素受体，发挥类肾上腺素髓质激素作用。因此，麻黄是典型的可以发挥类肾上腺素的中药。而划痕试验阳性的患者如果伴恶寒肢冷等症状，在中医可以归于表寒证，可以用麻黄剂。

血压是代表心肾功能的指标，水电酸碱代表人体气血阴阳的指标（代谢性酸碱代表五脏之里阴阳，呼吸性酸碱代表六腑之表阴阳），**心电图代表心气，神经内分泌代表五脏精气**（如肾上腺代表肾阴肾阳，甲状腺代表肝阴肝阳，胸腺代表心阴心阳等），**脑为五脏六腑全息之脏腑，名曰奇恒之府。心脏胸腺结构与肾脏肾上腺结构相似，脾胃消化系统将肝脾胆胰等都贯穿起来，胃家之属。肾脏与膀胱统称气化之腑。生殖系统是肾精。**

独参汤（人参）相当于西医补液。

温阳相当于纠酸，清热解毒相当于抗炎抗病毒。

五脏互藏，脾胃之五脏，五脏之脾胃。

气通路是水电酸碱及呼吸泌尿系统，血通路是心肺肝脾肾（促红素）的共同机制，水通路是淋巴通路。

任脉——下丘脑－垂体－性腺轴（HPGA）合神经内分泌、HPO轴、卵巢与睾丸、内分泌系统。

督脉——下丘脑－垂体－肾上腺轴（HPA）合神经内分泌、中枢神经系统、下丘脑－垂体－性腺轴，脊柱脊髓与神经根。

冲脉——下丘脑－垂体－甲状腺轴（HPT）合神经内分泌、动脉干、门静脉系统。

维脉——下丘脑。

带脉——脑肠轴、腹部神经节及其受体，**带脉：腹部神经群**，促肾上腺皮质激素 CRH、生长抑素等几乎所有下丘脑垂体门脉系统中的激素都分布于胰腺与胃肠道中，这也是脾胃作为人体第二大脑的神经内分泌学基础。

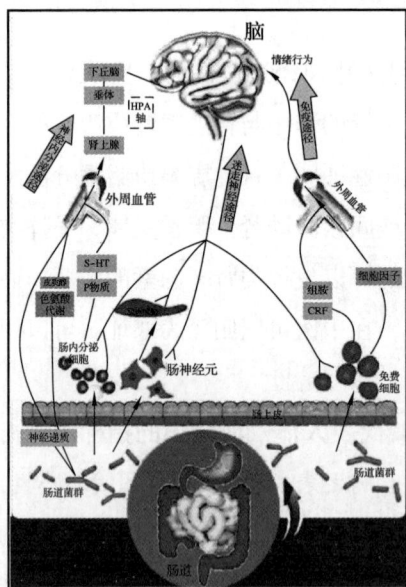

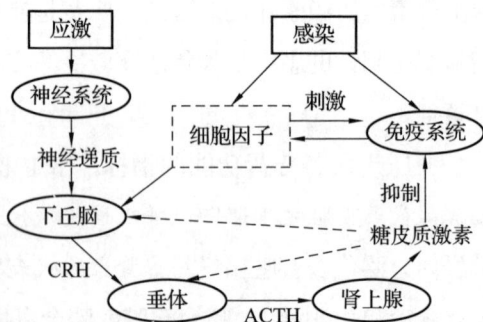

由于低灌注和再灌注损伤的结果，小肠黏膜屏障功能受损，肠道菌群迁移至肠系膜淋巴结甚至肝和肺。而且内毒素有可能逸入门脉循环，而诱发细胞因子产生瀑布反应（TNFa 尤为突出）。

跻脉——腰椎及股神经。

十二经络系统——神经血管微循环的生物应力点、驻波点。其背后是经络体的场强控制。

元气（真炁、真阴、真阳）——神经内分泌系统、激素、神经轴（肾主髓，脑为髓海，故肾主脑。脑为神经中枢，支配周围神经和自主神经系统，以及十二对脑神经等）。

藏气——自主神经系统、下丘脑、交感（肾上腺素、去甲肾上腺素、多巴胺等神经递质）、副交感、迷走神经，M 受体、α 受体、β 受体。心肺之阳气叫宗气，等等。

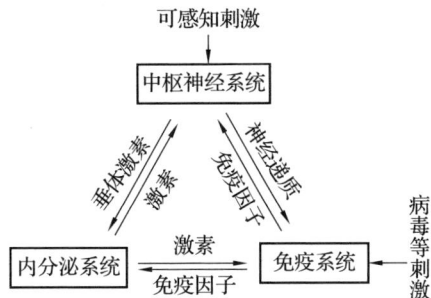

肾气——肾主骨、髓海

大脑中的下丘脑、垂体、松果体等分泌的激素，HPA 轴，HP 克轴，中枢神经系统等都是肾气的效应器。《素问·上古天真论》："女子七岁，肾气盛，齿更发长。二七而天癸至，任脉通，太冲脉盛，月事以时下，故有子。""丈夫八岁肾气实，发长齿更。二八肾气盛，天癸至，精气溢泻，阴阳和，故能有子。"肾气指肾上腺及下丘脑垂体轴、髓海中枢神经系统，而膀胱则包括现代医学的肾脏及输尿管、膀胱、前列腺等器官，中医的膀胱气化是指西医肾脏的肾小球、肾小管、肾间质、肾血管、输尿管、膀胱括约肌、前列腺、尿道等器官功能的正常发挥，真武汤、猪苓汤、五苓散主之。

心气——心主血脉、动脉行血

心脏自主神经系统、α 受体、β 受体等是心气的效应器。小肠受心火之温度以消化吸收。心脏的压力与速度、温度通过主动脉移于小肠，腹部的丹田则是小肠的温度、压力、湿度的综合体现，小肠温度正常则膀胱可以气化、子宫可以孕育、大肠可以传导、肾阳可以蒸熏，四逆汤主之。心主血脉则是指人体的大循环，朱雀汤、炙甘草汤、四逆汤、生附子主之。心包、纵隔是保护心脏的包膜，栝蒌薤白半夏汤、陷胸汤主之。心脏 BNP 属于多肽类化合物，组成包含 32 个氨基酸，通常为心室肌细胞分泌产生的神经激素之一，能够扩张机体血管，并且在一定程度上抑制血管平滑肌生长，促进水与钠的快速排泄，同时对患者肾素－血管紧张素－醛固酮（RAS）这一系统产生一定抑制作用，明显降低交感神经系统所具兴奋性，抑制患者内皮素以及垂体加压素水平的提升，从而减缓心室重塑速度。因而，临床上认为 BNP 可产生强大的降血压、利尿、利钠以及扩血管作用，通常由心室合成并且分泌。刺激 BNP 大量分泌的主要影响因素为心室负荷或者室壁张力改变。当患者产生心力衰竭症状之后，其心室容量将明显增加，并且心室舒张末期压力值也会随之提升，射血分数显著降低，引起患者产生肺瘀血或者心功能不全等临床症状，同时伴有 BNP 分泌水平明显增加的现象。心力衰竭患者很容易出现血流动力学以及神经激素改变现象，后者在整个心力衰竭发展与病情恶化中发挥着重要作用。机体心室体积增大与心室压力提升能促进血浆 BNP 分泌，且分泌量会随着心室扩大和压力提高而增加。心主动脉，行血。兼内分泌功能，再加上心上胸壁下之胸腺，与肾脏及肾上腺对应，脏器加上内分泌腺体，结构上、功能上都有相似之处。心脏＋胸腺＝肾脏＋肾上腺。

肝气——肝主疏泄、微循环藏血

下丘脑垂体甲状腺轴（HPT）是肝气的效应器。几乎所有的脏器在上，所有的六腑在下。肝脾之间的土木结构通过没有静脉瓣的门静脉系统相互沟通和传导压力，同时，这套门静脉系统也连接了除肝脾之外的胃、大肠、小肠、肠系膜等胃家所在，也包括腹膜和腹腔，所以大肠、小肠、胃、腹膜、肠系膜、腹腔和肝脾之间可以无障碍传导，旋覆代赭汤、泻心汤、陷胸汤、茵陈汤、理中汤、苓桂术甘汤、建中汤、厚朴三物汤、附子薏米汤、大黄附子牡丹汤、薏苡附子败酱散、桃花汤、葛根芩连汤、乌梅丸、白虎汤、承气汤（四承气）主之。

肝主微循环，即肝藏血。毛细血管、组织通道、毛细淋巴管在间质组织中相互交织在一起，形成网状结构的微循环床。心血管系统的微循环是指微动脉和微静脉之间微血管中的血液循环。这是心血管系统与组织、细胞直接接触的部位，其功能是实现物质交换，向组织或器官供氧和营养物质，排出废物。实际上微循环床不仅包括血管的微循环系统，还应包括组织通道系统和淋巴管道系统，以及细胞蛋白水解体系。这些系统之间在结构和功能上有着密切的联系，一个系统的变化也必然影响着其他的系统。

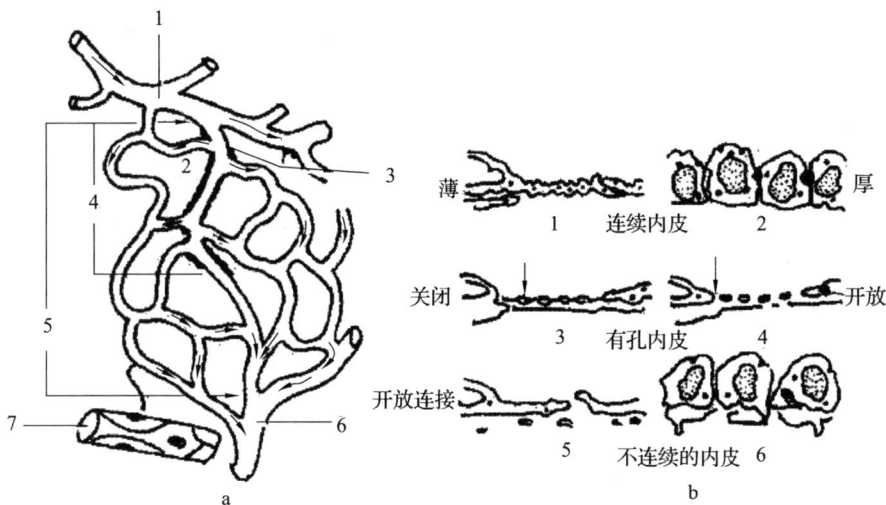

血液微循环及毛细血管示意图

a. 血液微循环

1. 微动脉；2. 真毛细血管；3. 毛细血管前括约肌；4. 后微动脉；

5. 直接通路；6. 微静脉；7. 毛细血管

b. 不同部位的毛细血管

1. 连续薄内皮；2. 连续厚内皮；3、4. 带窗孔薄内皮；5、6. 断续的内皮

脾气——脾主运化升清、静脉统血

脾脏、胰腺是脾气的体现，作为调节脂肪、蛋白质、糖类的功能效应器。

胃气——调节脂肪、蛋白质、糖类三大物质的消化吸收。"四时五脏阴阳"见于《素问·经脉别论》。就饮食物的消化吸收过程及其与各脏腑之间的关系进行了论述："食气入胃，散精于肝，淫气于筋。食气入胃，浊气归心，淫精于脉。脉气流经，经气归于肺，肺朝百脉，输精于皮毛。毛脉合精，行气于府。府精神明，留于四脏，气归于权衡。权衡以平，气口成寸，以决死生。饮入于胃，游溢精

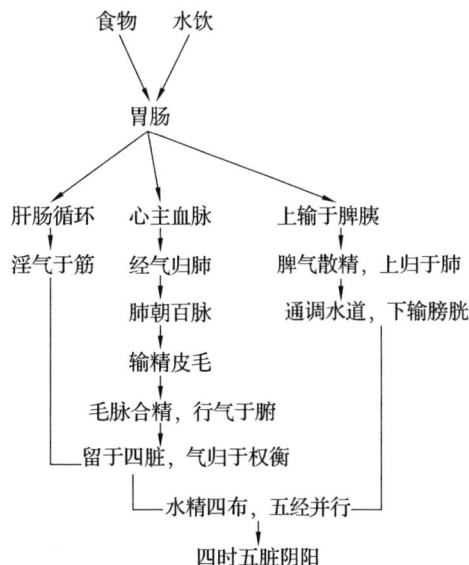

气，上输于脾。脾气散精，上归于肺，通调水道，下输膀胱。水精四布，五经并行，合于四时五脏阴阳，揆度以为常也。"

谷气（胃气）——水电酸碱。**消化液、水电酸碱系统。酸碱代表阴阳。**最健康的血液酸碱值为 7.35 ～ 7.45。小于 pH7.3 会造成酸中毒，高于 pH7.45 会发生碱中毒。小于 6.8 或大于 7.8 都会导致死亡。人体的各种体液都有各自的 pH 范围，生物体中的一些生物化学变化，只能在一定的 pH 范围内才能正常运行，各种生物催化剂——酶也只有在一定的 pH 时才有活性，否则将会降低或失去其活性。一般来说，大多数的酶的最适 pH 在 5 ～ 8 之间；动物体内的酶最适合在 6.5 ～ 8.0。但也有例外，例如：最适合胃蛋白酶的是 pH1.5，肝中精氨酸酶最适 pH 是 9.8。

偏酸性体液	pH	偏碱性体液	pH
唾液	6.35 ～ 6.85	血清	7.35 ～ 7.45
成人胃液	0.9 ～ 1.5	胰液	7.5 ～ 8.0
婴儿胃液	～ 0.5	小肠液	～ 7.6
乳汁	6.0 ～ 6.9	大肠液	8.3 ～ 8.4
尿液	4.8 ～ 7.5	泪水	～ 7.4
		脑浆液	7.35 ～ 7.45

肺气——朝百脉、主治节

心肺的气血互换、呼吸。肺朝百脉，百脉为流着静脉血的肺动脉、流着动脉血的肺静脉，这是心肺小循环，即所谓的肺朝百脉，也是所谓贯心脉而行呼吸的宗气之脉，青龙汤、麻黄汤、桂枝汤、葛根汤、麻杏薏甘汤、射干麻黄汤、葶苈大枣泻肺汤、麻杏石甘汤主之。

在人体，将接触大气层的地方都算作表部的面积，表现在两个方面，一是体表和皮毛与外界接触面积为 2.5 ～ 3.5m²；二是肺，肺脏由 4 亿左右个肺泡组成，与气体接触面积约为 60 ～ 100m²。从面积来看，肺脏的接触面积大，与中医所讲的 "肺主皮毛"，这种说法是十分有道理的。

左血右气——阴阳升降

全身各部的淋巴管经过淋巴结中继后，汇集成 9 条淋巴干，即上焦：双侧的颈淋巴干、双侧锁骨下淋巴干、双侧支气管纵隔淋巴干；中焦：单一的肠淋巴干；下焦：双侧腰淋巴干。最后它们再汇合成右淋巴导管和左淋巴导管（胸导管）。胸导管，即左淋巴导管，是淋巴系中最大的管道。它引流下肢、盆部、腹部、胸部左半，头及颈部的左半以及左上肢。共约占全身 3/4 的淋巴液，汇入静脉。胸导管起始于腹膜后间隙，经后纵隔上行，在左颈根部注入左静脉角。这又是人体"*左侧主血，右侧主气*"的生理基础之一；心脏在左，是左侧主血的生理基础之二。

迷走神经是混和神经，包含 80% 的传入（感觉）信息和 20% 的传出（运动）信息。传出至心血管的迷走神经调节心率和血压，但左侧和右侧迷走神经的调节功能有差异。右侧迷走神经支配窦房结，主要调控心跳的速度；左侧迷走神经则支配房室结，主要调节心肌收缩力，而对心率的影响较小。刺激右侧迷走神经比刺激左侧迷走神经相比更能引起心率的下降，刺激左侧迷走神经对心率无作用，但可短暂抑制呼吸。

为什么左血右气？因为心脏在左侧，泵血左侧偏强，右侧偏弱。

迷走神经刺激（vagalnervestimulation，VNS，0.4mA、0.5mA）已被证明是治疗癫痫的有效方法，且包括抑郁症、焦虑症和阿尔茨海默病等临床病的治疗也都有效。

副交感神经系统可支配含有网状内皮细胞的器官（肝、肺、脾、肾脏和肠道），乙酰胆碱是其主要递质。刺激迷走神经可引起心率减缓、胃肠蠕动、小血管扩张和瞳孔收缩等，另外，还可抑制炎症反应，这种以神经元为基础的抗炎途径是有益的。

经络之气——以胃气、迷走神经为核心的各种气的综合功能表现。

经络体的形态发生场——基因组学、蛋白组学、代谢组学等遗传学。

阴火——少阴君火。

阳火——少阳相火。

精——松果体、垂体、内分泌腺体。

气——电解质及微量元素。

神——大脑皮层功能（只是识神、欲神，不包括元神功能）。

津——细胞外液、血浆、淋巴液、组织间液、代谢水液。

液——细胞内液、脑髓、骨髓、胆、女子胞、血脉等奇恒之府液。

天癸——精子与卵子

松果体幼年时生长发育最旺盛、代谢功能最活跃，青年时停止生长并开始衰退，但到老年时仍存在一定结构形式和功能状态。天癸绝，即卵巢早衰（POF），是指妇女在 40 岁前因某种原因引起的血清促卵泡素（FSH）、促黄体生成激素（LH）升高以及雌激素（E_2）水平降低为特征的疾病，临床表现为原发性或继发性闭经、不孕不育、性欲减退、更年期综合征等。地道不通，即子宫萎缩，不能生育，绝经。

七损八益:《素问·上古天真论》曰"女子七岁，肾气盛……丈夫八岁，肾气实……"关于七、八为生长发育的基数问题，诸医家见解不一。王冰曰:"老阳之数极于九，少阳之数次于七，女子为少阴之气故以少阳之数偶之……男子为少阳之气，故以少阴数合之。"张介宾曰:"七为少阳数，女本阴体而得阳数者，阴中有阳也……"但到底为何用七和八做基数，各医家的解释都很难令人信服，但用八卦解释，问题便会迎刃而解。江慎修在《河洛精蕴》中说:"八卦皆有男女之象……盖艮兑者，初生之男女，未有知识者也……"则兑卦为少女，卦象上又为少阴之象，故少女为少阴之体，艮卦为少男，卦象上又为少阳之象，故少男为少阳之体，兑在后天九宫八卦中其洛书数为七，艮之洛书数为八，故女子七岁成少阴之体而肾气盛，男子八岁成少阳之体而肾气实，此乃自然之理，而蕴于八卦之中矣。而上古真人所说的"七损八益"（益通溢），实为七数兑卦少女、八数艮卦少男的天癸至，月事以时下、男子精满而泻之事。

从八卦角度看，少女为兑卦，从兑卦按逆时针方向数七个卦位则至坎卦（后天八卦），此为"二七"之天癸至；男子为艮卦，从艮卦起按顺时针方向数八个卦位亦至坎卦，此为"二八"天癸至。由此可知，虽男女形体有别，然天癸之实质则为一也。坎为水，为液体，为肾，为生殖器……所以说天癸实际是肾所产生的一种液体，具有促进性机能的作用，实际上天癸即女子的卵子与男子的精子，可以使女子"月事以时下"，男子"精气溢泻"而"有子"。然为何在后天八卦图中男子要顺转至坎卦而女子要逆转至坎卦呢？此由先天八卦可知矣。在先天八卦中，由坤卦阴极一阳生开始，至乾卦阳极为阴消阳长；自乾卦阳极一阴长开始，至坤卦阴极为阴长阳消。故左旋乃阴消阳长而男子用之，右旋为阳消阴长而女子用之。先天八卦表示的是地球围绕太阳公转的运动规律，天人感应相应，故由先天八卦图可知人体生长发育情况。在先天八卦图中，女子仍为兑卦，由此逆时针数四个卦位至离卦，男子由艮卦起顺时针数四个卦位至乾。离卦为中虚，则女子"四七"时体内阴气最盛，身体处于最佳状态，而"筋骨坚，发长极，身体盛壮"；乾为纯阳，故男子"四八"时体内阳气最强，身体强壮而"筋骨隆盛，肌肉满壮"。然后便盛极而衰，女子七七至兑卦，阴气少而无子，男子八八至坤卦，阳气无而天癸竭。

一七震卦，二七坤卦，三七艮卦，四七，女为离卦，五七巽卦，六七乾卦，七七兑卦。

一八震卦，二八坎卦，三八兑卦，四八，男为乾卦，五八巽卦，六八离卦，七八艮卦，八八坤卦。

阴阳酸碱

人体体液中的阴阳离子在正常情况下，保持相对的电中性维持平衡，阴为阴离子，阳为阳离子，这就是中医所说的"阴平阳秘"。阴阳离子相等，都为154mmol/L，其中某一离子的浓度发生显著变化，必然影响其他一部分离子浓度变化。如Na^+、K^+、Cl^-的改变可引起HCO_3^-浓度的改变，HCO_3^-的改变又可引起酸碱内稳失调。反之在酸碱内稳失调时也必然会引起Na^+、K^+、Cl^-等浓度的变化。因此电解质与酸碱内稳关系非常密切。肾脏是调节酸碱平衡的重要器官，所以酸碱的阴阳离子也代表了肾脏的阴阳水平状态。

如各种酸碱离子的单一异常，则有乳酸性酸中毒、酮酸性酸中毒、磷酸性酸中毒；低钾性碱中毒、低氯性碱中毒、原发性碳酸氢根性增多性碱中毒等，而各种单一离子的改变又可组合成多种类型的混合性酸碱紊乱。高AG性酸中毒，可包括数种酸根离子，故实质也常常是一种混合性酸中毒。呼吸性酸碱失衡代表呼吸系统或肺脏的阴阳状态，即中医的风寒湿或风热燥表证。而混合性代谢性酸碱失衡，则代表其余四脏的阴阳状态，主要是以心脾肝肾为主的代谢性酸碱失衡状态。

在 MODS（多器官功能障碍综合征）患者中，代谢性碱中毒随衰竭器官增多而减少；呼吸性碱中毒、代谢性碱中毒和高阴离子间隙（AG）代谢性酸中毒最多见。

对于 SIRS/MODS 患者原发性疾病常可引起呼碱（呼吸性碱中毒）或呼酸（呼吸性酸中毒），严重者可发生三重酸碱失衡，严重的呼碱并代碱（代谢性碱中毒）、呼酸并代酸（代谢性酸中毒）可导致重度的碱血症或酸血症，而使病情加重，甚至致患者死亡。对于危重新生儿原发疾病常引起呼碱或呼酸，病情的发展或不适当的治疗导致代碱、顽固性休克、严重感染、严重低氧血症，消化道出血等危重症引起代酸，严重的呼酸并代酸可导致患儿出现重度的酸血症而致患者死亡。这就是仲景所说的少阴病的泵衰竭、循环衰竭和厥阴病寒热错杂的微循环衰竭阶段，即 DIC 或休克阶段，也是中医所谓的"阴阳离决，精气乃绝"。所以人体内环境保持一个弱碱环境是正确的，即"阴平阳秘""阳常有余阴常不足"的状态。

通过尿液的 PH 值也可以判断热证寒证。酸性为寒证，碱性为热证。

酸为阴，碱为阳。$PaCO_2 \times 0.6$、HCO_3^- 的数值在 21～27 区间为正常。人体血液的正常 pH 值在 7.4 左右，这也是中医所认为的人体"阳常有余，阴常不足。"当 pH 值从 7.40 降至 7.00 时，心输出量将下降 50%～60%，即可出现昏迷，pH 值每下降 0.10～0.15，病死率增加 1 倍。当 pH < 7.20 时应考虑补充碱性药物。

数值	表：$PaCO_2 \times 0.6$	里：HCO_3^-
< 21mmol/L	阳：呼碱	阴：代酸、AG 升高（8～16mmol/L）
> 27mmol/L	阴：呼酸	阳：代碱、血钾降低（3.5～5.5mmol/L）

三重酸碱失衡（TABD）：AG 升高型代酸和呼酸或呼碱和代碱见下。

剩余碱（BE）的数值可以等于 pH 值，负值加大时提示代酸，正值加大时提示代碱。

代酸	代碱	
	丢失盐酸产生的代碱	补碱过多过快产生的代碱
高 AG 代酸	代酸＋代碱	代酸＋代碱
丢失 $NaHCO_3$ 产生的正常 AG 代酸	代酸＋代碱	否
盐酸增加产生的正常 AG 代酸	否	代酸＋代碱

呼酸、呼碱、代酸、代碱可呈现寒热错杂。

呼碱最为常见于呼吸系统疾病。此型失衡患者因原发疾病致通气过度，导致 $PaCO_2$ 下降，常见于急性胰腺炎、全身性感染、严重创伤和肝脏疾病。急诊危重患者引起呼碱的常见原因为：①重度感染炎症，特别是革兰阴性菌致全身感染；②休克早期阶段及低氧血症引起过度通气；③抢救急诊危重患者时，应用辅助呼吸，尤其是潮气量过大时；④慢性肝脏疾病特别是肝性脑病患者多为呼碱，其机制可能与血氨升高有关；⑤疼痛、焦虑等。总之，只要既往无慢性肺部疾患的急诊危重患者，在应激状态下，均可表现为呼碱。

呼碱合并代碱失衡（表里俱热）在急诊危重患者中较为常见。主要见于肝脏疾病、严重创伤和全身性感染以及 ARDS（急性呼吸窘迫综合征）。双重碱化作用使患者发生严重碱血症。重度碱血症对机体危害较大，当 pH > 7.60 时可抑制心肌收缩力，使氧离解曲线左移，致使组织缺氧。牢记"低钾碱中毒，碱中毒并低钾"这一规律。

对于代碱的治疗，着重放在去除碱中毒的因素方面，在纠正脱水（补津液）的同时，及时纠正电解质紊乱，最常用的方法为补充氯化钾（滋阴药）或静滴盐酸精氨酸、钙剂。对于碱中毒引起的精神症状（阳明谵语），只要无 CO_2 潴留，可应用镇静剂。白虎汤、承气汤、黄连解毒汤、滋阴清热药物等都可以使用，代碱的病人多见低钾，舌质是红绛无苔或少苔的，中医叫阴虚火旺之舌，滋阴清热是正法门。

呼碱合并代酸，主要见于糖尿病酮症、急性有机磷农药中毒、急性肾功能衰竭和肝脏疾病晚期。引起此型失衡的常见原因为：急诊危重患者在原发疾病引起呼碱的基础上，如伴有严重感染、重度低氧血症、糖尿病、消化道出血、肾功能衰竭等，常是并发代酸的原因。呼碱伴有不适当下降的 HCO_3^- 或代酸伴有不适当下降的 $PaCO_2$ 均可诊断为呼碱合并代酸，这是急诊危重患者并发 MODS 时最常见的混合性酸碱失衡。

呼酸失衡常见以下两种情况：①严重阻塞性通气功能障碍者，如严重阻塞性肺部疾患和肺源性心脏病（肺心病）急性发作的患者；②各类急诊危重患者终末期时均可出现 II 型呼吸衰竭和呼酸。临床上呼酸的急诊危重患者常有不同程度的意识障碍，当感染未控制、痰液黏稠、气管阻塞时，则发生严重的呼吸衰竭，从而致患者死亡。只要 pH > 7.20 时不需补碱，即使 pH < 7.20，也只能少量补碱。比较 $PaCO_2 \times 0.6$ 与 HCO_3^- 的大小，并确定原发失衡，两者中远离共同中性区（21 ～ 27）的为原发失衡，大于 27 为呼酸，小于 21 为呼碱。

呼酸合并代碱，多见于严重肺气肿、肺心病，其次是肝性脑病晚期和严重外伤。据本组结果分析其原因，往往是原发疾病引起呼酸；不当利尿、补充碱性药物或应用肾上腺皮质激素等医源性因素导致代碱。呼酸伴有不适当升高的 HCO_3^- 或代碱复合不适当升高的 $PaCO_2$ 均可诊断为呼酸合并代碱，这是肺心病患者最常见的混合性酸碱紊乱。

代酸，在临床上主要见于急性肾功能衰竭、糖尿病酮症、急性心力衰竭、休克和全身性感染后期等阴寒内盛的疾病，血浆 HCO_3^- 下降可判断为代酸，代碱则较少见，多为医源性，常见于呼吸系统疾病治疗不当、急性胰腺炎和肝脏疾病，主要由急诊危重患者厌食、呕吐或胃肠减压，大量使用利尿剂、肾上腺皮质激素或输入大量不含钾盐的液体等引起。伴有心源性休克、感染时急性左心衰竭患者容易伴有代酸；严重代谢性酸中毒合并呼酸是病情严重的标志。

对代酸（少阴病、厥阴病）的治疗，应积极治疗原发疾病，酌情补充碱性药物（西医常用的就是 $NaHCO_3$，中医有很多药物，如含生物碱的药物，如附子、乌头、天雄、麻黄、桂枝、吴茱萸等）。当 pH 值从 7.40 降至 7.00 时，心输出量将下降50% ～ 60%，即可出现昏迷，pH 值每下降 0.10 ～ 0.15，病死率增加 1 倍。当 pH < 7.20 时应考虑补充碱性药物。

判断代酸的严重程度，是应用附子剂量的关键所在。代碱的严重程度，是应用石膏等清热解毒药物的关键。

关于混合性酸碱紊乱的治疗，关键是正确认识，正确判断哪一种是原发的（真病），哪一种是代偿性的（假证），如真热假寒、真寒假热、外寒里热、外热里寒、寒热错杂（所谓的三重酸碱失衡，即 AG 升高代酸和呼酸或呼碱和代碱）、上热下寒等。

AG 值是判断混合性代谢性酸中毒的一项新指标，即高 AG 值正氯性代酸和正常 AG 值高氯性代谢性酸中毒，两种类型称混合性代酸。一般认为 AG 值 > 20mmol/L 则可确定为代谢性酸中毒，但并非所有代谢性酸中毒时 AG 值均增大，当代酸引起 HCO_3^- 减少时，据电中和原理，为维持平衡必然由氯升高来代偿，使血清中 Cl^-、HCO_3^- 阴离子总和不变，AG 值不变，此时称正常 AG 值高氯性代酸。HCO_3^- 小于 21mmol/L 时，可以诊断为高氯性代酸。

AG > 16mmol/L 时，HCO_3^- < 21mmol/L，可伴有高 AG 代酸。如单纯看 AG 值，当其达 20 以上时 75% 概率为代酸，30 以上时 100% 为代酸。当不存在呼吸性酸碱失衡时，正常 AG 代酸并代碱表现为体内 NaCl 的减少或增加，并且其他类型的单纯性和混合性代谢性酸碱失衡都不表现为体内 NaCl 的增加或减少。因此如果能够确定体内 NaCl 增加或者减少，即可诊断正常 AG 代酸并代碱。AG 的数值与 AKI 的 CR 呈现正相关，与 BUN 无关。

呼酸合并代酸，常见于少阴病合厥阴病，如急性有机磷农药中毒、急性肾功能衰竭、严重创伤晚期和急性心力衰竭。主要是由于急诊危重患者存在顽固性休克、严重低氧血症、重度感染、心力衰竭和肾功能衰竭。呼酸伴有不适当的 HCO_3^- 下降或代酸复合不适当的 $PaCO_2$ 升高均可诊断为呼酸合并代酸。此型失衡同时存在双重酸化过程，因此，即使是在轻度的代酸和呼酸并存时，也可导致严重的酸血症。当 pH 值从 7.40 降至 7.20 时，心排血量下降 50% ～ 60%，更不利于休克的纠正，患者可表现为昏迷。

AG升高时诊断方法

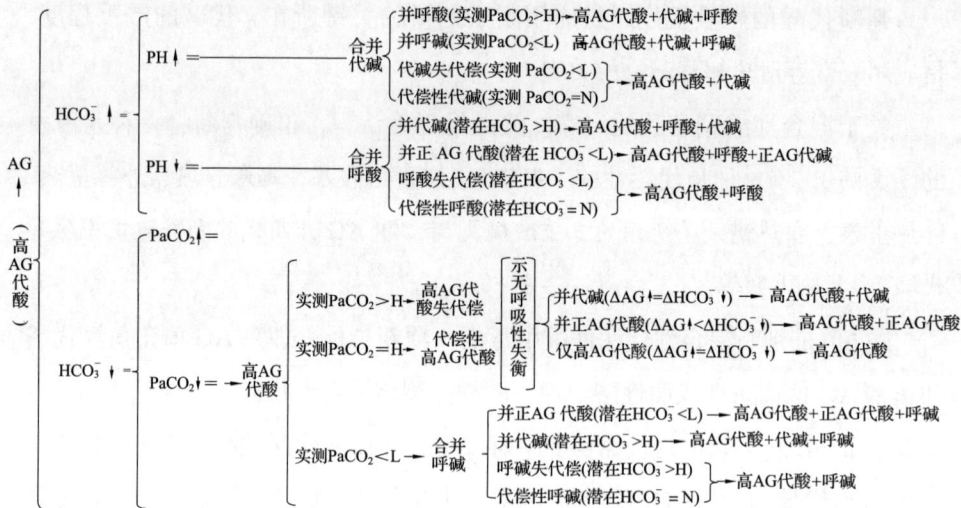

AG（高AG代酸）

HCO_3^-↑ =

PH↑ = 合并代碱
- 并呼酸(实测$PaCO_2$>H)→高AG代酸+代碱+呼酸
- 并呼碱(实测$PaCO_2$<L) 高AG代酸+代碱+呼碱
- 代碱失代偿(实测 $PaCO_2$<L)
- 代偿性代碱(实测 $PaCO_2$=N) ⎬ 高AG代酸+代碱

PH↑ = 合并呼碱
- 并代碱(潜在HCO_3^->H)→高AG代酸+呼碱+代碱
- 并正 AG 代酸(潜在 HCO_3^-<L)→高AG代酸+呼碱+正AG代酸
- 呼碱失代偿(潜在HCO_3^-<L)
- 代偿性呼碱(潜在HCO_3^- = N) ⎬ 高AG代酸+呼碱

$PaCO_2$↑ =

HCO_3^-↑ = 高AG代酸

- 实测$PaCO_2$>H 高AG代酸失代偿
- 实测$PaCO_2$=H 代偿性高AG代酸 ⎫ 示无呼吸性失衡
  - 并代碱(ΔAG↑=ΔHCO₃↑) → 高AG代酸+代碱
  - 并正AG代酸(ΔAG↓<ΔHCO₃↑)→ 高AG代酸+正AG代酸
  - 仅高AG代酸(ΔAG↑=ΔHCO₃↑) → 高AG代酸

- 实测$PaCO_2$<L 合并呼碱
  - 并正AG 代酸(潜在HCO_3^-<L) → 高AG代酸+正AG代酸+呼碱
  - 并代碱(潜在HCO_3^->H) → 高AG代酸+代碱+呼碱
  - 呼碱失代偿(潜在HCO_3^->H)
  - 代偿性呼碱(潜在HCO_3^- = N) ⎬ 高AG代酸+呼碱

AG正常时诊断方法

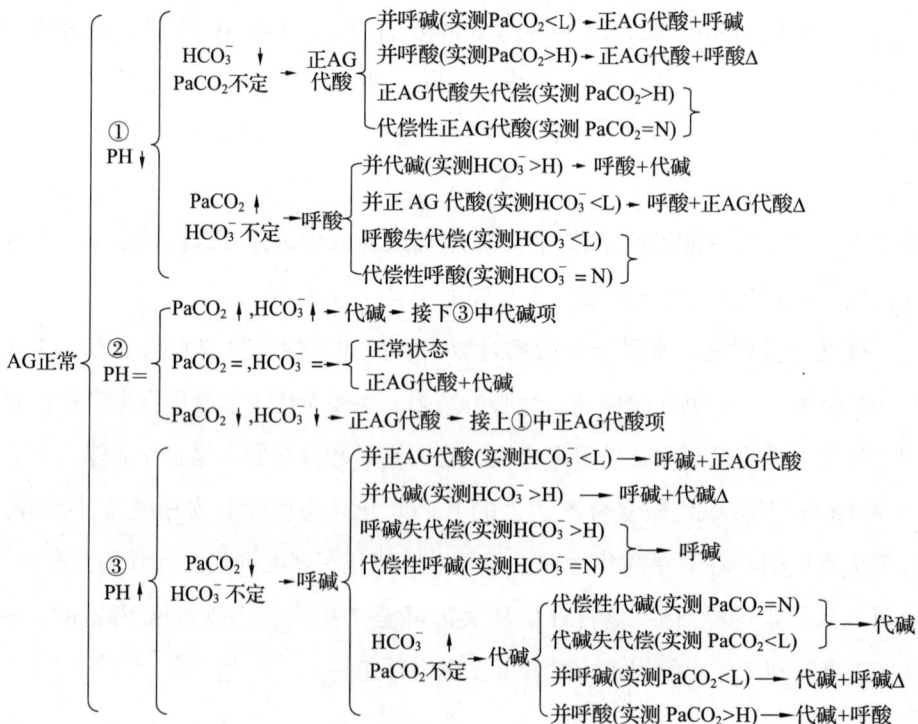

AG正常

① PH↑
- HCO_3^-↑ $PaCO_2$不定 正AG代酸
  - 并呼碱(实测$PaCO_2$<L)←正AG代酸+呼碱
  - 并呼酸(实测$PaCO_2$>H)←正AG代酸+呼酸Δ
  - 正AG代酸失代偿(实测 $PaCO_2$>H)
  - 代偿性正AG代酸(实测 $PaCO_2$=N) ⎬
- $PaCO_2$↓ HCO_3^-不定 呼碱
  - 并代碱(实测HCO_3^->H) → 呼酸+代碱
  - 并正 AG 代酸(实测HCO_3^-<L) → 呼酸+正AG代酸Δ
  - 呼酸失代偿(实测HCO_3^-<L)
  - 代偿性呼酸(实测HCO_3^- = N) ⎬

② PH=
- $PaCO_2$↓,HCO_3^-↓ ← 代碱 ← 接下③中代碱项
- $PaCO_2$ = ,HCO_3^- = ←
  - 正常状态
  - 正AG代酸+代碱
- $PaCO_2$↑,HCO_3^-↑ ← 正AG代酸 ← 接上①中正AG代酸项

③ PH↑
- $PaCO_2$↓ HCO_3^-不定 呼碱
  - 并正AG代酸(实测HCO_3^-<L) → 呼碱+正AG代酸
  - 并代碱(实测HCO_3^->H) → 呼碱+代碱Δ
  - 呼碱失代偿(实测HCO_3^->H)
  - 代偿性呼碱(实测HCO_3^-=N) ⎬ 呼碱
- HCO_3^-↑ $PaCO_2$不定 代碱
  - 代偿性代碱(实测 $PaCO_2$=N)
  - 代碱失代偿(实测 $PaCO_2$<L) ⎬ 代碱
  - 并呼碱(实测$PaCO_2$<L) → 代碱+呼碱Δ
  - 并呼酸(实测 $PaCO_2$>H) → 代碱+呼酸

营气——血浆，营气循行（血液循环）

《灵枢·营气》论述："故气从太阴出，注手阳明，上行注足阳明，下行至跗上，注大指间，与太阴合，上行抵髀……下注肺中，复出太阴。"可见营气的循行路线是按照手太阴肺经经过十二经脉脏腑，再回到手太阴肺经的顺序不断循环往复的。正如张介宾所说："营气始于手太阴，而复会于手太阴。"手太阴肺正是心肺小循环，是动脉血与静脉血转换，于肺部进行气体交换的重要场所。正如《灵枢·营气》云："营气之道，内谷为宝。谷入于胃，乃传之肺，流溢于中，布散于外，精专者行于经隧，常营无已，终而复始，是谓天地之纪。"气血精微物质是饮食之精（碳水化合物、纤维素、蛋白质、脂肪、糖类之 ATP）与天气（氧气）之微，于肺泡中交换转化后，进入大循环，到达周身脏器组织。

血气——脾气 –HB、心营 –RBC、肺卫 –WBC+LB、肝血 –PLT 及凝血系统、肾精 – 干细胞。血细胞为阳，血浆为阴。血细胞减少时阳虚畏寒，用阳药。血浆（含各种免疫因子）不足时阴虚，引起的急性脱水热，用白虎汤、白虎加人参汤等。血分的阴阳基本上分为静脉血和动脉血，《素问·刺禁论》中将动脉称为"大脉"，刺中的话，出血不止而死；将静脉称为"中脉"，刺中的话，会出现各种功能障碍。水分基本就是辅助静脉回流的淋巴和淋巴管乳糜池系统。心行血主要是指通过心脏搏动的动脉系统行血，桂枝主之；脾统血则是指通过静脉回流血液的系统，芍药主之；而遍布周身的动静脉之间密布的微循环系统则是肝藏血的物质结构，柴胡汤、四逆散、吴茱萸汤、当归四逆汤主之。肾精生血，促红素、红骨髓等生血的干细胞，后在心脏 BNP 及脾胃脂肪、蛋白质、糖类三大物质的营养下逐渐分化为血细胞，四逆汤主之。

卫气（淋巴循环）

卫气即免疫系统、细胞免疫、体液免疫、淋巴系统。岐伯曰："荣者（血浆、血液），水谷之精气也，和调于五脏，洒陈于六腑，乃能入于脉也。故循脉上下，贯五脏，络六腑也。卫者（淋巴液、淋巴细胞），水谷之悍气也，其气剽疾滑利，不能入于脉也，故循皮肤之中，分肉之间，熏于肓膜，散于胸腹，逆其气则病，从其气则愈，不与风寒湿气合，故不为痹。"

营行脉中，卫行脉外。淋巴系统是脉管系统的一个组成部分，主要由一套密闭的淋巴管道和有关器官组成。淋巴管是输送淋巴液进入血液循环的管道，包括毛细淋巴管、淋巴管，淋巴干及淋巴导管。毛细淋巴管以盲袋状起始于组织细胞之间，与毛细血管互不相通。毛细淋巴管最终汇集成一系列的淋巴管。在淋巴管的沿途尚需流经若干淋巴结，故淋巴干实际上是较大的收集管道，最后通过两条淋巴导管汇入大静脉。

淋巴器官主要由淋巴组织构成。除淋巴结外，还包括肠壁淋巴小结、扁桃体、胸腺及脾等。

淋巴系统又是水道：

首先，协助静脉运送体液，组织液进入毛细淋巴管内则成为淋巴液，淋巴液经淋巴管道进入血液循环，因而可以认为淋巴系是静脉系的补充装置。一旦某一局部淋巴管阻塞，就能引起其远侧部位的组织液淤积，产生局部组织水肿。

其次，小肠的淋巴系统还承担吸收并运输脂肪的任务。这里的淋巴液呈乳白色并非无色透明，故名乳糜液。因此，在淋巴导管中的淋巴液也呈乳糜状。

再次，淋巴结及其他淋巴器官可以产生淋巴细胞，这些细胞可以直接经淋巴管进入淋巴系统。

最后，淋巴结能清除进入机体的异物及细菌，与脾、胸腺等一起参与机体的免疫机能，构成身体重要的防御系统。

淋巴微循环不像血液循环那样，由动脉来血、静脉去血形成循环，而是组织液进入初始淋巴管、汇集淋巴管流出器官，向心性流经淋巴干，再注入静脉。这也是"营行脉中，卫行脉外"的具体诠释。

淋巴循环的基本功能是吸收、输出组

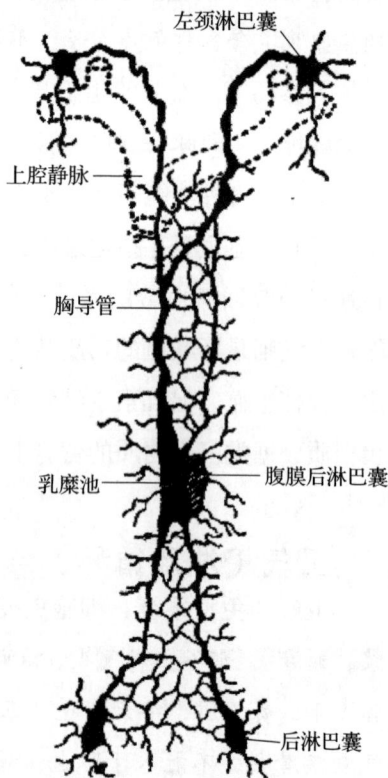

左颈淋巴囊

上腔静脉

胸导管

乳糜池 —— 腹膜后淋巴囊

后淋巴囊

胸导管的发生

织液、大分子物质、长链脂肪、脂溶性维生素、免疫球蛋白、细菌、毒素、细胞裂解物和细胞，以保证局部组织的稳定性。由此可以认为：直接参加组织液、大分子以及细胞的吸收、输出的淋巴循环为淋巴微循环，这是三焦物质基础。淋巴管和静脉构成器官、组织的两条排出通路，体内几乎主要器官都有淋巴管系统，只有脑、脊髓、骨髓、骨皮质、软骨、肌腱、角膜、晶状体、玻璃体等没有典型的初始淋巴管。淋巴循环在维持水、盐、蛋白质动态平衡方面具有重要作用。淋巴微循环是构成器官最小功能单位的重要成分；它直接参与组织、细胞的物质交换；保证组织、细胞微循环的稳定。

仲景所说的血分、气分、水分三者的物质基础，在血液循环系统、水电酸碱系统和淋巴循环系统之间得到了完美统一与调谐。

浊者为卫：

浊者为卫，出《灵枢·营卫生会》。《灵枢·营卫生会》："人受气于谷，谷入于胃，以传与肺，五脏六腑皆以受气，其清者为营，浊者为卫。"此指卫气为水谷精气中较浑浊的部分。因卫气之性状如雾露之浊，而不似营气如血浆之清，故称。

淋巴是一种无色或淡黄色的液体，但从胸导管导出的液体呈白色，这是由于小肠黏膜绒毛内的毛细淋巴管吸收了脂肪微粒，使淋巴液成为乳白色。但淋巴基本上是回收到淋巴管道内的组织液。淋巴的液体成分大致如血浆，其中有水分、电解质、少量蛋白（2～5克%）以及少量淋巴细胞。pH 为 7.35～9（碱性），比重 1.017～1.026。淋巴管从组织间隙中吸收那些不被毛细血管所吸收的蛋白质胶状液。正常情况下，每天有 50% 的血浆蛋白从动脉毛细血管滤出到血管之外，其中绝大部分由毛细淋巴管吸收，每天经各级淋巴管回流入血液的血浆蛋白量占循环蛋白总量的 1/4～1/2（约 100 克）。若经淋巴系的回吸收功能受阻时，可导致组织液胶体渗透压升高，发生水肿。

蛋白质及其他胶状物质能进入毛细淋巴管的原因可能有：①毛细淋巴管内具有比血液及组织间隙更低一些的胶体渗出压，因为淋巴的蛋白含量低于血浆。（血中含 6～8 克%，淋巴中含 3.3 克%）。②血浆及组织间隙中的蛋白带有负电荷，而淋巴中的蛋白带有正电荷。③毛细淋巴管的内皮壁比毛细血管的内皮壁具有更大的通透性。

　　肠壁绒毛内的毛细淋巴管可以吸收并运输脂肪。当进食后，经小肠黏膜吸收的脂肪（乳糜微粒）主要被绒毛的毛细淋巴管吸收，吸收过程可持续 3 小时之久，然后经一系列淋巴管道，转运到血液循环。这是脂肪吸收的主要途径，约占 60%。中短碳链脂肪酸因其分子量小，不形成乳糜微粒，易于扩散，通过小肠绒毛毛细血管的基膜，经门静脉吸收。少量脂肪可由肠壁细胞吸收。

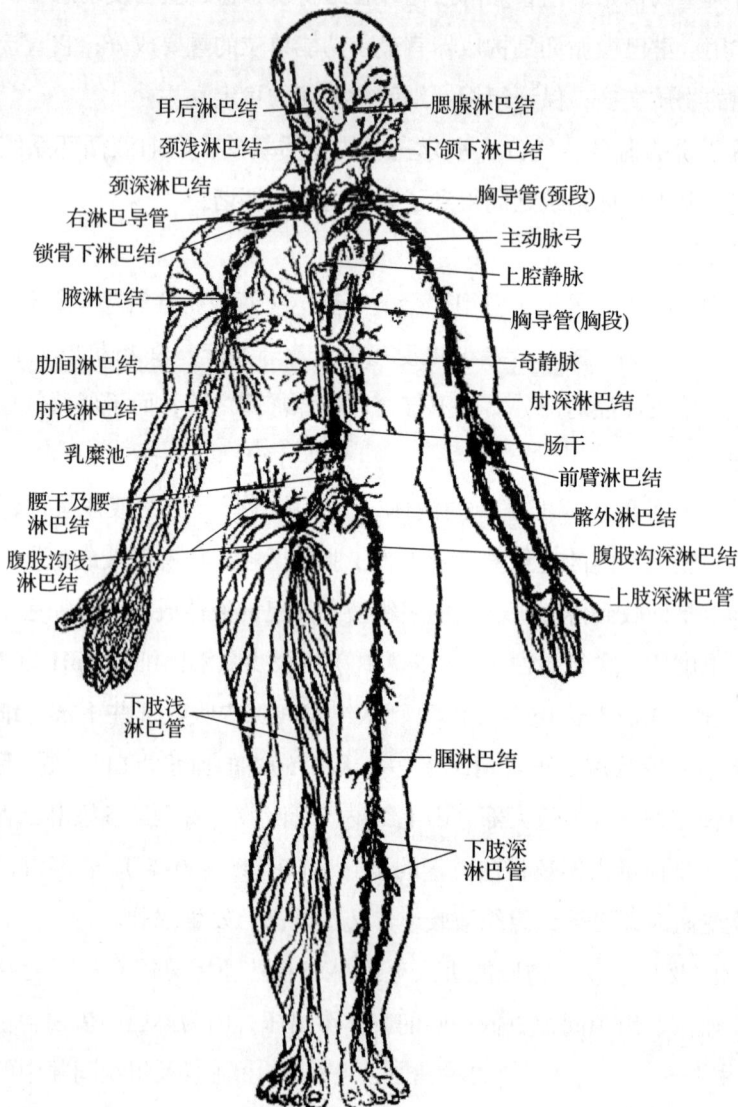

耳后淋巴结
颈浅淋巴结
颈深淋巴结
右淋巴导管
锁骨下淋巴结
腋淋巴结
肋间淋巴结
肘浅淋巴结
乳糜池
腰干及腰淋巴结
腹股沟浅淋巴结

腮腺淋巴结
下颌下淋巴结
胸导管(颈段)
主动脉弓
上腔静脉
胸导管(胸段)
奇静脉
肘深淋巴结
肠干
前臂淋巴结
髂外淋巴结
腹股沟深淋巴结
上肢深淋巴管

下肢浅淋巴管
腘淋巴结
下肢深淋巴管

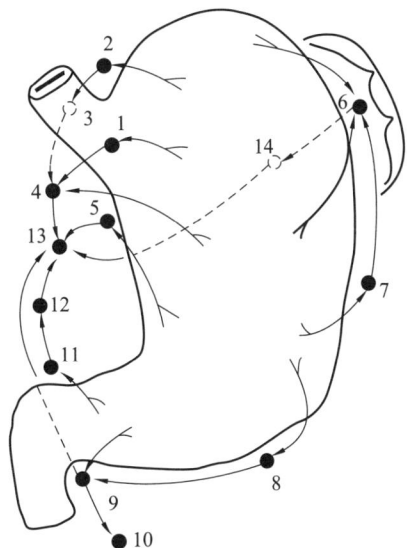

胃的淋巴引流

1. 贲门前淋巴结；2. 贲门左淋巴结；3. 贲门后淋巴结；4. 胃胰淋巴结；5. 胃上淋巴结；6. 脾淋巴结；7. 胃网膜左淋巴结；8. 胃网膜右淋巴结；9. 幽门下淋巴结；10. 肠系膜上淋巴结；11. 幽门上淋巴结；12. 肝淋巴结；13. 腹腔淋巴结；14. 胰上淋巴结

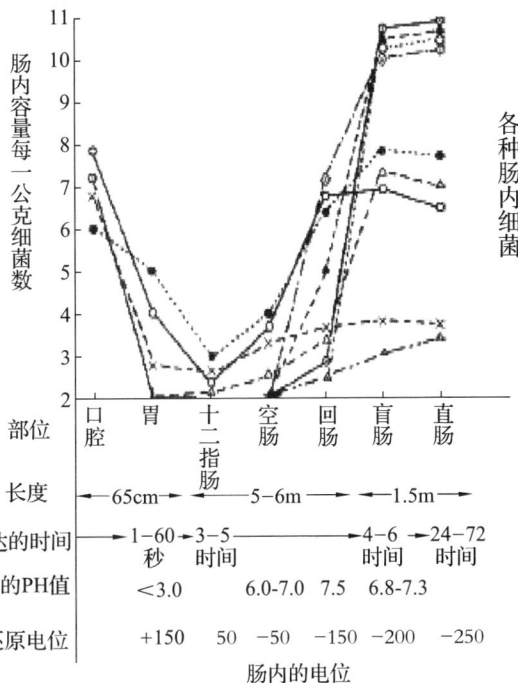

各种肠内细菌

肠内的电位

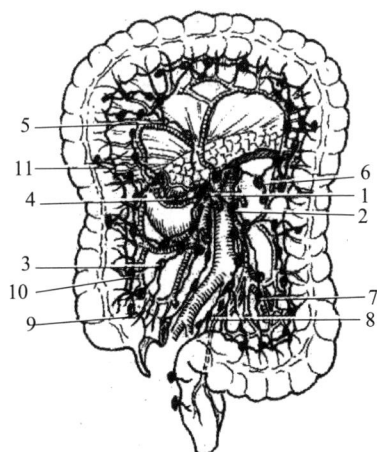

大肠的淋巴管及淋巴引流

1. 肠系膜上淋巴结；2. 肠系膜下淋巴结；3. 回结肠淋巴结；4. 右结肠淋巴结；5. 中结肠淋巴结；6. 左结肠淋巴结；7. 乙状结肠淋巴结；8. 直肠上淋巴结；9. 盲肠前淋巴结；10. 结肠旁淋巴结；11. 结肠上淋巴结

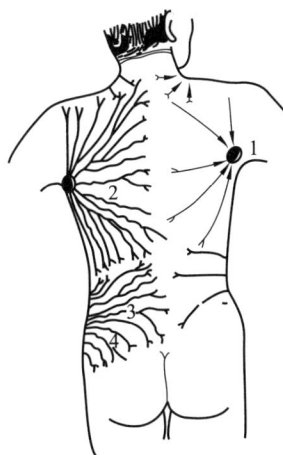

躯干背侧部的淋巴管及淋巴引流

1. 腋淋巴结后群；2. 胸背部集合淋巴管；3. 腰背部集合淋巴管；4. 臀上部集合淋巴管

349

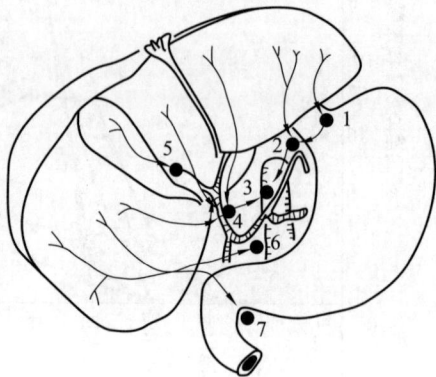

肝脏面的淋巴引流

1. 贲门淋巴结；2. 胃胰淋巴结；
3. 腹腔淋巴结；4. 肝淋巴结；
5. 胆囊淋巴管；6. 主动脉腔静脉间淋巴结；
7. 胰十二指肠上淋巴结

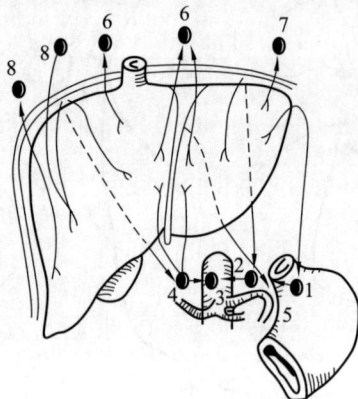

肝膈面的淋巴引流

1. 贲门淋巴结；2. 胃胰淋巴结；
3. 腹腔淋巴结；4. 肝淋巴结；5. 胃上
淋巴结；6. 膈上淋巴结前群；7. 膈上
淋巴结左侧群；8. 膈上淋巴结右侧群

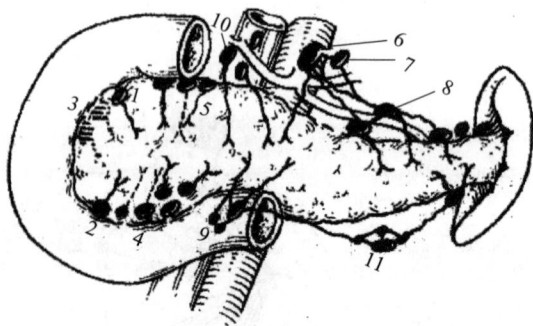

胰的淋巴引流

1. 胰十二指肠前上淋巴结；2. 胰十二指肠前下淋
巴结；3. 胰十二指肠后上淋巴结；4. 胰十二指肠后下
淋巴结；5. 幽门下淋巴结；6. 腹腔淋巴结；7. 腹主
动脉外侧淋巴结；8. 胃上淋巴结；9. 肠系膜淋巴结；
10. 肝淋巴结；11. 中结肠淋巴结

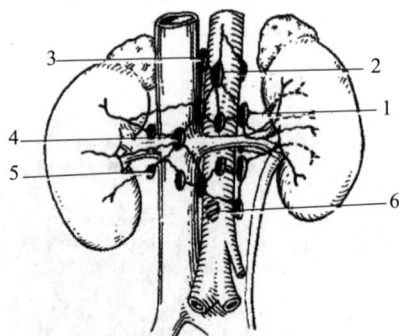

肾的淋巴引流

1. 主动脉外侧淋巴结；2. 主动脉前淋
巴结；3. 主动脉腔静脉间淋巴结；4. 腔静
脉前淋巴结；5. 腔静脉外侧淋巴结；6. 主
动脉后淋巴结

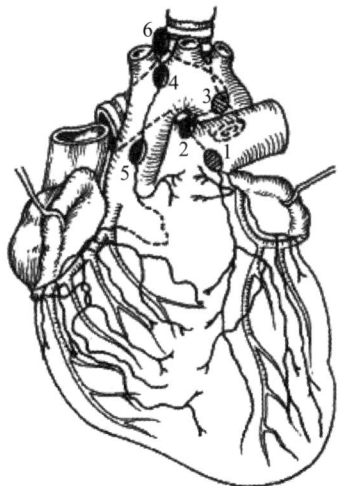

心的淋巴引流

1.肺动脉后淋巴结；2.气管支气管
下淋巴结；3.左气管支气管上淋巴结；
4.主动脉弓淋巴结；5.升主动脉前淋巴
结；6.气管旁淋巴结

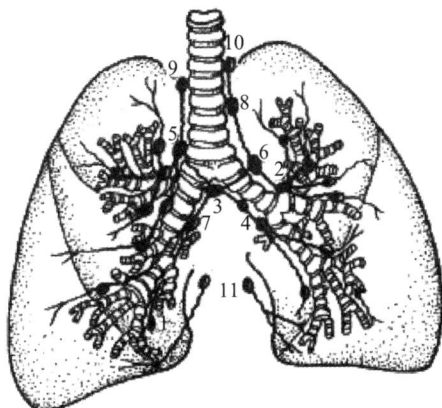

肺的淋巴引流

1.叉淋巴结；2.支气管肺淋巴结；3.气管支
气管下淋巴结；4.左气管支气管下淋巴结；
5.右气管支气管上淋巴结；6.左气管支气管上淋巴
结；7.右气管气管下淋巴结；8.主动脉弓淋巴结；
9、10.气管旁淋巴结；11.肺韧带淋巴结

三焦

关于三焦的性质，经文中有如下介绍，《金匮要略》曰："腠者，是三焦通
会元真之处，为血气所注；理者，是皮肤脏腑之文理也。"《灵枢·本输》曰：
"三焦者，足少阳太阴之所将，太阳之别也，上踝五寸，别入贯腨肠，出于委
阳，并太阳之正，入络膀胱，约下焦，实则闭癃，虚则遗溺，遗溺则补之，
闭癃则泻之。"《难经·六十六难》曰："三焦者，原气之别使也，主通行三气
（气血水），经历五脏六腑。"

①将胸腹部划分为上、中、下三个区域。《内经》对上、中、下三焦的位
置及分界已有粗略描述，如《灵枢·营卫生会》说："上焦出于胃上口，并咽
以上，贯膈而布胸中"；"中焦亦并胃中，出上焦之后"；"下焦者，别回肠，注
于膀胱而渗入焉"。原文大体指出了膈上为上焦，胃部为中焦，胃以下为下焦。
《难经·三十一难》说："上焦者，在心下，下膈，在胃上口"；"中焦者，在胃
中脘，不上不下"；"下焦者，当膀胱上口"。以膈作为上、中两焦的分界处，

351

以胃下口作为中、下两焦的分界处。对上、中、下三焦的部位划分已较明确：膈上胸中为上焦，膈下脐上腹部为中焦，脐下腹部为下焦。

②三焦有名无形说。三焦"有名无形"之论，始于《难经》。《难经·二十五难》曰："心主与三焦为表里，俱有名而无形。"《三十八难》亦谓三焦"主持诸气，有名而无形，其经属手少阳。此外府也。"自此以后，如《中藏经·论三焦虚实寒热生死逆顺之法》说："三焦者，人之三元之气也……其有名而无形者也。"唐·孙思邈亦谓三焦有名无形，如在《千金要方·三焦脉论》中说："夫三焦者，一名三关也。上焦名三管反射，中焦名霍乱，下焦名走哺。合而为一，有名无形，主五脏六腑，往还神道，周身贯体，可闻不可见。"元·滑寿的《难经本义》说："盖三焦则外有经而内无形。"明·李梴的《医学入门·卷之一·脏腑条分》说："三焦，如雾、如沤、如渎，虽有名而无形；主气、主食、主便，虽无形而有用。"

③通行元气。三焦通行元气之说，首见于《难经》。如其中三十一难说："三焦者，水谷之道路，气之所终始也。"三十八难说："所以腑有六者，谓三焦也，有原气之别使，主持诸气（气血水）。"六十六难说："三焦者，原气之别使也，主通行三气（气血水），经历五脏六腑。"原文明确地说明三焦是人体元气（原气）升降出入的道路，人体元气是通过三焦而到达五脏六腑和全身各处的。

元气，为人体最根本的气，是生命活动的原动力。元气根于肾，通过三焦别入十二经脉而达于五脏六腑，故称三焦为元气之别使。《中藏经·论三焦虚实寒热生死逆顺脉证之法》对三焦通行元气的生理作用作了更为具体地描述："三焦者，人之三元之气也，号曰中清之府，总领五脏六腑、营卫、经络、内外、左右、上下之气也。三焦通，则内外左右上下皆通也，其于周身灌体，和内调外，营左养右，导上宣下，莫大于此也。"因为三焦通行元气于全身，是人体之气升降出入的通道，亦是气化的场所，故称三焦有主持诸气，总司全身气机和气化的功能，不会仅限于有形的脏器，应该是包容性浸入的组织形式。如果元气虚弱，三焦通道运行不畅或衰退，就会导致全身或某些部位的气虚现象。

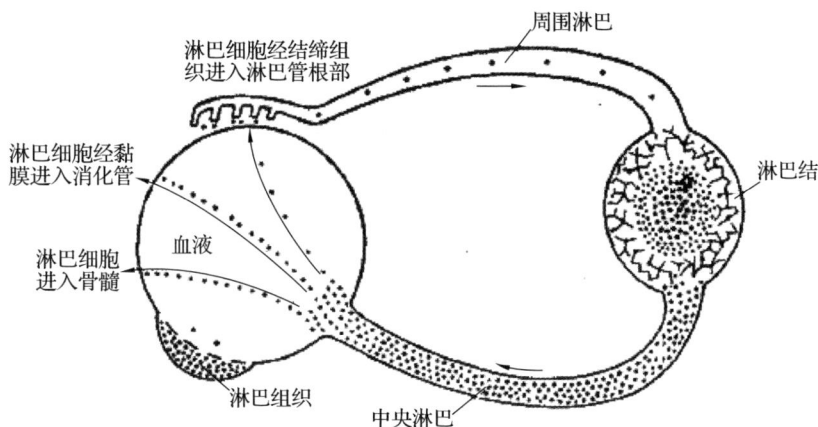

淋巴细胞循环

④运行水谷。《素问·金匮真言论》称三焦为六腑之一，《素问·五脏别论》称三焦为传化之府，其具有传化水谷的功能。《素问·六节藏象论》说："三焦……仓廪之本，营之居也，名曰器，能化糟粕，转味而入出者也。"此指出三焦具有对水谷的精微变化为营气，以及传化糟粕的作用。《难经》明确提出三焦的运行水谷作用，如三十一难说："三焦者，水谷之道路，气之所终始也。上焦者，在心下，下膈，在胃上口，主内而不出……中焦者，在胃中脘，不上不下，主腐熟水谷……下焦者，当膀胱上口，主分别清浊，主出而不内。"水谷在人体运行道路及气之所终始，包括饮食物的消化、精微物质的吸收、糟粕的排泄全部过程，用"三焦者，水谷之道路"来概括。根据上、中、下三焦所处部位不同，对水谷运行过程中所起的作用也就不同，而有上焦主纳，中焦主腐熟，下焦主分别清浊、主出的具体描述。这是以三焦运行水谷来概括饮食物的消化、吸收及排泄的功能。

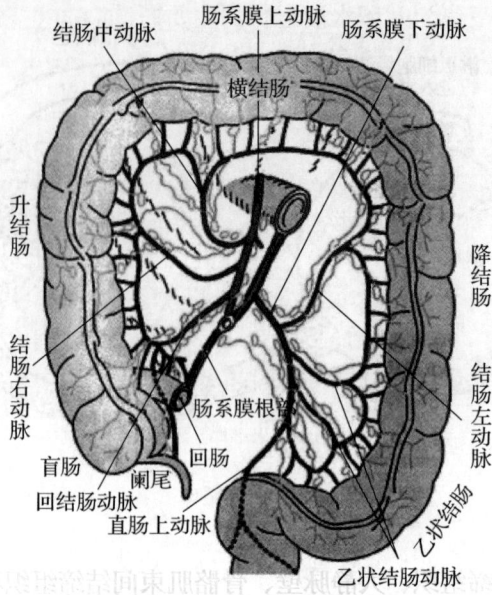

结肠中动脉　肠系膜上动脉　肠系膜下动脉
横结肠
升结肠
降结肠
结肠右动脉
结肠左动脉
盲肠
阑尾
回肠
肠系膜根部
回结肠动脉
直肠上动脉
乙状结肠
乙状结肠动脉

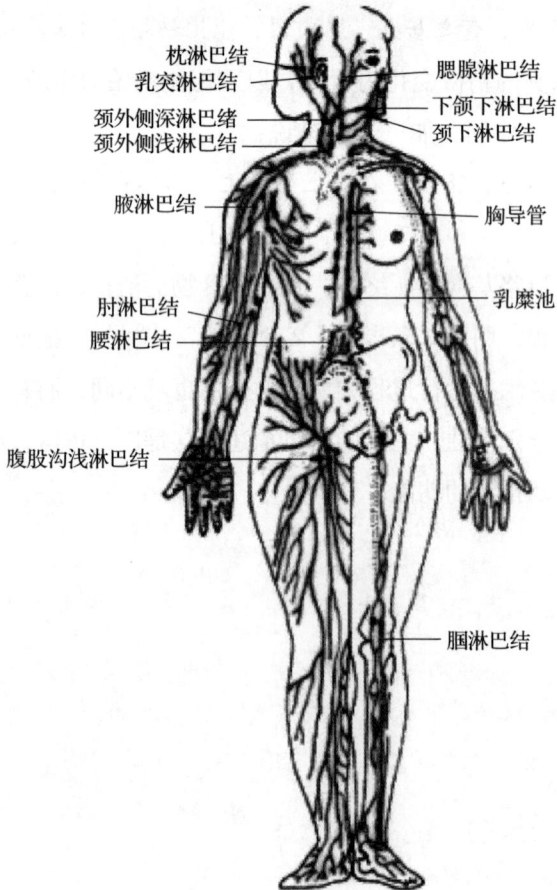

枕淋巴结　　　　　　　　腮腺淋巴结
乳突淋巴结
颈外侧深淋巴绪　　　　　下颌下淋巴结
颈外侧浅淋巴结　　　　　颈下淋巴结
腋淋巴结　　　　　　　　胸导管
肘淋巴结　　　　　　　　乳糜池
腰淋巴结
腹股沟浅淋巴结
腘淋巴结

⑤运行水液。三焦为人体水液运行的主要通道，这在《内经》中有多处论述，如《素问·灵兰秘典论》说："三焦者，决渎之官，水道出焉。"《灵枢·本输》说："三焦者，中渎之腑，水道出焉，属膀胱，是孤之腑也。"这说明三焦是人体管理水液的器官，有疏通水道，运行水液的作用。临床常见的淋巴水肿，如大象腿、不对称性四肢的巨大水肿等，都是三焦不行水液的病理表现。

这样一个弥漫周身、浸入身体组织深处、与血管伴行、运输气血水三气的有名无形的器官，除了循环系统、神经系统、内分泌系统之外，是什么呢？淋巴系统。

毛细淋巴管是淋巴管的起始部，是一种密闭的内皮管道系统，除在无血管结构（毛、甲、上皮、牙质、角膜、晶状体、软骨）以及脑、脊髓、脾髓、骨髓、巩膜、玻璃体、内耳、胎盘等处缺乏外，几乎遍布全身。**主要集中在器官间质、血管周围结缔组织、大静脉壁、骨骼肌束间结缔组织和体表的皮肤、体腔的浆膜和胃肠腔的黏膜内。**毛细淋巴管不与毛细血管交通，但与之伴行，位置较深。但膈肌的毛细淋巴管的位置较浅。毛细淋巴管管径较毛细血管大，在10～20微米之间，而且其管径变化较大，不规则，有时在汇合后却又变窄小，舒缩性很强，有时能扩大3～5倍以上，但当淋巴生成活动降低时，毛细淋巴管可处于塌陷状态，管径变细。毛细淋巴管不同于管腔内缺乏瓣膜的淋巴管。

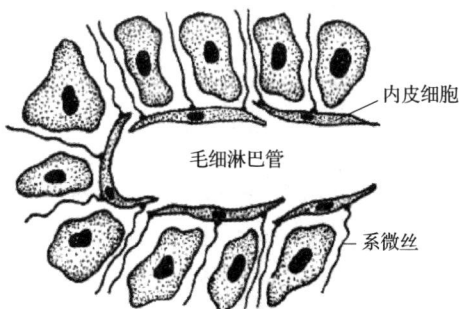

毛细淋巴管的结构

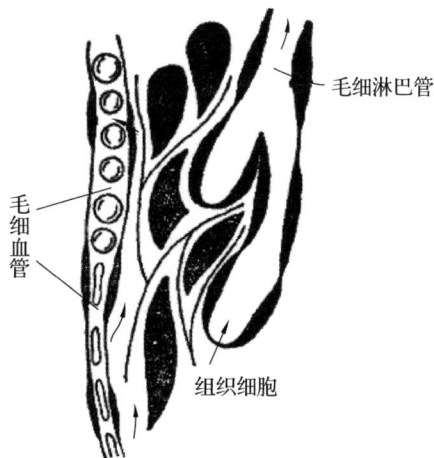

毛细血管与毛细淋巴管的关系

　　淋巴管的分布：淋巴管的吻合交通支数量甚多，沿动脉走行的伴行淋巴管可分深、浅两种。正所谓"营行脉中，卫行脉外"，浅淋巴管常与浅静脉伴行（也有些自由走行者），收集皮及皮下组织的淋巴液。深淋巴管多与血管神经束伴行，收集内脏、器官及深层组织的淋巴液。在浅、深淋巴管间有较广泛的交通支。此外，在身体中线两侧的淋巴管也越过中线互相交通，例如在颈、胸、腹、背部中线两侧的淋巴管之间和舌、阴茎、阴蒂的两侧淋巴管间都有吻合。淋巴管的汇合常位于动脉分支和静脉合流处的近侧。

　　全身各部的淋巴管经过淋巴结中继后，汇集成 9 条淋巴干，即上焦：双侧的颈淋巴干、双侧锁骨下淋巴干、双侧支气管纵隔淋巴干；中焦：单一的肠淋巴干；下焦：双侧腰淋巴干。最后它们再汇合成右淋巴导管和左淋巴导管（胸导管）。胸导管，即左淋巴导管，是淋巴系中最大的管道。它引流下肢、盆部、腹部、胸部左半，头及颈部的左半以及左上肢，共约占全身3/4的淋巴液，汇入静脉。胸导管起始于腹膜后间隙，经后纵隔上行，在左颈根部注入左静脉角。这又是人体"左侧主血，右侧主气"的生理基础之一；心脏在左，是左侧主血的生理基础之二。

淋巴结及淋巴管模式图

右颈内静脉
右淋巴导管
右锁骨下静脉
上腔静脉
奇静脉
胸导管
乳糜池
右腰干
下腔静脉
髂总静脉
髂外静脉

左颈干
左锁骨下干
左支气管纵隔干
肠干
左腰干
髂内静脉

胸导管与右淋巴导管

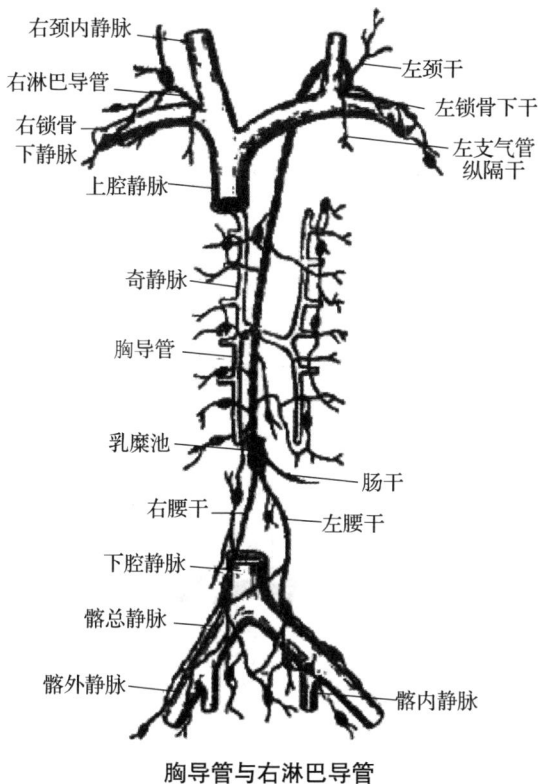

全身淋巴汇流概况

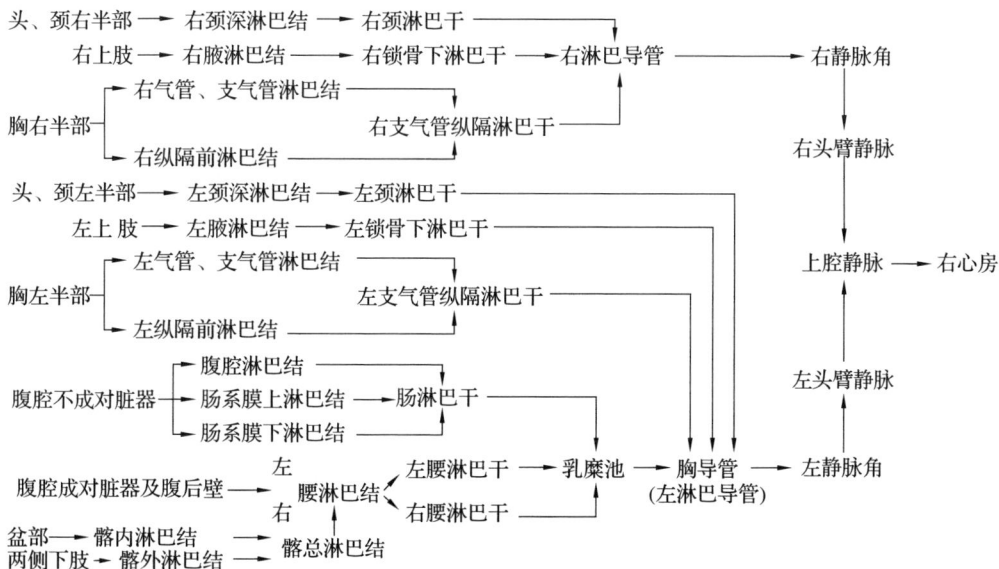

头、颈右半部 → 右颈深淋巴结 → 右颈淋巴干
右上肢 → 右腋淋巴结 → 右锁骨下淋巴干 → 右淋巴导管 → 右静脉角
胸右半部 → 右气管、支气管淋巴结
右纵隔前淋巴结 → 右支气管纵隔淋巴干
右头臂静脉

头、颈左半部 → 左颈深淋巴结 → 左颈淋巴干
左上肢 → 左腋淋巴结 → 左锁骨下淋巴干
胸左半部 → 左气管、支气管淋巴结
左纵隔前淋巴结 → 左支气管纵隔淋巴干
上腔静脉 → 右心房

腹腔不成对脏器 → 腹腔淋巴结
肠系膜上淋巴结 → 肠淋巴干
肠系膜下淋巴结
左头臂静脉

腹腔成对脏器及腹后壁 → 左/右 腰淋巴结 → 左腰淋巴干 → 乳糜池 → 胸导管（左淋巴导管）→ 左静脉角
右腰淋巴干
盆部 → 髂内淋巴结
两侧下肢 → 髂外淋巴结 → 髂总淋巴结

卫气循行路径

357

玄关之眼

很多动物的松果体位于间脑顶端后背部,即级连合与后连合之间的正中线上。但人类的松果体却在头部的正中,位于中脑上丘之上,呈圆锥形,通过一条细柄与第三脑室相连,长5～9毫米,宽3～5毫米,重0.12～0.2克。成年之前,松果体钙盐沉积很少;成年之后,随年龄的增长钙盐沉积逐渐增多。

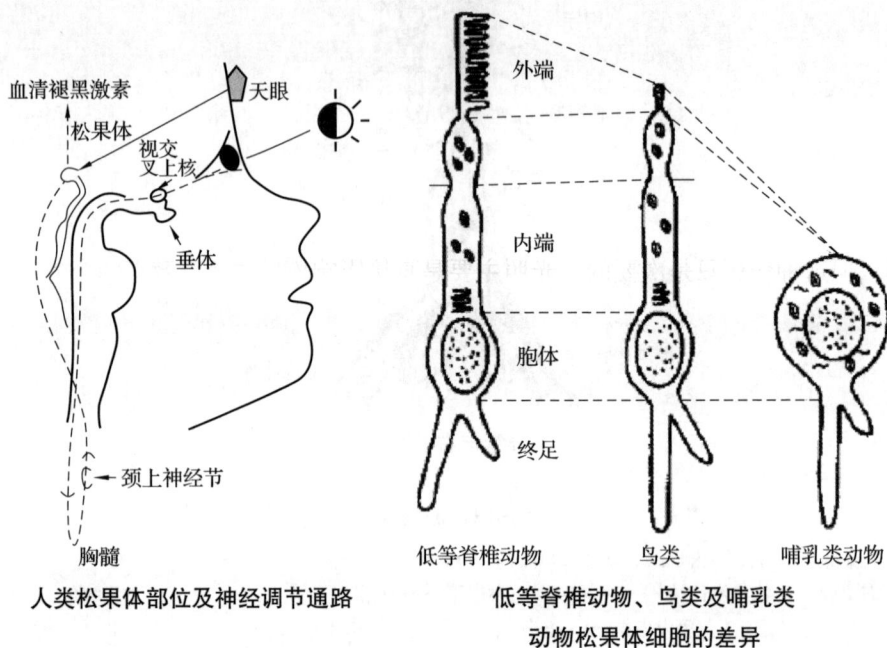

人类松果体部位及神经调节通路   低等脊椎动物、鸟类及哺乳类
                                    动物松果体细胞的差异

松果体的解剖特征有明显的种属差异,低等脊椎动物的松果体与哺乳类动物的松果体相比,较为复杂。蛙的松果体细胞与其视锥细胞在功能上极为相似;鸟类松果体可感受光刺激,并进而调节褪黑激素的分泌;而哺乳类动物的松果体细胞不能直接感受光刺激,只能分泌激素。支配松果体的神经主要是颈上神经节去甲肾上腺素能纤维,其次还有室旁核和岩大神经。哺乳动物的松果体细胞不能直接感受光刺激,它们对光刺激的反应是通过视网膜到松果体的神经通路完成的。而修炼有素者可以由这个后天通路返回到先天通路,即修炼人的第三只眼睛,天目,也是玄关之门、命门之光。

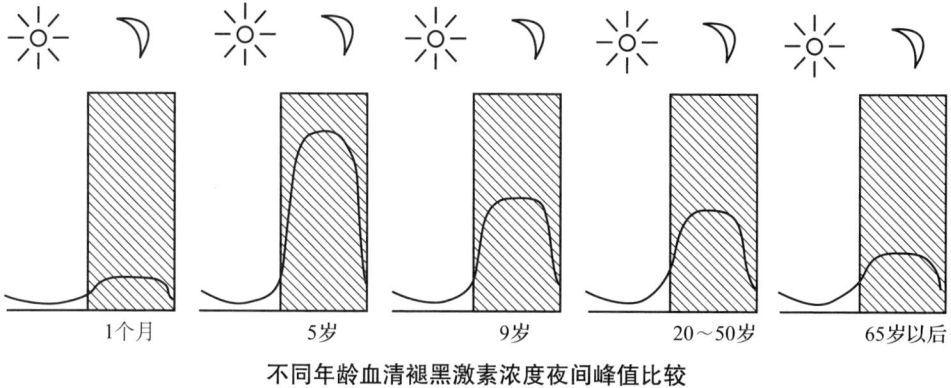

不同年龄血清褪黑激素浓度夜间峰值比较

人类也有类似鼠类动物的视网膜－松果体通路，它包括视网膜、视神经、下丘脑、脑干、脊髓、节后交感神经纤维。β1 受体参与调节血清褪黑激素分泌的节律性。鸟类的视网膜－松果体通路也起一定的调节褪黑激素分泌的作用，但这种作用只是次要的，光照主要是直接影响松果体褪黑激素的合成和分泌。其他低等动物，松果体细胞是感光细胞，光照直接调节松果体褪黑激素的合成和分泌，而神经调节的作用更小。

而且，按光对褪黑激素合成抑制作用的大小顺序排列依次为：蓝光＞绿光＞黄光＞紫光＞红光，这一顺序正是修炼觉者们开悟后，脑后或身后的智慧之光（单元世界）的能级高低次序。人同大鼠一样。松果体褪黑激素的合成和分泌也受电磁场的影响。地磁方向的改变能明显减少大鼠褪黑激素的含量及 NAT 的活性，并能改变豚鼠松果体细胞的电活动特性，对于人体同样如此。上图是人类出生 1 个月内，褪黑激素夜间峰值很低，以后逐步升高，5 岁左右达高峰，以后逐渐降低，至老年则降到很低水平。这也印证了人类在幼年时期天目容易打开，随着年龄增长，天目打开的程度就越来越难了。

可见，随着种属的级别增高，其松果体的视觉功能是在逐渐下降的，直至人类这个所谓高级种属的松果体视觉功能完全退化，只能感受昼夜周期的变化并分泌褪黑素以调节身体功能，而在低级哺乳动物的松果体中，却具有直接视觉功能，其实这就是天目的物质结构。所以高级动物修炼障碍很多，主要就是因为欲望太多。

松果体作为一个重要的神经内分泌器官，对机体生殖系统、内分泌系统和生物节律都有明显的调节作用。实验证明，将青年小鼠的松果体移植到老年小鼠的胸腺中，不仅可增加受者的寿命，也可延缓其衰老症状的出现；在夜间饮水中加入褪黑激素，也可明显延长啮齿类动物的寿命，推迟衰老症状的出现。现已证明松果体的钙化是始于生命早期。高度规律的非退行性变过程中，松果体可作为极精确的"计时器"记录生物体的年龄，它分泌的褪黑激素不仅作为内源性同步因子调整衰老机体的生物钟，整合神经内分泌功能，增强免疫功能，抗应激作用等，而且是体内重要的抗氧化剂。

小周天

任督二脉，除了脑脊中枢神经系统与周围神经节系统之外，还有内分泌系统的因素。

任脉：下丘脑 - 垂体 - 性腺（血海）（HPG、HPO）。

督脉：下丘脑 - 垂体 - 肾上腺（HPA）。

垂体分为神经垂体及腺垂体两大部分。神经垂体由胚胎期从间脑底部向腹侧的一个突起发展而成，至成体仍保持其与下丘脑的直接联系。腺垂体由胚胎原始口腔顶部向上凸出的拉特克囊形成，该突起与口腔顶的连接随后断开形成独立的囊。囊的前部发展成为腺垂体远侧部及包绕在漏斗柄周围的结节部。结节部与漏斗柄共同组成垂体柄。囊的后部形成中间叶，与神经垂体紧贴。大多数哺乳动物在中间叶和腺垂体之间保留有拉特克囊腔。猴的此囊腔已不完整，呈不连续的裂隙。而人的此裂隙多消失。

垂体是任督二脉连接的关键点，也叫鹊桥，所以舌抵上窍是有解剖学意义的。

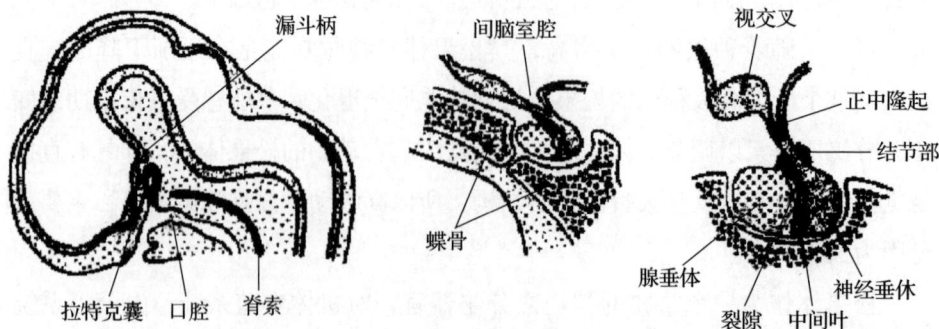

人垂体发生模式图

下丘脑是机体最重要的神经内分泌器官，又是自主神经中枢，能通过自主神经对周围腺体进行调节。下丘脑的功能非常复杂，它既调节腺垂体及神经后叶的激素分泌，又控制垂体以外全身许多重要的生理过程，如自主神经系统、进食、饮水、睡眠、能量代谢、情感及行为等。而藏象阴阳的物质基础就是自主神经系统和下丘脑系统。下丘脑属于心，在神经系统疾病尤其是脑血管病中，有一种痛是十分难忍的，叫作丘脑痛，这是一种中枢痛，与外周痛不同，它具有持续、剧烈、痛麻合并等特点。"病机十九条"中说，"诸痛痒疮皆属于心"，从天人感应角度来说，正是这个机理。

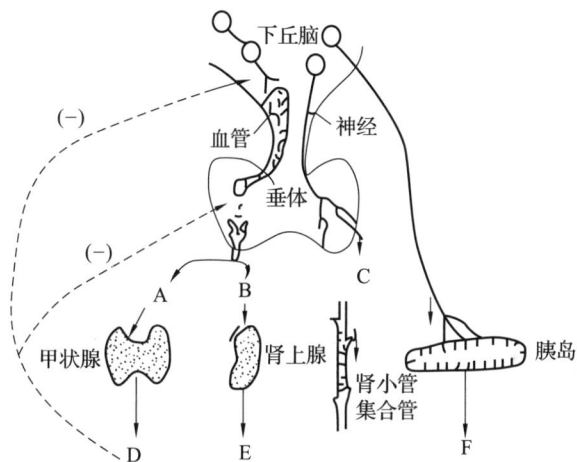

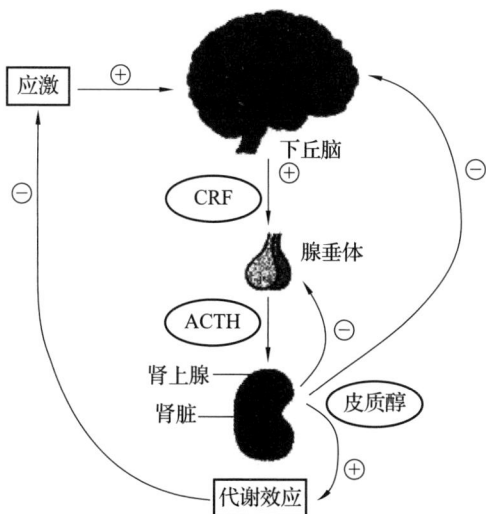

下丘脑－垂体－肾上腺（HPA）轴

尿崩症是由于抗利尿激素（VP）缺乏，肾小管重吸收水的功能障碍而引起以多尿、烦渴、多饮与低比重尿为主要表现的一种疾病。VP 产于下丘脑的视上核，与肾的特异性受体结合，改变肾小管对水的通透性，以调节肾对水的重吸收和排泄功能。如果 VP 的合成和释放有缺陷，致血液中的 VP 缺乏或降低，则使肾不能进行正常的尿液浓缩。VP 主要在下丘脑视上核及室旁核细胞中合成，然后沿神经轴突向神经垂体移动，运送到神经垂体并贮存在该处，需要时释放至血液中。因此，任何病变破坏下丘脑正中隆起（漏斗部）以上的部分，常引起永久性尿崩症。若病变在正中隆起（漏斗部）以下的垂体柄至神经垂体，可引起暂时性尿崩症。这是真武汤证。

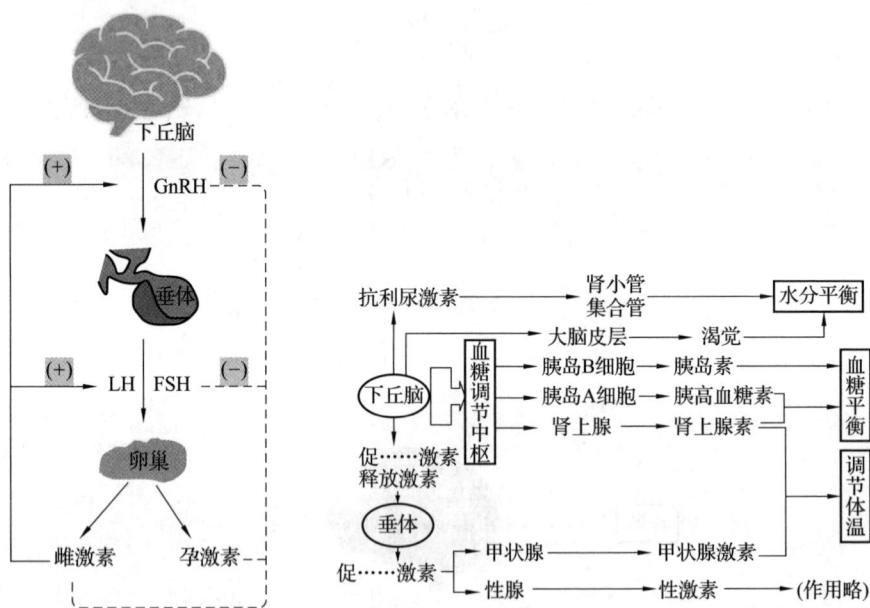

藏象阴阳：植物神经也叫内脏神经，其主要是分布于内脏、心血管和腺体的神经。内脏神经也是由中枢部和周围部构成。中枢部位于脑和脊髓内；周围部是由神经节和神经纤维构成，有内脏运动和内脏感觉神经。交感干位于脊柱前外侧，上自颅底下方，下至尾骨前方，左、右各一条，由交感干神经节和节间支连接而成。两侧交感干在第一尾椎前方，会合于单一的奇神经节。每一个交感干神经节与邻近的脊神经之间，有交通支相连，其节前神经与节后神经纤维分布于内脏平滑肌、心肌、腺体等各处，基本上与足太阳膀胱经的走行相合。**这两条交感干上的神经节即是足太阳膀胱经上的脏腑腧穴的神经结构，与两条交感干的走行完全对应。**而脏腑阴阳之气就表现为植物神经系统功能。精气则表现为神经内分泌免疫系统。

植物性神经系统在脊髓以外有许多神经节，而躯体外周神经系统没有神经节，这是两者中最显著的差异。植物性神经系统的交感干位于脊髓两侧，每条交感干上各有 20 多对神经节。此外还有体腔神经节，上、下肠系膜神经节以及盆神经节等。除直肠、膀胱和生殖器外，在心、气管、胃、肠、肝、胰等器官上面，还有一些神经丛，其中，最突出者，有胃和小肠上面的黏膜下神经丛及肌间神经丛。这两个神经丛形成胃神经系统。

交感干神经节因所在部位不同，可分为颈、胸、腰及盆神经节等四个部分。颈部：有三对神经节。支配面部神经运动，瞳孔开大肌及眼睑平滑肌。从三对颈神经节均发出心神经，参加心丛。胸部交感干共有 10 ～ 12 对胸神经节，神经节位于肋头前方，各神经节之间以节间支相连。自上而下，五对胸神经节发出许多小支参加心丛、肺丛、主动脉丛及食管丛。内脏大神经起自第 5 ～ 9 胸神经节，终于腹腔神经节和主动脉肾神经节换神经元。内脏小神经起自第 10、11 或 12 胸神经节，亦为节前纤维，合成一干，向下穿膈脚后，终于主动脉肾神经节及肠系膜上神经节换神经元。腰部：腹部交感干有 4 ～ 5 对腰神经节，主要的腰内脏神经发自第 1 ～ 3 腰节的节前纤维，终于腹腔丛及腹主动脉丛的椎前节并换神经元。

腹腔丛位于腹腔动脉及肠系膜上动脉起始部周围，内有数个椎前节：主要为腹腔神经节、肠系膜上神经节及主动脉神经节等。来自内脏大、小神经的交感神经节前纤维，在这些神经节内换神经元，其节后纤维与来自迷走神经的副交感纤维，均随腹腔动脉、肠系膜上动脉、肾动脉分支，分布于肝、脾、胰、肾、肾上腺及结肠左曲以上的消化管。

腹主动脉丛缠附于腹主动脉表面，除有来自腹腔丛的部分纤维外，接受来自第 1、2 腰神经节来的节前纤维。此种纤维于肠系膜下神经节换神经元，节后纤维形成肠系膜下丛，随同名动脉分支，分布于结肠左曲至直肠上端之间的结肠。腹主动脉丛一部分纤维附于髂总动脉丛，向下又移行为髂外动脉丛，随动脉至下肢，分布于下肢血管、汗腺及立毛肌；另一部分腹主动脉丛的神经纤维，经腹主动脉下端和第5腰椎前方，降入盆腔，参加腹下丛。

盆部：盆部交感干神经节，计有左、右各四个神经节（八髎穴的神经基础），各节间有节间支；两侧交感干均终于第一尾椎前方的一个奇神经节而会合。盆部各骶神经节，均发出灰交通支，进入邻近的骶神经，并随之分布于下肢的血管、立毛肌及汗腺。其他分支加入腹下丛。腹下丛包括上腹下丛和下腹下丛。上腹下丛来自腹主动脉丛，并接受来自下部腰神经节的节后纤维，经第5腰椎前方降入盆腔，与骶神经节发出的节后纤维组成下腹下丛即盆丛。此丛位于直肠两侧，神经纤维随髂内动脉分布于盆腔脏器。

副交感神经也分为中枢部与周围部。中枢部：即位于脑干的内脏运动神经核和位于第2～4骶髓节的骶副交感核。周围部：包括中枢发出的节前纤维和内脏运动神经节及其所发出的节后纤维。内脏运动神经节包括器官旁节和壁内节。器官旁节有睫状神经节、翼腭神经节、下颌下神经节及耳神经节等；壁内节位于器官的壁内。由延髓内迷走神经背核发出节前纤维加入迷走神经，分支到达心、肺、肝、脾、胰、肾及结肠左曲以上消化管等器官的器官旁节或壁内节，并换神经元，节后纤维分布于上述各器官的平滑肌、心肌和腺体。

由第2～4骶髓节段的骶副交感核发出节前纤维，随骶神经前支出骶前孔后，离开骶神经，叫盆内脏神经。盆内脏神经加入下腹下丛，分支达到结肠左曲以下消化管及盆腔脏器的器官旁节或壁内节换神经元，节后纤维分布于盆腔器官的平滑肌及腺体。部分纤维布于阴茎或阴蒂，引起海绵体血管扩张，使其勃起。所以盆内脏神经也叫勃起神经。

交感神经与副交感神经在结构和分布范围方面的比较：这两种神经，同为传出神经，且常共同分布于同一内脏器官，形成双重神经支配，但二者在来源、结构和分布范围方面有许多不同之处。

交感神经与副交感神经在功能方面的比较：交感神经和副交感神经对绝大多数内脏器官，都是共同分布和支配的，但这两种神经对同一器官的作用，却是互相拮抗的。躯体部分为单神经支配，而内脏器官很大部分是受交感神经和副交感神经的双重支配的，如泪腺、瞳孔、唾液腺、心脏、冠状血管、气管和消化道等。同时在影响内脏器官的活动方面所表现出来的效应通常是拮抗的，如副交感神经使气管收缩，交感神经使气管舒张。但是，植物神经对内脏的调节作用不能以简单的拮抗作用来表示，虽然内脏受双重神经支配，但这种支配却是相互补充的。这种分类在临床上具有重要的意义。除了上述的双重神经支配外，还必须注意有单独的交感神经支配的器官，如肾上腺髓质、汗腺和骨骼肌的微血管等。

在外周神经的递质分泌方面，植物性神经与躯体神经是不同的。躯体神经末梢释放的递质是 Ach，如肌肉运动终板处；植物性神经系统要复杂得多，如交感和副交感神经节发出节前纤维末梢和副交感神经的节后纤维末梢亦释放 Ach，因此将这部分分泌 Ach 的神经纤维称为胆碱能纤维。交感神经节后纤维则分泌的是去甲肾上腺素。但是，某些交感神经节后纤维，在兴奋时却分泌 Ach，并且可以被阿托品所阻断，如支配汗腺的分泌纤维和骨骼肌肉的血管舒张纤维。头部副交感神经的共同功能为储备体力。骶部副交感神经的共同功能为排空废物；交感神经系统的共同功能为维持内脏器官的平衡。所以二者不能简单分为阴阳，而是互为阴阳。

交感神经功能亢进系由各种原因所致的交感神经兴奋性增强而引起效应器官表现出的一系列综合症状。主要表现为心跳呼吸加快、血压升高、血糖升高、周围血管舒缩障碍、多汗、瞳孔扩大、眼裂增宽、眼球突出、眩晕、雷诺现象、灼性神经痛等。交感神经功能不足是由各种原因所致的交感神经麻痹而出现的 Horner 氏综合征，面偏侧萎缩症，原发性直立性低血压，皮肤出汗减少或无汗及皮肤营养障碍等。Horner 氏综合征：瞳孔缩小，眼裂变小，眼球凹陷，同侧面部少汗或无汗。皮肤改变：出汗减少或无汗，潮红或青紫，皮肤变薄，毛发脱，指甲变脆无光泽，多分布于四肢远端，面部、胸腰部多为节段性。直立性低血压：从卧位变坐位或站立时收缩压下降 4.0kPa 以上，舒张压下降 2.7kPa 以上，可有头昏、黑矇甚至昏厥、苍白、出汗等，但无心率变化。常伴有阳痿、出汗异常、排尿、排便异常等。晚期出现锥体外系症状，如震颤、强直、共济失调等。单侧面部萎缩：眶上及颧部多见，可发展至整个面部，呈条索状或刀疤征，有色素沉着，毛细血管扩张，少汗、头痛，硬皮样改变及癫痫发作。

副交感神经功能亢进是由副交感神经兴奋性增强所引起的一系列症状、体征，主要表现为心率减慢、血压降低、晕厥、痉挛性瞳孔缩小等。如颈动脉窦综合征：突然意识丧失，直立时可有头晕、四肢无力、面色苍白、出冷汗、恶心、心率减慢、血压低等。发作时间短暂，发作可分为三型：迷走型（心脏抑制型）：以心动过缓为主；血管抑制型：以血压下降为主；脑型：以意识丧失为主。瞳孔痉挛性缩小，对光反射消失。用阿托品点眼可见瞳孔明显散大。副交感神经功能不足是由各种原因所致副交感神经兴奋性减低而表现出的临床综合病征，主要表现为麻痹性瞳孔散大、排尿障碍和阳痿。

一般认为，内脏痛觉主要是由伴随交感神经走行的内脏传入神经传导；而内脏的其他感觉则由伴随副交感神经走行的内脏传入神经传导。食管、气管的痛觉是经迷走神经的传入纤维传导的，而盆腔脏器的痛觉是由盆内脏神经的传入纤维传导的。内脏传入纤维将感觉冲动传入脊髓后柱或孤束核后，通过中间神经元与内脏运动神经元联系，形成内脏反射通路，并与躯体运动神经元联系，形成内脏躯体反射通路，或通过一定的途径，将内脏的感觉冲动传入大脑皮质。

因为内脏感觉的传入途径分散，即一个脏器的感觉，可经几个脊髓节段的脊神经传入中枢，而一条脊神经又可包含几个脏器的感觉纤维。故内脏对牵拉、膨胀和冷热刺激敏感，而对切、割等刺激不敏感。体内某一内脏发生病变时，常在体表一定区域发生痛觉过敏或产生疼痛感觉，此种现象叫牵涉性痛。牵涉性痛可发生在患病内脏附近皮肤，也可发生在距患病器官较远的皮肤。如心绞痛可发生在心前区，也可发生左臂内侧皮肤痛。肝、胆病变时可发生右肩部皮肤酸痛等。

内脏疾病往往会引起身体的体表部位发生疼痛或痛觉过敏，这种现象叫牵涉痛（或称引痛）。牵涉痛偶尔可以从躯体的一个浅表区牵涉到另一个浅表区；但更多的是因内脏器官发病，而牵涉到体表区，有时也可以牵涉到身体的另一深层。一般认为，牵涉痛的部位和病变的脏器虽然往往不在同一部位，甚至相互远离，但是两者是受相同脊髓节段的神经支配的。牵涉痛是一种普遍的现象，《素问・藏气法时论》中记载："肝病者，两胁下痛，引少腹……心病者，胸中痛，胁支满，胁下痛，膺背肩胛间痛，两臂内痛；虚则胸腹大，胁下与腰相引而痛……肺病者，喘咳逆气，肩背痛，汗出……肾病者，腹大，胫肿，喘咳，虚则胸中痛，大腹，小腹痛……"这段引文的意思就是说，不同器官的病变，可以引起不同部位的疼痛，或者同一器官在不同病变时期可引起不同部位的疼痛。

植物神经系统在大脑皮层和皮层下自主神经中枢的控制下进行活动。其主要功能是支配内脏器官（消化道、呼吸道、心血管、膀胱等）和内分泌腺、汗腺，调节内脏功能和腺体分泌。相比之下，躯体神经的传出神经主要支配骨骼肌，其活动是有意识进行。支配器官运动时可做到精确控制，如某个手指，如指尖或整个手指，如伸直、弯曲或摆动。然而植物神经的支配是无法做到上述精确程度的，其活动是在无意识下进行的。如无法控制自己的心搏、胃肠蠕动，也无法控制出汗，在悲伤时无法让一只眼睛流泪，而另一只眼睛不流泪等。

植物神经系统出现功能紊乱时，就不能对其管理的脏器等进行相应的调节，出现上述所支配的脏器功能紊乱的症状，患者的主诉酷似某个系统或器官的疾病，其症状体验附加有非特异性的主观不适感，如短暂一过性和游走性的疼痛、烧灼、麻木感等。局部内脏一过性不适，如发胀、下坠感等。但这些脏器无器质性改变，各种检查无明显异常。狭义地讲，这些情况叫植物神经功能失调，实际上就是中医藏象功能出现了问题，但还没有发展到器质性病变，如梅核气、奔豚气、胃神经官能症、肠易激综合征、抑郁症等都属于植物神经功能紊乱的范畴。中医的肝气郁滞、肝脾不和、百合病、脏躁证等都属于植物神经功能紊乱。或者引起了神经系统、内分泌系统、免疫系统发生功能紊乱，以至于出现器质性病变等。

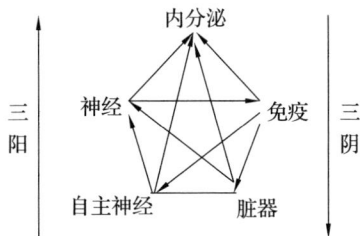

功能性植物神经紊乱，临床症状以主观症状为主，客观征象有时不明显，常见的征象如下：

全身症状：全身疲劳、倦怠、发热或发冷、睡眠时多汗、流涎流泪、情绪不稳、焦躁不安、健忘、胸部压迫感、胀满。

神经系统症状：失眠、头晕、头痛与头部不适、沉重感、耳鸣、四肢无力、眼睑震颤。感觉过敏者多，感觉迟钝者少见。

心血管症状：心悸、胸部压迫绞扼感，有心律不齐、血压不稳等，心电图有 ST 段与 T 波改变，四肢厥冷，四肢远端循环不良呈现紫绀。

呼吸系统症状：呼吸促迫，呼吸困难，气喘，喉头异物感以及神经性喘息等。

消化系统症状：食欲不振，恶心有时呕吐，腹部胀满感，胃痉挛与下腹部疼痛。神经性呕吐或腹泻。

皮肤症状：排汗增多或少汗、无汗，阵发性皮肤潮红，常伴有皮肤瘙痒或有麻疹。

泌尿生殖系症状：尿频，神经性多尿、夜尿，月经失调，性欲障碍等。

植物性外周神经与躯体外周神经的一个很显著的区别就是植物性神经外周有很多神经节，除了交感干上面的 20 多对神经节之外，头部副交感神经系统有睫状神经节、耳神经节、蝶腭神经节、颌下神经节等；骶部副交感神经系统有盆神经节。**这些神经节分别对应着不同穴位及经外奇穴、全息穴等。**此外，在胸腔、腹腔内有体腔神经节、上下肠系膜神经节；在各种器官上面还有许多神经节，一般属于副交感神经系统，其中，单是肠胃神经系统就有几百万个神经细胞，这些神经细胞难道仅仅是具有简单的传递作用？还是具有反射中枢的功能？

植物性神经节是一个能独立活动的反射中枢，内脏有许多神经节，如腹腔神经节、黏膜下神经节等，这些神经节由许多神经细胞组成，通常认为这些神经细胞发出节后纤维，实际上神经节除了这些传出性质的神经元外，还有传入性质的神经细胞。这些植物性神经节是一个能独立活动的反射中枢，植物性神经系统外周所有的神经节，亦是中枢神经系统外的一些神经中枢，而不是单纯的传入或传出的传递站。在人体的正常生理活动中，一切局部的反射活动也是要受到中枢神经系统调节的。这也证明了中医理论中五脏神的理论是有神经节结构的事实。同时也说明了胃肠是人体第二个大脑的客观性。

植物性神经的外周神经经低频刺激能引起紧张性发放。各内脏器官最高反应的刺激频率是不同的。按照针刺的手法，如烧山火、透天凉等，达到针刺与不同脏腑固有振动频率的共振，就是所谓的针刺的"得气"，酸麻胀痛温凉等，如果说用普通的针刺物质和手法，就能调动高级能量，这种可能性很小，但是如果说共振，这是完全可以理解，也可以发生的人体物理现象。

节后神经的刺激频率与内脏器官反应间的关系

神经类型	内脏器官反应	刺激频率（次/秒）
交感	竖毛	15
	瞬目	20
	孕子宫	20
	肠	20
	肾上腺髓质	25
	心（节后）	25
副交感	心	30
	颌下腺	35
	胃	25

几个脏腑器官的活动组成一个完整而协调的脏腑系统，亦可以说是脏腑器官间相互关系的总和。这个完整的脏腑协调主要由副交感和交感神经系统调节。

由交感神经节后纤维末梢所释放的递质为 NE，由副交感神经节后纤维、交感和副交感神经节前纤维末梢所释放的递质为 Ach。前者为肾上腺素能纤维，或称肾上腺素能神经；后者为胆碱能纤维，或称胆碱能神经。在植物性神经系统中还存在着一种既非肾上腺素能神经又非胆碱能神经的第 3 种神经成分。即嘌呤能纤维（或称嘌呤能神经）和肽能纤维（或称肽能神经）。在哺乳类动物的消化道中，都有嘌呤能神经，它们的细胞体位于消化道的欧氏丛中。在胃、小肠和远端的直肠中，这类神经元分别接受迷走神经和盆神经的胆碱能节前纤维控制，在结肠中受肠壁内胆碱能神经元所控制。嘌呤能神经广泛地存在于消化道、肺部或部分血管内。

《难经》解剖

《难经·第三十五难》:"小肠者,受盛之腑也。大肠者,传泻行道之腑也。胆者,清净之腑也。胃者,水谷之腑也。膀胱者,津液之腑也。小肠谓赤肠,大肠谓白肠,胆谓青肠,胃谓黄肠,膀胱谓黑肠,下焦之所治也。"

《难经·第四十四难》:"七冲门何在?然:唇为飞门,齿为户门,会咽为吸门,胃为贲门,大仓下口为幽门,大肠小肠会为阑门,下极为魄门。阳明之官能主吸纳水谷之精微以养身,七门以闭为常,故曰阖。"

胆腑:《难经·第四十二难》:"胆在肝之短叶间,重三两三铢,盛精汁三合。"《灵枢·四时气》:"邪在胆,逆在胃。胆液泄则口苦,胃气逆则呕苦,故曰呕胆。如阳明病的黄疸。"

脾、散膏:《难经·第四十二难》:"脾重二斤三两,扁广三寸,长五寸。有散膏(胰腺)半斤,主裹血,温五脏,主藏意。"《素问·太阴阳明论》:"脾脏者,常著胃土之精也。脾与胃以膜相连耳,而能为之行其津液。"仲景论:"太阳阳明者,脾约是也。趺阳脉浮而涩,浮则胃气强,涩则小便数,浮涩相搏,大便则难,其脾为约,麻子仁丸主之。"

小肠:《灵枢·平人绝谷》:"小肠大二寸半,径八分分之少半,长三丈二尺,受谷二斗四升,水六升三合合之大半。"《素问·灵兰秘典论》:"小肠者,受盛之官,化物出焉。举痛论:寒气客于小肠,小肠不得成聚,故后泄腹痛矣。热气留于小肠,肠中痛,疸热焦渴,则坚干不得出,故痛而闭不通矣。"小承气汤主之。

大肠:《灵枢·平人绝谷》:"回肠大四寸,径一寸寸之少半,长二丈一尺。受谷一斗,水七升半。"《素问·灵兰秘典论》:"大肠者,传道之官,变化出焉。"仲景论:"阳明病,脉实,手足濈然汗出者,此大便已硬也,大承气汤主之。"

广肠:《灵枢·平人绝谷》:"广肠大八寸,径二寸寸之大半,长二尺八寸,受谷九升三合八分合之一。"《素问·五脏别论》:"魄门亦为五脏使,水谷不得久藏。"仲景论："阳明病，自汗出，若发汗，小便自利者，此为津液内竭，虽硬不可攻之，当须自欲大便，宜蜜煎导而通之；若王瓜根及大猪胆汁，皆可为导。"大肠以下至肛门，受秽滓之处，俗名直肠，以其最广，故曰广肠。

三焦：《难经·第三十一难》："三焦者，水谷之道路，气之所终始也。上焦者，在心下下鬲，在胃上口，主内而不出。中焦者，在胃中脘，不上不下，主腐熟水谷。下焦者，当膀胱上口，主分别清浊，主出而不内，以传导也。"《素问·灵兰秘典论》："三焦者，决渎之官，水道出焉。"《灵枢·四时气》："小腹痛肿，不得小便，邪在三焦。"仲景论："阳明病，脉浮发热，渴欲饮水，小便不利者，猪苓汤主之。阳明病，胁下硬满，不大便而呕，舌上白苔者，可与小柴胡汤。上焦得通，津液得下，胃气因和，身濈然汗出而解也。"

膀胱：《难经》："膀胱重九两二铢，纵广九寸，盛溺九升九合"。《素问·灵兰秘典论》："膀胱者，州都之官，津液藏焉，气化则能出矣"。《素问·厥论》："前阴者，宗筋之所聚，太阴阳明之所合也。"《素问·宣明五气论》："膀胱不利为癃，不约为遗溺。"仲景论："太阳病转属阳明，渴而饮水，小便不利者，宜五苓散。夫病脉沉，渴欲饮水，小便不利者，后必发黄。"

脾脏：《难经》："脾重二斤三两，扁广三寸长五寸，有散膏（胰腺）半斤，主裹血，温五脏，主藏意。"《素问·奇病论》："五味入口，藏于胃，脾为之行其精气津液。"《灵枢·本神》："脾藏荣，荣舍意。"《灵枢·邪客》："荣气者，泌其津液，注之于脉，化以为血，以荣四末，内注五脏六腑，以应刻数焉。"

肺脏：《难经》："肺重三斤三两，六叶二耳，凡八叶，主藏魄。"《素问·痿论》："肺者，脏之长也，为心之盖也。"《灵枢·荣卫生会》："人受气于谷，谷入于胃，以传于肺，五脏六腑皆以受气，其清者为荣，浊者为卫，荣在脉中，卫在脉外，荣周不休，五十而复大会。阴阳相贯，如环无端。"《灵枢·营气》："营气之道，内谷为宝。谷入于胃，乃传之肺，流溢于中，布散于外，精专者行于经隧，常荣无已，终而复始，是谓天地之纪。"《灵枢·五味》："谷始入于胃，其精微者，先出于胃之两焦，以溉五脏，别出两行，荣卫之道。其大气之传而不行者，积于胸中，命曰气海，出于肺，循喉咽，故呼则出，吸则入。天地之精气，其大数常出三入一，故谷不入，半日则气衰，一日则气少矣。"

心脏：《难经》："心重十二两，中有七孔三毛，盛精汁三合，主藏神。"《素问·五脏生成》："诸血者，皆属于心。"《灵枢·邪客》："少阴，心脉也。心者，五脏六腑之大主也，精神之所舍也。其脏坚固，邪弗能容也，容之则心伤，心伤则神去，神去则死矣。故诸邪之在心者，皆在心之包络。"

肾脏：《难经》："肾有两枚，重一斤二两，主藏志。"《素问·上古天真论》："肾者主水，受五脏六腑之精而藏之。"《素问·痿论》："肾主身之骨髓。"《灵枢·本神》："肾藏精，精舍志，肾气虚则厥。"《素问·逆调论》曰："帝曰：人有身寒，汤火不能热，衣不能温，然不冻栗，是为何病？岐伯曰：是人者，素肾气胜，以水为事；太阳气衰，肾脂（肾皮质、肾髓质）枯不长，一水不能胜两火，肾者水也，而生于骨，肾不生，则髓不能满，故寒甚至骨也。所以不能冻栗者，肝一阳也，心二阳也，肾孤脏也，一水不能胜二火，故不能冻栗，病名曰骨痹，是人当挛节也。"

肝脏：《难经》："肝重二斤四两，左三叶，右四叶，凡七叶，主藏魂。"《素问·五脏生成》："人卧血归于肝，肝受血而能视。"《灵枢·本神》："肝藏血，血舍魂。"

伤寒解剖

一切知道在不知道之前，都是隐学；一切不知道在知道之后，都是显学。显隐之学是相对于人而言，而人的悟性与心性才是显隐之学相因而成的关键。理者，道也，本先天而寂存；人者，名也，愚钝慧悟，两两不同，层层有异，智者察同，愚者察异，道之微尘矣。故曰，绝无迷信之理，只有迷信之人。以此观心观物观天下，孰是真伪，孰知虚实，孰为因果，高下立判，显隐顿见。本然一物不变，万法随心而化，皆曰吾为最真，实是井底之蛙。

《伤寒论》方、论神奇效验的背后，必然是对人体生理、病理的正确认识。作为《伤寒论》认识论框架的核心，即三阴三阳，其物质基础到底是什么，便成了揭示仲景生理、病理观的突破口。

阴阳之应	太阳	阳明	少阳	太阴	少阴	厥阴
数	辰戌	卯酉	寅申	丑未	子午	巳亥
病位	膀胱、小肠	胃、大肠	三焦、胆囊	肺、脾	心、肾	心包、肝
病性	虚实	寒热	升降	出入	寒热	开阖
病理病机	体液免疫	消化	胆汁	消化呼吸	大循环泵	微循环血凝
	病毒	细菌脱水	淋巴免疫	细菌	生殖	神经内分泌
君药	麻黄、桂枝	石膏、大黄	黄芩、柴胡	干姜、茯苓	附子、干姜	当归、细辛

《金匮要略》曰：夫病痼疾，加以卒病，当先治其卒病，后乃治其痼疾也。

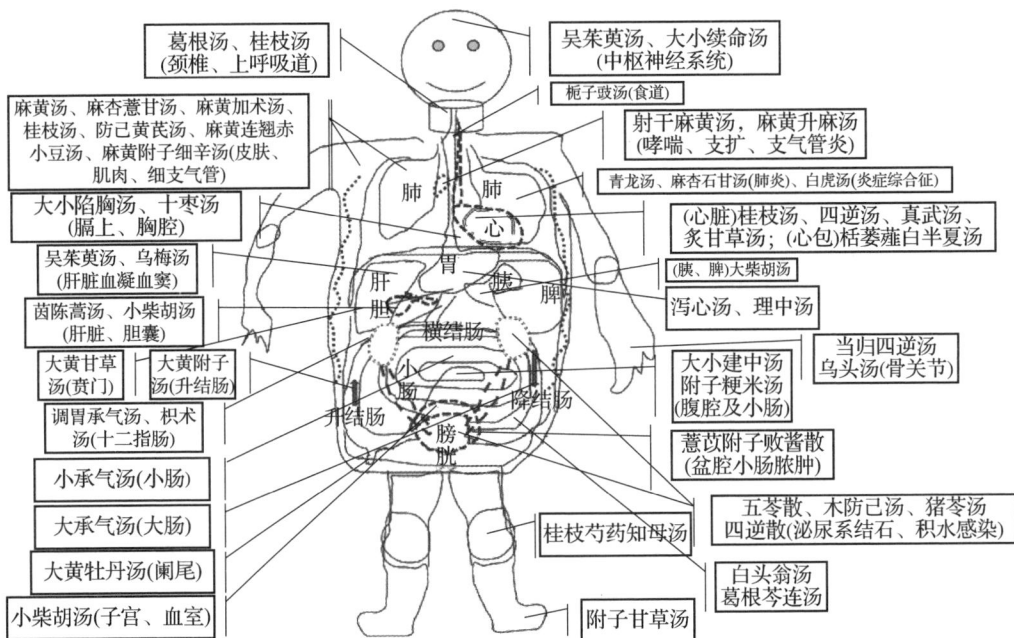

三阴三阳病为病位，三阴三阳证为病性。

太阳病为表证，太阳证为病毒性疾病、细菌性炎症、免疫系统疾病。

阳明病为里证，胃肠肌肉等病位，阳明证为急性脱水热、SIRS（全身炎症反应）综合征等。

少阳病为半表半里，为淋巴系统、骨关节系统疾病。少阳证为淋巴系统免疫系统疾病。

太阴病为脾胰（脾之大络），太阴证为胆汁代谢异常、脾胰功能异常。

少阴病为心肾循环系统，少阴热证与少阴寒证为 RASS 系统（肾素 – 血管紧张素 – 醛固酮系统）、肾上腺功能异常。

厥阴病为肝心包，厥阴证为血凝系统、微循环系统的异常，甲状腺功能异常，神经内分泌免疫系统。

胃气：胃肠气血津液，水蒸气从胃肠通过五脏的动静脉、微循环，一直到透过皮肤玄府汗孔发散出来，而五脏代谢的废物残渣则聚集在六腑之中，排泄出来。误汗吐下，使血水气三分停留在六经脏腑各处，即出现各种变证坏证。如胸腔、纵隔、横膈、胃脘、小肠、大肠、胆囊、子宫、膀胱及其他脏腑等。表现为痰饮、瘀血、寒热、神志、痞满燥实、疼痛等阳虚阴实症状。

上半身为五脏，下半身为六腑，以肚脐为界。阴中阳，阳中阴，阴阳互藏。上半身为阳，阳中有五脏之阴。下半身为阴，阴中有六腑之阳。肚脐为脾胃之枢纽，心肾肝肺通过脾胃而互为沟通、升降出入和。

炙甘草、生姜补胃液、散水、解毒。

大枣是补小肠肠液。

人参是补胃液及大小肠肠液。

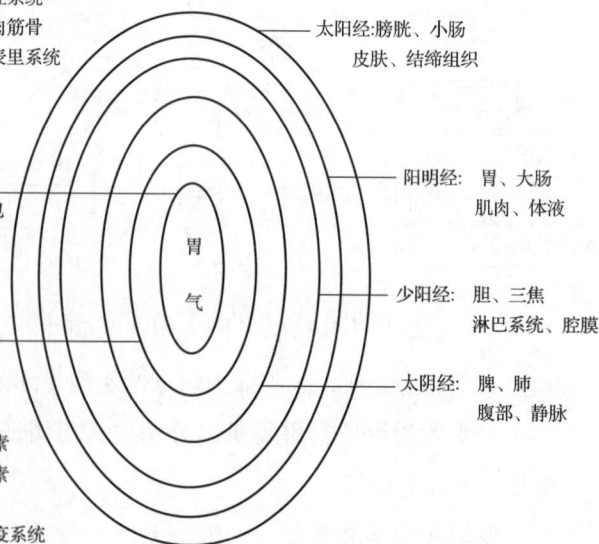

太阳病——病毒、B细胞免疫
阳明病——细菌、神经内分泌免疫
少阳病——淋巴系统、T细胞免疫
太阴病——消化系统
少阴病——循环泵系统
厥阴病——微循环系统

纵-六经系统
横-皮肉筋骨
交叉-表里系统

太阳经:膀胱、小肠 皮肤、结缔组织

厥阴经
肝、心包
微循环
神经

阳明经: 胃、大肠 肌肉、体液

少阳经: 胆、三焦 淋巴系统、腔膜

少阴经
心肾
酸碱
动脉
糖皮质激素
盐皮质激素
心钠素
胸腺、免疫系统

太阴经: 脾、肺 腹部、静脉

胃气

不只人是天地五运六气的产物，动植物皆是如此。

打开人体，一套完整的生命支持系统就明显摆在那里，中医不可能看不见，但是因为思维逻辑的不同，"横看成岭侧成峰，远近高低各不同"，所以这套生命支持系统就展现出不同的运行方式，这是头脑的思维风暴，而不是客观生命支持系统的不同。所以中医认为，人体经络系统，活的人体内存在，死的人体内消失，什么原因呢？人死之后，循环神经内分泌免疫系统的生理功能就会停止，只留下血管神经的组织学解剖结构，其内分泌免疫系统支配之下的生命运动及其生命支持系统的运动，已然消失，当然其综合的生物力学共振调谐波也就消失了，经络就消失了，阴阳离决，生命乃绝。

三阴代表着人体的静脉系统，三阳代表着人体的动脉系统，其背后有神经内分泌免疫等各种机制协同对应。有人会说，那三阴就没有动脉了吗？三阳就没有静脉了吗？事实上，三阴三阳是一个整体，三阴三阳是互为表里的一体。如太阳与少阴相表里，阳明与太阴相表里，少阳与厥阴相表里。太阳主腠理肌表动脉循环，阳明主肌肉间动脉循环，少阳主腔膜淋巴骨髓的动脉循环。太阴主脾肺的静脉循环，少阴主心肾的静脉循环，厥阴主肝与心包的静脉循环。而太阳的静脉就是少阴，少阴的动脉就是太阳；阳明的静脉是太阴，太阴的动脉是阳明；少阳的静脉是厥阴，厥阴的动脉是少阳。三阴不但是周身静脉系统，更是微循环的逐层深入，三阳不但是周身动脉系统，也是微循环的逐层深入。厥阴是其最后的终点，所以厥阴的特点是厥深热深、寒热错杂，少阳是寒热往来与四逆（此四逆非少阴寒病的四逆）。但是不能将三阴三阳简单理解为某一根血管，因为人体内部的血液动力学是综合系统，有合力与分力的效应，也是遵循着力学平行四边形法则的。而且血管是有弹性的，管腔随时在神经内分泌免疫系统调节之下变化，所以整个人体的血液动力学效应是随时变化的。一定要以整体血液动力学效应来定位三阴三阳。

表里是三阴三阳之间的人体

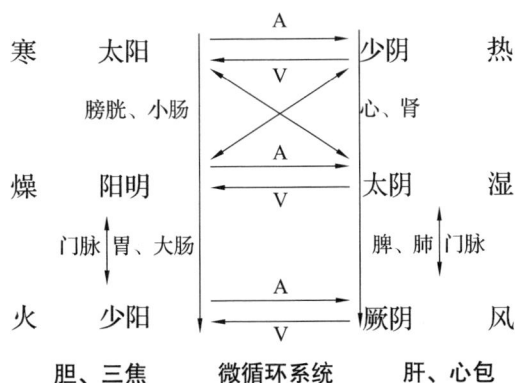

内部的圆融，司天司地则是三阴三阳在天人层次上的圆融。即太阳与太阴互为司天司地，阳明与少阴互为司天司地，少阳与厥阴互为司天司地，这就是寒湿相搏、风火相值、燥热相临的本意。落实到人体中，就是人体内部的脏腑别通（不同于现在流行的脏腑别通）。如太阳膀胱小肠与太阴脾肺之间的别通，阳明胃大肠与少阴心肾之间的别通，少阳胆三焦与厥阴肝心包之间的表里与别通相同。而且还有中运的胜复、四时五行的主气主运感应、客气的胜复、主客气之间的有胜无复、运气之间的郁发等，这些都是天人感应的具体细节。人体就是一个整体血管网，包括血管网外部的体液网和淋巴网、神经网、内分泌网络，里面都是体液，细胞内还有细胞内液。《内经》关于日月五星与人体感应的经文比比皆是，如海水西盛等，潮汐引力，都决定性地证明了天人之间的感应。这也是五运六气三阴三阳与人体三阴三阳之间天人感应的源与流。

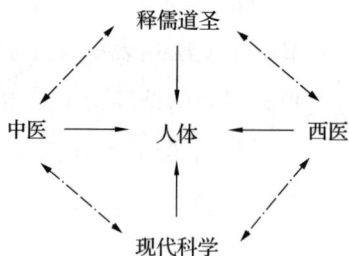

一切研究，均应以客观事实为依据。对于医学的客观事实，就是客观存在的人体结构。无论中医多么玄学，也无论西医多么精准，二者都不能脱离开客观存在的人体结构而独立说唱。否则就真的成了玄之又玄了。也就是说，任何医学都是以客观的人体结构为基本出发点而演绎逻辑的。这一点，不容置疑。这一点，是基本前提。

我们在这里将中医的藏象概念与西医的解剖概念对应，只是一种方法论而已，并不是说中医的藏象就是西医的脏腑，二者的内涵与外延是不完全等同的，但在基本概念与功能上不会有方向性的错误。实质上是中医与西医对于同样的人体器官不同角度、不同深度、不同高度的认识，这些认识的理论与实践肯定会有各种不同，但在根本方向上是完全一致的。所以读者在阅读本书时，不要有中医藏象就是西医脏腑的想法，这只是一种比附和对应，不会有原则性错误，但有角度、深度与高度的差异。总的来说，西医为横，中医为纵；西医为点，中医为层面。因为人体太复杂了，人类的认识还很局限。从人类史、文明史、中医史和现代科技史的角度来说，中医藏象理论对人体的描述更接近真实与事实。

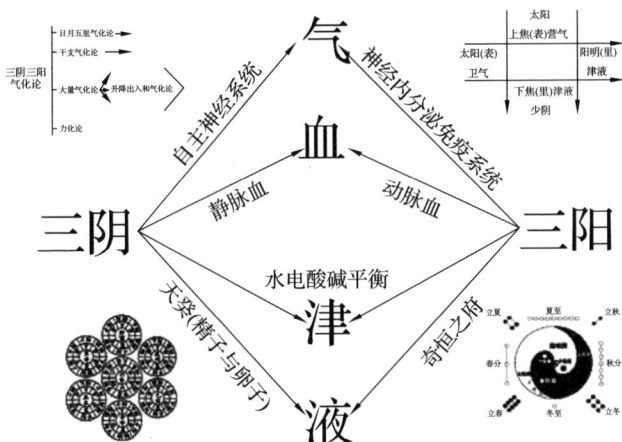

经络体与肉体(效应器)

人体藏象经络之中医层创与西医格物对应系统

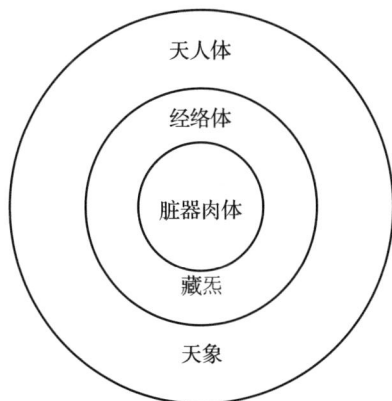

天人同构之肉体的效应器支配图

仲景以胃家实为阳明病之提纲，以攻下为治之正法。《素问·五脏别论》："六腑者，传化物而不藏，故实而不能满也。所以然者，水谷入口，则胃实而肠虚，食下则肠实而胃虚，故曰实而不满，满而不实也。"《素问·逆调论》："阳明其气下行。"《素问·阴阳应象大论》："其下者引而竭之，中满者泻之于内。"阳明病之实邪，有在胃在肠之殊，是以承气汤有调胃、小、大之分。

少阳病之胁下痞硬，心烦喜呕，口苦，咽干，目眩，两耳无所闻，目赤，皆其候也。其受病之部，有上焦：上焦主横膈膜以上之病，仲景以口苦，咽干，目眩，两耳无所闻，目赤，头痛等证为候。中焦：中焦主膈下脐上之病，仲景以往来寒热，胸胁苦满，默默不欲饮食，心烦喜呕，腹中痛，胁下痞硬，心下悸等证为候。下焦：下焦主脐下少腹之病，仲景以小便不利，热结在里，呕吐不利等证为候。半表半里之分：半表则由腠理外通于太阳，半里则由膜原内通于阳明。

少阴者，血脉循环系统之术语。心肾也。

厥阴者，神经系统和血凝系统之术语、脑髓为其中枢，志意是其妙用，而主宰全体知觉运动之机官也。疏泄为神经系统，藏血为凝血系统和微循环系统。临床上，用凝血系列和二聚体（D–D）指标判定，只要凝血系列和 D–D 指标异常，或神经系统出现异常，就说明病已经入了厥阴，或肝不藏血，或肝不疏泄。

判定三阴三阳，酸碱平衡是重要的指标之一。

厥阴系统：包括微循环系统与血凝系统

微循环概念是厥阴风木肝脏的重要功能之一。肢端动脉痉挛病（雷诺综合征）、当归四逆汤证是厥阴病厥证的表现。迷走神经属于厥阴系统，肝寒表现，厥阴头疼属于迷走神经反射亢进性晕厥，是最常见的晕厥类型。晕厥前期患者常有头晕、恶心、无力、上腹部不适、面色苍白、出冷汗、叹气样呼吸等植物神经功能紊乱或肢体发麻，坐立不安和焦虑等前驱症状，此为本病特征之一。前驱症状约持续几分钟，继而患者出现头晕、眼黑、视力模糊，突然意识丧失而摔倒。此时血压迅速下降，脉搏仍然规则，但微弱，每分钟减慢至 40 ~ 50 次，约经几秒钟至几分钟，患者可自然苏醒。西医的处理是可皮下注射肾上腺素或麻黄素。迷走神经是十二对颅神经中最长的一对植物神经，几乎分布于所有脏器肠道，这一点正符合"肝为五脏之贼"的中医表述。

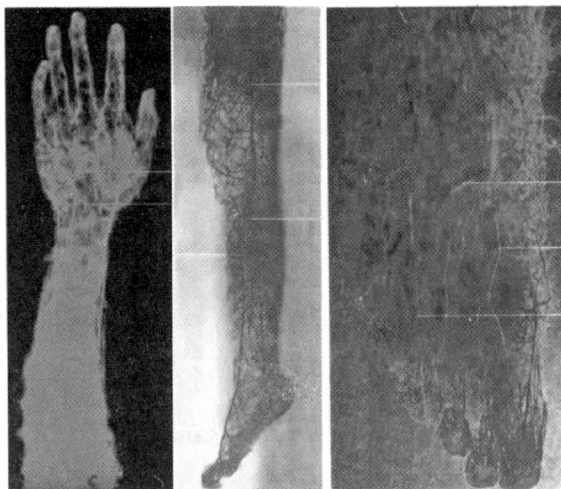

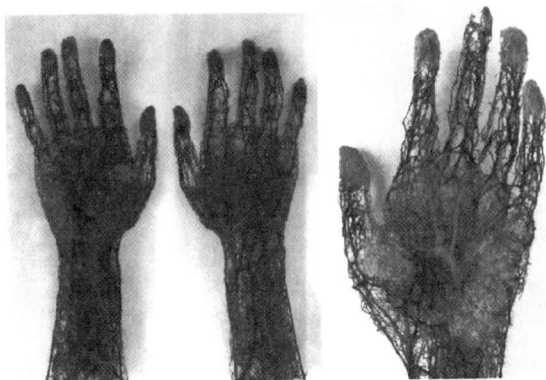

所谓微循环就是直接参与组织细胞的物质、能量、信息传递的血流、淋巴液及组织液的流动。因此，器官微循环是器官的一个重要、不可分割的部分。在生物进化和个体发生过程中，器官微循环和器官结构、代谢形成高度适应、密切协调的一个整体。

微循环微血管：分为细动脉、分枝毛细血管、网状毛细管、集合毛细血管及细静脉5级。还有动静脉短路支和淋巴管。微血管壁具有适宜、有效的物质通透性。气体、脂溶性物质、小分子物质可透过血管壁；大分子则需要有选择性地借助载体，通过血管壁，借此保证血液和组织细胞间物质、能量、信息的传递。血管中毛细血管、细静脉壁的通透性，一般大于细动脉。静脉系统的压力低于毛细血管，管壁薄，伸展性强，血容量大（3860mm^3，是全身血流量的 77%），这是肝藏血的基本生理结构，可及时回输入心脏，能够保证及时、充分地收容流经脏器、组织的血液。静脉血管伸展性好，容量大，具有多数静脉瓣等，最适应微循环的需要，保证血液的收容和回流。厥阴病的厥证，所谓"厥深热深"等，正是微循环的开阖表现。

微循环是循环系统的最末梢的部分，流动于全身，并通过同外界相通的器官，参与机体与环境进行物质、能量、信息的传递；同时它又是器官最小功能单位中重要组成单元之一，参与器官局部、组织、细胞的物质、能量及信息的传递。微循环调节既要面向环境和全身进行调节，同时又要面向器官局部、组织及细胞进行调节。它的根本任务，就是通过调节，既保持全身或主要器官、组织的循环血量、血压、氧耗、组织的 pH 和含水量的相对稳定，这是稳定性调节；又适应功能、代谢的需要，保证全身或主要器官、组织的循环血量、血压、氧耗、组织的 pH 及含水量等，出现相应的适时、适度的变化，就是应变性调节。

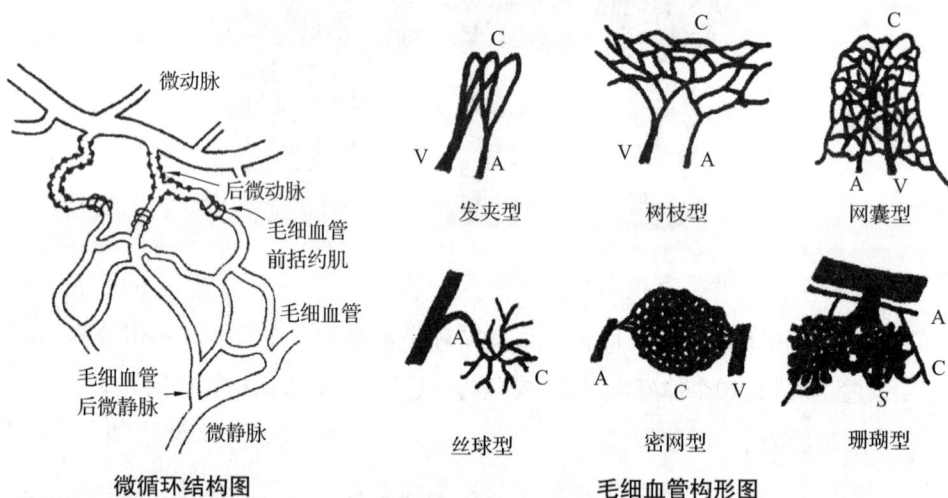

微循环结构图

毛细血管构形图

毛细血管形状：襻形：正常时呈"发夹"状，整个微血管襻即为毛细血管，此种构形常见于四肢皮肤，手指甲装、口唇、齿眼等处。网形：毛细血管交叉呈"网"状，可有微动脉、微静脉夹杂其中，网孔的大小、疏密不一，此种构形主要见于肠系膜、肌肉、大脑皮质、肠黏膜、肺等组织，肝和骨髓等处则呈网状。球形：呈"菜花"状或"丝球"状，此种构形常见于肾小球、脾、淋巴结、胰岛等处。树形：常在主干毛细血管的基础上向一个方向发出分支状毛细血管，其构形特点是只要主干微血流通畅，分支毛细血管上即使有局部病变，也容易通过侧支代偿。一旦主干受损，整个毛细血管网血供发生障碍，此种构形常见于舌、肌肉、肠系膜、大脑等处。

体内毛细血管数量极多，其总长度超过 9 万千米，可绕地球 2 周半，占全身血管总长的 90% 以上。如将 50 千克肌肉内所含的毛细血管互相串联成一条血管的话，其总长可达 10 万千米。毛细血管的容量也极大，平时仅约 20% 呈开放状态，其他毛细血管关闭，所以正常情况下微循环所含的血容量仅占全身血容量的 5% ～ 10%，即 500mL 左右，但如肝脏毛细血管全部开放，则它可容纳全身血液，这即是"肝藏血"的物质基础。

如果出现此种情况，则会造成"出血到自己的毛细血管内致死"的局面。毛细血管的表面积十分大，据粗略估计，大循环毛细血管床中血管内皮的总面积接近 $60m^2$，肺循环中约为 $40m^2$。以下肢为例，如毛细血管平均内径为 $10\mu m$，则其总面积可达 $30m^2$。据测定，安静时皮肤表面的毛细血管开放数如为 5 根 /mm^2，则运动后可达 100 根 /mm^2，增多 20 倍。毛细血管的上述特点，保证体内有足够的表面积进行物质交换，虽然真毛细血管与组织细胞十分靠近，最远距离不超过 20 ～ $50\mu m$，对交换十分有利，但是组织与血液间的代谢活动能否正常进行，还与毛细血管的通透功能有关。这就是厥阴的微循环生理结构。

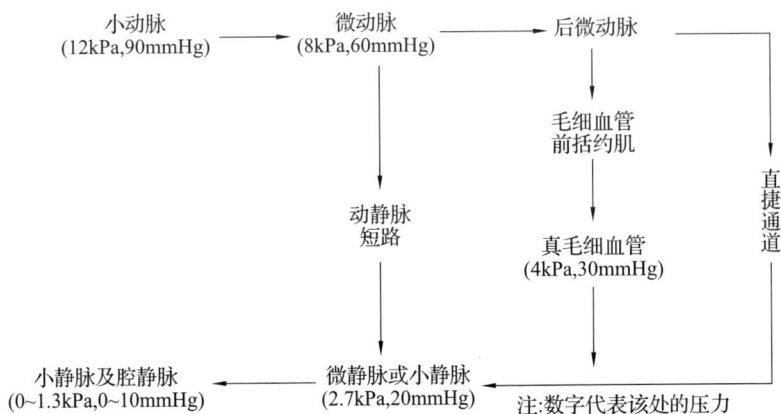

微循环的血流通路

微循环调节机制可分4类：神经性、体液性、代谢性及肌源性的血流调节。交感缩血管神经的节后神经元是肾上腺素能神经元，释放的递质是去甲肾上腺素。血管平滑肌的肾上腺素受体分 α 受体和 β 受体两类。去甲肾上腺素与 α 受体结合，可引起血管平滑肌收缩；与 β 受体结合则引起血管平滑肌舒张。体内所有的血管都受交感缩血管纤维支配，但不同部位的血管中缩血管纤维的分布密度不同。脑、唾液腺、胃肠道腺体及外生殖器等器官的血管平滑肌，除接受交感缩血管纤维支配外，还接受副交感舒血管纤维支配。交感神经可以通过3个环节调节微血管和通透性：改变开放的毛细血管数。调节毛细血管前后阻力，即改变毛细血管的静水压。调整内皮细胞微孔隙的数量及其直径。

参与微循环体液性调节的物质比较多，有神经介质、血管活性物质和前列腺素等。根据体液因素在循环血中停留时间长短，将这些物质分为两类：停留时间较长的物质，如肾上腺素、组织胺、多巴胺、前列腺素 A、血管紧张肽、加压素等，这些物质参与全身性微循环调节；停留时间短暂的物质，如血管紧张素 II、5–羟色胺、乙酰胆碱、缓激肽、前列腺素等，主要与局部性循环调节有关。

微血管周围环境，如 CO_2、pH、O_2 及其他代谢产物，如腺苷等，可直接影响血管的功能。它们根据局部需要，调节局部循环。这种调节称为代谢性调节。微循环的局部调节中75%是通过代谢性调节完成的。

厥阴病理的微循环有痉挛、瘀滞、麻痹、闭塞等型，痉挛型常见于疾病的急性期、厥热反复、厥深热深等。其余三型则常见于慢性疾病的晚期、休克期、DIC、重度感染、脉管炎、血液病等厥阴阶段。四逆散、当归四逆汤、乌梅丸等是对证之法。青紫舌的患者微循环有50%左右是有异常病理变化的，说明已经病入厥阴。

血细胞黏附聚集 - 血流"淤泥"化，血池形成 -DIC。这些变化就是休克时体内血液流变学障碍的一个重要部分。微循环障碍最终结果是重要脏器微循环血液灌流减少。其发生可先于全身动脉血压的降低，其恢复又晚于血压的回升。由此可见，休克中微循环变化要比全身动脉血压变化敏感。

肺是全身静脉血液回流的主要过滤器，又是一个重要的代谢器官，周身组织中引流出的许多代谢产物在这里被吞噬、灭活和转换。这使它在各脏器代谢异常、内环境剧烈变动的 MODS（多器官功能障碍综合征）中处于极易受损的地位。又肺泡直接与空气接触，中医认为"肺为娇脏"，即这个原因。

休克是一个以急性微循环障碍为主的综合征。各类休克的共同特征是体内重要脏器微循环处于低灌流状态，因此有人认为休克时，体内的主要变化是重要器官微循环不适当的血液灌流，以致机体细胞无法维持正常的营养代谢和功能。引起休克时体内重要脏器微循环血液灌流减少的原因很多，除了循环血容量的降低，心功能不全等因素的直接作用外，微血管舒缩功能的异常是一个重要因素。内毒素性和失血性休克中脏器微血管周围渗出均以肺、肝、肾最为严重。

藏血与凝血功能也是厥阴肝木的基本功能。血液的各种内源性血凝因子基本上都是在肝脏内合成和灭活，疏泄功能体现在 HPT 轴上。在肝的微循环中，肝窦是一个巨大的储血库，每分钟血流量约为 1500mL，其中门静脉约900mL，而肝动脉约 600mL。每当机体处于有效循环血量急速减少的情况下，通过神经体液机制，肝脏将减少自身血流量，以保持机体重要生命器官之急需。在许多情况下，休克与 DIC（弥散性血管内凝血）二者通常相互影响，互为因果，形成恶性循环。

凝血因子某些生化与遗传特性

因子	同义名	合成部位	分子量（万）	氨基酸残基数	基因长度（Kb）	基因在染色体定位	血浆中浓度（mg/L）	半存期（小时）	在凝血中功能
I	纤维蛋白原	肝	34.0	2964	50	4q31	2000～4000	90	最终底物
II	凝血酶原	肝	7.2	579	21	11pl1-q12	90～100	48～96	蛋白酶原
III	组织因子	多种细胞	4.5	263	12.4	1p21-22			辅因子
IV	钙离子								
V	易变因子（前加速因子）	肝，血小板	33	2196	>80	1q23	5～10	12～15	辅因子
VII	稳定因子	肝	5	406	12.8	13q34	0.5～2	6～8	蛋白酶原
VIII	抗血友病球蛋白	肝	33	2332	186	Xq28	0.1	8～12	辅因子
IX	Christmas因子	肝	5.6	415	34	Xq26.3-q27.1	5	12～24	蛋白酶原
X	Stuart-Prower因子	肝	5.9	448	27	13q34	6～8	48～72	蛋白酶原
XI	血浆凝血活酶前质	肝	16	1214	23	4q35	4～6	48～84	蛋白酶原
XII	Hageman因子	肝	8	596	12	5q33-qter	30	48～52	蛋白酶原
XIII	纤维蛋白稳定因子	肝	32	2744	>160（a） 28（b）	6p24-25（a） 1q31-32.1（b）	10	72～120	转谷氨酰胺酶原
	前激肽释放酶	肝	8.5, 8.8	619	22	4q35	35～50	35	蛋白酶原
	高分子量激肽原	肝	11	626	27	3q26-ter	70	144	辅因子

从病理生理学观点，DIC 依代偿反应可分为代偿型、失代偿型与过代偿型。从临床医学观点，通常根据起病的急缓与病情，将 DIC 分为急性型、亚急性型、慢性型。临床表现突出的是急性 DIC，其基本表现有以下四个方面：出血、休克、微血管栓塞（广泛性微血栓通常是引起多器官衰竭的主要原因）、血管内溶血（临床表现为黄疸、腰痛、酱油色尿－血红蛋白尿、少尿或无尿等症状）。

急性 DIC 各期的主要实验检查

作用	指标	前期	凝亢期	凝溶期	凝衰期
反映凝血过程	血小板计数	N 或↓或↑	↓	↓↓	↓↓
	纤维蛋白原	N 或↓或↑	↓	↓↓	↓↓↓
	凝血酶原时间	N 或↓	N 或↓	↑↑	↑↑↑
	激活的部分凝血活酶时间	N 或↓	N 或↓	↑↑	↑↑↑
	纤维蛋白单体	+	++	+++	－
	抗凝血酶Ⅲ	N	↓	↓↓	↓↓
反映继发纤溶	纤溶酶原	N	N 或↓	↓↓	↓↓↓
	FDP	N	N	↑	↑↑↑
	D-dimer	N 或↑	↑	↑↑	↑↑↑
	凝血酶时间	N	N	↑	↑↑
	血浆游离血红蛋白	N	↑	↑↑	↑↑

注：N 正常，↑升高或延长，↓减低或缩短，－阴性，＋阳性

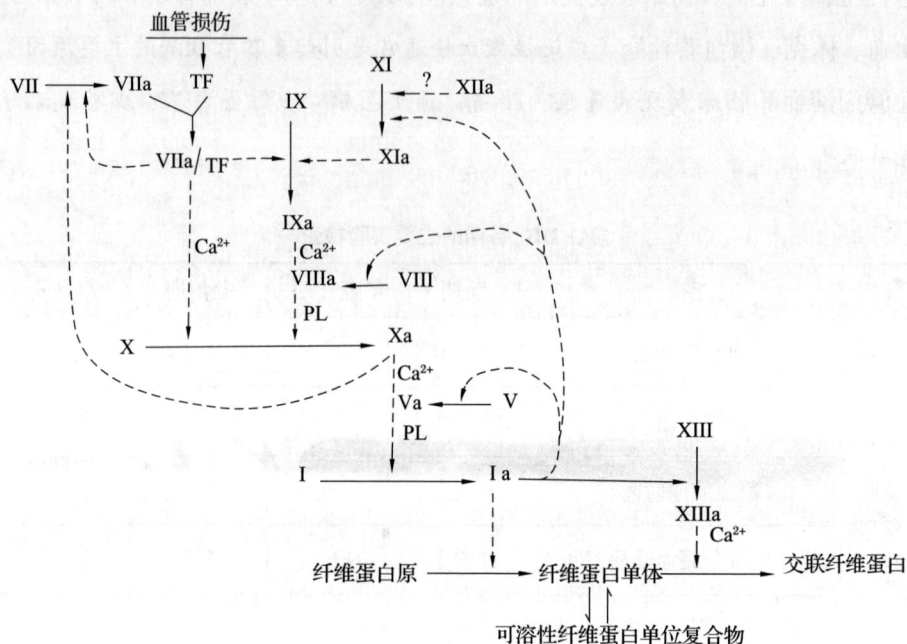

凝血过程的现代概念示意图

⟶ 转变成为　---▸ 催化　TF组织因子　PL磷脂

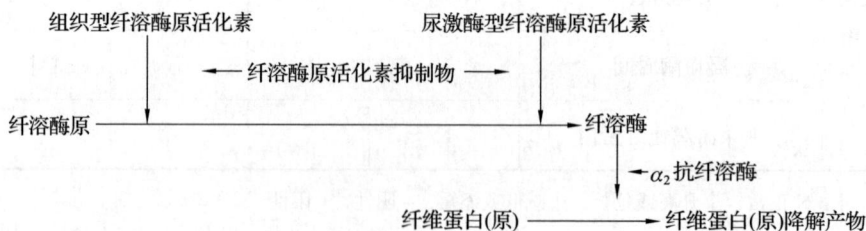

纤溶系统及其基本过程

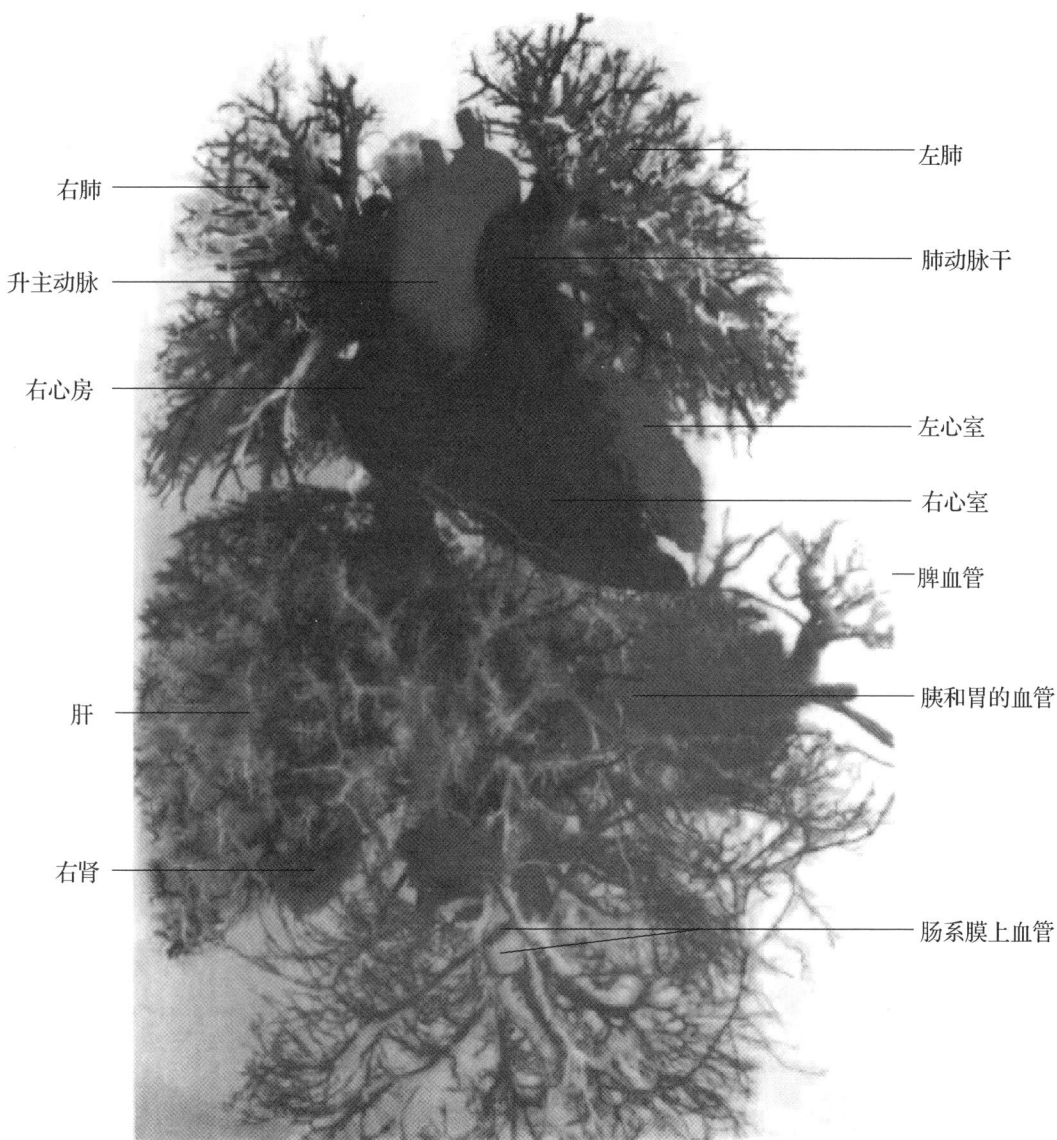

右肺
升主动脉
右心房
肝
右肾

左肺
肺动脉干
左心室
右心室
脾血管
胰和胃的血管
肠系膜上血管

肺部分	白色：支气管树	蓝色：肺动脉	红色：肺静脉
肝部分	黄色：门静脉	蓝色：肝静脉	红色：肝动脉
其他黄色	门静脉属支		

辨五行	HPT-冲脉、肝木	自主神经、神经免疫			辨五运六气
	HPA-督脉、命门火		太阳 阳明 少阳		
	HPG-任脉、肾水	心脏 → 脉搏	振幅—频率—波长	辨阴阳	
	HPO	舌质	少阴 太阴 厥阴		
	胸腺-手厥阴心包	小循环 门脉 盆腔			
	胃肠-带脉	舌苔 (食道、胃脘、小肠、大肠、微生物、胃气)			

左肺

右肺

胸主动脉

右心房

左心室

肝

左肾

输尿管

左肾静脉

腹主动脉

右肾动脉

下腔静脉

右肾

输尿管

肠系膜上血管

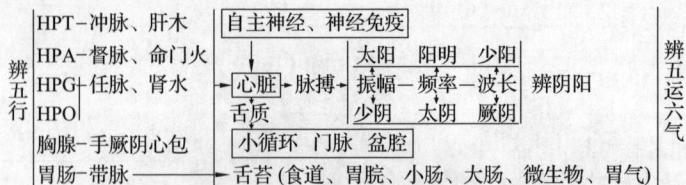

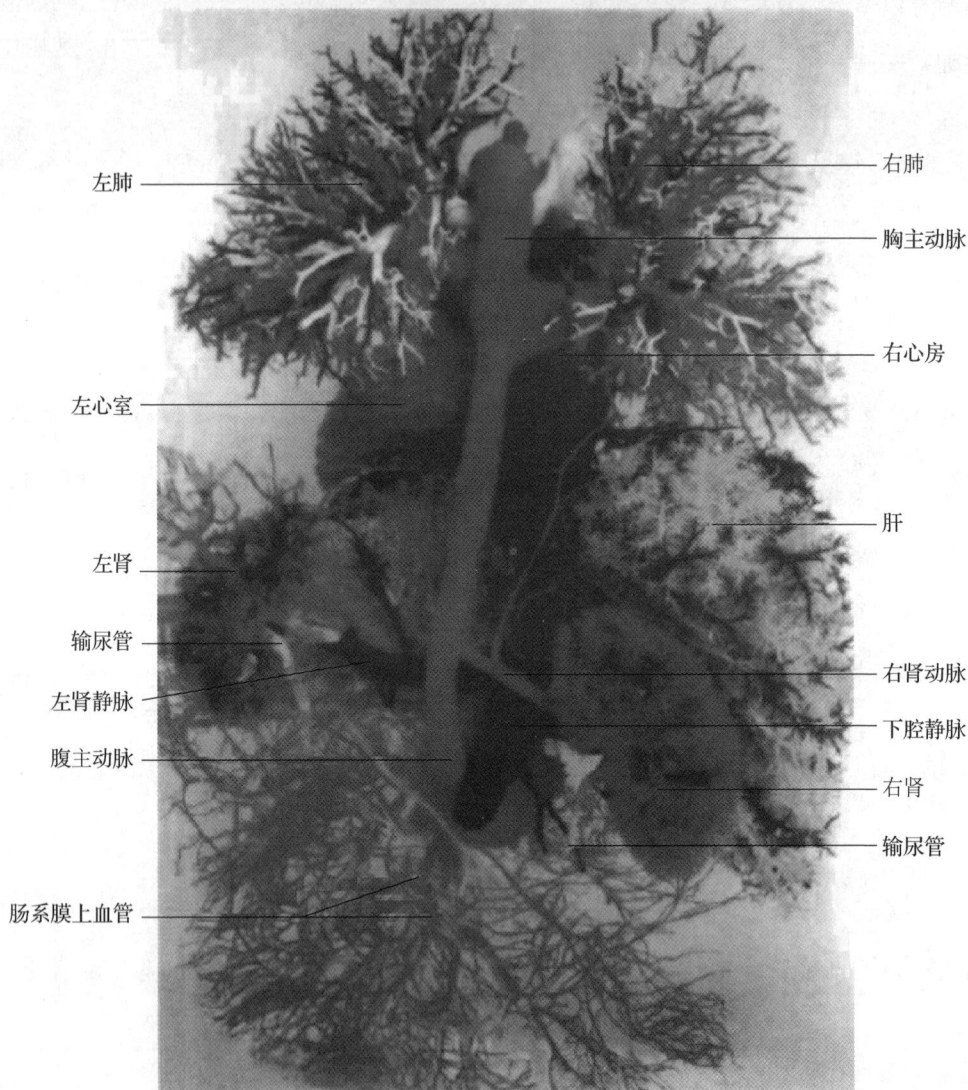

肺部分	白色：支气管树	蓝色：肺动脉	红色：肺静脉
肝部分	黄色：门静脉	蓝色：肝静脉	红色：肝动脉
其他黄色	门静脉属支		

厥阴病晚期，即是 DIC，白细胞聚集、红细胞聚集、血浆纤维蛋白原聚集，血管播散性内凝血，微血管中血栓。阿托品、山莨菪碱等改善厥阴证。纤溶系统属于厥阴系统。D-D 是监测纤溶系统的关键指标，是深静脉血栓（DVT）、肺栓塞（PE）、DIC、妊高征及子痫、溶栓、各种脏器栓塞（肠系膜血栓、脾栓塞、肾栓塞、心肌梗死、脑梗死等）、肿瘤微循环的关键指标，即是厥阴病的关键指标。只要有微循环变化出现，就提示进入了厥阴病或厥阴证阶段。脑梗死用大小续命汤。

溶酶体大部分来自肝脏。

少阴系统：包括心肾血液循环动力学和下丘脑－垂体－内分泌腺体系统。

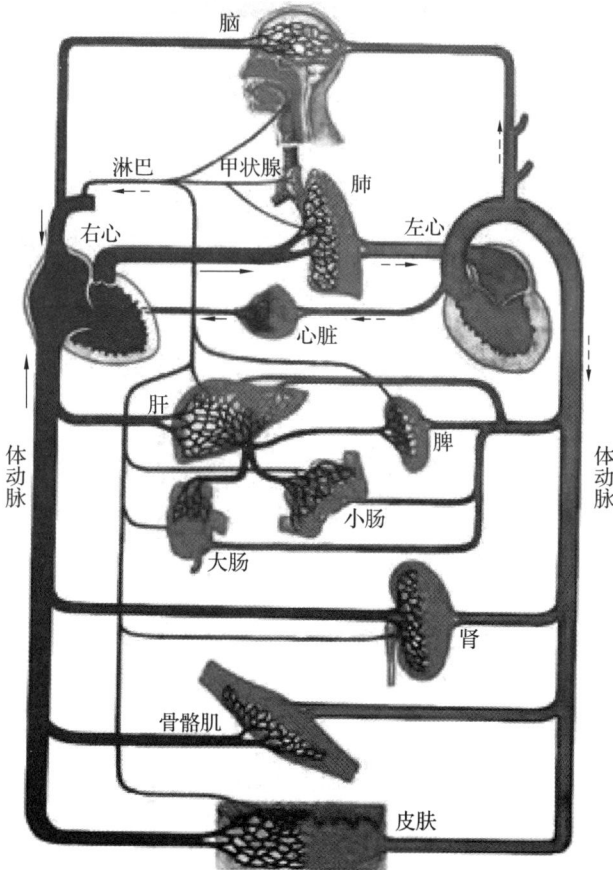

血液循环并联系统

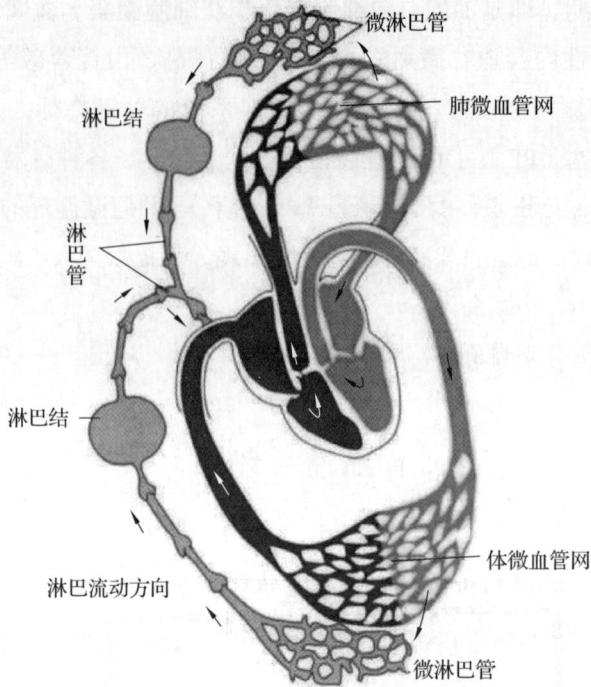

微淋巴管

肺微血管网

淋巴结

淋巴管

体微血管网

淋巴结

淋巴流动方向

微淋巴管

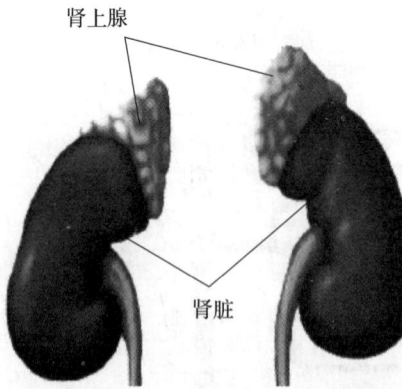

肾上腺

肾脏

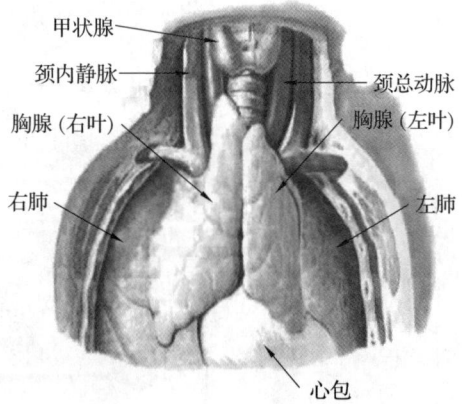

甲状腺

颈内静脉

颈总动脉

胸腺（右叶）

胸腺（左叶）

右肺

左肺

心包

　　在入睡过程中不同脑区电活动的减低和消失，循下列次序：新皮质－中脑网状结构－丘脑－边缘系统。在深睡状态下新皮质明显抑制，EEG 活动减少，中脑网状结构的电活动也静止，有时有短的发放。反之，边缘系统的海马、中隔以及下丘脑保持有较高的 EEG 活动稳定，见于整个冬眠。因此，中枢水平的抑制增强，使动物从常温状态过渡到冬眠是由边缘系统神经元的活动发生的。

哺乳动物下丘脑对体温调节起主要作用。下丘脑本身是温敏的，接受皮肤、脊髓和身体其他部位温度的感觉传入。下丘脑温度和体温调节反应之间的关系，受阈值和比例常数调节。阈值即调定点温度。下丘脑温度在调定点温度以上，代谢产热反应保持最低水平，不依赖于下丘脑温度；如在调定点温度以下，则产热代谢率与下丘脑温度成反比。正常睡眠期间调定点温度下调 $1 \sim 2\,^{\circ}\mathrm{C}$，导致体温下降 $2\,^{\circ}\mathrm{C}$。冬眠入睡时，调定点温度开始下降，当动物从睡眠转为冬眠，调定点温度继续下降到更低水平，保持在下丘脑温度之下，使体温继续下降。而且 5-HT（其前体为色氨酸）也参与体温调节和冬眠。脑内 5-HT 系统活动增强是冬眠入睡和维持的主要因素。脑室注射 5-HT 在黄鼠造成散热增加，体温下降。证明 5-HT 是动物冬眠的重要物质基础之一。这与少阴病的"但欲寐"的嗜睡症状相同。

肾上腺分为髓质与皮质，髓质分泌的是肾上腺素与去甲肾上腺素，皮质分泌的是盐皮质激素与糖皮质激素，盐皮质激素主要是指醛固酮，糖皮质激素主要是指泼尼松、氢化可的松、地塞米松等调节糖类、脂肪、蛋白质等能量代谢的激素。肾上腺髓质为肾阳，皮质为肾阴。肾阳调节人体应激状态及生命活力等功能，肾阴调节人体水电酸碱及物质精微代谢。所以 NE、E、DA 等为肾阳的物质基础，盐皮质激素调节水液电解质和酸碱，糖皮质激素调节水谷精微之代谢，这些是属于肾阴的范畴。激素属于肾阴范畴，这与一般人认识的激素属于肾阳是不同的观点，实际上激素的副作用水钠潴留、骨质疏松、感染、满月脸、水牛背等已经说明了激素与肾水的必然联系，而痤疮之类的是肾阴格阳于外、虚阳浮越的表现，当然格阳有轻重之分。临床上如果要大量应用激素的时候，一定要补充肾阳，才可以彻底消除激素的副作用，如金匮肾气丸、左归丸、甚至附子理中汤等。

（NE×DA×E）/（5-HT×γ-GABA×褪黑素）为阴阳的微观指标。

肾的血液供应丰富，血管阻力低，血流量大，正常人安静时每分钟约有 1200mL 血液流经两侧肾脏，相当于心输出量的 $1/4 \sim 1/3$，其中约有 90% 的血液分布在皮质，有 $5\% \sim 6\%$ 的血液分布在髓质外区，不到 1% 的血液供应髓质内区。心钠肽对肾血管也有特殊的作用，使球前血管扩张，使出球细动脉收缩。心肾相交的关键除了神经内分泌等因素以外，肾皮质血流量的变化也是心肾相交的关键因素之一。

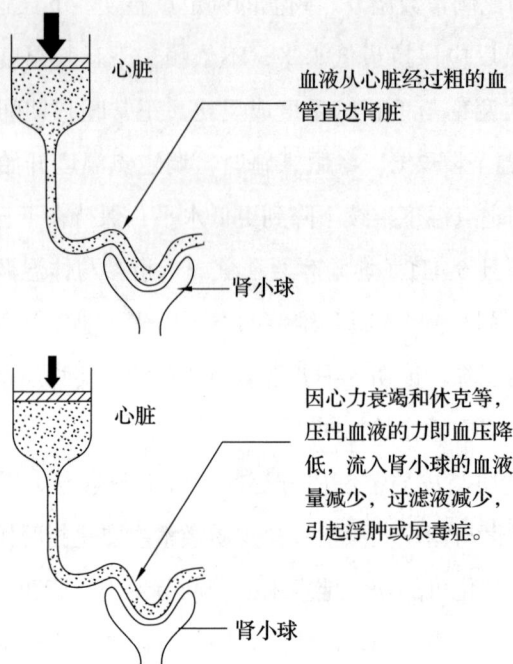

心脏 — 血液从心脏经过粗的血管直达肾脏

肾小球

心脏 — 因心力衰竭和休克等，压出血液的力即血压降低，流入肾小球的血液量减少，过滤液减少，引起浮肿或尿毒症。

肾小球

心脏与肾的关系

热休克多见于中暑、热射病等，β 型为主，高动力型；冷休克多见于心衰、呼吸衰竭等，α 型为主，低动力型。阿托品可阻断 α 受体。对于少阴病观察皮质醇（肾阴），即氢化可的松，厥阴病观察甲功（肝阳）、D-D（肝阴）等，太阴病观察组胺。脱阳的过程，戴阳证，就是儿茶酚胺释放将尽的表现。

四逆汤讲的是肾上腺髓质的功能问题，是针对肾阳的；地黄汤是针对肾上腺皮质的肾阴问题；真武汤讲的是肾小球与肾小管的水电酸碱问题，是肾主水的问题，也是膀胱气化问题。而膀胱则是肾脏之表，是效应器。

太阴系统：包括消化系统和呼吸系统，以及组胺系统

组胺受体在胃肠道多见，在呼吸系统也可见，配体与受体的关系如同钥匙与锁的关系，一把钥匙开一把锁。

出汗时汗滴的多少，主要说明了自主神经功能状态。

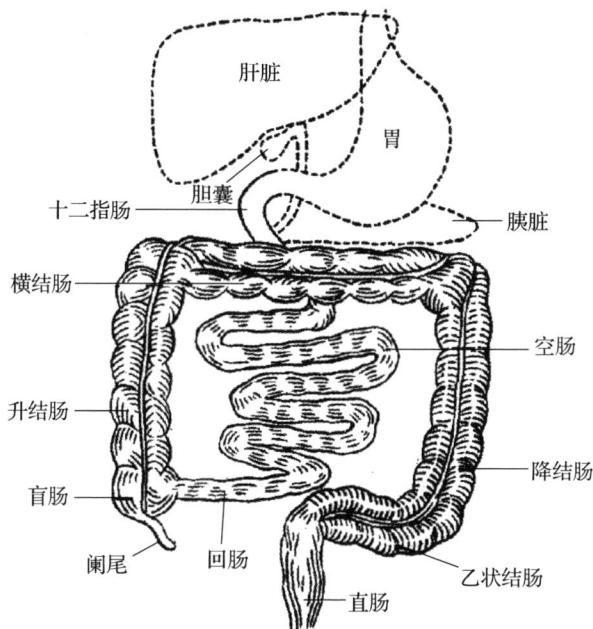

人肠示意图

少阳系统：包括胆、三焦、骨系统及淋巴系统

免疫功能属于少阳系统。经曰：少阳属骨，主三焦与胆经。主淋巴系统与免疫系统。

中医的半表半里论明确出自成无己的《注解伤寒论》，仲景没有明确说过半表半里属于少阳，但从半表半里主方之小柴胡汤的主治来看，属于半表半里。半表半里分为纵横两部分，**横向**是指胆、淋巴与骨骼系统，横向的淋巴系统与骨关节系统是小柴胡汤的主治范围，这是足少阳胆经。以此衍生出大柴胡汤、柴胡桂枝汤等。

纵向是指膜原、腹膜和盆腔，纵向的膜原是指横膈肌与胸腔系统，腹膜是指腹腔系统，以及下焦的盆腔系统，这是手少阳三焦经。达原饮是直达膜原的常用方，草果仁改善膈膜的通透性，合知母清上焦湿热；厚朴改善腹腔通透性，合黄芩清中焦湿热；槟榔改善盆腔通透性，合芍药清下焦湿热。甘草缓和诸药，如加柴胡、温胆汤，可加强三焦清热利湿的功效。著名的三仁汤也是如此，杏仁清上焦、豆蔻仁清中焦、薏苡仁清下焦，用滑石、甘草利尿，半夏厚朴改善中焦通透性，以利湿清热。清理中焦湿热的温胆汤、蒿芩温胆汤、芩连温胆汤等，皆是如此。

淋巴系统弥漫周身，在《内经》中，小柴胡汤的症状与手少阳三焦经和足少阳胆经的症状基本吻合，上焦为口至贲门，中焦为贲门至十二指肠球部、下焦为小肠至结肠。所以三焦以淋巴系统为主，弥漫三部周身上中下，构成上中下三焦系统，所以，明确地说，三焦就是淋巴系统。上焦的淋巴系统、中焦的淋巴系统、下焦的淋巴系统，共同构成三焦系统。

首先，三焦是一个解剖概念。其次，既然是解剖概念，就必然有其相应的功能代谢。在中医人体中，三焦是周身的浆膜腔系统。手少阳三焦经又将淋巴循环系统纳入了三焦系统，以很好地沟通浆膜腔与血液肌肉组织器官之间的气血通道。

横膈膜以上是上焦，上焦如雾，其中有**胸腔、心包腔、纵隔、横膈膜**的海绵组织，以及心肺等重要脏器。浆膜腔中气血的雾化状态，肺部气体交换的气化状态，心脏喷射血液的雾化状态，都证明了，上焦如雾。这是道家道醫内证下看到的。心肺是一对制衡机器。心脏是汽车的发动机，肺脏就是汽车的水箱，时刻控制着心肺气血出入的平衡，这就是火克金的内涵之一，也是西医心肺小循环的基本生理机制。

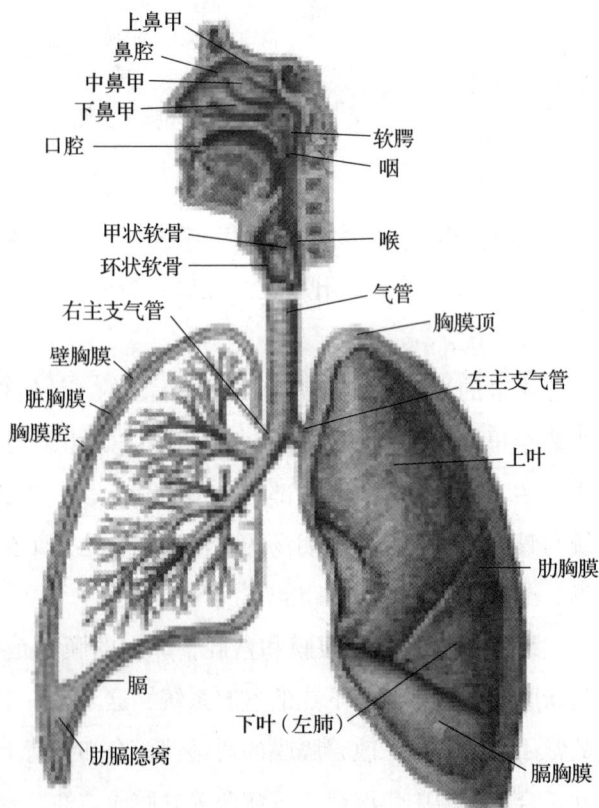

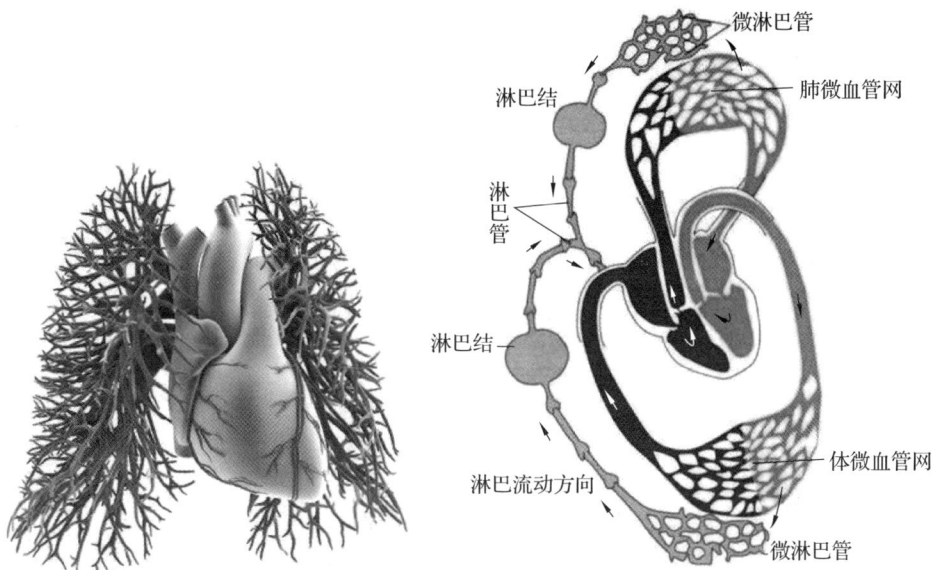

在中医脏腑表里中，只有心肺之腑是在远离心肺的下焦，如心与小肠相表里，肺与大肠相表里。心脏作为人体发动机，作为泵，心脏的泵血的速度、温度、推力或压力，将直接传导到小肠及肠系膜的上下动脉中，所以西医的心肌酶及肌钙蛋白异常升高，即代表心肌梗死，也可以代表肠系膜血栓，可以说，小肠是人体的第二个心脏。所以仲景的四逆汤，就用生附子去加热心，用干姜去加热小肠，直接针对泵功能衰竭去的。还可以用桂枝、肉桂等加速心脏动脉喷射血液的速度、温度和压力，以直接下达于小肠。

西医有一个概念，叫腹脑，即腹部有大量的与中枢神经系统功能相似的细胞，去完成人体生命活动的控制，中医将这个功能叫后天之本。如果用针灸的方法，小肠的募穴是关元，可灸可针，实际上就是副交感神经系统中支配小肠的神经节。大肠的募穴（副交感神经节）是天枢，一按，立即知道大肠的虚实。

而与肺相表里的大肠，正好与肺在人体躯干的上下两极，肺在躯干的最上端，叫华盖，大肠在人体的最下端，叫魄门。肺的动脉中流着静脉血，肺静脉中流着动脉血，与心脏的动静脉形成一个小太极循环，相辅相生。大肠的各种异常与肺脏直接相关，因为大肠是肺脏在下端的门户，其上端的门户是口鼻。所以大肠和肺一样，应是冷的，大肠的便秘与腹泻与肺气的虚实寒热直接相关。大肠息肉与肺部的结节也是密切相关，大肠的息肉还可以在口唇内部四周表现为密集的黑斑和色素沉着，这是手阳明大肠经所行之处。仲景将人体生理与病理的分层列为气分、血分、水分。其中，气分为涉及细菌病毒的免疫系统的太过不及；血分为循环系统与凝血系统，即三阴系统；而水分则为淋巴系统，淋巴系统就是人体的水道，也是饮入于胃以后的通行之路。

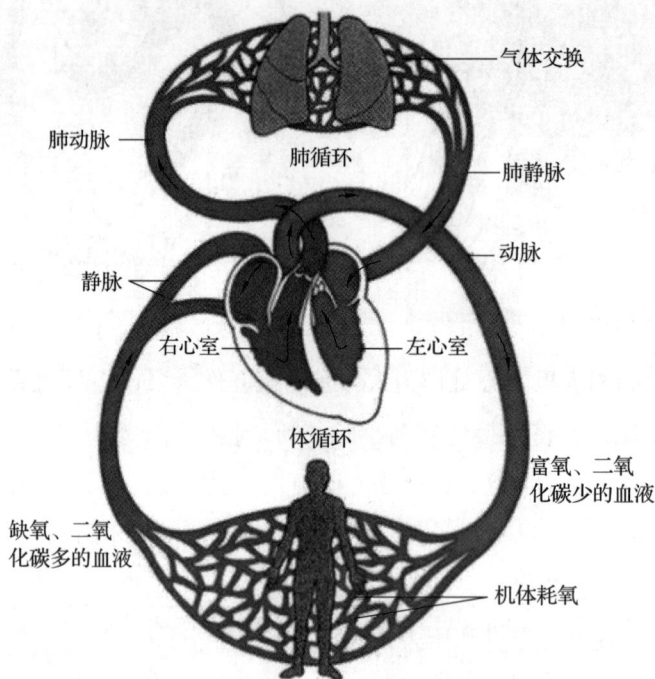

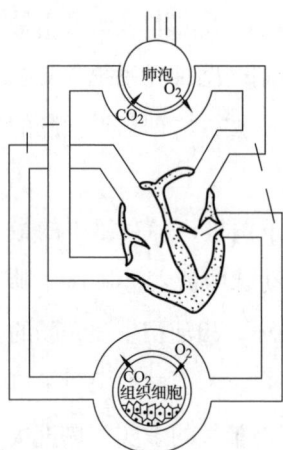

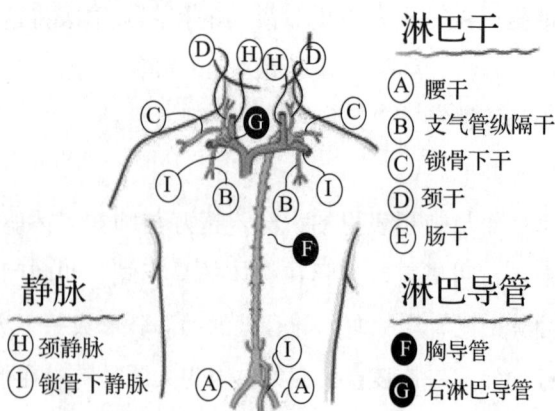

横膈膜以下，脐部以上的部位，为中焦。这里主要是**腹腔**，其中的重要脏器是脾胃与肝胆，其相互表里的脏腑紧紧联系在一起，如胆汁生于肝内毛细胆管，脾脏直接将消化液排于十二指肠中消化胃脘食物。脾脏主要由两部分组成，脾脏的主体，再加上半斤散膏，即西医说的胰腺。肝脾之间通过门静脉系统密切联系在一起，与脑垂体的门脉系统相对应，内脏的静脉系统基本都没有静脉瓣，血液可以顺逆向流动，而腹腔的这套门静脉系统将肝脏与脾、胃、胰腺、肠系膜、脐、直肠、食道等全面联系起来，充分实现了中医肝克脾、木克土、脾侮肝、土侮木的生理病理过程。整个中焦系统实际上就是消化系统的纳入、消化、代谢过程，类似于用大锅炖煮食物的过程，即中焦如沤。

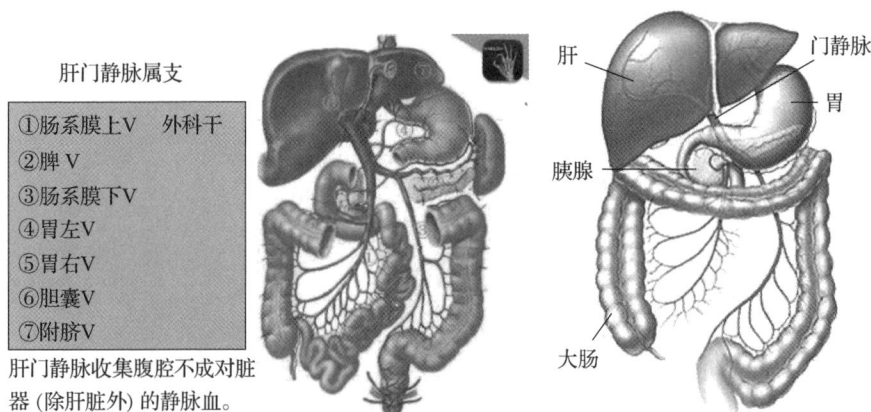

肝门静脉属支

①肠系膜上V 外科干
②脾 V
③肠系膜下V
④胃左V
⑤胃右V
⑥胆囊V
⑦附脐V

肝门静脉收集腹腔不成对脏器（除肝脏外）的静脉血。

肝   门静脉
      胃
胰腺

大肠

脐部以下，耻骨联合以上的浆膜腔，这是**盆腔**，是下焦。盆腔中的脏器主要有女性的子宫卵巢输卵管，男性的睾丸等生殖系统，以及泌尿系统。从整个泌尿系统来看，从肾脏、输尿管到膀胱、前列腺，一直到尿道，主要系统都在盆腔中，所以说下焦如渎。而且虽然肾脏在肝脾胆胰胃的后面，但是从功能分区上来看，仍然是属于泌尿系统，所以肾脏也属于下焦。肾上腺属于龙雷之火，肾阳。心脏和肺脏本来也有类似肾上腺的解剖结构，如胸腺。甲状腺属于肝脏的内分泌腺，胰腺属于脾脏的内分泌腺。中医所谓膀胱的气化功能指的就是肾脏的泌尿功能，也就是说，中医的膀胱包括了西医的膀胱及肾脏的肾盂和输尿管部分，而中医的肾脏则是指以肾上腺功能及性腺或生殖腺功能为中心的神经内分泌系统。所谓肾主水，指的是肾脏在酸碱水电的平衡代谢方面的功能，而西医肾脏的肾小球滤过、原尿生成、肾小管重吸收、泌尿等功能均属于中医的膀胱气化功能。这一点需要认识清楚。

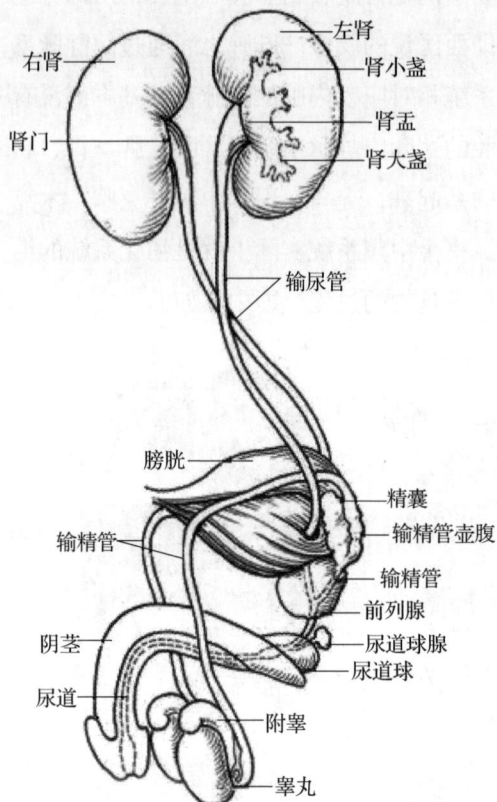

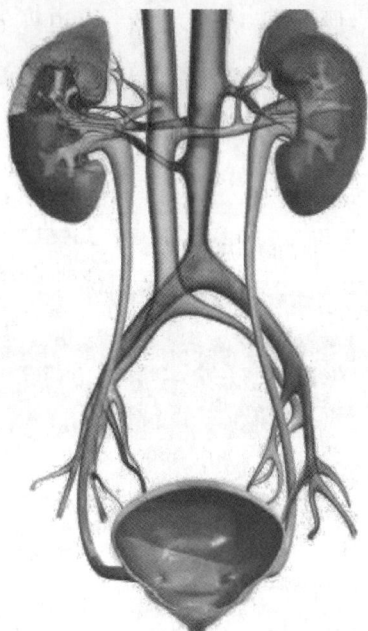

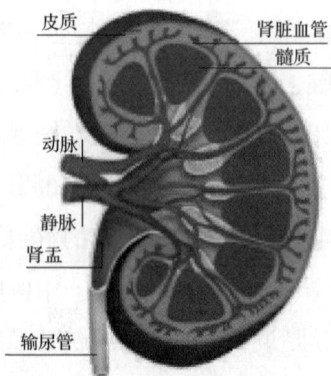

三焦在解剖学角度上，基本上就是如此分区，同时还有一个手少阳三焦经的贯穿，即淋巴系统在周身与血管伴行，甚至有一些没有血管的地方也有毛细淋巴管的走行，其中运行的淋巴液就是中医所说的水与火。而上焦与中焦之间的横膈膜，就是中医所说的膜原，达原饮就是清理这个部位的湿热痰热等病理产物的。支沟照海二穴通于三焦，通便排毒效果神速。

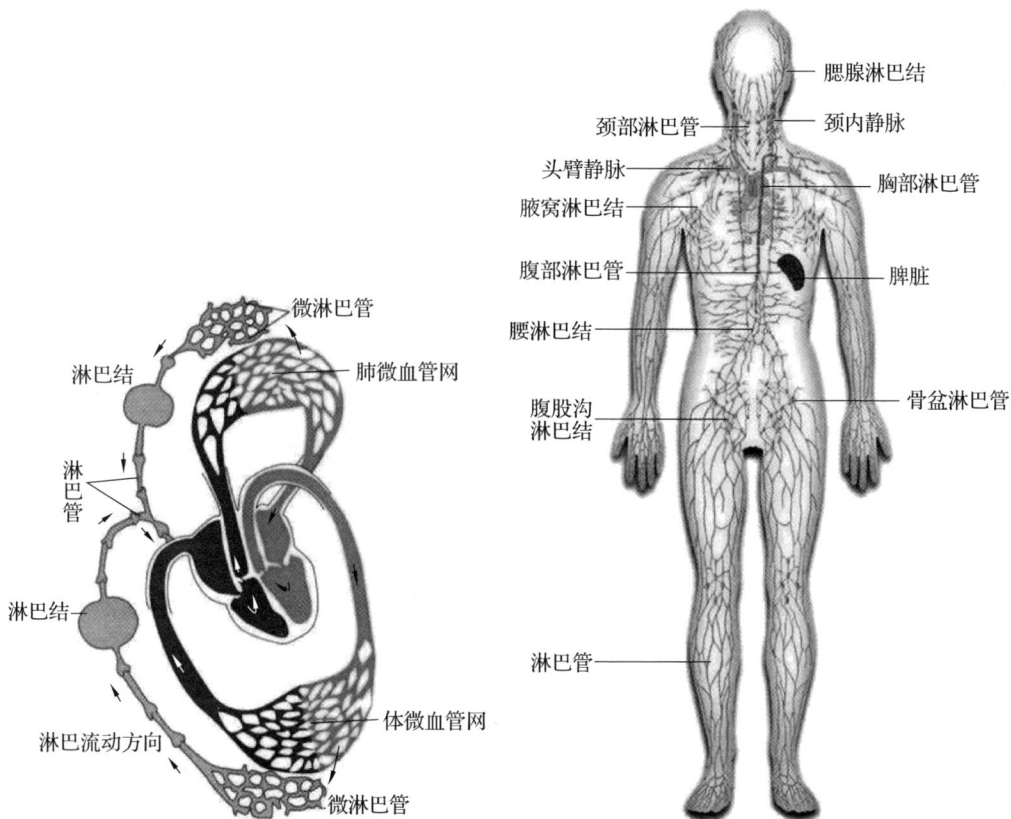

《素问·热论》记载"伤寒……三日，少阳受之，少阳主骨"。《灵枢·经脉》记载"胆足少阳之脉……是主骨所生病者……胸胁肋髀膝外至胫绝骨外踝前及诸节皆痛"。可见《内经》中一直就有"少阳主骨"的论述，关于少阳所主之骨的临床表现，结合上述"少阳主骨"的发病部位，关节疼痛几乎遍及人体全身。《伤寒论》第146条就有涉及"少阳主骨"之用的具体应用："伤寒六七日，发热，微恶寒，支节烦疼，微呕，心下支结，外证未去者，柴胡桂枝汤主之。"此证临床多见于急性关节炎。而且足少阳胆经16穴中与筋骨相关的穴位有14穴,其中环跳、阳陵泉、绝骨三穴为治疗关节疾病的典型常用穴,环跳主治腰腿痛、下肢痿痹,阳陵泉主治全身各关节筋急疼痛,绝骨主治筋骨痿软无力等。

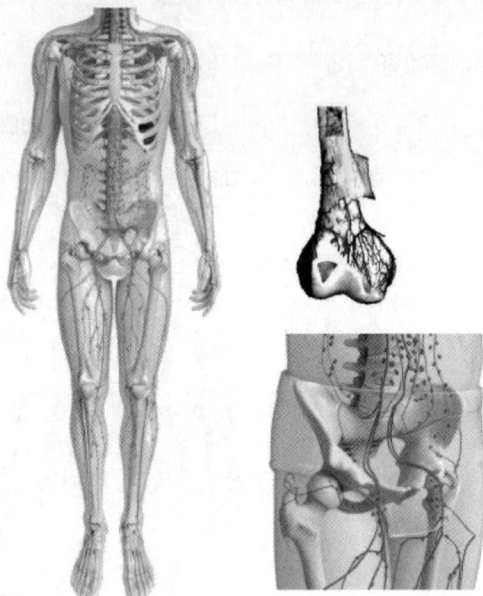

骨是一种器官,由骨组织(细胞、胶原纤维和基质)构成:外被骨膜、内容骨髓。含有丰富的血管、淋巴管和神经。是人体钙、磷的储备库。

太阳病,观察CRP、PCT等,阳明病观察WBC、TNF-α、IL-1等,少阳病观察淋巴系统,太阴病观察组胺,少阴病观察皮质醇,厥阴病观察甲功、凝血、D-D等。

阳明系统:包括胃肠道系统及细菌系统

人体被大量的微生物所占据,这些微生物通常被称为微生物组(microbiome),人类早期就与微生物一起进化。科学家们发现人体内至少存在38万亿个细菌。人体中的细菌并不喜欢生活在它们内部和周围的许多噬菌体。事实上,它们产生了CRISPR-Cas系统——人类如今已将它用于编辑基因——来让它们自己摆脱噬菌体或完全阻止噬菌体感染。为什么?这是因为噬菌体会杀死细菌。它们会接管细菌中的分子机器并迫使它们产生更多的噬菌体,而不是产生更多的细菌。

当这一切完成后，它们会从细菌中爆裂出来并将其摧毁。最后，噬菌体位于我们的身体表面，等待着细菌猎物的出现。它们实际上就是细菌跟踪狂。

很明显，每天每分钟都有噬菌体和细菌之间的战争在我们的身体上展开，而且我们不知道谁会赢，也不知道这场战争的后果可能是什么。这就是人体内的藏象经络的正邪之争。

更有趣的是，细菌不是生活在我们的体内和体表上的最丰富的微生物，病毒才是。

肠黏膜的吸收面积很大，约为体表面积的 150 倍，是机体接触各种抗原物质的重要门户。因为肠内容物中存在着大量的细菌和毒物，目前在成人肠道中分离出的细菌就达 400 ～ 500 种，其数量超过人体内细胞的总和。但在正常情况下，并不导致机体产生疾病，这是因为肠黏膜具有屏障功能，而且这种屏障作用是多方面、多层次的。因此，广义的肠黏膜屏障应包括机械屏障、黏液屏障、化学屏障、生物屏障和免疫屏障。它们共同维护着肠黏膜屏障的完整性，任何原因损伤这些屏障的某一方面，都有可能使机体受到损害。

肠道是人体中最大的细菌库，健康机体的肠道内携菌量约为 1000 克。肠道菌群在肠腔内形成一个多层次的生物层。在肠黏膜深层，主要寄生着厌氧性双歧杆菌和乳酸杆菌；中层是类杆菌、消化链球菌、韦荣球菌及优杆菌；表层是需氧的大肠杆菌和肠球菌。电镜观察见深层的细菌紧贴肠黏膜表面，称为膜菌群。表层的细菌在肠腔中可以游动，称为腔菌群。膜菌群与特异性受体结合，有序嵌入上皮细胞表面，形成一道可以防御其他病原菌入侵的生物屏障，这种排斥其他细菌在黏膜上定殖的能力称为定殖抗力。肠道的细菌与细菌之间，以及细菌与宿主之间，处于一个相互依存、相互稳定的生态环境中。表现在机体处于生理状态时，正常的肠蠕动使肠腔内粪流、黏液蛋白层和黏膜表面形成互不干扰的三条带，病原菌即不能粘附于肠黏膜上，因而不造成移位或感染。但肠道菌群对刺激非常敏感，当宿主发生功能性、器质性，甚或精神方面的改变，以及受到物理的、化学的或生物性的攻击时，均可打破这种生态平衡，引起一系列病理改变，如肠腔内致病菌过度繁殖、菌群失调和细菌移位等。

太阳系统：病毒屏障及 B 细胞免疫

我们体内外的每个表面都被微生物——细菌、病毒、真菌和很多其他微观的生命形式覆盖着。

人体内有数不清的细菌，绝大多数是益生菌，那么，健康的人体内会不会也有病毒的存在？

结论是：有，多得数不清，而且比细菌还多。

我们都知道人体皮肤表面、口腔和消化道中都有着巨量细菌。其中绝大部分是益生菌，就如肠道中的辅助消化的细菌。

但因为那些病毒绝大部分只会感染细菌，所以除了强致病病毒外，在没分析细菌免疫系统之前人们都没观测到它们。人体是噬菌体的滋生地，而且尽管它们很丰富，但是我们对身体中的它们和任何其他病毒的作用都知之甚少。噬菌体，病毒之一，侵染细菌。

这些病毒对维持人体内环境作用太大了。因为没有它们，细菌可就造反了，谁还给你"益生"。

人体中细胞数量为 40 万亿～ 60 万亿个，通过数据对比来看，人体中病毒的数量，是细胞的 9 ～ 10 倍，所以，生物学家也称人体为由病毒组成的"超级有机体"。

病毒可能栖息在人体内外的所有表面上。据估计，我们的身体中有 380 万亿多个病毒，这些病毒群体统称为人体病毒组（human virome）。不过这些病毒并不是你经常听到的危险病毒，比如导致流感或普通感冒的病毒，或者像埃博拉病毒、HIV 病毒、新冠病毒或登革热病毒那样的更险恶的病毒。很多病毒能够感染生活在你体内的细菌，它们被称为噬菌体。

人体免疫系统、细菌和那些病毒完美地构成了一个动态平衡系统。在免疫正常的情况下，自然界中只有极少数病毒通过极有限的途径攻破人体防线，如 HIV，流感病毒，H（ABC）V 之类。

简单来说，病毒和人类之间，是一种"共存"的关系，人体是病毒的载体，病毒不仅在人类的体内，也在人类的表皮之上。

在生物学家看来，病毒就好像自然界中的其他生物，都有好坏之分，人体中的绝大多数病毒，其实都是"好病毒"，它们不仅不会让人类生病，而且还会保护人类，如专治耐甲氧西林金黄色葡萄球菌的病毒酶，就是日后可以造福人类的一种病毒。

第五法：伤寒外境法

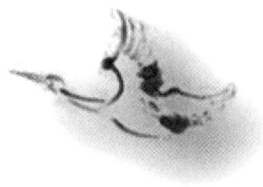

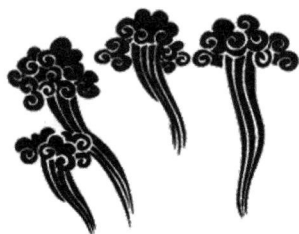

乾◎中医环境论

中医重视症状、舌脉等外在的表现，为什么？因为中医治病是参天地而治，中医治病是改变人体不正常的内环境，人体内环境不正常，就会产生各种病理产物，就会导致各种疾病，小至感冒，大至中风、心梗、癌症、疫病等。中医治病不是直接针对病灶本身，不像西医那样，直接针对病灶、病理去攻击和治疗。中医将病灶、病理的形成的外在环境改变，恢复正常内环境，这些病理因素、病灶就自动缓解或消失了。

就如同人必须住在房子里，要想将人赶走或杀死，有两种方法，一种是直接入室赶人或杀人，一种是将他居住的房子拆掉，这个人就必然会走了，不走就冻死、饿死、渴死。病灶、病理也是如此，将病灶病理的生存环境给它破坏掉，中医将病灶病理病毒的房子强拆掉，病灶病理自然就死掉或消失了。中医就是采取纠正病灶病理的外在环境，从而达到治病的目的，而且无毒无害。西医恰恰相反，抗生素、抗病毒、γ刀的放疗、化疗、激素等，都是直接针对病灶和病理因素去的，那病灶病理自然就会反抗，所以西医西药副作用就大。

中医只需要将疾病产生和生存的外部环境因素解决掉，恢复正常，那么病理因素、病灶因素就会自然好转，乃至痊愈。中医是无为而无不为，所以中医不用发明那么多病名，不用发明那么多新药，只需要从病机上明确即可降维打击。而西医却因为不同的致病因子、不同的病理因素而疲于奔命，发明了那么多的西医病名，发明了无数西药，却不如中医来得至简至易，常用的一百多味草药，根据不同剂量、不同排列组合，即可解决一切疾病，而不需要发明新的病名和新药。

中医和西医治病的思路完全相反，思路不同，解决问题的效果就完全不同，这就是智慧与智商的区别。中医改善和纠正人体内环境，又是建立在人体外环境的基础之上，所谓人体外环境就是我们人类生存的自然界环境，温度、湿度、气压等，也就是中医的五运六气理论。寒温代表温度、燥湿代表湿度、风代表气压，而少阴君火、少阳相火、太阳寒水就是温度，太阴湿土、阳明燥金是就湿度，厥阴风木就是气压。中医通过一种独特的医学语言，通过一种精密的医学运算体系，将现代科学的温度、湿度、气压等经验模型还原，而且更接近概念本身，这就是中医智慧。

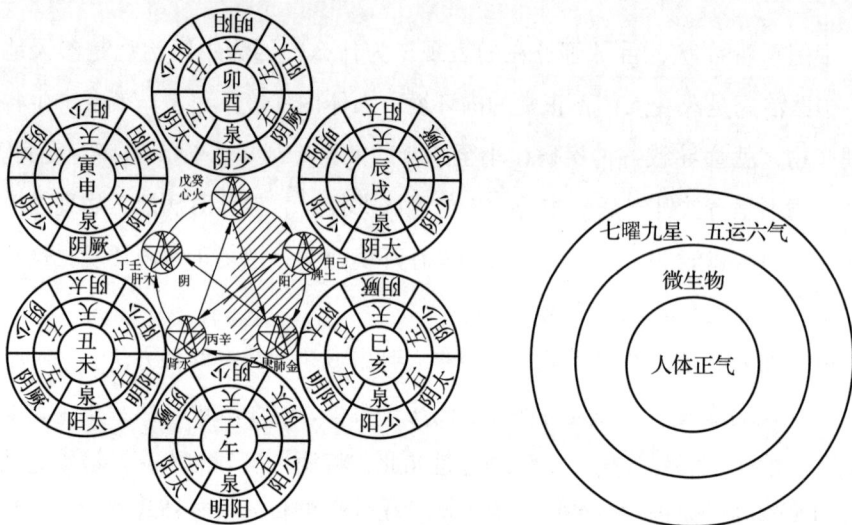

五运六气与五脏六腑之天人合一互藏图

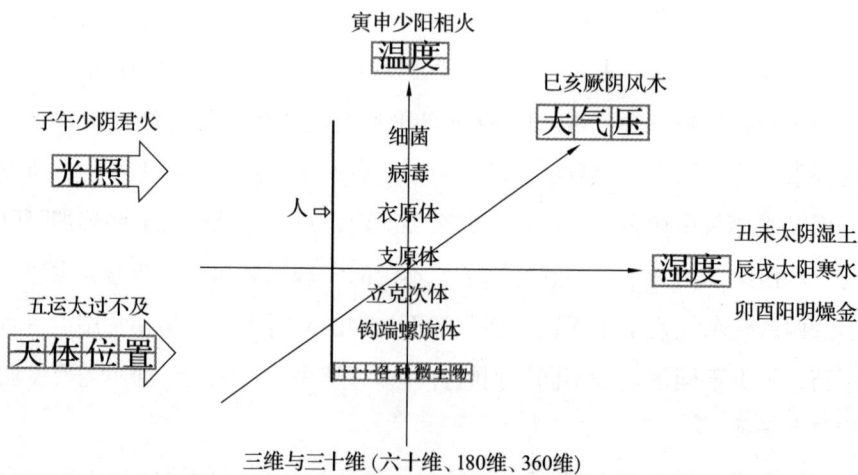

现代中医一直在用西医西药的思路去研究如何治病，其实这样的治病模式仍是西医西药的思维模式，所以必然失败，对于中医中药的现代化和规范化，有百害而无一利。

坤◎人体众生论

　　地球表面环境包括土地、水体和大气三维结构的自然生境。这个生境与其所负载的全部生命构成统一的地球生态系，人类是地球生态系的一员。地球上的传统的生态循环观念是片面的，把植物看作生产者，把动物看作消费者，把微生物看作分解者。这里对微生物的认识是不公平的。微生物不仅是分解者，而且是生产者。一切生命没有微生物是不能生存的。微生物参与植物、动物和人类的一切生命活动，包括消化、吸收、分解、合成、生长、发育、患病和死亡，一刻也离不开微生物。植物根系、茎、叶、花和果都是与其共生的结果。植物从土壤吸收营养要靠根际菌，植物体的维管束内含有大量内生菌或益生菌，并在不同生长期有定性、定量和定位的变化，人、畜的益生菌对宿主的效益已是公认的事实。

　　因此，微生物、植物、动物和人类从微生态学的观点来看，从来就是一个超机体。这是一个独立自主的实体，有其自身的"三流运转"（物流、能流和信息流）。这个超机体还包括土壤生态系，土壤是一切微生物的母亲。土壤生态系包括微生物、原生动物、昆虫和蚯蚓等的生物结构和活动，决定土壤是否肥沃，生态是否平衡，也即是否健康。健康的土壤才能生长出健康的植物、动物和人类。土壤中的光合菌、根瘤菌、菌根菌的种类和数量与健康的植物有极为密切的相互关系。一切生命的发生、发展与消亡都是宏观生物与微生态相互作用的统一体过程。这一过程是连续地、瞬息不停地、永恒地运动着，与整个地球生命共存共亡。生命是永恒的，微生态系统的发展是持续的。微生态过程，从土壤到植物，向动物，再向人类运转，然后再由植物、动物及人类的排泄物和尸体转回土壤进行新一轮的运转，周而复始，循环无穷。

　　中医认为，人是倮虫，同介虫、毛虫、鳞虫、羽虫一样，为五虫之一。人体内还有三尸九虫等微观生命。

　　人类是微生物体（微米级细菌、纳米级病毒、支原体、衣原体、立克氏体等）不同种群不同数量组合的生命体外在表现形式之一。

细菌这个微生物群体，是地球上比人类历史还要长久的最古老的生命之一，在生物圈中无处不在，生命力也很强。而且，倘若没有细菌与人共生，人类也不会健康，更不会活得长久。《悉生生物学》证明：缺少了 NMT（生理微生物群）刺激的悉生生物（无菌生物）没有普通动物活得好，它们的全部免疫系统均发育不良，免疫球蛋白减少，只有正常生物的 1/10，甚至消失；代谢率下降 25%，并出现多种营养不良；心血流量减少 40%；肠等各组织和细胞均发育不良等，细胞发生、分化及转化能力均变慢等。这证明生命中不能缺少 NMT。科学家们已经培养出老鼠、小狗等各种悉生动物，但在无菌饲养下，这些实验动物都弱不禁风，容易生病，且比正常出生的动物要短命。1942 年，科学家培养出第一只无菌猴，生长在玻璃无菌窗内的小猴，和正常出生的小猴一样活泼可爱。它的食物、饮水都经过灭菌处理。可当在玻璃房生活得好好的小猴，离开无菌室后，却三天两头拉肚子，受病毒感染得感冒也是家常便饭，免疫力同从母体生出的小猴相比极其低下，没过多久，这只无菌猴就病死了。无菌猴离开无菌环境活不长，这证明了动物离开细菌是不能生存的。

凡有细胞的地方就有病毒，现在世界上尚未发现没有病毒的细胞。它对细胞有绝对依赖性，不论动植物、昆虫及微生物中都有它们存在。研究证实，存在于人体细胞的有潜伏病毒 / 内源病毒，如 C 型 RNA 病毒、疱疹病毒、风疹病毒、流脑病毒等，HIV 也是潜在病毒。病毒内还有小病毒、类病毒及卫星病毒等，如从腮腺炎病毒分离出卫星病毒。它们可以长年或终生存在生命体，它们也有类似质粒、噬菌体及转座子功能。病毒以分子基因水平整合进体细胞，成为细胞组成部分并分裂解体，细胞随体细胞复制而复制，依赖体细胞可脱轨独立，转入 / 侵入其他细胞。因而人们发现体细胞内有 c-onc、v-onc，肿瘤发生与细胞生长相关联。

人体微生物总重量是 1771 克，其中在胃肠道 1500 克，皮肤 200 克，口腔、肺及阴道各 20 克，鼻 10 克，眼 1 克。人体微生物总重量与人体的肝脏重量相当，虽然占人体体重的比例只有 2% 左右，但细胞数是其他八大系统细胞数的10 倍，所带有的基因更是其他八大系统基因的 100 多倍。它们在各自的生态位上保持着平衡，以维护机体健康。生理微生物群与机体已形成相互依存、相互协调、相互制约、动态平衡的统一体，称微生态平衡。平衡时不致病，失衡时才致病，这些微生物不仅对人体无害而且有益，称生理微生物群 NMT。

NMT 与体细胞关系非常密切，在血液、骨髓及组织细胞间都可找到它们的踪迹，二者以各自的糖须、糖蛋白相粘附，它们粘附在体细胞上或插入细胞间，有些在结构、组分及功能上已融为一体无法区分，电镜下可见到二者成分交流，糖须亦能进行成分交流。研究证实，用 ^{15}N 跟踪细菌发现，70% 菌体成分存在于血浆中，90% 菌体蛋白进入血球。NMT 参与机体三大营养代谢，所合成的 20 多种氨基酸为体细胞利用，还为体细胞提供多种维生素、矿物质及微量元素等；提供多种酶类，有些酶是机体没有但必须依赖的，如溶纤维蛋白酶等，还有剪切酶、链接酶等为体细胞利用，产生各种酶的细菌有好几百种。重要的是 NMT 能将自身的物质、能量及基因信息与体细胞进行交流，称三流运转，保障代谢和生命现象的存在。人体所携带的正常微生物群在人体消化、吸收、营养、免疫等生理活动过程中发挥着巨大的作用。

人与哺乳动物出生时是无菌的，出生后很快被微生物定植，通过演替过程，在体表和与外界相通的腔道形成一个大约有 10^{13} 个微生物细胞的生理微生物群，而其体表与体内携带的正常微生物竟有 10^{14} 个之多，即机体所携带的微生物细胞的数量是其自身细胞数量的 10 倍。这样庞大的微生物群以一定的种类和比例存在于机体的特定部位，参与了机体的生命活动，与宿主细胞进行着物质、能量和基因的交流，在宿主的生长发育、消化吸收、生物拮抗及免疫等方面发挥着不可替代的生理功能，共同维持着生命过程。

一般情况下，人体内的微生物菌群不仅不会致病，而且对维护人体健康起到有益作用，具有抗拒外源病原体的防御能力。它们的防御能力体现在形成生物屏障以阻止外源细菌的入侵，同时还具有免疫增强功能。正常微生物群作为抗原物质，先是非特异性地促进机体免疫器官发育成熟；并且特异性地持续刺激机体免疫系统发生免疫应答，进而机体所产生的免疫物质能对具有交叉抗原组分的病原菌有某种程度的抑制或杀灭作用。微生态学的基本原理认为，疾病的发生本质是因为机体微生态的整体失调，而非单单因为致病菌的增多。因此治疗的重点不仅要抑杀病原菌，更强调补充或促进正常菌群的生长以抑制病原菌的大量繁殖，以恢复机体微生态平衡的局面。如双歧杆菌及乳杆菌制剂具有抗肿瘤和降低血胆固醇的作用。

传统的六淫致病，实质上包括两种主要因素，一是各种气象因子，如日照、温度、湿度、风速、气压等理化因素直接对人体的影响。二是生物性致病因素。包括蚊、蝇、细菌、病毒等侵犯人体引起的病理变化。这也包含两层意思，一是不同的生物性致病因子适合不同的气象条件生存、繁殖，从而气象条件不同，致病力不同。二是特殊的气象条件可以造成人体某一部位的抵抗力低下，从而使疾病表示出季节性来。如春多风病，夏多暑病，长夏多湿病，秋多燥病，冬多寒病。而且不同的六淫侵犯人体的部位有其特异性。

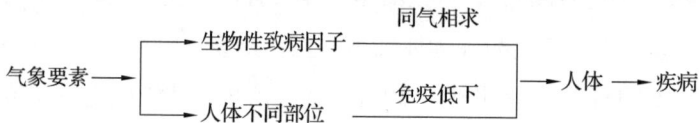

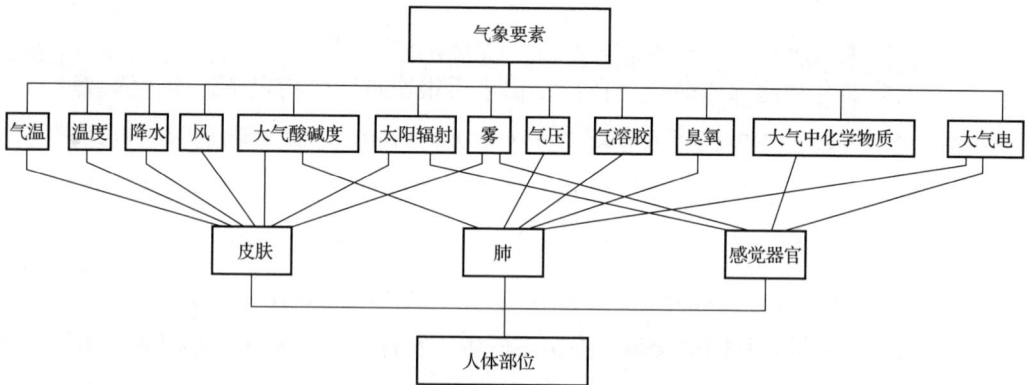

不同气象要素作用于人体的部位

人体微生态系统的主体是微生物，同时包括人体及其生命活动的相关内容。目前已知的微生物有细菌、衣原体、支原体、立克次体、螺旋体、放线菌、真菌、病毒等类，每一类又分为若干种。人体的皮肤及与外界相通的部位都是微生物的寄居地。据测定，一个健康的成年人自身的细胞约有10万亿（10^{13}）个，而所带各种微生物约有100万亿（10^{14}）个，微生物的总重约1271克，其分布大约是肠道1000克，皮肤200克，口腔、肺脏、阴道各20克，鼻腔10克，眼睛1克。

肠道微生态系统的作用是中药取效的重要环节，中药取效过程利用了肠道微生态系统的功能。人体肠道内寄生有大量的微生物，据研究人肠道中约有 10^{14} 个细菌，种类有 400 ~ 500 种，其中有 99% 以上为厌氧菌，其中拟杆菌族（bacteriodacae）、链状细菌（cattenabacterium）、消化链球菌（peptostreptococcus）、螺菌属（spirillaceal）等专性厌氧菌和乳酸菌及双歧杆菌占优势。健康人的胃肠道菌群分布：咽、喉主要为链球菌、乳杆菌、奈氏菌，胃、十二指肠主要为乳杆菌、酵母菌，空肠、回肠主要为乳杆菌、链球菌、大肠杆菌，盲肠、结肠主要为双歧杆菌、类杆菌及棒状杆菌、大肠杆菌，粪便中主要为双歧杆菌、类杆菌及棒状杆菌。正常肠道菌中起最重要生理作用的为双歧杆菌。

肠道微生物与其生存环境对立统一关系的平衡对应着中医所谓的"脾胃健运"，而二者之间关系的破坏则对应着中医所谓的"脾胃失调"。肠道菌群中有许多种药物代谢酶，不同种类的细菌产生不同的代谢酶，不同的药物代谢酶又参与到不同类型的药物代谢中，所以中药的药效必然受微生态系统的影响，某种程度上取决于微生物的作用。体内环境中肠道菌群是完成中药有效成分代谢的重要因素之一，它的作用与肝脏差不多。肠道菌群对中药有效成分的代谢处置主要是以水解和还原反应为主。目前已经发现许多种中药有效成分被肠道菌群代谢后，发生转化，产生出具有较强药理活性的代谢产物。尤其是具有水溶性糖部分的葡糖苷成分，这类化合物在肠道内难以吸收，生物利用度低，肠内滞留时间较长而易受到肠道菌群的作用。它们以原形物显示药理活性的可能性较小，经肠菌代谢后被水解，生成苷元而发挥其药理作用。这类药被认为是"天然前体药物"。而现代中医们还在研究什么所谓的"血清药理学"之类的日本人的牙慧，实在是不可理喻。

微生态是指微生物与微生物之间，微生物与宿主之间的相互依赖、相互制约的现象。寄居于皮肤、口腔、消化道、呼吸道和泌尿生殖道中的细菌在正常情况下保持动态平衡，形成正常的微生态群。如人体胃肠道内存在大量的不同类型与数量不一的各种细菌，正常肠道菌群有 400 ~ 500 个不同种类，约 10^{14} 个活细菌，然而人体细胞总数也不过 10^{13} 个，也就是说消化道内细菌总数比人体细胞数还要多 10 倍。这些细菌与细菌、细菌与宿主之间组成一个庞大的生态系统。

人体各部位常见的正常菌群

部位	主要微生物
皮肤	葡萄球菌、类白喉棒状杆菌、铜绿假单胞菌、非致病性分枝杆菌、丙酸杆菌、白假丝酵母菌
口腔	葡萄球菌、甲型和丙型链球菌、肺炎链球菌、非致病性奈瑟菌、卡他布兰汉菌、乳杆菌、类白喉棒状杆菌、放线菌、螺旋体、梭杆菌、白假丝酵母菌
鼻咽腔	葡萄球菌、甲型和丙型链球菌、肺炎链球菌、非致病性奈瑟菌、卡他布兰汉菌、类杆菌、流感嗜血杆菌、铜绿假单胞菌、真菌、支原体
外耳道	葡萄球菌、类白喉棒状杆菌、铜绿假单胞菌、非致病性分枝杆菌
眼结膜	葡萄球菌、干燥棒状杆菌、非致病性奈瑟菌
肠道	双歧杆菌、大肠埃希菌、产气肠杆菌、变形杆菌、铜绿假单胞菌、葡萄球菌、肠球菌、类杆菌、产气荚膜梭菌、破伤风梭菌、真杆菌、乳杆菌、白假丝酵母菌
尿道	葡萄球菌、类白喉棒状杆菌、非致病性分枝杆菌
阴道	乳杆菌、大肠埃希菌、阴道棒状杆菌，表皮葡萄球菌

传统生理学认为，人体由八大生理系统组成（运动系统、消化系统、循环系统、呼吸系统、神经系统、内分泌系统、泌尿系统、生殖系统），该理论一直作为经典学说而写入教材。然而，随着社会的发展，越来越多的疾病和生理现象按八大系统学说已无从解释。事实上，人体是由自身细胞和体内微生物细胞共同组成的统一整体，微生态系统是人体生存所必需的一个新生理系统。人体微生态系统是体内微生物菌群与其所处微环境（组织、细胞及代谢产物）的集合，微生态是存在于植物或动物体内的包括共生微生物和病原微生物的共生生态群落。人体微生态是近年来发现的具有重要作用的"新器官"。其中微生物菌群是微生态系统的主体。人体存在数目庞大（超 10^{14} 个，干重约占人体总重1%至2%）且结构复杂（包括细菌、古细菌、原生生物、真菌和病毒等）的微生物群落，定殖于胃肠道、口腔、皮肤、泌尿生殖道、呼吸道等，它们所编码的基因数量可达人体自身基因数量的150倍，相当于人体的"第二个基因组"，包含重要的遗传信息。

人体微生态在维持人体健康和疾病的发生发展过程中都扮演着重要角色。

一方面，它是宿主消化吸收、免疫反应、物质能量代谢的重要维持者，直接或间接调控消化系统、免疫系统、神经系统和大脑等器官功能；另一方面，人体微生态失衡与多种疾病的发病机制密切相关，同时也是药物代谢、微生物耐药的中间站；并且随着年龄增长，微生态不断变化，与人的衰老、寿命息息相关。

微生态作为额外的"器官"在宿主生命活动中发挥着不可或缺的作用：促进宿主本身难以消化的营养物质的代谢与吸收，生产生命必需维生素；参与上皮细胞的发育和分化，诱导黏膜免疫、免疫应答；保护宿主免于条件致病菌的侵袭；参与维持组织内稳态，预防疾病发生。此外，在生命早期，微生态对宿主器官结构和功能的成熟，免疫、神经、消化等系统的发育，以及其他正常生理机能的完善都有重要作用。现代医学已经认识到，人体微生态"器官"概念的确立，翻开了生命起源、进化、发育等科学问题研究的新篇章，颠覆了医学上关于感染、肝病、肿瘤、代谢等重大疾病的传统认识。

正如《素问·刺法论》（遗篇）所说"正气存内，邪不可干"。若正气虚弱，机体抗病防御能力低下，则外邪乘袭，机体无力祛邪外出而发病，《素问·评热病论》说："邪之所凑，其气必虚。"这说明传染病的传染与否，其原因是人体正气可否抗邪。微生态失调及其病理作用的表现主要为菌群失调、菌群异位和外籍菌入侵。微生态失调是微生物引起人体发病的根本原因，其表现形式上主要是感染。感染虽然是病原微生物引起的人体异常反应，但是其是否发病不仅取决于病原微生物，更取决于人体的微生态平衡，以及进入人体的病原微生物激活人体免疫机能的状态。

如微生物自溶现象广泛存在于各种微生物中。它不仅是维持人体微生态系统平衡的机制之一，而且参与了微生态系统的失调。自溶异常是微生态系统失调的重要因素。在微生态平衡情况下的微生物增殖与自溶的平衡是机体"阴平阳秘"的重要内容。因此微生物自溶与增殖的平衡通过人体微生态系统的平衡表现为阴平阳秘。自溶与增殖依其在人体微生态系统中所起的作用而表现为不同的阴阳属性。菌种之间数量密度的变化亦有不同的阴阳属性。如原籍菌的增殖属阳，自溶属阴。一旦增殖与自溶之间平衡失调，则依菌种的不同出现阴阳偏盛偏衰的表现。因此微生物自溶与增殖是中医阴阳学说在中医微生态学中的体现，自溶异常是中医病证研究的微生态学机制，调整自溶与增殖之间的平衡是中药取效的中间环节之一。

人体胃肠道中有许多生理性细菌，如双歧杆菌、类杆菌、乳杆菌等，其在生长代谢过程中可产生许多酶类和维生素，不仅参与机体的消化吸收，还构成胃肠道的生物屏障。机体内、外环境遭到破坏，肠道正常菌群便破坏，从而出现胃肠不适等病理表现，久之，便会出现中医脾气虚的证候。反之，若脾胃虚弱，再使用大量抗生素、激素或免疫抑制剂等，则进一步加重脾虚症状，导致肠道菌群失调。

中医认为舌为脾之外候，舌苔是胃气、胃阴上蒸于舌面而生成。因此当胃肠道的微生态有所变化时，就会反映到舌上。例如，急性胰腺炎患者的舌面同肠道一样存在微生态失调。病程早期如缺乏 B 族维生素时，舌会变胖大；烟草酸缺乏时，舌色在早期呈粉红色，进而变成鲜红色；维生素 B_2 缺乏时，可致舌炎及乳头萎缩；维生素 B_6 及叶酸缺乏可产生相同的结果。这些舌象与中医的阴虚舌象相似，而现代微生态的研究已证实双歧杆菌可以合成上述维生素，当菌群失调时，则明显表现维生素缺乏。在常见舌苔中的苔面细菌分布中，舌苔中薄苔的优势菌种为卡他球菌，腻苔的优势菌种为黄色球菌。这样可以通过观察舌象的变化，知道人体内部微生态的状况。所以检查舌象即知晓是否发生了菌群失调所导致的疾病，这也正是中医观察舌苔变化诊断疾病的原理。而通过舌苔外在的病理表现，就能大体推知其肠道内部微生态发生的病理变化，从而指导治疗，这种"以表知里"的诊治原则，正是中医体系的现代最好注解。

人体微生态也有益生菌和有害菌，益生菌对人体有益，具有提高免疫力、抗衰老、排出毒素等，类似"正气"；有害菌具有引发疾病，产生毒素等对人体产生损害的作用，类似"邪气"，二者同时存在于体内，如果比例协调，邪不胜正，肠道微生态各菌群协调和谐共处，则人体健康无病；反之，各菌群比例不和谐，邪气肆虐，肠道微生态各菌群失调，则人体出现疾病。

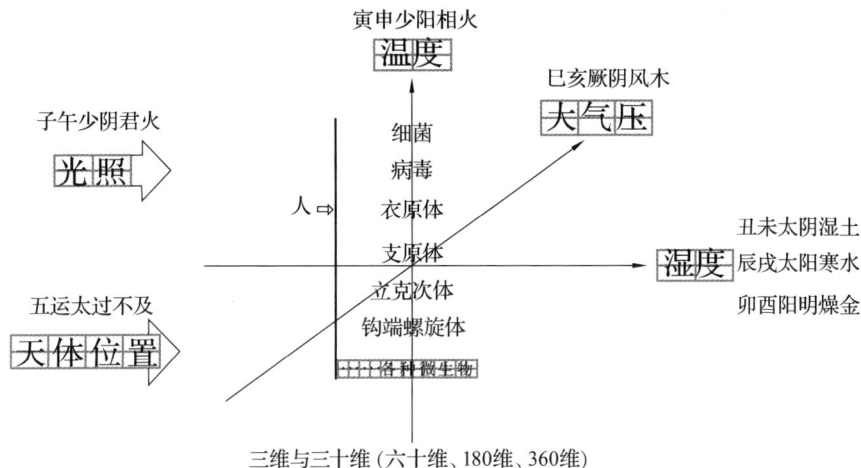

具体来讲，微生态系统产生的病理作用可大体分为三类：一是**菌群失调**，即微生态系统中各种微生物在数量上的比例失调，特别是原籍菌的数量和密度下降，外籍菌和环境菌的数量和密度升高，例如 90% 的慢性痢疾患者有原籍菌（即双歧杆菌，类杆菌）消失；二是**菌群易位**，即菌群从固有的生态区或生态位向别的生态区或生态位的转移，引起微生物种群之间的斗争，改变了微生态区和微生态位的微生物作用性质，如原来生存在肠道的大肠杆菌易位到泌尿道可以引起肾盂肾炎和膀胱炎等；三是**外籍菌入侵**，在微生态失调的情况下，机体的定植抗力下降，使外袭菌能够入侵定植并引起感染，如感染性疾病，由于长期、大剂量使用抗生素，在控制感染的同时，也大量杀伤原籍菌，造成菌群失调，破坏了定植抗力，而使具有耐药性的细菌定植繁殖，形成新的二重感染。

按照中医五运六气气质论，整个人体是按照出生之时的时间与地点空间的运气格局而定虚实强弱，人生则以这一运气格局为起点，在不同运气流年所走出的路。可见，人与人生的一切都在天地之中，都受五运六气的制约。而人体微生物内环境则是人体正气的物质基础，也是人体命运影响力的物质基础。《素问·阴阳应象大论》曰："治不法天之经，不用地之理，则灾害至矣。"此处的天之经，地之理，主要是指自然界的生态规律。可见，中医学的疾病治则理论包含着丰富的微生态理论。

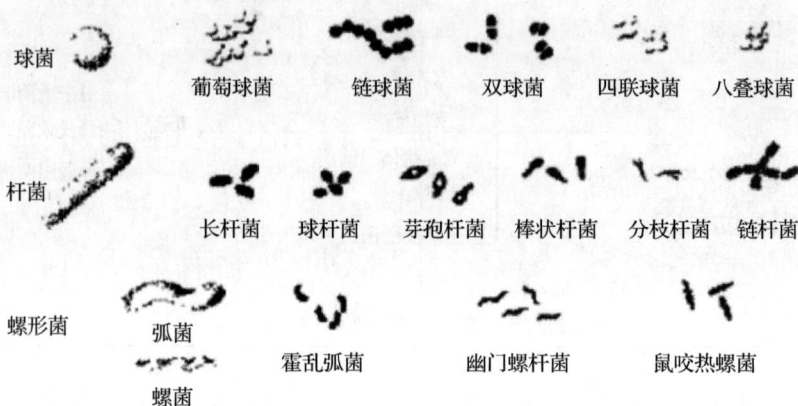

细菌基本形态

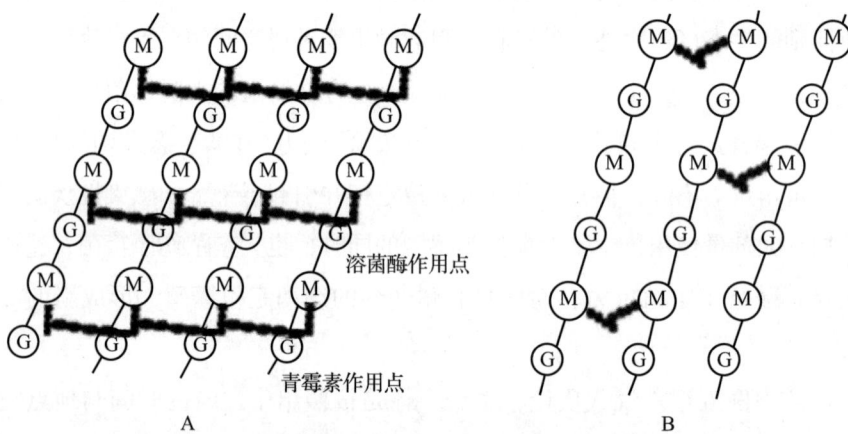

A   B

细菌细胞壁肽聚糖结构

A.革兰阳性菌肽聚糖结构   B.革兰阴性菌肽聚糖结构

G：N-乙酰葡萄糖胺   M：N-乙酰胞壁酸   ❚：四肽侧链   ▰▰：五肽桥

痘病毒　　弹状病毒　　副黏病毒　　疱疹病毒

正黏病毒　冠状病毒　披膜病毒　腺病毒　呼肠病毒　乳多空病毒

小核糖核酸病毒　小脱氧核糖核酸病毒　　T₂噬菌体　　烟草花叶病毒

100nm

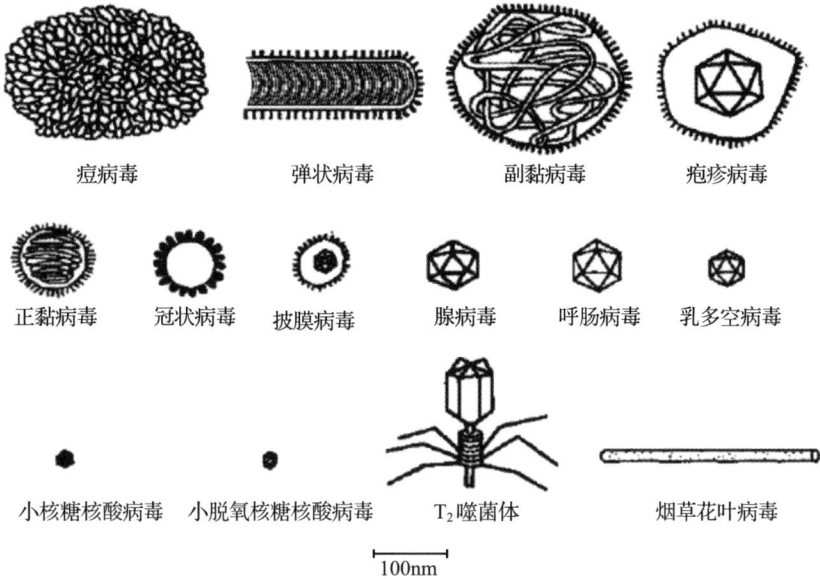

主要病毒颗粒的形态与结构示意图

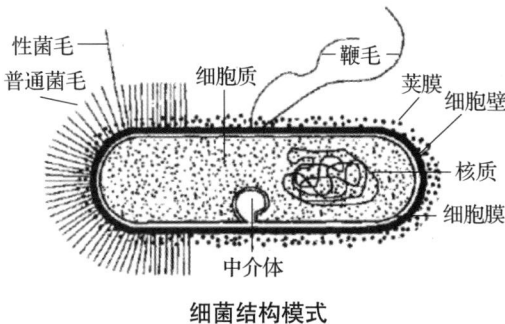

吸附
穿入
脱壳
核酸游离
早期mRNA转录
翻译早期蛋白质
复制病毒子代DNA
晚期mRNA转录
翻译子代病毒
蛋白质
装配
成熟
释放

性菌毛
普通菌毛
细胞质
鞭毛
荚膜
细胞壁
核质
细胞膜
中介体

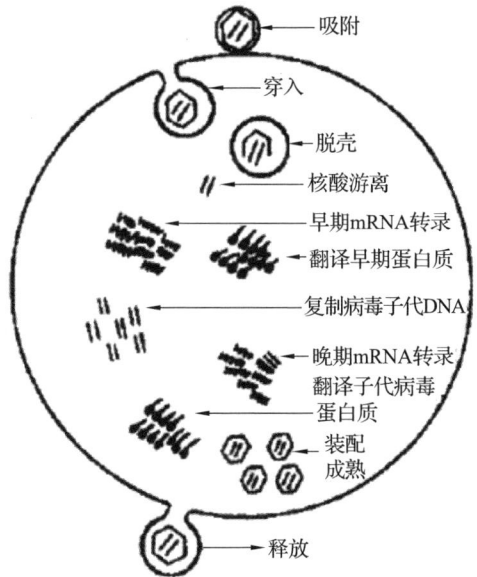

细菌结构模式　　　　**病毒（包膜）增殖周期**

　　微生态学是研究正常微生物群的结构、功能及其与宿主之间相互关系的生命科学分支。人体内的微生态系统共分为呼吸道、消化道、泌尿生殖道、循环系统、内分泌系统、神经系统、免疫系统及皮肤等八大体系，其中肠道菌群作为消化道微生态系统的重要组成部分，参与了机体内众多的生理、病理过程。不同地域之间，气候环境亦大相径庭。不同的气候环境，温度、湿度、气压、磁场强度等也不同，可通过对宿主生理机能的影响，间接调整肠道微生态的平衡。

例如，随着高原海拔的升高，大鼠肠道微生态失调的比例即可显著增高，且微生态紊乱的程度也逐渐加重，大肠埃希菌含量显著上调，双歧杆菌显著下调，菌群易位至血液、肝、脾及肠系膜淋巴结的比率亦逐渐增高。原因是高原低氧气候可诱发交感神经兴奋，促使肠黏膜下动静脉开放，从而导致流经肠黏膜的血流减少，加剧肠黏膜的缺血缺氧，造成肠黏膜损伤、通透性增强，菌群失调，细菌及其产生的内毒素穿透肠黏膜而发生易位。由此可见，气候（温度、湿度、气压、磁场强度）因素可影响肠道微生态致其失调。

人体定植着数目庞大、结构复杂的微生物群落，其基因总和称为人体微生物组，也称为"元基因组"。人体微生物在与宿主共进化过程中形成共生关系，在调节宿主的消化吸收、代谢和免疫反应等各方面发挥重要作用。人体微生物与人体多种疾病如感染性疾病、肥胖症、糖尿病、肝病、冠心病以及肿瘤等存在密切关系。

也就是说，**人体是由细菌组成的生命体。**

没有脱离环境的生物，也没有脱离生物的环境。环境既然是与宿主的统一体，因此宿主的一切表现包括其正常微生物群的表现，都不可能脱离环境而独立存在。环境不但影响人体的生理状态，而且也影响正常微生物群的生态状态。改变细菌的生存环境，就能改变人体疾病状态。这就是中医五运六气为中医最高源理论的证据之一，因为五运六气不仅是人体外部气候与物候变化的定量描述，同时也是调节人体内部微生态系统的天人感应理论。

实际上，人类和人体生活浸淫在一个巨大的微生物世界中，人体内存在着一个庞大的微生态系统，这个系统是体内微生物与人的生命活动的对立统一体。这种对立统一关系是人的正常生命活动的前提或基础之一，对立统一关系的破坏才转化为一定的致病作用。人体内存在着大量的微生物，现代医学研究共发现，人体内部与外部共有大约4200多种细菌，约有1000万亿个细菌分布在人体内外，尤其是肠道内部就寄居着1500余种，主要菌群分14个属，构成机体的生物屏障，参与机体的营养代谢、药物及异物代谢，参与机体的免疫屏障的发育成熟，抵御有害微生物的侵袭，防止感染，其中包括细菌、真菌和原生动物，有些尚不清楚而未被命名。一个成年人体只有 100 万亿个细胞，体细胞仅占 10%，而微生物细胞群则占 90%，它们是人体不可缺少的组成部分，人体一切生理参数无一不与它相关。人体微生态与感染性疾病以及多种重大慢性疾病的互作关系及机制已成为国际研究潮流。但是这些互作关系复杂，具体机理尚不清楚，随着元基因组学、感染基因组学、转录组学、蛋白质组学、代谢组学技术以及模式研究动物和大样本队列研究的进展，人体微生物组与这些疾病的关系和机制有望得到深入系统的研究。

人体内部及表面不只有细菌、病毒等微生物，还有寄生虫。

人体面部皮肤较普遍地定居着影响美容的蠕形螨（俗称毛囊虫）是一种小型的永久性寄生虫，其主要种类有毛囊蠕形螨和皮脂蠕形螨，多定植于面部皮肤。一般情况下，蠕形螨在局部皮肤定居的数量与人体局部皮肤的环境保持着微生态平衡状态，无明显致病作用。所以，蠕形螨属于机会致病的正常寄生虫群。寄生虫不一定都有致病性。对成人唾液的研究表明，其中含有原虫，主要是牙龈阿米巴和口腔毛滴虫。而寄生虫的致病性是一个相对的概念。曾被认为是肠内唯一能致病的阿米巴原虫－溶组织内阿米巴在正常情况下只是在肠内寄生，不致病，宿主只是健康带虫者。其侵袭力和宿主的免疫力保持着相对的动态平衡。当营养不良、感染、肠功能紊乱、机体免疫力低下等因素出现时，肠内微环境发生改变，阿米巴会侵入组织，发生易位，从而产生阿米巴病。

寄生虫与宿主的共生关系很广泛。如白蚁消化道寄生着很多硬毛虫，这些寄生虫能消化宿主吞食的木质，以取得养料，两者构成互为有利的生理实体。牛马等的胃中定居着许多非致病性的纤毛虫，这些纤毛虫以分解植物纤维为食物，有利于牛马的消化，纤毛虫的繁殖和死亡又为牛马提供所需要的蛋白质。现在已知有 120 多种纤毛虫寄生于反刍动物如牛羊等动物的瘤胃中，其数量为 $10^5 \sim 10^6$ 个 /mL，有时每毫升达两百万以上。寄生虫与宿主之间就像细菌与宿主之间一样，它们之间在随着时间的推移而不断进化的过程中形成了一定的微生态关系。

坎◎我是谁

现代免疫学始终未明确谁是"自己"？谁建立了"自身免疫系统"？总是在淋巴系统、脾脏、胸腺等免疫器官上转圈圈，无视 NMT/正气（元气、真气）在生命体存在的事实和意义，因此，这个问题一直空白。

免疫学不介入微生态学等研究，将永远搞不清谁是自己、谁建立了自身免疫？谁有能力去应答外袭？而外界的五运六气常数与变数变化所引起的体内温度、湿度、速度、磁场强度、压力的变化，都会引起体内微生物群落内部与群落之间的各种病理变化，这就是疾病的原因所在。怨恨恼怒烦之五毒、贪嗔痴慢疑之五浊、风寒暑湿燥火之六淫、喜怒忧思悲恐惊之七情的变化，并不会滋生出新的所谓有毒的病毒和细菌等微生物，只是因为五毒五浊、六淫七情引起的这些微生物生存环境的变化，从而使微生物发生了应激性的反应和变化，太过不及而已。

天冷了加件衣服，天热了减件衣服，下雨天打个伞，饿了多吃点，渴了多喝点，这都是正常的本能反应，微生物同样如此。而中医的治疗只是按照五运六气的天人逻辑，恢复微生物群落生存环境的温度、湿度、速度、浓度、压力的生理值，以和为贵，仅此而已。而西医恰恰相反，西医采用的是杀死致病细菌，但细菌只是由于过激反应犯了个错误而已，不至于被杀死啊。所以西医治病，越治越多，越治越重。

中医药扶正祛邪，恢复了 NMT 平衡，祛除邪气；是无害代谢，提高免疫力，修复细胞及抑制癌细胞生长等，舌象与 NMT 平衡否直接相关系，这是治好病的根本。中医是天人观、系统论，天地人相应的医疗模式，顺天地之道、五运六气之理。气失其和为邪气，气得其和为正气。各种疾病都有微生态失衡，失衡是造成一切疾病的根本原因。"正气存内，邪不可干"，中医药恰能扶正 NMT 祛除邪气从病因解决根本问题，调动 NMT 战胜致病微生物，修复细胞，起统帅、调动及重建作用。

许多临床实践证明中医药能提高整体免疫力，使癌细胞受到抑制，正常细胞及各项功能得以修复等。然而多数化学制剂对体细胞都有损害，如抗生素、治癌剂等是当枪手，直接抑杀致病菌、癌细胞的同时也杀伤了大量的NMT和正常细胞，导致机体天然屏障功能下降，构筑体细胞的原料减少生命力低下。因此，中医药扶正NMT平衡是治好病之本。

中药丸不大！人们总觉得中药丸大，其实不然，算一算一丸中药有多少成分？只一味大黄有10多种成分。一丸药少则有几味多则十几味药，其中所含成分有几百上千种。它们有着自然存在的协同作用，若将其中每种成分都提纯西化成片剂则是几百上千片，远远超过中药丸的数和量且失去了协同作用，因此中药丸不大。一片西药只一种成分，复方也超不过一味中药所含成分，怎能与一丸中药相比？

可见，NMT构筑了体细胞，微生物是构成人体生命活动的重要基本物质。自生命起源即奠定了NMT参与构筑了体细胞的必然性，并以三流运转细胞重建方式保障生命现象的必须性，三流运转停止生命现象便不能存在的主宰本质关系。

人身小宇宙，宇宙大人身。人体内存在着无计无量的众生之生命体，只不过不是我们所认为的人形生命体而已，但它们都具有生命体所具有的基本生命活动物质，都可以进行有效的生命活动和物质能量循环，并且可以决定人体的生命活动状态。《素问·宝命全形论》曰："人以天地之气生。"《论衡·元毒》曰："万物资始，皆禀元气。"《庄子》曰："人之生，气之聚，聚则生，散则死。"宇宙及自然界中这种生命体的"共生""寄生"现象，无处不在，并且在空间尺度上都是小尺度生命体决定大生命体的生命活动。

有一例上消化道大出血患者，原本为O血型，入院后六七天突然又呕血两次计1000mL，输血前例行交叉试验发现变为B血型！复查无误后输B型血800mL无不良反应。治愈出院后嘱其3个月后复查，结果又恢复为O血型。究其原因是，大量出血后肠腔内大量积血，造成大肠埃希菌繁殖而优势化，导致微生态失衡。其中大肠埃希菌O86含有血型B抗原蛋白物质，优势化后B物质显然增多。失血后机体急需补充，血细胞处于饥饿SOS紧急状态，此时免疫、识别能力下降，增多了的B抗原蛋白物质便可乘虚而入，错误地修补在缺口上，从而显示了大肠埃希菌 B 物质的生物活性，导致血型由 O 变为 B。可见，微生物成分组合可以进体细胞；非己成分改变了体细胞的性质 O–B；有可逆性，属于机体自稳机制有益。治愈后在自身 O 物质足以取代 B 物质时，便又恢复为原 O 血型，因为 O 抗原蛋白物质是该机体原本遗传所获得的自己物质。研究发现，除大肠埃希菌 O86 含 B 抗原蛋白物质外；大肠埃希菌 O14、肺炎支原体、肺炎球菌 14 及 M 克链球菌含血型 A 抗原蛋白物质；心、肾与溶血性链球菌及支原体有相同抗原蛋白物质等，有人在心脏和动脉血管内 75% 可发现衣原体抗原。说明微生物抗原蛋白决定了血细胞的性质，不只是基因所决定。因此，完成基因谱不能揭示生命奥秘，生命细胞不仅有 10% 的体细胞，还有 90% 的 NMT；不仅有 DNA 还有 RNA，不仅 DNA 能造成疾病，蛋白错误乃至脂肪、维生素、矿物质、微量元素、酶及生长素等错误也可造成疾病。

离◎胃气微生物

肠道微生态是人体最为重要的微生态系统，相当于一个重要的代谢"器官"。肠黏膜屏障主要由机械屏障、生物屏障、化学屏障及免疫屏障4个部分组成。与肠道机械屏障、化学屏障及免疫屏障不同，生物屏障有高可变和低可变的特点，同时又决定机械屏障、化学屏障及免疫屏障的形成。肠道的机械屏障、化学屏障及免疫屏障主要受遗传控制，而生物屏障主要受宿主的生态环境控制。

人类出生时，正常菌群就在肠道内定植且伴随终生，其种类及数量决定着机械屏障、化学屏障及免疫屏障形成的发生及成熟。4个屏障之间具有协同进化的特点，共同维持肠道的稳态。从肠道生物屏障影响肠道机械屏障、化学屏障及免疫屏障的角度看，肠黏膜屏障又可以称为"微生态屏障"。肠黏膜屏障受到损伤时，肠道中的条件致病微生物和其毒素会突破肠黏膜屏障，进入门静脉和淋巴系统从而引起细菌位移，可引起各种心脑血管、免疫系统、神经系统、泌尿系统、呼吸系统疾病，甚至发展为全身性炎症反应综合征以及多器官功能衰竭综合征。

80%的免疫细胞位于肠黏膜，80%NMT在消化道，它能促进免疫器官的发育成熟和增强免疫功能。整个消化道都有膜菌群和腔菌群形成菌膜层，有乳杆菌、链球菌、双歧杆菌、酵母菌及大肠埃希菌等几百上千种，还有些未知菌。《素问·玉机真藏论》曰："五脏者，皆禀气于胃；胃者，五脏之本也。"《灵枢·玉版》曰："人之所受气者，谷也；谷之所注者，胃也；胃者，水谷气血之海也。"《脾胃论·脾胃虚实传变论》曰："元气之充足，皆由脾胃之气所充，若胃气本弱，饮食自倍，则脾胃之气即伤。"水谷腐熟化生依赖胃气/微生物的强弱，若胃内NMT失衡或减少，自己又加倍饮食，则更会伤损胃内NMT，即真气失而邪气并。

微生物将空气、土壤中的氮转化为自身成分才能重建于植物体细胞中，并非是空气、土壤中的氮直接进入植物体。西医学所讲的代谢途径仅是现象，应从中医学启示中跳出旧有观念，只有"化生为水谷精微之气"具备了生物特性，才能通过三流运转构筑进体细胞保障生命现象。

胃肠道原籍菌、外籍菌和其上皮细胞等生物成分与食源性非生物成分（未被消化的食物）及来自胃、肠、胰和肝的分泌物（如激素、酶、黏液和胆盐等）共同构成胃肠道微生态系统。当宿主处于健康状态时，其胃肠道内微生物按一定的种群比例定植在肠壁上，处于一种稳定的菌群平衡，它们对于宿主有益无害，是其内环境中不可缺少的组成部分。

胃肠道微生物可分为 3 类：

共生性细菌：它是主要菌群（＞90%），宿主终生携带。常为专性厌氧菌，包括球菌、丙酸菌、乳酸菌及双歧杆菌等。这类细菌对宿主有利而无害。细菌将复杂的碳水化合物（纤维素或非淀粉多糖）发酵成为乳酸或挥发性脂肪酸（如丙酸）。乳酸在肠道形成酸性环境，对其他致病菌可产生"竞争排除作用"，乳酸堆积多也会刺激肠道蠕动，使肠道内容物排空加快。

机会性细菌：约占 10%，与宿主共栖，包括无病原性的大肠埃希菌、链球菌及肠球菌等。这些机会性细菌在肠道菌群生态平衡时是无害的，但在特定条件下可产生毒素，具有侵袭性，可视肠道环境而改变停留在肠道的数量及时间。

致病性细菌：含量极少（＜0.01%）的致病性菌群，包括梭菌、葡萄球菌、假单胞菌、病原性大肠埃希菌、弧菌及部分真菌。这类菌群不仅具有致病性，同时它们也会消耗宿主的能量，而且其发酵产物（如氨气等）也可能对宿主有害。在大量细菌共生的环境中，不同菌种间的相互作用，维系着消化道微生物生态系统的平衡。而且不同民族、不同地区人群的胃肠道菌群构成也有区别。

微生物拮抗作用。正常微生物群特别是肠道正常微生物群诸多的作用中，最为重要的作用之一就是对外来的或潜在的病原菌的抑制作用，即生物拮抗作用；如双歧杆菌属的细胞壁与肠黏膜上皮细胞相互作用密切结合，与其他厌氧菌一起共同在肠黏膜表面形成一道生物屏障，并通过自身及产生的代谢产物排斥致病菌，在肠道中保持菌种优势，并与其他菌群相互作用，调整菌群间的关系，以保证肠道菌群最佳组合，并维持肠道功能的平衡。微生物增殖与自溶的平衡是机体阴平阳秘的重要内容，自溶与增殖依其在人体微生态系统中所起的作用而表现为不同的阴阳属性，菌种之数量密度的变化亦有不同的阴阳属性。

生理营养作用。人体中的维生素 K 主要来自肠道中大肠杆菌的合成，肠道菌群还能合成维生素 B_1、B_2、B_6、B_{12}、C、叶酸、泛酸、核黄素等多种能够被机体利用的维生素；能产生多种微量元素与矿物质，参与钙、镁、铁等离子的吸收；能产生某些酶类，参与营养物质代谢。肠道正常菌群还能参与糖类和蛋白质代谢，帮助肠道消化吸收；如肠道细菌能分解蛋白质和尿素，产生氨等物质；结肠菌群还可使未消化吸收的外源性碳水化合物及内源性糖蛋白发酵，产生可被结肠吸收利用的短链脂肪酸。

免疫调节功能。正常菌群可以刺激宿主产生免疫激活，促进免疫器官的发育成熟，正常菌群与肠道黏膜间具有高度适应性，能促使肠道黏膜分泌 IGA，其分泌量是整个人体免疫系统分泌量的 417 倍。

促进造血功能。胃肠道菌群还有刺激骨髓的造血功能和增加外周血中的粒细胞水平。研究显示，在给小鼠口服卡那霉素造成肠道正常菌群消失后，发现小鼠骨髓和外周血中性粒细胞生成减少，而其对无菌动物的研究也发现，无菌小鼠骨髓粒细胞较无特殊病原小鼠明显减少，外周血和肝脏中的粒细胞也有减少。实验发现菌群失调小鼠体内 IL-3 和 GM-CSF 的分泌明显减少，刺激造血的作用减弱。

体内正常的菌群还具有抗肿瘤、抗衰老的作用，如双歧杆菌通过增强人体的免疫功能、吸收和消除致癌物的毒害、抑制突变剂的致突变等作用发挥预防和抑制肿瘤的作用。实验表明，双歧杆菌能明显增加血液中超氧化物歧化酶（SOD）及谷胱甘肽过氧化物酶的含量，明显降低丙二醛（MDA）的含量，抑制机体、组织、细胞的过氧化过程，从而起到延缓衰老的作用。

脑肠轴是大脑和胃肠道之间紧密连接的双向神经体液交流系统，机体通过脑肠轴之间的神经内分泌网络的双向环路进行胃肠功能的调节称为脑肠互动。肠道微生物可直接作用于大脑，也可通过参与神经、免疫、内分泌调节间接发挥作用，在多个水平上调节脑肠互动，表明肠道菌群可通过脑肠轴改变脑功能，影响神经性疾病的发生与发展，进而形成了"细菌－脑－肠轴"这一新的概念体系。

目前"细菌－脑－肠轴"被认为是沟通肠道微生物、肠道及大脑功能的重要网络，通过"细菌－脑－肠轴"，肠道微生物可影响肠道与大脑的发育和功能，而大脑也能调控肠道功能和微生物群落结构功能。研究显示，肠道微生态可通过"细菌－脑－肠轴"控制宿主的食欲及产生一系列的精神心理疾病，如精神分裂证、抑郁证、自闭证等，而精神压力也会导致肠道正常菌群种类和数量的改变，使肠道微生态平衡系统被破坏。研究表明阿尔茨海默症与肠道菌群关系密切：肠道菌群可通过菌群－肠－脑轴来调节宿主的脑功能及行为，包括认知行为；肠道菌群失调引起肠道及血脑屏障的通透性增加；肠道菌群代谢产物及其对宿主神经化学的影响以及病原体感染可能增加阿尔兹海默症的发病风险；用无菌动物模型研究发现抗生素、益生菌及饮食干预可导致肠道菌群及肠道生理的改变，并影响宿主的认知行为，从而增加或降低阿尔兹海默症的发病风险。

在儿童自闭症的研究中，肠道微生态也有其重要作用。5－羟色胺（5–HT）是重要的神经递质，大脑发育过程需要大量 5–HT。自闭症患儿体内 5–HT 明显增多，大量合成的 5–HT 如果不能被及时有效地利用，反而会影响大脑发育，引起下丘脑室旁核中催产素的降低，并增加杏仁核中降血钙素相关基因多肽水平，从而影响到对自闭症儿童至关重要的社会互动行为。肠道中土著芽孢杆菌可促进结肠嗜铬细胞合成 5–HT，可见肠道微生态在自闭证的发病过程中也扮演着十分重要的角色。脑肠轴、肠道微生态及其"细菌－脑－肠轴"从多个层面揭示了中医神志理论中"脾主意"的效应器机制。

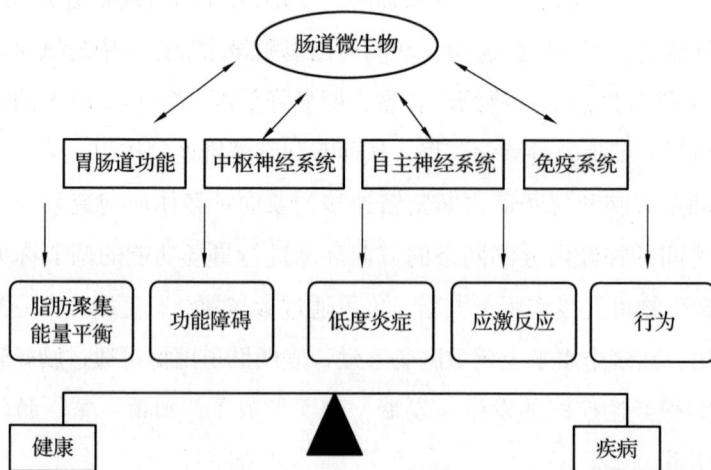

肠道微生物与脑－肠轴的双向交互作用对健康的影响

肠道菌群参与宿主的营养代谢，将多糖、蛋白质、脂肪等有机物质分解为小分子化合物，并参与其吸收、代谢过程，其中短链脂肪酸，如丁酸等，是结肠黏膜上皮细胞的重要能源，可增强肠黏膜机械屏障的完整性；且肠道菌群作为自身免疫刺激原，可通过肠黏膜局部免疫应答影响机体的免疫调节；另外，由肠道菌群构建的生物屏障可对外界及机体内的病原微生物产生定植抗力，防止其侵入机体，保持健康。因此，肠道菌群失调，短链脂肪酸代谢障碍，结肠黏膜上皮细胞处于"饥饿"状态，发育不良，导致机械屏障受损，黏膜通透性改变；且肠道黏膜相关淋巴组织对肠道菌群的耐受性降低，攻击自身正常菌群，甚至是机体内的同源性物质，免疫调节紊乱；生物屏障破坏，定植抗力减弱，对病原微生物的易感性增强；多重机制引发机体内复杂的应激反应，各种通路呈现网络化的综合作用，最终导致疾病的发生、发展。

WHO 已将 HP 定为第一类致癌物质，HP 原本是上消化道受制约的 NMT 中少数菌，19 世纪已报道了它的存在为条件致病菌。百年"无酸无溃疡"论的误传，抗酸治疗造成低酸、弱碱、氧化还原电势 Eh 由负值变为正值形成微氧环境，正是 HP 适宜生境。不单是奥美拉唑，其他种类的抑酸剂长期用均发生嗜铬样细胞癌改变。1983 年 HP 再为人们所注意后，长期、大剂量、广谱、联合抗菌治疗，在抑杀 HP 同时大量 NMT 也被抑杀，恰好为 HP 创造了适宜增殖的环境，从而优势化造成菌群失衡 / 易量而致病。抗感染导致大量 NMT 被抑杀；低酸、微氧环境，不适宜胃内正常 NMT 生存又加剧 NMT 的减少。导致自身免疫天然屏障功能下降，构筑体细胞原料减少基因缺失、断链、变异。优势化的 HP 便可乘虚而入错误地修补在缺口上，依 HP 的生物特性失 NMT 制约地无限增殖而致病、致癌。再如人体肠道内的条件性致病阴沟肠杆菌如果过度生长超过 1/3 的话，且可以产生内毒素，人体就会表现出肥胖症状等。在中国东部沿海地区，幽门螺杆菌感染率在 45% 左右，越靠近西部，感染率越高，西南地区有 68%，西藏地区更是达到 85%。

NMT 失衡严重程度、菌种、菌量、失衡时间长短等不同临床表现则不同。轻度失衡如前述消化道大出血病例，只是由原 O 血型变为 B 血型，当自身 NMT 所提供的 O 蛋白抗原物质足以取代非己物质时，又恢复了原 O 血型，是机体自稳调节有可逆性。若急性大量多数菌群失衡，如内源性感染的 NMT 群失衡，则会出现多器官损害－多器官衰竭、急性坏死性胰腺炎、急性坏死性小肠炎，急性休克性大叶性肺炎、中毒性菌痢、暴发性流脑等。有如洪水溃堤来势凶险，及时正确救治也有可逆性。

对舌苔微生态的一些研究可从微生态学的角度揭示中医舌苔形成的部分机理。如中医脾虚湿盛泄泻患者腻苔者菌种明显多于薄白苔者，以奈瑟球菌等不耐受唾液溶菌酶的细菌总数明显增多为主，且舌苔越厚腻这种异常越明显。呼吸系统和消化系统疾病患者都有黄腻苔，但其黄腻苔本身与疾病的种类无必然性联系，而与舌部微生物构成和舌苔脱落细胞凋亡密切相关。研究显示，舌苔表面细菌密集度随舌苔厚腻程度的加深而显著增加，且以 G－球菌、G－杆菌、双球菌较为典型。口腔内产酸细菌的增多造成口腔内的酸性环境是导致厚苔形成的原因。而且发现黑苔是霉菌感染所致，而在剥苔中白色念珠菌的检出率较高。相对厚苔者，薄苔样本的细菌菌落总数明显更少。就构成结构上来说，厚苔者的厌氧菌比例更高。

动物实验发现，大鼠肠道菌群与人不同，芦荟苷通常对大鼠或无菌大鼠无效；若使无菌大鼠单一感染人的代谢菌，则芦荟苷会引起大鼠剧烈腹泻。其他如甘草苷、黄芩苷、芍药苷等的研究也都有类似结果。再如老鼠吃巴豆没有任何副作用，而且还会增加体重，而人若是吃了巴豆就会剧烈腹泻等，这些情况都说明肠道微生态系统的作用是中药调节胃气而取效的重要环节。又如犬类服用抗结核药物会出现急性中毒症状而死亡，人类服用抗结核药物却不存在这种情况。这就提出了一个重要问题，研究药物的各种动物实验，由于实验动物与人体内的**胃气——肠道微生物群落**不同，而导致药理作用的差异，对于这一点现代医学和现代中医基本都没有认识到。

第六法：伤寒脉法

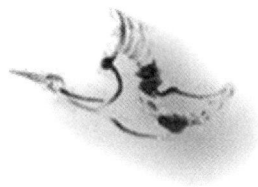

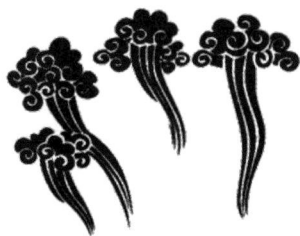

乾◎脉位

仲景脉论

师曰：平脉大法，脉分三部。浮部分经，以候皮肤经络之气；沉部分经，以候五脏之气；中部分经，以候六腑之气。

脉阴阳俱弦，无寒热，为病饮。在浮部，饮在皮肤；在中部，饮在经络，在沉部，饮在肌肉；若寸口弦，饮在上焦；关上弦，饮在中焦；尺中弦，饮在下焦。

师曰：脉分寸关尺，寸脉分经以候阳，阳者气之统也；尺脉分经以候阴，阴者血之注也，故曰阴阳。关上阴阳交界，应气血升降，分经以候中州之气。

师曰：人迎脉大，趺阳脉小，其常也；假令人迎趺阳平等为逆；人迎负趺阳为大逆；所以然者，**胃气上升动在人迎，胃气下降动在趺阳，上升力强故曰大，下降力弱故曰小，反此为逆，大逆则死**。（《素问·病能篇》曰："人迎者胃脉也，逆而盛，则热聚于胃口而不行，故胃脘为痈也。"）

师曰：呼吸者，脉之头也；初持脉来疾去迟，此出疾入迟。名曰内虚外实也；初持脉来迟去疾，此出迟入疾，名曰内实外虚也。

师曰：寸脉下不至关，为阳绝；尺脉上不至关，为阴绝，此皆不治，决死也；**若计其余命生死之期，期以月节克之也**（以月令五行生克命宫五行，以定生死）。

脉浮者在前，其病在表，浮者在后，其病在里；假令濡而上鱼际者，宗气泄也；孤而下尺中者，精不藏也；若乍高乍卑，乍升乍坠，为难治。

脉阴阳（寸关尺）俱弦，无寒热，为病饮。在浮部，饮在皮肤；在中部，饮在经络，在沉部，饮在肌肉；若寸口弦，饮在上焦；关上弦，饮在中焦，尺中弦，饮在下焦。脉弦而紧者，名曰革也。弦者状如弓弦，按之不移也；紧者

如转索无常也。

寸口脉浮而大，浮为风虚，大为气强；风气相搏，必成瘾疹，身体为痒，痒者名曰泄风，久久为痂癞。

寸口脉浮而大，浮为虚，大为实；在尺为关，在寸为格；关则不得小便，格则吐逆。

夏月盛热，欲著复衣；冬月盛寒，欲裸其身；所以然者，阳微则恶寒，阴弱则发热。此医发其汗，使阳气微；又大下之，令阴气弱。五月之时，阳气在表，胃中虚冷，以阳气内微，不能胜冷，故欲着复衣；十一月之时，阳气在里，胃中烦热，以阴气内弱，不能胜热，故欲裸其身。又阴脉迟涩，故知亡血也。

少阴脉弱而涩，弱者微烦，涩者厥逆。

趺阳脉不出，脾不上下，身冷肤硬。

少阴脉不至，肾气微，少精血，奔气促迫，上入胸膈，宗气反聚，血结心下；阳气退下，热归阴股，与阴相动，令身不仁，此为尸厥，当刺期门、巨阙。

妊娠脉弦数而细，少腹痛，手心热，此为热结胞中，不先其时治之，必有产难。

产后脉洪数，按之弦急，此为浊未下；若浊已下而脉如故者，此为魂脱，为难治。

诸脉浮数，当发热而洒淅恶寒；若有痛处，饮食如常者，蓄积有脓也。

师曰：寸口诸微亡阳，诸濡亡血，诸弱发热，诸紧为寒，诸乘寒者则为厥；郁冒不仁，以胃无谷气，脾涩不迈，口急不能言，战而栗也。

师曰：发热则脉躁。恶寒则脉静，脉随证转者，为病疟。

师曰：脉乍大乍小，乍静乍乱，见人惊恐者，为祟发于胆，气竭故也。

师曰：人脉皆无病，暴发重病，不省人事者，为厉鬼，治之以祝由，能言者可治；不言者死。

肿瘤的脉法，第一个是阴阳相搏名曰动，这是肿瘤的脉。还有诸积大法，《金匮要略》上讲："诸积大法，脉来细附骨者乃积也。寸口积在胸中，微出寸口积在喉中，关上积在脐旁，上关上积在心下，微下关积在少腹，尺中积在气冲，脉出左积在左，脉在右积在右，脉两出，积在中央，各以其部处之"。

　　胃：一息四至。

　　神：血管弹性。

　　根：尺脉有无。

寸关尺候上中下三焦

　　脉位表示脉的上中下及表里沉浮，代表身体上中下三焦部位及表里脏腑部位，如左寸关尺的心肝肾表里及三焦上中下部位，右寸关尺的肺脾命表里及三焦上中下部位；如果脉位超出了寸尺脉，寸脉以上则为鱼际脉，代表病位在头和上焦；尺脉以下则为尺肤脉，代表病位在双下肢，多见疼痛及肿瘤占位为主的脉位，仲景称之为积脉。仲景有时也将寸脉称为阳脉，尺脉称为阴脉，如《伤寒论》第 6 条："风温为病，脉阴阳俱浮"，以及《金匮要略·胸痹篇》中的"阳微阴弦"，其中的"阳"指的就是寸脉，"阴"指的就是尺脉。

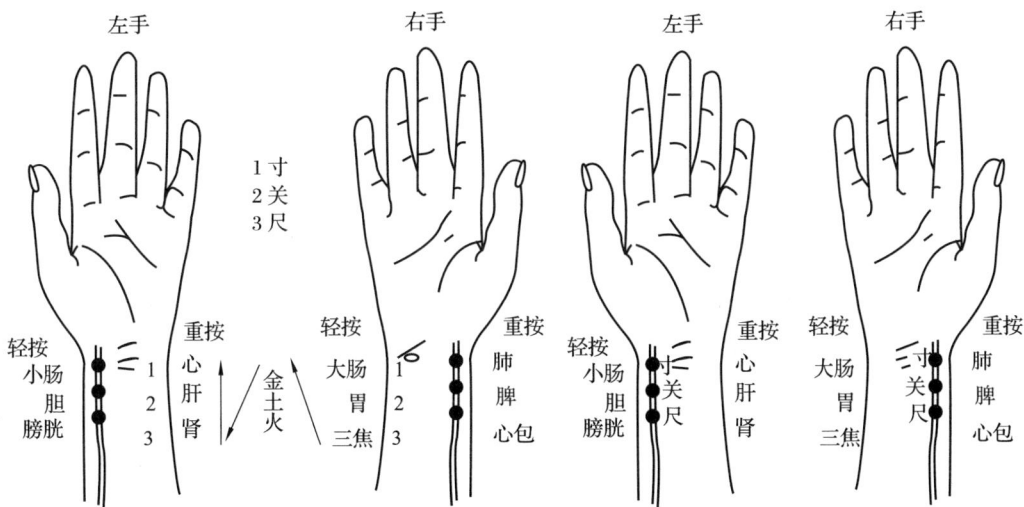

　　寸关尺候三焦。《伤寒论》把寸口脉分为"寸口、关上、尺中"，寸关尺相应人体上中下三焦。如："寸口脉微滑，此可吐之（辨可吐篇）"，可知寸位相应于人体上焦，据《阴阳应象大论篇》："其高者，因而越之"，使用相应的吐法。又"心下痞，按之濡，其脉关上浮者，大黄黄连泻心汤主之"（154）。

435

说明"关上"相应于心下胃脘，相当于中焦位置。又"阳已虚，尺脉弱涩者，复不可下之"（286）。说明尺脉弱涩为下焦津伤，不可再下，再下更伤其阴。

《杂病例》："在寸口，积在胸中；微出寸口，积在喉中；在关者，积在脐旁；上关上，积在心下；微出下关，积在少腹；在尺中，积在气冲。"根据脉的左右定病邪在人体的左中右部位，《杂病例》还说："脉出左，积在左；脉出右，积在右，脉左右俱出，积在中央"。这种上鱼脉或下尺脉，多半为高血压、脑出血、脑梗死、脑部肿瘤、神经性头痛、双下肢疼痛、肿瘤等疾病。

通过脉诊，可以辨析病位在表在里之异，在脏在腑以及在上在下之别。如以脉推测病位表里，《脏腑经络先后病》篇中"病人脉浮者在前，其病在表；浮者在后，其病在里"。又如以脉推测病位上下，《五脏风寒积聚病篇》第20条："诸积（肿瘤、占位）大法，脉来细而附骨者，乃积也。寸口，积在胸中；微出寸口，积在喉中；关上，积在脐旁；上关上，积在心下；微下关，积在少腹；尺中，积

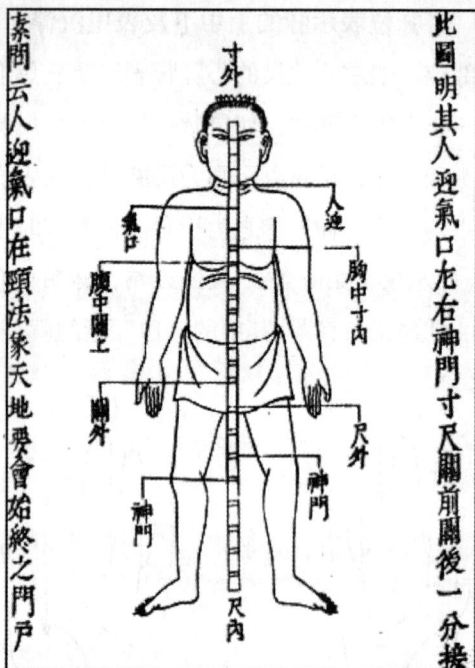

在气冲。脉出左，积在左；脉出右，积在右；脉两出，积在中央。"再如以脉推测病位在何脏腑，历节病"寸口脉沉而弱，沉即主骨，弱即主筋，沉即为肾，弱即为肝"。

凡诊脉于掌后约文，密排三指，头指半指之前为寸外，阳中之阳。半指之后为寸内，阳中之阴。第二指半指前，为关上阳。半指后，关下阴。半指之前尺外阳，半指之后尺内阴。第三指半指之前，为尺外阳。半指之后，为尺内阴。寸外阳浮散，寸内阴浮大。关上阳弦长，关下阴弦紧。尺外阳沉滑，尺内阴沉涩。此左手脉之阴阳，察其脉状，明其覆溢。此寸外主头，寸内主胸中。

关上主膈中，关下主腹中。尺外主脐下，尺内主至足。

鱼际脉与聚关脉。寸口太阴脉为人体之象，寸对应上焦头部，关对应中焦腹部，尺对应下焦腰腿之位。似两个小全息人仰卧于太阴脉上，从心肺、肝脾到肾与命门，这是病位。鱼际脉反映头部与上肢病变，弦硬则有肿物；尺下脉反映双腿，弦滑则有痰饮流注。沉浮迟数是病性，沉为里，浮为表，迟为寒，数为热，此为一级脉。二级脉则在一级脉基础上，又表现出气血水湿。

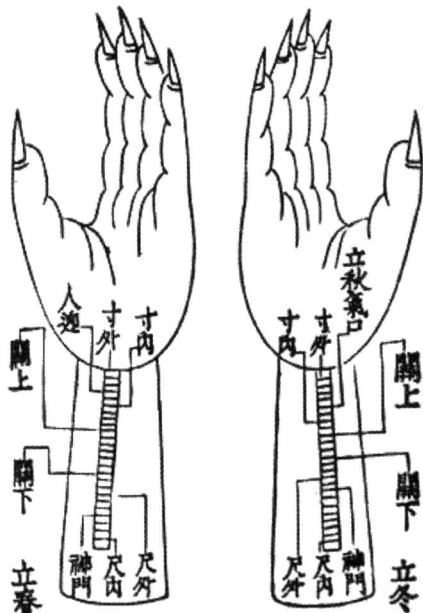

气虚则脉软，脉软则乏力，气实则脉大，脉大则热胜；血虚则脉涩，脉涩则虚烦，血实则脉滑，脉滑则刺痛；水虚则脉细，脉细则里寒，水实则脉弦，脉弦则痰饮流注。

在寸口脉上，整体辨脉的话，可分为寒凝于下、血涌于上、气滞于中、血瘀于中四种形式，在寸口脉上分别形成长弦脉、上鱼际脉、聚关脉、涩脉，此四种脉是上中下三焦脏腑整体辨病辨证的诊断依据，也是评估整体疾病疗效的标准。

上鱼际脉，又称溢脉。切脉时，凡寸口脉超越腕横纹，甚或直达鱼际者，皆曰鱼际脉。轻则按之微微跳动，重则突出皮肤，可见跳动，更甚者如蚯蚓一团，盘卧于鱼际之上。

《素问·脉要精微论》中论及鱼际脉和尺肤脉，"欲知寸口太过与不及，寸口之脉中手短者，曰头痛。寸口脉中手长者，曰足胫痛。寸口脉中手促上击者，曰肩背痛。寸口脉沉而坚者，曰病在中。寸口脉浮而盛者，曰病在外。寸口脉沉而弱，曰寒热及病瘦少腹痛。寸口脉沉而横，曰胁下有积，腹中有横积痛。寸口脉沉而喘，曰寒热。脉盛滑坚者，曰病在外，脉小实而坚者，病在内。脉小弱以嗇，谓之久病。脉滑浮而疾者，谓之新病。脉急者，曰疝瘕少

437

腹痛，脉滑曰风，脉啬曰痹。缓而滑曰热中。盛而紧曰胀。脉从阴阳，病易已；脉逆阴阳，病难已。脉得四时之顺。曰病无他；脉反四时及不间藏，曰难已。""妇人手少阴脉动甚者，妊子也。"

《难经·三难》曰："脉有太过，有不及。有阴阳相乘，有覆有溢，有关有格，何谓也？然：关之前者，阳之动，脉当见九分而浮。过者法曰太过，减者法曰不及。遂上鱼为溢，为外关内格。此阴乘之脉也。"丁德用曰："太过者，寸脉本脉浮，又加实大，是为阳大过太过也。上鱼者，阴阳溢。浮而损小者，是阳不及也，阳不及则阴出乘之，又名阴溢，此者是外关内格。关以后者，阴之动也，脉当见一寸而沉。过者法曰太过，减者法曰不及。遂入尺为覆，为内关外格。此阳乘之脉也。""太过者，为尺脉本沉，又加实大，名曰阴太过。沉之损小者，是谓不及。阴不及则阳入乘之，此为阳覆，又名内关外格也。故曰覆溢，是其真脏之脉，人不病而死也。"

清·吴道远《女科切要·调经门》曰："肝脉弦，出寸口，上鱼际，非药所能治也。"鱼际脉多为情志所致之阴阳失调，病异而脉同，是肝阳上亢之证候，与临床证候是相符合的。即具有溢脉的病人，大多性格外向刚强，脾气急躁，至少三年以上的时间里心情抑郁，对自己的性格采取了压制措施，用理智克制自己的冲动性情，临床为肝郁化火、肝阳上亢，其证多为上焦。大多数病人有头痛、头晕、失眠多梦或萎靡不振，嗜睡，眼花耳鸣，记忆减退，胸胁苦满，心烦易怒，吞酸乏力神疲，身重难转等症状，多属交感神经亢奋的一系列表现，多见于头痛、高血压、神经性头痛、脑血管病、上焦胸痛症状等。治疗上多用范中林老先生的大圣汤（柴胡15克、黄芩15克、苏子30克、党参30克、桂枝10克、石膏60克、车前子30克、牡蛎30克、龙骨30克、川大黄10克、川椒10克、乌药10克、吴茱萸10克、肉桂8克、甘草10克、大枣10克），效如桴鼓。

与鱼际脉相反的是聚关脉。上鱼际脉是满而溢之，出寸口；聚关脉与其相反，是敛而收之，聚关部，故名聚关脉。切脉之时，寸尺俱弱，关部独盛，或宛如豆状，甚或似杏仁核凸起于关脉之处，肿瘤病人必见聚关脉。凡此脉之患者性格多内向，性情压抑抑郁，沉默寡言，至少三年以上为一件事反复纠结，放不下，不能言之于口，不愿告知于人。此脉也以大圣汤加减治疗。

此处录范中林老先生的几个上焦大盛之鱼际脉病例。

一下肢瘫痪病人，久治无效，诊脉为鱼际脉，石膏30克、牡蛎30克、桂枝10克、川军（川大黄）10克、车前子30克、柴胡15克、黄芩15克、党参30克、苏子30克、川椒10克、甘草10克、大枣10克。两剂之后即能下床站立，六剂之后显效，三十剂而愈。以脉定病证是临证中一种至简方法。

一例蛛网膜下腔出血病人，半身不遂，诊得聚关脉，双侧鱼际脉。项痛。舍证从脉，以大圣汤治之。石膏30克、牡蛎30克、桂枝10克、川军（川大黄）10克、车前子30克、柴胡15克、黄芩15克、党参30克、苏子30克、川椒10克、甘草10克、大枣10克、黄芪120克、葛根120克，一剂之后病人可爬床活动，两剂下地，六剂自行活动自如，十八剂而愈。

一例主动脉瘤患者，属龙，左胸闷痛，心悸气短，左胸逐渐隆起，诊断为主动脉瘤。脉弦而有力，鱼际脉。舌质红赤，苔黄略燥。大圣汤加减治之，柴胡15克、黄芩15克、苏子30克、党参30克、生石膏30克、牡蛎30克、桂枝5克、川椒5克、车前子30克、夏枯草30克、王不留行30克、丹参30克、栝蒌30克、金银花60克、土茯苓120克、甘草6克、大枣10克。三十剂痛止，六十剂胸部平复，短气甚微，偶有胸闷。120剂后无不适症状，精神好。按医算法，乃少阳病少阴寒证。

一脑出血病人，属马，瘫痪，头痛，神昏，语言謇涩，肌肤不仁，口眼歪斜，涎唾时出，诊脉，鱼际脉，舌质暗红尖红，高血压3级。大圣汤主之，柴胡15克、黄芩15克、苏子15克、党参30克、生石膏30克、桂枝3克、牡蛎30克、川军5克、车前子30克、黄芪120克、赤芍5克、归尾5克、地龙5克、川芎3克、桃仁5克、红花5克、川椒3克、甘草5克、大枣10克，三十剂后扶床走，语言较清晰，六十剂后倚杖行走，语言流畅，八十剂后行动自如。血压正常，又三十剂后停药，半年后上班。

一例震颤麻痹病人，属牛，无明显诱因右手颤抖，情绪激动时更甚。兼不自主摇头。鱼际脉。大圣汤主之，柴胡15克、黄芩15克、苏子30克、党参30克、桂枝5克、牡蛎30克、生石膏30克、车前子30克、川军5克、甘草 6 克、大枣 10 克。加鸡子黄一枚。十八剂后明显减轻。七十五剂后痊愈。

一例顽固性便秘病人，属马，六七天大便一次，伴有腹胀、排气多，饮食尚可，大便量少而黑，睡眠不好，多梦，容易惊醒，心烦，小便黄而少。鱼际脉。大圣汤主之，十剂痊愈。

一神经官能证患者，属牛，头晕头痛、失眠、心烦心悸、胸闷、盗汗腰痛，阳痿，乳房增大（男性）。鱼际脉。大圣汤加王不留行 30 克，三十剂而愈。

一例癫痫患者，属龙，每次均为突然大叫而晕倒，抽搐，昏迷约半小时后可以自行清醒，发作频繁，每日数次乃至十余次。西药无效。鱼际脉。大圣汤主之。十剂后三五天发作一次，三十剂后 40 天发作一次，七十剂后痊愈。

一例癫痫合并下肢动脉闭塞患者，属龙。六七天发作一次，突然跌倒，继之抽搐口吐白沫，二三分钟抽搐停止，进入昏迷状态，半小时后可以唤醒，苯妥英钠无效。合并双足疼痛，局部青紫。疼痛以遇冷和过劳为重。鱼际脉。大圣汤合当归四逆汤加金银花 30 克、鸡血藤 30 克、玄参 20 克。三十剂后癫痫痊愈，180 剂后动脉闭塞痊愈。

一例顽固性失眠患者，属蛇，彻夜难眠，痛苦不堪，每日恍恍惚惚，记忆全无，茶不思饭不想，每日如戴紧箍咒，头痛、头晕、心慌心悸。鱼际脉，未触可见。大圣汤主之，一剂即睡。以前是睡不着，现在是睡不醒。那就睡醒为止。连睡七天，一睡不醒，但可以呼之应声，喝水喂饭皆可配合，食后即睡。七天后，自然而醒，神采奕奕，精神焕发。

舍证从脉，一剂通治，异病同治。大圣汤，热以石膏，寒以桂枝肉桂吴茱萸，补以党参，泻以川军，升以柴胡，降以苏子乌药，收以龙牡，散以柴胡，升降出入以和，患者自然会阴阳自和而愈。

仲景寸口脉指代寸、关、尺三部而言。亦有"寸口"与"关上"，"寸口"与"尺中"或寸关尺三部同时并举者，如《胸痹心痛短气病篇》"胸痹之病……寸口脉沉而迟，关上小紧数"；《血痹虚劳病篇》"寸口关上微，尺中小紧……"、"但以脉自微涩，在寸口，关上小紧……"等。此处所指的寸口，则仅是指关前的寸脉，与举寸口以概括三部者不同。

　　仲景多以阴、阳指代尺、寸。如胸痹病"阳微阴弦"。《平脉法》中"脉阳盛则促，阴盛则结""阴阳相搏，名曰动。阳动则汗出，阴动则发热""气血俱盛，脉阴阳俱盛；气血俱衰，脉阴阳俱衰"等。

　　根据脉象浮沉，定位病邪在表在里。《平脉法》："寸口脉，浮为在表，沉为在里"。根据脉象的分布、重度及迟数定脏腑，《平脉法》："浮部分经，以候皮肤经络之气；沉部分经，以候五脏之气；中部分经，以候六腑之气"，"脉，人以手按之，如三菽之重者肺气也；如六菽之重者心气也……按之至骨者肾气也"，"数为腑，迟为脏"。根据脉形定位五脏，"脉微弦，濡弱而长，是肝脉也"，"脉洪大而长是心脉也"，"肺者其脉毛浮也"，"肾者其脉沉而石"等。

寸关尺候气血

　　《平脉法》言："寸脉分经以候阳，阳者气之统也；尺脉分经以候阴，阴者血之注也；关上阴阳交界，应气血升降，分经以候中州之气"，"气血俱盛，脉阴阳俱盛；气血俱衰，脉阴阳俱衰"，寸脉用来候气、阳，尺脉用来候血、阴，关脉则候气血阴阳升降的变化。寸、关、尺脉，分别候上、中、下三焦，然后又根据寸、关、尺脉的上下再行定位。

　　太阴脉为寸口脉法，现代中医们只知道寸口脉，却不知什么太阴脉法了。阳明脉法是人迎脉跌阳脉。还有少阴脉神门穴太溪穴，少阳脉，三部九候脉法中的太阳、少阳、厥阴等脉法。

　　《伤寒论》中主要讲人迎脉、寸口脉和少阴脉，其他的还有跌阳脉等。其实人体有两种寸关尺脉候，一种是常见的太阴的寸关尺，一种是人体的寸关尺，如人迎脉候寸脉，太阴寸口脉候关脉，少阴太溪脉候尺脉。跌阳脉候胃气。寸脉对应升，尺脉对应降，寸脉过寸，即鱼际脉，这是气机上升太过，寸脉不及寸，就是气机不升；尺脉不降，那是虚阳在外越，尺脉太长，即尺肤脉，那是湿热在下注。所以，升降浮沉、升降出入都可以跟脉相对应。这是《伤寒论》中讲的阴阳脉法，以寸脉和浮脉为阳脉，以尺脉和沉脉为阴脉。

脉象：大循环系统

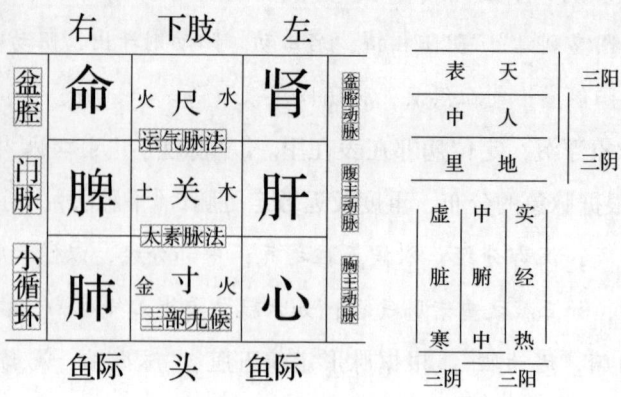

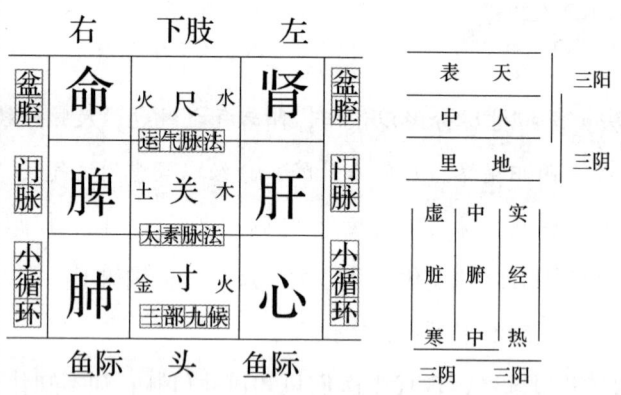

	右	下肢	左	
盆腔	命	火 尺 水	肾	盆腔动脉
		运气脉法		
门脉	脾	土 关 木	肝	腹主动脉
		太素脉法		
小循环	肺	金 寸 火	心	胸主动脉
	鱼际	头	鱼际	

表	天	三阳
中	人	
里	地	三阴

虚	中	实
脏	腑	经
寒	中	热
三阴		三阳

阴阳互分、五行互藏：心之心、肝、脾、肺、肾、命、表、里、虚、实

脉象：大循环系统

	右	下肢	左	
盆腔	命	火 尺 水	肾	盆腔
		运气脉法		
门脉	脾	土 关 木	肝	门脉
		太素脉法		
小循环	肺	金 寸 火	心	小循环
	鱼际	头	鱼际	

表	天	三阳
中	人	
里	地	三阴

虚	中	实
脏	腑	经
寒	中	热
三阴		三阳

阴阳互分、五行互藏：心之心、肝、脾、肺、肾、命、表、里、虚、实

动脉代表血与火，静脉代表气与水。

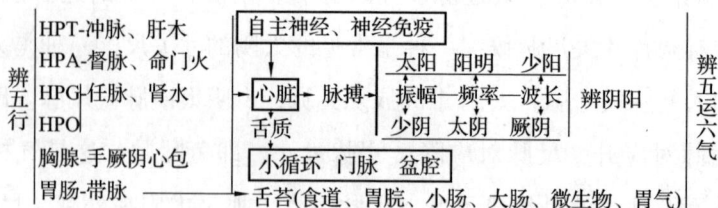

辨五行
- HPT-冲脉、肝木
- HPA-督脉、命门火
- HPG-任脉、肾水
- HPO
- 胸腺-手厥阴心包
- 胃肠-带脉

自主神经、神经免疫

心脏 — 脉搏 — 振幅—频率—波长
舌质

太阳 阳明 少阳
少阴 太阴 厥阴

辨阴阳

小循环 门脉 盆腔

舌苔(食道、胃脘、小肠、大肠、微生物、胃气)

辨五运六气

中医的脉分为血管脉与血管内容物脉两部分。脉的振幅大小，是指血管的张力大小，与血管紧张素和心室功能的每搏输出量相关。频率是指脉搏的次数，与心脏传导系统相关。长度与血压等血液动力学相关。沉浮迟数大小为血

管脉，其余为血液脉。血液脉是血管内容物的脉象，主要是指血液的容量、血浆与血细胞比例、血凝状态、炎性指标、血脂、肝肾功能、心肌酶学等生化指标。如滑脉是高脂血证、芤脉是失血脉三系虚脉象、结代脉是心脏传导系统的脉等。

左脉阳虚脉，寸脉心阳虚是桂枝汤证，关脉肝阳虚是吴茱萸汤证，尺脉肾阳虚是四逆汤证；左脉阴（血）虚脉，寸脉是炙甘草汤证，关脉是当归芍药散证，尺脉是地黄汤证；左脉火热脉，寸脉是黄连阿胶汤证，关脉是小柴胡汤证，尺脉是白头翁汤、四妙汤证等。

右脉阳虚脉，寸脉短为补中益气汤证，关脉濡为理中汤证，尺脉短为金匮肾气丸证。右脉浮紧为麻黄汤证，关脉弦紧为承气汤证，尺脉细紧为附子汤证。寸脉数为麻杏石甘汤证、弦为青龙汤证，关脉数为白虎汤证、弦为四逆散证，尺脉数为猪苓汤证、弦为桂枝芍药知母汤证，等等。

仲景对独取寸口法采取了慎重态度，他既采纳了独取寸口法的长处，又汲取了遍诊法的精华，创造性地提出独具一格的寸口、跌阳、少阴、少阳四部合参的诊法。此法以寸口（手太阴肺经太渊穴处）为主，据寸关尺的变化，阴阳脉的强弱对比，来判断阴阳气血之盛衰，五脏六腑之虚实。对脾胃的疾患，则兼诊跌阳（足背动脉），在足阳明胃经的冲阳穴处。心肾的病变，则兼诊少阴（足少阴肾经的太溪穴处和手少阴心经神门穴处），水气病兼诊少阳，疑难重病又综合诸法。

《金匮要略·水气病脉证并治》：第19条："寸口脉沉而迟，沉则为水，迟则为寒，寒水相搏。跌阳脉伏，水谷不化，脾气衰则鹜溏，胃气衰则身肿。少阳脉卑，少阴脉细，男子则小便不利，女子则经水不通；经为血，血不利则病水，名曰血分。"水肿病的形成与肺脾肾三脏关系密切，在阐述其形成时，就用了寸口、跌阳、少阴、少阳四种诊脉部位合诊的方法来说明这一复杂的机制。

关于诊少阳脉在《金匮要略》中只有这一处提到过。少阳脉主三焦，三焦乃决渎之官，脉卑为脉沉弱无力，说明三焦决渎失职，则小便不利，形成水肿。历代医家对于少阳脉的具体部位有不同的见解：唐宗海认为是足外踝，阳跷脉之前，足少阳胆经所过之处；徐忠可云：少阳者，左关胆脉也；吴谦则认为是右尺脉。

又如《金匮要略·黄疸病脉证并治》云："趺阳脉紧而数，数则为热，热则消谷，紧则为寒，食即为满。尺脉浮为伤肾，趺阳脉紧为伤脾。风寒相搏，食谷即眩，谷气不消，胃中苦浊，浊气下流，小便不通，阴被其寒，热流膀胱，身体尽黄，名曰谷疸。"这里就用了趺阳和寸口脉的变化，说明了谷疸的形成机制；另外，也指出了谷疸与女劳疸的不同脉象。由此可以说明，仲景对于某些较为复杂的病证，是兼诊两处以上的脉象。

寸关尺候三阴三阳

以尺、寸脉象结合定位六经病，《伤寒例》曰"尺寸俱浮者，太阳受病也，当一二日发"，"尺寸俱长者，阳明受病也，当二三日发"，"尺寸俱弦者，少阳受病也，当三四日发"，"尺寸俱沉细者，太阴受病也，当四五日发"，"尺寸俱沉者，少阴受病也，当五六日发"，"尺寸俱微缓者，厥阴受病也，当六七日发"。对于奇经八脉病，"其为病总于阴阳，其治法属于十二经"，则根据十二经脉特点结合损伤的表现进行定位。都是指的寸尺之脉的俱变之脉，实为三阴三阳之纲目之脉。

人迎脉与寸口脉。《伤寒论》中记载了很多遍诊法的原理。原序讲："人迎趺阳，三部不参"。人迎是位于喉结旁的颈总动脉，寸口位于桡动脉，趺阳是足背的胫前动脉。张景岳对此是怎样认识的呢？"取三部九候以诊通身之脉"。怎么诊通身之脉？一取太阴阳明以诊阴阳之本，一取左右气口以诊脏腑之气。《四圣心源》的解释是"太阴行气于三阴，故寸口可候五脏，阳明行气于三阳，故人迎可候六腑"。

那么人迎脉怎么去和寸口脉比较，来断三阴三阳呢？《内经》以手太阴肺经太渊穴处的动脉为气口，又名寸口；结喉两旁足阳明胃经之动脉为人迎脉。以人迎脉主外感，气口脉主内伤。《灵枢·四时气篇》曰："气口候阴（里），人迎候阳（外）"《灵枢·禁服篇》曰："寸口主中，人迎主外"。人迎为胃经之动脉，胃为阳之腑脏，故主乎外；寸口为肺经之动脉，肺为脏属阴，故主乎里。《灵枢·五色篇》曰："人迎盛坚者伤于寒，气口盛坚者伤于食。"

因为"寸口主中，人迎主外"，所以人迎主三阳，寸口主三阴。《灵枢·禁服》曰："人迎大一倍于寸口，病在足少阳，一倍而躁，在手少阳"。人迎两倍在太阳，三倍在阳明。如果大于四倍，叫溢阳，阳气外格，死不治，就是阴阳即将离绝。同理，寸口大于人迎，一倍在厥阴，两倍在少阴，三倍在太阴。如果四倍是溢阴，也叫内关，也是阴阳离决，是因寒极而阴阳离决。可见，我们可以通过比较桡动脉和颈总动脉，来判断三阴和三阳。

关于人迎寸口脉，王叔和在《脉经》中将人迎定义为寸脉与关脉之间的交界处的脉，即寸脉、人迎脉、关脉顺序。如《平人迎神门气口前后脉第二》曰："心实，手寸口人迎以前脉阴实者，手厥阴经也。病苦闭，大便不利，腹满，四肢重，身热，苦胃胀，刺三里。心虚，左手寸口人迎以前脉阴虚者，手厥阴经也。病苦悸恐，不乐，心腹痛，难以言，心如寒，状恍惚。小肠实，左手寸口人迎以前脉阳实者，手太阳经也。病苦身热，热来去，汗出而烦，心中满，身重，口中生疮。小肠虚，左手寸口人迎以前脉阳虚者，手太阳经也。病苦颅际偏头痛，耳颊痛。心小肠俱实，左手寸口人迎以前脉阴阳俱实者，手少阴与太阳经俱实也。病苦头痛，身热，大便难，心腹烦满，不得卧，以胃气不转，水谷实也。心小肠俱虚，左手寸口人迎以前脉阴阳俱虚者，手少阴与太阳经俱虚也。病苦洞泄苦寒，少气，四肢寒，肠。"但王叔和也只是说明了左寸关之间的脉叫人迎脉，没有明确说明右寸关之间的脉叫什么？

而记录于《脉经》中的先秦或秦汉古籍《脉法赞》篇共有一百零八个字，全文如下："肝心在左，脾肺出右；肾与命门，俱出尺部；魂魄谷神，皆见寸口；左主司官，右主司府；左大顺男、右大顺女；关前一分，人命之主；左为人迎，右为气口；神门决断，两在关后，人无二脉，病死不愈。诸经损减，各随其部，察按阴阳，谁与先后，阴病治官，阳病治府，奇邪所舍，如何捕取，审而知之，针入病愈。"

《脉法赞》虽文字不多，然而由于其总结了秦汉以前脉诊法的经验，并写成了简要的诀，不但概括性极强，而且易整易诵，后世一些关于脉法的四言诀，大多转录摘抄，或以此为基础加以改编，如崔嘉彦《脉诀》即是如此。《脉法赞》对后世影响最大的是提出，以寸口脉之左右分阴阳的诊法。即：左主司官，右主司府；左大顺男，右大顺女；左为人迎，右为气口。

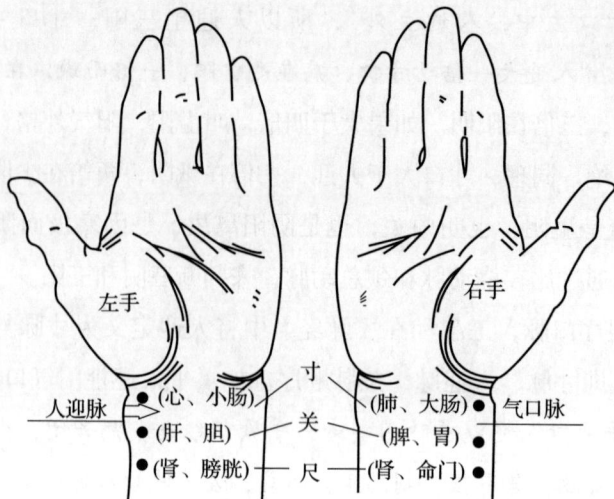

结合《灵枢·禁服》"黄帝曰：寸口主中，人迎主外，两者相应，俱往俱来，若引绳大小齐等。春夏人迎微大，秋冬寸口微大，如是者，名曰平人。人迎大一倍于寸口，病在足少阳，一倍而躁，在手少阳；人迎二倍，病在足太阳，二倍而躁，病在手太阳，人迎三倍。病在足阳明，三倍而躁，病在手阳明。盛则为热，虚则为寒；紧则为痛痹，代则乍甚乍间。盛则泻之，虚则补之。紧痛则取之分肉，代则取血络且饮药，陷下则灸之，不盛不虚，以经取之，名曰经刺。人迎四倍者，且大且数，名曰溢阳，溢阳为外格，死不治。必审按其本末，察其寒热，以验其脏腑之病。寸口大于人迎一倍，病在足厥阴，一倍而躁，在手心主；寸口二倍，病在足少阴，二倍而躁，在手少阴；寸口倍，病在足太阴，三倍而躁，在手太阴。盛则胀满、寒中、食不化；虚则热中、出糜、少气、溺色变；紧则痛痹；代则乍痛乍止。盛则泻之，虚则补之，紧则先刺而后灸之，代则取血络而后调之，陷下则徒灸之。陷下者，脉血结于中，中有著血，血寒，故宜灸之。不盛不虚，以经取之。寸口四倍者，名曰内关，内关者。且大且数，死不治。必审察其本末之寒温，

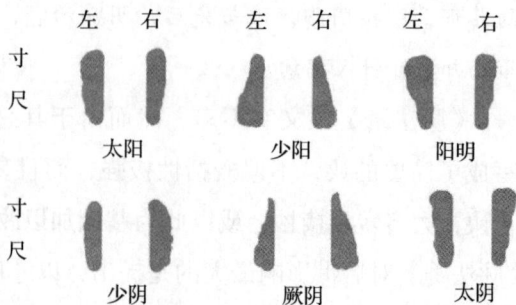

以验其脏腑之病。"可见其也倾向于左手人迎右手气口的论述，并且有医家后人延用《内经》之语以人迎主外感、气口主内伤，并且一直传用至今。

自从王叔和《脉经》引《脉法赞》文将左寸脉为人迎，右寸脉为气口。他说："关前一分人命主之，左为人迎，右为气口。"关前一分，当指寸部，即左手寸部脉为人迎，右手寸部脉为气口。尤其《千金方》之后，众多医家宗之，均以左寸脉为人迎，主外感；右寸脉为气口主内伤，东垣、时珍等名家悉遵之。东垣《内外伤辨·辨脉》曰："古人以脉上辨内外伤于人迎、气口。人迎脉大于气口为外伤，气口脉大于人迎为内伤……外感风寒皆有余之证，是从前客邪来也，其病必见于左手，左手主表……内伤饮食及饮食不节，劳役过度皆不足之病也，必见于右手，右手主里……故外感寒邪，则独左寸人迎脉浮紧，按之洪大。内伤饮食则右寸气口脉大于人迎一倍……二倍……三倍"时珍《濒湖脉学·四言诀》亦说，左为人迎，右为气口。

《灵枢·经脉》：

（辛）肺手太阴之脉，盛者，寸口大三倍于人迎，虚者，则寸口反小于人迎也。

（庚）大肠手阳明之脉，盛者，人迎大三倍于寸口，虚者，人迎反小于寸口也。

（己）脾足太阴之脉，盛者，寸口大三倍于人迎，虚者，寸口反小于人迎也。

（戊）胃足阳明之脉，盛者，人迎大三倍于寸口，虚者，人迎反小于寸口也。

（丙）小肠手太阳之脉，盛者，人迎大再倍于寸口，虚者，人迎反小于寸口也。

（丁）心手少阴之脉，盛者，寸口大再倍于人迎，虚者，寸口反小于人迎也。

（壬）膀胱足太阳之脉，盛者，人迎大再倍于寸口，虚者，人迎反小于寸口也。

（癸）肾足少阴之脉，盛者，寸口大再倍于人迎，虚者，寸口反小于人迎也。

（返本）三焦手少阳之脉，盛者，人迎大一倍于寸口，虚者，人迎反小于寸口也。

（归元）心主手厥阴心包络之脉，盛者，寸口大一倍于人迎，虚者，寸口反小于人迎也。

（甲）胆足少阳之脉，盛者，人迎大一倍于寸口，虚者，人迎反小于寸口也。

（乙）肝足厥阴之脉，盛者，寸口大一倍于人迎，虚者，寸口反小于人迎也。

妊娠男女脉法。《脉经·卷九·平妊娠分别男女将产诸证第一》："脉平而虚者，乳子法也。经云：阴搏阳别，谓之有子。此是血气和调，阳施阴化也。诊其手少阴脉动甚者，妊子也。少阴，心脉也，心主血脉。又肾名胞门子户，尺中肾脉也，尺中脉按之不绝，法妊娠也。左右三部脉沉浮正等，按之无绝者，妊娠也。妊娠初时，寸微小，呼吸五至。三月而尺数也。脉滑疾，重以手按之散者，胎已三月也。脉重手按之不散，但疾不滑者，五月也。妇人妊娠四月，欲知男女法，左疾为男，右疾为女，俱疾为生二子。又法得太阴脉为男，得太阳脉为女。太阴脉沉，太阳脉浮。又法左手沉实为男，右手浮大为女。左右手俱沉实，为生二男，左右手俱浮大，为生二女。又法尺脉左偏大为男，右偏大为女，左右俱大产二子。大者如实状。又法左右尺俱浮为产二男，不尔则女作男生。左右尺俱沉为产二女，不尔则男作女生也。又法遣妊娠人面南行，还复呼之，左回首者是男，右回首者是女也。又法看上圊时，夫从后急呼之，左回首是男，右回首是女也。又法妇人妊娠，其夫左乳房有核是男，右乳房有核是女也。妇人怀娠离经，其脉浮。设腹痛引腰脊，为今欲生也。但离经者，不病也。又法妇人欲生，其脉离经，夜半觉，日中则生也。"《脉经·卷九·平妊娠胎动血分水分吐下腹痛证第二》："令人摸之，如覆杯者则男，如肘头参差起者女也。""覆杯者"，男胎面朝督脉；"肘头参差起者"，女胎面朝任脉。

《脉经·卷九·平妊娠胎动血分水分吐下腹痛证第二》："问曰：有一妇人，年二十所，其脉浮数，发热呕咳，时下利，不欲食，脉复浮，经水绝，何也？（仲景）师曰：法当有娠。何以故？此虚家法当微弱，而反浮数，此为戴阳。阴阳和合，法当有娠。到立秋，热当自去。何以知然？数则为热，热者是火，火是木之子，死于未。未为六月位，土王，火休废，阴气生，秋节气至，火气当罢，热自除去，其病即愈。"可以看出，仲景师的中医逻辑思维是阴阳五行的数术理论。

寸关尺候五脏六腑

右手的寸、关、尺，指肺、脾、肾，五行是土生金，金生水。左手寸、关、尺，指心、肝、肾，五行是水生木，木生火，代表冲脉。火有三，君火是左寸脉，相火是左关脉，命火是左尺脉。把五行定在左右手上，右手、左手的寸、关、尺，分别是肺、脾、命门，心、肝、肾。右手主气、主水，土生金，金生水，"气升水布"；左手主火、主血，水生木，木生火，"火降血下"。气、血、水、火，实际上就是阴阳。气升则水布，肺为水之上源，脾主治水，肾为水之根。气机上升，肺则宣发全身之水，所以气升则水布。左手的寸是火、关是木、尺是水，水生木，木生火，分别代表心、肝、肾。人身的火，君火是心、相火是肝、命火是肾。心主血脉，肝藏血，肾精血互化，所以火降则血下。

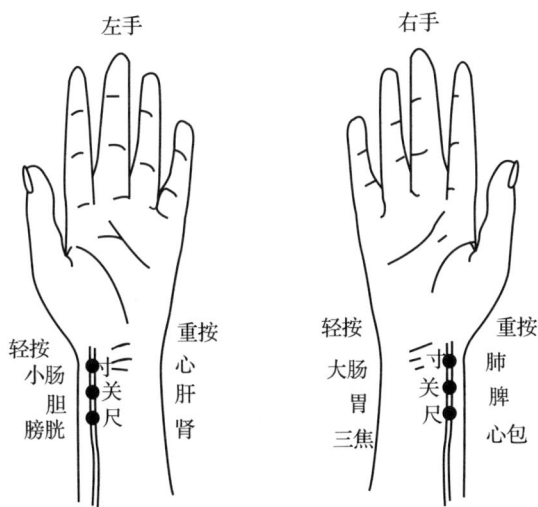

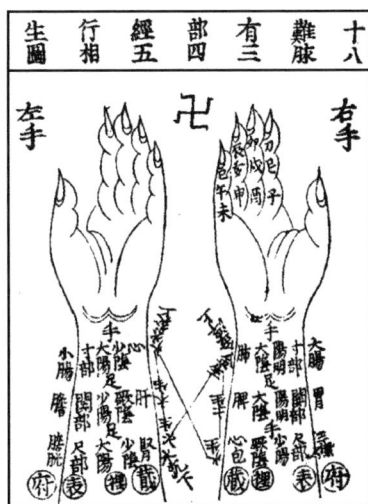

举个例子，女性排除少阴证的心烦失眠，如果舌尖红，那她就要来月经。如果舌尖红而月经不下的，是任脉不通，用牛膝 60 克、坤草 30 克，服药后月

经就能下。月经一下，舌尖的红色就褪去了。这就是所谓的火降血下。

怎么来判断升降呢？寸脉过寸，气机上升，上升过腕为鱼际脉，主头疼目赤脑出血吐血咳血等；尺脉过尺，气机下陷，下陷过指为尺肤脉，主中气下陷，主脱肛阴吹水肿等。所以用脉的长短来定升降。

用脉位来定浮沉，就是以按脉的力量来定病性的浮和沉。用脉的长短来定升和降，就是比较寸脉和尺脉的长短，来定气机的升降。气机是该往上升，还是该往下降？该用升麻、黄芪，还是该用牛膝、黄柏、泽泻？可用脉的长短来定升降。用脉的来去定出入，脉的来去是脉冲击手指的力量和速度，定出入就是定表里，出入就是表里的问题。

浮沉定表里（脉位），大细定虚实（脉形）。

长短定升降（脉体），弦软定阴阳（脉力）。

滑涩定气血（脉流），迟数定寒热（脉率）。《内经·脉要精微论》："尺内两旁则季胁也，尺外以候肾，尺里以候腹。中附上，左外以候肝，内以候膈；右外以候胃，内以候脾。上附上，右外以候肺，内以候胸中；左外以候心，内以候膻中。"它的分部原则是："上竟上者（寸脉为上）胸、喉中事也；下竟下者（尺脉为下）、少腹、腰、股、膝、胫、足中事也。"从《内经》以后的两千多年来，除在大肠、小肠、三焦、命门的分部位置上有争议外，基本上是遵循了这一分部原则的。而且，中医的脉诊是一种数术藏象理论，这正是为什么肝居右而脉诊却在左关，肺在两侧，脉诊却在右寸的道理所在。

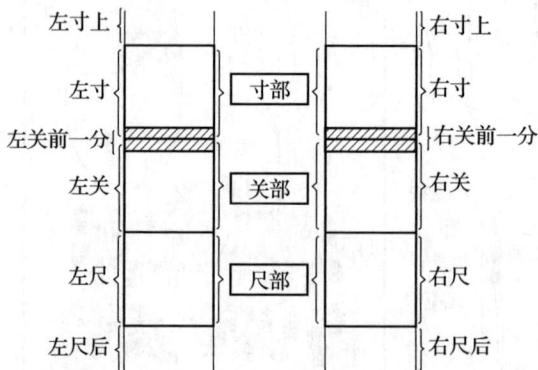

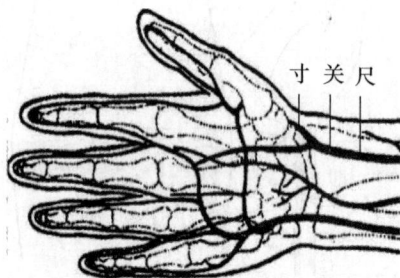

心肺两脏之中，心属火，主温煦，火性炎上；肺主气，司呼吸，肺气以降为顺。左升右降，乃天地不易之理。故，左寸为心脉，右寸为肺脉。脾、胃、肝、胆同居于中，脾主运化，肝主疏泄两脏共同完成了人体对饮食物的消化吸收，"中焦如沤"正是对此功能的形象描述。由于肝主升发，胃主和降，脾与胃为表里，故肝虽在右而脉诊却在左关，脾胃居左而脉诊在右关。五脏之中两肾居下，其与大肠、小肠、膀胱等共同完成二便的分泌与排泄，"下焦如渎"正是对这种功能的描述。因此，按照"下竟下"的全息对应原则，两肾及大、小肠、膀胱等为尺脉所主，大、小肠中小肠与心为表里，属火，居于左尺脉，大肠与肺为表里居右尺脉。从以上分析可以看出，脏腑所处的三焦位置及其主要生理功能是决定它们在寸口脉分布的重要依据。

如何区分是腑病还是脏病呢？《难经·九难》曰："何以别知脏腑之病耶？抑将在脉也？然，数者腑也，迟者脏也；数则为热，迟则为寒；诸阳为热，诸阴为寒，故以别知脏腑之病也。"仲景曰："寸口脉浮为在表，沉为在里，数为在腑，迟为在脏，假令脉迟，此为在脏。"话虽如此，然而脏病不仅有寒证，亦有热证，腑病不仅有热证亦有寒证，不可不知，必四诊合参，脉证互印方可不失。

坤◎脉性

脉性，也是脉形，代表脉的大小（振幅）、快慢、虚实、节律，实质上代表的就是心脏的泵功能和电传导的指标。大小（振幅）代表脉体即动脉的充盈程度，快慢代表心率的太过不及，虚实代表动脉中气血的太过与不及。脉性在西医中表现为血压，舒张压代表肾脏的肾小球血管壁承受压力，收缩压代表心脏的心房心室及血管壁承受压力，高血压和低血压都代表心肾功能出现了问题，血管的动脉只是作为心肾功能的一个效应器而已。而评价心肾功能，中医用脉的快慢大小虚实节律，西医则用心脏的 EF 值及 ECG、BNP 和肾脏的eGFR（低血压的肾功能不全多为肾间质病变及肾小管病变）。

虚实之脉

邪气盛则实，精气夺则虚。故虚者，脉势必弱而无力，经过统计，《伤寒论》中言虚的脉象有：弱、芤、涩、浮、大、微、数。其中浮、大、数主虚者，偏于阳，常主气。如："脉浮而大，浮为风虚，大为气强"（平脉法），风为阳邪，风阳干于卫，使卫气虚浮。弱、涩、微细主虚，偏于阴也，常主津血。如："所以然者，尺中脉微，此里虚"（49），"明日不大便，脉反微涩者，里虚也"（214），说明阴液不足，致大便难解。言实的脉象有：滑，疾，沉。如："伤寒后，脉沉。沉者，内实也，下解之"（394）。疾为邪热甚，滑为胃气实，沉为内结。

寒热之脉

寒的脉象有：迟、紧两种，迟一般是指荣血虚而寒，"迟者荣中寒"（平脉法），又如："伤寒脉迟，六七日，而反与黄芩汤彻其热。脉迟为寒……"

（333）。紧为外寒约束荣气之故，如："寸口脉浮而紧，浮则为风，紧则为寒……"（35）。热的脉象有：数、浮、滑而疾。如："病人脉数，数为热。""阳明病，谵语发潮热，脉滑而疾者，小承气汤主之"（214），浮为卫表热，数为内热，滑疾者，阳明腑热。

六经之脉

六经辨证，合而言之，"阴阳"两字而已。三阳脉多属阳，三阴脉多为阴。"太阳之为病，脉浮"（1），浮脉是外邪袭表，正气抗邪的表现。"伤寒三日，阳明脉大"（19），脉大为阳明主脉，邪传阳明，化热化燥，正盛邪实，脉应之而大。"伤寒，脉弦细，头痛发热者，属少阳"（265），弦细者，指下按之虽细，却劲急有力。邪在半表半里之间，邪盛正气渐衰。"少阴之为病，脉微细，但欲寐也"（281），脉微细为肾阳大衰，阴血亏虚的反应。"伤寒脉浮而缓，手足自温者，是为系在太阴"（278）。太阴病脉缓弱，为中焦阳气不足，寒湿不化而引起。厥阴脉脉微欲绝。

邪正进退之脉

在临床中，常根据疾病不同阶段的证的改变，对治法与治则进行修改，仲景也说："观其脉证，知犯何逆，随证治之"（16），《伤寒论》中常脉证齐出，因为脉直接体现机体邪正盛衰，故在其辨证中十分重视脉诊的参与，主要表现在以脉测传经，决生死，知欲愈。

测传经：传经之脉，必为急数，不传之脉，当为静缓，缓为胃气和，"……土也，万物所归，无所复传"（184），如："伤寒一日，太阳受之，脉若静者为不传；颇欲吐，若躁烦，脉数急者，为传也"（4）。以脉静与数来测传经与否。脉静者邪衰，胃气转和，脉数者邪盛而传经。

决生死：生死取决于正邪的较量，邪盛则亡，邪衰则生，如："……脉暴出者死，微续者生"（315），脉阴阳盛，邪盛也，若邪盛而正不能复，则死。正气存则生。《伤寒论》提到死脉有：脉不至、短、暴出、阴阳俱盛、阴阳俱虚、涩、真脏脉、沉细。生脉有：弦、脉自和、微续、浮大。以脉决死与不死，要与证同参，方能作出正确判断。

知欲愈：欲愈之脉，多为长，浮，微缓，弱，为正气来复或邪气衰退之象。如："少阴病脉紧，至七八日，自下利，脉暴微，手足反温，脉紧反去者，为欲解也。虽烦下利，必自愈"（287），为寒邪欲解，阳气得复，故云欲解。又如："太阴中风，脉阳微阴浮者，为欲愈"（290）；"脉微缓者，为欲愈也"（23）。

沉浮之脉

《伤寒论》中以沉浮的脉象最多，论中有关浮脉的条文有58条之多，提及沉脉也有20余条，凡言脉，则云"脉浮缓""脉浮数""脉沉紧"。《伤寒论》脉诊以沉浮为基础，而其他病脉寓于其中。

以沉浮分表里：关于浮脉，如："脉浮者，病在表，可发汗，宜麻黄汤"（51），浮为在表。而"脉浮者，以汗解之；脉沉实者，以下解之"（394），沉脉主里。《难经・十八难》曰："浮者，脉在肉上行也"；关于沉脉，《脉经》描述曰："重手按至筋骨乃得。"脉之沉浮者，在《伤寒论》中已超过沉浮本义，而为审察人体内外的基础。此"内外"是相对而言的，可以是表与里，可以是荣与卫，可以是脏与腑，可以是病邪的无形与有形，可以是疾病的向愈与否。

以沉浮表荣卫：如"其脉浮，而汗出如流珠者，卫气衰也"（辨脉法）；"其脉沉者，荣气微也"（辨脉法），又如"发汗后，身疼痛，脉沉迟者，桂枝加芍药生姜各一两人参三两新加汤主之。"脉沉迟，说明荣气已伤，加芍药人参，以益气养荣。浮脉多为风邪伤卫，如太阳中风一证，为风干卫阳，使得卫阳浮盛，腠理开泄而汗出恶风。

以沉浮察脏腑：病在腑，三阳经脉多浮大，病在脏，三阴经脉多沉细，如："诸阳浮数为乘腑，诸阴迟涩为乘脏也"（平脉法）。

以沉浮验邪之性质：无形之邪，如风，热，多为浮脉，如："太阳病，脉浮而动数，浮则为风，数则为热"（134）。风与热都为无形之邪。有形之邪如水饮，寒湿，瘀积，多见沉脉。如："结胸热实，脉沉而紧，心下痛，按之石硬者"（135）。为痰饮与热互结，故脉见沉。

以沉浮测病之向愈与否：如"凡若里有病者，脉当沉而细，今脉浮大，故知愈也"（平脉法），里病脉浮大，为邪有向外之机，故知欲愈，又如"厥阴中风，脉微浮，为欲愈；不浮，为未愈"亦是同理。"表有病者，脉当浮大，今脉反沉迟，故知愈"（平脉法）说明表病脉沉迟，为邪气向衰之象。故知欲愈。

同一脉象，在不同的情况下，可以反映不同的病理转机。同一脉象见于不同部位，所主病证亦有所差别。如同是浮脉，见于寸口，多主表证，即所谓"浮为在外"；见于趺阳，多主胃热，即所谓"浮则胃气强"。而且浮脉同在寸口，亦有所不同，浮现于寸，主在上在表；浮现于关，主中焦有热；浮脉见于尺，又主肾虚热浮，如《金匮要略·黄疸病脉证并治》第2条"尺脉浮为伤肾"。

脉同时异，指的是同一脉象在不同的季节主不同的病机，有不同的转归。《金匮要略·脏腑经络先后病脉证并治》第7条："师曰：寸口脉动者，因其王时而动，假令肝王色青，四时各随其色。肝色青而反色白，非其时色脉，皆当病。"这里同是浮脉，见于秋令，则为时脏脉之常，主气旺而无病：见于春令，为肺金太过，肝木被克，为时脏脉之变，主预后不良。

主脉反映病因和病理的主要机制，兼脉则反映不同证候的相互差异。在《金匮要略·疟病脉证并治》第1条"师曰：疟脉自弦，弦数者多热，弦迟者多寒，弦小紧者下之差，弦迟者可温之，弦紧者可发汗、针灸也，浮大者可吐之，弦数者风发也，以饮食消息止之。"这里弦脉虽然是疟病的主脉，但是病人有素体的差异、感邪兼夹的不同，因此其脉象各有不同，临证时可以从脉论治。由此可见，不同的兼脉可以反映繁杂多变的病理机制。

仲景书中一个主要的病证往往涉及多种脉象。这也说明了仲景六经病中还有六经证的杂合脉象。如《伤寒论》中的桂枝汤证，典型脉为浮缓；可见脉较多，如浮弱、浮数、浮虚等；变异脉为洪大和迟脉；禁忌脉为浮紧。《金匮要略》中对各种杂病的论述，大部分是脉证并治，不仅论述了纲脉，而且还有可见脉、变脉和死脉。如《水气病脉证并治》《疟病脉证并治》《胸痹心痛短气病脉证并治》《黄疸病脉证并治》中均有系统而完备的论述，无论在理论上还是在临床中病证脉都有着很好的指导意义。

从经络学说来看，足太阳经起于睛明穴上额交巅，从头夹脊，自上而下，而主外，故称巨阳。太阳主表，在人体首先接触外邪侵入，受风寒暑湿燥热火皆可致病。所以仲景《伤寒论》六经辨证，首重太阳。《伤寒论》中与脉浮相关的方证有26首："桂枝汤证""大青龙汤证""麻黄汤证""五苓散证""桂枝去芍药加蜀漆牡蛎龙骨救逆汤证""小陷胸汤证""大黄黄连泻心汤证""瓜蒂散证""桂枝附子汤证""桂枝附子去桂加白术汤证""白虎汤证""猪苓汤证""麻子仁丸证""小柴胡汤证""大承气汤证""桂枝加葛根汤证""桂枝加厚朴杏子汤证""桂枝加附子汤证""葛根汤证""葛根加半夏汤证""小青龙汤证""桂枝麻黄各半汤证""桂枝二麻黄一汤证""桂枝二越婢一汤证""越婢汤证""越婢加半夏汤证"。对这26个方证相对比，均有不同程度的表证。

脉之三要，胃、神、根

胃者，胃气也，脉之大小，有力无力；神者，心也，脉之快慢；根者，肾也，脉之长短。

胃气虚实。《素问·脉要精微论》曰："平人之常气察于胃，胃者，平人之常气也，人无胃气曰逆，逆者死。""春胃微弦曰平，弦多胃少曰肝病，但弦无胃曰死，胃而有毛曰秋病，毛甚曰今病（所不胜侮而乘之），藏真散于肝，肝藏筋膜之气也。夏胃微钩曰平，钩多胃少曰心病，但钩无胃曰死，胃而有石曰冬病，石甚曰今病，藏真通于心，心藏血脉之气也。长夏胃微软弱曰平，弱多胃少曰脾病，但代无胃曰死，软弱有石曰冬病，弱甚曰今病，藏真濡于脾，脾藏肌肉之气也。秋胃微毛曰平，毛多胃少曰肺病，但毛无胃曰死，毛而有弦曰春病，弦甚曰今病，藏真高于肺，以行荣卫阴阳也。冬胃微石曰平，石多胃少曰肾病，但石无胃曰死，石而有钩曰夏病，钩甚曰今病，藏真下于肾，肾藏骨髓之气也。"胃气为脉气之标，脏气为脉气之本。胃气绝，脏气露，则死。故曰："人以水谷为本，故人绝水谷则死，脉无胃气亦死。所谓无胃气者，但得真脏脉不得胃气也。所谓脉不得胃气者，肝不弦肾不石也。""岐伯曰：五脏者，皆禀气于胃，胃者五脏之本也，脏气者，不能自致于手太阴，必因于胃气，乃至于手太阴也，故五脏各以其时，自为而至于手太阴也。故邪气胜者，精气衰也，故病甚者，胃气不能与之俱至于手太阴，故真脏之气独见，独见者病胜脏也，故曰死。"

胃气为后天之本。《素问·经脉别论》曰："食气入胃，散精于肝，淫气于筋。食气入胃，浊气归心，淫精于脉。脉气流经，经气归于肺，肺朝百脉，输精于皮毛。毛脉合精，行气于府。府精神明，留于四脏，气归于权衡，权衡以平，气口成寸，以决死生。""饮入于胃，游溢精气，上输于脾。脾气散精，上归于肺，通调水道，下输膀胱。水精四布，五经并行，合于四时五脏，阴阳揆度，以为常也。"

如何候胃气？《素问·脉要精微论》曰："胃之大络，名曰虚里，贯鬲络肺，出于左乳下，其动应衣，脉宗气也。盛喘数绝者，则病在中，结而横，有积矣，绝不至曰死。乳之下其动应衣，宗气泄也。"左乳下的足阳明胃经络脉虚里中，按西医为心尖搏动处，以手轻按之，可应手而动，中医可以在这里候胃气之强弱，宗气即是胃气。

仲景也提到，胃气脉还可以人迎寸口为准。

《灵枢·终始》曰："人迎一盛，病在足少阳；一盛而躁，病在手少阳。人迎二盛，病在足太阳；二盛而躁，病在手太阳。人迎三盛，病在足阳明；三盛而躁，病在手阳明。人迎四盛，且大且数，名曰溢阳，溢阳为外格。脉口一盛，病在足厥阴；厥阴一盛而躁，在手心主。脉口二盛，病在足少阴；二盛而躁，在手少阴。脉口三盛，病在足太阴；三盛而躁，在手太阴。脉口四盛，且大且数者，名曰溢阴，溢阴为内关。内关不通，死不治。人迎与太阴脉口俱盛四倍以上，命曰关格。关格者，与之短期。人迎一盛，泻足少阳而补足厥阴，二泻一补，日一取之，必切而验之，疏取之上，气和乃止。人迎二盛，泻足太阳，补足少阴，二泻一补，二日一取之，必切而验之，疏取之上，气和乃止。人迎三盛，泻足阳明而补足太阴，二泻一补，日二取之，必切而验之，疏取之上，气和乃止。脉口一盛，泻足厥阴而补足少阳，二补一泻，日一取之，必切而验之，疏而取上，气和乃止。脉口二盛，泻足少阴而补足太阳，二补一泻，二日一取之，必切而验之，疏取之上，气和乃止。脉口三盛，泻足太阴而补足阳明，二补一泻，日二取之，必切而验之，疏而取之上，气和乃止所以日二取之者，太阳主胃，大富于谷气，故可日二取之也。人迎与脉口俱盛三倍以上，命曰阴阳俱溢，如是者不开，则血脉闭塞，气无所行，流淫于中，五脏内伤。"

《灵枢·寒热病》曰："颈侧之动脉人迎，人迎，足阳明也，在婴筋（胸锁乳突肌）之前。婴筋之后，手阳明也，名曰扶突。"

脉有气血之分，血者，五脏本脉，气者，胃气也。五脏本脉为血细胞（心之红细胞、肺之白血病、肝之血小板及凝血、脾之血色素、肾之骨髓干细胞）**真脏脉，胃气为消化液及血浆等细胞外液。细胞内液为津。**

没有胃气（血浆）的脉即为真脏脉。所谓有胃气，即指脉来均匀和缓，有柔和之象。经言"脉弱以滑是有胃气"即是此意。经文曰："人以水谷为本，故人绝水谷则死，脉无胃气亦死。所谓无胃气者，但得真脏脉，不得胃气也。所谓脉不得胃气者，非肝不弦，肾不石也。"不得胃气并非指肝脉不弦，肾脉不沉石，而是指脉无柔和之象，即肝脉弦象太过，肾脉沉石太过。又曰："五脏皆禀气于胃，胃者五脏之本也，脏气者不能自至于手太阴，必因于胃气乃至于手太阴也。"这是说五脏之气在胃气的作用下，才能达到寸口脉。因此，寸口脉除反映五脏的盛衰外，还要反映胃气的盛衰。脉有无胃气除反映五脏的盛衰外，还要反映脾胃功能的盛衰。

脉之神者，心神也，心脏的节律与泵功能，即寸尺脉节律的均匀与快慢。《素问·平人气象论》曰："人一呼脉四动以上曰死，脉绝不至曰死，乍疏乍数曰死。"

脉不至，五脏气衰竭的原文。

脉之根者，肾脉之应，五脏之应，即寸尺长短。《难经·十四难》曰："……人之有尺，譬如树之有根，枝叶虽枯槁，根本将自生，脉有根本，人有原气，故知不死。"

仲景脉论

问曰：脉何以知气血脏腑之诊也？师曰：脉乃气血先见，气血有盛衰，脏腑有偏胜。气血俱盛，脉阴阳俱盛，气血俱衰，脉阴阳俱衰。气独盛者，则脉强；血独盛者，则脉滑，气偏衰者，则脉微；血偏衰者，则脉涩；气血和者，则脉缓；气血平者，则脉平；气血乱者，则脉乱；气血脱者，则脉绝；阳迫气血，则脉数；阴阻气血，则脉迟；若感于邪，气血扰动，脉随变化，变化无穷，气血使之；病变百端，本原别之；欲知病源，当凭脉变，欲知病变，先揣其本；本之不齐，在人体躬，相体以诊，病无遁情。

风则浮虚，寒则牢坚，沉潜水蓄，支饮急弦；动则为痛，数则热烦。

师曰：六气所伤，各有法度；舍有专属，病有先后；风中于前，寒中于背；湿伤于下，雾伤于上；雾客皮腠，湿流关节；**极寒伤经，极热伤络**。风令脉浮，寒令脉紧，又令脉急，暑则浮虚，湿则濡涩；燥短以促，火躁而数；风寒所中，先客太阳；暑气炎热，壮火食气，病生于内，心与小肠，先受其害；六气合化，表里相传；脏气偏胜，或移或干；病之变证，难以殚论；能合色脉，可以万全。

寸口脉缓而迟，缓则阳气长，其色鲜，其颜光，其声商，毛发长；迟则阴气盛，骨髓生，血满，肌肉紧薄鲜硬，阴阳相抱，荣卫俱行，刚柔相得，名曰强也。

寸口脉浮为在表，沉为在里，数为在腑，迟为在脏；假令脉迟，此为在脏也。

寸口脉浮紧，浮则为风，紧则为寒，风则伤卫，寒则伤荣；荣卫俱病，骨节烦疼，当发其汗也。

寸口脉浮而数；浮为风，数为热；风为虚，虚为寒，风虚相搏，则洒淅恶寒也。

脉弦而紧者，名曰革也。弦者状如弓弦，按之不移也；紧者如转索无常也。

如《金匮要略·疮痈肠痈浸淫病脉证并治》第4条"肠痈者，少腹肿痞……其脉迟紧者，脓未成，可下之，当有血。脉洪数者，脓已成，不可下也"。此条中所载的症状相似，但脉弦紧与洪数，可辨脓成与否，而有可下与禁下之分。

又如同为咳嗽，"咳而脉浮者，厚朴麻黄汤主之"，"脉沉者，泽漆汤主之"，"咳家其脉弦，为有水，十枣汤主之"。此三者，证同而脉异。脉浮者，乃寒饮夹热，上迫于肺，病势偏于上，病位偏于表，故用厚朴麻黄汤散饮除热，止咳平喘；脉沉者，沉脉主里主水，是水饮停于胸肺，病在里，故用泽漆汤逐水通阳，消饮止咳；而弦脉主留饮，此为膈间或胁肋有水饮，饮邪上逆于肺，故用十枣汤攻逐水饮，使饮去而咳自平。

《金匮要略·呕吐哕下利病脉证并治》第25条"下利脉沉弦者，下重；脉大者，为未止，脉微弱数者，为欲自止，虽发热不死。"从脉象判断下利的预后。脉沉弦，为病邪入里；脉大，邪气亢奋，为病进；脉微弱而数，为邪气渐弱，阳气渐复。《金匮要略·惊悸吐衄下血病脉证并治》第2条"尺脉浮，目睛晕黄，衄未止"均是以脉象的不同判断病势的进退。

《素问·大奇论》曰："肾脉大急沉，肝脉大急沉，皆为疝（狐疝）。心脉搏滑急为心疝（心包填塞），肺脉沉搏为肺疝（肺气肿、肺不张、气胸）。"

坎◎脉度

脉度为基础脉之间的组合，以阴阳迟数虚实为分，以五行残贼促代为度。主要提示了心肺之气所反映的身体三焦脏腑状况。

问曰：经说脉有三菽（小米）六菽重者。何谓也？师曰：脉人以指按之，如三菽之重者，肺气也；如六菽之重者，心气也；如九菽之重者，脾气也；如十二菽之重者，肝气也；按之至骨者，肾气也。（按照人体内脏器由上到下的顺序，肺心脾肝肾，肺通大气天气，故在上，依次而下）

师曰：脉病（心脏有病）人不病，名曰行尸，以无王气，卒眩仆，识人者，短命则死；人病脉不病（心脏无病），名曰内虚，以少谷神（胃气），虽困无苦。

师曰：脉，肥人责浮，瘦人责沉；肥人当沉今反浮，瘦人当浮今反沉，故责之。

寸口卫气盛，名曰高；荣气盛，名曰章；高章相搏，名曰**纲**。卫气弱，名曰**惵**；荣气弱，名曰**卑**；惵卑相搏，名曰**损**。卫气和，名曰**缓**；荣气和，名曰**迟**；缓迟相搏，名曰**沉**。阳脉（寸脉）浮大而濡，阴脉（尺脉）浮大而濡，阴脉与阳脉同等者，名曰**缓**也。

寸口脉浮为在表，沉为在里，数为在腑，迟为在脏，假令脉迟，此为在脏也。

寸口脉浮紧，浮则为风，紧则为寒，风则伤卫，寒则伤荣，荣卫俱病，骨节烦疼，当发其汗也。

寸口脉浮而数；浮为风，数为热，风为虚，虚为寒，风虚相搏，则洒淅恶寒也。

（寸口脉是指太阴脉，并不是单指寸脉）

问曰：脉有阴阳，何谓也？

师曰：凡脉大、浮、数、动、滑，此名阳也（心室肥厚病）；凡脉沉、涩、迟、弦、微，此名阴也（心衰，肥厚心肌病）。凡阴病见阳脉者生，阳病见阴脉者死。阴阳相搏名曰**动**，阳动则汗出，阴动则发热，形冷恶寒者，此三焦伤也。若脉数见于关上，上下无头尾如豆大，厥厥然动摇者，名曰**动**也（预激综合征）。脉来缓，时一止复来者，名曰结（窦性心动过缓，窦性心律不齐）。脉来数，时一止复来者，名曰促（房颤、房早或室早）。脉阳盛则促，阴盛则结，此皆病脉。又脉来动而中止，更来小数，中有还者反动，名曰**结阴**也（室早二联律或三联律）；脉来动而中止，不能自还，因而复动者，名曰**代阴**也（快速房颤）；得此脉者，必难治。脉阴阳俱促，当病血，为实，阴阳俱结，当亡血，为虚，假令促上寸口者，当吐血，或衄；下尺中者，当下血；若乍促乍结（持续性房颤）为难治。脉数者，久数不止，止则邪结，正气不能复，却结于脏；故邪气浮之，与皮毛相得，脉数者，不可下，下之必烦利不止。

问曰：脉有残贼，何谓也？师曰：脉有弦、紧、**浮**、**滑**、沉、涩，此六脉，名曰残贼（众脉纲目），能为诸脉作病也。

趺阳脉（足背动脉）滑而紧，滑者胃气实，紧者脾气强，持实击强，痛还自伤，以手把刃，坐作疮也。

师曰：人迎（颈动脉）脉大（距离心脏近），趺阳（足背动脉）脉小（距离心脏远），其常也；假令人迎趺阳平等为逆；人迎负趺阳为大逆（颈动脉狭窄）；所以然者，胃气（血浆、血容量多少）上升动在人迎，胃气下降动在趺阳，上升力强故曰大，下降力弱故曰小，反此为逆，大逆则死。

《素问·虚实通评论》中通过寸脉与尺脉的虚实大小来区分经络虚实。

如"帝曰：络气不足，经气有余，何如？岐伯曰：络气不足，经气有余者，脉口热而尺寒也，秋冬为逆，春夏为从，治主病者。""帝曰：经络俱实何如？何以治之？岐伯曰：经络皆实，是寸脉急而尺缓也，皆当治之，故曰滑则从，倍则逆也。夫虚实者，皆从其物类始，故五脏骨肉滑利，可以长久也。""帝曰：络气不足，经气有余，何如？岐伯曰：络气不足，经气有余者，脉口热而尺寒也，秋冬为逆，春夏为从，治主病者。""帝曰：经虚络满，何如？岐伯曰：经虚络满者，尺热满。寸脉口寒濇也，此春夏死秋冬生也。"

"帝曰：治此者奈何？岐伯曰：络满经虚，灸阴刺阳；经满络虚，刺阴灸阳。"

离◎脉形

脉有胃气者生，无胃气者死。如《金匮要略·五脏风寒积聚病脉证并治》具体生动地描述了五脏病的死脉。"肝死脉，浮之弱。按之如索不来，或曲如蛇形者死"；"心死脉，浮之实如丸豆，按之益躁急者死"；"脾死脉，浮之大坚，按之如覆杯洁洁，状如摇者，死"；"肾死脉，浮之坚，按之乱如转丸，益下入尺中者死"。此五者，举按之间，皆无柔和之象，乃后天胃气已绝，脏真之气败露，故预后不良。

古本中，弦、紧、浮、滑、沉、涩六残贼脉，因"能为诸脉作病"，其实就是容易产生相兼脉，而且六脉自身也往往作为病脉出现，成为医者平脉应抓住的主要目标。

弦脉：不论重按轻取，均弦，没有恶寒发热，说明体内有饮邪。浮部得之，饮在皮肤；中部得之，饮在经络；沉部得之，饮在肌肉。寸口弦，饮在上焦；关上弦，饮在中焦；尺中弦，饮在下焦。弦脉之状如弓弦，按之不移。弓背属阳，弓弦属阴，阴主静，故按之不移。弦为减。

紧脉：若移，弓乃待发，紧绷而似转索，故紧为收引之势。经曰：诸紧为寒。紧脉因里有寒冷之气而生，寒性收引故也。如亡汗、吐血，则肺里寒而紧；如饮冷水而咳，寒饮停上焦而紧；如下利太过，胃中虚冷而紧。故紧脉有虚有实，有因外寒入里而生，亦有因阳虚、阴独存而起。

浮脉：浮为无血，为风虚，为虚，为气，为阳，为腹满，脾气不足可生浮，胃气虚亦可生浮。阴不胜其阳则脉浮，阳气独胜脉亦浮，皆正虚邪实。浮者，脉在肤上，触指可及。

滑脉：翕奄沉，沉为纯阴，翕为正阳，阴阳和合，紧之浮名，似转索轻取而可触其动。为阴实，为胃气实，亦为湿气似水流。

沉脉：沉为实，为邪气在里，为阳不足。趺阳脉微沉，食饮自平；伏则吐逆。近骨而得，阳虚而阴邪胜。

涩脉：涩者荣气不逮、不足，脾气不足，亡血，甚则阴气不接而厥逆。皆人身阴气严重不足之证。

残贼之脉，或邪实重，或正虚重，邪实盛为贼，正虚甚为残。有此脉之体，安能不为诸脉作病？或曰，残贼之脉，皆阴阳偏盛，至指下即明便可见，其变大而不微，谓造化对人之眷顾耶！

六部残贼之脉互藏互加，则为二十八病脉。

震◎四时五行脉

《素问》论四时五行脉法

《内经》诊脉不仅有寸口诊脉法，遍身诊脉法（包括三部九候、人迎、气口诊法），同时也论述了四时五脏脉法。寸口之脉，虽有分三关，定五脏之论，然脉无定候，随季而转，所谓四时五脏脉也。《内经》四时五脏脉法，非指寸关尺三部空间脉，而是指寸口时间脉法。

自然事物五行归类表

事物		木	火	土	金	水
天	方位	东	南	中	西	北
	季节	春	夏	长夏	秋	冬
	气候	风	热	湿	燥	寒
	星宿	岁星	荧惑星	镇星	太白星	辰星
	生成数	八	七	五	九	六
地	品类	草木	火	土	金	水
	畜	鸡	羊	牛	马	彘
	谷	麦	黍	稷	稻	豆
	音	角	徵	宫	商	羽
	色	苍	赤	黄	白	黑
	味	酸	苦	甘	辛	咸
	嗅	臊	焦	香	腥	腐

事物		木	火	土	金	水
人	脏	肝	心	脾	肺	肾
	窍	目	耳	口	鼻	二阴
		目	舌	口	鼻	耳
	体	筋	脉	肉	皮毛	骨
	声	呼	笑	歌	哭	呻
	志	怒	喜	思	忧	恐
	变动	握	忧	哕	咳	栗
	病位	颈项	胸胁	脊	肩背	腰股

五脏分别旺于五季，正如《素问·玉机真脏论》言："五脏不得自至于手太阴，必因于胃气乃至于手太阴也，故五脏各以其时自为而至于手太阴也。"肝气旺于春，春之脉即肝之脉也；脾气旺于长夏，长夏之脉即脾之脉也；肺气旺于秋，秋之脉即肺之脉也；肾气旺于冬，冬之脉即肾之脉也。四时五脏脉象已定，脉有胃气，方为正常；脉少胃气、太过、不及本脏自病，虚实易明；出现他脏脉形，依其阴阳盛衰，按五行生克，主病则明。《素问·脉要精微论》曰："微妙在脉，不可不察，察之有纪，从阴阳始，始之有经，从五行生，生之有度，四时为宜，补泄无失，与天地如一，得一之情，以知死生。"

脉的基本运行规律是按照四时五行规律变化（如春弦秋浮，冬沉夏洪），即根据年月日时的阴阳五行属性，尤其月令为主的五贼之脉（虚邪、实邪、贼邪、微邪、正邪），更精确一些的规律就是五运六气脉法，包括应与不应等脉法。四时五行及五运六气是干支的时间脉法规律，如果按照干支的空间规律来定脉，就是太素脉法的范畴了。

平气之脉，"春弦秋浮，夏洪冬沉"而已。若辨太过不及，发生曰动，赫曦曰数，敦阜曰大，坚成曰浮，流衍曰滑，此五行有余而现之脉；委和曰弦，伏明曰沉，卑监曰弱，从革曰微，涸流曰涩，此五行不足而现之脉。故脉之应指，体躬之虚实即名。

气之盛衰	春肝木	夏心火	长夏脾土	秋肺金	冬肾水
平气	敷和	升明	备化	审平	静顺
	弦脉	洪脉	缓脉	浮脉	沉脉或石脉
太过	发生	赫曦	敦阜	坚成	流衍
	动脉	数脉	大脉	浮脉	滑脉
不及	委和	伏明	卑监	从革	涸流
	弦脉	沉脉	弱脉	微脉	涩脉

　　按照中医的空间脉诊理论，既然寸、关、尺三部脉已成定论，何以又言春弦、夏洪、长夏缓、秋毛（即浮涩而短之脉，为秋季的正常脉象）、冬石？前人读书不明，将四时五行之脉统于一时，归于寸、关、尺三部。四时五行之脉岂能同现于一时？经言：五脏之气不能自至于手太阴，必在胃气作用下，于各脏气旺盛的季节，借助自然界的旺气，才能分别到达寸口，表现在脉上。因此，所谓的定论之脉不攻自破。

　　正常的四时五脏脉，为时间脉法精华，严格说，是五运六气脉法之主气主运脉法。当分季节，不分三关，统言寸口太阴脉。脉无定候，随季而转，要弦皆弦，要洪皆洪，要浮皆浮，要沉皆沉。寸关尺三部中，一部不应则该部所属的脏腑即病，二部不应则二部皆病，局部病变反映在局部，不应之部表现何种脉形，按此脉主病辨证；两手六脉皆不应，而现他季脏象之脉形，属五脏病者，按五行生克辨证，其他病按其脉主病辨证。此非泛泛空谈，乃为确实之论，证之以《内经》，验之以临证，必明此理。

　　经曰："万物之外，六合之内，天地之变，阴阳之应，彼春之暖，为夏之暑，彼秋之忿，为冬之怒，四变之动，脉与之上下……阴阳有时，与脉为期，期而相失，知脉所分，分之有期，故知死期。"《灵枢·邪气脏腑病形第四》"岐伯曰：色青者，其脉弦也；赤者，其脉钩也；黄者，其脉代也；白者，其脉毛少；黑者，其脉石也。见其色而不得其脉，反得其相胜之脉，则死矣；得其相生之脉，则病已矣。"

　　何谓常脉，五脏脉象分别出现在五运六气的主运主气之各自相应的季节里，如肝旺于春，春见肝脉；心旺于夏，夏见心脉；脾旺于长夏，长夏见脾脉；肺旺于秋，秋见肺脉；肾旺于冬，冬见肾脉。因各种脉象出现在自身所主脏气的季节里，故为其常。它不仅包括五脏无病时的平脉，还包括五脏自身发生病变时的病脉。

四时五行脉，根据二十四节气和当地真太阳时，要弦皆弦，要洪皆洪，要浮皆浮，要沉皆沉。且，每季前之气必显上季气候特点，脉象亦必兼见上季脉形。《内经》引《脉要》文曰："春不沉，夏不弦，冬不涩，秋不数是谓四塞。"所谓四塞，即四时之气不相交通而闭塞。因此，初春之脉必弦中带沉，初夏之脉必洪中带弦，而春末之脉必弦中带洪，夏末之脉必洪中带软弱，以此类推。

四时五行平气之脉

五季	旺时（季中 2/4 日数）	季初（季前 1/4 日数）	季末（季末 1/4 日数）
春	弦脉，端直而长，轻虚以滑	弦脉兼沉	弦脉兼洪
夏	洪脉，浮大而散，来盛去衰	洪脉兼弦	洪脉兼软弱
长夏	软缓脉，从容和缓软弱	软弱脉兼洪	软弱脉兼毛
秋	毛脉，浮涩而短，来急去散	毛脉兼软弱	毛脉兼沉
冬	沉脉，沉以转滑	沉脉兼毛	沉脉兼弦

每季日数分为 4 份，季初约占一份，季末约占一份，季中旺时约占 2 份。季初 1/4 时日必兼前季脉形，季末 1/4 时日必兼下季脉形。

"季中"为四季的中间，为每季气候特点最明显的时日，春秋为二分前后；冬夏为二至前后。但因夏季中又分夏与长夏两季，故夏季、长夏，只能按其他季节的一半时日计算。

五季的划分是以二十四节气为准，同时要按照当地的真太阳时推算。

四时五脏平脉歌

五脏平脉，当分季节，脉无定候，随季转来。

要弦皆弦，要洪皆洪，要浮皆浮，要沉皆沉。

肝旺春季，春肝同气，春弦肝弦，四季同理。

心旺夏时，夏心洪遇，长夏与脾，缓脉同一。

秋肺脉毛，冬肾沉滑。季中旺时，脉形显明。

平肝脉来，如揭长竿；平心脉来，浮大而散；平脾脉来，软弱和缓；平肺脉来，浮涩而短；平肾脉来，沉滑以转。

交季脉来，季初兼前，季末兼后。

初春沉弦，初夏洪弦，长夏初脉，洪中显缓，初秋缓毛，初冬毛沉。

春末弦洪，夏末洪缓，长夏季末，缓中毛见，秋末毛沉，冬末沉弦。

时至脉至，时去脉去，脉不应时，病脉当断。

五脏病脉，分太过与不及。太过者，邪气盛，不及者正气虚，此为本脏自病。

四时五行太过不及之脉

五季	脏腑	脉形（无胃气）		太过之脉，主病在外	不及之脉，主病在内
春	肝	盈实而滑 如循长竿	脉象	脉来实而强	脉来不实而微
			主病	善怒，忽忽眩冒而颠疾	胸痛引背，下则两胁胀满
夏	心	喘喘连属 其中微曲	脉象	来盛去也盛	来不盛去反盛
			主病	身热肤痛，为浸淫	烦心，上见咳唾下为气泄
长夏	脾	实而盈数 如鸡举足	脉象	如水之流	如鸟之喙
			主病	四肢不举	九窍不通，名重强
秋	肺	不上不下 如循鸡羽	脉象	毛而中央坚，两旁虚	毛而微
			主病	逆气，背痛愠愠	喘，呼吸少气而咳，上见血，下闻病音
冬	肾	如引葛 按之益坚	脉象	来如弹石	其来如毛举
			主病	背痛少气不欲言	心悬如饥，眇中清，背痛，少腹满，小便变

五脏病（本脏自病）脉歌

五脏之脉，各有其常，脉有胃气，无病泰康；

脉少胃气，本脏自恙，春弦过甚，弦实而强；

夏洪过甚，来去俱盛；长夏缓甚，如水之流；

秋毛过甚，坚在中央；冬沉过甚，来如弹石；

诸甚为强，是谓太过。诸微不足，是谓不及，

春脉弦微，不实而虚；夏脉洪微，来衰去盛；

长夏缓微，如鸟之喙；秋脉不及，脉毛而微；

冬脉沉微，其来如毛；太过为实，不及为虚。

脉实邪实，脉虚脏虚，五脏脉法，必须牢记。

四时五脏脉法见于《伤寒论·平脉法》《素问·藏气法时论》。其中，"春弦秋浮，冬沉夏洪"，是四时脉法；"肾沉心洪，肺浮肝弦"，是五脏脉法。

脉的生克乘侮包含了以下几点：第一，四时乘侮。四时脉为春弦、夏洪、秋浮、冬沉。夏天应见洪脉，脉反沉，是水来克火。因洪脉是心脉、火脉，沉脉是肾脉、水脉，所以夏天脉反沉，就是水来克火，叫作"纵"。第二，脏腑乘侮。比如右手关脉候脾胃，如见弦脉，就是木来克土。第三，脉证乘侮。如咳嗽因肺病，见脉弦，就是木火刑金。五行脉的生克乘侮，可见于四时乘侮，可见于五脏乘侮，也可见于脉证乘侮。

《素问·至真要大论》"帝曰：六气之胜，何以候之？岐伯曰：乘其至也。""帝曰：其脉至何如？岐伯曰：厥阴之至其脉弦，少阴之至其脉钩，太阴之至其脉沉，少阳之至大而浮，阳明之至短而涩，太阳之至大而长。至而和则平，至而甚则病，至而反者病，至而不至者病，未至而至者病，阴阳易者危。"《中藏经》中关于心脉的部分论述为："夏，必王。左手寸口脉洪，浮大而散，曰平，反此则病。若沉而滑者，水来克火，十死不治；弦而长者，木来归子，其病自愈；缓而大者，土来入火，为微邪相干，无所害。"

五脏四时之脉，有常有变，其常者五脏当季之脉，包括平脉与病脉。平脉，即有胃气的五脏脉象。病脉，即当季的五脏脉象出现了少胃气或无胃气的病脉，分太过与不及，为本脏自病之脉。出现了不当季的五脏脉象，即为

变脉。《素问·至真要大论》曰："其脉应皆何如？岐伯曰：差正同法，待时而去也。"《脉要》曰："春不沉，夏不弦，秋不数，冬不涩是谓四塞。沉甚曰病，弦甚曰病，涩甚曰病，数甚曰病，参见曰病，复见曰病，未去而去曰病，去而未去曰病，反者死。故曰：气之相守司也，如权衡之不得相失也。"

脉应随气候的变化而变化，四时旺脉与季节交替时的兼脉，同样遵循这一规律，时至而脉至，时去而脉去。若脉不随时变化是谓四塞，即四时之气不相交通而闭塞。沉甚、弦甚、数甚、涩甚者本脏自病，为太过；沉微、弦微、数微、涩微者为不及，此脉之常也。参见、复见者，除本季旺脉以外兼见他季脉象，为脉之变。

变脉有兼变脉与单变脉的不同。实则为五贼之邪、之脉。

兼变脉，为除显本季脏腑脉象以外尚兼见不当季的脏腑脉象。如春兼见肺脉，弦而浮涩；夏兼见肝脉，洪而弦长。

单变脉，为不显本季脉象只出现一种不当季脏腑的脉象。如，春见夏脉，洪大脉；冬见肺脉，浮涩而短等。参见，即兼变脉；复见，即单变脉。脉应随时而变，今季节已变，前季之脉当去而又见，或季节未过而当季脉象已变，为脉不随时，均为变脉，主病。季节气候的特点应与脉的表现相一致，就像秤锤与秤杆的关系一样，行动一致不得分离。

按变脉相兼与否，区别变脉所代表的脏腑病邪偏盛微甚，来判断病情的轻重与发病早晚。当病邪轻时，它所引起人体气血的变化亦轻，脉的异常变化亦轻微。这时，除了正常的季节脏脉为主脉之外，尚表现出非季节性的病脉，这就是兼变脉。兼变脉因其脏气病邪偏盛微，病邪轻，故不能立即发病，必待所兼脏气旺盛的季节，借助其旺气加重病邪，始能发病。当侵犯人体的病邪较盛时，它引起机体气血变化亦强，脉搏的异常变化亦较明显，临床只出现病变脏腑所主的脉象，这就是单变脉。由于单变脉的出现，表示它所代表的脏腑病邪强，故发病早，脉见时发病。

经曰："春脉微弦曰平，弦多胃少曰肝病，但弦无胃曰死，胃而有毛曰秋病，毛甚曰今病。"春季肝气旺盛，正常的寸口脉当是有胃气的弦脉，如出现了弦甚而少胃气的脉象，即是肝本脏发生病变。脉象表现出弦象太甚毫无胃气，浮沉均现急劲之脉，这是肝的真脏，说明肝病危重，预后不良。春季肝旺当现弦脉，反现肺的毛脉，根据肺脉表现的轻重，判断发病的时间。有胃气的毛脉必兼弦脉，提示肺气偏盛微，病邪轻，尚未到引起发病的程度，必待秋季肺旺之时，借助自然的旺气加重病邪方能发病。毛脉表现甚的即是单变脉，表示肺的病邪偏盛甚，病邪重，现在已经发病。

"夏胃微勾曰平，勾多胃少曰心病，但勾无胃曰死，胃而有石曰冬病，石甚曰今病。"夏季心脉旺盛，正常的脉象为有胃气的洪脉，如少胃气的洪脉即是心本脏病变。洪大无序毫无胃气的洪脉为心的真脏脉，表示病情危重，预后不良。夏季阳盛当现洪脉，反见冬季沉石肾脉为心阳不足。其轻者为兼变脉，为夏兼冬脉，表示肾的病邪偏盛微，病邪轻，现在不能发病，到了冬季阴寒过盛，必加重病邪，始能发病。而脉沉较甚者为单变脉，说明病邪重，现在已经发病。

"长夏胃微软弱曰平，弱多胃少曰脾病，但代无胃曰死，软弱有石曰冬病。弱甚曰今病。"长夏脾脉当旺，脉未缓和软弱是有胃气的正常脉，而少胃气的软弱脉为脾的本脏病脉，软弱过甚毫无胃气的脉象为脾的真脏脉。预示脾病危重，预后不良。软弱脉中又显露冬季肾脉沉象者为兼变脉，提示肾邪气偏盛较轻，因病邪轻，目前尚未发病，到了冬季，必加重病邪始能发病。脉沉石过甚者为单变脉，为病邪重，阴盛阳衰现在已经发病。

"秋胃微毛曰平，毛多胃少曰肺病，但毛无胃曰死，毛而有弦曰春病，弦甚曰今病。"秋季肺脉当旺，其脉毛而有胃气即为正常脉象。毛脉较重而少胃气，表示肺脏病变，只有肺的毛脉毫无胃气的脉象为肺的真脏脉，预示肺病危重，预后不良。毛脉中显示弦脉之象者为兼变脉，为肝气偏盛轻，因病邪轻，现在尚不足以发病，必待春季肝旺时加重病邪，始能发病。脉弦过甚者为单变脉，为肝气偏旺甚，病邪重，现在已经发病。

"冬胃微石曰平，石多胃少曰肾病，但石无胃曰死，石而有勾曰夏病，勾甚曰今病。"冬季肾脉当旺，沉石有胃气的脉为肾的正常脉象，少胃气的沉石脉为肾本脏病变，只有沉石毫无胃气的脉为肾的真脏脉，预示肾病危重预后不良。如沉石脉中反显露夏季洪脉之象的为兼变脉，为心火较盛，因病邪轻，目前尚未发病，必待到夏季阳气旺盛的时节，加重病邪始能发病。洪脉过甚者为单变脉，为病邪重，现在已经发病。

经文只谈了相克脏腑间脉象的主要变化，但不是如此简单，实际上并非只有夏见肾脉，春见肺脉的变化，而是随着机体疾病的发生，五脏的偏盛，阴阳盛衰的变化，五脏脉象都可能反映在一个季节里，分别表现在寸口脉上。

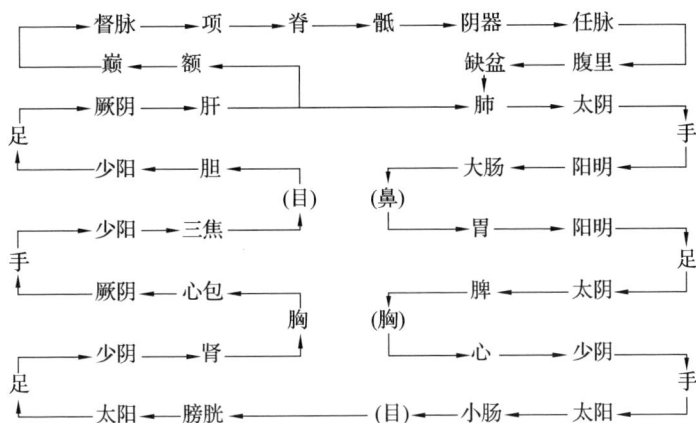

营气循环示意图

《灵枢·五乱》篇说："经脉十二者，以应十二月。十二月者，分为四时"。《阴阳别论》"黄帝问曰：人有四经十二从，何谓？岐伯对曰：四经应四时，十二从应十二月，十二月应十二脉"。所谓"十二从"就是十二地支，四经就是东方寅卯辰，南方巳午未，西方申酉戌，北方亥子丑。实际上就是：肺寅大卯胃辰宫，脾巳心午小未中，申胱酉肾心包戌，亥焦子胆丑肝通。营气巡行的数术之法。

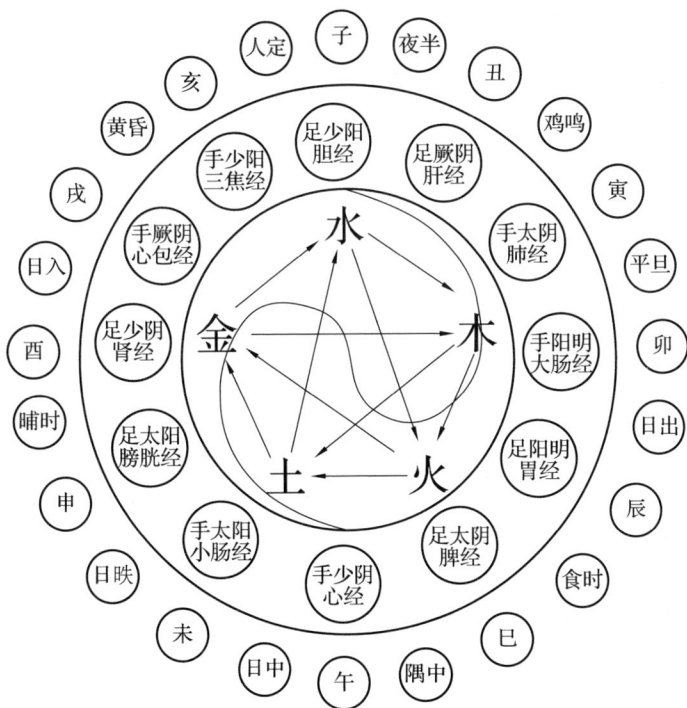

《难经》论四时五行脉法

《扁鹊阴阳脉法》云："脉，平旦曰太阳，日中曰阳明，晡时曰少阳，黄昏曰少阴，夜半曰太阴，鸡鸣曰厥阴，是三阴三阳时也。少阳之脉，乍小乍大，乍长乍短，动摇六分。王十一月甲子夜半，正月、二月甲子王。太阳之脉，洪大以长，其来浮于筋上，动摇九分。三月、四月甲子王。阳明之脉，浮大以短，动摇三分。大前小后，状如蝌蚪，其至跳。五月、六月甲子王。少阴之脉，紧细，动摇六分。王五月甲子日中，七月、八月甲子王。太阴之脉、紧细以长，乘于筋上，动摇九分。九月、十月甲子王。厥阴之脉，沉短以紧，动摇三分。十一月、十二月甲子王。"

《难经·七难》："(《素问·平人气象论》) 经言少阳之至，乍大乍小，乍短乍长；阳明之至，浮大而短；太阳之至，洪大而长；太阴之至，紧大而长；少阴之至，紧细而微；厥阴之至，沉短而敦，此六者是平脉也？将病脉耶？然：皆王脉也。其气以何月？各王几日？

然：冬至后，得甲子，少阳王，复得甲子，阳明王，复得甲子，太阳王，复得甲子，太阴王，复得甲子，少阴王，复得甲子，厥阴王。王各六十日，六六三百六十日，以成一岁，此三阴三阳之王时日大要也。"

柔	心脉	肝脉	腎脉	肺脉	脾脉
正邪	微洪	微弦	微沉	微浮	微緩
微邪	微浮	微緩	微洪	微弦	微沉
虛邪	微弦	微沉	微浮	微緩	微洪
實邪	微緩	微洪	微弦	微沉	微浮
賊邪	微沉	微浮	微緩	微洪	微弦

（表首横题：變　剛　柔　之　闊）

《伤寒论》论四时五行脉法

仲景论四时五行脉

问曰：脉有三部，阴阳相乘；荣卫血气，在人体躬；呼吸出入，上下于中，因息游布，津液流通；随时动作，肖象形容；春弦秋浮，冬沉夏洪；察色观脉，大小不同；一时之间，变无经常；尺寸参差，或短或长；上下乖错，或存或亡；病辄改易，进退低昂；心迷意惑，动失纪纲；愿为俱陈，令得分明。

师曰：子之所问，道之根源；脉有三部，尺寸及关；荣卫流行，不失衡铨；肾沉心洪，肺浮肝弦，此自经常，不失铢分；出入升降，漏刻周旋，水下百刻，一周循环，当复寸口，虚实见焉；变化相乘，阴阳相干，风则浮虚，寒则牢坚；沉潜水蓄，支饮急弦；动则为痛，数则热烦，设有不应，知变所缘；三部不同，病各异端；大过可怪，不及亦然，邪不空见，中必有奸；审察表里，三焦别焉；知其所舍，消息诊看；料度脏腑，独见若神；为子条记，传与贤人。

问曰：东方肝脉，其形何似？师曰：肝者木也，名厥阴，其脉微弦濡弱而长，是肝脉；肝病自得濡弱者，愈也；假令得纯弦脉者，死；何以知之？以其脉如弦直，此是肝脏伤，故知死也。

问曰：二月得毛浮脉，何以处言至秋当死？师曰：二月之时，脉当濡弱，反得毛浮者，故知至秋死；二月肝用事，肝属木，脉应濡弱，反得毛浮脉者，是肺脉也，肺属金，金来克木，故知至秋死，他皆仿此。

南方心脉其形何似？师曰：心者火也，名少阴，其脉洪大而长，是心脉也，心病自得洪大者，愈也；假令脉来微去大，故名反，病在里也；脉来头小本大，故曰复。病在表也；上微头小者，则汗出；下微本大者，则为关格不通，不得尿，头无汗者，可治；有汗者，死。

师曰：立夏得洪大脉是其本位，其人病身体苦疼重者，须发其汗，若明日身不疼不重者，不须发汗；若汗濈濈自出者，明日便解矣；何以言之？立夏脉洪大是其时脉，故使然也，四时仿此。

西方肺脉其形何似？师曰：肺者金也，名太阴，其脉毛浮也，肺病自得此脉，若得缓迟者，皆愈；若得数者，则剧；何以知之？数者南方火也，火克西方金，法当痈肿，为难治也。

北方肾脉其形何似？师曰：肾者水也，其脉沉而石，肾病自得此脉者，愈；若得实大者，则剧，何以知之？实大者，长夏土王，土克北方水，水脏立涸也。

问曰：脉有相乘，有纵有横，有逆有顺，何谓也？师曰：**水行乘火，金行乘木，名曰纵；火行乘水，木行乘金，名曰横；水行乘金，火行乘木，名曰逆，金行乘水，木行乘火，名曰顺也。**

问曰：濡弱何以反适十一头？师曰：五脏六腑相乘，故令十一。

师曰：**人脉皆无病，暴发重病，不省人事者，为厉鬼，治之以祝由，能言者可治；不言者死。**

脉顺四时者生，逆四时者死。《金匮要略·血痹虚劳病脉证并治》第6条"劳之为病，其脉浮大，手足烦，春夏剧，秋冬瘥……"，脉浮大无力，是阴虚而阳浮于外，春夏木火正盛，阳气外浮，则阴愈虚，故病加重；秋冬金水相生，阳气内藏，故病减轻。又《金匮要略·痰饮咳嗽上气病脉证并治》第20条："弦数，有寒饮，冬夏难治。"这里脉证与时令相违，故云"难治"。

仲景脉法始于四时五行，但其最精妙的应用却是在五行生克关系的推演中产生的，如诸脉的相乘、纵横、顺逆等。在五行范畴之内，脉象依据生克进行推演还表现在方位、部位、邪气的结合上。

相乘与纵横、顺逆

《伤寒论·平脉法第二》说："脉有相乘，有纵有横，有逆有顺，何谓也？师曰：水行乘火，金行乘木，名曰纵；火行乘水，木行乘金，名曰横；水行乘金，火行乘木，名曰逆；金行乘水，木行乘火，名曰顺。"纵观《伤寒论》的六经传变过程，实质上就是这样一个生克乘侮的过程。

乘，欺凌。非其时而得之则为相乘，纵横为患最重，顺逆犹无大害。

水行乘火：肾水乘心火，意指滑脉见于暑天，为阳虚而阴邪盛，甚或水湿之邪流行，易病暑，故为患重。

金行乘木：肺金乘肝木，意指浮脉见于春季，或为血虚，或为邪气在表，易病温，故为患重。故脉相乘而纵，残贼之脉作病，为患重。

火行乘水：心火乘肾水，意指洪脉见于冬令，如伤寒之阳明病，故虽为患亦有不传而自愈者。

木行乘金：肝木乘肺金，意指弦脉见于秋时，或为血少，或为饮邪，虽为患但阴气虽升而不盛，故不致太重。故脉相乘而横。或有残贼，然势稍减，为患重，却不如纵。

水行乘金：肾水乘肺金，意指秋脉应浮，却反沉，阳气虚故也。

火行乘木：心火乘肝木，意指春脉应弦。却反洪，阴气虚故也。故脉相乘而逆，或阴虚，或阳虚，皆正气不足。

金行乘水：肺金乘肾水，意指浮脉见于冬季，阳邪在表，正气或虚，但其病亦轻。

木行乘火：肝木乘心火，意指弦脉见于夏季，或有水饮，或有血亏，但阳热之气固护在外，虽病亦轻。故脉相乘而顺，虽病亦轻，亦易治。

相生者生，相克者死，故纵者病甚，横者病微，逆者病虚，顺者病实。

五方之脉及生克

东方肝脉：假令脉纯弦，是不得胃土，死；脉弦直，是不得水而枯、而硬，致死而金易克之。若肺有病，其死辄速。若二月得毛浮脉，金来克木，至秋死。

南方心脉：洪大而长。长者生长，洪大而长即盛长。虽外感寒邪，但微汗出自愈。有病从邪，无病从令，外邪解不解易辨，无他脉相杂为欲愈，无阴脉相克为欲解。

西方肺脉：毛浮。毛者，上之华盖也。缓迟者愈，数者剧。缓迟者，有胃，土生金也；数者，金得火而化也，故为痈脓。

北方肾脉：沉滑。濡者，愈。沉、滑本残贼之脉，但肾水必藏于里，方是其所归。若不得胃土之气，是真脏死脉。

中央之脉：缓、濡。若迟者，脾胃之气稍虚，荣中寒。缓者，阴阳之气交通而微微停聚也。濡者，水气虽盛而未为害也。土生万物，土亦能生土。缓、濡之脉见，病虽剧可愈。

寸关尺三处大小浮沉迟数相同，这样的脉即使有寒热邪气未解，哪怕时有不适的表现还很严重，也是很容易治疗的。如若寸脉不至关而阳绝，尺脉不至关而阴绝，均难治，多死证。判断死生之期的方法，则以月节为依据。如阴盛则阳绝，能夏不能冬；阳盛则阴绝，能冬不能夏。肝脉病则死于秋，心脉病则死于冬，脾脉病则死于春，肺脉病则死于夏，肾脉病则死于长夏。假令脾脉病，死于春之何日、何时？五脏主时，各七十二日，则七十二日内，木日木时死，即甲日乙日、寅时卯时死。辨脉时，依据阴阳的互根互用、五行的生克，以及脉位计数的方法，可以定脏腑、决预后、知死生，为医者制定诊疗方向图与时间表具有重要参考价值。

《伤寒论》中是讲四时五行脉法的，如"平脉法"第17条："问曰：二月得毛浮脉，何以处言至秋当死？师曰：……二月肝用事，肝属木，脉应濡弱，反得毛浮脉者，是肺脉也。肺属金，金来克木，故知至秋死。他皆仿此。"源自《素问·三部九候论》"所谓逆四时者，春得肺脉，夏得肾脉，秋得心脉，冬得脾脉"，以四时五行克乘的理论来推测病情的预后。

《灵枢》"人受气于谷，谷入于胃，以传于肺，五脏六腑皆以受气，其清者为营，浊者为卫，营在脉中，卫在脉外，营周不休，五十而复大会，阴阳相贯，如环无端。""清者为营，浊者为卫，营在脉中，卫在脉外""营气之道，内谷为宝。谷入于胃，乃传之肺。(《经脉别论》曰：饮入于胃，游溢精气，上输于脾，脾气散精，上归于肺。然则胃气必归于脾，脾气必归于肺，而后行于脏腑营卫，所以气口虽为手太阴，而实即足太阴之所归，故曰气口亦太阴也。是以五脏六腑之气味，皆出于胃而变见于气口，故胃为脏腑之大源，然无不由脾达肺也)，流溢于中，布散于外，精专者，行于经隧，常营无已，终而复始，是谓天地之纪"。"一万三千五百息，气行五十营于身，水下百刻，日行二十八宿，漏水皆尽，脉终矣。(气)凡行八百一十丈也，故五十营备，得尽天地之寿矣(日月之大汇)"。

仲景曰："至而和则平，至而甚则病，至而反者病，至而不至者病，未至而至者病，阴阳易者危。"

当季旺时脏腑变脉主病表

季脏	脉	弦	洪	缓（软弱）	毛（浮涩短）	石（沉滑）
春肝	弦	常	肝火旺	肝气虚	肝阴虚	肝寒证
夏心	洪	寒痛，饮，心阳不足	常	心气虚	心阴虚	心阳虚
长夏脾	缓软弱	肝邪脾虚	脾胃火旺	常	脾阴虚	脾阳虚，寒胜
秋肺	毛浮涩短	肺失肃降	肺热证	肺气虚	常	肺寒证
冬肾	石沉滑	肝阳亢肾不封藏	肾阴虚火旺	肾虚水泛	肾阴虚精亏	常

注：本表为只有当季脏腑一脏病证，变脉之病机。

五行六气之脉

六气顺时而至表现温和时，正常脉象就是四时五脏的平脉，六气太过和失序，就变成了六淫，成为致常规的当季脉和六经脉（加临于该季的客气气候所主脉象）相合而出现的相兼脉。其客气表现微的脉的表现亦微，为兼变脉；六气客气表现甚的就只反映出异常气候所主脉象，为单变脉。

如：春见少阳之气，热气大来。春季脉本应弦，而六经中少阳主热，其脉大而浮，春见过热天气，此时脉象应是两脉相合，即表现为浮大而弦方为正常，反此者病。如春见大热天气，犹如炎夏，当唯见少阳之脉大而浮。又如春见太阴湿土之气，雨湿偏胜，气候本应温暖而反见寒湿，此时正常脉象除了出现春季应有的弦脉外还当出现太阴之脉缓沉象。阴雨太胜气温下降，脉本应弦而反沉，方为正常。余同此理。

以太阴湿土之气为例。

太阴之至，湿气大来，其脉沉。其气加临于四季初春的脉象为：沉而兼弦。春季阳气上升，脉本应弦，但阴雨湿胜，气温偏低故脉沉而兼弦；其甚者，脉沉细。夏季脉本为洪（钩），阴雨多湿脉由洪变为不浮不沉，脉居中部，其甚者脉必沉。长夏脉本软弱，因阴雨过甚脉变沉弱。秋季脉本浮散而短涩，因阴雨使本应干燥的气候变为阴湿多雨，脉由浮涩而短变为沉而短涩，甚者为沉细，冬季脉本为沉滑，雨雪过胜则脉沉更加明显。六气引起四时五脏脉象的变化列表简述如下。

六经变脉表

六经	气候	脉象	微甚	春主 弦	夏主 洪	长夏主 软弱	秋主 毛	冬主 石
厥阴客	风胜	弦	微	微弦	洪弦	缓弦	毛弦	沉弦
			甚	弦	弦	弦	弦	弦
少阴客	热胜	勾	微	弦勾	微勾	缓勾	毛勾	勾中部
			甚	勾	勾	勾	勾	勾
太阴客	湿胜	沉	微	弦沉	中部沉	缓沉	中部	沉
			甚	沉细	沉	沉细	沉	沉
少阳客	火胜	大而浮	微	弦大而浮	微大而浮	缓大而浮	毛大而浮	中部
			甚	大而浮	大而浮	大而浮	大而浮	大而浮
阳明客	燥胜	短涩	微	弦涩短	洪涩	软而短涩	微短涩	沉短涩
			甚	短涩	短涩	短涩	短涩	短涩
太阳客	寒胜	沉紧	微	沉紧	中部	沉弱	沉短涩	沉
			甚	沉紧	沉紧	沉紧	沉紧	沉紧

沉与浮脉相合，脉应表现为不浮不沉，脉居中部。勾脉与洪脉同意。弦为长脉类，不能与短脉相兼，弦脉遇短涩脉只能表现出短涩脉中的涩象。主即主脉指正常气候时的季脏脉象。客即客脉指异常气候所主脉象就是六经脉。

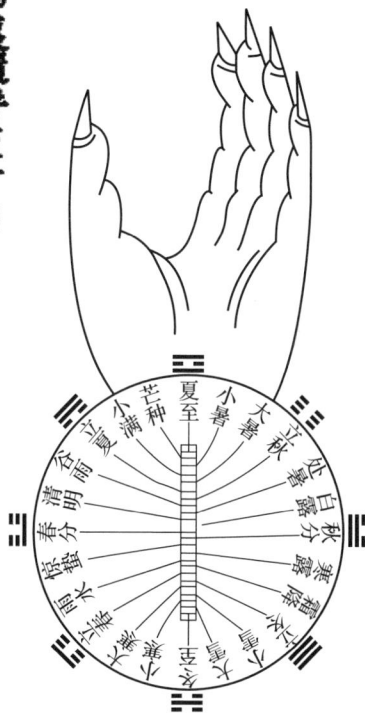

《脉经》论四时五行脉法

按照阴阳五行的生克乘侮，就有虚邪、实邪、贼邪、微邪、正邪之分，经文只是示法而已。 王叔和在《脉经》中提到：

春肝木旺，其脉弦细而长，名曰平脉；反得浮涩而短者，是肺之乘肝，金克木为贼邪，大逆，十死不治；反得洪大而数者，是心之乘肝，子病累母，为实邪，虽病易愈；反得沉濡而滑者，是肾之乘肝，母病归于为虚邪，虽病易治；反得大而缓者，是脾之乘肝，土之凌木，为微邪，虽病即瘥。

夏心火旺，其脉洪大而散，名曰平脉；反得沉濡而滑者，是肾之乘心，水之克火，为贼邪，大逆，十死不治；反得大而缓者，是脾之乘心，子病累母，为实邪，虽病易愈；反得弦细而长者，是肝之乘心，母病归子，为虚邪，虽病易治；反得浮涩而短者，是肺之乘心，金之凌火，为微邪，虽病即瘥。

脾王之时，其脉大而缓，名曰平脉；反得弦细而长者，是肝之乘脾，木之克土，为贼邪，大逆，十死不治；反得洪大而数者，是心之乘脾也，母病归子，为虚邪，虽病易治；反得浮涩而短者，是肺之乘脾，子病累母为实邪，虽病易愈；反得沉濡而滑者，是肾之乘脾，水之凌土，为微邪，虽病即瘥。

秋金肺王，其脉浮涩而短曰肺平；反得洪大而散者，是心之乘肺，火之克金，为贼邪，大逆，十死不治；反得沉濡而滑者，是肾之乘肺也，子病累母，为实邪，虽病易愈；反得大而缓者，是脾之乘肺，母病归子，为虚邪，虽病易治；反得弦细而长者是肝之乘肺，木之凌金，为微邪，虽病即瘥。

冬肾水王，其脉沉濡而滑曰肾平；反得大而缓者，是脾之乘肾，土之克水，为贼邪，大逆，十死不治；反得弦细而长者，是肝之乘肾，子病累母，为实邪，虽病易治；反得洪大而散者，是心乘肾也，火之凌水，为微邪；反得浮涩而短者是肺之乘肾也，母病归子，为虚邪，虽病即瘥。

五脏变脉主病五行生克病机表

季脏	本季脉	变脉	肝弦脉		心洪脉		脾缓脉		肺毛脉		肾石脉	
			微兼	甚单	微兼	甚单	微兼	甚单	微兼	甚单	微兼	甚单
春肝	弦脉	变脉	本脏自病		弦兼洪	洪	弦兼缓	缓	弦兼毛	毛	弦兼石	石
		发病早晚			夏病	今病	长夏病	今病	秋病	今病	冬病	今病
		病机			子病累母		土侮木		金克木		母病及子	
夏心	洪脉	变脉	洪兼弦	弦	本脏自病		洪兼缓	缓	洪兼毛	毛	洪兼石	石
		发病早晚	春病	今病			长夏病	今病	秋病	今病	冬病	今病
		病机	母病及子				子病累母		金侮火		水克火	

季脏	本季脉	变脉	肝弦脉		心洪脉		脾缓脉		肺毛脉		肾石脉	
			微兼	甚单	微兼	甚单	微兼	甚单	微兼	甚单	微兼	甚单
长夏脾	缓脉	变脉	缓兼弦	弦	缓兼洪	洪	本脏自病		缓兼毛	毛	缓兼石	石
		发病早晚	春病	今病	夏病	今病			秋病	今病	冬病	今病
		病机	木克土		母病及子				子病累母		水侮土	
秋肺	毛脉	变脉	毛兼弦	弦	毛兼洪	洪	毛兼缓	缓	本脏自病		毛兼石	石
		发病早晚	春病	今病	夏病	今病	长夏病	今病			冬病	今病
		病机	木侮金		火克金		母病及子				子病累母	
冬肾	石脉	变脉	石兼弦	弦	石兼洪	洪	石兼缓	缓	石兼毛	毛	本脏自病	
		发病早晚	春病	今病	夏病	今病	长夏病	今病	秋病	今病		
		病机	子病累母		火侮水		土克水		母病及子			

　　四时五脏脉是在正常气候下脉的表现，六经脉是异常气候下脉的表现。六经脉来，厥阴之至，风气大来，木之胜也，其脉弦。少阴之至，热气大来，火之盛也，其脉勾。少阳之至，火气大来，火之盛也，其脉大而浮。太阴之至，湿气大来，土之胜也，其脉沉。阳明之至，燥气大来，金之胜也，其脉短涩。太阳之至，寒气大来，其脉沉而紧。参照五运六气的客气量化指标，结合舌脉证统观，按照五行生克的**虚、实、贼、微、正**之五邪脉，而定病机，以《辅行诀》之大小五脏补泻方来补泻。此为四时五行脉法的正解。

巽◎六气六经脉

太阳脉

膀胱与小肠，脉高，脉浮。古本曰："尺寸俱浮者，太阳受病也。"

《伤寒杂病论》第1条"太阳之为病，脉浮，头项强痛而恶寒"，就明确指出了太阳病的主脉主证。其中尤以脉浮，最能体现表证的存在。因脉浮为正气抗邪，阳气鼓动血脉所致。再如51条"脉浮者，病在表，可发汗，麻黄汤主之"；37条"太阳病十日以去，脉但浮者，与麻黄汤"；45条"太阳病，先发汗不解而复下之，脉浮者不愈，浮为在外而反下之，故令不愈。今脉浮，故在外，当须解外则愈……"等；皆反复强调脉浮是病在表的辨证要点。

《金匮要略·脏腑经络先后病脉证并治》"病人脉浮者在前，其病在表；浮者在后，其病在里"。同为浮脉，部位不同，主病亦异，此处尺脉为浮，即**太阳病少阴证**。《金匮要略方论本义》"浮者在前，寸部之脉，浮者在后，尺部之脉也……寸部得浮，上以候上，其病必在表，为天气外感之证也；尺部得浮，下以候下，其病必在里，为人气内伤之证也。"大抵表实之浮脉，必浮而有力；里虚之浮脉，必浮而无力。《金匮要略·水气病脉证并治》"寸口脉沉而紧，沉为水，紧为寒，沉紧相搏，结在关元"。沉脉主有水，沉脉亦主里，紧脉为寒。沉而紧脉，谓水寒结在下焦关元。

《金匮要略·痉病脉证并治》"太阳病，发热，脉沉而细者，名曰痉，为难治"。既然是太阳病，就应该是按照太阳病的提纲来定的病，但后面又说，脉沉而细，这不是自相矛盾吗？那么这个太阳病是如何定下来的？这是问题的关键所在。通过什么方法定在太阳病上，然后太阳病出现脉沉而细。也可以看出，仲景并不是通过脉证来定病，而是另有方法，那么这个方法是什么？

医算。

阳明脉

胃与大肠、肺，脉宽。古本曰："尺寸俱长者，阳明受病也。"

《伤寒杂病论》186条"伤寒三日，阳明脉大"。文中不言证只言脉就足以显示阳明病的本质特征。因阳明为多气多血之经，胃为水谷之海，邪入阳明，化热化燥，正盛邪实，邪热内蒸，气血沸腾，脉道充盈，故脉应之而大。

247条"趺阳脉浮而涩，浮则胃气强，涩则小便数，浮涩相搏，大便则硬，其脾为约……"趺阳脉为胃经脉，脉浮即胃中有热，亦为"胃气强"，涩主脾阴不足，现胃热较甚，约束脾的转输功能不能为胃行其津液，致津液偏渗膀胱，不能濡润肠道，故出现小便数大便硬等证。

235条"阳明病，脉浮，无汗而喘者，发汗则愈，宜麻黄汤"，若按照脉证辨三阴三阳，本条脉浮，如何辨出阳明病呢？本条实为**阳明病太阳实证**。现代医家说是太阳阳明同病，既然同病，为什么只治太阳，不治阳明呢？病为病位，证为病性，所以本条**阳明实病太阳实证**的病性是太阳证，故麻黄汤主之。

240条"病人烦热，汗出则解，又如疟状。日晡（申时，下午3～5点）所发热者，属阳明也。脉实者，宜下之；脉浮虚者，宜发汗"。本条属阳明病篇，烦热，日晡时发热属于阳明病，白虎汤证；脉实者为阳明实证，承气汤证；脉浮虚者，桂枝汤证。可见一个阳明病，可以有三种脉证，如何理解？用合病、并病去理解？本条实为**阳明实病阳明实证**（白虎汤证和承气汤证）和**阳明实病太阳虚证**（桂枝汤证），前者就是仲景所说的**正阳阳明**，后者就是仲景所说的**太阳阳明**。

《金匮要略·肺痿肺痈病脉证并治》"脉数虚者为肺痿，数实者为肺痈"。肺痿、肺痈病都具有上焦有热的病理，故均见"数"脉，而数虚脉主阴虚内热，枯萎不荣之肺痿病；数实脉主热聚肺溃之肺痈病。

《金匮要略·肠痈病脉证并治》"肠痈者……其脉迟紧者脓未成，可下之，当有血。脉洪数者，脓已成，不可下也"。迟紧有力之脉，为热伏血瘀而脓未成熟，急应荡热逐瘀；若延至后期，见洪数脉，则说明脓已成熟，即慎用攻下。此以迟紧、洪数脉辨肠痈脓成与未成。

《金匮要略·消渴病脉证并治》"趺阳脉浮而数，浮即为气，数即消谷而大坚；气盛则溲数，溲数即坚，坚数相搏，即为消渴"。趺阳脉以候胃，浮为胃气有余，数为胃热气盛，热则消谷耗津，故善饥而大便坚硬。气有余便是火，胃火盛，水为火迫，故小便频数；小便频数，津液受损，大肠失润，故大便坚硬。胃热便坚，气盛溲数，故病消渴。《灵枢·师传篇》"胃中热则消谷，令人悬心善饥"，后世论为中消证。

少阳脉

胆与三焦，脉长、脉弦。古本曰："尺寸俱弦者，少阳受病也。"

弦细为少阳病本脉，即脉长。如265条"伤寒，脉弦细，头痛发热者，属少阳"即是。因头痛发热三阳皆有，弦细之脉仅属少阳，它既不同于太阳脉浮（浮缓、浮紧），又有别于阳明脉大（洪大、滑数）。弦细者，指下按之虽细，脉来却劲急有力，属木气所化，脉长，如按琴弦，硬长应手。

《金匮要略·疟病脉证并治》"疟脉……弦数者多热，弦迟者多寒"。数脉主热，迟脉主寒，而弦为疟脉。弦数者为热，主瘅疟，温疟；弦迟者为寒，主牝疟。验之临床，瘅、温疟为热多寒少，而牝疟则寒多热少。

《金匮要略·吐衄下血病脉证并治》"病人面无色，无寒热。脉沉弦者，衄。浮弱，手按之绝者，下血；烦咳者，必吐血"。沉弦之脉，沉脉主里候肾，弦为肝胆脉，肝肾阴虚，阳气亢逆，血随气涌，故见衄血；浮弱脉，按之绝者，则为虚阳外浮，阳不摄阴而血脱于下，则见下血；若脉浮弱，证见心烦，咳逆者，是为虚阳上扰熏灼心肺，则必吐血。

太阴脉

脾肺，脉浮缓。古本曰："尺寸俱沉濡者，太阴受病也。"

太阴病脉缓弱，属中焦阳气不足，寒湿不化引起，如"伤寒，脉浮而缓，手足自温者，是为系在太阴"即是。原文中脉浮缓，必然是浮而怠缓，应指无力，非若太阳中风脉浮缓为浮而有力、脉体宽缓可比。

276 条"太阴病，脉浮者，可发汗，宜桂枝汤"，如按照脉证辨三阴三阳，此条脉浮，又是如何辨出太阴病的呢？本条是**太阴病太阳虚证**。

少阴脉

心与肾，脉沉、微细，脉大。古本曰："尺寸俱沉细者，少阴受病也。"

少阴为心肾之脉，指手少阴神门脉，在掌后锐骨端陷中；足少阴太溪脉，在足内踝后五分陷中。仲景诊心肾病变一般采用少阴诊法。如《金匮要略·中风历节病脉证并治》："少阴脉浮而弱，弱则血不足，浮则为风，风血相搏，即疼痛如掣。"又如《金匮要略·水气病脉证并治》："少阴脉紧而沉，紧则为痛，沉则为水，小便即难。"仲景诊断妇女病亦用到少阴诊法，如《金匮要略·妇人杂病脉证并治》："少阴脉滑而数者，阴中即生疮，阴中蚀烂者，狼牙汤洗之。"

微细之脉是少阴病特征之一，281 条"少阴之为病，脉微细，但欲寐也"就是证明。此脉的出现是肾阳大衰，阴血亏虚本质的反应，如《伤寒论·辨脉篇》"脉瞥瞥如羹上肥者，阳气微也；脉萦萦如蜘蛛丝者，阳气衰也"。

323 条"少阴病，脉沉者，急温之，宜四逆汤"；305 条"少阴病，身体痛，手足寒，骨节痛，脉沉者，附子汤主之"。《金匮要略·水气病脉证并治》"脉得诸沉，当责有水"。《金匮要略释义》谓"水为阴邪，故脉多沉。水行皮肤，营卫被遏，则脉亦沉"，所以沉脉当谓水病。

《金匮要略·脏腑经络先后病脉证并治》"寸脉沉大而滑，沉则为实，滑则为气，实气相搏，血气入脏即死，入腑即愈，此为卒厥"。左寸候心主血，右寸候肺主气，血气相搏，故脉应于寸部，沉大则为血实，滑为气实，血实与气实相并，为病邪而非正常的血气。脏藏而不泻，故入脏病邪入而不出；腑泻而不藏，病邪入腑尚有出路，故曰入脏即死，入腑即愈。实则病邪入脏难治，入腑易治。《金匮要略·胸痹心痛短气病脉证治》"夫脉当取太过不及，阳微阴弦，即胸痹而痛"。上焦胸阳不足，下焦阴寒太盛，痰涎、水饮乘虚上居阳虚之胸中，即形成胸痹病。

厥阴脉

肝与心包，脉微细欲绝，弦细。古本"寸尺俱弦微者，厥阴受病也"。

邪入厥阴，病情复杂，或寒或热，或寒热错杂，变化多端。但诊脉仍不失为辨证关键，如"伤寒，脉滑而厥者，里有热……"（350条）；"手足厥寒，脉细欲绝者，当归四逆汤主之"（351条）；"下利，脉沉弦者，下重也"（365条）；"伤寒脉微而厥，至七八日肤冷，其人躁无暂安时者，此为藏厥，非蛔厥也"（338条）等即是。

脉细欲绝、沉弦、脉滑而厥、脉微而厥等，厥阴脉有两个基本因素，第一是厥，第二是绝。何为厥？即四肢逆冷，肤冷过腕过踝，达到肘部和膝部，而少阴的手足寒不过腕不过踝。何为绝？脉细、脉微、脉沉弦、脉滑四种。厥加绝即为厥阴脉。

如果以脉证定三阴三阳，如以"脉微细欲绝"定厥阴病，但是厥阴脉还有其他三种，所以不是唯一，就无法定三阴三阳。可见，脉证并不是定经的充要条件，那么什么才是定经的充要条件呢？

医算。

《灵枢·卫气行》篇云："岁有十二月，日有十二辰，子午为经，卯酉为纬"。"审查卫气，为百病母"。《难经·七难》"（《素问·平人气象论》）经言少阳之至，乍大乍小，乍短乍长；阳明之至，浮大而短；太阳之至，洪大而长；太阴之至，紧大而长；少阴之至，紧细而微；厥阴之至，沉短而敦，此六者是平脉也？将病脉耶？然：皆王脉也。其气以何月？各王几日？然：冬至后，得甲子，少阳王，复得甲子，阳明王，复得甲子，太阳王，复得甲子，厥阴王，复得甲子，少阴王，复得甲子，太阴王。王各六十日，六六三百六十日，以成一岁，此三阴三阳之王时日大要也。"

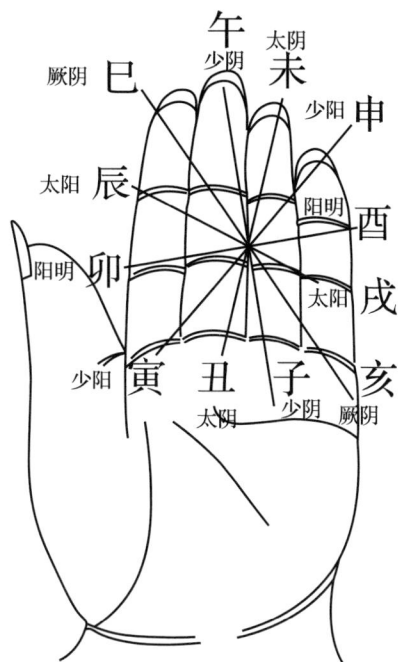

《难经》中的三阴三阳顺序为少阳→阳明→太阳→太阴→少阴→厥阴，但是按照十二地支的排序，应该是太阴与厥阴的位置互换。《灵枢·卫气行》篇云："岁有十二月，日有十二辰，子午为经，卯酉为纬"。按照数术原则，扁鹊三阴三阳应该调整为少阳→阳明→太阳→厥阴→少阴→太阴，可能是在历代传抄中出现错误所致。这样一来，顺时针则为扁鹊三阴三阳，为空间法；逆时针则为五运六气之仲景三阴三阳，为时间法。

艮◎运气脉法

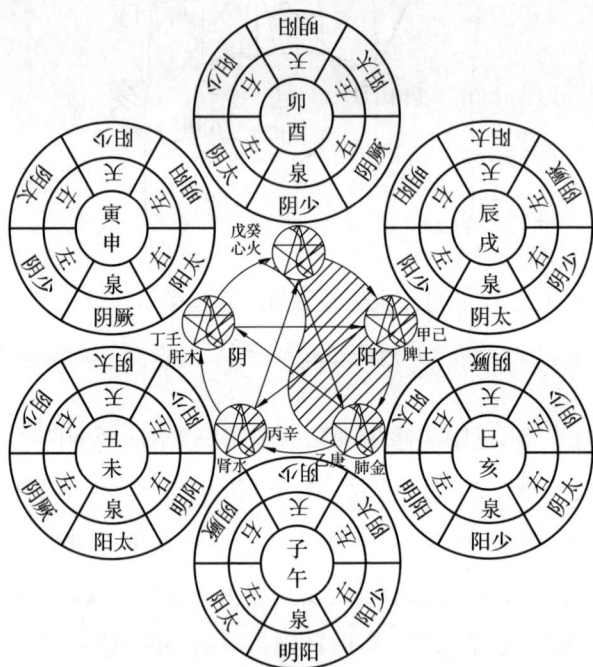

五运六气与五脏六腑之天人合一互藏图

仲景脉法：阴阳脉法、五行脉法（《难经》、《内经》）、三部九候脉法（人迎、寸口、趺阳、少阴太溪、厥阴太冲）、四时五行脉法、运气脉法（成无己不应脉等）。

五运六气，客运客气是卫气，主运主气是营气。

关于五运六气脉法，共有两个体系，一个是《运气九篇》体系，即《黄帝外经》中五运六气系统中的南北政之应与不应脉法，此体系源于《黄帝外经》，见于成无己的《注解伤寒论》中，都有明确记载。另一个体系是源于西汉京房（BC77–BC37，原名李君明）的《太乙天元玉册》中的运气脉法。

五运六气脉法

成无己（1063—1157）《注解伤寒论》常见者为明·汪济川本、赵开美本、吴勉学本，元刻本罕见。李盛铎历任清末民国文化高官，性喜藏书校书，所藏极富。其《木樨轩藏书题记》子部医家类关于《伤寒论注解》写有如下题记："《伤寒论注解》十卷，汉·张机撰，晋·王叔和编，金·成无己注解。附释音一卷，附《图解运气铃》一卷，元刻本……"其所藏《伤寒论注解》十卷是据今所知现存最早之本，此书得自日本。据清钱大昕《竹汀日记》及清张金吾《爱日精庐藏书志》所云尚有影写金刻本，其书不知所在。森立之、涩江全善《经籍访古志·注解伤寒论十卷》元代刊本条指出，《注解伤寒论》元代刊本为"明汪济川本（嘉靖中刊，宝素堂藏）、吴勉学本（收在《医统正脉》中）、赵开美本（《仲景全书》所收）取源于此，而误谬殊多。如熊氏明种德堂刊本（聿修堂藏），据汪刻而重刻者。"据此可知，欲校汪、吴、赵、熊诸本讹字，当首据此元刻本。

北京大学图书馆藏有元刻本《伤寒论注解》十卷，"注解"二字后置。首为《伤寒论十卷排门目录》（总目录），其前为《少阳、太阴、太阳、阳明、少阴、厥阴上下加临补泻病证之图》《运气加临汗差手经指掌之汗差图》《足经指掌之图》《棺墓手经指掌之图》《棺墓足经指掌之图》《脉候寸尺不应之图》《六气主客上下加临病证之图》《五运六气生病加临转移之图》，以及《南政阴阳脉交死》四个长方形图、《北政阴阳脉交死》四个长方形图，此八幅长方形图后刻有"右《素问》曰阴阳交者死"九字，以解释《素问》"阴阳交者死"深意。诸图之后，有《图解运气图说》《释运气加临民病吉凶图》及《汗差棺墓总括歌》三段说明文字。以上诸图及说明，统名《图解运气铃》，一卷。在《图解运气图铃》后为全书目录。其排目与明·汪济川刊本（1544）、赵开美刊本（1599）、吴勉学刊本（1601）大异。总目名为"伤寒论十卷排门目录"，为卷一至卷十之目，其后为"伤寒药方目录"，用以统计各卷方数并举方名，至卷六止，无卷七至卷十方数及方名，盖阙佚也。

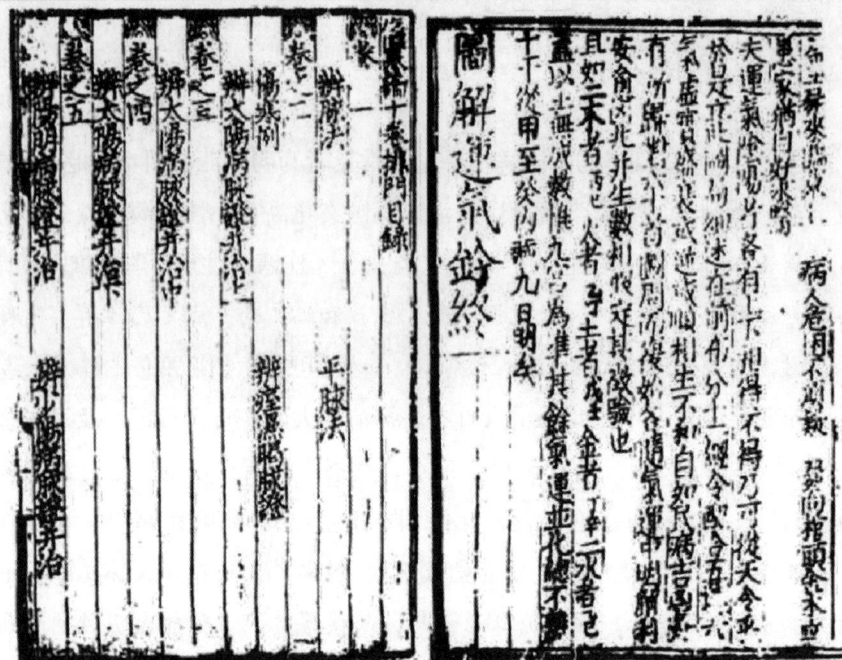

成无己《注解伤寒论》元刊本之"伤寒论十卷排门目录"

如卷一下有"无方"二字，卷二下有"方六道"三字，卷三下有"方二十七道"五字，卷四下有"方一十九道"五字，卷五下有"方十道"三字，卷六下有"方二十道"四字。在方数之下皆列有药方名称。所以设"药方目录"者，欲存《伤寒论》古本"条论于前，方汇于后"之遗意也。凡此等处，皆与赵开美本、汪济川本、吴勉学本异。元刊本《伤寒论注解》十卷，除卷十之末略有闻佚外，余皆完好。本书无刊行年月及刊印书坊。

此为元刊本，世所罕见。

严器之序曰："昨者，邂逅聊摄成公，议论赅博，术业精通，而有家学，注成伤寒十卷，出以示仆，其三百九十七法之内，分析异同，彰明隐奥，调陈脉理，区别阴阳，使表里以昭然，俾汗下而灼见。百一十二方之后，通明名号之由，彰显药性之主，十剂轻重之枚分，七情制用之斯见，别气味之所宜，明补泻之所适，又皆引《内经》，旁牵众说，方法之辨，莫不允当，实前贤所未言，后学所未识，是得仲景之深意者也。"此处"通明名号之由"正所谓伤寒钤法之名号，北宋名医严器之在论述了三百九十七法、一百一十二方之后，又单独提到"通明名号之由"一句，后又曰药性、十剂、七情、气味、补泻等，可见此处"名号"与法、方、药、性、味等皆为仲景论伤寒的基本概念，即为钤法之号。所以王纬序云："今者聊摄成无己先生注解，内则明人之经络，外则合天之运气，中则说药之性味，深造运气之用，错而综之，以释其经，由是仲景之意，皎然大著。"

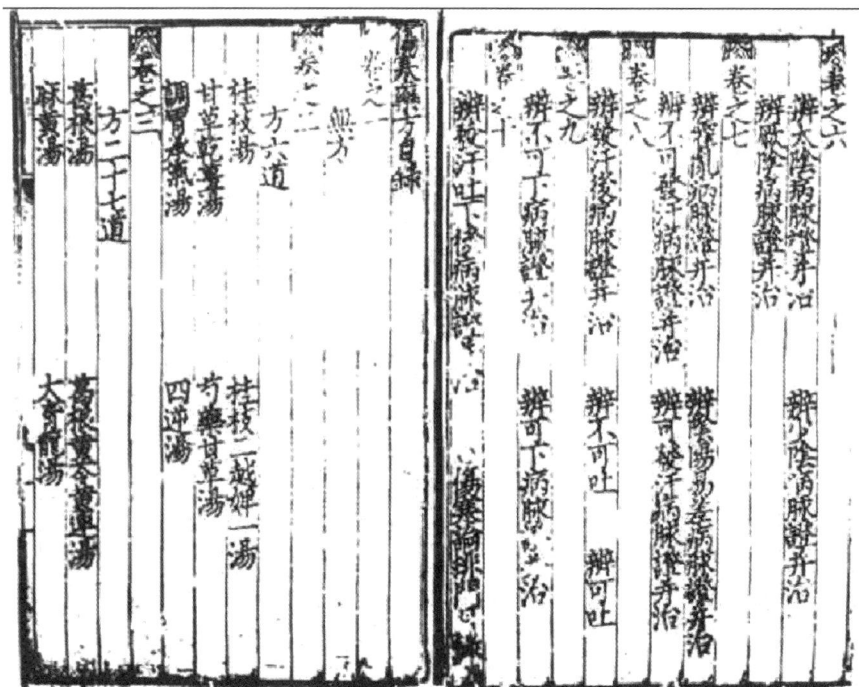

成无己《注解伤寒论》元刊本之"伤寒药方目录"

《伤寒明理论》严器之序称成氏"家世儒医，性识明敏，记问赅博"，严氏《注解伤寒论》序称成氏"议论赅博，术业精通，而有家学。"可见，成氏世代业医。靖康之时，成氏至少已七十余岁。金人在成氏七八十岁时，仍将其带往临潢，是因其医术迥出于众人之上。1172年农历十月十五日（金大定十年壬辰下元日）王鼎《注解伤寒论后序》云："此书乃前宋国医成无己注解，四十余年方成，所谓万全之书也。后为权贵挈居临潢，时已九十余岁矣。仆囊缘访寻舍弟，亲到临潢，寄迹鲍子颙大夫书房百有余日，目击公治病，百无一失。"1172年王纬序云："今者聊摄成无己先生注解，内则明人之经络，外则合天之运气，中则说药之性味，深造运气之用，错而综之，以释其经，由是仲景之意，皎然大著。"严器之、王纬、王鼎与成无己皆同时人，而器之、王鼎与成无己交谊尤厚，则所述确切无疑也。

图解运气钤记录："经曰：夫天地之气，胜复之作，不形于证。诊脉法曰：天地之变，无以脉诊，此之谓也。又曰：随其气所在，期于左右，从其气则和，违其气则病，迭移其位者病，失守其位者危。寸尺交反者死，阴阳交者死。经曰：夫阴阳交者，谓岁当阳在左，而反于右；谓岁当阴在右，而反于左，左交者死。若左右独然，非交，是谓不应，惟寅申巳亥辰戌丑未，八年有应也。谓寸尺反者死，谓岁当阴在寸，而反见于尺；谓岁当阳在尺，而反见于寸，若寸尺反者死。若寸尺独然，非反见，谓不应，唯子午卯酉四年应之。今依夫《素问》正经直言图局，又言脉法，先立其年以知其气，左右应见，然后乃言生死也。凡三阴司天，在泉上下，南北二政，或左或右，两手寸尺不相应，皆为脉沉下者，仰手而浮，覆手则沉，为浮为大者也。若不明此法，如遇渊海问津，岂不愚乎，区区白首不能晓明也。况因旬月，邪仆亦留入式之法，加临五运六气，三阴三阳，标本南北之政，司天在泉主病，立成图局，易晓其义，又何不达于圣意哉！"

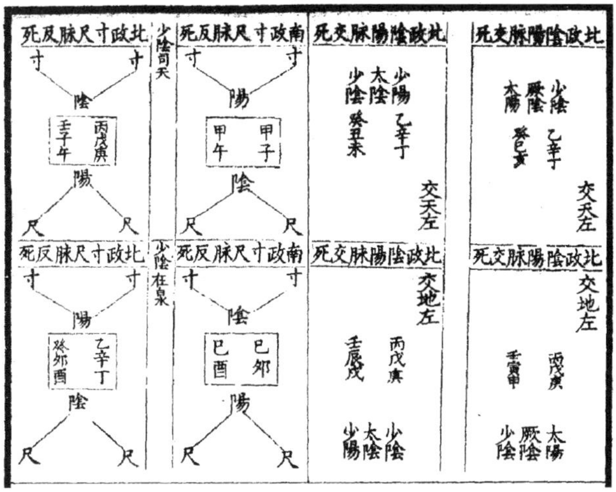
北政陰陽脉交死
北政陰陽脉交死
南政寸尺脉反死
少陰司天
北政寸尺脉反死
北政陰陽脉交死
北政陰陽脉交死
南政尺寸脉反死
少陰在泉
北政尺寸脉反死

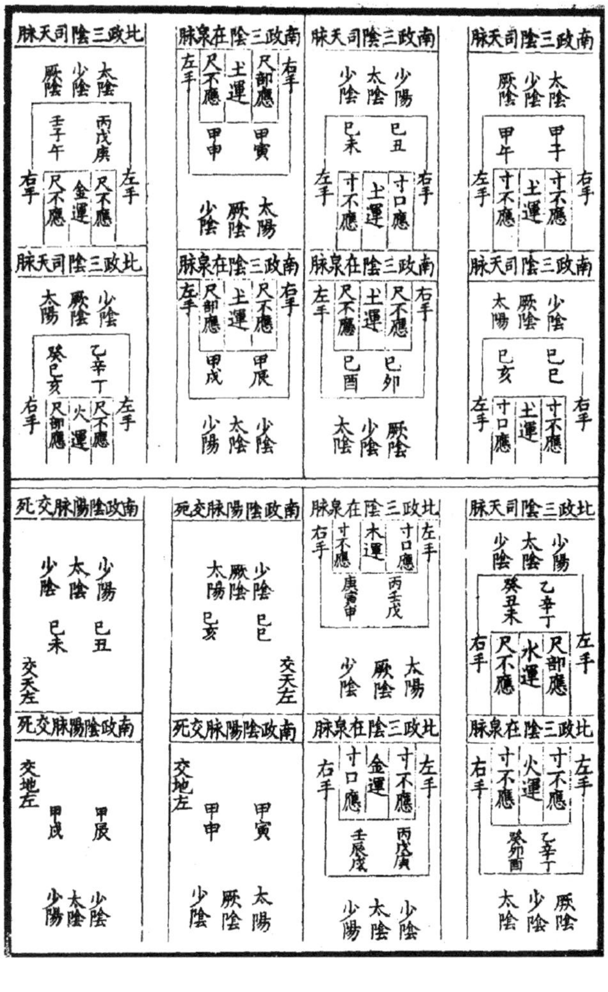
南政三陰司天脉
南政三陰司天脉
南政三陰在泉脉
北政三陰司天脉
南政三陰司天脉
南政三陰在泉脉
南政三陰在泉脉
北政三陰司天脉
北政三陰司天脉
北政三陰在泉脉
南政陰陽脉交死
南政陰陽脉交死
北政三陰在泉脉
北政三陰在泉脉
南政陰陽脉交死
南政陰陽脉交死

在《至真要大论》中，五运六气与寸口脉应与不应的全息对应、与五脏六腑的全息对应写得明明白白。而寸口脉位与人体上中下焦、五脏六腑的对应是脉诊的重要理论基础，五运六气与之一一对应后，五运六气的司天司地间气与人体上中下焦、五脏六腑的一一对应也就顺理成章了。脏气不应本气而上从于司天之气，脉象不应脏气而应于天，是为不应脉。运气司天在泉有应与不应之别，其诊要视岁南北。

南政指甲己土运，王冰提出，刘完素从之，张景岳从之。陆筦泉认为是《伤寒钤法》中首先提出。黄道南纬为南政说源出陆筦泉，他在《运气辨·南北说》中云："谓南北政之分，在于岁阴有南北之分布。"任应秋引陆氏观点并进一步阐释，指出：南为黄道南纬，北为黄道北纬。详见《无极之镜》，以赤道南北五星轨迹为准，其他人等的说法一概不值论。

《素问·至真要大论》载："帝曰：尺候何如？岐伯曰：北政之岁，三阴在下，则寸不应；三阴在上，则尺不应。南政之岁，三阴在天，则寸不应；三阴在泉，则尺不应。左右同。"故曰："脉之所在寸口何如？岐伯曰：视岁南北，可知之矣……北政之岁，少阴在泉，则寸口不应；厥阴在泉，则右不应；太阴在泉，则左不应。南政之岁，少阴司天，则寸口不应；厥阴司天，则右不应；太阴司天，则左不应。"

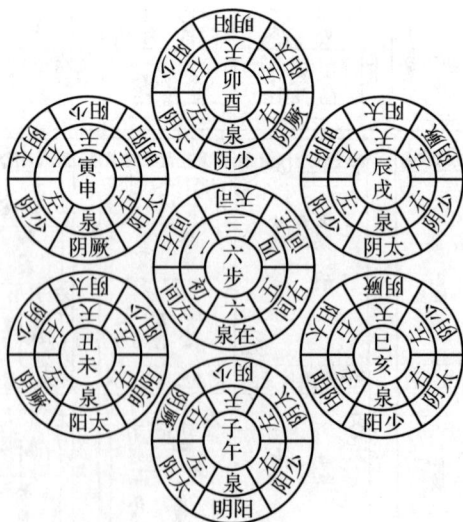

南政、北政之岁，其脉象不应是不同的，司天、在泉不同，寸口脉象不

应各异。左寸为心，右寸为肺；左尺为肾，右尺为命门。即不应脉为心肺肾三脏，其中肾分阴阳。应与不应则以少阴为主，故曰"左右同"。如南政之岁，三阴在上，即二三四之气时，则左右寸不应；三阴在下，即五六初之气时，则左右尺不应。以少阴所在为不应。北政之岁则相反，以少阴之合为不应，也是左右同，也可以理解为以阳明所在之位为不应。即南政以少阴之位、北政以阳明之位，以定脉位之应与不应。

寸候：北政之岁，少阴在泉，则寸口不应；厥阴在泉，则右不应；太阴在泉，则左不应。

南政之岁，少阴司天，则寸口不应；厥阴司天，则右不应；太阴司天，则左不应。

尺候：北政之岁，三阴在下，则寸不应；三阴在上，则尺不应。

南政之岁，三阴在上，则寸不应；三阴在下，则尺不应。

南北政各岁司天不应脉对应表

南北政	年干	年支	司天	在泉	司天不应脉			
					左寸	右寸	左尺	右尺
北政之岁	乙丁辛癸	卯酉	阳明	少阴	√	√	–	–
	丙戊庚壬	寅申	少阳	厥阴	–	√	–	–
	丙戊庚壬	辰戌	太阳	太阴	√	–	–	–
	丙戊庚壬	子午	少阴	阳明	–	–	√	√
	乙丁辛癸	巳亥	厥阴	少阳	–	–	√	–
	乙丁辛癸	丑未	太阴	太阳	–	–	–	√
南政之岁	甲	子午	少阴	阳明	√	√	–	–
	己	巳亥	厥阴	少阳	–	√	–	–
	己	丑未	太阴	太阳	√	–	–	–
	己	卯酉	阳明	少阴	–	–	√	√
	甲	寅申	少阳	厥阴	–	–	–	√
	甲	辰戌	太阳	太阴	–	–	√	–

《素问·至真要大论》："诸不应者，反其诊则见矣"。王冰释曰："不应皆为脉沉，脉沉下者，仰手而沉，覆其手，则沉为浮，细为大也。"后世临证多宗其说，王肯堂《医学穷源集》有多则验案以沉脉按之以脉不应。

少阴之位本不应者，南政是也。少阴之司地不能应者，北政是也。北政不应，皆属阳明。而不言阳明者，以阳明之不应，由少阴之得位也。岐伯曰："从其气则和，违其气则病。不当其位者病，迭移其位者病，失守其位者危，尺寸反者死，阴阳交者死"。**子午卯酉之年不应在两尺两寸，不应而反应，该应而不应，是谓尺寸反。寅申巳亥辰戌丑未之年不应在左右。左阳则右阴，右阳则左阴，不应而反应，该应而不应，是谓阴阳交。**然必阴阳俱交，始为交也；尺寸俱反，始为反也。若偶差一步，或屡易一位，一位或然，只为病象而已，不得即谓为阴阳交、尺寸反也。学者审焉！

经曰：天地之气，胜复之作，不形于诊也（注曰：言平气及胜复皆以形证观察，不必诊知也）。脉法曰：天地之变，无以脉诊，此之谓也。又曰：随气所在，期于左右（注曰：于左右尺寸四部分位查之，以知应与不应，过与不过也），从其气则和，违其气则病（注曰：谓当沉浮涩钩弦大之类而不应，盖至而和则平，至而甚则病，至而反则病，至而不至者病，未至而至者病，阴阳易者危）。不当其位者病（见于他位也）。迭移其位者病（谓左见右脉，右见左脉，气差错故尔）。失守其位者危（已见于他部，本宫见贼杀之气，故病危）。尺寸反者死（子午卯酉四岁有之，反谓岁当阴在寸而脉反见于尺，岁当阳在尺而脉反见于寸，尺寸俱见，乃为反也。若尺独然，或寸独然，是不应气，非反也）。阴阳交者死（寅申巳亥、辰戌丑未八年有之交。谓岁当阴在右脉反见于左脉，岁当阳在左脉反见于右脉，左右交见是谓交，若左独然或右独然，是不应气，非交也）。先立其年，以知其气，左右应见，然后乃可以言生死之顺逆也。凡三阴司天在泉，上下，南北二政，或左或右，两手寸尺不相应，皆为脉沉下者，仰手而沉，覆手则沉为浮，细为大者也。若不明此法，如过渊海问津，岂不愚乎？区区白首，不能晓明也。况因旬月，邪仆亦留，八式之法，加临五运六气三阴三阳，标本南北之政，司天在泉主病立成图局，易晓其义，又何不达于圣意哉？

南政以少阴位为准，北政以阳明位为准，所在之处，即是不应之脉（实际以少阴君火之位所在计算，因为南北政而面南面北所向不同，故单以面南计，分为少阴阳明耳，实为一少阴矣）。左右反者谓之交，上下反者谓之反。

交天交地，左右分箱。南离北坎，阳明证当。

诗曰：交天交地司天起，兼和司地尽关连。南政加离北加坎，阳明到处不虚言。

其法寅申巳亥辰戌丑未八年为交逢，子午卯酉四年为反逢，三阴为之不应，甲己为南政，乙丙丁戊庚辛壬癸为北政。

假如己丑南政，司天丑未太阴，后一辰少阴，左手寸口不应，前一辰少阳，右手交见于左，谓之交。见于左者为之交，交者死。其余仿此。

经曰：阳化气，阴成形。脉法同样如此，凡是阳脉，浮、滑、数、大等皆为气分表现，属于功能性与神经内分泌免疫性的全身性疾病。凡是沉、迟、弱、弦、紧、芤等，皆为阴脉，为有形实体病变的疾病。

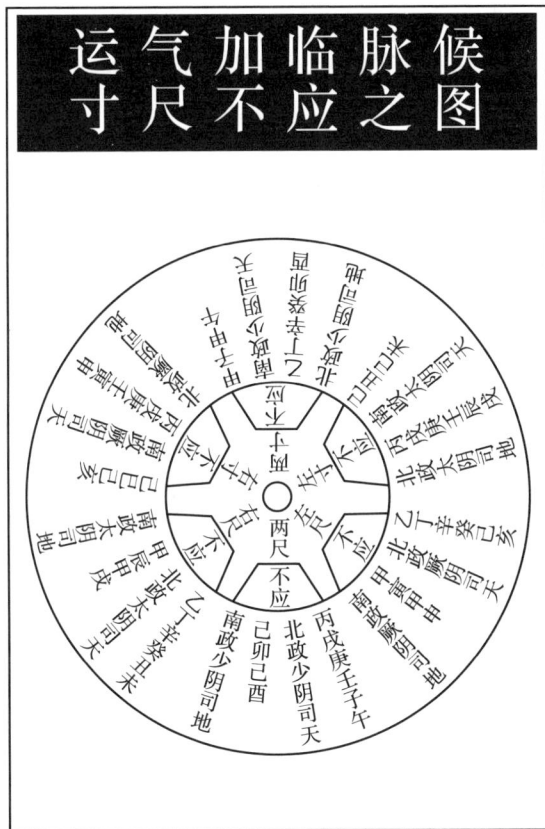

运气加临脉候寸尺不应之图

南政少阴司天皆寸脉不应，阳明司天皆尺脉不应。

北政少阴司天皆尺脉不应，阳明司天皆寸脉不应。

不应者，脉沉细，非全无脉也，由此观之，脏腑脉病药治，非知运气者不能疗也。

京房《太乙天元玉册》运气脉法

辰戌太阳寒水之脉

辰戌之岁，南政司天，甲己土运（甲辰、甲戌）。太阳南政司天，肾脉治上，司于右寸，南政顺迁，自左入右，政在右寸中，与肺脉同治。右寸肺脉，不退其位，肺脉正位，因司天上治顺迁，左入右，浮沉二脉各主其脉，脉诊沉坚而实，肾脉也，膀胱急之，一部之中有两部，司天气高，其脉浮而治天尺脉（肾脉），沉而得肺脉。如司天气下，其脉沉而得肾，浮而得肺。太阴在泉，治天脉同于左寸，治地脉同于右尺。天面向北，地面向南。奉天之道，故易脾胃于此。命门独生尺，肾脉治上，司于肺部。左手尺中，五运脉居之。虽五冲之应也。

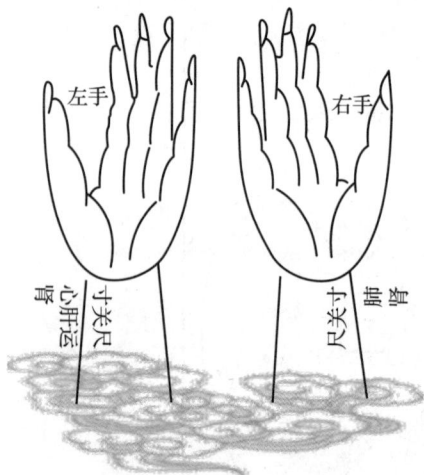

辰戌之岁北政司天手鉴图　　　辰戌之岁南政司天手鉴图

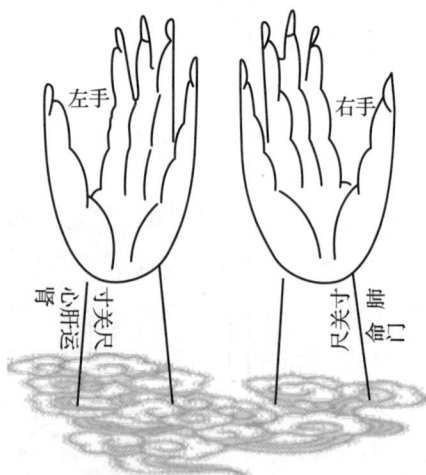

辰戌之岁，北政司天，乙庚金运（庚辰、庚戌），丙辛水运（丙辰、丙戌），丁壬木运（壬辰、壬戌），戊癸火运（戊辰、戊戌）。皆北政司天，肾脉上治，北政右迁，自右入左，肾与同治天之位，木不克火也。左手寸口心脉，不退其位，水火各得其上位，故同诊其脉。脉诊沉坚而实。如司天气高浮而得治尺脉，沉而得心脉；司天气下，沉而得治天脉，浮而得心脉也，故同见二脉诊之。太阳在泉，胃土不治，易位于右尺中。天地政南，天左地右，奉天之道。命门并太阴同诊，高曰司地，其气高，浮而得之，沉而得命门。下曰在泉，沉而得之，浮而得之，浮而得命门也，故曰同诊。左手尺上，运脉主之。

诊太阳寒水之脉 10 首：

太阳正化，戌。脉至长大而沉，甲戌。脉至大滑而实，丙戌。脉至大滑而缓，戊戌。脉至浮大而长，庚戌。脉至大而长弦，壬戌。

太阳对化，辰。脉至沉大而石，甲辰。脉至最大而缓，丙辰。脉至大而实，戊辰。脉至长滑而急，庚辰。脉至浮滑而弦，壬辰。

卯酉阳明燥金之脉

卯酉之岁，南政司天，甲己土运（己卯、己酉）。右寸肺脉，守于本位，脉诊右寸浮而短涩。少阴在泉，心脉易于右尺，脉浮大而散。南政顺行，自左入右。司天治上之右，司地治下之左。左尺肾脉与右尺命门同诊。左寸非空，运居其位。

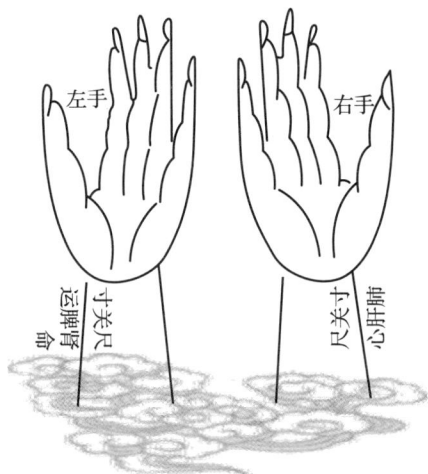

卯酉之岁北政司天手鉴图　　　　卯酉之岁南政司天手鉴图

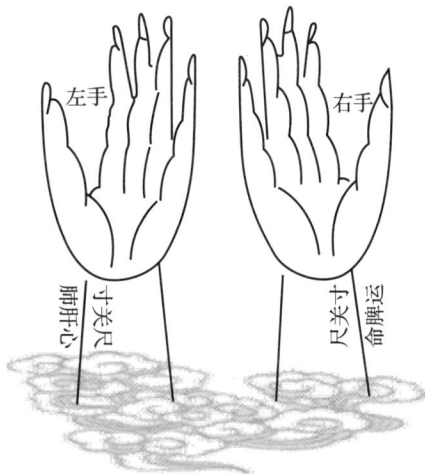

卯酉之岁，北政司天，乙庚金运（乙卯、乙酉），丙辛水运（辛卯、辛酉），丁壬木运（丁卯、丁酉），戊癸火运（癸卯、癸酉）。肺脉易于左手寸口，诊候浮短而涩。北政逆行，自右入左。司天治上之右，司地治下之左。少阴在泉，心脉易于左尺，脉诊浮大而散。右手尺中，命门与肾脉同诊。右寸非空，运脉其位。此子午卯酉四政之纪，故曰尺寸反为逆，天地之正，非常反也。

诊阳明燥金之脉 10 首：

阳明正化，酉。脉至短而涩且毛，乙酉。脉至浮涩而软，丁酉。脉至涩短而缓，己酉。脉至软短而细，辛酉。脉至毛短而速，癸酉。

阳明对化，卯。脉至涩小而毛，乙卯。脉至短小而弦，丁卯。脉至涩浮而缓，己卯。脉至短小而细，辛卯。脉至毛而轻散，癸卯。

寅申少阳相火之脉

寅申之岁，南政司天，甲己土运（甲寅、甲申）。少阳南政司天，相火用一脉络治上，三焦之南政顺迁，自左入右，政在右寸中，肺脉同治。右手寸口，不退其位，心肺作四正之纪，非天地之政，不易其位，少阳相火治天，同诊寸口于右尺，不相形讨。脉诊洪大而钩。少阳相火之脉，如司天气高，右手包络脉浮而得心，沉而得肺。如司天气下，右手脉沉而得心，浮而得肺，右手同诊。厥阴在泉，肝脉易位于左手尺中，尺治上右也，治下之政。左手尺中肾脉与右手命门同诊。厥阴应司地，故肾脉间命门，左手关中五运居之。

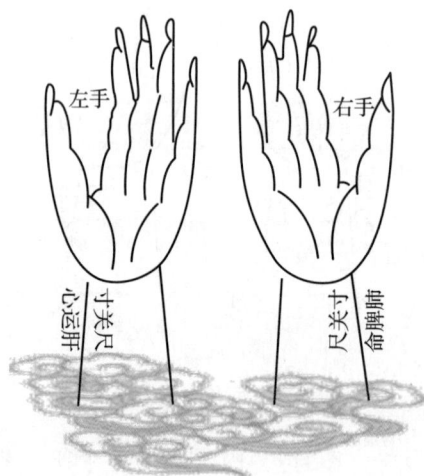

寅申之岁北政司天手鉴图

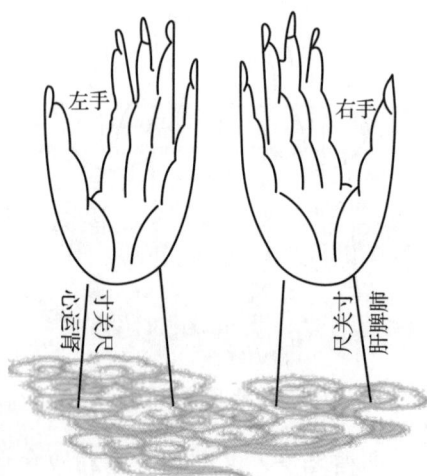

寅申之岁南政司天手鉴图

寅申之岁，北政司天，乙庚金运（庚寅、庚申），丙辛水运（丙寅、丙申），丁壬木运（壬寅、壬申），戊癸火运（戊寅、戊申）。皆北政北面，少阳相火上治，同诊于右手寸口，北政自右入左关左手。左手寸口，不退其位，政位同司天之相火，故寸口左手之脉同诊。脉诊洪大而钩。少阳二脉同司天，气高浮而得司天脉，沉而得心脉；司天气下，沉而得司天脉，浮而得心脉也。厥阴在泉，厥阴易于右尺，司天治上，司地治下而奉天，则右尺命门而左尺脉同诊。盖右手尺中司地主之，故入右手中而肾同诊。左手关中运脉主之。

诊少阳相火之脉10首：

少阳正化，寅。脉至钩而浮且直，甲寅。脉至钩而散且沉，丙寅。脉至钩而滑且沉，戊寅。脉至钩而速且浮，庚寅。脉至钩而弦且长，壬寅。

少阳对化，申。脉至钩而大且缓，甲申。脉至钩而弦且沉，丙申。脉至钩而大且疾，戊申。脉至钩而浮且直，庚申。脉至钩而弦且浮，壬申。

丑未太阴湿土之脉

丑未之岁，南政司天，甲己土运（己丑、己未）。太阴南政司天，脾脉治上，南政顺迁，自左入右，政在右寸中，与肺脉同治。右手寸口，不退其位，肺脉正位，因司天上治顺迁，左入右，浮沉二脉各主其脉，脾脉滑而缓而弱，一部之中有两部，司天气高，其脉浮而治天，脉沉而得肺脉。如司天气下，其脉沉而得脾，浮而得肺。太阳在泉，太阳寒水正治左尺，皆主本位之脉，右尺命门与肾各主一位也。如司天太乙与天数有余，虽新岁气留而不远者，俱冲布政或作接间，主早退位，即肾与命门一位各主之。右手关中，五运脉居之。虽五冲之应也。

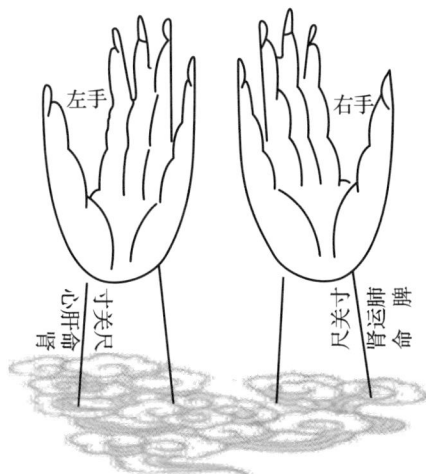

丑未之岁北政司天手鉴图   丑未之岁南政司天手鉴图

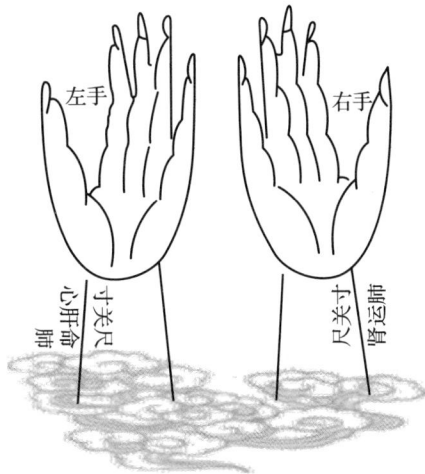

丑未之岁，北政司天，乙庚金运（乙丑、乙未），丙辛水运（辛丑、辛未），丁壬木运（丁丑、丁未），戊癸火运（癸丑、癸未）。皆北政司天，脾脉上治，北政自右入左心脉。左手寸口心脉，不退其位，心脉正，太阴司天，脾土上治，是一部两脉同诊，沉浮各异。脉诊滑缓而弱。如脾胃当见必死。司天气高浮而得司天尺脉，沉而得心脉；司天气下，沉而得司天尺脉，浮而得心脉也，故同见二脉。太阳在泉，司天治上，脉同左寸与心同。下肾脉入命门，部于右尺，命门复入左尺肾之中也。右手关上，运脉主之。

诊太阴湿土之脉 10 首：

太阴正化，未。脉至滑缓而软，乙未。脉缓弦而直，丁未。脉至缓而弱，己未。脉至小缓而沉，辛未。脉至大而滑，癸未。

太阴对化，丑。脉至缓小且散，乙丑。脉至缓浮而散，丁丑。脉至缓小而沉，己丑。脉至缓而沉滑，辛丑。脉至缓大而滑，癸丑。

子午少阴君火之脉

子午之岁，南政司天，甲己土运（甲子、甲午）。左寸心脉，易于右寸，脉诊右寸浮大而散。阳明在泉，肺脉易于左尺，脉浮短而涩。南政顺行，自左入右。司天治上之右，司地治下之左。肾脉同诊于命门。左尺寸口，运居其位，甲年脉缓，丙年脉石，戊年脉洪，庚年脉毛，壬年脉弦。

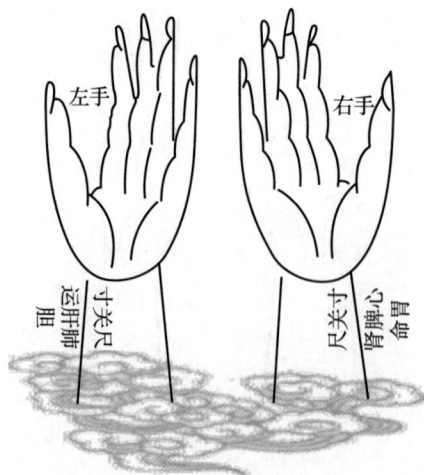

子午之岁北政司天手鉴图　　　　　子午之岁南政司天手鉴图

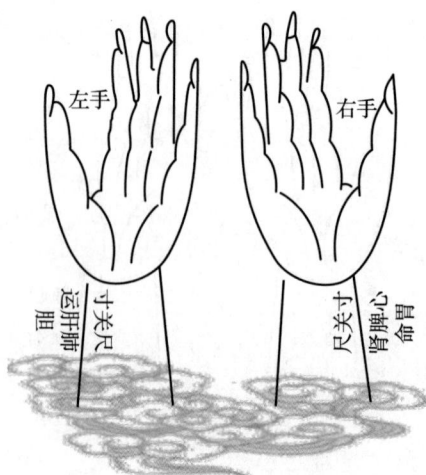

子午之岁，北政司天，乙庚金运（庚子、庚午），丙辛水运（丙子、丙午），丁壬木运（壬子、壬午），戊癸火运（戊子、戊午）。左手寸口脉，心脉守于本位，脉运左寸浮大而散。北政逆行，自右入左。司天治上之右，司地治下之左。阳明在泉，肺脉易于左尺，脉诊浮涩而短。右手尺中，命门与肾脉同诊。右手寸中非空，运脉其位。

诊少阴君火之脉 10 首：

少阴正化，午。脉至大而浮且散，甲午。脉至大而散且沉，丙午。脉至大而散，戊午。脉至大而散浮且轻，庚午。脉至大而散且长，壬午。

少阴对化，子。脉至大而洪盛，且滑且缓，甲子。脉至大而散且浮细，丙子。脉至大而滑且缓，戊子。脉至大而散且浮缓，庚子。脉至大而速且长，壬子。

巳亥厥阴风木之脉

巳亥之岁，南政司天，甲己土运（己巳、己亥）。土运会厥阴，司天于南，脉当治右寸同诊，金不伏木，位当顺迁，自左入右，肺脉同诊。右寸肺脉，不退其位，四正之纪，位尊而不退，治之天而同肺于右寸。脉诊软弱而弦。肝肺二脉同诊于右寸，如司天气高，厥阴脉浮而得之，肺脉沉而得之。如司天气下，厥阴脉沉而得之，肺脉浮而得之。（缺）

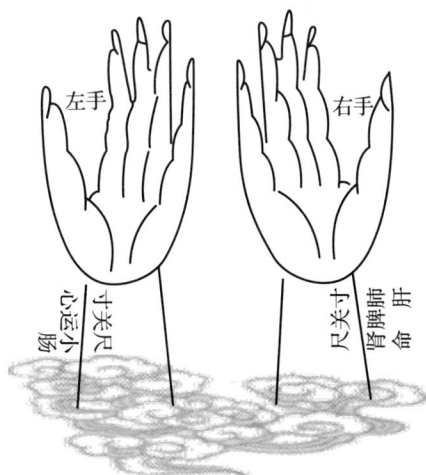

巳亥之岁北政司天手鉴图　　　　　巳亥之岁南政司天手鉴图

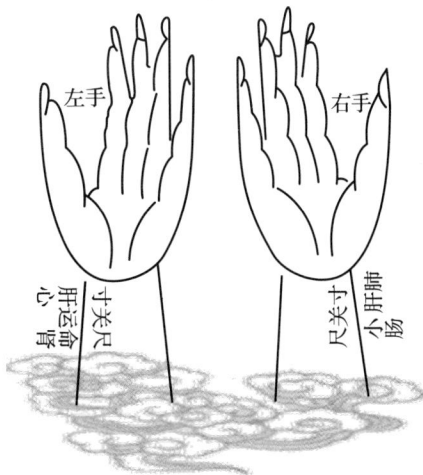

巳亥之岁，北政司天，乙庚金运（乙巳、乙亥），丙辛水运（辛巳、辛亥），丁壬木运（丁巳、丁亥），戊癸火运（癸巳、癸亥）。皆北政北面，肝脉上治，如在左，自右入左，故心脉同之，与司天同诊。左手寸口，不退其位，脉诊软弱而弦肝脉。故二与同心，诊如司天，气高左中浮而肝脉；司天气下，左中沉而得肝脉也。少阳在泉，心包络脉也，三焦随之易位于左尺中，故治上也。地奉天之左右手尺中命门，因诊如司天。天不接于地化之时，命门与肾分作两位。左手关中运脉动应。

诊厥阴风木之脉 10 首：

厥阴正化，亥。脉至弦长而浮，乙亥。脉至长浮而直，丁亥。脉至滑而长弦，己亥。脉至长软而滑，辛亥。脉至轻长而弦，癸亥。

厥阴对化，巳。脉至弦滑而急，乙巳。脉至弦浮而急直，丁巳。脉至浮紧而急，己巳。脉至弦浮而洪，辛巳。脉气成盛而浮，癸巳。

兑◎全息脉法

全息诊法在《内经》中比比皆是，如望诊中的面诊、耳诊、目诊、舌诊，脉诊中的太阴脉诊（寸口脉）、尺肤诊、太溪脉诊（少阴脉诊）、趺阳脉诊（阳明脉诊），切诊中的腹诊，等等，都是全息诊法的具体应用。

关于寸口脉的太阴脉法，人迎、寸口的两种用法，趺阳脉法，等等，前面都已经提到，这里再谈谈尺肤诊法。

前面我们在太阴脉法中提到了向上超过寸脉的鱼际脉，还有向下超过尺脉的范围，就是尺肤脉法。

诊尺肤也是脉诊中的一个组成部分，通过诊察尺部皮肤的缓、急、大、小、滑、涩及温度的变化和肌肉的坚脆、厚薄以及尺肤与脉的相应变化来诊病，又是《内经》脉诊的一大特点。

《灵枢·论疾诊尺》黄帝问于岐伯曰："余欲无视色持脉，独调其尺，以言其病，从外知内，为之奈何？岐伯曰：审其尺之缓、急、大、小、滑、涩，肉之坚脆，而病形定矣……尺肤滑其淖泽者，风也。尺肉弱者解㑊，安卧脱肉者，寒热不治。尺肤滑而泽脂者，风也。尺肤涩者，风痹也。尺肤粗如枯鱼之鳞者，水泆饮（溢饮）也。尺肤热，其脉盛躁者，病温也，其盛而滑者，病且出也。尺肤寒其脉小者，泄、少气。尺肤炬然，先热后寒者，寒热也。尺肤先寒，久大之而热者，亦寒热也。"

除了尺肤的皮肉可反映出一些病证外，从尺肤与脉的变化上（主要是寸口脉）可诊出疾病变化。一般讲，脉的变化与尺的皮肤变化是相应的。脉急者尺之皮肤亦急，脉缓者尺之皮肤亦缓，脉大者尺之皮肤亦胀大，脉滑者尺之皮肤亦滑……

《灵枢·色诊》曰："脉急者，尺之皮肤亦减而少气；脉大者，尺之皮肤亦贲而起；脉滑者，尺之皮肤亦滑；脉涩者尺之皮肤亦涩；凡此变者，有微有甚，故善调尺者，不待于寸……"

《灵枢·邪气脏腑病形》曰："脉急者，尺之皮肤亦急；脉缓者，尺之皮肤亦缓；脉小者，尺之皮肤亦减而少气；脉大者，尺之皮肤亦贲而起；脉滑者，尺之皮肤亦滑；脉涩者，尺之皮肤亦涩。凡此变者，有微有甚。故善调尺者，不待于寸；善调脉者，不待于色。"

《素问·平人气象论》曰："尺脉缓涩，谓之解㑊。安卧脉盛，谓之脱血。尺涩脉滑，谓之多汗。尺寒脉细，谓之后泄。脉尺粗常热者，谓之热中。"

除了从尺肤的变化诊病外，从肘的前后局部的寒热变化上也可看出病邪的部位和病性的寒热。《灵枢·邪气脏腑病形》曰："肘所独热者，腰以上热；手所独热者，腰以下热，肘前独热者，膺前热；肘后独热者，肩背热。臂中热者，腰腹热；肘后粗以下三四寸热者，肠中有虫。掌中热者，腹中热；掌中寒者，腹中寒。鱼上白肉有青血脉者，胃中有寒。"

《素问·脉要精微论》中所论述尺肤的诊法："尺内两傍则季胁也，尺外以候肾，尺里以候腹。中附上，左外以候肝，内以候膈；右外以候胃，内以候脾。上附上，右外以候肺，内以候胸中；左外以候心，内以候膻中（气管支气管）。前以候前，后以候后。上竟上者胸喉中事也，下竟下者少腹腰股胫膝足中事也"。

寸口脉的全息律观念首见于《难经》，但在《十八难》中仅说明手太阴、手阳明为上部，足少阴、足太阳在下部，足太阴、足阳明在中部，及"上部法天，主胸以上至头之有疾也；中部法人，主膈以下至脐之有疾也；下部法地，主脐以下至足之有疾也"之指导思想，而未言明合脏腑应配属在寸口之何部位。而到王叔和之将《难经》的观念发挥，易经脉为脏腑，实为后世各家脉书以三部分配脏腑脉位之滥觞。

仲景《金匮要略·五脏风寒积聚病脉证并治》"诸积大法，脉来细而附骨者，乃积也。寸口，积在胸中；微出寸口，积在喉中。关上，积在脐傍；上关上，积在心下；微下关，积在少腹。尺中，积在气冲；脉出左，积在左；脉出右，积在右；脉两出，积在中央。各以其部处之"，这其实就是仲景的肿瘤脉法。

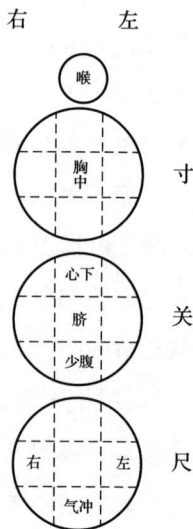

右　　左

喉

胸中　　寸

心下
脐　　关
少腹

右　左　尺
气冲

第七法：伤寒常法

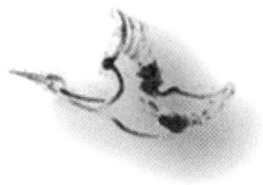

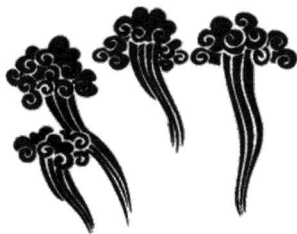

乾◎两种常法

六经常法

以不变应万变，不变为客观之舌脉气及出生的运气格局，万变为主观之感觉与客观症状。

病有三因，天地人气。《伤寒外经》中已经详细论述了天地之气的医算法则，但是病毕竟是发生在人的身上，同样的天地病气疠气之下，有的人发病，有的人不发病，这就取决于人的禀赋因素了。所以一切辨病致病的最后落脚点还是要归于人气。那么，天地之病气与人体之气就有一个体系对应的问题，这就是伤寒常法的内容。

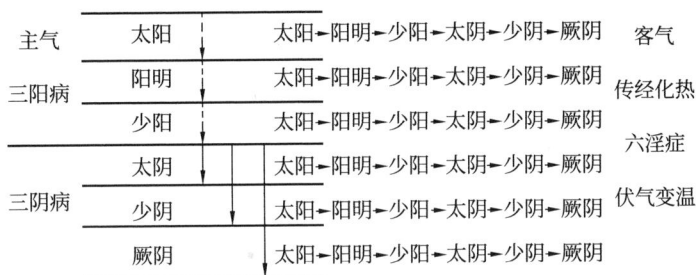

盖天论七衡六间伤寒运气病症图

整个一部仲景伤寒法就是从太阳病的病毒感染到阳明病的急性脱水热、细菌感染、全身炎症反应综合征（SIRS），再到少阳病的淋巴细胞免疫和体液免疫系统病理，再到太阴病的消化道系统疾病，发展至少阴病的心肾循环系统，最后至厥阴病的 DIC、多脏器功能衰竭（MODS）的一个连续过程，是诸多外感发热疾病和杂病的共同通道，具有复杂多变、原发病各异的特点。

如从太阳病的热病初期，到阳明病的 SIRS 阶段，中间从少阳过渡，入阴证即是 MODS 阶段的开始。三阳是逐经递进，重则合病并病；三阴是累层递进，太阴为始，少阴为太阴少阴合病，厥阴为太阴少阴厥阴合病，以少阴、厥阴为 MODS 重证，这就是古本《伤寒杂病论》中说的"传经化热，伏气变温"，传经化热是三阳经传经，伏气变温是三阴经层累叠加，互为伏气。生则生，死则死，仅此而已。流行性出血热可以很好地演示整个六经伤寒从全身炎症反应综合征（SIRS）至多脏器功能衰竭（MODS）的一个连续的过程。

整个炎症过程是一个多米诺骨牌效应式的病理生理过程，也称作瀑布式，或呼吸爆发等，其第一张骨牌是 TNF-α，第二张骨牌是 IL-1，随后白介素以及各种炎性因子指数级大爆发，直至耗尽炎性因子与神经递质、内分泌因子，最后 MODS 而亡。按照三阴三阳的方式，第一张骨牌是太阳病，第二张骨牌是阳明病等，一共六张牌，打完了，好就好了，亡就亡了。

全身炎症反应综合征（SIRS）：指任何致病因素作用于机体所引起的全身性炎症反应，且具备以下 2 项或 2 项以上体征：体温 > 38℃或体温 < 36℃；心率 > 90 次 / 分钟；呼吸频率 > 20 次 / 分钟或动脉二氧化碳分压 < 32mmHg；外周血白细胞计数大于 12.0×10^9/L 或小于 4.0×10^9/L，或未成熟粒细胞 > 0.10。脓毒证：指由感染引起的全身炎症反应，证实有细菌存在或有高度可疑感染灶，其诊断标准同 SIRS。SIRS 是多器官功能障碍综合征（MODS）发生的基础，也是 MODS 的一个危险因素，未经及时治疗和治疗失败的 SIRS 最终必然导致 MODS。可以看到，SIRS 的体温可高可低，WBC 数值可高可低，这两点说明了 SIRS 不一定只是由太阳病而入，也可以直接由三阴经发病。

气分血分水分三分法

除了六经常法，还有三分常法，即仲景的气分（神经内分泌免疫）、血分（循环）、水分（淋巴系统）三分法。

如太阳病的气分为经证，水分为蓄水证结胸、血分为蓄血证；阳明病的气分为经证，水分之猪苓汤，血分证为蓄血及黄疸；少阳水分之小柴胡汤、四逆散，少阳血分之蓄血；太阴水分之五苓散、枳术汤，太阴失血之建中汤；少阴水分之猪苓汤、真武汤，少阴动血之硝石矾石散；厥阴水分之牡蛎泽泻散、茯苓甘草汤，厥阴瘀血之大黄䗪虫丸；等等。

《伤寒杂病论》无非**纵看六经寒热，横看气血水分虚实**。辰戌太阳经气分病，如伤寒、中风；太阳经血分病，如蓄血证、衄血；太阳经水分病，如蓄水证、小青龙汤证、五苓散、苓桂术甘汤。卯酉阳明经气分病，如白虎汤证；阳明经血分病，如茵陈汤、承气汤、黄疸、蓄血；阳明经水分病，如泻心汤。寅申少阳经气分病，如小柴胡汤；少阳经血分病，如大柴胡汤；少阳经水分病，如柴胡桂枝干姜汤。丑未太阴经气分病、血分病、水分病。子午少阴经气分病、血分病、水分病。巳亥厥阴经气分病、血分病、水分病。

六经证	辰戌 太阳病（膀胱小肠）			卯酉 阳明病（胃大肠）			寅申 少阳病（胆三焦）			丑未 太阴病（脾肺）			子午 少阴病（心肾）			巳亥 厥阴病（肝心包）		
	气分	血分	水分	气分	血分	水分	气分	血分	水分	气分	血分	水分	气分	血分	水分	气分	血分	水分
辰戌 太阳证 （病毒 免疫）	麻黄汤类	桂枝汤类	五苓散类 青龙汤类	麻黄汤 桂枝汤 桂枝加黄芪汤	茵陈蒿汤 麻黄连翘赤小豆汤	猪苓汤类	小柴胡汤	大柴胡汤	柴胡桂枝干姜汤	苓术厚石苓甘汤 桂枝汤	桂枝加芍药汤 桂枝汤	理中汤	附子细辛苓连汤 麻黄附子细辛汤	四逆汤 续命汤	真武汤 五苓散	桂枝当归汤	乌梅丸 人参附子汤 乌头桂枝汤 人参干姜汤	茯苓甘草汤

续表

六经证	辰戌太阳病（膀胱小肠）			卯酉阳明病（胃大肠）			寅申少阳病（胆三焦）			丑未太阴病（脾肺）			子午少阴病（心肾）			巳亥厥阴病（肝心包）		
	气分	血分	水分	气分	血分	水分	气分	血分	水分	气分	血分	水分	气分	血分	水分	气分	血分	水分
卯酉阳明证（细菌）	白虎汤 竹叶石膏芩泽半草汤	越婢汤 承气汤 栀子柏皮汤	葛根汤类 葛根芩连汤 陷胸汤	承气汤类 白虎汤 厚朴七物汤	硝石矾石散 抵当汤 猪膏发煎	葛根芩连汤 白蜜煎	大柴胡汤	柴胡龙牡汤		厚朴四物汤 承气汤 各种癌证	桂枝加大黄汤 人参白术芍药甘草汤 厚朴枳实白术甘草汤	承气汤	桃花汤	四逆汤		白虎汤 承气汤 栀子豉橘皮汤 橘皮竹茹汤	白头翁汤 白头翁加阿胶甘草汤 小半夏汤	麻黄升麻汤 干姜芩连人参汤 生姜半夏汤
寅申少阳证（淋巴免疫）	小柴胡汤栀子豉汤	小柴胡汤柴胡龙牡类汤	大柴胡汤柴胡桂枝干姜汤	小柴胡汤	栀子豉汤大柴胡汤	瓜蒂散	柴胡芍药枳实甘草汤				小柴胡汤加茯苓白术汤	甘草汤半夏散及汤	桔梗汤	苦酒汤	四逆散小柴胡加茯苓汤	小柴胡汤		当归生姜羊肉汤

续表

六经证	辰戌太阳病（膀胱小肠）			卯酉阳明病（胃大肠）			寅申少阳病（胆三焦）			丑未太阴病（脾肺）			子午少阴病（心肾）			巳亥厥阴病（肝心包）		
	气分	血分	水分	气分	血分	水分	气分	血分	水分	气分	血分	水分	气分	血分	水分	气分	血分	水分
丑未太阴证（消化液）	桂枝加厚朴杏子汤	厚朴甘草生姜半夏人参汤	麻杏石甘汤	干姜附子汤 大小建中汤	大黄石膏茯苓术枳草汤	麻仁丸 栀子大黄汤	小半夏汤 大小建中汤 理中汤			黄芪桂枝五物汤加干姜半夏	白术枳实干姜白蜜汤	半夏茯苓汤 理中加黄芪汤	白通加猪胆汁汤	白通汤		吴茱萸汤 诃黎勒散	紫参汤 甘草粉蜜汤	半夏干姜散
子午少阴证（循环）	大青龙加附子汤 禹余粮丸	桂枝加附子汤 四逆汤 炙甘草汤	茯苓四逆汤 苓桂术甘汤 真武汤	四逆汤 大黄附子细辛汤	五苓散加茵陈蒿汤	五苓散 附子粳米汤				见《金匮要略》霍乱部分条文		通脉四逆汤	黄连阿胶汤 猪肤汤 猪苓汤	附子汤 真武汤	文蛤汤	通脉四逆汤		四逆汤 肾气丸 五苓散 茯苓泽泻汤

515

续表

六经证	辰戌 太阳病 (膀胱小肠)			卯酉 阳明病 (胃大肠)			寅申 少阳病 (胆三焦)			丑未 太阴病 (脾肺)			子午 少阴病 (心肾)			巳亥 厥阴病 (肝心包)		
	气分	血分	水分	气分	血分	水分	气分	血分	水分	气分	血分	水分	气分	血分	水分	气分	血分	水分
巳亥 厥阴证 (凝血微循环)	地黄半夏牡蛎枣仁汤	桃仁承气汤类 抵当汤	奔豚汤 吴茱萸汤	吴茱萸汤	抵当汤 大黄硝石汤	小半夏汤	当归附子汤					桂枝去芍药加茯苓白术汤	吴茱萸汤	当归四逆汤	四逆散	当归四逆加人参附子汤 大乌头煎	柏叶阿胶汤 黄连茯苓汤 蜘蛛散	当归四逆加吴茱萸生姜附子汤

仲景说：督脉治属太阳补髓，任脉冲脉治属太阴补精补气，带脉治属少阴补肾，阳跷治属少阳益胆，阴跷治属厥阴补肝，阳维脉治属气分调卫，阴维脉治属血分养荣，不拘一经。

三阴病三阴证之五脏结（肿瘤）血分病方证

五脏结	症状	方剂
肝脏结	两胁痛而呕，脉沉弦而结者	吴茱萸汤
	若发热不呕者，此为实，脉当沉弦而急	桂枝当归牡丹皮桃仁枳实汤
心脏结	心中痛，或在心下郁郁不乐，脉大而涩	连翘阿胶半夏赤小豆汤
	若心中热痛而烦，脉大而弦急者，此为实也	黄连阿胶半夏桃仁茯苓汤
肺脏结	胸中闭塞，喘，咳，善悲，脉短而涩	百合贝母茯苓桔梗汤
	若咳而唾血，胸中痛，此为实	葶苈栝蒌桔梗牡丹汤

续表

五脏结	症状	方剂
脾脏结	腹中满痛，按之如覆杯，甚则腹大坚，脉沉而紧	白术枳实桃仁干姜汤
	若腹中胀痛，不可按，大便初溏后硬，转为矢气者，此为实	大黄厚朴枳实半夏甘草汤
肾脏结	少腹硬，隐隐痛，按之如有核，小便乍清乍浊，脉沉细而结	茯苓桂枝甘草大枣汤
	小腹急痛，小便赤数者，此为实	桂枝茯苓枳实芍药甘草汤

师曰：脏结者，五脏各具，寒热攸分，**宜求血分**，虽有气结，皆血为之。

详见第九法。

坤◎传经化热

"传经"一词首见于《伤寒论·伤寒例》"其不两感于寒，更不传经"。成无己根据《内经》传经之说加以发挥认为："传经次第，则三日传遍三阳，至四日阳去入阴，不入阴者为欲解，其传阴经，第六日传遍三阴，为传经尽而当解。其不解传为再经者，至九日又遍三阳，阳不传阴则解。""伤寒之病，一日太阳，二日阳明，三日少阳，四日太阴，五日少阴，至六日为传经尽，七日当愈。七日不愈者，谓之再传经。"成氏眼中的传经有两点内涵，其一是六经次第相传，即三阳传三阴，不解则再经。其二是传经日期的界限，以日传一经。

"传变"见于《伤寒论·伤寒例》"凡作汤药，不可避晨夜，觉病须臾，即宜便治，不等早晚，则易愈矣。如或瘥迟，病即传变，虽欲除治，必难为力。"最先将传经与传变关系厘清的是成无己，其认为"传有常也，变无常也。传为循经而传，此太阳传阳明是也；变为不常之变，如阳证变阴证是也。""传经"局限于六经相传，而"传变"则包含"传经"并且还有经证与非经证、变证与变证，甚至方证与方证之间的发展变化，后者的传变规律则取决于禀赋与三阴三阳的九宫顺逆传变。

《伤寒论·伤寒例》言："伤寒之病，逐日浅深，以施方治，今世人伤寒，或不早治，或治不对病，或日数久淹，困乃告医，医人又不依次第而治之，则不中病。"说明一旦患上伤寒病，病情就在不断发展变化，若不按其日传经的发展规律施治，就是治不得法。

仲景立六经辨证，且明确提出"传"（4、5、8、184）、"转属"（48、181、185、244）、"转系"（188）、"系在"（187、278）、"转入"（266）、"过经"（103、105、123、217）、"经尽"（8、384）、"到经"（114）"到后经"（384）、"复过一经"（384）、"作再经"（8）等动态概念，就足以说明张仲景对于疾病的日周期传经传变有深刻的认识。《伤寒论》原文中确有关于六经病间的传经规律的论述。如第4条"伤寒一日，太阳受之，脉若静者为不传；颇欲吐，若躁烦，脉数急者，为传也。"

有人认为疾病不是以日传一经为基本病理变化。实际上日传一经是指人体的生理状态，原则上是按照日传一经，但由于禀赋与六淫的不同，日传一经就会发生变化，这是病理状态，那些说仲景伤寒不是日传一经的人，是将生理与病理搞混了。

《金匮要略》一书主要论述内伤杂病的发展转归，如五脏相传说，见《金匮要略·脏腑经络先后病脉证并治》："夫治未病者，见肝之病，知肝传脾，当先实脾，四季脾王不受邪，即勿补之。中工不晓相传，见肝之病，不解实脾，惟治肝也。"又有病因传变过程，如《金匮要略·脏腑经络先后病脉证并治》指出："千般疢难，不越三条，一者，经络受邪入脏腑，为内所因也；二者，四肢九窍，血脉相传，壅塞不通，为外皮肤所中也；三者，房室、金刃、虫兽所伤。以此详之，病由都尽。""不令邪风干忤经络，适中经络，未流传脏腑，即医治之。"这些都说明了经络受邪会内传脏腑，并且外邪入侵，伤及皮肤，也会影响四肢九窍与血脉。

王好古《此事难知》提出传本、越经传、表里传、误下传、循经得度传等，"太阳者乃巨阳也，为诸阳之首，膀胱经病若渴者，自入于本也，名曰传本。太阳传阳明胃土者，名曰循经传。为发汗不彻利小便，余邪不尽透入于里也。太阳传少阳胆木者，名曰越经传，为元受病，脉浮无汗，当用麻黄而不用之故也。太阳传少阴肾水者，名曰表传里，为得病，急当发汗而反下，汗不发所以传也。太阳传太阴脾土者，名曰误下传，为元受病，脉缓有汗，当用桂枝，而反下之所致也，当时腹痛四肢沉重。太阳传厥阴肝木者，为三阴不至于首，唯厥阴与督脉上行与太阳相接，名曰循经得度传"。其所提出的各种传经路径为历代医家所沿用。这种学术现象的客观事实说明了三阴三阳之间的重叠现象和互藏现象是客观存在的，但是这种客观存在真的是传本、越经传、表里传、误下传、循经得度传吗？还是另有其他机制存在，这是一个值得医家关注的问题。

在《伤寒杂病论》中，六经的排列是按照太阳、阳明、少阳、太阴、少阴、厥阴的顺序来排的，这一顺序导致很多人认为是张仲景秉承了《素问·热论》："伤寒一日，巨阳受之，二日阳明受之，三日少阳受之，四日太阴受之，五日少阴受之，六日厥阴受之"的这一观点。但是为什么是这一顺序，很多注释家则有不同的观点。

从《伤寒论》条文来看，仲景虽以六经来作为这398条条文之分类，但是在各篇中皆不是专论本经之病，而是论及各种传变后的情况。尤其太阳病篇论述最详，用方最广，太阳病篇内容几乎占了《伤寒论》398条条文的一半。

太阳传阳明。如《伤寒论》181条"问曰：何缘得阳明病？答曰：太阳病，若发汗，若下，若利小便，此亡津液，胃中干燥，因转属阳明，不更衣，内实，大便难者，此名阳明也。"又如186条"伤寒三日，阳明脉大"与5条"伤寒二三日，阳明少阳证不见者，为不传也"及4条"伤寒一日，太阳受之，脉若静者，为不传，颇欲吐，若躁烦，脉数急者，为传也"等互参可知，太阳传阳明时间有十分短暂者，就在二三日之间。也有较长者，如105条"伤寒十三日，过经谵语者，以有热也，当以汤下之。若小便利者，大便当硬，而反下利，脉调和者，知医以丸药下之，非其治也。若自下利者，脉当微厥；今反和者，此为内实也。调胃承气汤主之。"此传变的发生有十三日之久，较之上述，实在值得深思。

太阳传少阳。如266条"本太阳病不解，转入少阳者，胁下硬满，干呕不能食，往来寒热。尚未吐下，脉沉紧者，与小柴胡汤。"96条"伤寒五六日，中风，往来寒热，胸胁苦满，嘿嘿不欲饮食，心烦喜呕，或胸中烦而不呕，或渴，或腹中痛，或胁下痞硬，或心下悸、小便不利，或不渴、身有微热，或咳者，小柴胡汤主之。"与99条"伤寒四五日，身热恶风，颈项强，胁下满，手足温而渴者，小柴胡汤主之。"

太阳传太阴。如279条"本太阳病，医反下之，因尔腹满时痛者。"又如120条"太阳病，当恶寒发热，今自汗出，反不恶寒发热，关上脉细数者，以医吐之过也。一二日吐之者，腹中饥，口不能食，三四日吐之者，不喜糜粥，饮食冷食，朝食暮吐，以医吐之所致也，此为小逆。"及122条"病人脉数，数为热，当消谷引食，而反吐者，此以发汗，令阳气微，膈气虚，脉乃数也。数为客热。不能消谷，以胃中虚冷，故吐也。"

太阳传少阴。如82条"太阳病发汗，汗出不解，其人仍发热，心下悸，头眩，身瞤动，振振欲擗地者，真武汤主之。"61条"下之后，复发汗，昼日烦躁不得眠，夜而安静，不呕，不渴，无表证，脉沉微，身无大热者，干姜附子汤主之。"69条"发汗，若下之，病仍不解，烦躁者，茯苓四逆汤主之。"91条"伤寒，医下之，续得下利清谷不止，身疼痛者，急当救里。后身疼痛，清便自调者，急当救表。救里，宜四逆汤；救表，宜桂枝汤。"

太阳传厥阴。脏结。

阳明病。太阳阳明、正阳阳明、少阳阳明。如229条"阳明病，发潮热，大便溏，小便自可，胸胁满不去者，与小柴胡汤。"与230条"阳明病，胁下硬满，不大便而呕，舌上白胎者，可与小柴胡汤。上焦得通，津液得下，胃气因和，身濈然汗出而解。"是阳明传为小柴胡汤证，也是传入少阳之明证。

《伤寒例》"凡伤于寒，传经则为病热，热虽甚，不死"，传经无死证，但传变有死证。仲景在阳明篇多次提及死证，如210条"直视谵语，喘满者死，下利者亦死"，211条"谵语，脉短者死，脉自和者不死"，及212条"若剧者，发则不识人，循衣摸床，惕而不安，微喘直视，脉弦者生，涩者死"，232条"若不尿，腹满加哕者，不治"。并且多次言及"急下之"，足以说明病传阳明已是危候，至于阳明病阶段，热盛而上扰心神，见"谵语""循衣摸床"，上迫于肺而见"微喘"，下劫肝肾之阴而见"直视"等，则是阳明影响到他脏所致，病仍在阳明，可视为传变，但已非传经之范畴。

其余皆是如此。如179条"少阳阳明者，发汗利小便已，胃中燥烦实，大便难是也。"279条"本太阳病，医反下之，因尔腹满时痛者，属太阴也，桂枝加芍药汤主之，大实痛者，桂枝加大黄汤主之。"本条是太阳误下成太阴，误下已伤及津液，病在脾，而大实痛则暗示，又有向阳明传变的机会。277条"自利不渴者，属太阴，以其脏有寒故也。当温之，宜服四逆辈。"不言理中而直言四逆辈，一方面说明了太阴向少阴传经之机，另一方面也说明了太阴传为少阴寒化，320条"少阴病，得之二三日，口燥咽干者，急下之，宜大承气汤。"338条"伤寒，脉微而厥，至七八日肤冷，其人躁无暂安时者，此为脏厥。"此脏厥是真阳相火衰微，绝无阳气来复之可能。此为少阴传入厥阴之危候。379条"呕而发热者，小柴胡汤主之。"郝万山认为，"少阳和厥阴相表里，少阳之邪不解，可以内传厥阴。厥阴阳气恢复以后，邪气可以外出少阳"。这是当前主流看法。

在疾病发生发展过程中，三阴三阳有很多相互重叠和互藏的现象，由于疾病变化发展肯定不是固定地按其所拟定的六经的次序相传，也不会一旦得病即为典型的某一经病。且禀赋与痼疾，治疗方法的得当与否，及病后调理等都会对疾病的发展传变产生影响。故面对临床难以简单归类，而单纯六经病又不足以全面统摄之时，仲景除了传经、伏气等传变方式以外，还提出了"合病""并病"之说。六经间之并病复杂多样，《伤寒论》明确提及的有5条，分别是48条、142条、150条、171条、220条。从整部书来看，有太阳与阳明并病，太阳与少阳并病，少阳与阳明并病，阳证与阴证并病等多种形式。六经间之并病在《伤寒论》中有明确提及，但六经病证变化只是述其大要，还有各方证之间的并病，如351条当归四逆汤证，见352条"内有久寒"加吴茱萸、生姜，也属当归四逆汤证与吴茱萸生姜证之并病。又如155条附子泻心汤证，"心下痞"当用泻心汤攻痞，而又出现"复恶寒汗出者"，知病情已经发生变化，已经涉于阳虚之证，故加附子温里，为附子泻心汤证。这足以说明仲景用方不拘六经，全在于见证用方，而三阴三阳重叠互藏，实质上就是三阴三阳病证之间的运气机理。

"直中"本为后世医家所创造出的一个疾病传变的概念，将直中限定为直中少阴或是三阴皆是对仲景论述的断章取义。甚至还认为有直中少阳、直中阳明的情况，如李培生认为，"盖世人多有谓不从三阳传入，径入三阴之脏者为直中，不知直中之病，阴阳俱有。凡初起即见其经证，不始于太阳者，虽三阳亦为直中。"甚至还有人提出所谓的"本经进变"说，认为邪气在六经病的某一阶段，未发生传经，疾病大体上尚未脱离该经，依然有该经疾病的特点，但是已经发生一些更深一步的传变，可称之为本经进变。如太阳病阶段，由麻黄汤证转变为大青龙汤证，原因之一就在于患者正气强盛而邪气亦强，两相僵持日久而内热萌生，却还未传入阳明，成本经内恶变之证。又如小柴胡汤证，少阳热邪日久，郁于消化道，致大便不通，而成大柴胡汤证等。三阴经同样存在进变的趋向，如太阴篇的桂枝加芍药汤证进一步传变到桂枝加大黄汤证，少阴篇的麻黄细辛附子汤等。

这都是因为很多后世医家根本就不懂仲景伤寒之病证互藏的三阴三阳运气原理。

免疫系统	太 阳	细菌、真菌、病毒、立衣支体	→ 太阳
神经内分泌	阳 明	SIRS	阳明
免疫系统	少 阳	淋巴系统	少阳
肝肺胃肠系统	太 阴	门脉系统	太阴
心肾循环	少 阴	MODS	少阴
微循环系统	厥 阴	DIC	厥阴

主气主运常法为病　　　　　　　客气客运变法为症

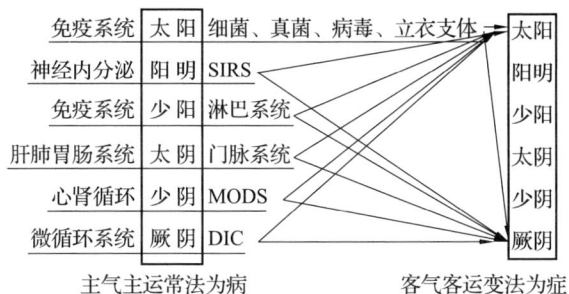

凡邪从三阳传入者，有热证，有寒证，不独传入三阴为然，即在阳经亦然。所以太阳有真武证，阳明有四逆证，直中亦是寒热俱有。所以少阴有三急下证，厥阴有白头翁证、白虎证。皆不是简单的传经为热、直中为寒者。病证之间的逻辑关系与五运六气主客之气的关系，应为彻底厘清，这是当务之急的中医学术问题。六经传变的复杂性远不止于此。仲景示人以法，全在医者临证之时，详细审查疾病病机之来路，方可万全。

坎◎伏气变温

关于温病，《内经》中有详细论述，一共有两部分，一部分是四时五行温病，一部分是五运六气温病。

四时五行温病

在《素问·四气调神大论》中反复强调的"逆之"，这就是《伤寒论》伏气致病学说的理论基础之一。"春三月……逆之则伤肝"、"夏三月……逆之则伤心"、"秋三月……逆之则伤肺"、"冬三月……逆之则伤肾"。在这里，所谓的"逆"其实就是讲的四季不能正常转换，有三种情况：一是《素问·阴阳应象大论》中"冬伤于寒，春必病温；春伤于风，夏生飧泄；夏伤于暑，秋必痎疟；秋伤于湿，冬生咳嗽"。一种是因为"土"的运转失序。五行中的"土"在人体脏腑来讲则是脾胃，脾胃不能进行正常的升清降浊运化，人体的营血和津液就不能进行正常疏泄，对应的脏腑则正是藏血之脏的肝，主血运之脏的心，以及提壶揭盖的肺脏和生精血之肾脏。所以黄元御在其《四圣心源》中说："中气衰则升降窒，肾水下寒而精病，心火上炎而神病，肝木左郁而血病，肺金右滞而气病。神病则惊怯而不宁，精病则遗泄而不秘，血病则凝瘀而不流，气病则痞塞而不宣。四维之病，悉因于中气。"对于脾脏的治疗，就是"甘淡实脾"，这也就是为什么仲景在诸多方剂中大量使用甘草和大枣的原因之一。在具体的方剂使用上，逆春气则使用乌梅丸加减，逆夏气则使用泻心汤加减，逆秋气则使用白虎汤加减，逆冬气则使用真武汤加减。最后一种是四时五行的主运与客运之间的生克，实际上主客运部分已经属于五运六气了。

雷少逸（1837—1888），名丰，字少逸。《时病论》是雷氏学术思想的集中体现。全书以《素问·阴阳应象大论》"冬伤于寒，春必病温；春伤于风，夏生飧泄；夏伤于暑，秋必痎疟；秋伤于湿，冬生咳嗽"之说为纲，"兼参先圣后贤之训"广撷病证计 76 种，分门别类以为目。

雷氏家学渊源，博闻强记，精研医籍，颇有心得，其父为清代名医程芝田的入室弟子，再传至少逸。丰除了好学勤读以外，还不耻下问，虚心求教，因此学业大进。即使在极其贫困之下，仍矢志医学，终于撰写成《时病论》一书。后经孝廉程大廉举荐去医官局供职，从此医名不胫而走，求诊者日众。雷氏在《时病论》中，创立了时病治法 60 条，如补火生土法、辛温解表法、解肌散表法、润下救津法等。并详述了立法的依据和诸法的治疗主证、药物组成，但无方剂之名，有法无方。《时病论》所论"四时六气之病"即五运六气之中主运主气之时令多发病、流行病。

雷氏《时病论》曰："时医必识时令，因时令而治时病，宜乎先究运气。""必按四时五运六气而分治之。""医道之难也，而其最难者尤莫甚于知时论证。"所以雷氏论时病，必紧紧把握时令节气之主运主气，如秋分之后，燥金主气，凉气袭人，常见"秋凉"证，且不为旧说所缚，如狭义伤寒，前人悉云在霜降以后，春分以前。雷氏则认为，霜降之后燥金司令，人感之当称凉燥；春分以前是风木司权，人感之风邪为患。故伤寒之证应在小雪至大雪的寒水主政之时，可谓真知灼见。

伏气学说源于《内经》，实为病人出生年月之主运主气与流年主运主气的胜复郁发、亢害承制，这与四柱中流年与中运的关系相同。雷氏认为"伏气为病"为六气袭人，伏而不发，随四时六气之更替，再感新邪，引动伏气而发，总较邪伏之时晚一季节。如冬受寒气，伏而不发，郁久化热，待来年春分之后，阳气弛张，伏气自内达表。雷氏并对邪伏部位有较明确的阐述：如春伤于风，风邪留连肝木，郁而克土；夏微伤于暑，暑邪内舍营分；初秋伤湿，湿气内郁于脾，酿痰袭肺；深秋伤燥，燥气内应于肺；冬微伤于寒，劳苦者，寒邪伏于肌肤，不藏精者，寒邪伏于少阴。雷氏并在临床中观察到，新感"病势由渐而加"，伏气则"一病津液即伤，变证迭出"。所以雷氏告诫："凡治时病者，新感伏气，切要分明，庶不至千里毫厘之失。"实为经验之谈。

雷氏认为感寒甚者，即发则为伤寒，其证由表及里；感寒微而不即病，伏待来春，阳气开泄之时，或由内郁化热而发，或因外邪触动而发，其证由里外达，所以冬令感寒是伤寒与伏温的共同病因，但两者病机则大异。据此雷氏论春时之伏气有五："曰春温也，风温也，温病也，温毒也，晚发也……此五者，皆由冬伤于寒，伏而不发，发于来春而成诸温病者。"至于伤寒与温病的关系，在清代医界中争论剧烈，其焦点是：伤寒能否包括温病？雷氏则认为伤寒温病是一脉相承的，提出伤寒书中的辨证、立法、方药可用治温病，如白虎治暑、承气治火、五苓治湿等，特别指出："凡学治时病者，必须读仲景《伤寒论》，参读时贤之书，考古酌今。"因其客观地分析了伤寒与温病的区别与联系，所以他治温病之法，每师古而不泥古，有其独到之处。

雷氏对时病的辨证治疗尤重以病位浅深判断病情的轻重。他认为发生在同一季节，感受同一时邪的病证，由于邪犯部位的浅深不同，其病情轻重悬殊。这一特性在新感时病中表现尤为明显。如《时病论》中对每一类新感时病划分为"冒"、"伤"、"中"三等。凡言"冒"者感邪微而病位浅，在肌表，病情轻；凡言"中"者感邪最重则病位最深，多为直中于里；介于两者之间者则称为"伤"。故雷氏指出，大凡病证"轻为冒，重为伤，又重则为中"。所以对冬伤于寒，春伤于风，夏伤于暑，秋伤于湿等病证，雷氏均按"冒"、"伤"、"中"三级划分。

雷氏首先指出，临证"当审其虚实"，善别兼夹之证，"通其活法，则不但治时病可以融会，即治杂病亦有贯通之妙耳"。例如春温初起，风寒、寒疫、阴暑、秋凉凡见寒热无汗、头身疼痛等证，辛温解表法皆可用之；又如"见有舌绛齿燥，伤于阴者，清热保津法可通用之"。这种异病同治在书中比比皆是，六十法中有二十四法属于此类。其次，雷氏临证用药又一特点是随机活法，如时病初起因于风者治以解肌散表法，因于寒者治以辛温解表法，因于暑者治以清凉涤暑法，因于湿者治以苦温平燥法，因于火者治以清凉透邪法。此虽为六主气常证的通用之法，但临证必须随证加减，增损用药。告诫"方不在多而在损益"，"古方而医今病只能将其意而化裁用之"。雷氏将临床诊疗过程概括为"首先论证，其次立法，其次成方，又其次治案"四个步骤。其中他认为立法尤其重要，反复强调"不可拘于某病用某方，某方治某病"，提倡用法而不用方，以法统方，因而《时病论》论述每个病证之后只列有治法用药，而无具体方剂。但雷氏拟用诸法，大多又是在古方的基础上加减化裁而成的。

五运六气温病

"君火以明，相火以位"是五运六气专有名词，出自《素问·天元纪大论》。原文《素问·天元纪大论》曰："帝曰：上下周纪，其有数乎？鬼臾区曰：天以六为节，地以五为制。周天气者，六期为一备；终地纪者，五岁为一周。君火以明，相火以位。五六相合，而七百二十气，为一纪，凡三十岁；千四百四十气，凡六十岁，而为一周，不及太过，斯皆见矣"。此后始有君火、相火之称，故而五行各一，唯火有二。君相二火有内外之别。

外为五运六气之火，子午少阴君火，寅申少阳相火，主客之火，胜复郁发之火，亢害承制之火。《素问·六元正纪大论》曰"帝曰：天地之数，终始奈何？岐伯曰：悉乎哉问也！是明道也。数之始，起于上而终于下，岁半之前，天气主之，岁半之后，地气主之，上下交互，气交主之，岁纪毕矣。故曰：位明气月可知乎，所谓气也"。五运六气以六十甲子为一循环周期，始于甲子年，止于癸亥年，甲子年为少阴君火司天，阳明燥金司地，癸亥年为厥阴风木司天，少阳相火司地，在六十年的一个完整五运六气周期中，始于甲子年少阴君火司天，止于癸亥年少阳相火司地，始于君火，终于相火。天地人之间，一火升降出入，一火太过不及，皆周流之属也。

五运六气中君相二火的基本原则是君位臣则顺，臣位君则逆。《素问·六微旨大论》曰"君位臣则顺，臣位君则逆。逆则其病近，其害速；顺则其病远，其害微。所谓二火也。"在主客加临时，主气在下，客气在上，当君相二火相临时同位于火气之位。君火在上，相火在下，气候变化不会很剧烈，对人体发病影响较小，即使人体发病也较易治疗。相火在上，君火在下，气候变化会很剧烈，对人体影响较大，多致使人体发病，且不易治疗。

主客君相二火的不同时位可以影响瘟疫与疾病的发生。如吴鞠通在《温病条辨·原病篇》引《素问·六元正纪大论》指出："辰戌之岁，初之气。民厉温病。卯酉之岁，二之气，厉大至，民善暴死。终之气，其病温。寅申之岁，初之气，温病乃起。丑未之岁，二之气，温厉大行，远近咸若。子午之岁，五之气，其病温。巳亥之岁，终之气，其病温厉。"

此即按五运六气君相之火的同相时位发病，岁支为辰戌的年份，初之气大寒日至春分日，容易发生温病，甚至发生疫病，疾病流行。岁支为丑未的年份，二之气春分日至小满日，易发生疫病，发病急，短时间内病亡。终之气小雪日至大寒日，易发生热证。岁支为寅申的年份，初之气大寒日至春分日，温病容易发生。岁支为丑未的年份，二之气春分日至小满日，温病与疫病多有发生，大面积流行，并且发病的症状相似。岁支为子午的年份，五之气秋分日至小雪日，人得病多为热证。岁支为巳亥的年份，终之气小雪日至大寒日，易发生温病与疫病。

在温病瘟疫易发生的六气时段中，客气均是君相二火。即使在寒冷的冬季，如卯酉、巳亥之岁的终之气为太阳寒水，亦受君相二火影响，仍有温厉发生。足以说明"火为百病之贼"的运气机制了。

运气九篇六气客主加临与温病瘟疫关系表

地支	所在气	主气	客气	民之所病
辰戌	初之气	风木	相火	民厉温病
卯酉	二之气	君火	相火	厉大至，民善暴死
	终之气	寒水	君火	其病温
寅申	初之气	风木	君火	温病乃起，远近咸若
丑未	二之气	君火	君火	温厉大行
子午	五之气	燥金	相火	其病温
巳亥	终之气	寒水	相火	其病温厉

客气为君相二火，主气不是君相二火时，民众易感温邪发为温病或温厉。如辰戌之岁初之气，相火与风木加临，民众易发生温病，风火相煽，严重者发为疫病。卯酉之岁终之气，君火与寒水加临，寒水能减弱火邪，民众感邪较轻，发为热证的疾病。寅申之岁初之气，君火与风木加临，风助火势，发生的温病容易流行，症状相似。子午之岁五之气，相火与燥金相临，秋金主凉，发为热证。巳亥之岁终之气，相火与寒水加临，如果寒水能减弱火邪则发为热证，不能减弱火邪则有可能水助火势发为疫病。

尤其司天、司地之气的君相二火与温疫关系密切。《素问·至真要大论》明确指出："少阴司天，其化以热……少阳司天，其化以火……少阴司地，热淫所胜……少阳司地，火淫所胜"，即少阴君火致病易从热化，少阳相火致病易从火化。对此"运气九篇"中多有论述，少阴君火、少阳相火司天，火热之邪流行，致民众鼽嚏䶎鼻窒，甚至疮疡燔灼；少阴君火、少阳相火司地，火热淫邪所胜，民病寒热皮肤痛，目瞑齿痛，心痛发热，督热，甚则便血等证。司天、司地之气代表上半年与下半年的气候特点，与阴阳寒暑交替的主气不同，在短时间内即可变化，正气虚弱之人，不能抵御，感而发病。民众感受少阴君火、少阳相火之气，不能耐受，化为火热之邪，则见发热、疼痛、出血，甚则疮疡等温热、火毒病证。

主气与客气加临同为君相之火时，民众发为天行之病，甚至发生更为严重的流行性大疫病。如卯酉之岁二之气，相火与君火加临，易发生严重的疫病，民众难以抵御而突然死亡或者很短时间内病亡。丑未之岁二之气，君火与君火相临，不论是温病还是疫病都会大面积流行。由此可见，君相二火主气与客气相加临，火热之气之上加临火热，气候变化较剧烈，人体正气不能抵御，发为疫病，流行较广。君相二火之司天、司地，与岁运相合，形成天符、太乙天符、岁会运气格局，也可引发疫病。岁运是以天干为单位统管全年的五运之气，能反映全年的天时民病特点。岁运不及之年，少阴君火、少阳相火司天。岁运不及，民众脏气虚弱，君相二火司天、司地，火热侵犯人体，为温热之邪，流行于下，发为温疫；岁运为火运，君相二火司天、司地，天地之火相互交合，火气太过而亢盛，民众不能抵抗过盛的火热之邪，易于流行，发为温疫。尤其"三年化疫"之五疫运气变化中，尤以火之疫疠为重。君相二火不迁正、不退位，三年之后易化为疫。《素问·本病论》："如戊至申，且应交司而治天……见戊癸未合德也，即下癸柔干失刚，见火运小虚也，有小胜或无复也，后三年化病，名曰火疠也。"申年应为少阳相火司天，上一年司天之气不退位或本年火运不足，致使少阳相火不能迁正，火气被抑，又逢癸年火气不足，火气多次被抑制或者气少不足，三年之后易发为疫病，少阴、少阳均为火热之气，易发为火病。

余霖《疫疹一得》书中提到的瘟疫流行年份运气格局

年份	干支	岁运	司天	记载温疫发生时段	温疫发生时段客主加临情况
1764	甲申	土	少阳相火	夏（三之气）	两少阳相火加临
1768	戊子	火	少阴君火	夏（三之气）	司天少阴君火与主气少阳相火加临
1786	丙午	水	少阴君火	夏（三之气）	司天少阴君火与主气少阳相火加临
1792	壬子	木	少阴君火	夏（三之气）	司天少阴君火与主气少阳相火加临
1793	癸丑	火	太阴湿土	春夏间（二之气）	两少阴君火加临
1794	甲寅	土	少阳相火	夏（三之气）	两少阳相火加临

《素问·六微旨大论》帝曰："善。愿闻地理之应六节气位何如？岐伯曰：显明之右，君火之位也；君火之右，退行一步，相火治之；复行一步，土气治之；复行一步，金气治之；复行一步，水气治之；复行一步，木气治之；复行一步，君火治之。相火之下，水气承之；水位之下，土气承之；土位之下，风气承之；风位之下，金气承之；金位之下，火气承之；君火之下，阴精承之。"天地之应，在天为六气，在地理为五行，各按相生相克顺序承之，最后"君火之下，阴精承之"，阴精者，人也。这是运气七篇中明确提出的运气框架之下的天人感应机制，从而为人体之火阐明了其天象机制、感应途径、盛衰火候。

内为藏象经络之火。《素问·阴阳应象大论》："壮火之气衰，少火之气壮。壮火食气，气食少火。壮火散气，少火生气。"这说明人体正常生理性的火即是少火，少火即天人少阴之火、少阳之火。在人体，其来源于先天命门之火，生于肾藏（肾上腺）之龙雷火，长于肝胆之肝火相火，化于心之君火与心包之相火、神明之火，收于脾胃之阴火，藏于肺之燥火。五行藏象圆运动，生长化收藏，一气周流，升降出入和，一火周流。壮火是异常病理性之火，如后世医家论述之龙火、雷火、阴火、燥火等则是人体病理上的火。天人感应、内外合一，共行君相二火之神明气位，以行神机气立之功，以运血、贯阴阳、左右升降出入等，共奏二火周流之圆运动。六淫之中，风为百病之长，寒湿燥为百病之化，火为百病之贼。这种"火力"盛衰主要是由出生胎元之禀赋运气格局，决定了一个人流行之火的盛衰太少，再和发病流年之运气格局、所居地之十方高下，天人之火合二为一，病则发矣。

君火主神志，相火主情志。君火走血分，相火走气分，统领人一身的气血。如果发生郁滞，即可出现神昏、气滞、火郁、湿阻、痰凝、血瘀等病理现象。人体的脏腑气血津液当以气血和谐为根本，若气血和畅则百病不生，如有怫郁，则诸病蜂起。气血通畅，才能使脏腑相通、阴阳交贯，内外相通，从而养脏腑、生气血、布津液、传糟粕、御精神，以确保生命活动顺利进行，新陈代谢旺盛。

如清瘟败毒饮是清代乾隆年间江淮瘟疫大流行时，著名医家余师愚针对疫疹热毒侵入营血化燥，三焦相火亢极之证创造的方剂。该方载于其所著《疫疹一得》一书。余氏此方组成甚有见地，运用石膏颇有独到之处，认为"非石膏不足以治热疫"。此方是由石膏知母汤，犀角地黄汤和黄连解毒汤三方加减组成，故具有石膏知母汤的大清气分热以清肺之燥火，泻肺胃热邪；犀角地黄汤的清热凉血，解毒化斑，以泻肝胆之相火；黄连解毒汤的泻火解毒，以清心之君火。

芍药地黄汤（芍药、生地黄、牡丹皮、犀角）：此方治伤寒及温病，应发汗而不发之，内有蓄血及鼻衄，吐血不尽，内余瘀血，面黄，大便黑者。《千金要方》卷十二第六载录此方加减法："喜妄如狂者，加大黄三两，黄芩三两。其人脉大来迟，腹不满自言满者，为无热，但依方，不须加也。"唐·孙思邈将此方收入《千金要方》，更名为犀角地黄汤。清·吴鞠通将此方收入《温病条辨》，用治邪热入营血、心包而致的高热神昏，吐血、衄血、发斑等证，成为治疗温病热毒深入营血分的一首名方。

三阴三阳温病

在古本《伤寒论》中，仲景有关于温病的系统专篇论述，见前文。在其后的三阴三阳篇中也有大量关于温病的治疗。

仲景关于温热病定义与临床诊断，共计 5 个条文。其中，第 6 条 "太阳病，发热而渴，不恶寒者，为温病" 是对温热性质、内涵的定义；第 4 条是从病人脉之静，还是数急以及有无"颇欲吐，若躁烦"，来判断风寒之邪是否传经化热；第 5 条是从病二三日后，有无阳明或少阳证表现，来判断风寒之邪是否传经化热；第 56 条是对表里兼病时，应从小便颜色之清与否，判断有无热化成实；第 37 条是从脉浮与胸满胁痛方面，判断风寒是否化热内传少阴。

温热在表的证治，共计 5 个条文。其中，第 14 条是对风寒兼热互感而致"项背强几几"之汗出者证治的论述；第 31 条是对风寒兼热互感而致"项背强几几"之无汗者证治的论述；第 27 条是对风寒已趋热化而致"发热恶寒，热多寒少"者证治的论述；第 38 条、第 39 条是对风寒外束、热郁于里而致"发热恶寒，身疼痛，不汗出而烦躁"者证治的论述。

温热在里的证治，共计有 161 个条文。兹按温热所在部位，以上焦、中焦、下焦分述之。

热在上焦，包括温热留扰胸膈，熏蒸咽喉、肺、心等脏器的病变。

此类条文共计 19 个。其中，第 78 条、第 79 条、第 80 条是对汗、吐、下后余热未净留扰胸膈，而致"虚烦不得眠，反复颠倒，心中懊恼"或"烦热，胸中窒者"或"身热不去，心中结痛"者证治的论述；第 81 条是对热壅胸膈下迫及腹而致"心烦腹满，卧起不安"者证治的论述；第 82 条是对热壅于上，误下后致身热心烦腹痛者证治的论述；第 226 条是对汗下不当致热郁胸膈而心中懊恼不安者证治的论述；第 231 条是对阳明病下后余热未去留扰胸膈，而致"心中懊恼，饥不能食，但头汗出"者证治的论述；第 374 条是对厥阴病下利后余热不尽，气血未复，过分劳累，而致虚烦身热证治的论述；第 356 条是对误下后，正虚阳郁，下寒而上热，咽喉不利，唾脓血，泄利不止者证治的论述；第 63 条、第 167 条是对汗下后余热迫肺而喘者证治的论述；第 310 条、第 311 条、第 312 条是对少阴病虚热上扰而胸满心烦，咽喉痛者证治的论述；第 392 条是对瘥后劳复余热留扰胸膈者证治的论述；第 112 条是对木火刑金而致发热，啬啬恶寒，大渴欲饮水，其腹必满者机理的论述；第 118 条是对表热误灸，逼热血上逆而咽燥吐血者机理的论述。

热在中焦，包括胃、肠道、胆、三焦等脏器的病变。

此类条文计有 122 个。其中，第 26 条是对服用桂枝汤后，邪趋热化转属阳明而致"大烦渴不解，脉洪大者"证治的论述；第 32 条是对太阳阳明合病，

热邪郁表、下迫大肠而致下利者证治的论述；第 33 条是对太阳阳明合病表热
内迫胃气上逆而致呕吐者证治的论述；第 34 条是对表病误下，表热协里热而
致下利不止者证治的论述；第 98 条是对邪热郁于少阳而致"往来寒热，胸胁
苦满，嘿嘿不欲饮食，心烦喜呕，或胸中烦而不呕，或渴，或腹中痛，或胁下
痞硬，或心下悸、小便不利，或不渴、身有微热，或咳者"证治的论述；第
99 条是对少阳热邪迫于肠胃而渴者证治的论述；第 101 条是对病在三阳而治
从少阳的证治论述；第 102 条、第 103 条、第 104 条是对伤寒经诸种治疗后少
阳证仍在者证治的论述；第 106 条、第 170 条是对少阳兼里实而"呕不止，心
下急，郁郁微烦"或"心中痞硬，呕吐而下利者"证治的论述；第 107 条是对
少阳兼阳明里实误用丸药下后者证治的论述；第 108 条是对太阳转阳明攻下不
当而热实下利者证治的论述；第 134 条、第 135 条、第 138 条、第 139 条、第
140 条、第 141 条、第 143 条、第 154 条等是对结胸和痞证成因及对水热互结
成大结胸证者证治的论述；第 142 条是对痰热互结成小结胸者证治的论述；第
153 条是对阳微结与纯阴结的脉证鉴别及阳微结者证治的论述；第 159 条、第
169 条、第 160 条、第 162 条、第 163 条及第 154 条末段是对痞证成因及证治
的论述；第 173 条、第 174 条、第 175 条、第 181 条是对表里俱热，大渴心烦
者证治的论述；第 177 条是对太阳少阳合病下利或呕者证治的论述；第 178 条
是对上热而下寒腹痛欲呕吐者证治的论述。

关于热在中焦，集中点在阳明篇。

该篇共有 79 个条文，而论温热者就有 63 条。其中，第 184 条、第 186
条、第 190 条、第 192 条、第 246 条是对热盛阳明而成阳明病之成因的论述；
第 185 条、第 187 条、第 188 条、第 189 条、第 191 条、第 192 条、第 193
条、第 194 条、第 195 条、第 203 条、第 206 条、第 208 条、第 211 条、第
213 条、第 215 条、第 216 条、第 217 条、第 218 条、第 222 条、第 223 条、
第 234 条、第 241 条、第 242 条是对热入阳明的临床表现、诊断及证治的论
述；第 212 条、第 214 条、第 219 条、第 220 条、第 240 条、第 243 条、第
244 条、第 250 条、第 251 条、第 252 条、第 253 条、第 254 条、第 255 条、
第 256 条、第 257 条、第 258 条等是对实热结于胃肠者证治的论述；第 204
条、第 205 条、第 238 条、第 262 条、第 263 条等是对湿热郁遏发黄，被火发

黄者证治的论述；第 217 条、第 223 条、第 238 条、第 247 条、第 248 条、第 249 条等是对热盛伤津，正虚邪实者证治的论述；第 232 条、第 233 条是对柴胡证未去而又热结阳明，潮热便溏者证治的论述；第 224 条是对三阳合病内热炽盛而"腹满身重，难以转侧，口不仁，面垢，谵语遗尿"者证治的论述；第 201 条是对虚人患阳明热病外证表现的论述；第 207 条是对阳明热在血分致衄血者证治的论述；第 110 条是对柴胡证误下后热邪内陷而"胸满烦惊，小便不利，谵语，一身尽重"者的论述；第 234 条是热在三阳，"脉弦浮大，短气腹满，鼻干，嗜卧，面目黄，潮热，时时哕，耳前后肿"者证治的论述；第 235 条是对热盛伤津，肠燥便秘者证治的论述。

其他各篇讨论热在中焦的条文，还有少阳篇 6 条，即：第 264 条是对胆火上炎临床表现的论述；第 267 条是对太阳病转为少阳病的证候表现和误治救逆法的论述；第 269 条是对表邪传里，寒邪化热证候表现的论述。太阴篇 1 条，即：第 279 条下节，是对邪在太阴转热化实而见"大实痛者"证治的论述。少阴篇 5 条，即：第 303 条是对少阴病邪从热化，心火亢盛而"心烦，不得卧"者证治的论述；第 318 条是对阳郁中焦，四肢不温而厥者证治的论述；第 320 条、第 321 条、第 322 条是对少阴病热化成实三急下者证治的论述。厥阴篇 12 条，即：第 326 条是对中、上焦热而下焦寒以致消渴、气上冲心、心中热痛者的论述；第 334 条、第 341 条、第 362 条等是对厥热胜复，热复太过而致咽中痛，便脓血者病理机制的论述；第 335 条是对热深厥亦深者证治的论述；第 339 条是对热厥轻证转归机制的论述；第 370 条、第 372 条是对热利下重者证治的论述；第 373 条是对热聚肠道而"下利，谵语者，有燥屎"证治的论述；第 378 条是对厥阴病转入少阳者证治的论述；第 396 条是对伤寒解后胃虚津伤余热不除而致虚羸少气、气逆欲吐者证治的论述。另外，第 111 条是对肝邪乘脾而致"腹满谵语"者证治的论述。

热在下焦，包括热邪积聚于肝、肾、膀胱、胞室、冲脉及血分的病变。

此类条文计有 20 个。其中，第 71 条、第 72 条、第 73 条上节、第 74 条各是对表证汗后，水热互结膀胱而致"小便不利，微热消渴，或脉浮数，烦渴"等蓄水证和"水入则吐"的水逆证证治的论述；第 86 条是对下焦夙有蓄热，津液素亏之淋家外感者证治禁忌的论述；第 109 条是对"热结膀胱，其人如狂"的蓄血轻证证治的论述；第128条、第129条、第130条是对"脉微而沉，其人发狂，少腹硬满"或"身黄，脉沉结"的蓄血重证证治的论述；第119条、第120条是对素日阴虚火旺及误灸变证者证治的论述；第117条是对火邪迫血下行者证治的论述；第147条是对太少并病，热入肝经血分而谵语者证治的论述；第148条、第149条、第150条是对妇人经水适来或适断时，表热内陷而"胸胁下满如结胸状，谵语，续得寒热，发作有时"或"发热，昼日明了，暮则谵语如见鬼状"的"热入血室"者证治的论述；第221条是对"阳明病，热入血室"而致"下血谵语者"证治的论述；第239条是对"阳明蓄血"而致"其人喜忘，大便色黑者"证治的论述；第226条末节是对热盛伤津，水热内蓄而致"渴欲饮水，小便不利者"证治的论述；第259条是对阳明瘀血及便脓血者证治的论述。

除了古本《伤寒论》中的温病专篇中的温病方，在残本《伤寒论》共载方剂116首，而治疗温病热病者就有57首之多，占全书方剂量的49.1%，另有部分方剂在三阴三阳各篇中反复出现，运用频率极高，现把各篇所用方剂统计分析如下。

太阳篇（32首）

桂枝二越婢一汤由桂枝、芍药、麻黄、甘草各十八铢，大枣四枚、生姜一两二铢、石膏二十四铢组成，用以治疗表寒趋于热化的"发热恶寒，热多寒少"证。

桂枝加葛根汤由葛根四两、桂枝三两、芍药三两、生姜三两、甘草二两、大枣十二枚组成，用以治疗风寒挟热客于太阳经输的"项背强几几，反汗出恶风者"。

葛根汤由葛根四两、麻黄三两、桂枝二两、生姜三两、甘草二两、芍药二两、大枣十二枚组成，用以治疗风寒挟热客于太阳经输的"项背强几几"之"无汗，恶风者"。

葛根黄芩黄连汤由葛根半斤、甘草二两、黄芩三两、黄连三两组成，用以治疗表热内迫之协热利。

大青龙汤由麻黄六两、桂枝二两、甘草二两、杏仁四十枚、生姜三两、大枣十枚、石膏如鸡子大一块组成，用以治疗外寒内热之"发热恶寒，身疼痛，不汗出而烦躁者"。

麻黄杏仁甘草石膏汤由麻黄四两、杏仁五十个、甘草二两、石膏半斤组成，用以治疗热邪迫肺的"汗出而喘"者。

五苓散由猪苓十八铢、泽泻一两六铢、白术十八铢、茯苓十八铢、桂枝半两组成，用以治疗水热结于膀胱的"小便不利，消渴者"。

栀子豉汤由栀子十四个、香豉四合组成，用以治疗热扰胸膈之"虚烦不得眠，反复颠倒，心中懊恼"和"烦热，胸中窒者"。

栀子甘草豉汤由栀子十四个、甘草二两、香豉四合组成，用以治疗郁热伤气之烦躁不眠伴"少气者"。

栀子生姜豉汤由栀子豉汤加生姜五两组成，用以治疗郁热上逆之心烦不眠伴呕吐者。

栀子厚朴汤由栀子十四个、厚朴四两、枳实四枚组成，用以治疗热郁气滞之"心烦腹满，卧起不安者"。

栀子干姜汤由栀子十四个、干姜二两组成，用以治疗上热下寒之心烦下利者。

调胃承气汤由大黄四两、甘草二两、芒硝半升组成，用以治疗阳明燥热谵语者。

小柴胡汤由柴胡半斤、黄芩三两、人参三两、半夏半升、甘草三两、生姜三两、大枣十二枚组成，用以治疗少阳半表半里邪热内郁之"往来寒热，胸胁苦满，心烦喜呕"者。

大柴胡汤由柴胡半斤、黄芩三两、芍药三两、半夏半升、生姜五两、枳实四枚、大黄二两、大枣十二枚组成，用以治疗少阳兼实热内结之"呕不止，心下急，郁郁微烦者"。

桃仁承气汤由桃仁五十个、大黄四两、桂枝二两、甘草二两、芒硝二两组成，用以治疗血热互结之蓄血证。

柴胡加龙骨牡蛎汤由柴胡四两、龙骨、黄芩、生姜、铅丹、人参、桂枝、茯苓各一两半、半夏二合半、大黄二两、牡蛎一两半、大枣六枚组成，用以治疗少阳热邪内陷之胸满烦惊、谵语者。

抵当汤由水蛭、虻虫各三十个、桃仁二十个、大黄三两组成，用以治疗

"太阳随经，瘀热在里"之"发狂，少腹硬满"的蓄血证。

抵当丸由水蛭二十个、虻虫二十个、桃仁二十五个、大黄三两组成，用以治疗蓄血证之病重而势缓者。

大陷胸丸由大黄半斤、葶苈子半升、芒硝半升、杏仁半升组成，用以治疗水热"结胸，项强，如柔痉状"者。

大陷胸汤由大黄六两、芒硝一升、甘遂一钱匕组成，用以治疗水热结胸之"从心下至少腹硬满而痛不可近者"。

小陷胸汤由黄连一两、半夏半升、栝蒌实一枚组成，用以治疗痰热互结"心下，按之则痛"的小结胸证。

半夏泻心汤由半夏半升、黄芩、干姜、人参、甘草各三两，黄连一两、大枣十二枚组成，用以治疗寒热互结，气滞不通的心下痞满证。

大黄黄连泻心汤由大黄二两、黄连一两组成，用以治疗无形邪热结于胃之热痞证。

附子泻心汤由大黄黄连泻心汤加黄芩一两、附子一两组成，用以治疗表阳虚而中热聚的痞证。

生姜泻心汤由生姜四两、甘草三两、人参三两、干姜一两、黄芩三两、半夏半升、黄连一两、大枣十二枚组成，用以治疗水热互阻的痞证。

甘草泻心汤由甘草四两、黄芩三两、半夏半升、大枣十二枚、黄连一两、干姜三两组成，用以治疗里虚而寒热互阻之痞利证。

白虎加人参汤由知母六两、石膏一斤、甘草二两、粳米六合、人参三两组成，用以治疗热炽阳明之"大烦渴不解"证。

黄芩汤由黄芩三两、芍药二两、甘草二两、大枣十二枚组成，用以治疗太少合病热迫大肠的下利证。

黄芩加半夏生姜汤由黄芩汤中增入半夏半升、生姜一两半组成，用以治疗太少合病胃热上逆而呕证。

黄连汤由黄连三两、甘草三两、干姜三两、桂枝三两、人参二两、半夏半升、大枣十二枚组成，用以治疗上热下寒腹痛欲呕吐证。

白虎汤由知母六两、石膏一斤、粳米六合、甘草二两组成，用以治疗热炽阳明大渴大热证。

阳明篇（10首）

调胃承气汤（见太阳篇）。

大承气汤由大黄四两、厚朴半斤、枳实五枚、芒硝三合组成，用以治疗邪热燥屎内结的痞、满、燥、实证。

小承气汤由大黄四两、厚朴二两、枳实三枚组成，用以治疗实热内结胃肠的痞、满实证。

猪苓汤由猪苓、茯苓、泽泻、阿胶、滑石各一两组成，用以治疗阳明热盛伤阴，水热内蓄的"发热，渴欲饮水，小便不利"证。

蜜煎导由食蜜七合组成，用以纳入谷道润通大便燥秘证。

猪胆汁方由大猪胆汁一枚，醋少许组成，用以灌肠泻下积热治疗便秘证。

茵陈蒿汤由茵陈蒿六两、栀子十四枚、大黄二两组成，用以治疗阳明瘀热发黄证。

抵当汤（见太阳篇）。

麻子仁丸由麻子仁二升、芍药半斤、枳实半斤、大黄一斤、厚朴一斤、杏仁一升组成，用以治疗脾约便难证。

栀子柏皮汤由栀子十五个、甘草一两、黄柏二两组成，用以治疗热郁三焦之"身黄"证。

太阴篇（1首）

桂枝加大黄汤由桂枝汤加大黄二两、芍药三两增至六两组成，用以治疗太阴病下之后"大实痛者"。

少阴篇（8首）

黄连阿胶汤由黄连四两、黄芩二两、芍药二两、鸡子黄二枚、阿胶三两组成，用以治疗少阴病邪从热化之"心中烦，不得卧"证。

猪肤汤由猪肤一斤、白蜜一升、白粉五合组成，用以治疗少阴病下利后，虚热内扰之"咽痛，胸满，心烦"证。

甘草汤由甘草二两组成，用以治疗少阴客热上扰之"咽痛"证。

桔梗汤由桔梗一两、甘草二两组成，用以治疗服甘草汤后，仍咽痛不愈者。

苦酒汤由半夏十四枚、鸡子黄一枚、苦酒适量组成，用以治疗痰火内结之咽中生疮糜烂"不能语言，声不出者"。

四逆散由甘草、枳实、柴胡、芍药各十分组成，用以治疗阳热内郁不布之四逆证。

猪苓汤（见阳明篇）。

大承气汤（见阳明篇）。

厥阴篇（8首）

乌梅丸由乌梅三百枚、细辛六两、干姜十两、黄连十六两、附子六两、当归四两、蜀椒四两、桂枝六两、人参六两、黄柏六两组成，用以治疗蛔厥证。

白虎汤（见太阳篇）。

麻黄升麻汤由麻黄二两半（去节）、升麻一两、知母一两、黄芩一两半、桂枝二两、白术一两、甘草一两（炙）。上七味，以水一斗，先煮麻黄去上沫，纳诸药，煮取三升，去滓，温服一升，日三服。用以治疗厥阴病太阳实证的"伤寒，本自寒下，医复吐、下之，寒格，更逆吐、下"的上太阳热下厥阴寒证。

干姜黄芩黄连人参汤由干姜、黄芩、黄连、人参各三两组成，用以治疗格阳于上的"食入口即吐"证。

白头翁汤由白头翁二两、黄柏三两、黄连三两、秦皮三两组成，用以治疗"热利，下重"证。

小承气汤（见阳明篇）。

栀子豉汤（见太阳篇）。

小柴胡汤（见太阳篇）。

差后劳复病篇（4首）

枳实栀子豉汤由枳实三枚、栀子十四个、香豉一升组成，用以治疗"大病差后，劳复"证。

枳实栀子豉加大黄汤由上方加大黄如棋子大五六枚组成，用以治疗大病差后，胃中宿食郁热证。

牡蛎泽泻散由牡蛎、泽泻、蜀漆、葶苈子、商陆根、海藻、栝蒌根各等分组成，用以治疗大病差后，下焦气化失司，湿热壅滞，腰以下有水气者。

竹叶石膏汤由竹叶二把、石膏一斤、半夏半斤、麦门冬一升、人参二两、甘草二两、粳米半升组成，用以治疗大病差后，胃虚津伤，余热未除之"虚羸少气，气逆欲吐"证。

残本中论述温热病变的条文就有171条，约占全部条文的40.8%；全书共载方剂116首，其中，治疗风寒外感之伤寒的方剂只有桂枝汤、麻黄汤、桂枝麻黄各半汤、桂枝二麻黄一汤、麻黄细辛附子汤、麻黄附子甘草汤6首；而治疗温热病变的就有57首，占全部方剂的49.1%，有些方剂如白虎汤、白虎加人参汤、大承气汤、小承气汤、调胃承气汤、抵当汤、小柴胡汤、大陷胸汤等在各篇中几乎都有运用，而且反复多次运用。可见，《伤寒论》一书所讨论的内容，最主要的应是温热病变的辨证论治部分。

天地之间的司天与司地的刚柔失序，以司天为主的刚柔失序叫作五行疫，以司地为主的刚柔失序叫作五行疠。详见《伤寒外经》。

综上所述，伏气到底是什么？从历代温病、瘟疫的医史和临证实践来看，伏气是五运六气的生克郁发。新感是客气时至，伏气是主运客运、主气客气、气运之间的生克顺逆。其中客气相火与君火的加临主运主气，是造成温病、温疠的根本原因。三年化疫是疫疠的根本原因。这是伏气的基本理解。

1981年（辛酉年），翟冷仙用"大青龙汤加附子治愈流行性乙型脑炎"突破"暑温"常规治则，开拓了运用经方治疗急证的思路。冷仙先生云："持流行性乙型脑炎属祖国医学'暑温'范畴者恒多，然亦有属'太阳与少阴俱病'者。盖头痛项强，壮热无汗，烦躁抽搐，乃寒邪伤及太阳之表，郁热不得宣泄之证；口渴肢冷寒伤少阴之象。故以大青龙汤加附子，一以解表清里，一以温少阴之寒，药后汗出染染，热退神清，诸证自除。余救治30余例本病患者，无一失败。总结用方经验，应掌握的主证为：壮热无汗，舌润苔白，脉浮或细弱，肢冷。若见壮热汗多，烦渴引饮，苔干黄糙，舌绛，脉洪大者，则非本方所宜，当用白虎之属。"

除"乙脑"外，其于"流脑"的辨治也往往从太少合病立论，同样予以大青龙汤加附子治疗获效，此属异病同治者也。如治一八岁幼女，西医诊断为流行性脑脊髓膜炎。其家属要求服中药治疗。中医诊治：发热恶寒，无汗头痛，项强甚剧（典型的颅高压症状），心烦，口渴欲饮，饮则呕吐宿食痰涎，喉咽红痛，周身偏布紫色瘀斑，四肢逆冷。舌质红，苔薄白，脉浮缓。冷仙认为"太阳少阴两感于寒"之温病。治以解表清里温经为主，予大青龙汤加附子。前后共服五剂，诸证消失，神情活泼。

临床上两感证是外感热病中的最为严重之证，阳经与阴经同时受邪，表证与里证并见，邪气充盛，正气不支。《内经》云："其两感于寒而病者，必不免于死"，足见病情危重，预后不良。古本伤寒谓此为"传经变病"，于六经两感证，俱列有治方，若能及时恰当地治疗，则不一定都是死候。如"大青龙加附子汤方"即出自古本《伤寒杂病论·伤寒例》"若两感于寒者，一日太阳受之，即与少阴俱病，则头痛口干，烦满而渴。脉时浮时沉，时数时细，大青龙汤加附子主之。"冷仙深领旨意，故对"太阳少阴两感于寒之温病"，用大青龙汤解表清里以散太阳之热实，加附子温经以固少阴之阳虚。使得汗出、热退、寒祛而病除。

冷仙先生在运用经方治疗外感热病方面，不独善用大青龙汤加附子治疗乙脑、流脑，还长于以白虎汤加味治疗急性黄疸型肝炎，即根据古本《伤寒杂病论·伤燥病脉证篇第十》"燥病，色黄，腹中痛不可按，大便难，脉数而滑，此燥邪乘脾也，白虎汤主之"的理论，用于临床，奏效甚捷。冷仙所见燥邪伤于肝脾二经发为黄疸者，不同于湿热证治。因燥邪伤阴，气血两燔，故用白虎汤加味双清气血以存津液，取清热润燥以退黄，治其源而诸证自解。冷仙经验充分体现了中医辨机论治的特色，说明不论伤寒、温病，必以辨机为前提，勿为常法所囿，方能取效。冷仙熟谙仲景方术机法，尤对古本伤寒体会较深，是一位研究古本伤寒理论的实践家。观其运用古本伤寒方治疗急难重证取得卓效，从临床上验证了古本中仲景佚方的实用性和可靠性，并补充了现有温病证治内容。

离◎杂病胜复

人体是一个小宇宙，他有自己的运行规律，正常情况下应该符合天象，但完全符合天象就是一个得道者，就是一个修行者，这是一个需要悟性和智慧的过程。所以有很多人选择了及时行乐、活在当下、做一天和尚撞一天钟的活法。这样，就产生了天与人的不和谐、不同步。这就是天人之变法的形成原因。

根据每年的中运的五行属性来推算，即甲己化土、乙庚化金、丙辛化水、丁壬化木，戊癸化火。如甲子年，中运为土运，其气候则以湿为特点，疾病则以脾病湿病流行较多。无论冬夏春秋在一般的气候基础之上，较常年偏湿，在人体较常年脾胃肠道与湿邪有关的症状为多见。余可类推。在岁运的推算基础上，根据中运的属性，五行生克，及太过和不及，其中：运太过，则根据五行生克的关系来考虑其所胜，相反运不及要考虑其所不胜，如戊子年火运太过，气候以火热为主，而火克金，则疾病流行上以心病、肺病为多发。辛丑年为水运不及，水不胜土，土克水，则气候上以寒湿为特点，而疾病流行上则以肾病，脾胃病，寒湿症状为多发。应说明：岁运太过之年，岁气来的早；岁运不及之年，岁运来的都比较迟。太过和不及都要考虑平气、胜气、复气三方面。要考虑，我所胜和我所不胜，胜我者所不胜，不及之年，要考虑我所不胜和胜我者所不胜。实质是要考虑五行生克制化关系在运气学说中的具体应用。

五主运与疾病：木为初运，时为大寒节至春分节，相当于每年的春季。由于木在天为风，在人为肝，故春季气候变化上多风，人体则以肝应之，故肝病多应之。火为二运，时为清明至芒种节前，相当于每年之夏季，由于火在天为热，在人为心，故夏季气候变化由温转热，在人体也以心气转旺相应，则心病较多为其特点。土为三运，时为夏至开始至处暑节前，相当于每年之长夏。由于土在天为湿，在人为脾，故长夏季实为夏秋之间，气候变化以雨水为多，湿气较重为特点，在人体脾气应旺，肠胃疾病当以多发。金为四运，时值白露至立冬节，相当于秋季，由于金在天为燥，在人为肺，每年的秋季气候便为干燥，在人体中也以肺较旺，呼吸道疾病为多。水为五运，时为立冬节至大寒节前，相当于冬季，由于水在天为寒，在人为肾，故冬季气候寒冷，人体肾气旺，骨节方面疾病较多。

《素问·藏气法时论》曰：

"肝主春，足厥阴少阳主治，其日甲乙，肝苦急，急食甘以缓之，病在肝，愈于夏，夏不愈，甚于秋；秋不死，持于冬，起于春，禁当风。肝病者，愈于丙丁、丙丁不愈，加于庚辛、庚辛不死，持于壬癸，起于甲乙。肝病者，平旦慧，下晡甚，夜半静。肝欲散，急食辛散之。用辛补之，酸泻之。"

"心主夏，手少阴，太阳主治，其日丙丁，心苦缓，急食酸以收之。病在心，愈在长夏，长夏不愈，甚于冬；冬不死，持于春，起于夏，禁温食热衣。心病者，愈在戊己，戊己不愈，加于壬癸；壬癸不死，持于甲乙，起于丙丁。心病者，日中慧，夜半甚，平旦静。心欲软，急食咸以软之，用咸补之，甘泻之。"

"脾主长夏，足太阴，阳明主治，其日戊己。脾苦湿，急食苦以燥之。病在脾；愈在秋，秋不愈，甚于春，春不死，持于夏，起于长夏，禁温食饱食，湿地濡衣。脾病者，愈在庚辛，庚辛不愈，加于甲乙，甲乙不死，持于丙丁，起于戊己。脾病者，日昳慧，日出甚，下晡静。脾欲缓，急食甘以缓之，用苦泻之，甘补之。"

"肺主秋，手太阳，阳明主治，其日庚辛。肺苦气上逆，急食苦，以泄之。病在肺，愈在冬，冬不愈，其于夏，夏不死，持于夏，起于秋，禁寒饮食寒衣。肺病者，愈在壬癸，壬癸不愈，加于丙丁，丙丁不死，持于戊己，起于庚辛。肺病者，下晡慧，日中甚夜半静。肺敛收，急食酸以收之，用酸补之，辛泻之。"

"肾主冬，足少阴，太阳主治，其日壬癸。肾苦燥，急食辛以润之，开腠理，致津液，通气也。病在肾，愈在春，春不愈，甚于长夏，长夏不死，持于秋，起于冬，禁犯焠埃热食、温炙衣。肾病者，愈在甲乙，甲乙不愈，甚于戊己，戊己不死，持于庚辛，起于壬癸。肾病者，夜半慧，四季甚，下晡静。肾欲坚，急食苦以坚之，用苦补之，咸泻之。"

《素问·藏气法时论》中的五味补泻与《汤液经法》的五味补泻体系相同，而仲景《伤寒杂病论》的立经之方正是基于《汤液经法》的十二神方。

六主气与发病：六主气预测发病，基本上与五主运相同，主气的初之气为厥阴风木，时至大寒至惊蛰，为每年的初春，气候变化亦多以风，疾病流行亦多应以肝病；二之气为君火，时至春分至立夏，相当于暮春初夏，气候变热，疾病以心病较多。三之气为少阳相火，时至小满至小暑，相当于每年夏季，其一段气候变化和疾病流行以天气甚热，心病暑病为多。四之气为太阴湿土，时至大暑至白露，相当于每年暮夏初秋季，气候以湿气较重，发病多以脾胃病较多。五之气为阳明燥金，时至秋分至立冬四个节气。相当于每年的秋冬之间，其一段气候变化，亦以燥气为重，发病多见肺病。终之气为太阳寒水，时至小雪至小寒四节气，相当于每年的严冬。其一段气候变化，亦以严寒，发病情况以关节疾病较多、容易感冒为特点。

可见，每年气候的一般变化是春风、夏热、长夏湿、秋燥、冬寒，每年一般的发病情况是：春季多肝病，夏季多心病，长夏多脾病，秋季多肺病，冬季多肾病。五季轮转，周而复始，各年情况，大致相同。

五运与六气的主运和主气之间又有什么区别呢？五运发病多为脏病，六气发病多为腑病。

甲子、甲戌、甲申、甲午、甲辰、甲寅六年

岁运气候："岁土太过，雨湿流行"，逢年干为甲则为岁土太过之年，气候变化以雨水多、潮湿为特点。

天时民病：民病腹痛，清厥意不乐，体重烦冤，甚则肌肉痿，足痿不收，行善瘈，脚下痛，饮发中满食减，四支不举，变生得位，民病腹满溏泄肠鸣，反下甚而太溪绝者，死不治。

气候病理：凡属天干为甲之年，皆属"岁土太过"之年，自然气候变化以"雨湿流行"为特点，因土运太过，则土克水，脾土和肾水，则以脾和肾病多发为特点，从疾病性质上以湿病、水病为特点，由于胜复之因，在气候上还出现风的特殊变化，在病变上可以出现肝的特殊变化。因而在上述六年之中，气候上应考虑湿和寒、风的变化，在人体脏腑疾病上，应考虑脾、肾、肝的变化。

乙丑、乙亥、乙酉、乙未、乙巳、乙卯六年

岁运气候："岁金不及，炎火乃行"，逢年干为乙，则为岁金不及，气候应凉不凉，偏于湿热，生物容易生长，由于金不及，木将侮之，故"生气乃用"。秋气晚至，由于"炎火乃行"，故水气来复，气候变化上出现"寒气来复天气恭冷。寒雨暴至"，甚至霜雪冰雹影响生物的正常成长而形成灾害。

天时民病：民病肩背瞀重，喷嚏血便注下，复侧头脑户痛，延及囟顶发热，口疮，甚则心痛。

气候病理：凡属"岁金不及"之年，气候偏于炎热，火气偏胜，心与小肠属火，肩背为小肠与心经部位，"诸热瞀瘛，皆属于火"。故"民病肩背瞀重"。岁金不及，炎火乃行，火来刑金，肺与大肠受邪则"鼽嚏，血便注下"，寒气复来，阴盛格阳，阳浮于上，则见"头痛户痛，延及囟顶，发热"的真寒假热症状。总之，"岁金不及"之年，人体的疾病，以肺、心病、热病为多见。但由于胜复和侮的原因，可见暴冷的特殊气候与人体的疾病可见肾、膀胱等脏腑的病变。

丙寅、丙子、丙戌、丙申、丙午、丙辰六年

岁运气候："岁水太过，寒气流行，寒气流行，寒气早至，大雨至，埃雾朦郁，雨冰雪霜不时降，湿气变物。"逢年干为丙，丙为阳数，丙辛化水则岁运为水太过。"太阳寒水"代表冬季，故该年气候较冷，应热不热，冬季寒冷气候来临较早。而由于土克水，土气复来，则夏季"大雨至，埃雾朦郁"，整个气候偏寒，时而为雨水，时而为霜雪，冷暖无常。丙辰、丙戌两年，司天之气也是寒水，发当于司天之气相同，则叫"天符"，气候变化剧烈。

天时民病：民病身热烦心躁悸，阴厥上下中寒，谵妄心痛，甚则腹大胫肿，喘咳、寝汗出憎风。夏季复气，则病反腹满肠鸣，溏泄食不化，渴而妄冒，神门绝者死不治。

气候病理：寒属水，热属火，水气偏胜，必乘火气，心火受损，故"寒

气流行""邪害心火"。寒邪束于肌表，则身体发热，卫阳被遏则"烦心得悸"；寒邪过盛则耗损阳气，而阴厥手足逆冷，上下中寒。寒水凌心则谵妄心痛。寒伤肾，则水气不行，水停在腹，则腹大如鼓，水停在腿，则胫肿；水停在肺，则为喘咳，寒伤肾阳，卫气不温煦，于外则"憎风"盗汗出。由于"寒气流行，土气来复"，整个气候偏寒、偏湿，故脾不化湿，出现"病反腹满肠鸣溏泄不化"；湿邪困脾，不运津液则"口渴"，寒邪客心，心阳受遏则神识不清，心失神明。因此"岁水太过"之年，气候以寒气流行，气候寒冷为特点，人体脏腑以胃病及心病多发；由于"胜复"，气候上可出现湿的变化，雨水多，病变上还应注意脾和湿的病变。

丁卯、丁丑、丁亥、丁酉、丁未、丁巳六年

岁运气候："岁木不及，燥乃大行，生气失应，草木晚荣，肃杀而甚，则刚木辟著，柔萎苍干"。"上临阳明，生气失政，草木再荣，化气乃急，多则炎暑流火，湿性燥，柔脆草木焦槁"。白露早降，收杀气行，寒雨害物。凡天干遇丁之年，属阳木，为不及之年，木不及则金克乘之，故气候较凉、干燥，春季应温不温，好像秋天一样，万物的萌芽生长受损，则草木生长缓慢而晚荣。由于春应温不温，生气停止，已生长的草木因气候反常而干枯。如果丁卯、丁酉两年，又逢阳明燥金司天，则燥上加燥，凉上加凉，生长之气更加衰退，失去生长作用，天气偏凉，草木晚荣，早凋，生长期短。如果气候太寒凉，由气候自调的作用，反而可出现炎热的现象。"复则炎暑流火"，湿性燥，草木水分不足出现干枯的现象，而至"晚荣早凋"。由于春行秋令，气候偏凉，则影响生物的生长，雨水较多，而潮湿易生害虫。

天时民病：民病中清，胠胁痛，少腹病，肠鸣溏泄，凉雨时至。病寒热痓疡痈痤肤痈疡。赤气后化，心气晚治，上胜肺金，咳而衄。

气候病理：逢岁木不及，则燥金乘克。气候偏于寒凉，人体首先是肝气不及，疏泄失职，好发肝虚，肝寒之"胠胁痛、少腹痛，肠鸣溏泄"等症状。岁木不及，燥乃大行、金气偏胜、则火气来复，如果气候太凉，由于气候的自调，反而可出现炎热现象，矫枉过正，出现发热恶寒的症状，皮肤生疮或溃疡、发疹。由于火气来复，反常炎热气候则引起心经的肿疡、痈疮。岁木不

及、则肝气不及、疏泄失职，脾的运化受累，故脾土受邪而见湿病。后半年炎热，则上升肺金，清凉的自气消退，火胜制金，则肺受邪而见咳而鼻衄。因此岁木不及之年，气候以偏凉为特点，人体的疾病以肝失疏泄，脾失运化，火气来复，肺金受制为特点，多见疟疾、咳嗽、鼻衄和各种皮疹性疾病。气候虽然偏凉，还应考虑到"湿"、"热"的问题，在疾病上，应考虑到肝、脾和肺的问题。

戊辰、戊寅、戊子、戊戌、戊申、戊午六年

岁运气候："岁火太过，炎暑流行。收气不行，长气独明，雨水霜寒，上临少阴少阳，火燔焫，水泉涸，物焦槁。"凡年干为戊，则为火运太过，气候以炎热为特点，故"炎暑流行"，由于火盛乘金之故，秋收之气不行，由于胜发之故，火气太盛，则水气来复，出现"雨水霜寒"的反常现象。如果是戊子、戊午两年，又值少阴君火，少阳相火司天，火上加火，则炎暑更剧，万物不能正常生长，出现"火燔焫，水泉涸，物焦槁"等气候。

天时民病：民病证，少气咳喘，血衄血泄注下，肩背热，两臂内痛，浸淫，谵妄狂越，太渊绝者，死不治。

气候病理：岁火太过，则南方炎热地带的疟疾多发。火热耗气伤津，火克金则"少气、咳喘"。心主血，火热则血热妄行，故鼻出血，吐血，咳血，肌衄。"大肠者，传导之官"，肺热移于大肠，则便血。手太阳小肠经出肩胛，绕肩角于肩上，手阳明大肠经亦与肩胛骨有关，故肩背热，两臂内痛。岁火太过，则心火过极"诸痛痒疮，皆属于心"，故见疮疡。热扰心神，则发谵妄狂越。太渊为手太阴肺经俞穴，心热太盛乘犯肺金，太甚则导致心肺败绝而致人于死亡。故此，岁火太过之年，自然气候炎热，人体五脏，心气偏盛，肺气受损，由于胜复，可见暴热暴冷的反常气候，同时可兼肾气失衡的临床表现。故气候以热、燥、寒之气为特殊变化，人体疾病以心、肺、肾之腑为特殊部位。

己巳、己卯、己丑、己亥、己酉、己未六年

岁运气候："岁土不及，风乃大行，化气不乏，草木茂荣，飘扬而甚，秀而不实，藏气举事，蛰虫早附。"凡年干为己的年份，则为土运不及，木克土

则风乃大行。其气候特点是：刮风较多，而气温变化较温暖，并且是下雨季节不下雨，潮湿季节不潮湿，气候季节不相适应。风主生，该年的草木生长还是比较茂盛，由于风盛，则萌芽生长的草木亦易被吹坏吹散。由于下雨很少，已生长的草木亦不能正常成熟。冬令之气来得早，动物因早寒而过早地藏伏起来。如果"风乃大行"，水气偏胜，在一定情况下，金气复之，则草木会出现"名木苍凋"。属于木类的苍谷也要相应受到损害。如果遇厥阴风木司天之年，则风气更甚，气候上更偏温热，则出现"流水不冰，蛰虫未见""藏气不用"，则不出现"名木苍凋"冬季的寒冷不甚的气候。

天时民病：民病飧泄霍乱，体重腹痛，筋骨繇复，肌肉瞤酸，善怒。咸病寒中，复则收政严峻，胸胁暴痛，下引少腹，善太息，虫食甘黄。

气候病理：由于脾胃衰弱，则出现飧泄，霍乱，体重等证。由于肝风乃行，则见腹痛，筋骨繇复，肌肉瞤动，善怒等肝风的证候，实质上是"土败木贼"、"脾虚肝乘"证候。金克木，土主乃，木气太盛则金气复制，则见肺盛和肝，胸胁暴痛，下引少腹，善大怒。故该年自然气候干燥，雨水不足，风气偏胜，人体以肝脾为多见。由于胜复乘侮，可以出现寒凉偏胜，相应可见肺、肾等脏腑的特殊变化。

庚午、庚辰、庚寅、庚子、庚戌、庚申六年

岁运气候："岁金太过，燥气流行，肃杀而甚，收气峻，生气下，草木敛，苍木凋陨。"凡值年天干为庚，则为金运太过，气候较凉而干燥，春天应温不温，像秋天气候一样。夏季的欣欣向荣而变为树凋叶落，生长现象起于停止，好像被肃清和杀灭了一样。秋季里由于气候过于寒冷，自然界生物过早出现收敛成熟。该年的气候与天体上的金星变化密切相关。由于自然界的胜复规律，金气偏胜时，火气必然来复，这与天体上荧惑星（火星）变化有关。该年的气候在"收气峻，生气下"的情况下，自然气候及物化表现上就是草木不能正常萌芽生长，出现了"草木敛，苍干凋陨"的草木树叶凋落的现象。

天时民病：肝木受邪，民病两胁下少腹痛，目赤痛眦疡，耳无所闻，体重烦冤，胸痛引背，两胁满，且痛引少腹，甚则咳喘逆气，肩背痛，尻阴腹膝髀腨胻足背病，病反暴痛，胠胁不可反侧，咳逆甚而血溢，太冲绝者，死不治。

气候病理：该六年为金燥太过之年，"气有余则制己所胜"，金气偏胜就

必然要乘木，使木气受损，肝属木，故"肝木受邪"。足厥阴肝经，"循股阴，入毛中，过阴器，抵小腹，挟胃属肝络经，上贯膈，布胁肋，循喉咙之后，上入颃颡，连目系。"而足少阳胆经的循行部位是"起于目锐眦，从耳后入耳中，循胁里，过季胁"，故岁金太过，燥气流行，肝木受邪，从而出现两胁下少腹痛，目赤痛眦疡，耳无所闻，由于气候"燥气流行，肃杀而甚"，不但可引起肺部的"喘咳逆气"而且可见髀骨以下，外阴部、大腿部、膝关节、小腿肚以及足掌部等肝经和胆经的症状；同时由于"胜岁"的原因，岁金太过，则火气来复，还可以出现"肩背痛"等心经的症状；如果肝木受邪太甚，太冲脉绝则预后不良。该六年的气候以"燥气流行"气温偏凉为特点，病以肺、肝、胆病为多发，从证候性质以燥病为特点。由于胜复的自然调节因素，可能出现热的变化及暴热的特殊变化，同时可能出现心的特殊变化。因此岁金太过之年，在气候与疾病的诊疗过程中除考虑凉和燥的变化同时应考虑火热的突发，在临床上，除考虑肝、胆、肺的疾病，还要考虑心的病变。

辛未、辛巳、辛卯、辛丑、辛亥、辛酉六年

岁运气候："水运不及，湿乃大行，长气反用，其化乃速，暑雨数至。""藏气不政，上临太阴，大寒数举，蛰虫早藏，地积坚冰，阳光不治。复则大风暴发，草偃木零，生长不鲜，物疏璺"。凡逢天干是辛之年份，为水运不及。土克水，水运不及，则土运乘水，故"湿乃大行"。该年份的气候偏湿潮，出现气候应寒不寒，雨多雪少，生物生长变化很快。"岁水不及"则意味着应寒不寒，不寒则不能藏，故冬寒之"藏气失政"。由于天气应寒而不寒，属水类的谷物生长和收成都会受到影响。如果在辛丑、辛未两年，由于又逢太阴湿土司天，则会出现两种情况，其一是湿上加湿，这年的雨水更多；其二是太阴湿土司天，太阳寒水在泉，则可能出现特别寒冷的气候，湿邪过重，雨水更多，终之气则会更加寒冷，而出现"地积坚冰，阳光不治"。湿邪偏盛，必然自然界有风气来复，出现大风暴发所引起的物化反常现象。如：草木为风所折，其外形萎色枯而不如正常生长时那样色泽鲜明。有时物体常因大风吹得干裂。

天时民病：民病腹满身重，濡泄寒疡流水，腰股痛发，腘腨股膝不便，烦冤足痿清厥，脚下痛，甚则跗肿。上临太阴，民病寒疾于下，甚则腹满浮肿。复则大风，面色时变，筋骨并辟，肉瞤瘛，目视疏疏。肌肉胗发，气并隔

中，痛于心腹。

气候病理：由于该年的气候偏于潮湿，湿邪困脾，故见"腹满、身重、濡泄"等属脾病湿病。由于岁水不及，则肾气不足可知，而"腰"、"股"、"腘""腨"、"膝"等为肾、膀胱经所属部位。其"湿乃大行"，在人体疾病中以脾、肾病为多发，其性质为"湿"。逢太阳湿土司天之辛丑、辛未两年。"大寒数举"，则人体脾湿更重，在终之气，寒湿交加，故民病寒疾之下，甚则脾湿腹满，肾病浮肿加剧。复则大风，肝木之气偏胜，而易出现面色不时变化、痉挛、拘急，肌肉抽动，视物不清。由于肝失疏泄，失职，而使人体在临床上出现皮疹、腹痛等证，因此该年份的自然气候变化和人体疾病，主要有湿病、脾病、肾病和肝病等方面。

壬申、壬午、壬辰、壬寅、壬子、壬戌六年

岁运气候：岁木太过，风气流行，上应岁星（木星），化气不政，生气独治，云物飞动，草木不宁，甚而摇落。凡天干是壬，则木运太过，那么自然界气候则为风气偏盛，这与天体上木星的运行变化有关。自然界的"湿以润之"作用失常，故气候表现为"云物飞动，草木不宁"。胜岁，则是太白金星。

天时民病：脾土受邪，民病飧泄食减，体重烦冤，肠鸣腹支满，忽忽善怒，眩冒巅疾，反胁痛而吐者，冲阳绝者，死不治。

气候病理：由于气候以风为流行，则肝木气胜，木克土，则脾土受邪，故出现"飧泄食减，体重烦冤，肠鸣腹支满"等脾虚之证候。肝气太盛，则脾土被乘犯，乘之太甚则脾胃败绝则死。因此，岁木太过之年，气候上与风、湿、燥三气的特殊变化有关，在人体五脏要考虑到肝、脾、肺三脏的功能改变。

癸酉、癸未、癸巳、癸卯、癸丑、癸亥六年

岁运气候："岁火不及，寒乃大行，长政不用，物荣而下，凝惨而甚，则阳气不化。乃折荣美。上应辰星，民病胸中痛，胁支满，两胁痛，膺背肩胛间及两臂内痛，郁冒朦昧，心痛暴瘖，胸腹大，胁下与腰背相引而痛，甚则屈不能伸，髋髀如别，上应荧惑辰星，其谷丹。复则埃郁，大雨且至，黑气乃辱，病溏腹满，食饮不下，寒中肠鸣，泄注腹痛，暴挛痿痹，足不任身，上应镇星辰星，玄谷不成。"凡年干是癸，多为发火不及。火运不及，则寒水乘克，故

寒乃大行。就自然气候来讲，夏属火，主长，火运不及，气候寒冷，故不能发挥万物生长作用。万物不能欣欣向荣，则"凝惨而甚，则阳气不化，乃折荣美"。"黑气"为水色，代表寒气，岁火不及，水气偏胜，土来复之，气温回升则大雨且至。寒气偏胜的现象就可自然消退而恢复正常。

天时民病：民病胸中痛，胁下痛满、两胁痛，膺背肩肿间及两臂内痛，郁冒朦昧，心痛暴暗，胸腹大，胁下与腰背相引而痛，甚则屈不能伸，髋髀如别。复则病鹜溏腹满，食饮不下，寒中肠鸣，泄注腹痛，暴挛痿痹，足不任身。

气候病理：凡在岁火不及的年份里，由于气候寒冷，则人体心与肾病较多见。其证候为寒证。手厥阴心包经与手少阴心经的循行与胸、胁、肩角和两臂内侧有关，故心（火）受寒邪，则"胸中痛，胁支满"两胁痛，膺（胸）、背肩角间及两臂内痛。暴暗，为突然不能言语；"朦昧"指神志不清，均多属心病所致。寒水凝致，水邪潴留，则胸腹大，腰为肾之府，肾水寒凝则腰背痛，出现髋部和大腿上部剧烈疼痛，如同分开一样。但土气来复，则火体受湿邪则出现脾胃寒湿症状，故"病鹜溏腹满，食饮不下，寒中肠鸣，泄注腹痛，暴挛痿痹，足不任身"。凡岁火不及则气候寒冷，人体多心肾病，而土气复之则气候偏于寒湿，人体多以脾胃湿盛之症状为特点。

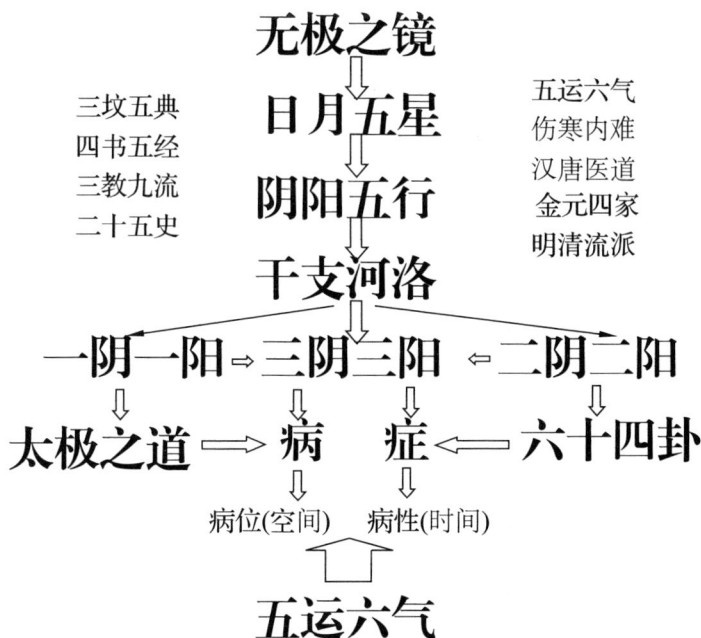

无极之镜

三坟五典　　　　　日月五星　　　　　五运六气
四书五经　　　　　　　　　　　　　伤寒内难
三教九流　　　　　阴阳五行　　　　　汉唐医道
二十五史　　　　　　　　　　　　　金元四家
　　　　　　　　　干支河洛　　　　　明清流派

一阴一阳⇒三阴三阳⇐二阴二阳

太极之道⇒病　症⇐六十四卦

病位(空间)　病性(时间)

五运六气

震◎病证互藏

仲景在《伤寒论·序》中说："夫天布五行，以运万类，人禀五常，以有五脏，经络府俞，阴阳会通，玄冥幽微。"可以看出，仲景是很重视天道对人体的影响。在《伤寒论·伤寒例第三》中，仲景首先描述的就是四时八节二十四气七十二候决病法，并且引用了《阴阳大论》中的条文阐述了四时正气对人体的影响。总体来讲，仲景的病因论在《伤寒论》中所体现的是四时正气为病、时行客气为病（也就是非其时之邪）和伏气疫气为病三大类。

仲景借助五运六气之天道对人体的影响以及人体自身阴阳盛衰的禀赋气质论特点，将两者进行了合理的安排，形成了独特的《伤寒论》学术观点，即某某病某某证的伤寒五运六气之三阴三阳互藏模式。在《伤寒论》的条文中就可以清晰看出这三个病因在具体临床上的应用。

例如，《伤寒论》中所描述的"某某之为病"，不能作为某一经的纲领病证，这只是某经"本气"之为病，也就是主气之为病。以太阳病篇为例："太阳之为病，脉浮，头项强痛而恶寒。"这里所指的太阳，并不是生理上的太阳，而是指五运六气之主气上的太阳之气。而篇目之"某某病"则是客气病，《素问》云："太阳之上，寒水主之。"这就是所谓的运气伤寒。按照《黄帝内经》的运气学说绘出客气太阳寒水加临主气六气的图示来看：

"太阳病"运气客气机制

上客气病	太阳	太阳	太阳	太阳	太阳	太阳
下主气证	厥阴	少阴	少阳	太阴	阳明	太阳
气位	初气	二气	三气	四气	五气	终气

"初之气，地气迁，燥将去，寒乃始，蛰复藏，水乃冰，霜复降，风乃至，阳气郁，民反周密，关节禁锢，腰椎痛，炎暑将起，中外疮疡。"

"二之气，寒不去，华雪水冰，杀气施化，霜乃降，名草上焦，寒雨数至，阳复化，民病热于中。"

"三之气，天政布，寒气行，雨乃降。民病寒，反热中，痈疽注下，心热瞀闷，不治者死。"

"四之气，寒雨降。病暴仆，振慄谵妄，少气嗌干引饮，及为心痛痈肿疮疡疟寒之疾，骨痿血便。"

"五之气，阳乃去，寒乃来，雨乃降，气门乃闭，刚木早凋，民避寒邪，君子周密。"

"终之气，寒大举，湿大化，霜乃积，阴乃凝，水坚冰，阳光不治。感于寒，则病人关节禁锢，腰椎痛，寒湿持于气交而为病。"

从上可以清楚地看到"太阳病"是指**客气伤寒**，是指人体脏腑在主气六部的不同阶段受客气太阳寒邪所伤的临床表现，即三阴三阳客气病三阴三阳主气证。如太阳病太阳证、太阳病阳明证、太阳病少阳证、太阳病太阴证、太阳病少阴证、太阳病厥阴证，其余五气也是如此，如仲景直说的太阳阳明（即阳明病太阳证）、正阳阳明（阳明病阳明证，承气汤证）、少阳阳明（阳明病少阳证，大柴胡汤证）等，共三十六天罡三十六证。

从上述引文中可以概括"太阳病"主要有如下病候：寒疫证，寒湿证，阳虚证，火郁证，蓄水证，蓄血证等，这些都是建立在一个生理模型之上的，也就是说如果人体的阳气不衰败，正气内存，邪就不可干，人就处在一个"平人"的状态，如果阳气虚耗，或者外邪太盛，就会出现因为阳虚而出现的小建中汤等证，在气机因为外邪郁闭的时候就会出现火气内蕴，久而久之出现化火的症状。这一些在《伤寒论》中都有阐述。

而四时的太过不及的不正之气对人体的伤害，在《伤寒论》中则往往以"某某之为病"的方式呈现，指的是**主气伤寒**。例如在太阳病篇中所称的"太阳之为病"，一般就是指不时之气对于太阳的伤害，这里所说的太阳则对应的是生理上的太阳，也就是心的系统，其中包括心脏，至于营卫和小肠，仲景就按照它所患病的状况基本分成六类，其中在太阳病篇中有其中主要的三大类，即：伤寒、中风、温病。在《金匮要略·痉湿暍病脉证并治》中又有太阳刚痉、柔痉、湿痹、风湿、中暍等。

按照《黄帝内经》的运气学说绘出客气六气加临主气太阳图来看：

"太阳之为病"的运气主气机制

上客气	太阳	阳明	少阳	太阴	少阴	厥阴
下主气	太阳	太阳	太阳	太阳	太阳	太阳
气位	终气	终气	终气	终气	终气	终气
	伤寒	中暍痉证	温疠	寒湿	风温	中风

"终之气，寒大举，湿大化，霜乃积，阴乃凝，水坚冰，阳光不治。感于寒，则病人关节禁锢，腰椎痛，寒湿持于气交而为病。"

"终之气，燥令行，余火内格，肿于上，咳喘，甚则血溢。寒气数举，则霜雾翳，病生皮腠，内舍于胁，下连少腹而作寒中，地将易也。"

"终之气，畏火司令，阳乃大化，蛰虫初见，流水不冰，地气大发，草乃生，人乃舒，其病温厉。"

"终之气，地气正，湿令行，阴凝太虚，埃昏郊野。民乃惨凄，寒风以至，反者孕乃死。"

"终之气，阳气布，候反温，蛰虫来见，流水不冰，民乃康平，其病温。"

"终之气，地气正，风乃正，万物反生，霜雾以行。其病关闭不禁，心痛，阳气不藏而咳。"

从上可知，"太阳病"讲的是六经伤于客气六淫之寒，这就是"客气伤寒"也。而在这里六气皆伤太阳，"太阳之为病"就是我们"主气伤寒"也。客气太阳寒邪下临太阳即病伤寒；客气厥阴风邪下临太阳轻即病中风，若经过误治，可能会成为风温；少阴热邪下临太阳则病温病；少阳火邪下临太阳则病温疠；太阴湿邪下临太阳则病寒湿、风湿；阳明燥邪下临太阳则病痉。所以《伤寒论》开篇即分太阳伤寒、太阳中风、太阳温病三大提纲，若只论寒邪，即客气伤寒。伤寒以阳为主，寒邪最伤人阳气。又心为盛阳之脏，伤于寒者，必伤于心，故伤寒最多心病。

　　客气之病一般指的是病位病候，主气之证一般指的是病性证候，这是三阴三阳病的常见模式。如果主气六淫为病位（病候），客气六淫为病性证候时，即六气之为病的模式。虽然同样是客气与主气的加临，但是病位与病性的交替互藏，则决定了三阴三阳病与三阴三阳之为病的不同模式。

　　详见《伤寒外经》。

巽◎经方与时方

经方以《汤液经法》及《辅行诀脏腑用药法要》（以下简称《辅行诀》）的五味归藏法为准，时方则以归经法四性五味所入为意。

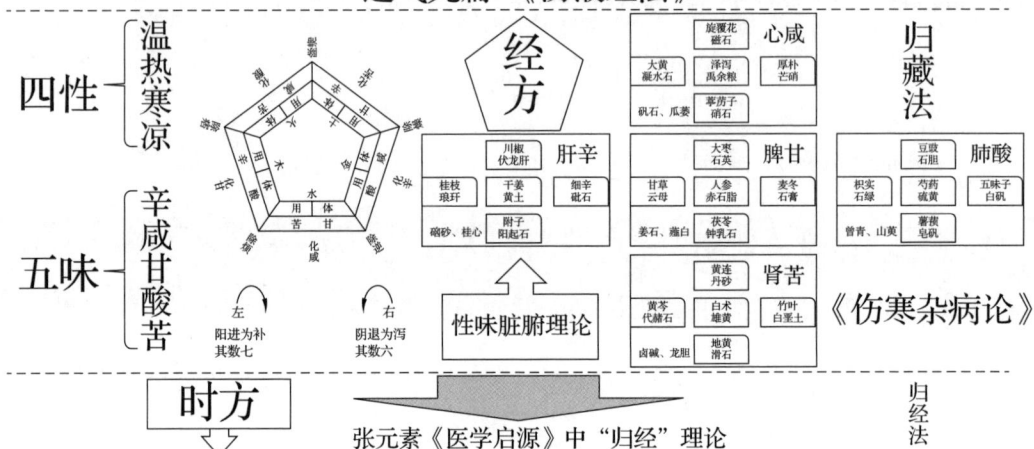

运气九篇+《汤液经法》

《辅行诀》五味之用味补泻规律。

补法，辛补肝，咸补心，甘补脾，酸补肺，苦补肾。将上述补法中五味、五脏配以五行，得辛（木）补肝（木）、咸（火）补心（火）、甘（土）补脾（土）、酸（金）补肺（金）、苦（水）补肾（水），故其补法，是以五行所属五味补五行所属五脏。泻法，酸泻肝，苦泻心，辛泻脾，咸泻肺，甘泻肾。将上述泻法中五味、五脏配以五行，得酸（金）泻肝（木）、苦（水）泻心（火）、辛（木）泻脾（土）、咸（火）泻肺（金）、甘（土）泻肾（水），故其泻法，是以五行所属五味泻其所相克五行所属五脏，如味酸属金，金克木，肝属木，故味酸（属金）泻肝（属木）。即本行为补，相克为泻。余则同理。化法则是本脏五行所克之五行之味，如肝是甘缓、心是酸收、脾是苦燥、肺是辛散、肾是咸润。

五脏	五味补法		五脏	五味泻法	
	《内经》	《辅行诀》		《内经》	《辅行诀》
肝	辛补	辛补	肝	酸泻	酸泻
心	咸补	咸补	心	甘泻	苦泻
脾	甘补	甘补	脾	苦泻	辛泻
肺	酸补	酸补	肺	辛泻	咸泻
肾	苦补	苦补	肾	咸泻	甘泻

《灵枢·五味》"黄帝曰：谷之五味，可得闻乎？伯高曰：请尽言之。五谷：粳米甘，麻（芝麻）酸，大豆咸，麦苦，黄黍（小米）辛。五果：枣甘，李酸，栗咸，杏苦，桃辛。五畜：牛甘，犬酸，猪咸，羊苦，鸡辛。五菜：葵（冬葵）甘，韭酸，藿（大豆叶）咸，薤（薤白）苦，葱辛。五色：黄色宜甘，青色宜酸，黑色宜咸，赤色宜苦，白色宜辛。凡此五者，各有所宜。五宜：所言五色者，脾病者，宜食粳米饭、牛肉、枣、葵；心病者，宜食麦、羊肉、杏、薤；肾病者，宜食大豆黄卷、猪肉、栗、藿；肝病者，宜食麻、犬肉、李、韭；肺病者，宜食黄黍、鸡肉、桃、葱。五禁：肝病禁辛，心病禁咸，脾病禁酸，肾病禁甘，肺病禁苦。肝色青，宜食甘，粳米饭、牛肉、枣、葵皆甘；心色赤，宜食酸，犬肉、麻、李、韭皆酸；脾色黄，宜食咸，大豆豕肉、栗、藿皆咸；肺色白，宜食苦（应宜食辛），麦、羊肉、杏、薤皆苦；肾色黑，宜食辛（应宜食苦，应宜食互换），黄黍、鸡肉、桃、葱皆辛。"《素问·藏气法时论》有"五谷为养，五果为助，五畜为益，五菜为充"的说法。

谷果畜菜之五味之体味入脏宜禁表（体味补阴，用味补阳）

五味	五谷	五果	五畜	五菜	五走	五色	五宜	五禁
酸	麻	李	犬	韭	肝	青色	心病宜食酸	脾病禁酸
苦	麦	杏	羊	薤	心	赤色	肺病宜食苦	肺病禁苦

五味	五谷	五果	五畜	五菜	五走	五色	五宜	五禁
甘	粳米	枣	牛	葵	脾	黄色	肝病宜食甘	肾病禁甘
辛	黍	桃	鸡	葱	肺	白色	肾病宜食辛	肝病禁辛
咸	大豆	粟	猪	藿	肾	黑色	脾病宜食咸	心病禁咸

《素问·至真要大论》详述六气胜复病变治疗大法，以药物气味配伍为核心，创立六淫胜复，司天淫胜之治。如"风淫所胜，平以辛凉，佐以苦甘，以甘缓之，以酸泻之"。而无论大司天、流年司天，还是小司天，最终都要回到方剂治疗上来，这就离不开《伤寒杂病论》了。实际上，仲景《伤寒杂病论》113张方剂起源于《汤液经法》，但《汤液经法》中药味配伍规律实源于《黄帝外经》之运气九篇。

在《素问·至真要大论》中关于六气主客加临的治则治法已经说明（括号内为正解）：

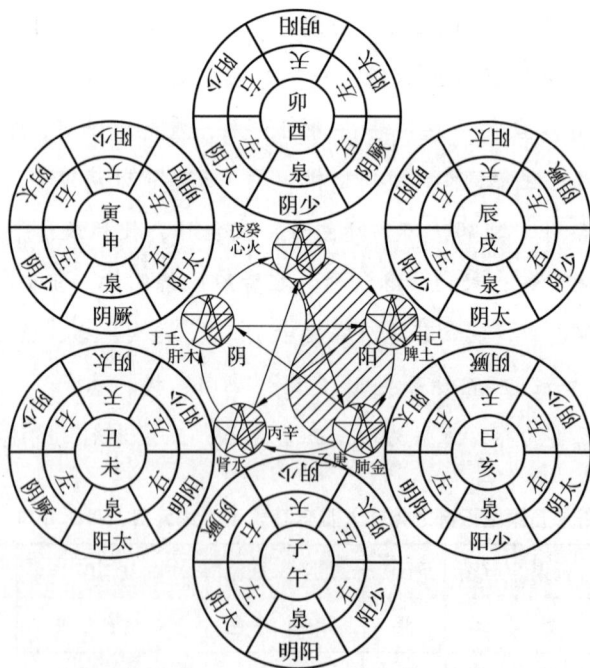

五运六气与五脏六腑之天人合一互藏图

木位之主，其泻以酸，其补以辛。

火位之主，其泻以甘（苦），其补以咸。

土位之主，其泻以苦（辛），其补以甘。

金位之主，其泻以辛（咸），其补以酸。

水位之主，其泻以咸（甘），其补以苦。

厥阴之客，以辛补之，以酸泻之，以甘缓之。

少阴之客，以咸补之，以甘（苦）泻之，以咸（酸）收之。

太阴之客，以甘补之，以苦（辛）泻之，以甘缓（苦燥）之。

少阳之客，以咸补之，以甘（苦）泻之，以咸软（酸收）之。

阳明之客，以酸补之。以辛（咸）泻之，以苦泄（辛散）之。

太阳之客，以苦补之，以咸（甘）泻之，以苦坚（咸润）之，（致津液生也。）以辛润之。开发腠理，致津液通气也（同《藏气法时论》一样，属于错简。二篇互校所致）。

这就是《黄帝外经》之五运六气理论与《汤液经法》12 张神方药味配伍的内在逻辑。按照"归藏法"这个逻辑组方，就是"经方"，即是《黄帝外经》之方、是《汤液经法》之方，是按照五行互藏、五行生克、五行体用、五运六气逻辑组方的方剂。可见经方与时方实在是有霄壤之别、云泥之分。

什么是时方？ 时方本是经方的变种，张元素为了后学更好地理解经方的归藏法配伍规律，而总结出了一套药物归经法，归心肝脾肺肾等经络的归经法，还是按照归藏法的规律去配伍，但是归藏法逐渐失传，后学就只知道归经法了。

如仲景治疗痞证的辛开苦降法，本是归藏法中脾土的甘补辛泄苦燥法，随虚实而定所补所泄所化。随着归藏法的失传，后人就只知道辛开苦降法，

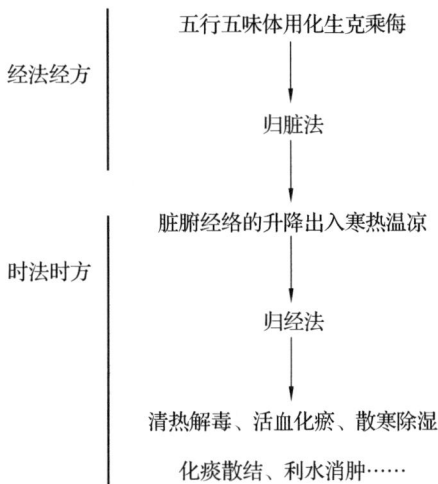

五行五味体用化生克乘侮

经法经方 → 归脏法

脏腑经络的升降出入寒热温凉

时法时方 → 归经法

清热解毒、活血化瘀、散寒除湿
化痰散结、利水消肿……

经法经方与时法时方之学术源流

却不知道归藏法的真谛了。最后就按照归经法，逐渐演变成清热解毒、活血化瘀、化痰散结等之类的无根之方，现代中医的《中药学》《方剂学》既是按照《医方集解》的模式去解读，所以就会完全失去"经方"的本质内核，而只剩下一堆经验之谈。

丁壬木 (辛味)					戊癸火 (咸味)				甲己土 (甘味)				乙庚金 (酸味)				丙辛水 (苦味)			
囵	囶	囷	卿		囼	囶	卿	圂		囼	囶	卿	囿		囼	囶	囷	囿	囼	囶	卿	囿
囵	囷	囶	囷		囵	囷	囶	囷	囵	囷	囶	囷		囵	囷	囶	囷	囵	囷	囶	囷
囷	囶	圙	囷		囷	囶	圙	囷	囷	囶	圙	囷	囷	囶	圙	囷	囷	囶	圙	囷
囿	囷	囶	囷	囿	囷	囶	囷	囿	囷	囶	囷	囿	囷	囶	囷	囿	囷	囶	囷
桂枝	蜀椒	干姜	细辛	附子	丹皮	旋覆花	大黄	葶苈	泽泻	甘草	大枣	人参	麦冬	茯苓	枳实	豆豉	芍药	五味子	薯蓣	黄芩	黄连	白术	竹叶	地黄
琅玕	龙肝	黄土	砒石	阳起石	凝水石	硝石	禹余粮	芒硝	磁石	云母	石英	赤石脂	石膏	钟乳石	石绿	石胆	硫黄	白矾	皂矾	代赭石	丹砂	雄黄	白垩土	滑石
硇砂、桂心					矾石、栝蒌、厚朴					姜石、薤白、葛根					曾青、山萸肉				卤碱、龙胆草					

《辅行诀》记载的 60 首方剂有 23 首见于《伤寒杂病论》，如小补心汤与仲景之栝蒌薤白半夏汤方剂组成相同，主治亦同，唯煮药仲景用白酒一斗，此用白戴浆一斗；大补心汤与仲景栝蒌薤白桂枝汤组成及主治相同；小泻心汤与仲景泻心汤组成相同，用法"以麻沸汤三升，渍一食顷，绞去滓"；小泻脾汤与仲景四逆汤组成相同；小补脾汤与仲景理中丸组成、主治及加减法均相同；泻心汤与仲景干姜黄连黄芩人参汤用药相类，唯多一味甘草；泻肾汤与仲景之茯苓桂枝五味甘草汤相类，只多一味生姜；建中补脾汤组成及主治与仲景小建中汤相同；小阳旦汤方药组成、主治与仲景桂枝汤相同，其服药法略粗于仲景之法；正阳旦汤（小阳旦汤服用方法之后指出："若加饴一升，为正阳旦汤"）即仲景小建中汤；大阳旦汤即仲景黄芪建中汤加人参；大阴旦汤与小柴胡汤相似，只多一味芍药，而其主治亦同；小阴旦汤即仲景黄芩汤加生姜，其证治与黄芩汤相近；小青龙汤主治及方药与仲景麻黄汤相同；大青龙汤与仲景小青龙汤主治及方药相同；小白虎汤即仲景白虎汤；其方药组成、主治及服药法均相同；大白虎汤与仲景竹叶石膏汤主治相同，仅此方用生姜，仲景用人参；小朱

鸟汤即仲景黄连阿胶汤；小玄武汤与仲景真武汤主治及方药皆相同，因唐避玄宗之讳而改玄武为真武；大玄武汤组成即为仲景真武汤与理中汤之合方；小腾蛇汤其证治似同仲景小承气汤，仲景易芒硝为大黄去甘草；大腾蛇汤类同仲景大承气汤，仲景去甘草、葶苈及生姜；启喉方与仲景瓜蒂散方药组成及主治皆同。

《汤液经法》中的二旦六神大小汤以及五脏补泻大小汤，不但是仲景《伤寒杂病论》临证加减的母方，而且仲景又创造了后世临证方技体系的不竭源泉，以至后世生生不息、数以万计的方技。

如调和营卫之桂枝汤子方：桂枝加葛根汤、桂枝加厚朴杏子、桂枝加桂汤、桂枝加芍药汤、桂枝加大黄汤、栝蒌桂枝汤、桂枝汤分别加葛根白术防风川芎羌活汤、桂枝二越婢一汤、桂枝二麻黄一汤、桂枝麻黄各半汤、桂枝芍药知母汤、桂枝加附子汤、桂枝加黄芪汤、黄芪桂枝五物汤、桂枝去芍药加附子汤、桂枝去芍药加蜀漆龙骨牡蛎救逆汤、乌头桂枝汤、当归四逆汤、当归四逆加吴茱萸生姜汤、桂枝加归芍汤、桂枝去芍药加麻黄细辛附子汤，等等。

如发汗解表之麻黄汤子方有麻黄汤、麻杏石甘汤、大青龙汤、小青龙汤、麻黄附子细辛汤、麻黄附子甘草汤、麻黄连翘赤小豆汤、麻杏薏甘汤、麻黄加术汤、桂枝麻黄各半汤、桂枝二越婢一汤、小青龙加石膏汤、射干麻黄汤、厚朴麻黄汤，等等。

如白虎汤善清气分邪热，投方即似秋风之乍起，炎暑主消，正如吴塘言"白虎乃秋金之气，所以退烦暑"，《温病条辨》中把辛凉剂分为辛凉平剂、辛凉轻剂、辛凉重剂，白虎汤即属辛凉重剂。白虎汤子方：白虎加人参汤、白虎加桂枝汤、苍术白虎汤、化斑汤等。

如回阳救逆之四逆汤子方：四逆加人参汤、茯苓四逆汤、干姜附子汤、通脉四逆汤、通脉四逆汤加猪胆汁汤、真武汤、白通汤、白通汤加猪胆汁汤、附子汤等，具有回阳救逆、固脱生津、益阴安神、益阴和阳、温阳利水、散寒去湿等功效，主要用于少阴病亡阳为主要病机的一类病证。

如五苓散类方，主治证为水饮内停，子方有猪苓汤、桂枝去桂加茯苓汤、茯苓甘草汤、苓桂术甘汤、苓桂枣甘汤、白术汤、真武汤、文蛤散等方剂。

如寒热错杂的泻心汤类方，包括半夏泻心汤、生姜泻心汤、甘草泻心汤、大黄黄连泻心汤、附子泻心汤，以及黄连汤、旋覆代赭汤、厚朴生姜半夏甘草人参汤等。

如温中健脾的理中汤子方，如附子理中汤、理阴煎、连理汤、四君子汤、治中汤等。清代江南名医曹仁伯于《增评柳选四家医案》说："理中是足太阴极妙之方，……设脾家当用理中，而胃家有火，则古人早定连理一方矣。设气机壅滞，古人早定治中一方矣。设脾家当用理中，而其人真阴亏者，景岳早有理阴煎矣。其肾中真阳衰者，加附子固然矣；其衰之甚者，古人又有启喉汤一方矣。此外，加木瓜则名和中，必兼肝气；加枳实、茯苓，治胃虚挟实。古人成方，苟能方方如此用法，何患不成名医哉。"

如调和阴阳的小柴胡汤子方有大柴胡汤、柴胡桂枝汤、柴胡加芒硝汤、柴胡桂枝干姜汤及柴胡加龙骨牡蛎汤、四逆散，等等。

如陷胸汤子方有大陷胸丸、大陷胸汤、小陷胸汤、文蛤散、三物白散、十枣汤等，功专祛心下、胸胁之邪气，病性有寒、热、痰、水之别，在治疗上有轻重之分，在病位上亦有或上或下之别，然解决热与痰水凝结则一。

如承气汤子方有大承气汤、小承气汤、调胃承气汤、脾约丸、导赤承气汤、增液承气汤、桃仁承气汤，等等。

还有十二神方及五脏补泻大小汤之间相互加减之方技，如乌梅丸与麻黄升麻汤等。

而仲景《伤寒论》113 方的主干，就是从上述几个主方衍化加减而成，这一现象在唐孙思邈就已发现，他在《千金翼方》中将《伤寒论》所有条文分别用方证比附归类，其云："以方证同条，比类相附，须有检讨。仓促易知。夫寻方之大意，不过三种，一则桂枝，二则麻黄，三则青龙，此之三方，凡疗伤寒不出之也"。例如：他将太阳病用桂枝汤五十七证归为一类，桂枝汤及加减方从其后方，太阳病用麻黄汤十六证归为一类，麻黄汤及加减方从其后。太阳病用青龙汤四证归一类，方附于后。孙思邈以方类证研究《伤寒论》的方法，开伤寒类方之先河，颇为后来柯韵伯、徐大椿等赞赏，发展为以方类证。如徐大椿将 113 方分为桂枝汤、麻黄汤、葛根汤、柴胡汤、栀子汤、承气汤、泻心汤、白虎汤、五苓散、四逆汤、理中汤、杂方十二类，除杂方外，前十一方，都为各类主方。可以看出，二旦六神方多为《伤寒论》中桂枝汤类、黄芩黄连汤类、柴胡汤类、麻黄汤类、白虎汤类、四逆汤类、泻心汤类、承气汤类中之主方。此确凿地证明《辅行诀》与《伤寒杂病论》医方同源于《汤液经法》。

后世医家又以仲景经方为母，繁衍无穷。

如《金匮要略》半夏厚朴汤母子方系中具有代表性的有 13 首，其衍变史大概如下：宋代《易简方》中的"四七汤"、《三因极一病证方论》中的"七气汤""大七气汤"、《仁斋直指方论》中的"加减七气汤""秘传半夏厚朴汤"、元代《世医得效方》中的"加味四七汤"（两个）、明代《古今医鉴》中的"加味四七汤""四七调气汤"、《景岳全书》中的"解肝煎"、《证因脉治》中的"二陈四七汤"（另附有四七汤）；清代《沈氏尊生书》中的"桂枝四七汤"（另附有四七汤）、《医醇剩义》中的"桂枝半夏汤"（另附有四七汤）等。半夏厚朴汤母子系主治病证都是从痰气郁结发展而来，其母子方系对于梳理痰气郁结病证的病机发展规律，具有临床意义。但仲景母方又源于《汤液经法》归藏法之经方系统，而汤液经法图与五运六气体系框架之下的四性五味又是源流关系。整个方技系统由经方的方术逐渐演变退化到头痛医头脚痛医脚的时方系统，这就是目前方技的现状与大概。

《辅行诀》在理论上尊奉《内经》之旨。

如其对五脏病虚实总纲、病理及苦欲补泻治则的论述，主要依据《内经》之《素问·藏气法时论篇第二十二》《灵枢·本神第八》以及《灵枢·五邪第二十》等。

以五脏病虚实总纲为例，《辅行诀》五脏病虚实总纲为："肝虚则恐，实则怒。""心虚则悲不已，实则笑不休。""脾实则腹满，飧泻；虚则四肢不用，五脏不安。""肺虚则鼻息不利，实则喘咳，凭胸仰息。""肾气虚则厥逆；实则腹满，面色正黑，泾溲不利。"《灵枢·本神第八》有关五脏病虚实的条文是："肝气虚则恐，实则怒。""心气虚则悲不已，实则笑不休。""脾气虚则四肢不用，五脏不安，实则腹胀经溲不利。""肺气虚则鼻息不利，少气，实则喘喝胸盈仰息。""肾气虚则厥，实则胀，五脏不安。"文中部分词语稍有出入，但主要思想与《内经》是高度一致的。

《汤液经法》为方宗，仲景方为祖方，乃开创后世方剂学史的主线。而仲景方又源于《辅行诀》，《辅行诀》又是《汤液经法》的精华本，《汤液经法》

的归藏法核心与运气九篇、尤其是《至真要大论》相同，君臣佐使、大小缓急奇偶复的配伍规律本质上也是归藏法的大小补泻之法，运气九篇又是《黄帝外经》，《黄帝外经》中的运气九篇及《天元玉册》又是古中医的数术核心。

从根上说，整个中医方剂史是中医数术史的重要一部分。

仲景数术之方开辟后世之群方。

现代中医有一个方族的概念，就是指一首基本方和由这首方剂衍生出的若干方剂形成的一个方剂群。

古人云："仲景方为医方之祖。"这句话的意思有二。其一，仲景方是医方之始，医方之初。祖者，始也。其二，仲景方是医方之母，仲景以后的方由仲景方派生而出；也就是说，仲景方是"母方"，而后世方为"子方"。

仲景而后，《伤寒论》方中绝大多数都是临床上的常用方剂，它们不仅为后世医家树立了制方原则，起到示范作用，同时也给了后世医家们以用方灵巧。在临床上，后世医家们或直接应用《伤寒论》方剂，或者对《伤寒论》方剂进行加减，灵活化裁，或虽不用《伤寒论》方，但师其法，巧妙变通。正是在长期的临床应用中，他们在《伤寒论》方的基础上，创造了大量新方。

根据方族的观念，《伤寒论》方为"母方"，在母方基础上发展衍生出来的方剂就可以称为"子方"。母方与子方形成一个一个的方族。据不完全统计，《伤寒论》子方不下千首。子方有新的结构，新的功效，新的适应证，它们对《伤寒论》方是重要的发展和补充。

几乎所有方剂法不出仲景。

仲景方是方剂的根源，是方剂之母，蕴育了后世无数子方，形成了一个一个的方族。研究《伤寒杂病论》方族，使人能从源到流，执简驭繁，曲尽变化，为无穷之用。使用者根据中医的基本原则，对母方进行加减化裁，那么仲景方则数之可十，推之可百；数之可千，推之可万；万之大不可胜数。如此一来，经方的适应证得到更大的扩展。

后世虽有北宋陈无择著作《三因极一病证方论》与《三因司天方》提出六气与五运之方剂。清嘉庆王动著作《三元普济方》提出六十甲子司天春日初病之用方。其实皆仲景方之变化。例如六甲年之附子山茱萸方，缪问认为附子之用山茱萸，即真武汤意。六戊年之麦门冬汤，即仲景治火逆上气之麦门冬汤加减。故缪问云姜体乾先生据此治病神效。实际即立基于仲景之六经治方以神明变化。

如刘河间之三一承气汤即仲师阳明篇之大承气汤加甘草。其治风热之防风通圣散，即仲师少阴篇治咽痛之桔梗汤加阳明篇之调胃承气汤与厥阴篇之麻黄升麻汤的加减，以治阳明司天、少阴在泉之燥热证。吴又可治崇祯辛巳之燥湿疫所用之白虎汤、瓜蒂散、三承气、桃仁承气、抵当、茵陈蒿汤，哪一种不是阳明篇之方剂？

余师愚所用以治乾隆戊子之疫的清瘟败毒散即是白虎汤加黄芩汤加减而成，用治三阳合病的疫病。虽有医家，所用方剂并非全用仲师，然其步履行迹，仍是仲师之血脉与胎骨。

如：李东垣用治泰和二年（1201）辛酉之大头瘟——普济消毒饮，由于正值阳明燥金司天，少阴君火在泉，辛年金不足火来克，酉乃阳明之正化。第三之气阳明客气，少阳主气。除以升麻、柴胡除少阳、阳明之郁火外；还加黄芩、黄连、元参，即黄连阿胶汤用玄参代芍药、鸡子黄、阿胶之滋阴降火；又用桔梗汤之桔梗甘草治少阴之咽痛；连翘、鼠粘子、薄荷、板蓝根、马勃、白僵蚕，用佐桔梗之散肿消毒。另外，东垣于《东垣试效方》中所创半夏白术天麻汤，即是理中汤之加减。

以理中汤为例。江苏名医曹仁伯说："理中是足太阴极妙之方……设脾家当用理中，而胃家有火，则古人早定连理一方矣，设气机塞滞，古人早定治中一方矣。设脾家当用理中，而其人真阴亏者，景岳早有理阴煎矣。其肾中真阳衰者，加附子固然矣；其衰之甚者，古人又有启峻汤一方矣。此外，加木瓜则名和中，必兼肝气；加枳实、茯苓，治胃虚挟实。古人成方，苟能方方如此用法，何患不成名医哉。"（见《增评柳选四家医案》）不唯理中汤，其他许多《伤寒论》方都被人们作为"母方"，巧妙地变换出一张张"子方"，如桂枝汤、麻黄汤、白虎汤、栀子汤、朱雀汤、苓桂术甘汤、五苓散、泻心汤、陷胸汤、承气汤、柴胡汤、玄武汤、乌梅汤等，无一不是如此。

所以学《伤寒论》方，就找到了方剂的根，寻得了方剂的源，如此便能从源到流，执简驭繁，曲尽变化。使用者根据中医基本原则对原方（母方）进行加减化裁，则何止于112方？真正是数之可十，推之可百；数之可千，推之

565

可万；万之大不可胜数。如此一来，经方的适应证又得到更大的扩展。所以，曹先生有"古人成方，苟能方方如此用法，何患不成名医哉"的感想自是情理之中的事情。

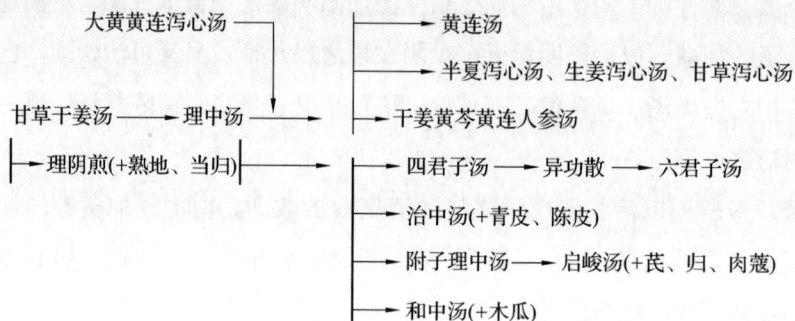

```
大黄黄连泻心汤 ─────────────→ 黄连汤
                        ├──→ 半夏泻心汤、生姜泻心汤、甘草泻心汤
甘草干姜汤 ───→ 理中汤 ──┼──→ 干姜黄芩黄连人参汤
├──理阴煎(+熟地、当归)├──→ 四君子汤 ──→ 异功散 ──→ 六君子汤
                        ├──→ 治中汤(+青皮、陈皮)
                        ├──→ 附子理中汤 ──→ 启峻汤(+芪、归、肉蔻)
                        └──→ 和中汤(+木瓜)
```

《伤寒杂病论》方剂对后世医学的影响是深远的。从方剂学的发展来看，汉以后方剂学又有很大的发展，《伤寒杂病论》载方不过300首，汉以后约400余年，唐代孙思邈撰《千金要方》，记载方剂约6000首，《千金翼方》载方2000多首。宋代王怀隐撰《太平圣惠方》，载方达到16834首。宋代《圣济总录》载方2万首，明代朱橚编撰《普济方》，广搜博采，集以前的方剂之大成，收录方剂竟然达到61139首。"虽不免重复抵捂"，但"自古经方，无更赅备于是者。"

汉代以后，临床医学迅速发展，各类方剂层出不穷，拓宽了历代医家随证选方用药的范围和应病的能力。从数字上看，后世方剂确实远远超过了《伤寒杂病论》，但是在实质上，在汉以后方剂的发展过程中，仲景方剂一直有着特殊的影响，成为左右方剂学发展的重要因素。

早在南北朝时期，陶弘景就称仲景方"最为众方之祖"，确认了仲景方的祖方地位。因为仲景方剂首先确定了制方大法和方剂组成原则，示人以遣药组方的规矩。后世医学家在组方用药时，从方名的确立、组方立意到药物的配伍组成和加减变化，无不效法和借鉴仲景。

诚如清代名医徐大椿所说："惟仲景独祖经方而集其大成，惟此两书真所谓经方之祖。"喻嘉言说：《伤寒论》有小建中一法，《金匮》有黄芪建中汤一法，复有大建中汤一法。"后人推广其义，曰乐令建中汤，治虚劳发热，以之并建其中之荣血。曰十四味建中汤，治脏气素虚，以之两建其脾中肾中之阴阳。仲景为祖，后人为孙。一脉渊源，倚欤盛矣。"仲景方为祖，后人为孙；祖之与孙，遂成一族。

仲景方之方族的子方是散在的，在刘完素《伤寒标本心法类萃》、童养学《伤寒六书纂要辨疑》、黄元御《四圣心源》、吴鞠通《温病条辨》、何廉臣《重订通俗伤寒论》等论著中，载有不少作者创制的《伤寒论》子方，但是搜采缺乏整理。也有一些论著对散在于各书的子方进行了搜采整理。此外，《中医大词典》《中医方剂大词典》《中医类方词典》等辞书也收录有大量的《伤寒论》子方。据统计，现在已经有 400 多首《伤寒杂病论》方族方剂，其中子方的数量达到母方数量的近 4 倍。

子方的出现大大扩展了《伤寒论》方的应用范围，如茵陈五苓散、楝茴五苓散、辰砂五苓散、苍附五苓散、桂苓甘露饮，等等，它们扩大了五苓散的临床应用范围。又如附子理中汤、桂附理中汤、枳实理中汤、丁蔻理中汤、加味理中汤、连理汤、治中汤等，它们扩大了理中汤的临床应用范围。凡此皆能够更好地满足临床需要，真正是引例推类，可为无穷之用。

正如汪昂《医方集解·序》说："方之祖始于仲景，后人触类而扩充之，不可计殚。"例如，《伤寒六书》以仲景原方为基础，直接变化而来方有 10 首，如由麻黄汤加减而来的升麻发表汤、由桂枝汤加减变化而来的疏邪实表汤。《伤寒大白》对仲景方加减后直接命名，如小柴胡汤加防风而成为"柴胡防风汤"、小柴胡加羌活而成为"柴胡加羌活汤"。理中汤加附子为附子理中汤，加枳实、茯苓为枳实理中汤（《太平惠民和剂局方》）；加肉桂、附子为桂附理中丸（《三因极一病证方论》）；加黄连为连理汤（《脉因证治》），加半夏、茯苓为理中化痰丸（《明医杂著》）；加蜀椒、乌梅、茯苓为理中安蛔丸（《万病回春》），等等，不胜枚举。

从温病学发展而言，后世温病学的发展，大大丰富了中医的基础医学和临床医学。然温病学的发展，无不受到《伤寒论》的影响，温病学家也无一不精通仲景方药。如清代温病学家吴鞠通《温病条辨》许多方剂，都是直接引用《伤寒论》方，或者在《伤寒论》方的基础上加减化裁而成。其书收载《伤寒论》的方剂有桂枝汤、栀子豉汤、白虎汤及其类方、承气汤及其类方、小柴胡汤、小青龙汤等。以《伤寒论》方为基础加减化裁形成的方剂有增液承气汤、加减复脉汤、加减小柴胡汤、加减黄连阿胶汤等。叶天士临床应用的诸多方剂也有不少是《伤寒论》方或从《伤寒论》方而来。

王海藏云："余读医书几十载矣，所仰慕者，仲景一书为尤。"又曰："折中汤液万世不易之法，当以仲景为祖。"又曰："《金匮玉函要略》《伤寒论》，皆张仲景祖神农、法伊尹、体箕子而作也。唐宋以来，如孙思邈、葛稚川、朱奉议、王朝奉辈，其余名医虽多，皆不出仲景书。又汤液本草，于孙、葛、朱、王外，添王叔和、范汪、胡洽、钱仲阳、成无己、陈无择，云其议论方定，增减变易，千状万态，无有一毫不出于仲景者。洁古张元素、其子张璧、东垣李明之，皆祖张仲景汤液。惜乎世莫有能知者。仲景广汤液为大法，晋宋以来，号名医者，皆出于此。"（《金匮要略·序》）王海藏的这段话代表了很多医家的观点。日·丹波元简《伤寒论辑义》就说："古今方书，用仲景方立医案，及为之加减者，足以启发运用之机。"

有人对《伤寒九十论》《名医类案》《续名医类案》《宋元明清名医类案》《古今医案传》《临证指南医案》等医籍作了粗略统计，扩用经方医案约340例，其中属于宋、金、元时代的占14%，明代的占28%，清代及民国时期的占77%，数字呈直线上升。

以现代中医药学高等院校的教材为例，五版《方剂学》共收录方剂422首，其中正方236首，附方186首。在236首正方中，仲景方53首，占22.4%。在全部422首方剂中，仲景方有95首，占22.5%，被选方剂的数量，其他医书远不能比。如宋代《太平惠民和剂局方》为中国历史上第一部由政府组织编撰的"药典"，五版《方剂学》共收录其方35首，仅占其方剂总数的8.53%。五版《方剂学》的一些体现治疗大法的代表方，都是仲景方，如辛温发汗的麻黄、桂枝，寒下的承气、陷胸，和解的柴胡剂，清热的白虎汤、竹叶石膏汤，温中祛寒的理智丸，回阳救急的四逆汤等。其中寒下、调和肠胃、清气分热、温中散寒、温经散寒等类方剂，全部收录于仲景方。这些资料足以反映仲景方对后世医家巨大而深远的影响。

在仲景《伤寒论》中，除了按照五运六气之"年之所加"配方的《汤液经法》《辅行诀》通行奇经八脉的十二神方以外，其余的加减方也是按照汤液经法图的基本规则配伍的。

如辛甘化苦法：桂枝去芍药汤、桂枝甘草汤、甘草干姜汤、四逆汤、茯苓桂枝甘草大枣汤、茯苓桂枝白术甘草汤、茯苓四逆汤、五苓散、干姜附子汤、厚朴生姜半夏甘草人参汤等均为治疗伤寒救误用方，茯苓甘草汤、吴茱萸汤、桂枝去桂加术汤、半夏散、甘草附子汤、桃花汤、附子汤、通脉四逆汤、通脉四逆加猪胆汁汤等，其中大部分方证与脾胃症状有关，包括湿证、水饮等。

辛酸化甘法：桂枝汤、桂枝加芍药汤与肝苦急有关，桂枝加桂汤、苦酒汤等均为救误。

咸苦化酸法：茵陈栀子大黄汤、大黄黄连泻心汤、栀子厚朴汤等均与心火有关，均为救误。

甘苦化咸法：栀子柏皮汤、麻黄杏子甘草石膏汤、葛根芩连汤、黄芩汤、白虎汤、白虎加人参汤等均为救逆方，麻黄甘草附子汤、桔梗汤、栀子甘草豉汤等与肾有关。

辛苦除痞法：栀子干姜汤、麻黄附子细辛汤、三物白散、干姜黄连黄芩人参汤、麻黄汤、白通加猪胆汁汤、小陷胸汤、十枣汤、桂枝人参汤、附子泻心汤、栀子生姜豉汤等，与痞证和救误有关。

咸辛除滞法：小承气汤、大承气汤、桂枝加大黄汤、桃仁承气汤等均与除滞、救误有关。

甘酸除逆法：芍药甘草汤、四逆散、芍药甘草附子汤均与除逆救误有关。

甘咸除燥法：调胃承气汤、大陷胸汤、抵当汤、抵当丸、桂枝加龙骨牡蛎汤、猪苓汤等均与燥证及救误有关。

酸苦除烦法：黄连阿胶汤、瓜蒂散均与除烦有关。

而《汤液经法》本是遵循五行互藏、五味互藏的五味归藏法，来配伍君臣佐使，大小缓急奇偶复的方剂配伍规律，这种归藏法又是源于《黄帝外经》运气

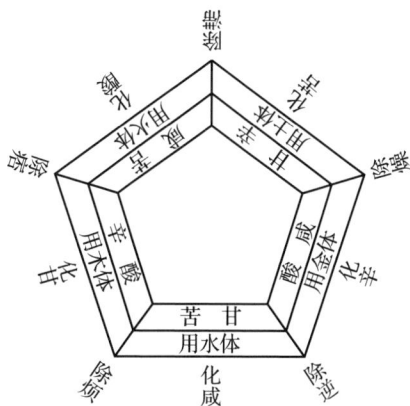

569

法的五味归藏法。这些《汤液经法》外围的五味化合，又是后世时方组方的源头。

《伤寒杂病论》中也有不少属于辨病论治和通治方的阐述。如《《金匮要略》论黄疸有"诸黄，猪膏发煎主之"。又说："诸黄，腹满而呕者，宜柴胡汤。"又说："诸呕，谷不得下者，小半夏汤主之。"请注意，所谓"诸黄"、"诸呕"，指不同病因、病机所致的黄疸和呕吐。再如外科病"金疮"为例，《金匮要略》说："病金疮（指由金属、器刃等造成的肢体损伤，包括伤后溃烂成疮），王不留行散主之。"《金匮要略》又说妊娠水肿，一概用葵子茯苓散主治。仲景说："妇人妊娠，宜常服当归散主之。"《金匮要略》又说："妊娠养胎，白术散主之。"说明孕妇在没有任何证征的情况下，医者从临床保健的角度，可令其服当归散、白术散等方药，而这些处方确实有重要的保健作用。也就是说，《伤寒杂病论》是辨证论治与辨病论治相结合的临床典籍，辨病论治的处方应该就是通治效方。

仲景书，刻舟之书；仲景法，定海之法；仲景方，数术之方，后世时方之生发。哪逃得了运气之圉半点？

民◎伤寒八十一方证

太阳实病（寒邪）

六经病症细讲	太阳实证	太阳虚证	阳明热证	阳明寒证	少阳证	太阴证	少阴热证	少阴寒证	厥阴证
方证、气分证、血分证、水分证、又经证、腑证、轻中重	麻黄汤、葛根汤、抵当丸、抵当汤、桃核承气汤（膀胱血分）（刚痉）葛根汤或越婢汤加术汤［里水（正水和石水），一身面目黄肿，其脉沉，小便不利。或两足肿，大满历节，疼痛，大便不利，脉沉沉紧］	桂枝汤、五苓散（水分）	白虎汤、承气汤、竹叶石膏汤、人参石膏汤、人参黄连阿胶汤、白虎加人参汤、百合地黄加牡蛎汤、麻黄汤、桂枝二越婢一汤、青龙汤、桃仁承气汤（血分）、大陷胸丸、大陷胸汤、小陷胸汤（水分）大柴胡汤、文蛤散、大承气汤（刚痉、脉弦而实，脚挛急，必衄）厚朴麻黄汤（咳而胸满，卧不着席）桔梗汤（咳）振寒脉数，咽干不渴，时出浊唾涎沫，久久吐脓，如米粥者，此为肺痈（肺脓肿，大叶性肺炎）越婢加半夏汤或小青龙加石膏汤（咳而气喘，脉浮者）大青龙汤主之，小青龙汤主之［溢饮（组织间隙水肿，皮下饮）者］越婢汤（风水，恶风，一身悉肿）	葛根汤、葛根加半夏汤、三物小陷胸汤（结胸）白散（结胸）、半夏泻心汤（水饮）、小青龙汤（气饮）生姜泻心汤（下利）	桂枝去桂加黄芩牡丹汤、小柴胡汤（气分）、刺期门（热入血室之血分）、刺大椎、肺俞、肝俞、黄芩加半夏生姜汤（呕者）黄芩汤（下利）	葶苈栝蒌桔梗牡丹汤（肺脏结）大黄厚朴枳实半夏甘草汤（肺脏结）、茵陈蒿汤（水分）、栀子柏皮汤（气分）麻黄连轺赤小豆汤（血分）麻黄加术汤（皮水，脉浮者）	黄连阿胶汤	大青龙汤加附子、小青龙汤、干姜附子汤、黄连阿胶半夏桃仁汤（心脏结）桂枝茯苓枳实芍药甘草汤（肾脏结）四逆加人参汤（利自止者，亡血也）麻黄附子甘草汤（皮水，脉沉者）桂枝甘草汤、麻黄生姜大枣细辛附子汤［气分，心下坚，大如盘，边如旋杯，失气导］	刺期门、桂枝当归牡丹皮桃仁枳实汤（肝脏）赤石脂禹余粮汤（水分）旋覆代赭汤、射干麻黄汤（咳而气逆，喉中作水鸡声者）小青龙汤［咳逆倚息（白痰、青痰），不得卧］

571

六经病症细讲	太阴实证	太阴虚证	太阴虚病（阳旦证）						
			阳明热证	阳明寒证	少阳证	太阴证	少阴热证	少阴寒证	厥阴证
方、气分证、血分证、水分证、又分经证、脏证、轻中重	桂枝麻黄各半汤、桂枝二麻黄一汤	桂枝加葛根汤、桂枝汤	白虎加桂枝人参汤、白虎汤、白虎加人参汤、调胃承气汤、竹叶石膏半夏甘草汤、黄芩泽泻半夏甘草汤、葛根黄连汤、大青龙汤、麻黄杏仁甘草石膏汤、桂枝甘草龙骨牡蛎汤、地黄龙骨牡蛎汤（温症）大黄黄连泻心汤（急性胃炎）栀子豉汤（伤寒）桂枝加大黄汤、大柴胡汤、枳实栀子豉汤（劳复有宿食）竹叶石膏汤（伤寒解后，虚羸少气，气逆欲吐者）桂枝芍药知母甘草汤（诸肢节疼痛，身体羸瘦，脚肿如脱）	甘草泻心汤、枳实白术茯苓甘草汤、桂枝去芍药茯苓白术汤、桂枝去芍药加人参生姜汤、厚朴生姜半夏甘草人参汤、小建中汤、十枣汤（水分重症）五苓散（水分轻症）瓜蒂散、黄连汤、黄芪桂枝五物汤（血痹证）防己茯苓汤（皮水，四肢肿，水气在皮肤中，四肢聂聂动者）	柴胡芍药枳实甘草半夏汤、奔豚汤、小柴胡汤（热入血室）柴胡加芒硝汤、柴胡桂枝汤、柴胡桂枝干姜汤（气分）柴胡桂枝干姜汤、小柴胡汤（劳复发热）	甘草干姜茯苓白术汤、理中汤、甘草干姜汤、桂枝汤加茯苓白术汤、百合贝母茯苓桔梗汤（肺脏结）白术枳实桃仁干姜汤（脾脏结）桂枝加人参汤、五苓散加茵陈蒿（黄疸）桂枝加黄芪汤（黄疸偏虚）桂枝加黄芪汤、防己黄芪汤（风水，脉浮，身重，恶风者）桂枝汤（黄汗沾衣，色正黄如柏汁）桂枝加黄芪汤（黄汗之病，两胫自冷，又常暮盗汗出，以下无汗，腰髋弛痛，如有物在皮中状）	地黄半夏牡蛎汤、栀子仁汤、干姜甘草汤、甘草豉汤、栀子豉汤、生姜豉汤、栀子豉汤、栀子厚朴枳实汤、五苓散、枳实栀子豉汤（劳复）	通脉四逆汤、附子汤、桂枝加芍药汤、桂枝去芍药加茯苓白术汤、桂枝甘草汤、茯苓桂枝白术大枣汤、茯苓桂枝白术甘草汤、芍药甘草附子汤、茯苓甘草汤、茯苓四逆汤、禹余粮丸、真武汤、桂枝去芍药加蜀漆牡蛎龙骨救逆汤、桂枝甘草龙骨牡蛎汤、桂枝加桂汤、连翘阿胶半夏汤、赤小豆汤（心脏结）茯苓桂枝甘草大枣汤（肾脏结）附子汤（洛证）炙甘草汤（柔痉）栝楼桂枝汤（柔痉）牡蛎泽泻散（大病差后，从腰以下有水气者）	小柴胡汤、芍药甘草汤、芍药甘草附子汤、麻黄汤（肝脏结）桂枝加附子汤、干姜附子汤、参附子姜汤（柔痉，痉病，发热）足厥冷、唇青目间作，少腹里急，陷，脉沉弦）烧裈散（阴阳易）或引阴中拘挛，热上冲胸，头重不欲举，眼中生花，膝胫拘急）甘草汤（孤惑病）赤小豆当归散（目赤如鸠眼，若能食者，内症脓已成）

续表

六经 病症 细讲	阳明热病（燥邪）								
	太阳实证	太阴虚证	阳明热证	阳明寒证	少阳证	太阴证	少阴热证	少阴寒证	厥阴证
方、气分证、血分证、水分证、又分经证、腑证、轻中重	麻黄汤、抵当汤（血分）	桂枝汤、大承气汤、大黄硝石汤（黄疸）厚朴七物汤、白虎加桂枝人参汤［热而少气烦渴（闷），手足热而欲呕，此名瘅疟］白虎加桂枝汤（身无寒，但热，骨节疼烦，时作呕，此名温疟）	白虎汤、承气汤、栀子气汤、人参石膏汤、竹叶石膏汤、白虎加人参汤、白蜜煎（动作头痛）蜜煎土瓜根及大猪胆汁，猪膏发煎（血分，瘀热黄疸）	小半夏汤、瓜蒂散	刺期门（血分）小柴胡汤、大柴胡汤（黄疸）	大黄石膏茯苓白术枳实甘草汤、茵陈蒿汤（水分、谷疸）栀子大黄汤（气分、酒疸）	白虎加地黄汤、白虎加人参汤、黄连阿胶汤、栀子豉汤（心中懊恼，食道炎）猪苓汤（水分）	四逆汤、大黄附子细辛汤	百合地黄牡丹皮半夏茯苓汤、泻心汤（心气不足，吐血，若衄血者）

续表

阳明寒病（燥邪）

六经病症细讲	太阳实证	太阳虚证	阳明热证	阳明寒证	少阳证	太阴证	少阴热证	少阴寒证	厥阴证
方、气分证、血分证、水分证、又分经证、腑证、经中重		桂枝汤、理中汤	麻仁白蜜煎、麻子仁丸、大承气汤	吴茱萸汤、黄氏建中汤（虚劳里急，诸不足者）甘遂半夏汤（欲自利，利反快，虽利，心下续坚满，此为留饮）	小柴胡汤	竹叶石膏杏子甘草汤、白虎汤、小半夏汤（黄疸）、小建中汤（黄疸）	栀子连翘甘草栝蒌汤	地黄黄柏茯苓栝蒌汤、附子粳米汤、肾气丸（虚劳，腰痛，少腹拘急，小便不利者）	黄芩牡丹皮栝蒌半夏汤、实汤、吴茱萸汤、大建中汤（腹痛，头足，重症）

续表

六经病症细讲	太阳实证	太阳虚证	阳明热证	阳明寒证	少阳证	太阴证	少阴热证	少阴寒证	厥阴证
				少阳病（暑邪）					
方、气分证、血分证、水分证、又分经证、腑证、轻中重		蜀漆散、柴胡桂姜汤［上二方，疟病多寒，或恒寒不热者，此名牝疟（牝疟）］	黄连黄芩泻心汤、黄连石膏半夏甘草汤、大柴胡汤、柴胡汤加芒硝、小柴胡汤、黄连茯苓汤（便脓血，相传为病，此名疫痢）升麻鳖甲汤（阳毒之为病，面赤斑斑如锦纹，唾脓血）	升麻鳖甲汤去雄黄蜀椒（阴毒之为病，面目青，身痛如被杖，咽喉痛）	大小柴胡汤、柴胡芍药枳实甘草汤	大黄厚朴甘草汤	地黄黄柏黄连半夏汤		当归附子汤、黄连黄芩半夏猪胆汁汤、鳖甲煎丸（疟疾癥瘕肝大，必有疟母）

575

续表

太阴病（湿邪）　太阳病（湿邪）

六经病症细讲	太阳实证	太阳虚证	阳明热证	阳明寒证	少阳证	太阴证	少阴热证	少阴寒证	厥阴证
方、气分证、血分证、水分证、又分经证、脏证、腑证、轻中重	桂枝麻黄各半汤、麻黄加术汤（风水）	黄芪桂枝茯苓细辛汤、麻黄杏仁薏苡甘草汤、桂枝汤、防己黄芪汤、五苓汤加干姜半夏汤（大便硬，腹不胀满，反短气），桂枝去芍药加茯苓白术汤（大便时当疏）五苓散（霍乱）头痛、发热、身疼、腰痛，热多，欲饮水者，百合知母汤（百合病）小建中汤（虚劳里急，悸衄，腹中痛，梦失精，四肢酸疼，手足烦热，咽干口燥者）大黄泻肺汤（咳而胸满，迫塞，上气，喘鸣迫塞，一身面目浮肿，鼻出清涕，不闻香臭，此为肺胀）	白虎汤、黄芩汤、黄芩石青杏子甘草汤、麻黄茯苓汤、防己黄芪汤、白术石膏半夏干姜汤（吐利发热霍乱）葛根黄芩黄连汤（霍乱）百合鸡子黄汤（百合病）实证：百合滑石汤、木防己汤［膈间支饮，其人喘满，心下痞坚，面色黧黑］厚朴大黄汤［支饮，胸满者］防己椒目葶苈大黄丸（腹满，肠间有水气，口舌干燥者）大黄牡丹汤（肠痈，肠道脓肿）	白术茯苓厚朴汤、理中汤、理中加减黄芪汤（屎无度），厚朴枳实白术甘草汤（使塞）理中汤（霍乱虚证，寒多，不饮水）白术石膏半夏汤（食积宿食于中焦）枳实瓜蒂散（宿食于上焦，喜唾，久不愈，胸上有寒）苓甘五味姜辛汤（百合病）实证：百合地黄汤、代赭汤（似咳非咳，唾多涎沫，其人不渴，此为肺冷）桂枝白术甘草汤、木防己去石膏加人参茯苓芒硝汤（心下痞坚，面色黧黑）厚朴大黄汤［支饮，胸满者］泽泻汤［心下有支饮，其人苦冒眩］小半夏汤（水分，支饮，作呕者，或呕吐水者）小半夏加茯苓汤（膈间有水气，呕，吐，眩，悸者）	猪苓加黄连丹汤、小柴胡加茯苓白术汤（腹冷雷鸣下利）	茯苓白术厚朴汤、黄芩甘草汤、茯苓甘草汤、小青龙汤、理中汤、白术枳实干姜白蜜汤（大便硬，腹胀满），半夏茯苓汤（上焦，水分饮水即吐，水分在膈上），人参白术汤（下利，下利口渴）芍药甘草汤（中焦，苦腹水胀）厚朴四物汤（下利，苦腹大胀气分）理中加人参栝蒌根汤（霍乱伤津重症）栝蒌牡蛎散（百合病）百合滑石散（百合病发热者）十枣汤［水分，悬饮］（胸腔积液）白术汤（水饮，支饮，或吐水者）葶苈散（盆腔脓肿，服当下脓肿）	地黄知母汤、黄连阿胶汤、百合地黄汤（百合病），麦门冬汤［咳而上气，咽喉不利，止逆上气，咽喉不利（音哑，失声，性咽喉炎）］甘草汤［咳而唾涎沫不止，咽干燥，口渴］，其脉浮细而数者，此为肺痿（肺痿，大肠失传不张）	桂枝附子汤、白术附子汤、甘草附子汤、五苓散（霍乱）四逆汤（霍乱重症，或四肢拘急，手足厥冷，或内寒外热）理中加附子汤（饮水则利，食谷则呕。皂荚丸［咳逆上气，时唾浊痰（黄痰），但坐不得眠者］泽漆汤［肺癌］肺沉者，大寒泻肺汤（支饮，不得息）薏苡附子败酱散（盆腔脓肿，服后小便当下血）	桂枝茯苓白术汤、细辛汤、四逆汤，通脉四逆加猪胆汁汤（汗出而厥，四肢拘急，脉微欲绝）

续表

六经病症细讲	少阴热病（热邪）								厥阴证
	太阳实证	太阴虚证	阳明热证	阳明寒证	少阳证	太阴证	少阴热证	少阴寒证	
方、气分证、血分证、水分证、又分经证、腑证、轻中重			大黄香蒲汤、黄连半夏石膏甘草汤		小柴胡加黄连牡丹汤	地黄黄柏秦皮茯苓泽泻汤	黄连黄芩阿胶甘草汤、黄连阿胶汤（心中烦，不得卧）		酸枣仁汤（虚劳虚烦不得眠）

577

续表

六经病证细讲	太阴实证	太阴虚证	阳明热证	阳明寒证	少阳证	少阴寒病			
						太阴证	少阴热证	少阴寒证	厥阴证
方、气分证、血分证、水分证，又分经证、腑证、轻中重	麻黄附子细辛汤（两感），麻黄附子甘草汤，乌头麻黄黄芪芍药甘草汤（病历节，疼痛，不可屈伸，脉沉弱）	柴胡桂枝汤 当归四逆汤（身痛如掣）半夏散及汤（咽中痛，脉反浮者）	大承气汤（口燥咽干者，自利清水，色纯青，腹胀不大便者）	桃花汤（便脓血，血分）硝石矾石散（女劳，少腹满，额上黑，足下热，其水状，大便溏而黑，胸满者）		附子汤（口中和，背恶寒，身体痛，骨节痛，水分）桔梗甘草汤（咽中痛）茯苓甘草汤 仁甘草汤（胸中，胸中气塞，或短气，此胸中有水气也，橘皮枳实生姜汤亦主之）薏苡附子散（胸痹，时缓时急者）	猪肤汤（下利，咽痛，胸满，心烦）苦酒汤 [咽中伤，生疮，不能语言，声不出者] 猪苓汤（心烦不得眠者，呕渴，下利，泌尿系结石）栝楼瞿麦丸（小便不利，其人，若渴者）	附子细辛黄连黄芩汤 白通汤（下利，小便不利）真武汤 四肢沉重疼痛，水分病 通脉四逆汤（脉微欲绝，身反不恶寒，其人面色赤）四逆散 四逆汤	吴茱萸汤（手足逆冷，烦躁欲死）白通加猪胆汁汤（利不止，厥逆无脉，干呕烦者）四逆加吴茱萸黄连汤（吐蚘）清石乱发白鱼散或猪苓汤白术茯苓汤 [小便不利（前列腺癌），前列腺增生，其人有水气，在血分者]

六经病症细讲	太阳实证	太阴虚证	阳明热证	阳明寒证	厥阴病（风邪） 少阳证	太阴证	少阴热证	少阴寒证	厥阴证
方、气分证、血分证、水分证、又分经证、腑证、轻中重	当归四逆加吴茱萸生姜附子汤（内有久寒者）、人参附子汤（喉咽不利，唾脓血，泄利不止者）	茯苓甘草汤（厥而心下悸者）、乌头桂枝汤（寒疝，腹中痛，手足不仁，若身疼痛，灸刺诸药不能治者）、五苓散（小便不利者）、人参汤、文蛤汤（消渴，欲得水而贪饮不休者）、枳实薤白桂枝厚朴栝蒌汤（实证）、栝蒌薤白白酒汤（虚证，胁下逆抢心者）	石膏黄连黄芩甘草地黄汤、大黄黄芩地黄牡丹汤、桔梗甘草枳实芍药加地黄牡丹汤、白虎汤、瓜蒂散（邪结在胸中）、麻黄升麻汤（咽喉不利，唾脓血，泄利不止者）、甘草泻心汤、小承气汤、甘草粉蜜汤（虫之为病）、下瘀血汤［病人如有热状，烦满，口干燥而渴，其人反无热，此为阴伏，是瘀血也。腹不满，其言我满，此为有瘀血］	枳实厚朴白术甘草汤、干姜黄芩黄连人参汤（食入口即吐）、吴茱萸汤（干呕，吐涎沫，头痛者）、半夏干姜散（干呕，吐逆，吐涎沫）、生姜半夏汤（似喘不喘，似呕不呕，似哕不哕）、橘皮汤（干呕，哕，若手足厥者）、橘皮竹茹汤（哕逆，其人虚者）、小半夏汤（诸呕吐谷不得下者）、茯苓泽泻汤（消渴，欲饮水，胃反而吐者）、柏叶汤或黄土汤（吐血不止者，下血，先便而后血也，此远血也）	黄连黄芩栀子牡丹汤、芍药汤、柴胡枳实芍药甘草汤、小柴胡汤（呕而发热者）、小柴胡加茯苓汤（小便不利，下利，如栗状，少腹弦急，痛引脐中，其名曰淋，其热结石在下焦）	桂枝去桂加茯苓白术汤、桔梗实甘草汤、紫参汤、当归生姜羊肉汤（寒疝，腹中痛）、桔梗汤（膈间停留，若吐脓血，血色黑者）	黄连黄芩麦冬黄芩甘草汤、桔梗甘草汤、柏叶阿胶汤（必圊脓血，腹（下利，腹痛，若胸痛者）诃黎勒散（气利）、白头翁甘草阿胶汤（下利）、其人虚者、白头翁汤（热利下重者）、栀子豉汤（虚烦）	柴胡桂枝汤、当归四逆汤、逆加人参附子汤（手足厥逆，脉细欲绝者）、四逆汤（大下利而厥逆）、通脉四逆汤、肾气丸（消渴）、栝蒌薤白白酒汤（胸痹，喘，息，咳，唾，胸背痛，短气）、栝蒌薤白半夏汤（胸痹不得卧，心痛彻背者）	桂枝当归汤、乌梅丸、小柴胡汤、大乌头煎（寒疝，绕脐而痛，手足厥冷（睾丸，偏有大小，时有上下，此为孤疝）、桂枝龙骨牡蛎汤或桂龙骨断汤或天雄散（失精，阴头寒，目眩，发落，男子则失精，女子则梦交）、黄蘖虫丸（五劳虚极，羸瘦腹满，肌肤甲错，两目黯黑，内有干血，此近血也）、赤小豆当归散（下血，先近血也）

第八法：伤寒变法

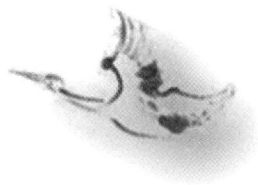

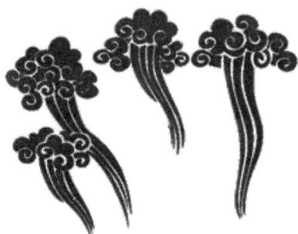

乾◎客气客运

仲景的变法有以下四个方面，一是客气客运的运气因素。二是病证互藏的因素。三是误治的因素。四是禀赋因素。

也就是仲景在《伤寒例》中提到的斗历和古本《伤寒论》中"运气篇"的因素。

司天在泉分别主上半年和下半年的客气。客者即非常之气。司天之气又可影响在泉之气而主管全年。如庚子年是君火司天，燥金在泉，其气候应是上半年偏热，下半年偏燥，全年的气候是燥热为特点。同时以风气变化为异常。从疾病的流行上看，上半年多心病热病，下半年多肺病燥病，全年多以燥热病为特点外，易有风病、肝病出现。

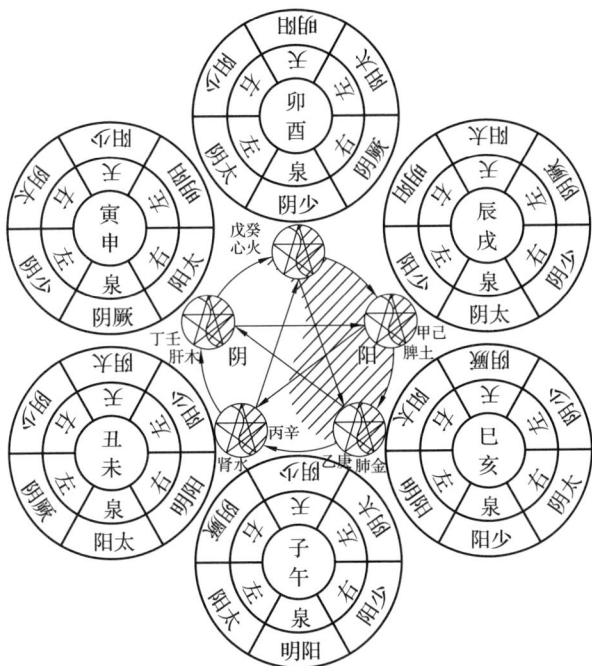

五运六气与五脏六腑之天人合一互藏图

　　在值年中运与客气的生克关系上，进行推测气候。如甲子年中运是土运太过，客气少阴君火司天，火生土，则气候偏于湿热，而疾病多发心病、脾病和湿热病。再如乙丑年，金运不及，太阴湿土司天，土生金，金不足得以生气，故为平气之年，那么气候、疾病变化较小，疾病相对发生得则少。再如丁卯年，水运不及，阳明燥金司天，金克木，不胜又被乘，则以燥为气候特点，那么疾病的流行多以肺病、燥病为特点。另外可说明该年人体肝气不足，肺气偏旺，常以肝郁肺抑失宣，燥咳、气喘为多发。

　　详见《伤寒外经》。

坤◎三阴三阳病证互藏

《伤寒论》的体例，辨太阳病脉证并治上，主要论述太阳病；辨太阳病脉证并治中，主要论述太阳阳明合病；辨太阳病脉证并治下，主要论述太阳少阳合病。辨阳明病篇主要论述阳明病和阳明少阳合病以及三阳合病。辨少阳病篇主要论述了少阳病及三阳合病，非常有次序。三阴病由于病时相互重叠，因而也就没有合病、并病一说了。

仅仅举两个例子，一个是六经皆有表证，一个是太阳表经皆有六经之证。

《伤寒论》以六经作为辨证论治的纲领，观其伤寒六经提纲，除太阳病提纲外，其他五经提纲皆言内证。又因太阳病篇中表证表脉独全，故许多人觉得只有太阳经有表证，往往忽略了其他五经也有表证存在。尤在泾曰："夫风寒中人，无有常经，是以伤寒不必定自太阳，中寒不必定自三阴。论中凡言阳明中风，阳明病若中寒或少阳中风，太阴少阴厥阴中风等语，皆是本经自受风寒之征，非从太阳传来者也。"这说明了"表证非太阳经所有，六经皆有表证"。

太阳表证

太阳统摄营卫，主一身之表，为诸经之藩篱，风寒之邪侵袭，太阳首当其冲，故病变多在表。太阳病以"脉浮，头项强痛而恶寒"为提纲。太阳病本证有三：其一，以头痛、发热、汗出、恶风、脉浮缓为基本表现的太阳中风证，桂枝汤主之；其二，以恶寒、无汗、身体骨节疼痛、脉浮紧为基本表现的太阳伤寒证，麻黄汤主之；其三，太阳表证日久，不得汗解，邪气渐轻，正气来复，以发热恶寒，热多寒少，呈阵发性发作为基本表现的表郁轻证，用麻桂各半或者桂枝二麻黄一汤治疗。太阳表证是由风寒而来，欲解太阳之表皆是麻黄汤、桂枝汤的加减应用。

阳明表证

阳明之表有二：其一，外邪初伤阳明经之表。即《伤寒论》原文第 234 条："阳明病，脉迟，汗出多，微恶寒者，表未解也，可发汗，宜桂枝汤。"235

条："阳明病，脉浮，无汗而喘者，发汗则愈，宜麻黄汤。"外邪初入阳明，持续时间较短，只在一二日间，症状是微恶风寒，汗出多，或无汗而喘，此表也是由风寒外束所致，故用麻黄汤、桂枝汤发汗解表。虽然发汗、利小便是阳明经病治疗之大禁，然风寒初入阳明之表，用麻黄桂枝发汗，是取急以除热而存阴液之意。其二，阳明经表热证。内热之表，在一二日后，其证见身热汗自出，不恶寒反恶热。

柯韵伯在《伤寒来苏集》中指出治阳明表热有 3 法：热在上焦用栀子豉汤吐之；热在中焦用白虎汤清之；热在下焦用猪苓汤利之，3 方皆润剂，所以存津液不令胃家实也。值得强调的是，由于阳明是水谷之海、多气多血之经，外邪极易化燥从热，所以，阳明表证持续时间很短，"阳明恶寒，二日自止"，且恶寒程度较轻，往往被人们感觉不到，或者容易忽略。189 条"阳明中风，口苦咽干，腹满微喘，发热恶寒，脉浮而紧。"脉浮在这里主表，紧主里实。口苦咽干，腹满微喘者，热传于里也，发热恶寒者，表仍未解也。这说明表里证同在，且里证未完全形成，故不可攻下，仍宜清里透表。

《医宗金鉴·伤寒心法要诀》把阳明经表证编了一个歌诀："葛根浮长表阳明，缘缘面赤额头痛，发热恶寒而无汗，目痛鼻干卧不宁。"葛根表阳明，是说葛根汤为治疗阳明表病的主方。浮长，是阳明之表脉。面赤、额头痛、发热恶寒无汗、目痛鼻干，皆是阳明之表证。胃不和则卧不安，阳明经脉受邪，故卧不得宁。这就提示我们，阳明经表证出现目痛、鼻干、额头作痛、缘缘面赤、脉浮长等证时，治宜葛根汤发汗，则病可愈。

应当注意到，由于阳明在五行居中主土，为水谷之海，气化主燥，所以阳明经证必不持久，若不及时治疗，必很快从燥化热，形成里证。

少阳表证

《伤寒论》第 264 条："少阳中风，两耳无所闻，目赤，胸中满而烦者，不可吐下。"265 条："伤寒，脉弦细，头痛发热者，属少阳。少阳不可发汗。"柯韵伯认为这是属于少阳风寒之表。太阳、阳明风寒之表，皆用麻黄、桂枝发汗解表，《伤寒论》原文明确提出少阳中风不可吐下，少阳伤寒不可汗，那用何方何法治疗少阳风寒表证呢？仲景在《伤寒论》第 101 条明确提出："伤寒中风，有柴胡证，但见一证便是，不必悉具。"这说明了小柴胡汤是治疗少阳表证的主方，其法是和解少阳。

太阴表证

太阴表证见于《伤寒论》第 276 条："太阴病，脉浮者，可发汗，宜桂枝汤。"柯韵伯对此条的解释是："太阴主开，不全主里也，脉浮者，病在表，可发汗，太阴亦然也。"274 条是言太阴中风的症状和预后："太阴中风，四肢烦痛，脉阳微阴涩而长者，为欲愈。"太阴本虚，抗病力不强，邪正相争不激烈，一般无发热恶风寒之象，但四肢烦痛，仍是太阴中风邪正相争的表现，以脾主四肢故也。《内经》云："人有四肢热，逢风而如炙如火者，是阴气虚而阳气盛。"这说明太阴中风是阴虚阳凑，外风合内热所致，治当滋阴和阳。其脉浮取而微，说明风邪不盛，沉取而涩，知中焦不足，若阴虚阳凑、阳微阴涩之脉转化为和缓而长者，是邪气欲退，正气来复之象，故主病欲愈。

少阴表证

少阴也有表证，但因少阴寒化阳虚为本，病虽有自表而起，但表证发热很轻浅，持续时间亦很短，邪随即传里，从而出现典型的少阴里虚寒证。如原文第 301 条："少阴病，始得之，反发热，脉沉者，麻黄细辛附子汤主之。"302条："少阴病，得之二三日，麻黄附子甘草汤微发汗。"以上两条即言少阴之表证，此种情况多先见少阴里虚，复受风寒邪气的侵袭。302 条证属少阴表证轻缓者，表邪轻，里虚也不太严重。仲景治少阴之表，用麻黄发在表之风寒，用附子温经扶阳，细辛外助麻黄解表，内合附子温阳，三药合用，共奏温经散寒解表之效。对于表证轻微的 302 条证，仲景去辛温雄烈之细辛，加甘缓的炙甘草微取其汗。关于少阴中风的预后，仲景在第 290 条提到："少阴中风，脉阳微阴浮者，为欲愈。"阳微者，寸微也；阴浮者，尺浮也。寸脉微则风邪欲解，尺脉浮则里气胜而邪外出，故为欲愈也。

厥阴表证

厥阴表证有二，即厥阴中风和厥阴伤寒。涉及的条文有两条，327 条："厥阴中风，脉微浮为欲愈，不浮为不愈。"尤在泾认为，此厥阴经受风邪之证，脉微为邪气少，浮者病在表经，经病而邪少，故为欲愈。351 条："手足厥寒，脉细欲绝者，当归四逆汤主之。"此条应为平素肝血虚少，复感寒邪之厥阴伤寒证，脉细主血虚，外来寒邪侵袭经脉，血脉不畅，四肢失于温养，故手足厥寒。有外感寒邪，故用桂枝汤解其外，当归补肝血，桂枝合细辛温经散寒，通草专通血脉，最终使经脉得通，寒邪得解。

总之，六经各有表证，症状上虽有相似之处，但由于各经有其自己独特的生理功能和经脉循行路线，故症状上也有不同之点。虽都有发热恶寒头痛，唯太阳有头项强痛，且太阳发热恶寒最重，持续时间也较长。外邪初犯阳明，阳气一时被郁，亦可见到恶寒，但阳明是多气多血之经，邪易化燥入里，故持续时间较短；头痛发热见浮脉当属于太阳，头痛发热脉大者属阳明，若脉不浮不大弦细者当属少阳，且头痛部位在头之两侧；又少阳位于半表半里，为气机传化之枢机，邪正相争，正胜则热，邪胜则寒，故表现为寒热往来。太阴表证主要表现为手足自温，四肢烦痛。少阴表证肾阳虚是本，故恶寒较重，面色苍白，脉沉。厥阴经受邪，出现巅顶痛，四肢厥冷，脉微欲绝等证候。另外关于六经表证的治疗，柯韵伯云："麻黄、桂枝，太阳阳明表之表药，瓜蒂、栀豉，阳明里之表药，小柴胡，少阳半表之表药。太阴表药桂枝汤，少阴表药麻黄细辛附子汤，厥阴表药当归四逆汤。六经用表药，为六经风寒之出路也。"临床上，我们可以据此辨别六经表证，遣方用药。

按照后世伤寒家们所说，邪气传经的形式。归纳起来约有四种情况：

①一般传经：如太阳之邪或传阳明，或传少阳。

②表里传经：如太阳之邪，内传少阴；或少阳之邪，内传厥阴。

③越经传：太阳之邪，不传阳明、少阳而传于太阴。

④直中：若病邪不经太阳、阳明、少阳而开始发病即见少阴证候的，叫作"直中"。

主要由于阳气虚衰，抗邪无力，邪气挥麾直入而中脏，所以，它比以上的传经之病为严重，传经以外，还有合病与并病。合病与并病的情况，据丹波元坚说："合病并病者，表里俱病是也。方其感邪，表里同时受病者，谓之合病。表先受病，次传于里，而表犹在者，谓之并病。合病则剧，并病则易，此合、并之略也。"

既然六经皆有太阳表证，同理可推，六经也可皆有阳明里证、少阳半表半里证、太阴证、少阴证和厥阴证，实际上也是这样的。如太阳病四逆汤证就是**太阳病少阴寒证**，阳明中寒证就是**阳明病三阴证**，少阴三急下就是**少阴病阳**

明实证。而所谓的合病、并病、两感等也都是如此，太少两感就是**太阳病少阴证或少阴病太阳证**，太阴阳明两感就是**太阳病阳明证或阳明病太阴证**，少阳厥阴两感就是**少阳病厥阴证或厥阴病少阳证**。而在仲景《伤寒论》阳明篇中所说的太阳阳明、正阳阳明、少阳阳明的说法，也同样如此，**太阳阳明就是太阳病阳明证，正阳阳明就是阳明病阳明证，少阳阳明就是少阳病阳明证**。

如果这样去理解《伤寒论》的六经病证，就会很容易理解所谓的合病、并病、两感、坏病、坏证、兼证、变证等后人的说法了。其背后的机制是什么呢？就是成无己在《注解伤寒论》前面所列的运气加临图。

在《伤寒论》原著中，明确指出合病与并病的仅有寥寥数条，而且都集中在三阳系统的病变中。实际上，统观《伤寒论》的全部内容，这种发病形式并不少见。从六经系统理论的观点来看，六经各子系统，在一定的条件下，都有可能产生两个以上的子系统的合病和并病。其中，尤其是并病的发病形式，更为多见。而且，不仅在六经各子系统之间常可发生合病或并病。对于每一个子系统来说，例如：太阳子系统就有表实证和表虚证的并病形式，（即桂麻各半汤证，桂二麻一汤证）；经证与腑证的并病形式。因此，分析研究《伤寒论》所有的合病、并病形式，不但有其理论意义，而且具有重要的临床意义。

坎◎误治

《伤寒论》是偏重治疗急证的中医经典。仲景在前言中陈述了他学医著书的初衷"余宗族素多,向余二百。建安纪年以来,犹未十稔,其死亡者,三分有二,伤寒十居其七。感往昔之沦丧,伤横夭之莫救,乃勤求古训,博采众方"。由此可见,成就《伤寒论》的直接原因便是建安年间的一场大规模瘟疫。

参照建安年间史料和骈文,其来势之凶猛较现代 SARS 和新冠病毒有过之而无不及。这场席卷涤荡的时疫退去之后,浮出水面的《伤寒论》必然多有痛定思痛的解治之方,来挽救饱受各类伤寒急证之苦的病家。如果我们通观《伤寒论》全书,其中提到证象无救必"死"者多达 36 条,这些无疑是急证中的危证。其余陈述多是发热、心悸、吐血、谵语、疼痛、吐利、手足厥冷等,也都属于急证。在急证的治疗中就必不可少地存在误治。

《伤寒论》论中误治条文 115 条,将及全部条文的三分之一。

仲景在太阳篇中列举的误治有误汗、误下、误吐、误火等数种,产生的变证有 50 余种,如眩晕、泻泄、下利、痞、结胸、奔豚、腹满、烦躁、厥逆、筋挛、反胃、喘等病证,对应的治疗方剂 30 余首。第 58 条条文中说:"凡病,若发汗,若吐,若下,若亡血,亡津液,阴阳自和者,必自愈。"在方药方面,则误治所用方剂、药物,至今仍普遍用于临床,如半夏泻心汤、生姜泻心汤、大黄黄连泻心汤、小陷胸汤、芍药甘草汤、调胃承气汤等,真是举不胜举,对后世方剂学、药物学的发展起到了十分重要的作用。

已经误治而发生的变证,其治疗更要慎审,否则,"一逆尚引日,再逆促命期"。所以,对误治后变证的治疗有宜有忌,要把握分寸。如结胸病属实,当用攻下,但"脉浮大"者,则绝不可下,"下之则死"(第 132 条);脏结证,本已脏气泯灭,所以,即使有"结"的表现,也"不可攻"(第 130 条);栀子豉汤是治虚烦的药,但虚烦而兼"微溏"者,则"不可与服之"(第 81 条);

误下后，出现了下利清谷，但表现仍在，身仍疼痛，这时治疗应先救里，用四逆汤，待"清便自调"后，再用桂枝汤治其表；同是误下后发生的"胸满"证，同用桂枝去芍药汤治疗，但"若微寒者"则更加附子；如此之例，满篇指处皆是。

伤寒如果没有误治，就会传经化热、伏气变温。如果误治了，就会出现仲景所谓误汗、误吐、误下之后的变证。症状为诊断疾病的第一手资料，但是症状也有真假之分。仲景在《伤寒论》中所论述到的症状也是如此。这就要求我们在认识症状真假的时候要有辨别真伪的能力。

症状包括什么？结合仲景《伤寒杂病论》与《内经》《难经》《诸病源候论》等，舌、脉、主述等都是症状的表现形式。舌、脉、面、声为辅助症状，主要症状分为一级症状、二级症状、三级症状。其背后的病机是主要发病、致病和预后因素。一级症状主要有**寒、热、肿、痛、血、喘、吐、泻、躁**。二级症状在一级症状的基础之上，按照六经分解布局，寒主要包括恶寒、畏寒、表里俱寒、真热假寒、真寒假热、上热下寒、寒热错杂，热包括但热不寒、寒热往来、热多寒少、大热汗出、大热无汗，肿包括水肿、痰饮、皮肤疱疹（葛根汤，如深部脓肿可加等量术附、皂刺、白芷、牡蛎等），痛包括头痛、腹痛（芍药甘草汤）、心痛、胸痛、小腹痛、四肢关节痛、胃痛、胁痛、麻痒，血包括呕血（甘草干姜汤、黄土汤）、咳血、便血（黄土汤）、衄血、瘀血、皮肤出血，闷包括喘憋、上气、不得卧、乏力、心下痞满、躁实、黄疸、肝着、肾着，泻包括呕吐、腹泻下利，躁包括烦躁、狂越、百合病、狐惑、脏躁。三级症状是在二级症状基础之上，具体定位、定性、定量。

什么是病机？按照《内经》的病机十九条，实际上也就是按照运气九篇的六十干支甲子的太过不及来定量。

仲景《伤寒杂病论》阐述了辨病辨证论治的基本精神，说了一句"观其脉证，知犯何逆，随证治之"，后世无数医家于是得到了金口玉言般，没有任何限制的随意发挥，以为其具有普遍的指导意义，但是为什么没有深入想一下？如果"观其脉证，知犯何逆，随证治之"，还要一一列出三阴三阳提纲做什么？还要写出伤寒例、斗历、六经欲解时、五运六气条文等纲领性规范做甚？实际上，"观其脉证，知犯何逆，随证治之"说的是，在五运六气纲目之下，在三阴三阳框架之下，结合人的具体症状脉证，去进一步通过天地之气纠正人体偏执之淫，故曰"观其脉证，知犯何逆，随证治之"，如同阴旦汤"但见一证便是，不必悉具"一样，是有前提条件的。

离◎禀赋

《黄帝内经》为中医禀赋理论的源头，是医学史上论述人类禀赋现象最早，也是最全面的一部医学文献，该书对个体及不同群体的禀赋特征、差异规律，禀赋的形成因素，禀赋类型，禀赋与疾病的关系及预防养生等方面均有论述，初步形成比较系统的中医禀赋理论。

体质

如《素问·逆调论》记载"是人者，素肾气胜"。《素问·厥论》记载"此人者质壮，为秋冬夺于所用"。文中所提的"素"与"质"，就是我们所指的禀赋。并且《灵枢·阴阳二十五人》《灵枢·通天》以及《灵枢·卫气失常》均从不同的角度对禀赋进行了类型划分。再如《素问·风论》所言"其人肥则风气不得外泄，则为热中而目黄，人瘦则外泄而寒，则为寒中而泣出"。即言所感受虽为同一风邪，只因有肥瘦之别，而发为"热中""寒中"两种性质截然相反的病证。

"强人"和"羸者"是对禀赋最直观的反映，通常对禀赋的基本区分仅限于强弱而言，实际上是指人体正气充足与否，这是针对机体自身抵御外邪和自我调节恢复能力而言，在《伤寒论》中用"卫气"和"自和"来描述，我们将其称为"卫外力"与"自和力"，卫外力，使机体能防御外邪，适应外界环境的变化，与天地相应；自和力，使机体内五脏六腑、经络气血等各种功能活动相互协调，从而保持稳定的内环境，即所谓"五脏元真通畅"。

关于"人"的提法，《金匮要略》还有"平人""盛人""瘦人"等，其中的"平人"并非阴阳和平无病之人，是外表看似健康无病，实则为内脏气血早已亏耗之体。而"盛人"和"瘦人"明显是从体型对禀赋的划分，盛人外盛而内虚，同尊荣人类似，而瘦人形体瘦小，多阴血不足。

中医学用阴阳平衡来表示人体的正常状态。正如《素问·至真要大论》所说："阴阳匀平，以充其形，九候若一，命曰平人"。但由于人体先天禀赋，后天调养以及环境、气候、疾病等因素不同，造成了人体在健康状态下也并非绝对平衡，仍有阴阳的偏差。如人体在常态下即有寒热、燥湿、虚实之偏。通过《伤寒论》里的"本有寒分""阳气重""其人本虚""此无阳""阴虚"等对人体常态下个体素质差异的描述，可以看出禀赋不仅有强弱之分，还有阴阳寒热虚实属性的不同，对于这些复杂的禀赋属性，仲景将其概括为阴和阳两大类来认识。

如《伤寒论》第7条曰："病有发热恶寒者，发于阳也；无热恶寒者，发于阴也。"对文中"病发于阳，病发于阴"的认识，历来众说纷纭。

有将阴阳作表里解，认为发热恶寒者为病发于表，无热恶寒者为病发于里，如唐·王焘《外台秘要》说："发于阳者，可攻其外，发于阴者，宜温其内"；宋·庞安时说："发于阳者，随证用汗药攻其外，发于阴者，用四逆辈温其内"。有做太阳少阴解，如宋·朱肱说："初中病时寒气入太阳，即发热而恶寒；入少阴经只恶寒而不发热也"。清·陈修园说："发热恶寒者，发于太阳之标阳也；无热恶寒者，发于少阴之标阴"。有做三阴三阳解，如清·张璐说："此条必以有热无热证阴病阳病之大端。言阳经受病，则恶寒发热；阴经受病，则无热恶寒"。有做寒热解，如清·柯韵伯说："无热，指初得病时，不是到底无热……太阳病或已发热，或未发热，已发热即是发热恶寒，未发热即是无热恶寒……三阴病之反发热者，便是发于阳矣"。

这些理解中以三阴三阳的理解最为实际，仲景以三阴三阳为纲目来框架百病，正所谓"六经钤百病"。而如何发于阴、发于阳，这是根据每个人的不同出生时间来定，这也是类似于"阴阳二十五人"禀赋的一种定量描述。

《伤寒论》中所述禀赋不仅表现为正气充足与否的强弱之别，还有因阳气阴液的多寡而表现出的性质差异。气血津液是构成人体和维持人体生命活动的重要物质基础，"人之所有者，血与气耳"（《素问·调经论》），同样个体气血津液的差异决定人类具有不同的禀赋特征，即阴阳寒热虚实不同。而对这些禀赋的审察辨别则是以察脉辨证为依据。

如"阳气重者"属素享阳气充盛的禀赋，可以从患病后能"自衄而解"

来判别。"里虚"说明其阴阳气血俱不足，以"尺中脉微"可得知。"阴虚"者其素体必然津液不足，故表现为"小便难"，"胃中虚冷"者胃中阳气偏少，阳少则无有力量消化水谷精微，故其人多表现为"不欲食""不能食"等。

另外在《金匮要略》中还有"尊荣人"的提法，是对王公贵族养尊处优生活的真实写照，这种人生活上贪图安逸，多食肥甘，形态上有余于外，不足于内，脏腑虚弱，筋骨脆弱，腠理不固，即所谓"骨弱而肌肤盛"。

决定疾病传变的因素中，除感邪轻重，治疗当否，正气的强弱往往占据重要地位。如270条"伤寒三日，三阳为尽，三阴当受邪，其人反能食而不呕，此为三阴不受邪也"，269条"伤寒六七日，无大热，其人躁烦者，此为阳去入阴故也。"一为禀赋素盛，一为禀赋素虚，其传与不传，迥然有别。能食而不呕，说明胃气调和，这是判断正气旺盛与禀赋强弱的重要临床依据，无大热是表无大热，非邪退而病愈，因正虚邪盛，热已入里，故其人躁烦。由此可见，正气旺盛的禀赋状态是阻断疾病传变的主要因素。条文4"伤寒一日，太阳受之，脉若静者为不传。颇欲吐，若躁烦，脉数急者，为传也"，条文5"伤寒二三日，阳明少阳证不见者，为不传也"均是传与不传的典型论述。而在误治的情况下，由于禀赋的差异，经误治后疾病的性质也会随禀赋不同而变或不变。如25条与26条，太阳中风证服桂枝汤不如法，都有"大汗出，脉洪大"的表现，但26条有"大烦渴不解"，表明邪已化热伤津，内传阳明，25条无烦渴，病的性质没有改变，所以仍用桂枝汤治疗。45条"太阳病，先发汗不解，而复下之，脉浮者不愈……当须解外则愈，宜桂枝汤"，此条论述了汗后表证未解，不审原因又误用下法，所幸病人禀赋素盛，汗下之后仍见脉浮而邪未内陷入里。101条"凡柴胡汤病证而下之，若柴胡证不罢者，复与柴胡汤，必蒸蒸而振，却发热汗出而解"，柴胡证经误下易致少阳之邪内陷而非柴胡汤所能主治，后服柴胡汤战汗而解，毕竟正气经误下而有损，但邪未传变而仍以柴胡汤解之，其人正气不虚可知。37条"太阳病，十日已去，脉浮细而嗜卧者，外已解也，设胸满胁痛者，与小柴胡汤，脉但浮者，与麻黄汤"，这里没有说明是否经过误治，只是病程已过十天，可因禀赋强弱不同出现的三种不同转归，向愈、内传少阳、仍在太阳未解。

宿疾

自《黄帝内经》首次提出关于禀赋的理论，仲景在《伤寒论》一书中继承其学术思想并进一步发展，在其创立的六经辨证的理论体系中，蕴含了丰富的禀赋理论，其中既包含阳气重、本有寒、血弱气尽、酒家、喘家、淋家、疮家、衄家、亡血家、诸亡血虚家、汗家、虚家、虚弱家、旧微溏、咽喉干燥者、久虚、心下有水气、水结在胸胁、胁下有水气、此本有寒分、胸有寒、胸中实、膈上有寒饮、邪结在胸中、胁下素有痞、本有宿食故也、蓄血、本有久瘀血、内有久寒、其人当吐蛔、强人、羸者、酒客、此无阳、阳气重、微寒者、虚实、内外俱虚、里虚、营气不足血少、血弱气尽腠理开、有寒胃中寒冷、胃中虚冷本虚、胃气弱、脏有寒、下焦虚有寒、新虚脾胃气尚弱、胸上有寒、胃气强等对禀赋的明确表述，又从疾病的发生、传变、治疗及自愈等多个角度揭示禀赋因素在辨证论治中的重要性，开创了禀赋理论的应用开端，使禀赋理论在临床实践中得到进一步的充实和提高。

在整部《伤寒论》中关于"家"的提法十分醒目，共计有 13 处。其中除"胃家""风家""冒家""呕家"外，其余几处都指长期患有某病之人。凡称为家，总不是一时之病，那么家就是对病人素体的禀赋状况而言。既然是长期患有某病之人，那么禀赋状况会因此而改变为某种病理禀赋状态，这说明宿疾是禀赋的影响因素之一。由于疾病的影响，病人的禀赋状态可以表现出某种特定的倾向性，比如疮家、衄家、淋家、亡血家等皆表现为营血亏虚的禀赋，但其宿疾各不相同，故其禀赋亏损的程度不同。汗家指经常容易出汗的人，这样的人多阳虚不固，阴血亦伤。素有喘疾，则其人素体肺的宣降不利。直接称为虚家或虚弱家的则直接提示气血俱虚，正气不足之象。

在《金匮要略》中也有关于家的提法，除与《伤寒论》相同的"疮家"和"衄家"外，还有"失精家""湿家""咳家""饮家""中寒家"等，这些都是因为宿疾影响导致的病理性禀赋状态，如失精家就指素有失精的人，这样的人因为长期梦中失精或房事不节伤精，禀赋偏阴虚，而湿家多指重感外湿与内湿盛的人，随个体禀赋差异，其湿或从热化，或从寒化。

除"家"的提法外，《伤寒论》中还多次提到"素有""本有""久""旧"等，表示由宿疾所致或素享的禀赋特点，如"病胁下素有痞""旧微溏""本有宿食"等，都在提示宿疾对禀赋有一定的影响。

留邪

研究外感病时，不少人对温病的"伏气"很感兴趣，却很少注意伤寒的"留邪"；在探讨禀赋学说时，一般往往只谈到素体的强弱和性质的阴阳，却忽略了禀赋中一个很重要的因素——留邪。痰、饮、食、虫、水、蓄血等留邪虽属邪气，但因为是机体功能失调的病理产物，故仍应归于禀赋因素。实际上，留邪对疾病的发生与病情变化是有深刻影响的。《伤寒论》中为什么出现那么多的兼变证，其中一个很重要的原因，就是留邪在起作用。

以小青龙汤证为例，太阳禀赋之人外感风寒邪气后，因一般禀赋差异可表现为中风、伤寒、温病等不同证型，但是若其人胃脘部素有水饮内停，则外中之风寒与素停之水饮互相搏结发生种种变证，因为有水饮阻中，则胃气上逆而呕，水寒射肺，则肺失宣开而咳嗽，与单纯太阳禀赋者外感后仅有表证截然不同。再如胃阳素盛、津液素亏禀赋者，病多发于阳明，如果胃中本无积滞停留，则感邪后只表现为身热、汗自出、不恶寒、反恶热之阳明经证，但用白虎汤以清热即可；但有的人胃肠中有宿食，外感之邪与宿食相结，则表现为腹满疼痛、大便秘结、谵语等阳明腑实证，须用三承气汤下之；如果体内旧有瘀血，肠胃之热与宿瘀相结，肠胃实而在上心气失常，表现为喜忘；在下离经之血与燥屎相结，血属阴而其性濡润，所以大便虽硬排便反而容易，而其色必黑。

六经病的传变与禀赋因素有密切的关系，特别是同一疾病经过误治以后所产生的变证各不相同，其中很重要的原因是体内有无留邪。如149条："伤寒五六日，呕而发热者，柴胡证具，而以他药下之……若心下满而硬痛者，此为结胸也，大陷胸汤主之，但满而不痛者，此为痞，柴胡不中与也，宜半夏泻心汤"。有人对此条作了精辟的解释："如果病人素有水饮、而正气又较弱的，误下后邪热内陷，与胸胁间的水邪相互搏结，便会出现心下硬痛的结胸证，在治疗上就应随证而用大陷胸汤；假如胃气不健的禀赋，误下后，邪热内陷，与正气搏结于中，心下满而不痛的，这又是成为痞证了，宜半夏泻心汤。"

不难看出，虽同为少阳病，因体内有无水邪的存在，误下后的变证就有结胸与痞证之分。139条是太阳病误用下法，因体内素有寒饮，邪内陷于里与饮相结而成为结胸证。论中多次涉及太阳病误下之例，但体内无留邪则有下利、气上冲、喘等多种表现，无有结胸之变证。而138条，如果体内素有痰邪，邪热内陷，痰热互结，则表现为"按之则痛，脉浮滑"的小陷胸汤证，这里仲景虽未明言体内素有痰邪，但据"按之则痛，脉浮滑"的脉证，及治疗以小陷胸汤清热化痰，可知其人素有痰邪在体，热入后方能与痰相结。

留邪是一种特殊的禀赋因素。禀赋不但有强弱区分，阴阳寒热虚实属性之别，亦有特殊的因素，即留邪。痰、饮、食、虫、水、蓄血等留邪是机体功能失调的病理产物，长期蓄积体内，仍应归于禀赋因素。留邪是机体功能失调而形成病理产物的蓄积，一般都属于有形实邪，《伤寒论》中留邪主要有痰、饮、宿食、蓄血、痞块、蛔虫。

以40条和41条小青龙汤证中"心下有水气"，多以水饮来解，如柯韵伯讲"水气者，太阳寒水之气也，太阳之化，在天为寒，在地为水"，汪韧庵曰"内有水饮，则水寒相搏"。157条生姜泻心汤证中"胁下有水气"同样用到"水气"一词，但此处则单指水而未成饮，陈修园解为"谷不化而横流，故为胁下有水气"，尤在泾说"土德不及，而水邪为殃也"。136条大结胸证中，"此为水结在胸胁也"，成无己在《注解伤寒论》中指出，"是水饮结于胸胁，谓之水结胸"，再据大陷胸证治以大陷胸汤，其药多逐水之用，可见这里的水也是水饮无疑。

139条"心下必结，脉微弱者，此本有寒分也"，这里的"寒分"，有的医家以"寒邪"解，如《医宗金鉴》云，"胃分有寒而结也"；有的医家以"寒饮"解，如柯韵伯"此其人素有久寒宿饮结于心下"，根据此条后指出，"若利止，必做结胸"，当以寒饮解为确切。

324条"胸中实，胸上有寒饮"，这里的"寒饮"一目了然，而"胸中实"，大多医家认为其仍旧是对痰涎等实邪的描述。如黄元御认为"心中温温欲吐，复不能吐者，旧日之痰涎。此先有痰涎在胸，故食入即吐"。再如355

条"邪结在胸中，心下满而烦"中的"邪"，和"实"一样，也是指痰涎宿食等实邪。

352 条"若其人内有久寒"，对"久寒"的理解，多认为是寒饮内结，但也有医家直接指出其为有形癥结，如沈目南"若内有久寒，即寒病癥瘕之类"。

241 条"本有宿食故也"和 256 条"脉滑而数者，有宿食也"比较明确地指出体内宿有"燥屎"停积。

237 条阳明蓄血证"必有蓄血""本有久瘀血"指出体内早有瘀血停积。

89 条"病人有寒，复发汗，胃中冷，必吐蚘"和 338 条乌梅丸证"其人当吐蚘""其人常自吐蚘"等，提示蚘虫也是体内的一种留邪，其病理反应如"吐蚘"对辨证有一定的帮助。

167 条"病胁下素有痞，连在脐旁"，对于这里的痞，有的医家理解为无形之痞气，与泻心汤所治之痞性质相同，如黄元御认为"肝木行于两胁，素有痞者，肝气之郁结也"。但多数医家认为其与心下痞不同，如柯韵伯说"脏结有如结胸者，有如痞状者，素有痞在胁下，与下后而心下痞不同矣"。所以这里的痞当是有形癥结，现代医学一般认为其是肝脾肿大。

《伤寒论》所描述的留邪有的有明确的病位，如痰涎、水饮一类多在上，如"心下"，其实是指胃脘部，"膈上"，还是指胸膈之上。"胸中""胁下"都是比较明确的部位。宿食必定在大肠，蓄血应该在肠腑，因其人"屎虽硬，大便反易，其色必黑"。蚘虫多停留在胃肠，可自行吐出，其多随人体状况变动不定，如"蚘闻食臭出"。对于痞块及癥瘕积聚病气一类，不但指明位于"胁下"，而且强调"连在脐旁"。

《金匮要略·痰饮咳嗽病脉证并治》有大量关于饮邪的论述，其中明确将饮邪称为"留饮"或"伏饮"，意即饮邪留伏体内，难以去除，可见留邪在体内非一朝一日所成。

对于不同的留邪，具有不同的治疗方法。如"心下有水（饮）气"，外邪与之相结，证见"干呕发热而咳"，或"咳而微喘"，属表有寒邪，里有水饮，治以小青龙汤外散风寒，内蠲水饮。"本有久瘀血"，外邪与之结，证见"其人善忘，屎虽硬而大便反易"，治以抵当汤攻下瘀血。"本有宿食"，外邪与之结，"不大便""腹满痛"，治以大承气汤攻下腑实。心下之水与外邪相结，证见"厥而心下悸",治以茯苓甘草汤温胃以散水。心下之痰与外邪相结,证见"按之则痛,脉浮滑",治以小陷胸汤清热化痰。这样,外邪进入人体后,和体内的饮、蓄血、食、虫、水、痰等留邪相结,治疗大法也随之变化相应。对于血虚肝寒而致的"手足厥冷,脉细欲绝",治以当归四逆汤养血益营,温通血脉,但"若其人内有久寒者",其体内寒凝日久而有宿饮癥瘕积聚一类,则当加吴茱萸、生姜,以温散陈寒痼瘕,更以清酒煎服来助其散寒之力。海藏云,"其能引诸经,其力能润肝燥,通血脉,散寒邪,病人内有久寒者,汤中大宜用之"。

对于相同的留邪,由于时间有新久,部位有上下,病情有虚实,治法也多有不同。如治瘀血宜活血化瘀,但对于蓄血时间较短的用抵当汤峻攻化瘀,蓄血时间较长的用抵当丸缓消化瘀;如对于饮邪当"用温药和之",但新感风寒之邪与饮相结,则用小青龙汤温肺化饮;误下使外邪内陷入里与饮相结,则用苓桂术甘汤温脾化饮。又如少阴病,饮食入口则吐,若寒饮实邪而致"胸中实",则"当吐之";而由于中下焦阳虚不能运化,所致"膈上寒饮,干呕",则不可吐,"当温之"以四逆汤。

坏病

误治后变证与禀赋类型相关。

六经病的传变中六经之间的互相转化仍属于六经病证治范畴内,《伤寒论》有关传变的内容更主要的是经误治后引起各种变证,即《伤寒论》所谓"坏病"。《伤寒论》全文397条中,有125条谈到误治后造成的传变,以及告诫不可误治若误治可能引起的变证。由于不察禀赋或辨证不清而用错误的治疗方法可以导致疾病传变产生新的变证,而很多变证的类型则是根据机体自身禀赋类型来决定。如18条"酒客病"即湿热内蕴禀赋患太阳中风,如果不审其素体湿热内蕴而用桂枝汤则导致"呕吐"的变证。若里热壅盛则有"吐脓血"的变证。83条至88条,其禀赋的共同特点为阴血亏虚或兼阳气不固,即使患太阳表证亦不可单纯用汗法解表,若不察其禀赋而误用汗法,则可随其禀赋的差异而产生不同的变证,如淋家为素体肾阴虚膀胱蕴热,如果误用汗法导致其阴虚热蕴的素体矛盾激化，邪热迫血妄行则会有尿血的变证。

《伤寒论》中经过误治后产生变证有两种情况，一是不同禀赋，相同误治后变证不同；一是禀赋类同，不同误治后变证相同。

《伤寒论》中大部分谈到误治的变证都属于前一种情况，而且很多条文用对比的方式明确提示我们误治后会出现不同的变证，究其根源在于人体自身的素质。如 70 条，"发汗后，恶寒者，虚故也；不恶寒但热者，实也"，程郊倩对此条注为"同一汗后，而虚实不同者，则视其人胃气素寒素弱，而气随之转也，可见治病需顾及其人之本气为主"。这里的本气则是指人体本身的素质。素体卫阳虚者汗后恶寒，阳盛者汗后津液更伤，热愈甚若合有形实邪结则为热实证。131 条结胸和痞证的成因，都是因为误下所导致的，但是同样使用误下，却有结胸和痞之异同，究其原因还在于素体胃阳强弱及有无痰水留邪停积。

在 149 条中也有相同的论述，进一步阐述了由柴胡证误下而致，还特别对导致结胸的禀赋作了描述，"此为水结在胸胁也"。265 条"少阳病，不可发汗，发汗则谵语。此属胃，胃和则愈；胃不和，烦而悸"。此条为少阳病误汗后的两种转归：一为胃中津液充足可自愈；一为津液亏虚导致热扰心神，出现烦扰、心悸等证。正如《医宗金鉴》所说，"若其人津液素充，胃能自和，则或可愈；否则津干热结，胃不能和，不但谵语，且更烦而悸矣"。如 116 条："微脉之脉，慎不可灸。因火为邪，则为烦逆，追虚逐实，血散脉中，火气虽微，内攻有力，焦骨伤筋，血难复也。"

微脉之脉指素体阴虚之人，此种禀赋慎不可用灸。误灸则火邪内炽，烦闷气逆之证必见。追虚逐实，火邪流散于脉中，营血被灼筋骨无以濡养，以成萎废之患。而此条后半部分，"脉浮，宜以汗解，用火灸之，邪无从出，因火而盛，病从腰以下，必重而痹，名火逆也。欲自解者，必当先烦，烦乃有汗而解，何以知之？脉浮，故知汗出解"。此为表证，误用火攻，但因素体阴气偏盛，津液充实，津液自复则汗出而解。而素体阴虚者正与此相反。同为火攻，禀赋不同，结果不一。再如 111 条，"太阳病中风，以火劫发汗，邪风被火热……阳盛则欲衄，阴虚小便难，阴阳俱虚竭，身体则枯燥"，这是对误火而致变证随禀赋类型而定的生动描写。

除用对比方式从正反两方面来论述以外，《伤寒论》中还采用大段的条文排比形式来论述相同误治导致的不同变证，如 59、60、61 条都是误下后又发汗，但是 59 条 "下之后，复发汗，小便不利者，亡津液故也，勿治之，得小便利，必自愈"，误治伤津致小便不利，但是可不治自愈，据此可推断其素体不虚，津液可自行恢复。60 条因为素体虚弱，误治后内外俱虚，表现为 "振寒，脉微细"，61 条则因其素体阳虚阴盛，误治后阳气大虚，出现 "昼日烦躁，夜而安静" 的特征。从 62 条到 66 条都是使用汗法以后的各种变证，62 条汗后 "身疼痛、脉沉迟"，因其素体营血虚弱，发汗后表解而身痛未除，此痛已非表证卫闭营郁之疼痛，因其脉沉迟，是营血虚经脉失于濡养而身痛。63 条 "发汗后，不可更行桂枝汤，汗出而喘，无大热者，可与麻黄桂枝甘草石膏汤"，尤在泾解为 "发汗后，汗出而喘，无大热者，其邪不在肌腠，而入肺中，缘邪气外闭之时，肺中已自蕴热，发汗之后，其邪不从汗而出之表者，必从内而并于肺耳"，明确其素体肺有郁热，故汗后有热壅肺闭而喘之变证。64 条 "发汗过多，其人叉手自冒心，心下悸，欲得按者，桂枝甘草汤主之"，汗为心之液，汗后心阳大虚而致心悸，发汗过多为外因，而其人素体必也心阳不足。65 条 "发汗后，其人脐下悸者，欲作奔豚，茯苓桂枝甘草大枣汤主之"，这是汗后心阳伤而肾水上凌有欲发奔豚之势，较 64 条之素体心阳不足又进一层。66 条 "发汗后，腹胀满者，厚朴生姜半夏甘草人参汤主之"，发汗致阳气外泄，脾阳虚而气滞不运则导致腹胀满的变证，其人素来脾阳虚而脾气不振可见。

不同的误治却导致相同的变证，在《伤寒论》中论述不多，以 63 条与 162 条为例，一为误汗，一为误下，却都表现为 "汗出而喘，无大热"，因其内在的禀赋都属肺有郁热，无论汗下，都使邪入于肺而表现出肺热壅闭的证候特点。

男女

男女禀赋有着各自的生理特点，尤其女性有经带胎产诸证，在《灵枢·五音五味》明确指出 "妇人之生，有余于气，不足于血"。在《伤寒论》中提到 "妇人中风" "妇人伤寒" 的热入血室证，在桂枝附子汤去桂加白术汤中提到 "产妇" 宜减服之，说明仲景在辨证论治中非常注重性别差异所形成的不同禀赋特点，针对女性特殊的生理特性另有论治。如"热入血室"则是女性经期时特殊禀赋而有适逢风寒外入所形成的病证，与常人伤于风寒另当别论。而"产妇"之禀赋亦为特殊，产后气血骤去，与产前禀赋迥然不同，多为气血皆虚，腠理不固之禀赋，但亦有瘀血内阻之虚实夹杂之证，还当仔细辨别，但产妇之特殊禀赋当慎重用药。

性别差异对禀赋的影响，在《金匮要略》中亦多有涉及。如《金匮要略》妇人病三篇，从妊娠、产后、月经带下杂病三个方面论述了女性特殊生理阶段的不同禀赋状况，而在虚劳和消渴病的条文中明确提到"男子"，提示男性的特殊禀赋决定对某些疾病的易感性。

不良习惯

生活习惯是禀赋的后天影响因素之一，尤其是饮食习惯。《伤寒论》中提到"酒客病"，即是指长期嗜酒之人形成湿热内蕴之禀赋。长期饮食偏嗜，五味偏胜过久，就可以导致禀赋的改变。《素问·生气通天论》就有"味过于酸，肝气以津，脾气乃绝；味过于咸，大骨气劳，短肌，心气抑"等五味偏胜致病的论述。酒乃辛热之品，长期大量饮酒则可助湿化热导致湿热内蕴。在《金匮要略·惊悸吐衄下血胸满瘀血病脉证治第十六》中也说"夫酒客咳者，必致吐血，此因极饮过度所致也"。这是长期大量饮酒致三焦脾胃湿热蕴伏，每因湿热上熏于肺，热伤血络而致咳嗽吐血。

治疗

六经病的治疗方法虽统一于"保胃气、存津液、扶阳气"的原则之下，但六经病有各自的不同治疗方法，既有常法，又有变法。如病在三阳、禀赋实盛，治法多为祛邪，或汗或下；而病在三阴，禀赋虚弱，治法多以扶正，或补或温。禀赋因素对立法的影响表现在：

常法因禀赋而立：如太阳表证，虽皆可汗，但有素体卫阳充实与不足之分，故有发汗祛邪和调和营卫的不同；阳明里热实证，禀赋有经热和腑实的不同，故有清热和攻下的不同；素体气血不足，腠理不固又枢机不利，易发为少阳病，不可用汗吐下法，则以和法治之；脾虚寒禀赋者患太阴病，则温里治之；少阴病虚，皆以补之，但禀赋有热有寒，故有清补和温补的不同。厥阴病属寒热错杂，故治法也多寒热并用。

变法因禀赋而变：太阳证发汗为正法，但素有喘疾，而须兼以治喘；而漏汗不止者，则兼以扶阳固表卫外；素有水饮，须兼以温肺化饮；素有郁热，又须解表兼清里热。阳明病清下为主要治则，但若素体有湿热内蕴，则有发黄，治当以清热利湿，若素有瘀血，治当以抵当汤逐瘀破结。若素胃寒气逆者发为阳明中寒，则治以温胃降逆。太阴病以温里为主要治则，有太阳病误下而致的太阴病，因体内有无腐秽阻结而有桂枝加芍药汤温阳和络与桂枝加大黄汤兼通实滞不同。由此可见，治疗疾病，必须密切注意禀赋而立法，才能够既祛除邪气，又不损伤正气，且无误补恋邪，从而使机体的阴阳病态偏差得到纠正。

不同的禀赋对药物量的耐受性差别甚大，仲景于此十分注意遵循"能毒者，以厚药，不胜毒者，以薄药"的原则，其具体制方用药，量有大小，非常重视用药剂量与禀赋的关系。

例如四逆汤证，"强人可大附子一枚，干姜三两"（92、225、323、353条），通脉四逆汤的干姜用量是三两，但特别注明"强人可用四两"（370、390条），说明在病情危急时，如果病人素体强壮，可以耐受，则可适当增大姜附剂量以达迅速回阳救逆之目的。否则强人药量过轻，病邪更猖獗，则达不到治疗效果。而虚人药量过重又会伤害正气，所以禀赋虚弱之人对于峻猛之药则需减量服用，如"太阴为病，脉弱，其人续自便利，设当行大黄芍药者，宜减之，以其人胃气弱，易动故也"（280条），即禀赋局部性脾胃虚弱，故虽当用之药，亦应减量用之，以免中气被克伐。又如疗风湿的桂枝附子去桂加白术汤，"附子三枚恐多也，虚弱家及产妇宜减服之"（174条），也是恐附子药性峻猛，禀赋虚弱者难以耐受，反伤正气，故需减量服用。再如治疗寒实结胸的白散方，"强人半钱匕，羸者减之。"（141条），治疗胸胁悬饮的十枣汤，"强人服一钱匕，羸人服半钱"（152条），都是用药剂量因人禀赋强弱不同而灵活加减变化。

根据病患禀赋状况灵活掌握用药量也是有效运用经方不可忽视的环节。

如《经方实验录》有一医案云："余在广益医院治一人，衣冠楚楚，发热、恶寒、无汗、头痛，与麻桂各三钱，余药（指麻黄汤原方中其他药）称是，次日二诊，谓服药后，了无变化。嘱再服原方，三诊又然。予疑院中药量不足，嘱改从药铺购服，四诊依然未汗出，予百思不得其故。及细询问职业，曰：吾包车夫也。至是，予方恍然。盖若是之人，平日惯伍风寒，本不易受风寒侵袭，若果受其侵袭，则其邪必较常人为重，此汗不出之因于职业者一也。"本案辨证准确而施治无效，致使医者处于迷惘之中，其根本错误是没有辨禀赋而变化药量。当从职业辨明病人禀赋异于一般江南之人，则疑窦顿开。

禀赋强壮者宜少次服，禀赋虚弱者宜多次小量服。若身体强壮者，则正气能与邪气抗争，如果分服次数多，每次用量轻，则难以制病。若身体虚弱，如果服药次数少，每次量过大，则易伤正气。如同为调胃承气汤，因禀赋差别而服法不同。若"胃气不和，谵语者，少少温服之"，以和胃气而泄燥热；若"太阳病三日，发汗不解，蒸蒸发热，属胃也，调胃承气汤主之"，取"温顿服之"，以泻热和胃，润燥软坚。小承气汤本当"煮取一升二合，去滓，分温二服"，在阳明里实重证，见"脉滑而疾"提示正气不足者，邪实正虚，不但不可用大承气汤，即使小承气汤也当以先进一服，观察腹中有无转气决定是否服用第二服。

《伤寒论》中有不少方剂采用"一方二法"，如"抵挡丸"和"抵当汤"，"大陷胸丸"和"大陷胸汤"，"理中丸"和"理中汤"，从不同剂型的应用来看，和病情的轻重缓急有密切关系，但在具体运用中也是充分考虑患者禀赋状况的，尤其是对于攻邪为主的方剂，"丸者，缓也"，显然宜于偏虚偏弱禀赋的患者所使用，"汤者，荡也"，则是针对禀赋偏于壮实者。

《伤寒论》中多处描述了对于某禀赋者，即使患了某病证，也绝不能忽视禀赋因素的作用而按常规治疗，否则势必变证蜂起，后患无穷。《伤寒论》有桂枝汤禁忌证、麻黄汤禁忌证、大青龙汤禁忌证、瓜蒂散禁忌证，栀子汤禁忌证。

以桂枝汤为例，柯韵伯称誉桂枝汤"为群方之魁，乃滋阴和阳，调和营卫，解肌发汗之总方"，用以治疗太阳中风证效若桴鼓。但是，倘若不论禀赋，妄投于湿热之体而患中风证者，不但无效，反致生变："得之则呕，以酒客不喜甘故也"（17条）。若素为偏热禀赋者服之，甚至有"吐脓血"的可能（20条）。论中"酒客"指嗜酒之人，其禀赋多为湿热内蕴，这里提示只要湿热内蕴之体即使患太阳中风亦不可用桂枝汤，或禀赋属里热内蕴者即不可与，因桂枝之辛不能散邪而反助热，芍药之酸不能益阴而反助湿。如叶天士医案云："周、三四，屡屡失血，饮食如故，形瘦面赤，察质木火，阴不配阳，据说服桂枝治外感，即得此恙。凡辛温气味宜戒，可以无妨。徐灵胎批曰：风嗽夹火者，服桂枝必吐血，百试百验"。

汗法是治疗表证之大法，但是仅据表证，不兼查禀赋的治疗，不仅不能使疾病速愈，反贻害无穷。如淋家发汗则生便血；疮家身痛，若发汗则痉；亡血家发汗则寒栗而振；汗家发汗则恍惚心乱；病人有寒，发汗则吐蛔等，这些都是治疗时不兼察禀赋的后果。大青龙汤为解表清里之发汗峻剂，其发汗之力较麻黄汤更胜一筹，方后明确指出"若脉微弱，汗出恶风者，不可服"（38条），倘若正虚之体服之，则会导致阳气外亡而"厥逆，筋惕肉瞤"之变证。栀子豉汤适用于无形邪热留扰胸膈之证，但"病人旧微溏者，不可与服之"（81条），栀子性苦寒，脾阳较虚的患者，即使热郁胸膈，也当慎重使用。可见禀赋与病情并非完全一致，虚寒禀赋也会患实热证，实热禀赋也未尝不患虚寒证，临床当具体分析，灵活对待。

从整部《伤寒论》对六经病辨证论治理论体系来看，无论总的治则抑或用药剂量和禁忌等，处处注意顾护人体正气，处处闪耀着治病留人的思想。

《伤寒论》六经病的治则，虽总的来说不外祛邪与扶正两方面，但扶助机体正气以增强其自身的祛邪能力则是其主要的手段，全书始终贯穿着"扶阳气""存阴液"这一思想。三阴病以扶正为主，这自不待言，就三阳病而论，虽多用祛邪，但其祛邪不忘扶正，常通过扶助正气，调整阴阳来达到祛邪的目的。

桂枝汤就是其例，方中桂枝与芍药相配以调和失调之营卫，并且喝热粥以助胃气来增强其祛邪之力，在全书所用83味药中，扶正补益的药出现次数最多，其中甘草70次，桂枝、大枣各40次，其余包括祛邪药在内的则顶多20次。在其治疗禁忌中，仲景再三叮嘱，汗吐下三法对禀赋虚弱者禁用，这些方法虽然可以祛邪，但又易伤人正气，而对药量的增减中，对虚弱之人需要减量的方药均有一些毒性药物，如十枣汤中的芫花，桂枝附子汤去桂加白术汤中的附子，白散方中的巴豆，体弱者对毒药耐受性差，不耐其峻猛毒性，故在治病的同时须充分考虑病患禀赋状况防止伤人正气。以上这些，无一例外地说明仲景治病时时刻刻都在注意顾护人体的正气，体现了仲景既要治病又要留人的治病留人思想。

伤寒内经

古中医基础筹濟　下卷

路辉 著

下册

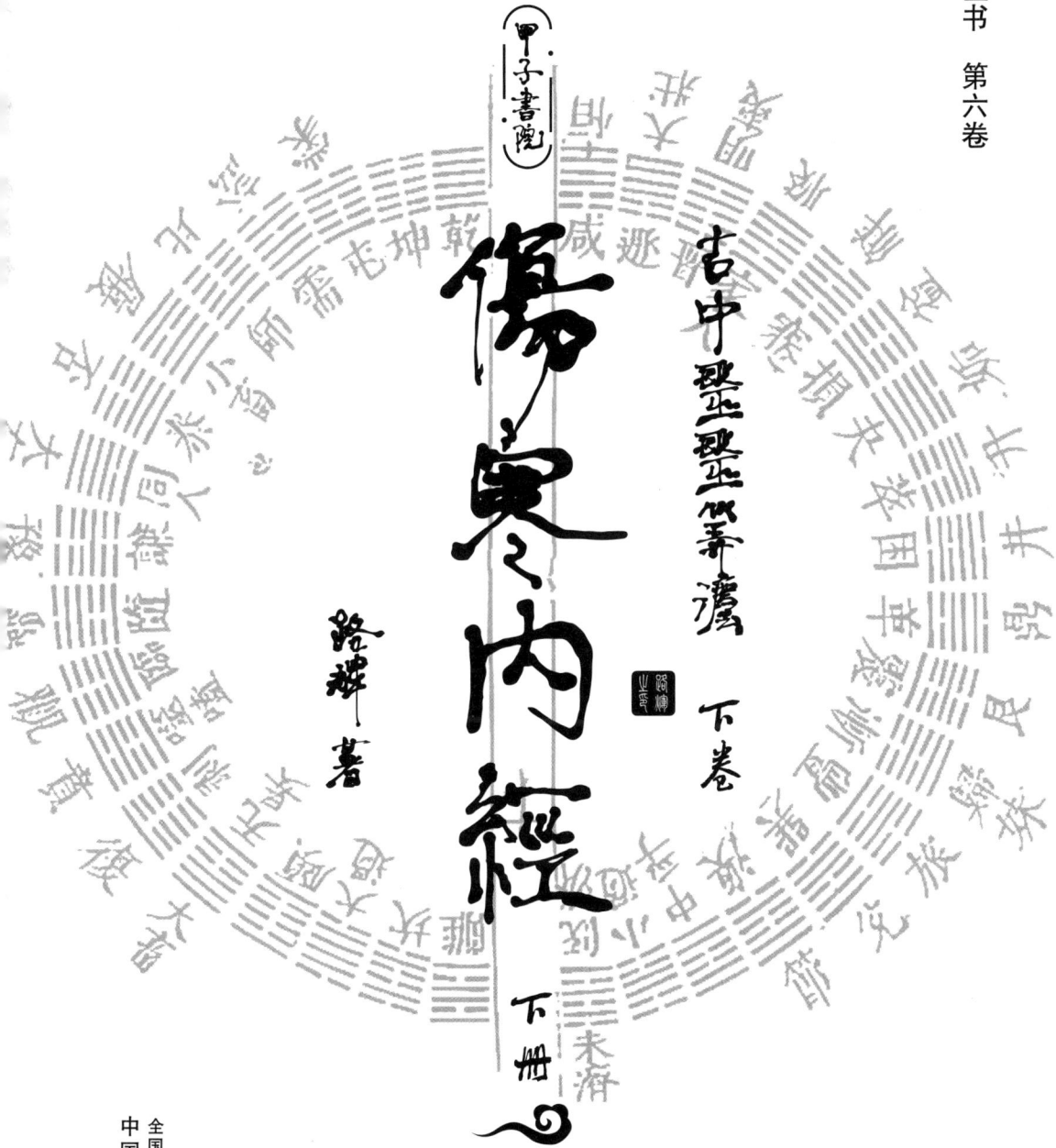

全国百佳图书出版单位
中国中医药出版社
·北京·

青囊功深

丹心至誠

黃卷學富

白首窮經

玄之又玄

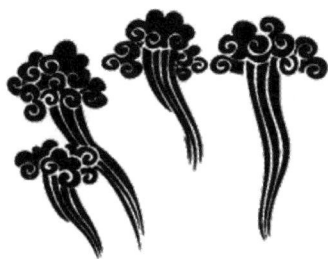

目录

6

9

第九法：伤寒六经法

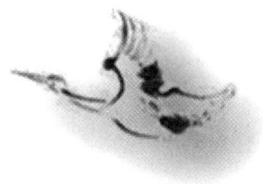

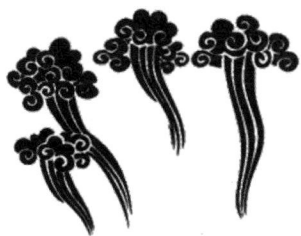

乾◎六经之病

仲景的"六病"是《伤寒论》中所说的"太阳病""少阳病""太阴病""少阴病""厥阴病"。简称为"三阴"与"三阳"，即："太阳""阳明""少阳""太阴""少阴""厥阴"。

何为三阴三阳？敦煌出土医书《伤寒论乙本》中明确写有"夫阳盛者腑（盛）也，阴虚者脏（虚）也，此两感脉也，汗出即死，下之即愈"。因此所谓"阴阳"者，阴脏阳腑也。三阴者，五脏也（加上心包为六脏）；三阳者，六腑也。《伤寒论·伤寒例第三》曰："若三阴三阳五脏六腑皆受病，则荣卫不行，脏腑不通，则死矣。"三阴即五脏，三阳即六腑，以及其经络系统。

"六病"在《伤寒论》中占有很大的份额，粗略统计，《伤寒论》言"太阳、太阳病"者71条；言"阳明、阳明病"者60条；言"少阳、少阳病"者12条；言"太阴、太阳病"者9条；言"少阴、少阴病"者46条；言"厥阴、厥阴病"者5条。共计言"六病"之条文203条，占残本《伤寒论》398条一半以上，可见"六病"是仲景《伤寒论》的重要概念。

三阳经以经、腑证候立论，分太阳经证、太阳腑证、阳明经证、阳明腑证、少阳经证、少阳腑证。三阴按传经、直中立论。太阴经证、太阴脏证、少阴经证、少阴脏证、厥阴经证、厥阴脏证。传经为热、直中为寒。

辰戌丑未互为司天在泉，故曰寒湿相搏。

太阳经证：发热、恶寒、颈项强直、身痛、关节痛、肌肉酸痛的麻黄汤证、桂枝汤证、越婢汤证、葛根汤证。

太阳腑证：手太阳小肠经的蓄血证、足太阳膀胱经的蓄水证。

太阴经证：结胸证、痞证、水痰饮证。

太阴脏证：青龙汤证、理中汤证、桂枝大黄汤证、肺系温病、脏结证（五脏）。

太阳主表，手太阳小肠主的是神志之表，足太阳膀胱主的是脊神经的运动与感觉、肌表、皮肤腠理之表；太阴主表，足太阴脾主的是脾胃之表，手太阴肺主的是肺泡之表，因为胃肠黏膜与肺泡表面都是直接与食物与气体直接接触，与外界之表统一，故谓之表。太阴主静脉。

子午卯酉互为司天在泉，故曰燥热相临。

阳明经证：白虎汤证、栀子汤证、吴茱萸汤证、理中汤证。

阳明腑证：承气汤证、抵当汤证。

少阴经证：真武汤证、五苓散证。

少阴脏证：黄连阿胶汤证、四逆汤证。

阳明主里，手阳明大肠、足阳明胃经主的是胃肠之里及肌肉，与皮肤腠理相对之里；手少阴心与足少阴肾主里，主的是心肾循环之里。少阴主动脉。

寅申巳亥互为司天在泉，故曰风火相煽。

少阳经证：小柴胡汤证、柴胡桂枝汤证等。

少阳腑证：大柴胡汤证。

厥阴经证：吴茱萸汤证、白头翁汤证、四逆散证。

厥阴脏证：乌梅汤证、麻黄升麻汤证。

少阳主半表半里，手少阳三焦主的是淋巴系统，足少阳胆经主的是胆腑及骨；厥阴主半表半里，手厥阴心包主的是浆膜系统，足厥阴肝经主的是肝之凝血与微循环。

六经实热，总清阳明，阳明即温病之成；六经虚热，总滋少阴，少阴即温病之坏；六经实寒，总散太阳；六经虚寒，总温太阴。外风宜散，内风宜熄；表寒宜汗，里寒宜温；伤暑宜清，中暑宜开，伏暑宜下；风湿寒湿，宜汗宜温；暑湿芳淡。湿火苦泄，寒燥温润，热燥凉润；上燥救津，中燥增液，下燥滋血，久必增精；郁火宜发，实火宜泻，暑火宜补，阴火宜引。

六病	病时	病位
少阳病	从寅至辰上（3—9 时）	口苦、咽干、目眩
太阳病	从巳至未上（9—15 时）	脉浮、头项强痛而恶寒
阳明病	从申至戌上（15—21 时）	胃家实是也
太阴病	从亥至丑上（21—3 时）	腹满而吐，食不下，自利益甚，或时腹自痛，若下之必心下硬结

六病	病时	病位
少阴病	从子至寅上（23—5时）	脉微细，但欲寐
厥阴病	从丑至卯上（1—7时）	消渴，气上冲心，心中疼热，饥而不欲食，食之则吐蚘，下之利不止

六淫六病之主证，如太阳病包括发热、恶寒、恶风、头痛、项强、体痛六主证。阳明病包括胃实不大便、不得卧、自汗、潮热、谵语、狂乱、循衣摸床、渴、呕九主证。少阳病包括口苦、咽干、目眩、往来寒热、胁满痛、胸痛、耳聋、阳毒八主证。太阴包括腹满、腹痛、黄疸三主证。少阴包括但欲寐、嗜卧、口燥咽干、咽痛、吐、利六主证。厥阴病包括气上冲心、饥不欲食、吐蚘虫、厥、少腹满、囊缩、阴毒七主证。其次某些次证及误治变证则屏于六经之外，如：喘、短气、身重、面赤、坏病振战栗、筋惕肉瞤、叉手冒心、惊悸、结胸、痞、烦、烦躁、懊恼、咳等共50余证。总计太阳经86证，阳明经34证，少阳经9证，太阴经5证，少阴经21证，厥阴经19证。此外还有伤寒后5种病证以及百合、狐惑、阴毒、阳毒。

"夫十二经脉者，内属于脏腑，外络于肢节"，经络系统是人体的功能气化通道，并且和人体的解剖结构密切相关。《难经·二十二难》提出："经言脉有是动，有所生病，一脉变为二病者，何也？然，经言是动也，气也，所生病者，血也。邪在气，气为是动，邪在血，血为所生病。气主煦之，血主濡之，气留而不行者，为气先病也，血壅而不濡者，为血后病也，故先为是动，后所生也。"在十二经脉的"是主所生病"中，《灵枢·经脉》中对六阴经的描述比较统一，"是主所生病"即各经脉所属的各脏所生病，如手太阴肺经是主所生病即是主肺所生病。面对六阳经的描述却不统一，不说主各属腑所生病，而分别用六阳经是主"津""液""气""血""筋""骨"所生病代替。这其中，足三阳经所用的"血""筋""骨"与手三阳经所用的"津""液""气"又有所不同，各成体系。手阳明大肠经主"津"，手太阳小肠经主"液"，手少阳三焦经主"气"所生病。足太阳膀胱经的主"筋"所生病，足少阳胆经的主"骨"所生病，足阳明胃经的主"血"所生病。

手三阳经的循行分布以上肢、头颈项、面部，尤其是头面的五官为主。病候中，三者的病候特点也是以治疗头面五官疾病为主。如手阳明经"是动则病齿痛，颈肿。是主津液所生病者，目黄，口干，鼽衄，喉痹"；手太阳经"是动则病嗌痛，颔肿。是主液所生病者，耳聋、目黄、颊肿"；手少阳经"是动则病耳聋浑浑焞焞，嗌肿，喉痹"。《素问·宣明五气》："五脏化液，心为汗、肺为涕、肝为泪、脾为涎、肾为唾。是为五液。"临床上可以通过观察五官分泌五液的多少性质来观察五脏精气的多少盛衰。五官即五液，即阴精盛衰的标志。所以，从功能气化角度来认识，古人用五液之"津""液""气"（汗）代表五官，而不用小肠、大肠、三焦作为"是主所生病"。另外，因为手三阳经有穴通路根本不过三腑，所以《阴阳十一脉灸经》直接以耳脉、肩脉、齿脉命名更能说明手三阳经的循行和病候特点。

足太阳膀胱经循行经过身后，所经过的部位是全身肌肉分布最广泛的部分，从项、背、腰、臀、下肢等，包括了全身的如斜方肌、竖脊肌、臀部肌群、股二头肌、腓肠肌等。所以，足太阳膀胱经的病候是以筋肉疾病为主。如"项如拔，脊痛，腰似折，髀不可以曲，腘如结，踹如裂"；"项、背、腰、尻、腘、踹、脚皆痛"等。所以主"筋"所生病不单单表示从形态学上的肌肉丰盛处，更表达了太阳主表卫外的意思。太阳阳气最盛，主表卫外，分布在身体的后面。《素问·热论》太阳为"诸阳主气"，《素问·生气通天论》："阳气者，精则养神，柔则养筋。"王冰注：阳气者，内化精微，养于神气，外为柔软，以固于筋。所以，从足太阳膀胱经的病候特点、气化特点和阴阳气的特点分析，用主"筋"所生病所表达涵盖"外、表、阳"的意义要准确于"主膀胱所生病"。所以仲景的麻黄汤证、桂枝芍药知母汤证、附子汤证、葛根汤证等都有周身疼痛症状。

足少阳胆经循行部位包括身体的侧面，即头侧、躯干侧、下肢侧面和足侧。所经过的部位以骨节为主。如头角、胸胁、股骨大转子、外辅骨、悬钟等部位。从病候上讲，主要有"头痛，颔痛，目锐眦痛，缺盆中肿痛，腋下肿，胸、胁、肋、髀、膝外至胫、绝骨、外踝前及诸节皆痛。"少阳经主骨，指的是骨和骨的连接处即骨节关节。而"肾主骨"和"少阳主骨"是从体和用的角度来看人体的生理病理结构的。一个是从体之脏腑理论出发，骨为肾气所汇聚所主；一个是从用之经络理论出发，从经脉循行所过部位看，骨关节部位为足少阳经所过。正如《汤液经法》中五味之体用关系一样，体主生理，用主生机。《素问·诊要经终论》说："少阳终者，耳聋，百节皆纵。"《灵枢·根结》也说："少阳为枢，枢折，即骨繇而不安于地。故骨繇者，取之少阳，视有余不足。骨繇者，节缓而不收也。"《灵枢·本输》曰："肺合大肠，大肠者，传导之腑。心合小肠，小肠者，受盛之腑。肝合胆，胆者，中精之腑。脾合胃，胃者，五谷之腑。肾合膀胱，膀胱者，津液之腑也。少阳属肾，肾上连肺，故将两脏。三焦者，中渎之腑也，水道出焉，属膀胱，是孤之腑也。是六腑之所与合者"。可见"肾主骨"和"少阳主骨"的体用关系在《黄帝内经》（以下简称《内经》）中实际上已经说得很明确了，可是在现代中医理论中还没有被大师们关注到。

足阳明胃经循行所经过的部位，动脉分布最多。大迎、人迎、气冲、冲阳、虚里等穴位处，分别是面动脉、颈动脉、股动脉、足背动脉、心脏搏动等处。脉诊中的三部九候，三部中两部都是在足阳明胃经循行线上。而寸口脉也和足阳明胃经有间接的关系。从足阳明胃经病候上看，"病至则恶人与火，闻木声则惕然而惊，心欲动，独闭户塞牖而处。甚则欲上高而歌，弃衣而走"。在《素问·阳明脉解》中的解释："阳明主肉，其脉血气盛，邪客之则热，热甚则恶火。阳盛则四肢实，实则能登高也。阳盛则使人妄言骂詈，不避亲疏而不欲食，不欲食故妄走"。《素问·四时逆丛论》曰："阳明有余，病脉痹，身时热"。所以阳明病的特点就是血气盛而热。在中医学理论中"心主血脉"，血液成分的改变可以直接影响心藏神的功能。在《伤寒论》中治疗精神病类桃核承气汤、桂枝茯苓丸、大柴胡汤、大承气汤证等，都用到了通腑实、泻阳明热的方法，而阳明经证的白虎汤也是泻阳明实热的方法。而《素问·脉要精微论》中就明确地说了"夫脉者，血之府也"。另外，脾胃为气血生化之源，《灵枢·决气》："中焦受气取汁，变化而赤，是谓血。"《灵枢·经脉》："谷入于胃，脉道以通，血气乃行。"这些均说明胃与血有着直接的关系。所以，用血来概括足阳明胃经主病，既可以说明足阳明胃经循行所过以动脉搏动处为主的部位特点，又可以说明阳明多气多血的气化特点，以及足阳明胃经病候主要特征为血气盛而热的特点。

三阴病层层递进入里，太阴病主要是脾胰腺和肺三脏的病变，脾胰为消化道、消化液的病变，肺部则为呼吸系统的寒热，还有温病。少阴病则为心肾的循环系统的疾病。厥阴病则为肝脏与心包的疾病，同时还有血液系统的血凝系统、微循环系统的病变。

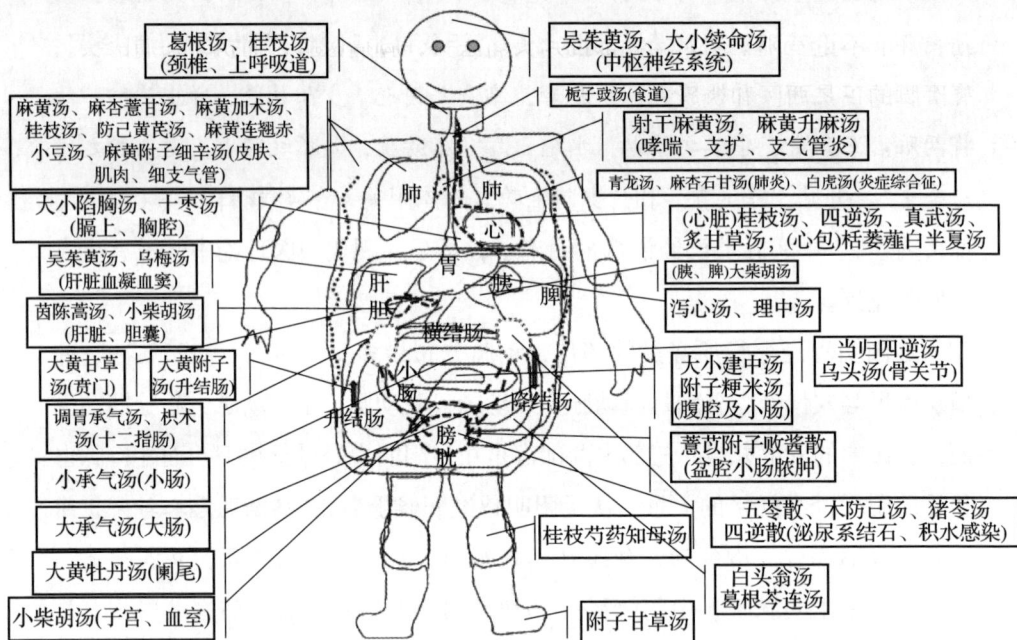

每一种主证又可分见于六经。如疼痛分见六经，太阳病篇可见头痛、腹痛、头项强痛、身痛、四肢痛、胁痛、心痛、心下痛、咽痛、腰疼、支节痛、骨节疼、阴疼等13个部位疼痛。阳明病篇可见头痛、腹痛、骨节疼、心痛、胁痛、咽痛、绕脐痛7个部位疼痛。少阳病篇可见头痛。太阴病篇可见腹痛，四肢痛、咽痛3个部位疼痛。厥阴病篇可见头痛、腹痛、身痛、四肢痛、心痛、咽痛6个部位疼痛。少阴病篇可见腹痛、身痛、骨节痛、四肢痛、心下痛5个部位疼痛。霍乱篇可见头痛、身痛。

民间伤寒诀：散温（麻桂）、燥温（姜附）、清温（白虎）、泻温（承气）、保胃气、存津液。青龙麻黄、白虎石膏、朱雀阿胶、真武附子、勾陈大黄、阳旦桂枝、阴旦柴胡。

仲景的《伤寒杂病论》一书，不但是一本症状学著作，同时也是一本病机学、方剂学、识病辨证学和治疗学著作。每一个症状都有三阴三阳的六经病机，不能单纯地以某一症状直接来定治法治方，而应根据六经不同病机来定治则治法治方。犹如《素问·咳论》中，不只咳嗽有五脏六腑咳，所有的发热、头痛、呕吐、呃逆、身痛、关节痛、下利、血证等，都有五脏六腑、三阴三阳六经的病机。仲景所说的"有是证用是药"指的是在某一特定病经之下的治则，并非不论三阴三阳，学界都批判头痛医头，脚痛医脚，而执于头痛医头脚痛医脚的正是西医和执于方证相对论的诸位中医。下文就是将这些临床常见的症状，以三阴三阳病机分类条目，以说明仅靠方证相对论是有很大局限性的，只有从三阴三阳本质上去五诊合一，望闻问切算，才能不至于失之毫厘，谬以千里。

媾◎情志神志

中医认为，生命是形神合一的生命态。形为中医解剖体系，包括全息解剖及脏器解剖、形体解剖等。神为生命态的形态发生场。人体的形态发生场分为主元神与副元神两个层次。主元神为先天元神，佛家所谓的"唯识论"说的就是这个元神。副元神为后天元神，也叫识神，实际上就是中医所说的神志与情志。临床常见的神志病与情志病多为副元神病，即识神病；而主元神病多见于遗传性疾病和先天性疾病，还有就是道家修炼过程中的炼功出偏之类情况。主元神病与副元神病都可以导致肉身形体藏象的变化，二者之间互为因果、互相牵扯、互相消长。

最初层次为情志，即肝为怒、心为喜、脾为思、肺为悲忧、肾为恐惊。《灵枢·行针》中"岐伯曰：多阳者多喜，多阴者多怒。"第二层次为神志，即五脏神，即肝藏魂（夜间见鬼等幻觉）、心藏神（神志不清）、脾藏意（注意力不集中、多动）、肺藏魄（白日见鬼等幻觉）、肾藏志（有无远大志向与抱负）。第三个层次为元神，也是最高的层次，即主元神。主元神即道家《黄庭经》中的众多内景。

《伤寒论》中论述的情志症状，以六经辨证为目，包括言语异常（谵语、郑声、独语、默默、语言难出与不能语言等）、行为异常（狂、循衣摸床、捻衣摸床等）、睡眠障碍（欲眠、不得眠）、神志异常（惊、烦、心烦、烦躁、躁烦、心中懊侬、心愦愦、恍惚心乱、怵惕等）、记忆障碍（喜忘）、意识障碍（冒、不识人等）。《金匮要略》以情志病名为纲，按五脏从神论治，将情志病证归纳为百合病、奔豚气、脏躁、梅核气、肝着、热入血室等，及可在发病过程中伴随出现情志症状的典型病证。

《伤寒杂病论》中论述的情志病证几乎涵盖了现代医学中的所有独立的精神疾患，如焦虑证、抑郁证、失眠、精神分裂、植物神经紊乱等，也包括各种内科疾病在发病过程中病变侵及中枢神经系统时所导致的精神异常症状，如乙脑极期出现的烦乱、神志模糊，心梗发作时出现的神志不清、意识模糊、嗜睡等。仲景治疗情志病证主要理论基础是"六经辨治"与"五脏藏神"理论，从六经与五脏藏神分论情志病症状。

《伤寒杂病论》讲七情为病，具体讲了哪些病呢？一是惊狂、惊悸和奔豚。惊狂，就是其人发狂；惊悸是心悸，因为心悸的人怕惊，稍微有点动静就心跳，就要用手把心脏部位捂住，这是桂枝甘草汤证；还有奔豚，《伤寒杂病论》说这三者"皆从惊恐得之"。二是谵语。谵语为胡言乱语，大声如急，分为虚实两证，实证循衣摸床多为承气汤证，虚证如狂多为防己地黄汤证，热入血室如狂的为小柴胡汤证。三是烦躁。烦和躁有区别，烦是自知，躁是躁动。自己内心很难受叫烦，躯体狂舞乱动叫躁。四是失眠和嗜睡，"少阴之为病，脉微细，但欲寐也"，既包括失眠又包括嗜睡。五是百合病。六是狐惑。七是梅核气。八是脏躁。九是梦交。十是喜忘。十一是悲忧。这些是常见的神志失常病，这些症状是怎么造成的呢？是患者自身的问题，还是外界环境的问题？热入血室时"如见鬼状"，阳明腑实证也能见到"如见鬼状"，甘麦大枣汤证"象如神灵所作"，百合病"如有神灵"；还有狐惑，狐是什么？惑是什么？又如带下病说"非有鬼神"。还有梦交"女子梦交"，和谁梦交？

谵语

太阳谵语

《伤寒论》第105条文（通行本《伤寒论》条文）中指出"伤寒十三日，过经，谵语者，以有热也，当以汤下之"，第111条"阴阳俱虚竭，身体则枯燥，但头汗出，剂颈而还，腹满，微喘，口干，咽烂，或不大便。久则谵语，甚者至哕，手足躁扰，捻衣摸床。"此皆为**太阳病阳明实证**，承气汤主之。

阳明谵语

《伤寒论》中提及"谵语"的27条条文中，单在阳明篇有12条，附方8条，而使用大、小承气汤的占6条，其余15条条文所列举的"谵语"成因有7条是指阳明热入胃家，所附方5条，使用三承气汤占4条，并在第105条文中指出"伤寒十三日，过经，谵语者，以有热也，当以汤下之"。在仲景论及"谵语"的 27 条条文中，把 19 条归于胃，而使用承气汤治疗的有 10 条，可见仲景把承气汤作为解决"谵语"的一个主要方法。

阳明实则谵语，阳明虚则郑声。210 条（下文无其他说明，且省略书名的各条文皆为通行本《伤寒论》条文）曰："夫实则谵语，虚则郑声。郑声者，重语也。直视谵语，喘满者死；下利者亦死"，其证因阳热极盛而阴液告竭，病多凶险，治宜泄热救阴，顾护元气。何谓郑声？郑声是一种重复语言的异常。多由精气内夺，心神无主所致，表现为语言重复、声音低微，疾病晚期精神散乱的一种危重表现。患者忽然感觉自己在马路上、忽然感觉眼前一片荒凉、一直在不停交代一件事情、想要沟通却无法沟通、一直在喋喋不休又不知所云。何谓谵语？在床边忽然见到鬼魂或已逝之人、忽见有人拿刀杀他、或见路遇猛虎、半梦半醒、呼号惊叫、循衣摸床、搓空理线、登高而歌、弃衣而走等。

谵语的根本原因见于阳明腑实证或热证：阳明热炽，燥屎内结，腑气不通，浊热上扰，心神不安，而发谵语。如《伤寒论》阳明病阳明证（正阳阳明病）的 213、214 条为阳明腑实轻证，而 212、215、217、220 条乃阳明腑实重证，如《伤寒论》212 条所言独语是见于实证者，乃阳明腑实，浊热上扰心神，言语不能自主所致，即"伤寒若吐若下后不解，不大便五六日，上至十余日，日晡所发潮热，不恶寒，独语如见鬼状"，然其"谵语"均是浊热扰乱心神所致。按西医来解释，就是宿便在大肠内分解，产生大量的氨气，氨气通过肝肠循环的通路，入血，继而入脑，产生类似肝性脑病的情况，谵语，如狂。

《素问·阳明脉解》曰："帝曰：善。病甚则弃衣而走，登高而歌，或至不食数日，逾垣上屋，所上之处，皆非其素所能也，病反能者何也？岐伯曰：四支者，诸阳之本也，阳盛则四支实，实则能登高也。""热盛于身，故弃衣欲走也。""帝曰：其妄言骂詈，不避亲疏而歌者何也？岐伯曰：阳盛则使人妄言，骂詈不避亲疏，而不欲食，不欲食，故妄走也。"

故仲景根据病情轻重分别予以小承气汤泄热通便，行气除满，大承气汤峻下热结，荡涤腑实，使腑气得通，燥热得泄，身和则神安，谵语自止。**太阳病阳明证**的 29 条所言之"若胃气不和者，谵语者，少与调胃承气汤"，30 条曰"阳明内结，谵语烦乱……以承气汤微溏，则止其谵语"，此乃阳明热结，扰及神明则谵语，予以承气汤泻热，热去神安则谵语自止。219 条所言之"谵语遗尿，发汗则谵语"，此乃阳明胃热，循经上扰，神明不安所发谵语。《伤寒论》265 条、267 条所言"谵语"乃**少阳病阳明证**经误治，或因误汗使津液外泄而胃燥，加重阳明证，胃热上扰心神而发谵语，或因误用汗吐下等法致病情恶化，脱离六经病证的传变规律，神志纷乱而谵语，此时柴胡汤证罢，应观其脉证，随证治之。阳明虚则郑声，用理中、建中、吴茱萸汤、补中之类的汤剂，汤入声出。

《伤寒论》第 214 条阳明实病太阴证："阳明病，谵语，潮热，脉滑而疾者，小承气汤主之。因与承气汤一升，腹中转气者，更服一升；若不转气者，勿更与之。明日又不大便，脉反微涩者，里虚也，为难治，不可更与承气汤也。"阳明病，谵语，发潮热，脉滑而疾者虽有可攻之证脉，但不可骤然攻之，宜先与小承气汤一升试探之。若腹中转矢气，则知矢中燥屎已硬，以药少未能下，更服一升催促之，自可下也。若不转矢气，则勿更与服，候明日仍不大便，诊其脉仍滑疾，则更服之。今脉反见微涩，则是里虚无气，虽然有阳明腑实证，其实是病情复杂危重之象。实中夹虚，攻补两难，故曰难治。此时千万不可纯用承气汤攻下，当拟攻补兼施法治之。《温病条辨》新加黄龙汤之类可参考。

承气汤的用法：调胃承气汤作用于幽门及十二指肠部位的梗阻，小承气汤用于小肠的宿便，大承气汤用于大肠及结肠的宿便，厚朴三物汤用于肠积气、肠胀气等症状，腹平片可见大量胀气。如果出现肠形的话，肠中有水饮，可以枳术汤主之。小肠虚寒，上下肠系膜血栓者，建中汤主之，黄土汤主之。

少阳谵语或默默

少阳胆火内郁，上扰于心，神明错乱而发谵语。如《伤寒论》142 条所言之"太阳与少阳并病，头项强痛，或眩冒，时如结胸，心下痞硬者，当刺大椎第一间、肺俞、肝俞，慎不可发汗，发汗则谵语，脉弦。五日谵语不止，当刺期门"，**乃太阳实病少阳证**，即所谓太阳与少阳并病，实非发汗能解，刺大椎第一间、肺俞，可解太阳表邪，督脉总督诸阳，故刺大椎，肝胆相表里，肝俞为肝之背俞穴，刺之可去少阳半表半里之邪；肺与皮毛相和，故刺肺俞。误汗伤津，木火愈炽后胆火犯心，心神不安则谵语，治则直折少阳火邪，因其热邪之郁与肝胆相关，故可刺肝经募穴之期门（足太阳、厥阴、阴维脉之会，肝脏副交感神经节）以泻肝胆之火。《伤寒论》107 条太阳虚病少阳证曰："伤寒八九日……谵语……柴胡加龙骨牡蛎汤主之"。本证是因伤寒误下，损伤正气使外邪随经内陷少阳所致，少阳受邪，三焦失利，胆气不舒，邪气弥漫，表里同病，虚实互见，诸证纷起。然其情志主证的病机重点仍为少阳枢机不利，胆火内郁，决断失职，心神逆乱，故而"谵语烦惊"。故治当以和解少阳，通阳泄热、重镇安神，方选柴胡加龙骨牡蛎汤。《伤寒论》108 条太阳实病少阳证曰："伤寒，腹满，谵语……刺期门"。此为肝经火邪横逆犯脾，肝火上扰而致谵语。治宜清肝泻火，刺期门以泄肝经邪火自属妥当，然临床亦可随证选用后世之龙胆泻肝汤、丹栀逍遥散等。

仲景所言"热入血室证"有二，于太阳、阳明病篇均有论述，因此其发病可由妇人外感，表邪化热，或阳明热炽，于妇女月经适行适断之际或产后，乘虚内陷三焦血室（上焦心、中焦肝、下焦子宫小肠），瘀热互结，血热上冲于心窍，形成**太阳病少阳证、阳明病少阳证**，而发谵语。如仲景云："妇人中风发热，经水适来，昼日明了，夜则谵语，发作有时，此为热入血室。"《伤寒论》的 143、144、145 条是妇人外感热入血室证，如《伤寒论》145 条曰："如见鬼状者，此为热入血室"。216 条是**阳明病少阳证**热炽热入血室证，用小柴胡汤和解，曰："阳明病，下血谵语者，此为热入血室，但头汗出者，刺期门，随其实而泻之，濈然汗出愈"。此为阳明实病少阳证热入血室，血中之热不能透达于外，血室隶属于肝脉，期门为肝之募穴，刺期门即可疏利肝胆之气，进而宣泄血室之热，热从外散，营卫调和，阴阳平衡，正胜邪祛则濈然汗出而病愈。仲景言小柴胡汤"但见一证便是，不必悉具"，其他经气则无此说法，缘于《伤寒钤法》中少阳病只有一证。此谵语病机乃三焦之下焦血室空虚之时，邪热乘虚而入，热与血结，兼见"如疟状，发作有时"，与小柴胡汤往来寒热证同，故可用之。

《伤寒论》中论及默默者 3 条：96、97、339，前两条言少阳火郁，后辨厥阴热厥，此病病机与肝胆气滞有关，且多热郁于内。如《伤寒论》96、97

条所言之"默默不欲饮食"，此为肝胆气郁，疏泄失职，影响情志与饮食所致，故宜以小柴胡汤和解少阳，宣达枢机。火泻、郁解、胃和则诸证除。

少阴谵语或不能言语

少阴病误以火法强行发汗，火盛伤津，火邪上扰心神，则发谵语。《伤寒论》284 即是言此，临床可选黄连阿胶汤化裁，以养阴清热安神，神安则谵语止。《伤寒论》312 条言："不能语言，声不出者"。此为少阴热化，热袭上焦，伤害咽喉而不能说话。足少阴肾经与手少阴心经都经过咽喉，舌为心之苗窍，当热邪犯心则易表现为言语问题。此外，肺主声音，心火亢易克肺而影响声音。

烦躁

太阳躁烦

烦为躁之轻，躁为烦之重。太阳病汗出不彻，表邪未尽，然病既未转入阳明，又未形成并病，始终羁留于太阳之表，形成邪微正虚之表郁轻证，邪闭阳郁，则见《伤寒论》48 条之"其人躁烦，不知痛处，乍在腹中，乍在四肢，按之不可得"**太阳实病阳明实证**，此时当与辛温发散之剂，小汗即安。**太阳实病阳明实证**，又如《伤寒论》4 条所言之"躁烦"，乃阳热内郁，化热扰心所致，结合颇欲吐、脉数急等证，可知病向阳明传变。《伤寒论》38 条所言之"烦躁者"，为阴寒之邪在表，郁阻阳热之气在经所致。故治宜以大青龙汤辛温发汗，清热除烦。**太阳虚病阳明实证**，如《伤寒论》71 条之"烦躁不得眠"，乃阴津亏虚无以养神所致，应少量频饮以和之，待胃津慢复即可。汗下阴阳俱伤，本病未解反而入少阴，少阴里虚，阴阳俱不足，水火失济，阳虚神气浮越，阴虚阳无所依则见《伤寒论》69 条之"烦躁"，**太阳虚病少阴寒证**，此治应以茯苓四逆汤回阳益阴，宁心安神。《伤寒论》134 条"短气躁烦"即是此，此为太阳病表未解而误下，致使邪气内陷化热与水结形成结胸证，即**太阳病少阴热证**，邪热内扰胸膈致心神不安则躁烦。故应以大陷胸汤清热逐水，破结安神。**太阳虚病少阴寒证**，误用火法劫汗伤阳，心阳受损，神失所养而心神浮越于外，证见《伤寒论》118条之"烦躁"，病位在心，故此时应以桂枝甘草龙骨牡蛎汤温补心阳，镇潜安神。再如《伤寒论》61条言："昼日烦躁不得眠，夜而安静"，此为干姜附子汤证，患者除表现为白天感到烦躁不安、坐卧不宁，入夜因虚阳无天阳助而烦躁减轻呈现一副似睡非睡症状外，还兼有神疲、脉沉微等一派虚寒之象，从上述症状可看出此病乃肾阳虚，阴阳相搏所致。

阳明热烦躁

烦躁，搓空理线，循衣摸床。《伤寒论》110条曰："太阳病二日，反躁"。114条曰："不得汗，其人必躁"，《伤寒论》111条所言之"手足躁扰，捻衣摸床，小便利者，其人可治"，则是表证误以火劫发汗而伤津化热所致，皆为**太阳外邪入阳明化热**，但是热盛伤津程度不同，承气汤主之。《伤寒论》212条**阳明实病阳明实证**曰："伤寒若吐若下后不解，不大便五六日，上至十余日，日晡所发潮热，不恶寒，独语如见鬼状。若剧者，发则不识人，循衣摸床，惕而不安，微喘直视，脉弦者生，涩者死。微者，但发热谵语者，大承气汤主之"。此条"独语如见鬼状"作为主证之一，兼不恶寒、不大便、日晡所发潮热等证，说明肠燥腑实，热盛火炎上扰心神之病理变化，也预示伤寒表证已因吐下法误治损伤津液从燥化热，转属阳明。"不识人、循衣摸床、惕而不安"乃胃热亢极，火势燔炽，热极伤阴，阴液将竭，神明无主所致，预示者此病已因因循失治，热极津伤而病情恶化。《伤寒论》221条之"烦躁不得眠"，此时若因腹满而误下，则必热邪乘虚上扰胸膈，治宜以栀子豉汤清宣胸膈郁热。《伤寒论》242条之"喘冒不能卧者"乃因阳明燥屎内结，腑气不通，燥热上迫于肺，上扰清宫而气喘并头昏目眩，此时喘冒俱作心神烦乱而不能卧寐。治宜以大承气汤攻下热实，屎祛热清则喘冒止，心神安而卧寐安。《伤寒论》269条所言之"其人躁烦者""如见鬼状"，结合伤寒六七日本为伤寒病邪祛正复之时，此时证见无大热而躁烦可知邪气已由表入阳明之里。故里热炽盛，为阳明腑实证，随证选用白虎、增液承气诸方。《伤寒论》168、169、195、203、207、238、240、241等条，其无形邪热炽于中焦，弥漫全身者，以白虎汤类证为代表。胃热炽盛，最易上扰心神，故心烦为主证。阳明邪热与糟粕相结于胃肠，化燥上攻，神明受扰，则心烦难安。其烦或因热与实结难以外发而微烦；或因燥热攻冲之势甚猛而烦乱以至谵语。其治以苦寒攻下、清热泻火为大法，据其热实燥满之轻重缓急而随证选用三承气汤。成无己曰："吐后心烦谓之内烦，下后心烦谓之虚烦，今阳明病不吐不下心烦，是胃中郁热也，故与调胃承气汤以下郁热"。

少阳烦躁

少阳经脉散布胸中而络心包，且胆为中正之官，有调节情志之能。若邪入其地，则心神为之所乱，而烦证由生。少阳之烦，典型者自属小柴胡汤证。邪入少阳，化火内郁，上扰心神而证见《伤寒论》96 条之"心烦喜呕，或胸中烦而不呕"。若**少阳火郁兼阳明腑实**者，亦可见心烦不安之状，如 103 条之"郁郁微烦者"，治宜以大柴胡汤和解与攻下并施。若少阳火郁兼邪气弥漫、三焦不利，少阳胆火上炎，胃热上蒸，神明不安则见 107 条之"胸满烦惊"，此烦自与火郁相关，为**太阳虚病少阳证**，而太阳虚亦难辞其咎，故烦而惊惕，故此时应以柴胡加龙骨牡蛎汤和解少阳，泄热通阳，镇惊安神。若**太阳虚病少阳证重证**，少阳火郁兼三焦寒饮者，火郁、饮邪上扰心神而见 147 条之"心烦"，因此病乃少阳枢机不利，水饮内蓄所致，故应和解少阳，温化寒饮，方选柴胡桂枝干姜汤。

太阴烦躁

如 102 条太阳虚病太阴寒证："伤寒二三日，心中悸而烦者，小建中汤主之。"临床特征以腹中隐痛且喜温喜按，心烦、悸动不安为主，伴见头眩乏力，纳差，面色苍黄，或时见低热，自汗出，舌淡苔白柔嫩，脉细而弱等中焦虚弱之象，治宜小建中汤温中补虚，调和气血。如《伤寒论后条辨》曰："心中悸而烦，则里气虚，而阳神易为阴袭，建中汤补中和里，保中州以资气血。"方中以桂枝汤扶阳而固卫，卫固则荣和，倍芍药以酸甘化阴，助化生营血，并加饴糖者，甘以润土，土润则万物生，以助生化气血，中焦得助，气血自生，"烦悸"自除。如 158 条太阳虚病太阴寒热错杂证："伤寒中风，医反下之，其人下利日数十行，谷不化，心下痞硬而满，干呕心烦不得安……甘草泻心汤主之。""心烦"也因呕利频剧，心神因之而乱所出现的情绪状态，临床特征以腹部痞满不舒，心烦，干呕不得安，下利次数多，甚者完谷不化为主，伴见神疲乏力，纳差，或口舌糜烂，舌淡苔白腻，脉弱。治宜甘草泻心汤补中益胃，和胃消痞。如 277 条所言"以其脏有寒故也，当温之，宜服四逆辈"故方中重用炙甘草，并用人参、干姜、大枣补中焦虚寒，则虚邪不能上逆，又因其伴有热邪犯胃，胃气上逆而痞满，故加黄连、黄芩泻热消痞，法夏和胃止呕。中焦得助，热痞得除，呕利亦止，则心烦不安能消。如 278 条："伤寒脉浮而缓，手足自温者，系在太阴……至七八日，虽暴烦下利日十余行，必自止，以脾家实，腐秽当去故也。"临床特征以手足暖和，心烦，下利为主，伴见食欲转佳，精神爽慧，苔腻渐化等，这是寒湿渐尽，所以下利必自止。

少阴烦躁

寒躁。《伤寒论》282 条："少阴病，欲吐不吐，心烦，但欲寐，五六日，自利而渴者……"临床证见四肢不温，精神萎靡，畏冷喜睡，虽心烦而不易暴怒，自利而小便清白，舌暗淡苔白腻，脉沉细等。因阴盛而虚阳上扰，治宜四逆汤温肾回阳救逆。296 条言"吐利躁烦，四逆者死"，此为少阴阴寒内盛，少阴阳气欲绝之证，因吐利躁烦可知残阳外扰，心神涣散，故仲景言其死，但临床应急图其治，投四逆、通脉之剂急救其阳，阳气有将复之机方可继续辨治，以解神志之异常。《伤寒论》298 条之"少阴病，四逆恶寒而身蜷，脉不至，不烦而躁者死"，《伤寒论》344 条之"躁不得卧"，即是此例，此时阳气将绝，神气将亡，均无可复之望，故断为死候。阴寒内盛，阳气虚衰，虚阳外越，上扰于心则烦，外动四肢则躁，阴证见此症状，常为危重之兆。如 300 条证见"脉微细沉，但欲卧……复烦躁不得卧寐者"或 344 条"躁不得卧者"，虽此言发热烦躁貌似阳复佳兆，但是阴寒诸证却未减轻，此是阴盛已极而阳气外亡之险情，"但欲寐"的重证，因"复烦躁不得卧寐"，仲景虽言其死，然临床仍当据证以重剂通脉四逆汤或白通加猪胆汁汤急救。又如《伤寒论》315 条之"干呕烦者"乃少阴病下利病重，阴寒盛极格药于外，致胃脘烦闷呕吐，治宜以白通加猪胆汁汤破阴回阳，宣通上下，破除药物格拒，则病有可愈之机，神有可安之时。

又如**太阳病少阴寒证**的 61 条："*下之后，复发汗，昼日烦躁不得眠，夜而安静……脉沉微，身无大热者，干姜附子汤主之。*"临床特征以白昼烦躁明显，四肢厥冷为主，伴夜至安静，但其静并非安舒静卧，乃精神虚惫，倦极而卧，似睡非睡，似清非清，兼恶寒甚，舌淡苔白，脉沉微，按之欲散等。虽见"烦躁"，但较 315 条之白通加猪胆汁汤证轻，但仍属危候之先兆，治宜干姜附子汤急救回阳，方以只用干姜、附子单刀直入以救残阳，而且本方煎煮 1 次，顿服，意在使药力集中，回阳效果迅速。阳气助而阴寒散，烦躁自消。少阴阳虚，阴津亦伤，阴阳两虚，水火失济，也会出现烦躁不安，如**太阳病少阴寒证**之 69 条："*发汗，若下之，病仍不解，烦躁者，茯苓四逆汤主之。*"本证虽曰俱虚，然必以阳虚为主，故必见恶寒、四肢厥逆、下利、舌淡脉微等证，而其阴虚证象多见身热、唇舌咽干，舌苔少津或无苔，脉细虚数等。因其在阳虚之基础上伴阴虚的征象，故治宜茯苓四逆汤温阳益阴，宁心安神。方中以四逆汤回阳救逆，并用人参助元气，安精神，益气生津，于回阳中有益阴之效，茯苓宁心安神，助阳利水以消阴翳，使阳气复，阴津生，烦躁止。

如《伤寒论》309 条之**少阴寒病厥阴证**，"烦躁欲死"，乃阳虚不甚，尚能与阴邪相争，邪正交争剧烈，扰动心神所致，故心烦甚而肢躁轻。治宜以吴茱萸汤温中降逆，止呕除烦。此证与 296 条之"吐利躁烦，四逆者死"不同，296 条是**少阴寒病少阴寒证**，是阴阳气脱绝证，躁烦乃残阳外扰，神不守舍所致，若伴有四肢逆冷，表示阳气已绝，故断为死候。

少阴寒化证出现"烦"，亦非全是凶险之候，也可表现为病有欲愈之机，故两者当须鉴别，以免预后判断错误，如条文 287："*少阴病，脉紧，至七八日，自下利，脉暴微，手足反温，脉紧反去者，为欲解也，虽烦下利，必自愈。*"见"烦""自利"颇与上文所述少阴寒化证危象症状相同，如柯琴曰："烦利本少阴证"，但文中言"手足反温"可知阳气已复而敷布四末，可与各危象的"四逆"相鉴别。

热燥。少阴热化阴伤，邪热与水互结于下焦，上犯心神，故见心烦不得眠，如条文 319 "*少阴病，下利六七日，咳而呕渴，心烦不得眠者，猪苓汤主之。*"临床特征以小便不利，尿黄色赤，尿频尿急尿痛等膀胱热结证为主，同时伴有心烦不得眠，口干渴，皮肤干燥，舌质红苔滑，脉浮滑等。本证因虚热水互结，故治宜猪苓汤利水养阴，清下焦热，方中以猪苓、茯苓、泽泻利水，并以阿胶、滑石育阴清热以治心烦不得眠等阴虚内热证，使下焦水热清利，阴复火降而烦止。少阴热化伤阴，肾水亏虚不能上制，心火独亢于上，扰乱心神引起"心烦"，如303条："少阴病，得之二三日以上，心中烦，不得卧，黄连阿胶汤主之。"因其心火、肾水亏虚均较重，所以其"心烦"较猪苓汤证重，临床特征心烦易怒，身热夜甚，难卧为主，伴有口燥咽干，手足心热，头昏耳鸣，舌红少苔，脉细数等。因心火亢盛，肾水不足，如刘渡舟说："少阴病肾水亏虚，心火无制而上炎，阳不入阴而躁扰于外，就要发生心烦特甚以致不能卧寐的证候……"故治宜黄连阿胶汤滋阴泻火，交通心肾，方中以黄连、黄芩直折上焦独亢之君火，芍药、阿胶、鸡子黄滋润下焦亏虚之肾阴，壮水之主以制阳光，心肾相交，阴平阳秘，心烦不得眠则止。

因此，少阴寒化证致"烦躁"原因均以阳虚阴寒为主，而且病程已较危重，故其治"烦躁"大法皆以回阳救逆为主，使阴寒得散而虚阳不上扰。"烦躁"虽作为少阴寒化证的兼证，但对于判断其预后是关键的指征，如少阴寒化证初见"烦"，进一步发展则出现"烦躁"，病情再继续下去又再出现"烦"，病患已神志不太清醒，最后病患会表现阴竭阳脱的"不烦而躁""躁烦"或"复烦躁"等，可见"烦躁"再配合其他临床症状，能有效地判断少阴寒化证在临床上各阶段的治法、病情及预后等，对临床治疗用药有重要辅助意义。而少阴热化证均因阴虚致烦，治疗主要以滋阴润燥之品除"心烦不得眠"，再随其他兼证而选方遣药，随证治之。

厥阴烦躁

厥阴者，统肝与心包也，其本主风，今风火相合，内扰心神而烦，外扰肢体而躁。如《伤寒论》338条所言之厥阴病厥阴证，"蚘上入其膈，故烦，须臾复止，得食而呕，又烦者"，即蚘动扰神所致，故治宜以乌梅丸寒温并用，祛蚘止烦。如《伤寒论》339条之"烦躁"，乃厥阴病少阴热证，阳热内郁，热扰心神所致。治宜清热解郁除烦。如《伤寒论》343条之厥阴病少阴寒证："伤寒六七日，脉微，手足厥冷，烦躁，灸厥阴，厥不还者，死"，此条言厥阴病阳衰阴盛证之预后，此"烦躁"乃虚阳尚可与阴邪相争，浮越而扰及心神所致，由此可知此病之阳虽虚但尚未虚竭，尚有可救之机，可治。乌梅丸主治寒热错杂之蛔厥证，乌梅丸治疗蛔厥证要求"先时饮服十九"，即均要求在饭前服药，因蛔虫有见食则动的特性，在空腹安静时给药，疗效更佳，饭后服用蛔虫会夺食窜动，影响药效发挥，还会有诱发他病的可能。

痰涎壅盛，结于胸中，阻塞了手厥阴之脉，阳气无法循经达四末以温四肢，郁于胸中，气机不畅而生"烦"，如 355 条："病人手足厥冷，脉乍紧者，邪结在胸中，心下满而烦，饥不能食者，病在胸中，当须吐之，宜瓜蒂散。"《医宗金鉴》曰："实邪壅塞胸中，则胸中阳气为邪所遏，不能外达四肢，是以手足厥冷，胸满而烦。"临床证见四肢厥冷，胸中痞满甚而心烦不舒，气上冲咽喉不得息，纳差，寸脉微浮等。其因以痰浊阻塞胸阳，旨《内经》"其高者因而越之"的治疗法则，治宜瓜蒂散涌吐痰涎，方中瓜蒂有较强的催吐作用，善于涌吐痰涎，赤小豆助以增强涌泄之功；淡豆豉轻清宣泄，载药上行，助其涌吐之力，胸脘痰涎得除，胸中阳气得以通达，胸满而烦则迎刃以解。

肝寒犯胃，阴寒上逆之势甚重，以致呕吐剧烈而频繁，进而扰乱心神，出现心烦，四肢躁动不安的症状，如 309 条**少阴寒病厥阴证**，"少阴病，吐利，手足逆冷，烦躁欲死者，吴茱萸汤主之。"本证阴寒虽盛，而虚阳尚可与之相争，故以心烦为甚而肢躁为轻，临床特征以呕吐频剧以致心烦躁扰不宁欲死之状，伴有四肢厥冷，下利，头痛，舌淡嫩水滑苔，脉弱等虚寒证。因其以胃寒呕吐剧烈而出现烦躁等情绪症状，故治宜吴茱萸汤温肝暖胃，降逆止呕。

"烦躁"病机虽然复杂多变，但可看出三阳经之"烦躁"以实、热为主，三阴经之"烦躁"以虚、寒为主，另外六经的不同发病机理亦有其规律性，太阳以表邪为主，阳明则以热邪为主，少阳多因胆郁，太阴、少阴则以虚为主。但总括来说，"烦躁"实证主因是"邪郁"，如太阳表郁、蓄水，阳明热郁、腑实，少阳胆郁，厥阴痰厥、蛔厥等，其"通"路受阻，故治法以"通"为主，太阳以发汗、利水，阳明以宣热、通腑，少阳以利胆解郁，厥阴以祛实邪来达到"通"的效果。而对于太阴、少阴的治法，则以补其不足为主，太阴以补脾，少阴则以温阳、养阴为主。另外，烦躁虽然多作为兼证，但医者可从患者

"烦躁"的表现反映出疾病的轻重程度，而且对于危急重证患者，更可作为对其预后判断的指征。

懊憹

太阳懊憹

心中懊憹者，历代医家皆指其人心中烦郁特甚而有无可奈何之感，古人心胃互指，胸腹互用，本病实为胃脘嘈杂之证，胃炎食道炎的表现。伤寒表证，或阳明经证，误用汗吐下诸法，外邪乘虚内陷心胸部位，化热郁积其位，扰乱心神，故而懊憹不安。如《伤寒论》76条太阳虚病阳明实证之"心中懊憹"，乃无形郁热扰神所致之食道炎。治宜以栀子豉汤清宣郁热。若兼短气者，乃热伤元气，加甘草以补之；若兼呕逆者，乃胃气上逆，加生姜以降之。又伤寒表邪，因误下而内陷化热，与心胸水饮痰湿相搏，心神因之而乱，是懊憹之由。如《伤寒论》134条太阳虚病阳明实证之"心中懊憹"，乃因误下使胃中空虚，外邪乘机内陷化热，痰热攻扰胸膈胃脘所致，治宜以大陷胸汤攻逐水热。

阳明懊憹

湿热之邪，蕴郁中焦，熏蒸肝胆，横犯胸胃，故而懊憹发黄。如《伤寒论》199条阳明实病太阴证之"心中懊憹者，身必发黄"，乃阳明病湿热蕴结，太阴湿热郁蒸，内扰心神所致。治宜清热利湿退黄，视其湿热之轻重，选用茵陈蒿汤或栀子柏皮汤；若阳明实病太阳实证之表邪未尽而身痒无汗者，可用麻黄连翘赤小豆汤。邪热内传阳明，与肠中糟粕相结成实，燥邪伤津，浊热上扰，乱其心神，因成懊憹。如《伤寒论》238条阳明实病阳明实证之"心中懊憹而烦"，乃阳明病下后余邪未尽，热扰神明所致，若兼见阳明腑实之燥屎内结则应以大承气汤峻下热结。若阳明病下后，胃中空虚，热邪乘虚扰于胸膈，而证见221、228条阳明实病太阳虚证之"心中懊憹"者，当以栀子豉汤清宣胸膈郁热。

《伤寒论》中出现"心中懊憹"字眼的条文有些是与胃与食道相关的，比如第 228 条中写道"阳明病，下之，其外有热，手足温，不结胸，心中懊恼，饥不能食，但头汗出者，栀子豉汤主之"。该条文归属于阳明病篇，张仲景概括阳明病的病机为"胃家实"，所以其病变的主要病位仍然在胃和食道。

烦疼

太阳烦痛

太阳虚病少阳证，少阳枢机不利，胆火内郁，而表邪未尽，故可见《伤寒论》146 条之"支节烦疼"。经曰：少阳主骨，本证之烦，既因少阳火郁，更责之于表邪郁闭之肢节疼痛而致心神难宁。故治宜以柴胡桂枝汤和解少阳，调和营卫，郁热解则神安。《伤寒论》174 条之**太阳虚病少阴寒证**，"身体疼烦，不能自转侧"，即为风寒湿邪袭人肌表，营卫不调，气血运行不畅，而表现为周身疼痛而心烦不安，不能自转侧等证。此条言伤寒八九日，而身疼不除，反至不能转侧，可知此时不只寒邪为患，乃风与寒湿邪相合，不呕、不渴只因其里无热，脉虚浮而涩是因风寒外持，卫阳不振。故于桂枝汤中去芍药之酸寒，加附子之辛温，以振奋阳气祛除阴邪。用桂枝附子汤以温经散寒，祛风除湿。如《伤寒论》175 条之**太阳虚病少阴寒证重证**"骨节疼烦"乃风伤卫表，流注关节，风湿相搏，两邪相加所致，此时掣痛不得屈伸，近之则疼痛剧烈，心烦不安。本证因风湿俱盛，流注关节，阳气虚，骨节疼烦；故治宜以甘草附子汤温阳散寒，祛湿止痛，痛止则神安。

太阴烦痛

太阴属脾，主四肢肌肉，又主运化，若脾阳虚，外感风邪，邪气阻滞，正邪交争，四肢气血运行不畅则见《伤寒论》274 条**太阴病太阳实证**之"四肢烦疼"。此时可结合脉象来推断此病之病势转归。太阴感受风邪，脉浮取而微，是邪气渐轻，风邪将解；沉取而涩，是里虚湿滞，脉行不畅；脉形大，是脾气有渐复之机，湿邪渐去，邪微正复，故"为欲愈"。

狂躁

太阳狂

太阳狂证有虚实之分，实为蓄血狂，虚为亡阳狂。太阳蓄血狂有轻重之分，若太阳病不解，表邪随经入里化热，与血结于下焦手太阳小肠经少腹部位，小便自利，不是血蓄膀胱。由于血热初结，血结不坚不深，病邪尚浅。《伤寒论》106 条曰："其人如狂"。热在血分，扰乱心神，神明不安，故躁动不安，其人如狂，属**太阳虚病阳明实证**。由于血分与热初结，血结不坚不深，病证尚浅，若正能胜邪，则瘀血自下，邪热随瘀而去，病证有自愈之机。若病证不能自愈，形成表里同病时，当先解表，再以桃核承气汤活血化瘀、通下瘀热治蓄血证。若血结较深，病势较急，病情较重，如《伤寒论》124 条所言之"其人发狂者"和 125 条所言之"其人如狂者，血证谛也"，均是**太阳虚病阳明实证**于或愈或变之时，表邪内陷入里深入下焦小肠血分，血热互结，上扰心神而发，形成蓄血重证。本条则应先里后表，直接使用攻逐之法以抵当汤破瘀结，泻血热。肠系膜血栓等疾病可用本法治疗。蓄血证与承气证都是**太阳虚病阳明实证**，一在血分，一在气分。水分病则为**太阳虚病少阴寒证**的蓄水证，五苓散证、苓桂术甘汤证等。

太阳变证惊狂。伤寒脉浮，病在太阳之表，若误用温针、火熨等法强发其汗，致心阳虚而惊狂。《伤寒论》112 条所言"亡阳必惊狂"。汗为心之液，心阳随汗出而外泄，致心阳浮动；汗出过多，重伤心阳，不能温化水饮而致痰浊内生，上蒙心神，神明失守而发惊狂。为**太阳虚病少阴寒证**，故治宜用桂枝去芍药加蜀漆牡蛎龙骨救逆汤温通心阳、镇静安神、祛痰化浊。

如遇惊吓所致的精神分裂症，惊则气散，动脉为左右搏动，关前关后跳动，不是上下搏动，实为预激综合征。凡是遇到动脉的精神分裂症患者，皆为惊吓气乱所致。以镇心汤治之：百合 30 克，乌药 10 克，丹参 30 克，郁金 10 克，栝蒌 30 克，牡蛎 30 克，麦冬 10 克，五味子 15 克，桂枝 10 克，石膏 30 克，车前子 30 克，党参 30 克，柴胡 15 克，黄芩 15 克，苏子 30 克，川椒 10 克，甘草 10 克，大枣 10 枚，一治即愈。合并癫狂梦醒汤更好。

痉病

脑炎痉病分型表

脑炎分型	证	方剂
太阳脑炎	太阳病，其证备，身体强几几，脉反沉迟，此为痉	栝蒌桂枝汤
	太阳病，无汗，而小便反少，气上冲胸，口噤不得语，欲作刚痉者	葛根汤
阳明脑炎	痉病，本属太阳，若发热，汗出，脉弦而实者，转属阳明也	承气辈
	痉病，胸满，口噤，卧不著席，脚挛急，必齘齿	大承气汤
少阴太阳脑炎	若两感于寒者，一日太阳受之，即与少阴俱病，则头痛、口干、烦满而渴，脉时浮时沉，时数时细	大青龙汤加附子
厥阴脑炎	痉病，手足厥冷，发热间作，唇青目陷，脉沉弦者，风邪入厥阴也	桂枝加附子当归细辛人参干姜汤

注：太阳病，发汗太多，因致痉。病者身热足寒，颈项强急，恶寒，时头热，面赤目赤，独头动摇，卒口噤，背反张者，痉病也。

太阳病，发热，无汗，而恶寒者，若脉沉迟，名刚痉。

太阳病，发热，汗出，不恶寒者，若脉浮数，名柔痉。

夫痉脉，按之紧如弦，直上下行。

多眠

阳明热寐

邪入阳明，内热壅盛，阳气郁闭，神机难运，是以神倦嗜卧，此热极神迷之前兆，或多见热病之后倦怠嗜睡。证如《伤寒论》231 条阳明热病太阳虚证的"嗜卧"，268 条三阳合病的**阳明热病太阳证与阳明热病少阳病**"但欲眠睡"及 6 条太阳温病阳明证的"多眠睡"，邪热壅盛于内，心神被扰，故昏昏欲睡。治宜清热泻火，宣通郁阳，方用白虎汤，若津伤明显者，加人参、麦冬等滋阴之品。

阳明虚寒寐，即狐惑多眠。《金匮要略·百合病狐惑阴阳毒》"狐惑之为病，状如伤寒，默默欲眠，目不得闭，卧起不安，蚀于喉为惑，蚀于阴为狐，不欲饮食，恶闻食臭，其面目乍赤、乍黑、乍白、蚀于上部则声嗄，甘草泻心汤主之"，就类似民间传说中被狐狸附体的病，其病名或源于此，其证似睡非睡，半梦半醒，包括梦游（包括夜间睡梦中游走几十分钟甚至几天几年几十年、突然变换说话的声音、语种、身份等）和异嗜证（吃土、吃玻璃、喝煤油等）。狐惑病，实乃内外界不良信息伤人阴精，致卫不内入，神不内守，故见"默默欲眠，目不得闭，卧起不安"，故治宜以**甘草泻心汤**清上温中。若狐惑病湿热郁久，上焦热盛，热伤血分，神明不安，则见"微烦，默默但欲卧"，此时血中之热循肝经上注于目，热腐成脓，故成狐眼红睛，故治宜以赤小豆当归散清热活血排脓。其症虽有口腔与外阴溃疡，但狐惑病其实不是现代医学所谓的白塞病，本病多见于女性，或者是少数女性化的男人。

少阴寒寐

伤寒邪入少阴，损伤阳气，阳气不能温煦神明。《伤寒论》281条**少阴寒病少阴寒证**曰："少阴病，脉微细，但欲寐也"。其证神情虚惫，时时欲眠，似睡非睡，似寐非寐，呼之即醒，转侧复眠。如288条**少阴寒病太阴证**曰"恶寒而蜷卧"者，此为阴寒内盛之征。300条**少阴寒病阳明寒证**"但欲卧"者，此为虚寒重证之神气惫极、不欲动作之表现。治宜温肾补阳，方用四逆汤类。

少阴热寐

跷脉常与治疗睡眠失常相关，阴跷脉、阳跷脉上行于目，故与眼睛的开关有关，处方分别用黄连阿胶汤、麻黄附子甘草汤。按照《黄帝内经》的内容，麻黄附子甘草汤可合半夏秫米汤。如果阳跷脉病，会导致眼睛打不开、困顿，白天老是闭眼，似睡非睡。治疗白天困顿的患者，处方可用麻黄附子甘草汤合半夏秫米汤。如果阴跷脉病，会导致眼睛合不上，晚上不睡觉，心烦失眠，处方用黄连阿胶汤。方中用黄芩、黄连泻心，阿胶养血，鸡子黄养肾，芍药作用于跻脉。为什么芍药作用于跻脉呢？阴跻脉的目不瞑是因为阳气盛，"阳气不得入于阴，阴虚故目不瞑"，而芍药可收敛阳气，故芍药可作用于跻脉。治疗眼睛开合的两个处方，一个是少阴热化证的黄连阿胶汤；一个是少阴寒化证的麻黄附子甘草汤，还可加半夏秫米汤。阳跻病患者，可以白天服麻黄附子甘草汤，晚上再服半夏秫米汤。因为这类患者，白天兴奋了，晚上就能睡好了。

失眠

《灵枢·大惑论》云："夫卫气者，昼日常行于阳，夜行于阴，故阳气尽则卧，阴气尽则寤。"又云："卫气不得入于阴，常留于阳，留于阳则阳气满，阳气满则阳跻盛；不得入于阴则阴气虚，故目不得瞑矣"。卫气运行规律失常，阴阳跻脉失调则寤寐失常，导致不寐。《灵枢·口问》认为睡眠根本在于阴阳："阳气尽，阴气盛则目瞑；阴气尽而阳气盛，则寤矣"。这些论述都指出卫气滞留于阳经，夜晚不能尽行于阴分，阳不交阴而导致失眠。《灵枢·营卫生会》在论述不眠时也提到老年人因为"营气衰少而卫气内伐"，故而"昼不精，夜不瞑"；而少壮之人"气血盛，肌肉滑，气道通，营卫之行，不失其常"，故而"昼精而夜瞑"。综上所述，对于"不寐"的病机认识，集中体现在阴阳失衡，造成卫阳夜不归阴的病理状态。

睡眠是阴阳之气相互潜藏出入的过程，与人体的卫气循行和昼夜节律的阴阳盛衰有密切关系。卫阳属于阳，日行于表，从阴出阳，从里走表，使睛明开，人体的状态为寤；而在夜间则又从表走里，从阳入阴，睛明阖，人体的状态为寐。而一旦违反了这种出入规律，则人体表现为不寐。人体生理睡眠节律的维持，营卫之气的正常运行，机体阴阳调和是根本。《灵枢·卫气行》记载卫气由阳入阴的最后两条经脉是足阳明、手阳明，而"太阳主开，少阳主枢，阳明主阖""太阴为开，厥阴为阖，少阴为枢也。"阳明阖卫阳之气，然后通过阳跻入于阴经。可见阳明不能阖是失眠治疗之重要因素，影响阳明不能阖的原因有太阳、太阴开机不佳，少阳、少阴枢机不利，阳明、厥阴的升降失常。

肝藏魂，心藏神，脾藏意，肺藏魄，肾藏志。

肝不藏魂，夜间见鬼等幻觉：酸枣仁汤、甘麦大枣汤。

心不藏神，心血不足：黄连阿胶汤。

脾不藏意，脾胃气虚：归脾汤、四君子汤、补中益气汤，泻心汤治疗梦游附体等。

肺不藏魄，白日见鬼等幻觉：百合汤。

肾不藏志：桂枝加桂汤，奔豚汤。

年轻人还有一种与失眠病机相关的情况，就是遗精。最浅的是梦交、梦遗、少腹弦急（男子阴茎和睾丸、女子阴道抽痛，男子前列腺炎），其次是不做梦也遗精，严重的就是白日看见情色就遗精。这些情况，可用桂枝龙骨牡蛎汤、吴茱萸汤和小建中汤加减治疗。

《灵枢·口问》中记载，黄帝问岐伯：人打呵欠，是什么原因所致？岐伯答道：卫气白天行于阳分，夜间行于阴分。阴气主夜主静，入夜则多睡眠。阳气主升发而向上，阴气主沉降而向下。故阴气聚集于下，阳气开始入于阴分，阳引阴气向上，阴引阳气向下，阴阳上下相引，于是呵欠连连。故经曰"故阴气积于下，阳气未尽，阳引而上，阴引而下，阴阳相引，故数欠。"等到阳气都入于阴分，阴气盛时，就能闭目安眠；若阴气尽而阳气盛，人就醒了。对于这样的病，应该泻足少阴肾经，补足太阳膀胱经。

失眠与多眠的关键在于阴跷脉与阳跷脉的虚实。《灵枢·大惑论》"岐伯曰：卫气不得入于阴，常留于阳。留于阳则阳气满，阳气满则阳跷盛，不得入于阴则阴气虚，故目不瞑矣。卫气留于阴，不得行于阳。留于阴则阴气胜，阴气胜则阴跷满，不得入于阳则阳气虚，故目闭也。""夫卫气者，昼日常行于阳，夜行于阴，故阳气尽则卧，阴气尽则寤。"卫气入于阴则睡眠，行于阳则不眠或失眠。

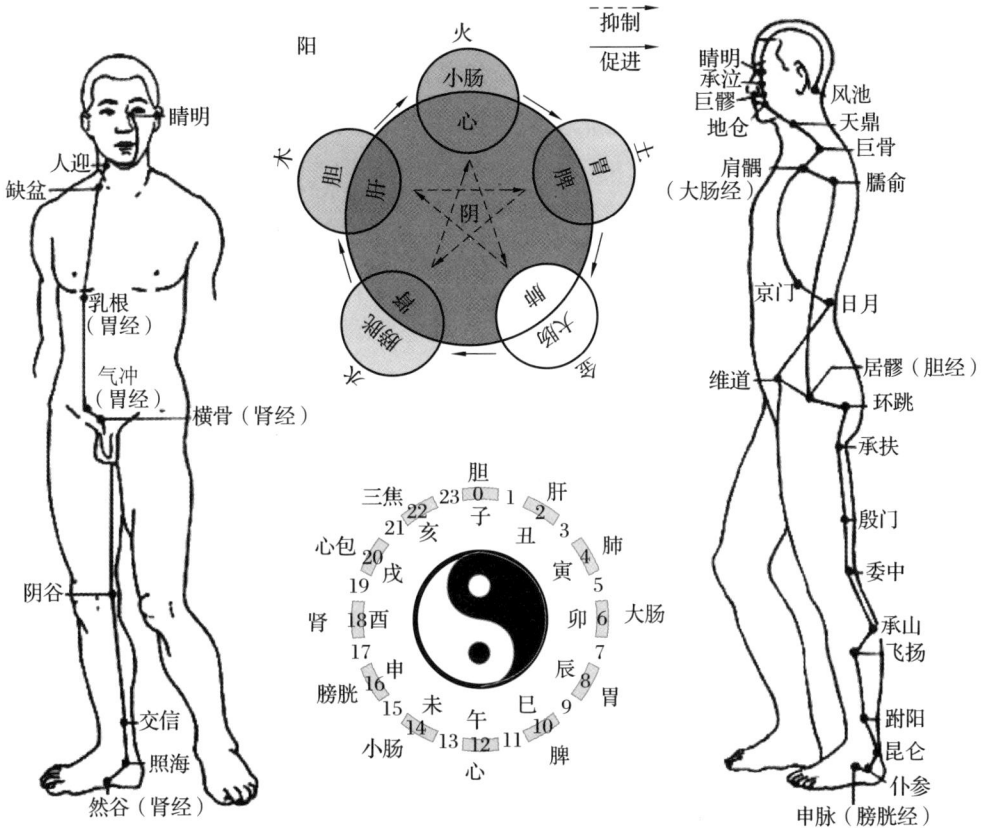

太阳失眠

　　太阳虚病阳明实证，见《伤寒论》71 条所言之"烦躁不得眠"，此时若兼见口渴欲得饮水之求助于外之象，即应及时与水少少饮之，待胃津（消化液）慢慢恢复，胃气（消化酶）调和则神安眠香。**太阳虚病少阴热证**，见《伤寒论》76 条所言"发汗吐下后，虚烦不得眠，若剧者，必反复颠倒，心中懊憹，栀子豉汤主之"之"虚烦不得眠"，乃误治吐下后无形之余热郁于胸膈，以致烦扰不宁则不得安卧，因心中烦而不得安卧，又因不得安卧而心中更烦，故治宜以栀子豉汤清宣郁热，宁心安神。若此证热郁加重，热扰心神则见《伤寒论》79 条"伤寒下后，心烦，腹满，卧起不安者，栀子厚朴汤主之"之"卧起不安"，属**太阳虚病阳明实证**，因兼见热邪阻滞，腑气不通之腹满等证，故宜以栀子厚朴汤清热除烦，宽中消满，郁热除，腑气通，无邪扰神则睡眠自安。太阳病误汗致使心阳暴虚，变证突起，阳虚不能温化水饮则痰浊内生，上蒙心神，心神不安则见《伤寒论》112 条之"卧寐不安"，此时心阳重伤，心神浮越，痰浊内扰，为**太阳虚病少阴寒证**，故治宜以桂枝去芍药加蜀漆牡蛎龙骨救逆汤温通心阳，涤痰镇惊安神，阳复痰消则神安。《伤寒论》61 条所言之"下之后，复发汗，昼日烦躁不得眠，夜而安静，不呕，不渴，无表证，脉沉微，身无大热者，干姜附子汤主之。"本病下后再汗，重伤阳气，导致阳气大虚，阴邪独盛，正不胜邪，神明受扰，故见昼日烦躁不得眠，夜间阴气独盛，虚阳不能与阴争，故夜而安静。这里安静是神疲而失眠。此类患者白天心烦，躁动不安，不能入睡，而夜间也无法安静入睡。可见有手足厥逆，舌淡苔白，脉沉微，属于阳虚失眠证，亦为**太阳虚病少阴寒证重证**，故治宜以干姜附子汤急救回阳。方中干姜附子回阳破阴，使阴阳平秘，烦躁不眠自可解除。

阳明失眠

阳明热病太阳虚病误治，第 221 条文"阳明病，脉浮而紧，咽燥，口苦，腹满而喘，发热汗出，不恶寒，反恶热，身重。若发汗则躁，心愦愦，反谵语。若加温针，必怵惕，烦躁不得眠……"本证与栀子豉汤证虽同属热扰心神致"不得眠"，但是栀子豉汤证仅为余热留扰于胸膈，证见心烦失眠；本证则是邪热内盛，充斥上下，可见全身性里热症状，如壮热，多汗，口苦，口渴喜饮，惊惕烦躁，不得眠。本证可选用白虎汤之类清热方或承气汤以除痞满燥实。如 242 条阳明热病阳明实证指出："……喘冒，不能卧者，有燥屎也，宜大承气汤。"阳明病其病机是伤津化燥，胃肠实热。在这两条条文中，引起不寐的机理多为误治伤津、燥屎内结，以致伤津肠燥发为病。在条文文字中，出现"咽干（咽燥）""谵语""发热（不恶寒，反恶热）""腹痛（腹满痛）""小便不利（短赤）""便秘"六个名词，说明了**阳明实病**中不寐的表现多有上述六种症状。

《素问·逆调论》曰"胃不和则卧不安"，阳明胃之气逆，营卫运行则会受到影响，跷脉脉气亦当发生异常变化。因"阴阳揔宗筋之会，会于气街，而阳明为之长"。宗筋为足之三阴、阳明、少阳及冲、任、督、跷九脉之所会。营卫的产生与脾胃有关，只要脾胃不和，痰湿、食滞内困，均可导致脾胃功能障碍，营卫运行失常出现昼不精夜不瞑的失眠证，以大承气汤攻下，说明腑实可以导致失眠。

少阳失眠

《伤寒论》263 条指出："少阳之为病，口苦，咽干，目眩也"。96 条指出："伤寒五六日，中风，往来寒热，胸胁苦满嘿嘿不欲饮食，心烦喜呕……小柴胡汤主之"，这是少阳病少阳证的提纲和主证。少阳病治宜和解，以小柴胡汤为代表。小柴胡汤之治气郁，纵横捭阖，升降出入，无所不包。少阳居于半表半里，为三阳顺利运行的枢机，为阳交于阴的门户，因此治疗阳不交阴的失眠证，条畅枢机是重要的方法。代表方剂有小柴胡汤、温胆汤、柴芩温胆汤、柴胡加龙骨牡蛎汤等。治疗顽固性失眠，只要兼见有胆火郁滞的症状，运用柴胡汤和解清郁，则可应手取效。唐·孙思邈《备急千金要方》云："大病后虚烦不得眠，此胆寒故也，宜服温胆汤。"还有"主心气不足，多汗心烦，多梦不自觉"的补气汤。治"虚羸，心气惊弱多魇"的小定心汤等。

失眠患者往往伴有抑郁，焦虑，易怒。上床后的焦虑状态更严重，睡眠就更差。第二天患者的焦虑、抑郁性情绪以及躯体不适感也就越重。仲景对小柴胡汤的使用提出，"但见一证便是，不必悉具"，"伤寒八九日，下之胸满烦惊，小便不利，谵语，一身尽重，不可转侧者，柴胡加龙骨牡蛎汤主之"。临床上可见很多更年期女性以及失眠伴有精神症状患者，有胸满烦惊及烦躁的症状，属于太阳实病少阳证，此时需要调和枢机，辨证使用柴胡汤类方，就能取得很好的效果。

太阴失眠

在太阴篇中未提及有关不寐的相关文字，但太阴脾土滋养营血，并司转输归藏厥阴肝木，充养心血以满心神。若心脾两虚，气血不足，可导致失眠，归脾汤主之。

少阴失眠

《伤寒论》303 条"少阴病，得之二三日以上，心中烦，不得卧，黄连阿胶汤主之"之"心中烦，不得卧"，即是患者素体阴虚，复感外邪，邪从热化致心肾不交，水火失济所致，为少阴热病阳明热证，故治宜以黄连阿胶汤清热泻火，养阴安神。至于心肺阴虚内热之欲卧不能卧，欲行不能行，病属百合病，其证较黄连阿胶汤证略为轻浅，治宜百合地黄汤。《伤寒论》319 条"少阴病，下利六七日，咳而呕渴，心烦不得眠者，猪苓汤主之"所言之"心烦不得眠者"，少阴热病少阴热证，其证病在下焦，治宜以猪苓汤清热育阴利水。一上一下。

少阴热病少阴热证的失眠重症，防己地黄汤主之。本方以生地黄用量独重，而其余 4 味药用量均轻。《神农本草经》："主折跌绝筋，伤中，逐血痹，填骨髓，长肌肉，作汤除寒热积聚，除痹。生者尤良。"地黄与祛风药用量比为 20∶1，故全方重点在生地。《伤寒杂病论》方中用地黄者共计八方，值得注意的是张仲景所用之生地黄应指鲜地黄，而干地黄是现代之生地黄；其用鲜地黄者有三方，分别为炙甘草汤、百合地黄汤（服后大便如漆）和防己地黄汤，用量分别为一斤、一升、二斤，后二方均取地黄汁。防己地黄汤中地黄用量最大，盖取其性寒味甘以凉血养血息风。防己、桂枝、防风、甘草均以分计而药量极轻，铜器煎煮，并用酒浸用以祛散风邪。正如徐灵胎所言："此方他药轻而生地独重，乃治血中之风也，此等法最宜细玩。"

本方不仅示人以养血息风之法，也为后世阐明了内风证的用药配伍方法，即重用平息内风药的同时，要佐以少量祛散外风药。如俞根初的羚角钩藤汤，于大队平肝息风药中配伍桑叶、菊花以疏风散邪，即是此义。按照血虚生风，本方还可治疗皮肤病、急性风湿性关节炎（喃喃自语）、痛风、肾小球肾炎、肾病综合征等病机为血虚生风的疾病。

另外，生地甘苦寒，防风辛甘温，桂枝辛甘温，甘草甘平，防己苦辛寒，除防己外其余 4 味药均具有甘味且用量最大，《素问·脏气法时论》云"肝苦急，急食甘以缓之"之意，后世不得其解，但此处却验之于仲景，也是脏躁之甘麦大枣汤的升级版。

本方安眠效果肯定（30 分钟即可入睡），尤其主治老年人彻夜难寐、多动易怒，甚或躁扰不宁、狂妄打骂等肝肾阴虚、阴不敛阳所致，且兼有肝郁气结、瘀滞化火等老年痴呆、阿尔茨海默痴呆、血管性痴呆、严重失眠、抑郁证、精神分裂、各种西医脑病等。从分析药物组成入手，治疗阴虚感冒及各型痹证也有明显疗效。

《伤寒论》300条"少阴病，脉微细沉，但欲卧，汗出不烦，自欲吐。至五六日，自利，复烦躁不得卧寐者，死。"本条证见"烦躁不得卧寐"，是少阴阳气大衰，阴寒盛极，阳气浮越，阴阳离决之征兆，**为少阴寒病少阴寒证危候**。本证还可见有：身大热，冷汗出，面赤如妆，下利清谷，手足逆冷等证，急投通脉四逆汤破阴回阳，通达内外。

厥阴失眠

"肝热病者……热争则狂言及惊，胁满痛，手足躁，不得安卧"（《素问·刺热论》）"肝痹者，夜卧则惊……（《素问·痹论》），""肝雍，两胠满，卧则惊……（《素问·大奇论》）"。这些经文说明因为肝郁气逆、血不归藏，可以导致神魂不宁而失眠。《金匮要略》之酸枣仁汤、甘麦大枣汤可用于调补肝阴，祛除虚火，从而能达到安神帮助睡眠的作用。第344条厥阴病太阳虚证："伤寒发热，下利厥逆，躁不得卧者，死。"厥阴病病机较复杂，多为血凝系统和微循环系统的寒热错杂，虚实相因。在这条条文中，阳虚阴盛以致虚阳外越，此为引起不寐的机理。在条文文字中，出现"发热""下利""厥（厥逆）""烦躁（躁）"四个名词，说明了厥阴病中不寐的表现多有上述症状。

奔豚

太阳奔豚

奔豚，以小猪的奔跑冲突状态为主，形容患者自觉有气从少腹上冲心胸的病证，本证时发时止，发作时痛苦异常。此证有已作与欲发之别。患者下焦素有水饮内停，气化不利，加之发汗不当，致心阳受损而欲作奔豚。如《伤寒论》65条**太阳虚病少阴寒证轻证**之"欲作奔豚"指水气萌动，犹若奔豚，脐下筑筑然跳动不安之状。故治宜以茯苓桂枝甘草大枣汤温通心阳，化气利水。病本无汗，发汗后表不解，又误用烧针之法强迫发汗，汗出损伤心阳，不能温煦下焦，下焦水寒之气上逆心胸而成奔豚。如《伤寒论》117条**太阳虚病少阴**

寒证重证之"必发奔豚"指气从少腹冲心，心中苦闷异常。故治宜以桂枝加桂汤平冲降逆，温通心阳。

少阴奔豚

《金匮要略·奔豚气病》第3条中言："发汗后，烧针令其汗，针处被寒，核起而赤者，必发奔豚，气从少腹上至心，灸其核上各一壮，与桂枝加桂汤主之"。此是误汗后又误治引起阳气受损，寒邪由针孔侵入，引动冲气，而发奔豚，治以桂枝加桂汤温经散寒，平冲降逆。4条言"发汗后，脐下悸者，欲作奔豚，茯苓桂枝甘草大枣汤主之"，此是水饮内停，今阳气不振，再被汗致使阳气益亏，水饮失于制约，而由冲脉上逆欲作奔豚，治以茯苓桂枝甘草大枣汤温阳利水，平冲降逆。肾主恐而肝主惊，惊则气乱，恐则气下，惊乱之气乱其升发之常，故现少腹冲逆之证。《诸病源候论·卷之十·疫厉病诸候》曰："夫贲豚气者，肾之积气。起于惊恐、忧思所生。若惊恐，则伤神，心藏神也。忧思则伤志，肾藏志也。神志伤动，气积于肾，而气下上游走，如豚之奔，故曰贲豚"。此病通过平和的桂枝加桂汤温阳助心而降冲逆，如《伤寒论·辨太阳病脉证并治》云："本云桂枝汤，今加桂满五两。所以加桂者，以能泄奔豚气也"。

厥阴奔豚

在《金匮要略》中，另一种奔豚病的病机，是由情志刺激致肝气郁结化热，随冲气上逆而发，为阵发性情志病，《金匮要略·奔豚气病》1条言"奔豚病，从少腹起，上冲咽喉，发作欲死，复还止，皆从惊恐得之"，此乃因肝藏血，冲为血海，肝血不足则惊恐恼怒，肝气郁结，影响冲脉，气郁化热，引动冲气上逆所致。2条曰"奔豚气上冲胸，腹痛，往来寒热，奔豚汤主之"，此之谓也。奔豚汤由甘草、川芎、当归各二两，半夏四两，黄芩二两，生葛五两，芍药二两，生姜四两，甘李根白皮一升，共同组成。治宜以奔豚汤疏肝泄热，降逆平冲。

仲景所说的奔豚证与西医的癫痫病和帕金森、震颤相类似。癫痫典型发作时突然昏倒，不省人事，两目上视，四肢抽搐，口吐涎沫，或有异常叫声等，或仅有突然呆木，两眼瞪视，呼之不应，或头部下垂，肢软无力，面色苍白等。局限性发作可见多种形式，如口、眼、手等局部抽搐而无突然昏倒，或凝视，或语言障碍，或无意识动作等。多数在数秒至数分钟即止。发作突然，醒后如常人。发作前可伴有眩晕、胸闷等先兆，发作后常有疲倦乏力等症状。

帕金森病起病隐袭，进展缓慢。首发症状通常是一侧肢体的震颤或活动笨拙，进而累及对侧肢体。临床上主要表现为静止性震颤、运动迟缓、肌强直和姿势步态障碍。约 70% 的患者以震颤为首发症状，多始于一侧上肢远端，静止时出现或明显，随意运动时减轻或停止，精神紧张时加剧，入睡后消失。手部静止性震颤在行走时加重。典型的表现是频率为 4 ~ 6Hz 的"搓丸样"震颤。部分患者可合并姿势性震颤。患者典型的主诉："我的一只手经常抖动，越是放着不动越抖得厉害，干活拿东西的时候反倒不抖了。遇到生人或激动的时候也抖得厉害，睡着了就不抖了。"

《伤寒杂病论》中描述的症状，多有类似癫痫与帕金森、震颤者。如《伤寒论》67 条："起则头眩、脉沉紧，发汗则动经，身为振振摇"；82 条："心下悸，头眩，身𤰀动，振振欲擗地"；107 条："胸满、烦惊、小便不利、谵语、一身尽重，不可转侧"；《金匮要略》"其人振振身𤰀剧"，"假令瘦人脐下有悸，吐痰涎而癫眩"，"四肢聂聂动"。以上"癫""身为振振摇""身𤰀动""振振欲擗地"等可见于癫痫典型发作、局部发作之抽搐症状。"头眩"可见于癫痫发作前之头晕，"烦惊""谵语""一身尽重、不可转侧"见于癫痫发作后之乏力等症状。

癫痫是目前神经内科中仅次于脑血管疾病和痴呆的第三大常见临床疾病。现代医学治疗采用长期服用镇静类药如苯巴比妥、苯妥英钠、卡马西平、丙戊酸钠等，从临床来看控制不甚理想。

癫痫多病程较久，因而痰饮、瘀血内生，怪病多痰，久病多瘀。发作时多见于外邪里饮，如《伤寒论》67 条太阳实病少阴寒证轻证苓桂术甘汤方证、82 条太阳实病少阴寒证重证真武汤方证、107 条太阳实病少阳证柴胡加龙骨牡蛎汤方证；《金匮要略》"其人振振身𤰀剧，必有伏饮"，"假令瘦人脐下有悸，吐痰涎而癫眩，此水也，五苓散主之"，"皮水为病，四肢肿，水气在皮肤中，四肢聂聂动者，防己茯苓汤主之"。痰饮、水气上冲，动及经脉，则见突然昏倒，肢体抽搐，口吐涎沫，两目上视，发为癫痫；饮停于胃，则见眩晕、纳差；饮停胸胁，则见胸闷；饮溢肢体，则作后四肢软弱乏力。治疗上则当解表利饮同治，苓桂剂常用。

逆气是气机上冲，两个代表性的处方。第一个方是苓桂术甘汤，治心下悸，是由于心阳不振，镇不住肾水，而引起的肾水上冲。"伤寒若吐若下后，心下逆满，气上冲胸，起则头眩，脉沉紧，发汗则动经，身为振振摇者，茯苓桂枝白术甘草汤主之"。第二个方是真武汤，是肾水太盛而上犯心阳。"太阳病发汗，汗出不解，其人仍发热，心下悸，头眩，身瞤动，振振欲擗地者，真武汤主之"。这两个方都治疗心下悸，心阳不振肾水上冲的用苓桂术甘汤、五苓散，以桂枝为主；肾水太过上冲，起于脐下三寸（关元穴）往上冲的用真武汤，以附子为主。都是水气凌心的标准方，即心衰水肿的标准方，但药量一定要达标。一个外周血管功能衰竭，一个泵功能衰竭，真武汤证患者多消瘦，能感知腹主动脉的搏动，甚至有腹主动脉瘤，严重的还有夹层。

阳明健忘

《伤寒论》言喜忘者仅论及蓄血一证，**阳明实病厥阴证**。肝藏血，藏魂，阳明邪热与宿瘀相合，下实上虚，肝魂失养则证见《伤寒论》237条之"其人喜忘者，必有蓄血""本有久瘀血，故令喜忘"，此乃阳明邪热与停瘀宿血相结，瘀热上扰心神所致。与《内经》言下焦瘀血容易影响心神而致"喜忘"同。故治宜以抵当汤活血化瘀，清心宁神。常见数年之前的头部外伤瘀血，或脑梗死后遗症，及腔隙性脑梗死的慢性过程，临床称之为血管性痴呆的前驱症状，及阿尔茨海默痴呆等前期症状，这都是头部瘀血健忘乃至痴呆的病理表现，通窍活血汤主之，癫狂梦醒汤也主之。

眩晕

太阳眩晕

眩晕，在仲景伤寒中称之为"冒"，指意识不清而头晕目眩的状态，《伤寒明理论·卷中》曰："伤寒郁冒。何以明之。郁为郁结而气不舒也。冒为昏冒而神不清也。世谓之昏迷者是也。郁冒之来。皆虚极而乘寒"。《伤寒论》中有"冒""郁冒""眩冒""喘冒"等不同。太阳病汗下失序，表邪未解而又损及里气，后复汗损及外表之阳致表里俱虚，而证见《伤寒论》93 条**太阳虚病少阴寒证**之"其人因致冒，冒家汗出自愈"。伤寒误治损伤阳气，邪气内陷，与水饮相搏；水饮上逆，清阳不升，则证见《伤寒论》160 条**太阳虚病少阴寒证重证**之"眩冒"。《伤寒论》142 条**太阳虚病少阳证**之"或眩冒"，为太阳表证未罢，而出现少阳证，少阳胆火循经上扰所致，故治宜针刺大椎、肺俞、肝俞，以祛太阳之邪，因肝胆相表里，刺肝俞可泄少阳之邪。

阳明眩晕

阳明腑实，热邪上逆，扰乱清宫之地则证见《伤寒论》242 条**阳明实病阳明实证**之"喘冒不能卧"，此时喘冒，指气喘而头昏目眩。治宜以大承气汤峻下热结，热消腑通则神志清明。

厥阴眩晕

阴寒内盛，但阳虚不甚，病势较轻，格拒不甚，虚阳尚能与阴盛相争，则证见《伤寒论》366 条**厥阴病太阳虚证**之"必郁冒汗出而解"。据此可推测若正胜邪却则汗出而解。

附体病

仲景虽未明言附体病，但其意见于《金匮要略·百合狐惑阴阳毒病》，其状颇类民间传说之附体病，故借名喻之。在民间传说中，此类病多为狐黄白柳灰等扰人所致，实乃遭受内外环境不良信息刺激所致精神神经异常类疾病。太阴阴阳交，少阴阴阳易，厥阴阴阳毒。

"心为君主之官，神明出焉"，中医把心阳类比于天之阳气，"阳气者，若天与日"，说明心神与白天，或者说与昼夜节律存在着紧密的关系。前面谈七情为病时，我们已经讲了少阴病昼烦与夜烦的关系，昼烦与心阳虚有关，这种人往往表现为烦躁。中医把心阳类比于天，那么把什么类比于地呢？中医讲土生万物而转化糟粕，肠道藏糟粕等秽浊之邪，也就是把太阴阳明类比于地。人神（即心神）与天神（即天之清阳）沟通，脾胃与地鬼（即地之浊阴）沟通。

所以太阴为开，至阴之邪从太阴而入，这就涉及阴阳交的问题。

阴阳交有三种情况：第一，最典型的是梦交，不论男女，早上起来内裤是湿的，这样的病例现实中或有一个异性与他梦交，神交，治好一个，另外一个就好转了；第二，是梦鬼神，晚上睡着做梦，神神鬼鬼都出来了；第三，是白天看到神神鬼鬼等幻觉。张仲景说"此乃带下，非有鬼神"，这样虽然不讲鬼神，但讲五脏神。

《金匮要略·血痹虚劳病脉证并治第六》中说"劳之为病，其浮大，手足烦，春夏剧，秋冬瘥，阴寒精自出，酸削不能行"，"脉得诸芤动微紧，男子失精，女子梦交，桂枝龙骨牡蛎汤主之"，"虚劳里急，悸，衄，腹中痛，梦失精，四肢酸疼，手足烦热，咽干口燥，小建中汤主之"。用桂枝加龙骨牡蛎汤和小建中汤来治疗阴阳交。狐惑病用的是甘草泻心汤治疗。《金匮要略·妇人杂病脉证并治》中讲"妇人之病，或有忧惨，悲伤多嗔。此皆带下，非有鬼神"，治疗这些疾病（包括百合狐惑阴阳毒），要多思考太阴的至阴之地，因为至阴之地藏污纳垢。另外太阳虚病、阳明虚病、少阴寒热病、厥阴病等也多见附体神志病，尤其女性多见。一般这些经的病重难治，多为神志病，证轻好治，一般多为情志病。不绝对。

《伤寒杂病论》上讲："阴阳易之为病，其人身体重、少气，少腹里急，或引阴中拘挛，热上冲胸，头重不欲举，眼中生花（花，一作眵）。膝胫拘急者，烧裈散主之"。烧裈散是什么？它是用内裤近隐处，取烧成灰而服，"小便即利，阴头微肿，此为愈也"。何复东老中医曾以烧裈散治疗阴阳易病30例，皆获佳效，其中3例是单独使用烧裈散，8例是先予其他方药无效，再在原辨证方药基础上配上烧裈散而获效，证明烧裈散治阴阳易病疗效确切。烧裈散制用方法应为：取患者爱人穿用未洗之内裤近隐处一块如掌大，烧作灰，开水调服。说明有效部分并不在于烧裈，而在于中裈上的秽浊之物。山西省中医研究所李汉卿老中医认为：从汉至现代医学家都不曾否认烧裈散治阴阳易病，在临床上确有阴阳易病，亦曾用烧裈散治愈7例阴阳易病。

本方并不在于烧裈之布，也不在于其上的分泌物。女性阴道分泌物就是白带，白带是女性从阴道里流出来的一种带有黏性的白色液体，它是由前庭大腺、子宫颈腺体、子宫内膜的分泌物和阴道黏膜的渗出液、脱落的阴道上皮细胞混合而成。白带中含有乳酸杆菌、溶菌酶和抗体，故有抑制细菌生长的作用。孕激素引起白带多。尿液成分主要是指水分、葡萄糖、蛋白质、无机盐以及一些小分子颗粒物质，这些物质共同组成了尿液的主要成分，这是正常情况下的尿液成分，能有多少所谓的雄激素或雌激素，完全取决于其处的气场。

伤寒"阴阳易"是女或男机体素虚，正感伤寒，邪气正盛，男女交媾，正气骤虚，邪气乘虚弥漫三阳而内陷少阴，造成表里俱邪，里虚重于表的急重变证，不是传染病及大病新瘥后女劳复，或者怪病。但是仲景用烧裈散来治疗，这里就有方术的意义了。有人说是雄性激素和雌性激素的作用，一笑了之。

附体病（百合狐惑阴阳毒病）

附体病	分型	证	方剂
百合病	附体太阳	百合病，见于发汗之后者	百合知母汤，桂枝汤
	附体少阴	百合病，见于下之后者	百合滑石代赭汤
		百合病，见于吐之后者	百合鸡子黄汤
		百合病，不经发汗吐下，病形如初者	百合地黄汤（大便如漆）
		百合病，变发热者	百合滑石散
	附体太阴	百合病，一月不解，变成渴者	百合洗方
		不差	栝蒌牡蛎散
狐惑病		狐惑之为病，状如伤寒，默默欲眠，目不得闭，卧起不安。蚀于喉为惑，蚀于阴为狐，不欲饮食，恶闻食臭，其面目乍赤，乍黑，乍白。蚀于上部则声嗄	甘草泻心汤主之；蚀于下部则咽干，苦参汤洗之；蚀于肛者，雄黄熏之
阳毒		阳毒之为病，面赤斑斑如锦纹，咽喉痛，唾脓血，五日可治，七日不可治	升麻鳖甲汤
阴毒		阴毒之为病，面目青，身痛如被杖，咽喉痛，五日可治；七日不可治	升麻鳖甲汤去雄黄蜀椒

注：百合病者，百脉一宗，悉致其病也，意欲食，复不能食，常默默，欲卧不能卧，欲行不能行，饮食或有美时，或有不欲闻食臭时，如寒无寒，如热无热，口苦，小便赤，诸药不能治，得药则剧吐利，如有神灵者，身形如和，其脉微数，每溺时头痛者，六十日乃愈。若溺时头不痛，淅淅然者，四十日愈。若溺时快然，但头眩者，二十日愈。其证或未病而预见，或病四五日始见，或病至二十日，或一月后见者；各随其证，依法治之。百合病，见于阴者，以阳法救之；见于阳者，以阴法救之；见阳攻阴，复发其汗，此为逆，见阴攻阳，乃复下之，此亦为逆。

脏躁证

此处之脏主要指肝脏，脏躁不独发于中青年女性，临床上亦可见于男性患者，此病相当于现代的癔病、神经官能症、围绝经期综合征等。临床上多见此因情志不舒或思虑过度，肝郁化火，伤阴耗液，用甘麦大枣汤治之，即《汤液经法》《辅行诀》《素问·至真要大论》中的"肝苦急，急食甘以缓之"之意。

许多人认为这里的脏是子宫、卵巢等，都有一定道理，但又不完全对得上。中医的肝脏与西医的肝脏不同，中医认为西医的生殖系统一般属于中医的肝脏疏泄功能，以及肾脏的生殖之精血功能。肾脏为体，肝脏为用，正所谓"肾司二便，其职在肝"，而且子宫在中医中称为奇恒之腑，并不属于脏的系统。卵巢、精囊腺等属于天癸范畴，这些都不是脏的范畴。

脏躁之常，柴胡加龙骨牡蛎汤合甘麦大枣汤治愈胸闷、憋气、喜悲伤欲哭。西医多见焦虑抑郁、心律失常，偶发房早，偶发室早、甲状腺功能减低。予柴胡加龙骨牡蛎汤合甘麦大枣汤治疗。方药：柴胡15g，黄芩15g，清半夏12g，生大黄3g（后下），党参30g，茯苓18g，桂枝12g，大枣30g，生姜10g，煅龙骨30g，煅牡蛎30g，磁石30g（代替铅丹，打碎先煎），炙甘草30g，浮小麦90g。水煎服，每日1剂，分2次早晚服用。可便下大量污浊之物，便后全身舒服。注意，运用甘麦大枣汤，浮小麦至少应用90g，少于90g临床多无效。

脏躁之重，偏于血虚生风严重成狂者，防己地黄汤主之（木防己5g，桂枝15g，防风15g，甘草10g，如狂状，妄行，独语不休，无寒热，脉浮，酒浸一宿，绞汁，和生地二斤1000克绞汁，铜器煎煮，合服）。医家多从"血虚生风"立论，临床用以治疗"癫、狂、惊、郁"诸疾，尤其老年人更年期、抑郁、精神分裂、癔病等，收效甚佳。偏于阳越者，柴胡加龙骨牡蛎汤主之。

防己地黄汤出自《金匮要略·中风历节病脉证并治》，主治**血虚生风的如狂妄行、独语不休**。原文曰："治病如狂，妄行，独语不休，无寒热，其脉浮"。"病如狂状，妄行"提示此病三大主证，一是如"狂状"，可以自我控制的发狂，其人可见目光凶狠（目光霍霍），从《伤寒杂病论》原文来看，其论述"如狂"或"发狂"者，多提示病机为血瘀和血热。如《伤寒论》桃核承气汤证之"热结膀胱，其人如狂"，抵当汤证之"其人如狂者，以热在下焦，少腹当硬满。小便自利者，下血乃愈"以及"小便自利，其人如狂者，血证谛也"，皆为瘀血，**血实之狂**。而防己地黄汤为**血虚之狂**，故以生地二斤，合1000克，绞汁，酒浸，铜器煎煮服用，常见于各种西医脑病（脑血管病的精神症状、肺性脑病、肝性脑病、神经性脑病、酮症酸中毒、代谢性酸中毒等）、癔病、精神病；二是"妄行"，到处乱走，不走不行，不走难受心烦，精神分裂；三是"独语不休"，经常喃喃自语，不知所云，为癫证特征。

"无寒热"说明非风邪外感，"其脉浮"提示本证病机："浮则为风""浮则为虚"，又"浮者血虚，络脉空虚"，故其病机为血虚生风为主。其症状特点为：沉默痴呆，语无伦次，多疑善虑，彻夜难寐，多动易怒，甚或躁扰不宁，狂妄打骂。西医之躁狂抑郁、精神分裂、更年期精神病、顽固性失眠及某些器质性精神病，只要有此特点，均可选用本方。

此方由生地、防己、防风、桂枝、甘草、酒组成。以大剂生地为君药，滋肾水清郁热，辅以桂枝通心阳，交通心肾、平调阴阳以治本。防风"搜肝气"（《汤药本草》）而不伤阴，合生地涵木、桂枝平肝，以条达肝气，合防己除湿利尿，断痰湿之生路，共为佐药以治标。甘草调和诸药、补中益气，为使药。煎法之中更寓妙处："（诸药以酒）生渍取清汁，归之于阳以散邪；热蒸（生地）取浓汁，归之于阴以养血"（《中国医学大辞典》）。

此方的主要病机应为血虚生风、血虚生狂、血虚生妄。什么人易血虚？女人、大病之人、老人、阴人。整个方剂具有疏肝而避香燥，平肝而弃重镇，滋水以涵木，养阴以平肝的特点。惟补阴独重，祛邪剂轻，故痰涎壅盛者，防己力所不逮；郁火独亢时，桂枝有所不宜。治当活用。合方共奏交通心肾、养阴清热、舒肝祛痰之功，堪为癫狂专剂。

生地黄用量独重，而其余4味药用量均轻。《神农本草经》："主折跌绝筋，伤中，逐血痹，填骨髓，长肌肉，作汤除寒热积聚，除痹。生者尤良。"地黄与祛风药用量比为20∶1，故全方重点在生地。《伤寒杂病论》方中用地黄者共计八方，值得注意的是张仲景之生地黄应指鲜地黄，而干地黄是现代之生地黄；其用鲜地黄者有三方，分别为炙甘草汤、百合地黄汤（服后大便如漆）和防己地黄汤，用量分别为一斤、一升、二斤，后二方均取地黄汁。防己地黄汤中地黄用量最大，盖取其性寒味甘以凉血养血息风。防己、桂枝、防风、甘草均以分计而药量极轻，铜器煎煮，并用酒浸用以祛散风邪。正如徐灵胎所言："此方他药轻而生地独重，乃治血中之风也，此等法最宜细玩。"

本方不仅示人以**养血息风**之法，也为后世阐明了内风证的用药配伍方法，即重用平息内风药的同时，要佐以少量祛散外风药。如俞根初的羚角钩藤汤，于大队平肝息风药中配伍桑叶、菊花以疏风散邪，即是此义。按照血虚生风，本方还可治疗皮肤病、急性风湿性关节炎（喃喃自语）、痛风、肾小球肾炎、肾病综合征等病机为血虚生风的疾病。

另外，生地甘苦寒，防风辛甘温，桂枝辛甘温，甘草甘平，防己苦辛寒，除防己外其余 4 味药均具有甘味且用量最大，《素问·脏气法时论》云"肝苦急，急食甘以缓之"之意，后世不得其解，但此处却验之于仲景，也是脏躁之甘麦大枣汤的升级版。

本方安眠效果肯定（30 分钟即可入睡），尤其主治老年人彻夜难寐、多动易怒，甚或躁扰不宁、狂妄打骂等肝肾阴虚、阴不敛阳所致，且兼有肝郁气结、瘀滞化火等老年痴呆、阿尔茨海默痴呆、血管性痴呆、严重失眠、抑郁、精神分裂、各种西医脑病等。从分析药物组成入手，治疗阴虚感冒及各型痹证也有明显疗效。

《本草经解》言防己"可以平风木而消风痰"，《神农本草经》谓防己"主热气诸痫"，《日华子本草》载防己"主心烦体重，能安神定志，匀气脉"，木防己除热气诸痫、祛风利湿，故仲景用防己以除癫狂之疾，颇有心得。据《本草拾遗》说："汉防己主水气，木防己主风气，宣通。"因此，在临床应用中，证偏上部（头胸部）者，多用木防己，证偏下部湿重者，多用汉防己。生地滋水涵木，《神农本草经》谓地黄"逐血痹"，也适合患者中风后遗证兼有气虚血瘀之证。桂枝振心阳以安神明，兼清郁热。唐代孙思邈《千金方》第十四卷·风眩门有防己地黄汤"治语狂错，眼目霍霍，或言见鬼，精神昏乱"的记载。

应用铜器煎药对疗效的影响较大。煎药时应该是用铜锅文火久煎（2 小时以上），使药性与铜锅之力充分融合。若没有铜锅，加用铜片或者铜丝也可。曾见一例单用铜锅治愈顽固性银屑病的例子，有一中年妇女只用铜锅炒菜月余，一身牛皮癣得以褪尽，且铜锅炒出的菜色泽碧绿，别有一番滋味。此法还可治疗白癜风、神经性皮炎、湿疹等皮肤病。由此想到古人用铜盆洗脸，朝鲜族人用铜碗吃饭，满族人使用铜火锅，恐怕是另有一番深意在其中吧。

现代研究认为，在人体内，铜参与 30 多种酶的组成和活化，铜元素参与人体细胞呼吸、自由基防御、血管生成、神经细胞和机体的生长发育等，神经系统对缺铜非常敏感，铜缺乏可导致大脑皮层广泛的髓鞘脱失和进行性脊髓脱髓鞘，产生精神紧张、视觉反应迟钝等神经系统症状，而铜代谢异常往往产生严重的神经系统疾病。仲景在本方的煎煮中提出用"铜器盛其汁"，其中自有深义。古人曾用铜明目补脑，疗烂弦风眼等，但此处仲景是如何知道铜元素在人体微量元素代谢中的作用的，值得玩味。

李某，男，22 岁，因精神受刺激，失眠。后突然狂暴无知，感情高涨，幻想，言语杂乱无章，胡言狂叫，叫骂不休，弃衣而走，登高而歌，两目怒视，舌红赤，脉弦大。经西医"冬眠疗法"等无效。后停服西药，单纯采用中药治疗，方用防己地黄汤加减，生地黄 200 克，汉防己 10 克，防风 10 克，茯苓 10 克，黄连 10 克，大黄 10 克，石菖蒲 10 克，石决明 30 克，青礞石 30 克，磁石（煅）30 克，牛胆星 10 克（另冲溶化），朱砂 5 克（另冲），雄黄 3 克（另冲），甘草 10 克。每日 1 剂，1 疗程 10 剂。服 2 剂后，泻下臭便数次，症状明显改善，嗜睡。再服 3 剂，症状基本控制，嗜睡，每天睡眠达 15 小时以上。再服 5 剂，症状全部消失，精神状况良好，生活、工作正常。

在临床治疗中，抓住"阴阳失调"的机理，采用"壮水之主，以制阳光"的原则，结合涤痰、泻火、重镇安神。用大量的生地补阴血，益五脏，养血息风，滋阴降火及甘草益阴泻火，使阳越潜伏，阳刚内收；用防己、防风通络，搜痰逐邪；用涤痰汤清心解郁，豁痰开窍。用泻心汤直折心火，火平风静；用石决明、磁石、青礞石、朱砂、雄黄等重镇安神并治癫狂之要药，共奏滋阴养血，泻火涤痰，重镇安神，而达到"阴平阳秘，精神乃治"之功效。

百合病

百合病证候见于《金匮要略·百合狐惑阴阳毒病脉证治》，载有"意欲食复不能食，常默默，欲卧不能卧，欲行不能行，欲饮食，或有美时，或有不用闻食臭时，如寒无寒，如热无热，口苦，小便赤，诸药不能治，得药则剧吐利，如有神灵者，身形如和，其脉微数"等以恍惚不定的神志病变为主的或然证候，其临床表现看似"身形如和"，但其中有"口苦、小便赤、脉微数"等主要病理特征。仲景述："百合病者，百脉一宗，悉致其病也。"即主血脉的"百脉"与朝百脉的心肺同出一源，源病则百脉合病，故名百合病，白日见鬼之病。

百合病之病因病机：凡会损及津液之病证均可导致之，如外感热病之后，体内余邪未尽，心肺的阴液又被耗损；或患者平素即情志不遂，致使郁而化火，炼销耗损阴液，使得心肺的阴虚转而成病。百合病证见于阴者，多属于阳虚，治法当以温补其阳；而证见于阳者，则多属于阴虚，此时治法则应当滋润其阴；且百合病证属于有多种表现证候之疾病，治法上当"随证辨治之"。篇中原文所列共7个汤方，分析其主要是用以治疗外感热病后，或患者经过治疗、或未经过治疗，及余邪留恋再次作祟而产生的不同后遗证或产生了不同的并发证，依治法可将其分为三类：正治法、变治法和救治法。

附体病之百合病

附体病	分型	证	方剂
百合病 白日见鬼	附体太阳	百合病，见于发汗之后者	百合知母汤，桂枝汤
	附体少阴	百合病，见于下之后者	百合滑石代赭汤
		百合病，见于吐之后者	百合鸡子黄汤
		百合病，不经发汗吐下，病形如初者	百合地黄汤（大便如漆）
		百合病，变发热者	百合滑石散
	附体太阴	百合病，一月不解，变成渴者	百合洗方
		不差	栝蒌牡蛎散

百合病篇中共方剂7首，包括4个汤剂，1个外洗剂，2个散剂。其方名为百合地黄汤、百合知母汤、百合代赭汤、百合鸡子汤、百合洗方、栝蒌牡蛎散及百合滑石散。其中所用药物以百合一味为主要药物，所使用药物总共有8味，除百合外尚有栝蒌根、代赭石、地黄、牡蛎、滑石、鸡子黄、知母，分别

依照其证候表现之不同而施以不同之配伍治疗。

百合为药食两用之品，《神农本草经》谓其"主邪气腹胀，心痛，利大小便，补中益气。"徐彬曰："百合者，味甘平，微苦色白，阳中之阴，补肺药也。"而《中药学》则更明确指出百合"归肺、心经"，"润肺止咳，清心安神"。

"百合病者……意欲食复不能食，常默然，欲卧不能卧，欲行不能行，饮食或有美时，或有不用闻食臭时，如寒无寒，如热无热，口苦小便赤，诸药不能治，得药则剧吐利，如有神灵者，身形如和，其脉微数。"本病出现情志异常责之心肺阴液耗损，而以肺津不足为主；心主血，藏神，肺朝百脉，肺病，则百脉皆病，主要表现为心肺阴虚内热，虚热扰神，而引起神志及饮食行为失调等症状。以百合地黄汤滋养心肺之阴，使阴复热退、百脉调和而疾病向愈。如误用吐、下、发汗法，可分别选用百合地黄汤、滑石代赭汤、百合鸡子黄汤；如日久变渴，可配用百合洗方或栝蒌牡蛎散内外合治。如变发热，用百合滑石散。

狐惑病

阳明虚寒寐，即狐惑多眠。《金匮要略·百合病狐惑阴阳毒病证治》："狐惑之为病，状如伤寒，默默欲眠，目不得闭，卧起不安，蚀于喉为惑，蚀于阴为狐，不欲饮食，恶闻食臭，其面目乍赤、乍黑、乍白；蚀于上部则声嗄，甘草泻心汤主之"，颇类民间传说中狐狸附体之病，其名或源于此，其症似睡非睡，半梦半醒，还包括梦游症（包括夜间睡梦中游走几十分钟甚至几天几年几十年、突然变换说话的声音、语种、身份等）和异嗜症（吃土、吃玻璃、喝煤油等）。狐惑病，实乃内外环境不良信息刺激所致，伤其阴精，卫不内入，神不内守，故见"默默欲眠，目不得闭，卧起不安"，故治宜以**甘草泻心汤**清上温中。若狐惑病湿热郁久，上焦热盛，热伤血分，神明不安则见"微烦，默默但欲卧"，此时血中之热循肝经上注于目，热腐成脓，故成狐眼红睛，故治宜以赤小豆当归散清热活血排脓。虽有口腔与外阴溃疡，但狐惑病不是现代医学所说的白塞病，本病多见于女性，或者是少数女性化的男人。

阴阳毒

阴阳毒也属于附体病范畴，不过更厉害，更深层。见于《金匮要略》："阳毒之为病，面赤斑斑如锦纹，咽喉痛，唾脓血。五日可治，七日不可治，升麻鳖甲汤主之。阴毒之为病，面目青，身痛如被杖，咽喉痛。五日可治，七日不可治，升麻鳖甲汤去雄黄、蜀椒主之"。

在西医临床上，阳毒、阴毒均可见于血液系统的肿瘤。阳毒比如慢性粒细胞白血病，常有发热、虚弱、进行性体重下降、骨骼疼痛，逐渐出现贫血和出血，脾持续或进行性肿大。阴毒是什么病？多发性骨髓瘤。阴毒的条文描述是"面目青，身痛如被杖"，多发性骨髓瘤的特点就是面目青灰色；骨髓瘤多发"身痛如被杖"。多发性骨髓瘤的症状表现为多样性，典型症状是骨骼损害、贫血、肾功能损害、高钙血症，其他症状有淀粉样变、感染、高黏滞综合征、出血倾向。其中，以骨骼损害、骨痛为主要症状，以腰骶部最多见，此外还有胸部和下肢，活动或扭伤后剧痛者有病理性骨折的可能。出血倾向以鼻出血、牙龈出血和皮肤紫癜多见。

"咽喉痛"是什么原因呢？少阳主骨，厥阴病少阳证，会有咽痛症状。西医认为，骨髓瘤来自浆细胞，是活化的B细胞的前体细胞（淋巴细胞的一种），咽喉痛是咽部淋巴细胞活化的表现，多发性骨髓瘤转出少阳，就会咽喉痛，伏在厥阴就不会咽痛。阴毒、阳毒都属于厥阴病，容易从厥阴转出少阳。它们的特点是易发于血液系统，既可以表现为血液系统的肿瘤，也可以表现为自身免疫病。

比如狼疮就表现为阳毒，"面赤斑斑如锦纹"是对狼疮斑的描述，狼疮也可以表现为咽部淋巴细胞活化而出现咽喉痛。另外，还有腺型鼠疫、神经性皮炎、牛皮癣等，也属于此类。

大过◎便秘

仲景对下法的使用很细致：用大承气汤、小承气汤、调胃承气汤治热结于**下焦**；桃核承气汤、抵当汤、抵当丸治疗**血分病**之血热互结；十枣汤、大陷胸汤、大陷胸丸、小陷胸汤治疗水热互结于**上焦和中焦**，或是痰饮与热互结；停于**水分**的痰饮病的便秘等，还有小半夏汤、己椒苈黄丸、苓桂术甘汤等；发于**气分**病的便秘，如肠动力不足的厚朴三物汤等。仲景治疗伤寒的法则、方药，细密如此！决非汗、泄二法，或汗、吐、下三法的几个药方，所能简单概括。诚如叔和《脉经·序》说："仲景明审，亦候形证，一毫有疑，则考校以求验。故伤寒有承气之戒，呕哕发下焦之问。而遗文远旨，代寡能用，旧经秘述，奥而不售。遂令末学，昧于原本，互滋偏见，各逞己能，至微痾成膏肓之变，滞固绝振起之望。良有以也。"

《伤寒论》对便秘的论述较多，398条原文中涉及便秘的条文共计78条，基本奠定了后世对于本病证辨证论治的规律，文中对便秘的描述。有"大便难""大便硬""大便复硬""不大便""大便乍难乍易""大便初硬后溏""脾约""燥屎""阳结""阴结"等之说。六经病证均有涉及便秘的问题，其中又以太阳篇、阳明篇最为集中。

食物堵在幽门（痞）为大黄甘草汤；食物堵在十二指肠（满）用调胃承气汤；食物堵在小肠（燥），会有矢气，小承气汤证；食物堵在大肠（实），就没有矢气了，大承气汤证。刺**支沟、照海**就是大承气汤，奇穴用肠关，通便神效。如果肠蠕动慢，还有厚朴三物汤等以助之矢气。尤其在脑出血、脑梗死、脑部肿瘤、脑炎、宫外孕、肺炎、恶性高血压、颅高压、食道胃肠道肿瘤等易并发便秘的急证重证，泻腑通便是救命之法。对于阴虚血亏津液不足的老年性便秘，还可用增液承气汤。这是一般的便秘通法，当然还要结合六经阴阳气血虚实的辨病法。

太阳便秘

太阳虚病阳明实证（热秘）。第56条："伤寒不大便六、七日，头痛有热者，与承气汤。其小便清者，知不在里，仍在表也，当须发汗；若头痛者，必衄，宜桂枝汤。"太阳病中，有六七日不大便，多数情况下，属邪热传里，热结阳明，腑实不通，那么就应该用攻下里实之法"与承气汤"。"其小便清者，知不在里，仍在表也"说明还是表证而不是里证，还应从表治，表气开则里气和。卫气开，肺气宣，大肠气降。由此也可以推知，此不大便当不是干燥硬结，当是属于"不更衣十日无所苦也"的类型，治以辛温发汗为法，仲景用桂枝汤治疗。又如第111条"阴阳俱虚竭，身体则枯燥，但头汗出，剂颈而还，腹满，微喘，口干，咽烂，或不大便。久则谵语，甚者至哕，手足躁扰，捻衣摸床"。此皆是论及**太阳虚病阳明实证**，以谵语、发热、便秘为主证，皆为承气汤主之。

《伤寒名案选新注》载李士材医案："治吴君明，伤寒六日，谵语狂笑，头痛有汗，大便不通，小便自利。众议承气汤下之。士材诊其脉浮而大，因思仲景曰'伤寒不大便六七日，头痛有热，小便清者，知不在里，仍在表也'。方今仲冬，宜与桂枝汤……及夜而笑语皆之，明日大便自通"。从外之内而盛于内者，先治其外而后调其内。有人可能不理解，太阳病怎么会有便秘，我们再看以下两条条文：第234条："阳明病，脉迟，汗出多，微恶寒者，表未解也，可发汗，宜桂枝汤。"第235条："阳明病，脉浮，无汗而喘者，发汗则愈，宜麻黄汤"，此处都冠以"阳明病"却行桂枝麻黄之太阳汗法，皆为**阳明热病太阳虚证**，也提示了三阴三阳病是可以有三阴三阳证的，这也是后世医家不明其理，就贯之以兼证、坏证、合病、并病等说法，只知其一，不知其二。

太阳实病阳明实证（轻证）。第103条："太阳病，过经十余日，反二三下之，后四五日，柴胡证仍在者，先与小柴胡。呕不止，心下急，郁郁微烦者，为未解也，与大柴胡汤，下之则愈。"本证属**太阳实病少阳证**转属**太阳实病阳明实证**，少阳气机不利，热聚成实，转属阳明实证，见腹满痛，不大便等阳明里实之证。少阳证不解，则不可下，而阳明里实，又不得不下，故用大柴胡汤和解与通下并行，两解少阳、阳明证之邪。

太阳实病阳明热证（重证）。137条："太阳病，重发汗而复下之，不大便五六日，舌上燥而渴，日晡所小有潮热。从心下至少腹硬满而痛不可近者，大陷胸汤主之。"大陷胸汤功能荡涤逐水，方用甘遂苦寒为君，使下陷之阳邪，上格之水邪，俱从腑间分解；芒硝、大黄之咸寒苦寒为臣，软坚泻热，共奏下夺之功。本方上下两顾，剂大而数少，取其迅疾，分解结邪，此奇方之制也，故服后大便通畅，燥屎与痰涎俱下而愈。

太阳实病少阳证。第148条："伤寒五六日，头汗出，微恶寒，手足冷，心下满，口不欲食，大便硬，脉细者，此为阳微结，必有表，复有里也。脉沉，亦在里也。汗出为阳微，假令纯阴结，不得复有外证，悉入在里，此为半在里半在外也。脉虽沉紧，不得为少阴病。所以然者，阴不得有汗，今头汗出，故知非少阴也，可与小柴胡汤。设不了了者，得屎而解。"何谓阳微结？从症状的描述来看，乃三阳气机的轻度郁结。此条经文提示了小柴胡汤可以治疗阳微结，阳微结实际上是三阳同病的一种轻度的证候，其中以大便硬为一个突出的表现，提示了小柴胡汤可以通大便。第149条："伤寒五六日，呕而发热者，柴胡汤证具，而以他药下之，柴胡证仍在者，复与柴胡汤。此虽已下之，不为逆，必蒸蒸而振，却发热汗出而解。若心下满而硬痛者，此为结胸也，大陷胸汤主之。但满而不痛者，此为痞，柴胡不中与之，宜半夏泻心汤。"**太阳虚病少阳证**误治后，或逆转为**阳明实证**大陷胸汤主之，或**少阳证**不变而半夏泻心汤主之。方中半夏、干姜、黄芩、黄连，君臣相伍，寒热平调，辛开苦降。佐以人参、大枣甘温益气，顾护胃气，甘草补脾调和诸药。诸药相合，寒温并用，阴阳并调，旨在疏通三焦，令气机通畅，清阳自升，浊阴自降，临床多用于治疗寒热错杂型便秘。正所谓"上焦得通，津液得下，胃气因和"，则便结自除。

太阳虚病少阴寒证（寒秘）。第174条："伤寒八九日，风湿相搏，身体疼烦，不能自转侧，不呕不渴，脉浮虚而涩者，桂枝附子汤主之，若其人大便硬，小便自利者，去桂加白术汤主之。"大便硬，小便利，说明非实证便秘，而是虚证。故去掉桂枝的原因是辛温发散太过，则伤气耗津，加白术是健脾生津助脾运，此处白术用量四两，为《伤寒论》含有白术的十首方剂中最大用量，首载**大剂量白术治疗便秘**的用药经验，并且白术附子相合共逐寒水之气。方用白术附子汤渗湿健脾，温脾扶阳，白术为君健脾燥湿，附子温脾扶阳，生

657

姜、甘草、大枣调和营卫。故在临床上根据便秘程度的不同加入一味大剂量生白术，其疗效明显提高，进一步证实大剂量生白术治疗虚证便秘的可靠疗效。

阳明便秘

阳明热病太阳实证血分。第257条："病人无表里证，发热七八日，虽脉浮数者，可下之。假令已下，脉数不解，合热则消谷喜饥，至六七日不大便者，有瘀血，宜抵当汤。"因阳明邪热与瘀血相互搏结，阻于大小肠道，大肠传导失司，故可见不大便，因为血瘀热结为病，故本证特点是便虽燥结，其色多黑如胶漆，排出困难，并与消谷善饥，健忘，少腹硬满疼痛，发狂，小便自利等胃热炽盛、瘀热内扰之象伴见。

阳明实病阳明实证。第210条："夫实则谵语，虚则郑声。郑声者，重语也。直视，谵语，喘满者死，下利者亦死。"第207条："阳明病，不吐不下，心烦者，可与调胃承气汤"；第213条："阳明病，其人多汗，以津液外出，胃中燥，大便必硬，硬则谵语，小承气汤主之。若一服，谵语止者，更莫复服"；第238条："阳明病，下之，心中懊憹而烦；胃中有燥屎者，可攻；腹微满，初头硬，后必溏，不可攻之。若有燥屎者，宜大承气汤。"第212条："伤寒若吐，若下后不解，不大便五六日，上至十余日，日晡所发潮热，不恶寒，独语如见鬼状。若剧者，发则不识人，循衣摸床，惕而不安，微喘直视，脉弦者生，涩者死。微者，但发热谵语者，大承气汤主之。"第233条："阳明病脉迟，虽汗出，不恶寒者，其身必重，短气腹满而喘，有潮热者，此外欲解，可攻里也，手足濈然而汗出者，此大便已硬也，大承气汤主之；若汗多微发热恶寒者，外未解也，其热不潮，未可与承气汤；若腹大满不通者，可与小承气汤，微和胃气，勿令大泄下。"

《伤寒论》中第215、238、239、241、242、255条体现阳明腑实重证，痞、满、燥、实、坚俱备，腑气不通，发作绕脐痛，而无消谷善饥者；下后邪热未清，宿食未尽，燥热与宿食重结于肠腑者；小便不利，大便乍难乍易，时有微热，喘冒不得卧者；循衣摸床者，皆宜用大承气汤攻之。方中大黄苦寒泻热去实，芒硝咸寒软坚散结，厚朴苦辛行气除满，枳实苦寒理气消痞，四味相合，共成攻下实热，荡涤燥结之峻剂。

大承气汤所治疗为热结的便秘，除了大便不通，还有频转矢气，脘腹痞满，腹痛拒按，按之则硬，日晡潮热，神昏谵语，**手足濈然汗出**（大承气汤证的标志性手足汗），舌苔黄燥起刺或焦黑燥裂，脉沉实，下利清水，色纯青，其气臭秽，脐腹疼痛，按之坚硬有块，口舌干燥，脉滑数等实热证候，这是大肠大便闭结所致（实，坚）。大便闭结于小肠则为小承气汤（燥），闭结于十二指肠则为调胃承气汤（满），闭结于幽门处则为大黄甘草汤（痞），闭结于升结肠则为大黄附子汤，肠动力不足则以厚朴三物汤主之。

阳明实病少阳证。第236条："阳明病，胁下硬满，不大便而呕，舌上白胎者，可与小柴胡汤。上焦得通，津液得下，胃气因和，身濈然汗出而解。"小柴胡汤原主治少阳病证，如第96条"伤寒五六日，中风，往来寒热，胸胁苦满，嘿嘿不欲饮食，心烦喜呕，或胸中烦而不呕，或渴，或腹中痛，或胁下痞硬，或心下悸、小便不利，或不渴、身有微热，或咳者，小柴胡汤主之。"由柴胡、黄芩、半夏、生姜、人参、甘草、大枣七味组成。此方寒热并用，扶正祛邪兼施，既疏利少阳枢机，又和胆胃之升降，并有疏利三焦，条达上下，宣通内外之功，可使上焦得通，津液得下，胃气因和，诸证得解。

刘渡舟曾说："小柴胡汤善开肝胆之郁，故能推动气机而使六腑通畅，五脏安和，阴阳平衡，气血调谐。"它功效快捷，治法奇妙，虽然方中没有麻黄、桂枝，但仍能发汗；没有芒硝、大黄，但仍能通便，没有茯苓、白术却能利水；没有常山、草果，却能治疟。所以，刘渡舟称它"不迹其形，而独治其因，郁开气活，其病可愈"。章次公根据《神农本草经》（以下简称《本经》）柴胡"推陈致新""去肠胃中结气"等记载结合自己的用药经验，认为柴胡功用应有三，即除解热外，还有祛瘀和泄下作用。《章次公医案》曾用大剂量（30～60克）柴胡治热病，谓其"退热通便，稳当无比"。这也算是少阳便秘吧。

阳明实病太阴虚证。第247条"趺阳脉浮而涩，浮则胃气强，涩则小便数，浮涩相搏，大便则硬，其脾为约，麻子仁丸主之。"王子接《绛雪园古方选注》卷上："下法不曰承气，而曰麻仁者，明指脾约为脾土过燥，胃液日亡，故以麻、杏润脾燥，白芍安脾阴，而后以枳朴大黄承气法胜之，则下不亡阴。法中用丸渐加者，脾燥宜用缓法，以遂脾欲，非比胃实当急下也。"本方为润下的重要方剂。乃因胃肠燥热，脾津液不足所致，其主证为小便数、大便硬，而"不更衣十余日，无所苦也"称之为脾约。趺阳脉浮主胃有热，趺阳脉涩主脾阴虚，胃强脾弱，脾为胃输布津液的功能受到了制约，不能够把津液还入胃肠道，肠道失润导致大便干结。脾输布津液的功能，受到了胃的阳气的制约和约束，所以称之为"脾约证"，方用麻子仁丸。方中麻子仁、杏仁、白芍，润肠通便，养阴润燥；大黄泻热通便以通腑，枳实、厚朴行气破结消滞；蜂蜜润燥滑肠，调和诸药。本方为丸剂，且用法中要求"饮服十丸"，强调"渐加，以知为度"，意在缓下，润肠通便。

阳明实病太阴实（湿）证。第236条："阳明病，发热汗出者，此为热越，不能发黄也。但头汗出，身无汗，剂颈而还，小便不利，渴饮水浆者，此为瘀热在里，身必发黄，茵陈蒿汤主之"；第260条："伤寒七八日，身黄如橘子色，小便不利，腹微满者，茵陈蒿汤主之"。本证因湿热蕴结，困阻中焦脾胃，脾胃气机升降枢纽受阻，腑气不通所致便秘。方用茵陈蒿六两，栀子十四枚，大黄二两。《金匮要略·脏腑经络先后病脉证》第3条："……又色青为痛，色黑为劳，色赤为风，色黄者便难，色鲜明者有留饮。"因湿热蕴结脾土，脾气郁滞所致的黄疸兼便难，虽然经文未言其治，但从其病因病机分析，茵陈蒿汤亦可用于此。方中茵陈蒿为主药，清热利湿，疏利肝胆而退黄；栀子苦寒清泄三焦而利小便；大黄苦寒泻热解毒行瘀，三药合用，二便通利，诸黄皆退。

阳明实病少阴热证。第233条："阳明病，自汗出，若发汗，小便自利者，此为津液内竭，虽硬不可攻之，当须自欲大便，宜蜜煎导而通之。若土瓜根及大猪胆汁，皆可为导。"仲景对津液内结，而又有正气不足的便秘，创立导便与灌谷道之法，在世界上为首创，对于津亏便秘大便硬，或年迈体虚，阴血素亏，大便干涩难下，而又不堪攻下者甚为适宜。现代多运用此方治疗习惯性便秘、老年性便秘、小儿长期吃牛奶便秘、不完全肠梗阻等疾病，增液承气汤也主之。

太阴便秘

太阴病太阴证。278条："伤寒脉浮而缓，手足自温者，系在太阴。太阴当发身黄，若小便自利者，不能发黄。至七八日，虽暴烦下利日十余行，必自止，以脾家实，腐秽当去故也。"本条最关键处为"脾家实，腐秽当去故也"，这是整个太阴篇的点睛之笔。本条并未明言提到大便不通，但是仔细分析，张仲景提到"至七八日，虽暴烦下利日十余行，必自止"可见暴烦下利之前，有七八天应该是不大便的状态，而且又特别加一个前提"伤寒脉浮而缓，手足自温者，系在太阴"，太阴便秘的概念由此而出。仲景说，等待脾家实，腐秽自去，此太阴便秘治法为温复脾阳，可予理中辈。

《伤寒论》第273条："太阴之为病，腹满而吐，食不下，自利益甚，时腹自痛。若下之，必胸下结硬"；第277条："自利不渴者，属太阴，以其脏有寒故也，当温之，宜服四逆辈。"本证的病机为脾阳不足，寒湿内盛；中州虚馁，脾阳不运，大肠传导失司所致便秘。《灵枢·口问》有云"中气不足，溲便为之变"，太阴病属里寒证，治则应为"寒者温之""虚者补之"，治法应为温中散寒，健脾燥湿，"脾以升则健，太阴湿土得阳始运"，故方用理中汤。方中干姜为君，大辛大热，温脾暖胃，臣以人参、炙甘草益气健脾，补虚助阳，白术健脾燥湿，脾阳得运，寒湿得去，津液得行，则中州升降调和而大便自通。不用等"脾家实"，直接上理中、四逆辈，恢复脾肾阳气而便秘自除。

太阴病阳明实证。仲景于279条接着说："本太阳病，医反下之，因尔腹满时痛者，属太阴也，桂枝加芍药汤主之，大实痛者，桂枝加大黄汤主之。"本证本是太阳病，治疗应当发汗解表，"医反下之"，不当下而误用下法。太阳病误下后，损伤了太阴脾阳，引起脾虚气滞不运，气血失和，兼有糟粕传导不利，形成了太阴腹痛证。太阴腹痛证也称太阴里实证，是本虚标实的"阴实证"，与阳明病中的"阳实证"不同，本证乃因虚致实，因脾虚气滞，引起气血失和，导致大便不通；轻证多由太阴脾虚气滞不运，气血失和，糟粕传导不利所致，表现为腹满时痛，用桂枝加芍药汤治疗。若病机由气血失和、糟粕传导不利，进一步发展到气滞血瘀，兼有腐秽内停的程度，出现了大实痛，此为重证，用桂枝加大黄汤治疗。

桂枝加芍药汤是桂枝汤中倍芍药剂量而成。桂枝汤方调和营卫，重用芍药酸敛平肝，缓解挛急，与桂枝配，酸甘化阴，桂枝与甘草配，辛甘化阳，诸味合为缓中补虚的有效方剂。《神农本草经》言芍药"主邪气腹痛，除血痹，破坚积寒热，疝瘕，止痛，利小便，益气"，所以芍药本身有轻微的泻下作用。

如果确实有实痛加上大黄便可。因为太阴病阳虚为本，所以仲师又反复强调："太阴为病，脉弱，其人续自便利，设当行大黄、芍药者，宜减之。以其人胃气弱，易动故也。"

少阴便秘

少阴热病阳明实证。《伤寒论》中有 6 条急下证的论述，3 条见于阳明病篇，另 3 条见于少阴病篇。320 条："少阴病，得之二三日，口燥咽干者，急下之，宜大承气汤。"少阴脉贯肾络肺而系舌本，少阴化热故有口燥咽干之证。321 条："少阴病，自利清水，色纯青，心下必痛，口干燥者，急下之，宜大承气汤"。322 条："少阴病，六七日，腹胀不大便者，急下之，宜大承气汤"。少阴三急下病，明确为少阴病，如何定为少阴病的？在少阴病前提之下，必有阳明腑实之证，这是承气汤的用药指征。少阴病无论寒热，如何与阳明腑实证联系在一起？三急下证放在少阴篇，应有邪在少阴"脉微细，但欲寐"的主证，既用承气当有可下之征象。

伤寒注家对"少阴三急下"一直有疑问。少阴病是虚寒证，怎么可能用大承气汤急下？如以药测证，则能用大承气汤的必然是实热内结之证，又何以可称少阴病？少阴病是虚寒证，阳明病是实热证，两者是性质完全对立的病证，何以有可能都用大承气汤？都需要急下？少阴病，用承气汤，这在后世伤寒医家的保守逻辑中，是绝对说不通的。病位与病性的结合，医算与舌脉证的结合，是唯一的合理解释。

少阴寒病阳明实证。《金匮要略·妇人产后病脉证治》第 7 条曰："产后七八日，无太阳证，少腹坚痛，此恶露不尽；不大便，烦躁发热，切脉微实，再倍发热，日晡时烦躁者，不食，食则谵语，至夜即愈，宜大承气汤主之。热在里，结在膀胱也。方见痉病中。"临床中，在休克型宫外孕（少阴寒病）中有 93.1% 的患者出现阳明腑实证，不稳定型次之，约占 47%，包块型患者尚有 18% 左右有此兼证，及时防治腑实证是治疗宫外孕取得良效的关键。在治疗宫外孕的过程中，应将攻下药疏通胃肠定为防治腑实证的常规。

厥阴便秘

厥阴病三阴证。太阴证第 326 条："厥阴之为病，消渴，气上撞心，心中疼热，饥而不欲食，食则吐蛔，下之利不止"；少阴证、厥阴证第 338 条："伤寒脉微而厥，至七八日肤冷，其人躁无暂安时者，此为脏厥，非蛔厥也。蛔厥者，其人当吐蛔。令病者静，而复时烦者，此为脏寒，蛔上入其膈，故烦，须臾复止，得食而呕，又烦者，蛔闻食臭出，其人常自吐蛔。蛔厥者，乌梅丸主之。"下利久利只是其中一证，便秘是其二证。本证乃寒热错杂型，热则出现消渴、饮水自救的证候，表明机体阴虚的症状特点，阴液相对不足，肠道失于津液的濡润，则大便秘结；寒则出现寒凝，气机阻滞，肠道失于蠕动，阳气虚弱，推动无力，导致糟粕停留肠道，形成大便秘结。乌梅丸中乌梅为主药，顺肝木曲直作酸之性，酸甘生津，滋阴养血，柔肝补肝，配《汤液经法》中五行热药之精，即辛热之附子、干姜、蜀椒、细辛、桂枝温补心肝脾肾阳气，又用苦寒之黄连、黄柏清泄邪热。该方寒温并用，酸甘生津，补泻兼施，升降脾胃，调和中焦，气机得畅，其便自通。

鼎◎下利

下利是中医临床常见的病证，其特点随病机、疾病发展阶段以及患者禀赋之差异而不同。《伤寒论》中关于下利的条文有 84 条，约占全书条文的 1/5，其中明确用方的条文有 42 条，涉及方剂 32 首；《金匮要略》关于下利的条文共计 42 条（含附方条文），其中明确以下利为用方指征的条文有 18 条，共 14 首方（含附方）。《伤寒杂病论》下利一证，在六经篇及杂病篇中皆有论述，书中所言下利包括泄泻和痢疾，从下利之病机及脉证特点不同考虑，又有不同治疗法则和处方用药。现代西医谓之痢疾乃特指具有剧烈传染性的细菌性痢疾和阿米巴痢疾；西医定义之腹泻是指大便次数明显高于日常频率，每日排便量在 200 克以上，粪质稀溏，甚至泻如水样，或含未消化食物及黏液脓血。现代中医内科学主要将泄泻归为以下几种消化系统疾病：胃肠型感冒、急性肠炎、感染性结肠炎、中毒性肠炎、肠结核、肠易激综合征、急慢性胃炎等；而将急性菌痢、慢性非特异性溃疡性结肠炎、缺血性结肠炎、克罗恩病等胃肠道疾病归纳为痢疾。

太阳下利

第 40 条为太阳虚病太阳实证，"伤寒，表不解，心下有水气，干呕，发热而咳，或渴，或利，或噎，或小便不利，少腹满，或喘者，小青龙汤主之。"风寒外束，郁闭于肺，肺失宣发肃降，不能通调水道，水液代谢失常，水饮内生，趋迫胃肠，水谷不别而致下利。第 32 条太阳虚病阳明热证，"太阳与阳明合病者，必自下利，葛根汤主之。"风寒之邪束于肌表，不得外解，内迫大肠致传导太过，故下利。病既甚于表，表邪盛，里气无法自和，病机从属于表，故治法当以解太阳之表为主，表解则里自和而利自止。第 157 条太阳虚病阳明虚证，"伤寒汗出，解之后，胃中不和，心下痞硬，干噫食臭，胁下有水气，腹中雷鸣，下利者，生姜泻心汤主之。"汗出之后，伤寒表邪已解，"胃中不和"之"胃"包括脾胃。由于汗不得法，伤及脾胃，或因患者脾胃素虚，以致汗后里气不和，脾胃之气升降失常，水运失司，从而引起水走后阴，故见腹中雷鸣下利。证属脾胃阳虚、水饮食滞不化所致，宜温脾胃之阳，消散水气以治利。第158条**太阳虚病阳明虚证**，"伤寒中风，医反下之，其人下利日数十行，谷不化，腹中雷鸣，心下痞硬而满，干呕，心烦不得安。医见心下痞，谓病不尽，复下之，其痞益甚。此非结热，但以胃中虚，客气上逆，故使硬也，甘草泻心汤主之。"病在太阳，无论伤寒中风，皆宜发汗以解之，但误用攻下之法，损脾伤胃，外邪乘虚内陷，脾胃腐熟运化失职，故"其人下利日数十行，谷不化，腹中雷鸣"。因于误下伤中，表邪内陷，也下痞硬，泻利不止，治以甘草泻心汤补中和胃、消痞止利。

第172条**太阳虚病少阳证**"太阳与少阳合病，自下利者，与黄芩汤"。太阳与少阳合病者，太阳之证不显，而以少阳受邪为主，少阳火郁之邪内迫阳明，下趋大肠，大肠传导失常则下利。病机根于少阳，治病求本，故治以黄芩汤清少阳之热，少阳之热去，胃肠之热解，则下利愈。第34条**太阳虚病少阳证**"太阳病，桂枝证，医反下之，利遂不止。脉促者，表未解也，喘而汗出者，葛根黄芩黄连汤主之。"感受外邪而为太阳病，误下之后，表邪化热，内陷入里，邪热下迫，伤及肠胃则利不止。里热协表邪下利，即称为"协热利"。表里同病，表里俱热，治当表里双解，解表清里，清热止利。葛根芩连汤专治急性胃肠炎，急性肠炎用葛根汤。

第163条**太阳虚病太阴证**，"太阳病，外证未除，而数下之遂协热而利，利下不止，心下痞硬，表里不解者，桂枝人参汤主之。"太阳病，屡用攻下，表邪不去反伤脾阳，致脾虚下利，且表邪仍在。此协热利与葛根黄芩黄连汤证之协热利有不同，此处之"热"指恶寒发热之太阳风寒表证，非病性属热。彼证太阳表邪化热，内传阳明，热邪迫肠而利，属表里俱热；本证乃误下后伤太阴致利下不止，同时太阳风寒表证不解，属表里皆寒。表不解兼有里虚寒，治宜两解表里，温中解表，人参用以补充因下利而导致丢失的津液及电解质。第152条为**太阳虚病太阴肺证**，"太阳中风，下利呕逆，表解者，乃可攻之。其人漐漐汗出，发作有时，头痛，心下痞硬满，引胁下痛，干呕短气，汗出不恶寒者，此表里未和也，十枣汤主之。"胸胁悬饮变动不居，四处流窜，下迫胃肠，水谷难别则下利。

159 条是**太阳虚病少阴热证**，"伤寒，服汤药，下利不止，心下痞硬。服泻心汤已，复以他药下之，利不止。医以理中与之，利益甚。理中者，理中焦，此利在下焦，赤石脂禹余粮汤主之。复不止者，当利其小便。"误下导致气血亏虚，下焦不固，滑脱下利不止。证为纯虚无邪，治以涩滑固脱止利。

阳明下利

第 229 条为**阳明虚病少阳证**，"阳明病，发潮热，大便溏，小便自可，胸胁满不去者，与小柴胡汤。"潮热说明少阳邪热已有内入阳明之势，热迫胃肠，故有下利。但小便自调而非频数，提示阳明燥热不甚，胃未成实，不可用承气汤。"胸胁满不去"一语道破辨证要害，警示邪尚在少阳，兼阳明有热但未至实，故证见"大便溏"而非燥热内实之热结旁流。少阳阳明合病，少阳证不可下，阳明潮热尚轻，故治从少阳。少阳解，热势除，阳明和，便溏可愈。

阳明实病阳明腑实证，邪热入腑与粪便形成燥屎，内阻于肠道，虽然大便不下，但燥屎刺激肠腑，使肠腑之水液旁流而下，即所谓"热结旁流"。如"下利谵语者，有燥屎也"（374）"自利清水，色纯青……急下之"（321）。《伤寒论》第 256 条："阳明少阳合病，必下利。其脉不负者，为顺也；负者，失也。互相克贼，名为负也。脉滑而数者，有宿食也，当下之，宜大承气汤。"本条是**阳明实病少阳证**，多由邪热盛实，热迫阳明导致津液从旁而下，此为热结旁流之下利，因阳明属胃土，少阳属胆木，胆胃为木土之腑，有互相克制之意，胃主受纳腐熟，胆主疏泄，胃肠的受纳消化功能需要胆的疏泄作用，现胆胃俱病，邪热炽盛，直走大肠，逼迫津液下陷，故发下利。

少阳下利

第 165 条为**少阳病阳明实证**，"伤寒发热，汗出不解，心中痞硬，呕吐而下利者，大柴胡汤主之。"本病发于伤寒，汗后未解，只言发热，未见恶寒，说明病已去表入里，传至少阳阳明。少阳证未愈，热邪又内传阳明，燥热初结，逼迫谷道，而为热利。病机以少阳气滞火郁、枢机不利为主，兼阳明腑气不通，结为燥实，治当和解少阳，内泻热结，下利自止。第 104 条亦为**少阳病**

阳明实证，"伤寒十三日不解，胸胁满而呕，日晡所发潮热，已而微利。此本柴胡证，下之以不得利；今反利者，知医以丸药下之，此非其治也。潮热者，实也。先宜服小柴胡汤以解外，后以柴胡加芒硝汤主之。"其"日晡所"指申时，阳明气旺之时，此时发潮热，热势如潮，说明阳明燥热有实，大便当秘结。不久微利，此因丸药下之，丸药一般为巴豆制剂，乃燥热之药，虽能通下大便，却不能消除少阳郁热和阳明燥热，故曰"非其治也"。如同今日之灌肠，只能去有形宿便而不能除病邪，且有损大肠传导糟粕之功能，故宿便去而复结，结实更甚。伤寒之承气汤类方剂，不单为通便而设，亦有祛热除邪之能，邪去才可正安。凡需通下者，必先解其外，否则下后则引邪入里，故"先宜小柴胡汤以解外"。潮热者，为胃家燥实明证，阐明微利是实非虚，是热非寒。以柴胡加芒硝汤和解少阳、润燥泻热，实热去，胃气和，微利可止。

《伤寒论》第172条**少阳病太阳证**，"太阳与少阳合病，自下利者，与黄芩汤；若呕者，黄芩加半夏生姜汤主之。"此条虽言"太阳与少阳合病"，但观其证候与方药，却无太阳之证，方无太阳之药，则病机的重点在少阳。本证属邪犯少阳，热邪内迫阳明，大肠传导失职，逼津下陷，此下利特点多因少阳热郁，疏泄不利，而出现里急后重、肛门灼热等异常，可伴有腹痛，口苦，脉弦数等证，治疗用黄芩汤清热止利，黄芩苦寒清少阳郁热以止利；芍药酸苦微寒，坚阴止利，缓急止痛；甘草、大枣益气和中。本方为治疗热利的祖方，被清代·汪昂称为"万世治痢之祖方"。金·张洁古根据"行血则便脓自愈，调气则后重自除"的理论，以本方去大枣，加木香、槟榔、肉桂等，化裁为芍药汤，成为后世治疗痢疾的常用方。

在仲景《伤寒论》中明确说明关于二阳合病并有下利的条文有三条，即第32条**太阳与阳明合病**下利，是太阳表邪内迫大肠所致，病机侧重于太阳，故以葛根汤发汗解表，升阳止利；第256条**阳明与少阳合病**之下利，是属于热结旁流，病机偏重于阳明，故用大承气汤通腑泄热导滞而止利；第172条**太阳与少阳合病之下利**，是少阳邪热内迫阳明所致，应该是属于**少阳与阳明合病**，病机侧重于少阳，故以黄芩汤清热止利。故成无己云："太阳阳明合病，下利在表，当与葛根汤；阳明少阳合病，下利在里，可与大承气汤；太阳阳明合病，下利在半表半里，非汗下所宜，故以黄芩汤和解之。"如172条，仲景虽言太阳少阳合病，但是以方测证，并没有太阳的症状，又言太阳少阳合病，这是什么逻辑？唯有医算可以说通。

太阴下利

《伤寒论》第273条太阴病太阴证："太阴之为病，腹满而吐，食不下，自利益甚，时腹自痛。若下之，必胸下结硬。"太阴病以脾阳虚弱，运化失职，寒湿内盛，升降失常为基本病机。脾阳被寒邪所伤，运化失职，寒湿内停，胃肠气机阻滞不畅则腹满；胃气不降，浊阴上逆则呕；脾胃虚弱，脾失健运，受纳功能减弱，因而食不下；自利是指自发性的下利，并非误治，乃脾家自伤，若失于治疗，脾虚不复，中阳虚弱，日益加重，故自利益甚；中焦阳虚，寒凝气滞，腹失所养，气机时有凝滞，故时腹自痛，常表现为隐隐作痛，喜温喜按，得温则减；如误用下法，则会使中阳更损，脾胃更弱，运化停滞，寒凝气滞更甚，会导致胸下结硬。

第277条太阴病少阴寒证，"自利不渴者，属太阴，以其脏有寒故也。当温之，宜服四逆辈。"此条是以明示"自利"源于脾阳虚，则运化失司，统摄无权，升清乏力，治疗原则寒者热之，故宜当温。第386条太阴病太阳虚证与**太阴病太阴证**，"霍乱，头痛，发热，身疼痛，热多欲饮水者，五苓散主之；寒多不用水者，理中丸主之。"霍乱吐利，如恶寒较为突出，并不口渴者，属脾虚寒证。此利乃脾阳亏虚，寒湿内盛，升降失常，清浊相干所致，治当用理中汤。

霍即挥霍；乱即变乱，此均言病势特点。霍乱是一种发病骤然，发展迅速，病势急剧，以上吐下泻为主要病证特点的急性胃肠道疾病，此不完全同于现代医学之由霍乱弧菌引起的烈性传染性霍乱。中医学之霍乱包括现代医学的霍乱，西医学所指霍乱意为：由于摄入霍乱弧菌污染的食物、水，而引起的一种急性腹泻性传染病。中医所言霍乱之病机，在《灵枢·五乱》有论述，"清气在阴，浊气在阳，清浊相干，乱于胃肠，则为霍乱"。

《桂林古本伤寒杂病论》之《太阴病篇》曰："太阴病，吐逆，腹中冷痛，雷鸣下利，脉沉紧者，小柴胡加茯苓白术汤主之"，此为太阴病少阳证。"太阴病，欲吐不吐，下利时甚时疏，脉浮涩者，桂枝去芍药加茯苓白术汤主之"，为**太阴病太阳虚证**。"太阴病，不吐、不满，但遗矢无度者，虚故也，理中加黄芪汤主之"，为**太阴病阳明寒证**。

少阴下利

第 322 条为**少阴寒病阳明实证**，"少阴病，自利清水，色纯青，心下必痛，口干燥者，急下之，宜大承气汤。"少阴津虚热化，阳明里实，燥结内聚，下迫大肠，津液下渗，表现为"自利清水，色纯青"，又称之为热结旁流，即肠中水液从燥尿之旁流下，燥实自结，津液自流。津液外泄，消耗甚速，故口干燥。土燥劫阴津，必须急下存阴，与大承气汤。峻下热结则利止，胃家实之下利，糟粕不去，利难自止。

第 319 条为**少阴热病阳明虚证**，"少阴病，下利六七日，咳而呕渴，心烦不得眠者，猪苓汤主之。"少阴阴虚有热，水气泛滥，水热互结。水热之邪横流四溢，变动不居，上扰心肺则咳而心烦不得眠；中犯于胃则呕渴；下侵谷道则利。下利的主因是水热互结于下焦，水饮内停，偏渗大肠。参看 223 条**阳明虚病少阴热证**，"若脉浮发热，渴欲饮水，小便不利者，猪苓汤主之"可知，本证亦当有小便不利。此水液偏盛，浸渍肠道，利在下焦，可考虑利小便以实大便之法。猪苓汤清热利水育阴，故可利水去热以止下利。

第 310 条**少阴寒病太阴证**，"少阴病，下利、咽痛、胸满、心烦，猪肤汤主之。"以方测证，从猪肤汤方后"白粉五合，熬香"可知，熬香之白粉重在扶脾温中止利，此利为脾阳虚寒下利轻证。第 316 条**少阴寒病太阴证**，"少阴病，二三日不已，至四五日，腹痛，小便不利，四肢沉重疼痛，自下利者，此为有水气。其人或咳，或小便利，或下利，或呕者，真武汤主之。"此条病为阳虚水泛所致。肾为主水之脏，肾阳为阳气之根。少阴阳虚，水液输布代谢失调，水不化气而内停，寒水互结为患，侵及胃肠而致利，此利因寒而停水，寒饮为主要致病因素。"小便不利，四肢沉重"即水饮病证之突出特点，故以真武汤温肾助阳，化气利水，水气得去则利自止。

第 314 条**少阴寒病少阴寒证**，"少阴病，下利，白通汤主之。"阴寒偏盛，肾阳虚乏，下焦不得温煦，水谷不别，故下利，治当温阳祛寒止利。

少阴寒病少阴寒证，阴盛导致的下利者，条文在少阴病篇，有第 282 条：

"少阴病，欲吐不吐，心烦但欲寐，五六日自利而渴者，属少阴也。虚故引水自救：若小便色白者，少阴病形悉具；小便白者，以下焦虚有寒，不能制水，故令色白也"；第283条："病人脉阴阳俱紧，反汗出者，亡阳也，此属少阴，法当咽痛而复吐利"；第292条："少阴病，吐、利，手足不逆冷，反发热者，不死。脉不至者，（至一作足）灸少阴七壮"；第323条："少阴病，脉沉者，急温之，宜四逆汤"。仲景云："少阴病形悉具"，故可见"但欲寐""脉沉""自利而渴""欲吐不吐"等阳衰阴盛之象，而"小便色白"作为少阴病阳虚阴盛的辨证依据。此证的治疗应当回阳救逆，温肾暖脾，仲景提出用四逆汤方。方中附子入肾经，为温肾回阳之主药，大辛大热，作用迅速，通十二经；干姜入脾经，温脾散寒，以壮后天之本；炙甘草健脾益气，缓二药峻烈之性；三药合用，共奏回阳救逆、温补脾肾之功。

第318条为少阴寒病少阴寒证重症水分病，"少阴病，四逆，其人或咳，或悸，或小便不利，或腹中痛，或泄利下重者，四逆散主之。"四末是反映阳气最直接、最敏感的部位，阳气不能温煦四肢，故而四肢厥冷。在《桂林古本伤寒杂病论》中，四逆散为四逆汤的散剂，并非枳实芍药柴胡甘草组成。即此四逆者，由阳虚所致，并非历代医家所谓阳气郁而四逆的说法。水邪泛滥上中下三焦，上焦则咳、悸，中焦则腹中痛，下焦则小便不利、泄利下重，四肢为四逆表现。第309条少阴寒病厥阴证，"少阴病，吐利，手足逆冷，烦躁欲死者，吴茱萸汤主之。"厥阴中寒甚失于和降，浊阴上逆，故化肝阳虚，清阳不升，下陷则利。此证病机为少阴阳气虚，厥阴浊阴盛，邪正剧争则烦躁吐利，当以温阳泻浊之法治利。

少阴寒病厥阴证重证，若阳衰阴盛，阴阳格拒者，证见下利清谷，面赤身热，汗出肢厥，躁扰烦乱，呕吐等证，治须急用通脉四逆汤，温里通阳救逆，阳复则利止。参见317条"少阴病，下利清谷，里寒外热，手足厥逆，脉微欲绝，身反不恶寒，其人面色赤。或腹痛，或干呕，或咽痛，或利止脉不出者。通脉四逆汤主之。"以及370条"下利清谷，里寒外热，汗出而厥者，通脉四逆汤主之。"阳气大衰，阴寒内盛，阴阳不相顺接，故手足厥逆。下利清谷、脉微欲绝，反映肾阳虚衰之甚。阳气外亡，故汗出；虚阳格于外，故身反不恶寒；虚阳浮于上，故面色赤。

315 条："少阴病，下利，脉微者，与白通汤。利不止，厥逆无脉，干呕烦者，白通加猪胆汁汤主之。服汤，脉暴出者死。微续者生。"本条属于**少阴寒病厥阴证**。治宜破阴回阳救逆，宣通上下阳气，在白通汤组方基础上兼加苦寒厥阴之猪胆汁和咸寒少阴之人尿，咸苦反佐，使药不格拒，且能引阳入阴。此说似是而非，既是阴寒重证，为何不重用姜附，而白通加猪胆汁汤主之？白通汤中用干姜一两、附子一枚；四逆汤中则干姜一两半、附子一枚；通脉四逆汤方中注明：干姜三两，强人可四两；附子大者一枚。药量对比，破阴回阳、温中止利作用孰强孰弱，明矣。后世自圆其说，谓四逆汤只能温阳，不能破阴；白通汤中有葱白四茎，回阳救逆破阴力大，葱白通阳破阴，寒气太甚，凝结成冰，非葱白破之不可。即便葱白作用如此，四逆汤温阳之力不如白通汤，但白通汤姜附用量远小于通脉四逆汤，温阳作用自当远逊通脉四逆汤。通脉者，或可使无脉复通。葱白是药材亦是食材，其味辛温，温通阳气之力甚至不及生姜，何以可破寒凝？其通阳作用非能通脾肾之阳，而只限于通肌表之阳气，以使微汗出而解表，相当于吴茱萸，白通汤之"通"意仅于此，厥阴也。

少阴寒病厥阴证，第 306 条："少阴病，下利便脓血者，桃花汤主之。"第 307 条："少阴病，二三日至四五日，腹痛，小便不利，下利不止，便脓血者，桃花汤主之。"阳气虚衰，温阳无力，下焦固摄无权，大肠滑脱失禁，洞泄既久，伤及肠络，则便下脓血。此下利脓血夹杂，日久不愈，色泽暗淡，不甚臭秽，口淡不渴，脉微弱者，治用桃花汤温中涩肠，固脱止利。肠癌、溃疡性结肠炎（也叫克隆恩病），是难治性疾病，桃花汤专治下利脓血。赤石脂生熟各半（一半生用，一半熟用），加上干姜、粳米，黄土汤中如果没有灶心土的话，可用红砖代替，也可用赤石脂代替，治疗胃溃疡出血，黄土汤合桃花汤，神效。

厥阴下利

在《桂林古本伤寒杂病论》（下文简称古本）第 396 条厥阴病少阴寒证中"伤寒六七日，大下后，寸脉沉而迟，手足厥逆，下部脉不至，咽喉不利，唾脓血，泄利不止者，为难治，人参附子汤主之；不差，复以人参干姜汤与之（残本无此条，后接麻黄升麻汤主之）。"而麻黄升麻汤在古本的第 398 条"伤寒，本自寒下，医复吐、下之，寒格，更逆吐、下，<u>麻黄升麻汤主之（残本</u><u>《伤寒论》无此方）（厥阴病太阳实证）；若食入口即吐，干姜黄芩黄连人参汤</u><u>主之（厥阴病阳明寒证气分病）</u>"中出现。

残本《伤寒论》（下文简称残本）第357条"伤寒六七日，大下后，寸脉沉而迟，手足厥逆，下部脉不至，喉咽不利，唾脓血，泄利不止者，为难治。麻黄升麻汤主之"为错简，残本第359条**厥阴病阳明寒证**，"伤寒本自寒下，医复吐下之，寒格更逆吐下，若食入口即吐，干姜黄芩黄连人参汤主之"为漏字句，本条"本自寒下"即指平素脾胃虚寒而利。今患伤寒，复误用吐下之法，引邪入里，在外之邪热内陷心胸；吐下虚其脾胃，脾胃不和，寒逆往上则食入口即吐，中虚不运则下利更甚。寒格也下，胸中烦热，格拒之势相持不退，更逆吐下。

残本第374条为**厥阴病阳明实证**，"下利，谵语者，有燥屎也，宜小承气汤。"阳明燥热上扰头脑，故见谵语；燥屎内阻，热结旁流，结者自结，流者自流。因热结而有旁流下利，故为证关键是"有燥屎也"。治疗重点在去热结而不在止旁流，与小承气汤，泻下燥屎，下利即止。

残本第354条**厥阴病少阴寒证**，因肾阳虚衰之下利重证，治当急用四逆汤类，温里救逆、回阳止利。如"大汗，若大下利而厥冷者，四逆汤主之。"肾阳虚弱，阳气不守则大汗，汗则气血津液亡于外，肾阳虚衰，波及脾阳，脾失健运则大下利，利则气血津液失于内。肾阳虚衰，津虚血少，不能达于四末以温养之，故"厥冷"，治以四逆汤回阳救逆以止利。

残本第377条**厥阴病少阴寒证**："呕而脉弱，小便复利，身有微热，见厥者难治，四逆汤主之。"此条乃厥阴病寒呕，脉弱是阳气衰弱，小便复利，是真气虚寒不能摄水，身有微热，少阴虚阳外浮而见厥，乃少阴阴寒之邪逼虚阳而欲脱者"难治"，急投与四逆汤。但无论是阳衰阴盛，虚阳外浮，或是阳衰阴盛，又兼表证，皆当温里回阳为首要。

残本第371条为**厥阴病少阴热证**，"热利，下重者，白头翁汤主之。"热毒下利伤津，湿热互结，津液不化，故欲饮水；湿热毒邪蕴结下迫，湿热腐破血络，故见下利脓血；湿热黏滞，气郁不舒，故里急后重，治疗上当以清热燥湿，凉血解毒止利为主。白头翁汤专治里急后重的阿米巴痢疾及其他痢疾，热利无血。黄连清小肠，黄柏清大肠和膀胱，秦皮清大肠，黄芩是清气管和胃的，所以这个方里不用黄芩，白头翁专清大肠湿热。

第373条厥阴病少阴热证，"下利欲饮水者，以有热故也，白头翁汤主之。"此为肝经湿热郁滞，热迫血分，灼伤络脉，腐化为脓以致泄利下重便带脓血，其特点为下利脓血，里急后重，下利物臭秽而黏，腹痛，发热口渴等异常，方用白头翁汤清热燥湿，凉肝止利。方中白头翁善于清肠热、疏肝凉血；秦皮能清肝胆及大肠湿热。二药配伍，为治疗厥阴热利的主药。佐以黄连、黄柏清热燥湿，坚阴厚肠。四药相合，共奏清热燥湿，凉肝止利之功。

第338条为厥阴病厥阴证，"厥阴者，乌梅丸主之。又主久利。"之所以久利不止，乃因久病迁延不愈，邪入厥阴，肝之体用失调，阴阳各趋其极，上热下寒，虚实夹杂，肝脾不调，肝胃不和，气化逆乱，升降失常而致下利。而乌梅丸一方乌梅与五行之火药均用，辛补酸泻甘缓无不用之，并在此基础上寒温并用，补泻兼施，调和肝脾（胃）止利。

通观仲景《伤寒论》中论及"难治"者有八处，第129条太阳虚病厥阴证之脏结的难治，第153条太阳实病太阴证之汗下误施烧针后心下痞的难治，第178条太阳虚病少阴寒证之脉结代、心悸动的难治，第214条阳明实病太阴证之谵语脉微涩里虚的难治，第294条少阴寒病厥阴证之强发汗致下厥上竭的难治，第348条厥阴病少阴热证之厥热利并见的难治，第377条厥阴病少阴寒证之阳虚阴盛而呕的难治，第357条厥阴病太阴证之上热下寒错杂的难治，可见，凡难治之证，皆为阴病或阴证。按仲景《伤寒论》惯例，虽曰：凡"为难治者"，即不出方。但所谓难治非不可治，只要寻到三阴三阳病证病机，还是可以谋求治法的。

六经皆可致下利，非为一经所专主，六经下利各有其主证，各有其特点。又六经互藏，结合医算，只要掌握其主证和特点（如三阳下利多属于阳热之利，其所下热臭，灼肛，并具发热、口渴、尿赤、苔黄、脉数等证；三阴下利多属虚寒之利，其所下利清谷，小便清长，并具口不渴，苔白、脉沉而迟等证），临床上便能辨机辨病辨证施治，信手拈来。

恒◎头痛

中医认为，所有疼痛症状，都是寒气引起。如《素问·举痛论》曰："岐伯曰：经脉流行不止、环周不休，寒气入经而稽迟，泣而不行，客于脉外则血少，客于脉中则气不通，故卒然而痛。"并列举了各种疼痛症状，"帝曰：其痛或卒然而止者，或痛甚不休者，或痛甚不可按者，或按之而痛止者，或按之无益者，或喘动应手者，或心与背相引而痛者，或胁肋与少腹相引而痛者，或腹痛引阴股者，或痛宿昔而成积者，或卒然痛死不知人，有少间复生者，或痛而呕者，或腹痛而后泄者，或痛而闭不通者，凡此诸痛，各不同形，别之奈何？"后面的论述，宗其一词，逃不出一个"寒"字。

头痛也是如此。

《素问·风论》曰："首风之状，头面多汗恶风，当先风一日，则病甚，头痛不可以出内，至其风日（甲乙日），则病少愈。"

太阳头痛

膀胱足太阳之脉，起于目内眦，上额交巅，从巅入络脑，还出别下项，挟脊抵腰，络肾属膀胱，此经行身之后，从头下至足。太阳为诸阳之气，头为诸阳之会，而项则为太阳之会。风寒袭表，卫气抗邪，正邪相争，经气壅滞不利则头痛。因项为太阳经所过之处，故太阳头痛以头项强痛为特点。《灵枢·经脉》提出太阳经"是动病"与"所生病"有"肩似拔、冲头痛、项如拔、颈肩痛、头囟项痛"等症状，《伤寒论》提出"太阳之为病，脉浮，头项强痛而恶寒"的脉证提纲。

太阳虚病太阳虚证。第13条："太阳病，头痛，发热，汗出，恶风者，桂枝汤主之。"头痛发热，汗出恶风，鼻鸣干呕，舌苔白不渴，脉浮缓或虚弱。

太阳实病太阳实证。第35条："太阳病，头痛，发热，身疼，腰痛，骨节疼痛，恶风，无汗而喘者，麻黄汤主之。"头痛发热，恶风畏寒，腰痛身疼，无汗而喘，口不渴，舌苔薄白，脉浮紧。第 1 条："太阳之为病，脉浮，头项强痛而恶寒"。第 8 条："太阳病，头痛至七日以上自愈者，以行其经尽故也；若欲作再经者，针足阳明，使经不传则愈。"

太阳实病阳明热证。第 38 条："太阳中风（《桂林古本伤寒杂病论》为伤寒），脉浮紧，发热恶寒，身疼痛，不汗出而烦躁者，大青龙汤主之。"大青龙汤由麻黄汤倍重麻黄，减杏仁剂量加石膏、姜、枣而成。麻黄味苦辛性温，桂枝辛温，温经散寒，透营达卫，助麻黄发汗。甘草甘平，杏仁甘苦，佐麻黄以发表。大枣甘温，生姜辛温，佐桂枝以解肌。《济阴纲目》曰："大青龙汤加黄芩，治寒疫头痛身热，无汗恶风，烦躁者，此方主之。"**甲子新冠病毒及其变种德尔塔、奥密克戎等，本方均主之。**

太阳实病阳明实证。第 56 条："伤寒不大便六七日，头痛有热者，与承气汤。"以前额为甚，痛连目珠，伴有腹胀满不大便，身热汗出等里热炽盛、腑气不通的症状。阳明腑实，燥屎结于肠道，腑气不通；其治当荡涤肠胃，以承气汤。腑实去，则邪热除，头痛止。《金匮要略·呕吐哕下利病脉证治》第 19 条**太阳实病阳明实证**："吐后，渴欲饮水而贪饮者，文蛤汤主之；兼主微风，脉紧，头痛。"头痛发热，烦渴欲饮，脉紧。既有太阳营卫之气失和，又有胃热上攻，清阳被邪气阻遏而不通。文蛤汤即麻黄汤去桂枝加文蛤、石膏、生姜、大枣，取麻黄、石膏以清透里热，为治湿热内郁，解表清里之重剂。

太阳实病少阳证。第 142 条："太阳与少阳并病，头项强痛，或眩冒，时如结胸，心下痞硬者，当刺大椎第一间、肺俞、肝俞，慎不可发汗，发汗则谵语，脉弦，五日谵语不止，当刺期门。"主证为头痛，发热，头晕目眩，四肢关节烦疼。柴胡桂枝汤或用针刺期门，以解太阳少阳之邪。本方取小柴胡汤、桂枝汤各半量合剂而成。用桂枝汤调和营卫、解肌辛散，以解太阳之表；用小柴胡汤和解少阳、畅达枢机，以治半表半里。

太阳虚病太阴证。第 28 条："服桂枝汤，或下之，仍头项强痛，翕翕发热，无汗，心下满微痛，小便不利者，桂枝去桂加茯苓白术汤主之。"头痛，发热无汗，小便不利，心下满，微痛。陈修园运用桂枝去桂加茯苓白术汤治疗太阳水饮头痛医案：嘉庆戊辰，吏部谢芝田先生会亲，患头项强痛，身疼心下满，小便不利。服表药无汗，反烦，六脉洪数。初诊疑为太阳阳明合病。谛思良久，曰：前病在无形之太阳，今病在有形之太阳。但使有形之太阳小便一利，则所有病气俱随无形之经气而汗解矣。用桂枝去桂加茯苓白术汤，一服遂痊。头项疼痛、小便不利、心下满、无汗、烦、六脉洪数，本为小青龙加石膏汤的主证，却开出桂枝去桂加茯苓白术汤，一方面体现了陈修园的精湛医术，一方面体现了三阴三阳定病的复杂性。

头痛症状中还有一个症状，眩晕。起则头眩，移动或一站起来的时候就眩晕，就是苓桂术甘汤证，去横膈膜中的水饮，严重时有呕吐，可加半夏。如果是躺在床上不动也眩晕，天旋地转，头重脚轻，所谓"振振欲擗地者"，就不是苓桂术甘汤证，是真武汤证。

第 152 条太阳虚病太阴肺证："太阳中风，下利，呕逆，表解者，乃可攻之。其人汗出，发作有时，头痛，心下痞硬满，引胁下痛，干呕，短气，汗出不恶寒者，此表解里未和也，十枣汤主之。"证见头痛，胁下胀满，咳嗽或唾涎时两胁引痛，甚则转身及呼吸均牵引作痛，或兼干呕、短气，舌淡苔薄，脉弦紧。十枣汤治之。芫花、大戟性辛苦以逐水饮。甘遂苦寒，能直达水气所结之处，以攻决为用。三药过峻，故用大枣之甘以缓之，益土所以胜水，使邪从二便而出也。饮邪得去，则头痛自止。若加上二丑（牵牛子，去头足）则利水功效更甚。第 386 条太阳虚病太阴脾证："霍乱，头痛，发热，身疼痛，寒多不用水者，理中丸主之。"头痛绵绵，遇寒尤甚，自利不渴，呕吐腹痛，不欲饮食，形寒肢冷，舌质淡，舌苔白滑，脉沉细。

《金匮要略·痉湿暍病脉证第二》第 19 条太阳虚病太阴证："湿家病身疼，发热，面黄而喘，头痛，鼻塞而烦，其脉大，自能饮食，腹中和无病，病在头中寒湿，故鼻塞，内药鼻中则愈。"解表散寒，祛湿开窍。《金匮要略·痉湿暍病脉证第二》仅提出"内药鼻中"，以宣泄寒湿，残本未指出方药。《桂林古本伤寒杂病论》中给出了鼻塞方：蒲灰、细辛、皂荚、麻黄四味，等分为末，调和，纳鼻中少许，嚏则愈。本方还可治疗**脑积水、鼻窦炎、脑漏、脑水肿**等。后世注家根据自己的经验，多主张用瓜蒂散（瓜蒂、赤小豆）吹鼻，或以棉裹药末塞鼻中令出黄水。或以麻黄加术汤或麻黄汤加苍耳子、辛夷。

太阳实病少阴寒证。第 92 条："病发热头痛，脉反沉，若不差，身体疼痛，当救其里，宜四逆汤。"少阴头痛，多见于慢性病，临床多呈慢性头痛，日间为重，颜面两颧泛红，多伴慢性咽炎、腰膝酸软、畏寒、四肢寒冷等。

阳明头痛

胃足阳明之脉，起于鼻，挟口，环唇，上耳前，循发际，至额顶，下行腹部至足。阳明为多气多血之经，阳气昌盛之腑。邪入阳明，多从燥化，其病变以热实为特征，分而言之，又有热证、实证之别。邪热内郁，闭阻阳明经脉，则可见阳明头痛。阳明头痛，痛在前额，发热而化火。

阳明虚病太阳虚证。见于第386条霍乱头痛："霍乱，头痛，发热，身疼痛，热多欲饮水者，五苓散主之。"魏念庭《伤寒论本义·辨霍乱病脉证并治》："伤寒之发热头痛，身疼恶风，风邪在营卫；霍乱之头痛身疼恶寒，必兼吐下，风寒在胃腑也。"本条言霍乱，必暴然而作吐利，同时伴有头痛、发热、身疼痛等表证，是属表里同病。若以表证，阳证为主，即"热多"，见口渴欲饮水而小便不利者，则治以五苓散。"寒多不用水"者，以邪在阴分为主，脾阳受损，中寒不运，口中不渴，治宜温中祛寒，健脾燥湿，方用理中丸。

阳明虚病厥阴证。第197条："阳明病，反无汗而小便不利，二三日呕而咳，手足厥者，必苦头痛。"肝寒侵袭阳明，胃中浊气不得通降而上逆于头，清阳失展，吴茱萸汤主之。

少阳头痛

胆足少阳之经，起于目锐眦，上抵头角，下耳后，从耳后入耳中，出走耳前，至目锐眦此后，循行于人身之侧。少阳为三阳之枢，少阳枢机不利，胆火内郁，循经直抵头角，上扰清空，故见两侧头痛，尤以额角为主，且伴有往来寒热，胸胁苦满，心烦喜呕，脉弦等证。《素问·至真要大论》"少阳司天，火淫所胜，则温气流行，金政不平。民病头痛，发热恶寒而疟……"。

少阳病太阳虚证。第265条："伤寒，脉弦细，头痛，发热者，属少阳。"头痛发热，三阳经病皆有，参以脉弦细，可知病"属少阳"。邪化少阳，少阳枢机不利，胆热化郁，疏泄不利则脉弦；正气不足，抗邪乏力则脉细；胆火上扰，循经直抵头角，清窍不利则两侧头痛。本条虽未提及治法方药，但据证而辨，当治以和解少阳，方用小柴胡汤。

太阴头痛

《素问·至真要大论》"岁太阴在泉，草乃早荣，湿淫所胜，……病冲头痛，……。"

太阴病少阴热证。《金匮要略·百合狐惑阴阳毒病脉证治第三》："百合病者，百脉一宗，悉致其病也。意欲食复不能食，常默默，欲卧不能卧，欲行不能行，欲饮食，或有美时，或有不用闻食臭时，如寒无寒，如热无热，口苦，小便赤，诸药不能治，得药则剧吐利，如有神灵者，身形如和，其脉微数。每溺时头痛者，六十日乃愈；若溺时头不痛，淅然者，四十日愈。"百合病为心肺阴虚内热，津液不足之证，实为魄不足白日见鬼之证。故小便时，肺之虚热随膀胱经脉上冲至头而致头痛。精神恍惚、欲卧不能卧、欲行不能行、食欲时好时差以及头痛而胀、心中懊恼、卧寝不安、口苦、尿黄、脉微数，颇类民间所传之附体病，实乃精神神经心理诸因素共致之疾病，于现代医学颇为棘手，然仲景有妙方解之。百合地黄汤，药用：百合、生地黄汁。方中百合味甘辛平，润肺止咳，清心安神，生地黄汁性寒味甘苦，清热凉血。

李东垣在《兰室秘藏·头痛门》中补充太阴、少阴头痛的证治，并进一步指出六经头痛之异，"太阳头痛，恶风，脉浮紧"。"少阳经头痛，脉弦细，往来寒热"。"阳明头痛，自汗，发热，恶寒，脉浮缓长实"。"太阴头痛必有痰，体重或腹痛为痰癖，其脉沉缓"。不难看出，三阳经头痛多系邪气盛，属外感；太阴头痛实由脾运失健，痰浊阻滞，清窍不利，多属内伤。李东垣从而提出痰厥头痛之名，开从痰论治头痛之法门；治则健脾化痰，方可选用半夏白术天麻汤，如李东垣《脾胃论》方："此头痛苦甚，谓之足太阴痰厥头痛，非半夏不能疗；眼黑头旋，风虚内作，非天麻不能除。"

少阴头痛

太阳实病少阴寒证。第92条："病发热头痛，脉反沉，若不差，身体疼痛，当救其里，宜四逆汤。"头痛剧烈，遇寒加剧，四肢厥逆，呕吐不渴，身体疼痛，神疲乏力，舌质淡，舌苔薄白或白滑，脉沉细无力。少阴头痛，多见于慢性病，临床多呈慢性头痛，日间为重，颜面两颧泛红，多伴慢性咽炎、腰膝酸软、畏寒、四肢寒冷等。《医宗金鉴》云："病发热头痛，太阳表证也。脉当浮，今反沉，是太阳表证而得里脉也。凡太阳少阴表里皆无汗之病，均宜以麻黄附子细辛汤发之。若不差，不下利者，更以麻黄附子甘草汤和之；若下利清谷，即有身体疼痛之表未解，不可更汗，当温其里，宜四逆汤。"

厥阴头痛

厥阴为两阴交尽之名，亦阴尽阳生之藏。肝足厥阴之脉起于足大趾，上行，环阴器，抵小腹，挟胃属肝络胆，上贯膈，布胁肋，循咽喉之后，上入颃颡（咽上腭与鼻相通的部位，亦即软口盖的后部，有足厥阴肝经通过），连目系，上出额，与督脉交会于巅顶。厥阴之邪，循经上逆，故厥阴头痛部位多在巅顶。《难经·六十难》"手三阳之脉受风寒，伏留而不去者，则名厥头痛；入连在脑者，名真头痛。"《灵枢·厥病》"真头痛，头痛甚，脑尽痛，手足寒至节，死不治。"

厥阴病太阳虚证。《金匮要略·妇人产后病脉证治第二十一》："产后中风，续之数十日不解，头微痛，恶寒，时时有热，心下闷，干呕，汗出，虽久，阳旦证续在耳，可与阳旦汤。"

厥阴病阳明虚证。第378条："干呕，吐涎沫，头痛者，吴茱萸汤主之。"头痛阵作，以巅顶痛为甚，遇寒痛剧，呕吐清水，手足逆冷，舌质淡，苔白，脉沉紧。吴茱萸汤之所以对厥阴头痛有特殊疗效，关键在于吴茱萸一味，所谓辛开苦降，是通过温振肝阳来完成的，绝不可畏惧温燥而怯用，其温肝降浊之力绝非姜附可代。方中生姜温胃化饮，人参、大枣益气补脾以扶正，诸药配伍，共奏暖肝温胃，化饮降浊之效。

头痛中还有几个特殊症状，眼痛和耳鸣、耳聋、龋齿、牙痛、下颌痛、落枕等。

眼痛。有一种头痛，是由于眼睛的疾病所引起的。如结膜炎、角膜炎、眼屎弥漫、眼部不明原因红肿热痛、凸出等，大黄黄芩沸汤冲饮，立效。眼睛白内障、近视、散光、远视、青光眼等，为寒性眼病，吴茱萸汤加神书四味大发饮主之。如是眼内赤热胬肉，根据引起眼病的三阳经所在随经而治，一般内眦为太阳经湿热，麻杏薏甘汤、麻黄加术汤主之；外眦、上白为少阳经湿热，小柴胡汤、龙胆泻肝汤、茵陈蒿汤等主之；下白为阳明经湿热，承气汤、白虎汤加泻心汤、陷胸汤主之。也可以瞳子髎透率谷，或太阳、大椎刺血也可。《素问·缪刺论》曰："邪气客于足阳跻之脉，令人目痛从内眦始，刺外踝之下半寸所（申脉）各二痏，左刺右，右刺左，如行十里顷而已。"

耳聋。《素问·缪刺论》曰："邪客于手阳明之络，令人耳聋，时不闻音，刺手大指次指爪甲上去端（商阳）如韭叶各一痏，立闻。不已，刺中指爪甲上与肉交者（中冲）立闻。其不时闻者，不可刺也。耳中生风者，亦刺之如此数，左刺右，右刺左。""耳聋，刺手阳明（商阳），不已，刺其通脉出耳前者（听宫）。"《灵枢·杂病》"聋而不痛者，取足少阳；聋而痛者，取手阳明。"如果听力下降、化脓性中耳炎等引起头痛，当寻复溜、支沟、曲池、外关。

牙痛。上牙龋齿刺手阳明的商阳。"缪传引上齿，齿唇寒痛，视其手背脉血者去之，足阳明中指爪甲上（内庭）一痏，手大指次指爪甲上（商阳）各一痏，立已，左取右，右取左。"即手阳明经有病而邪气缪传牵引上齿，发生齿唇痛、牙龈的症状。这要看患者手背上的络脉有郁血的地方，刺出其血，然后刺足阳明经的中指爪甲上的内庭穴和手大指侧次指爪甲上的商阳穴，各刺一次，立刻就好。左病取右，右病取左。

《灵枢·寒热病》曰："臂阳明有入颔遍齿者，名曰大迎，下齿龋取之。""足太阳有入颔遍齿者，名曰角孙，上齿龋取之，在鼻与颔前。"《灵枢·杂病》曰："齿痛，不恶清饮，取足阳明；恶清饮，取手阳明。"

下颔痛与项痛（落枕）。《灵枢·杂病》"颔（颐，下颔）痛，刺手阳明与颔之盛脉（颊车穴）出血。项痛不可俯仰，刺足太阳；不可以顾，刺手太阳也。""颐痛，刺足阳明曲周动脉（颊车）见血，立已；不已，按人迎于经，立已。"如果是落枕、颈椎病、腰背痛，后溪、申脉、大椎、后背出血点等，针刺，边刺边活动，立效。

头晕。《灵枢·口问》"目眩、头倾，补足外踝下（昆仑），留之。"

如果鼻炎、鼻窦炎、鼻息肉引起头痛，合谷、印堂、迎香透针内迎香。以逍遥散加菊花、蔓荆子、白芷、川芎、辛夷花、苍耳子、苦参、麦冬、桔梗等口服，鼻塞、流涕等证会显著减轻。

如果是顽固性全头痛，高血压头痛，甚至恶心呕吐者，百会、印堂、大椎、涌泉，四选二三。针入即止。

如果是剧烈神经性头痛或偏头痛，先针合谷麻醉，再太阳（瞳子髎，外眦外开一寸）透率谷（耳尖上一寸半，骨缝中），立止。

如果是脑膜炎、癫痫等引起的剧烈头痛，大椎、太阳、耳后瘀斑刺血。立效。

如果是脑萎缩、痴呆、脑部肿瘤等引起的隐隐头痛，取百会、绝骨（悬钟）、涌泉、足三里、三阴交。

印堂头痛的话，刺中脘即可，小时候，夏天天热，我直接喝井水，一饮而尽，然后就是印堂头痛，阳明经寒凝水气直接上头，10秒钟后逐渐消失，吴茱萸汤主之。

如果三叉神经痛，吴茱萸汤加牵正散主之。如眉棱骨疼痛，对侧阴陵泉下一寸，就是眉棱骨的全息对应点，刺一针，立止。耳周围一圈疼痛，是三焦经疼痛，时间长就刺中渚，时间短就刺天井。面部闪电般刺痛，太阳透率谷、大椎刺血。

手少阳三焦经主管全身所有的淋巴结和腺体，如甲状腺等。如果出现淋巴瘤、甲状腺肿瘤等，可循三焦经找疼痛点、天井、中渚、支沟等，下针刺血即可了。

如果是头部外伤，出现脑震荡，或脑膜下血肿，甚至或脑出血，然谷刺血放血，再刺后溪大椎内关，立效。针然谷，让人立即有饥饿感，不能忍受的饥饿感，可以促进食欲，治疗神经性厌食。

用缪刺法的原则是什么？如何区别缪刺与巨刺或毫刺？治疗各经的疾病，经脉所过的部位并不疼痛，那就是病变发生在络的地方，就要用缪刺法。即大凡针刺之法，要首先观察患者的经脉，用手细加按摸，详审它的虚实，而调其气血。如有偏虚偏实的现象，就用巨刺法。如果有疼痛而经脉没有病变的，就用缪刺法。并且要看看皮部，如有血络，就得把郁血都刺出来，这就是缪刺的原则。

巽◎目病

眼科六经辨证中，一般来讲，三阳目病，多见于外障，三阴目病，多见于内障。

《灵枢·邪气脏腑病形》云："十二经脉，三百六十五络，其血气皆上走于面而走空窍，其精阳气上走于目而为睛。"这说明眼与经脉有着密切的关系。眼的形成，是依赖十二经脉运送之精气灌注的结果，人体十二条经脉与眼有着直接或间接的联系。具体归纳如下：

起于眼的经脉：足阳明胃经，起于眼下（承泣穴）；足太阳膀胱经，起于目内眦（睛明穴）；足少阳胆经，起于目外眦（瞳子髎穴）。

汇集于眼或附近的经脉：手阳明大肠经，夹鼻孔至迎香；手少阴心经，系目系；手少阳三焦经，其支者，出耳上角（外眦附近）。

过眼与眼附近的经脉：手太阳小肠经，过目外眦入耳中，分支至目内眦；足厥阴肝经，循喉上连目系，出于额与督脉会于巅顶。

以上为大经脉与眼的联系，而"五脏六腑之精气，皆上注于目而为之精也"，可见眼病以六经辨证为主，绝非无源之水，无本之木，是有确凿的理论依据可循的。

人身经络各有一定的循行分布。受病的经络不同，症状表现的部位也各异。故对于目病，一方面可以根据眼部症状的部位以分经辨证，如目病见眉头痛胀（如流行性出血热的三红三痛醉酒貌中的眉棱骨疼痛，就是太阳经证，而流行性出血热即太阳少阴两感证），辨为太阳目病；见目上眶痛胀，辨为太阳阳明合病；见白睛血丝从上而下者特甚，辨为太阳目病；见目眶痛，或下睑外翻，或白睛血丝由下而上者特甚，辨为阳明目病；见小眼角痛，或白睛血丝由外走内者特甚，辨为少阳目病。另一方面，可以联系全身症状的部位以分经辨证，如目病兼见头项强痛可辨为太阳目病；兼见前额痛胀，辨为阳明目病；兼见太阳穴胀痛，或两侧头痛，辨为少阳目病；兼见巅顶头痛，无太阳证者，辨为厥阴目病。

又如，眼目幻见异色是脏气外露的表现。根据五脏主五色的道理，可将眼前见黑花飞舞，辨属足少阴肾经，因肾主黑。若见青花飞舞，辨属足厥阴肝；见黄色花飞舞，辨属足太阴脾；见红色花飞，辨属于少阴经；若见红光旋转或红花飞动，久不失明者，辨属心经热邪损伤目中无形之气；若见红光旋转，或红花飞舞，旋即失明者，辨为心经热邪损伤目中有形之血；见白光闪动，辨属手太阴肺经；见透明微小圈点飞动者，似飞蚊，辨属肾阳不足，肾水上泛。

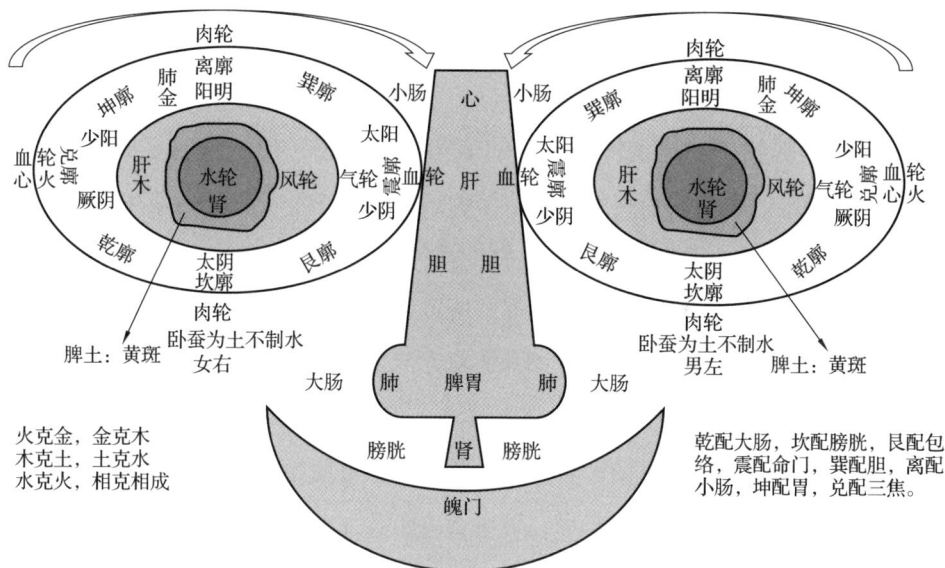

以内眼组织结构与脏腑相应的理论为基础，结合现代科学仪器检查到的内眼病变部位进行分经辨证。

内眼结构与六经相应的理论，即虹膜、睫状体、睫状体小带、前房角、视神经、视网膜属足厥阴肝经，房水属足少阳胆经，玻璃体属手太阴肺经，脉络膜属手少阴心经，视网膜的黄斑区属足太阴脾经，眼内一切色素属足少阴肾经。

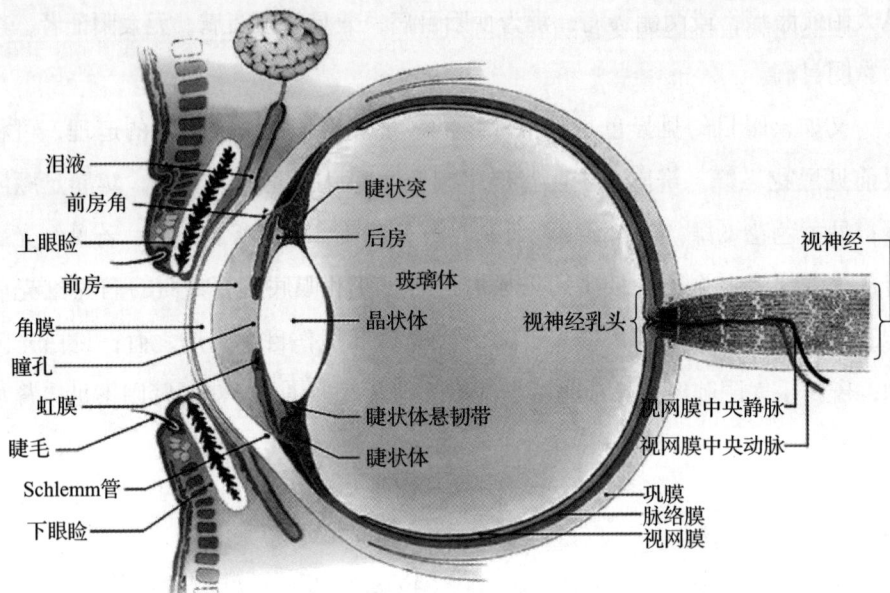

虹膜、睫状体、睫状体小带、前房角、视神经、视网膜属足厥阴肝经。在治疗视神经、视网膜、虹膜、睫状体的病变及屈光不正等时，须注意应从足厥阴肝经入手。如急性视神经炎、急性视神经网膜炎初期，多从肝经实热着手，用龙胆泻肝汤治之；若属肝气郁结所致者，可用丹栀逍遥散加减治之；若属素体虚弱肝肾不足者，可用驻景丸加减方治之。视神经萎缩，多认为是肝肾不足，精血亏损，可用驻景丸加减方治之。急性虹膜睫状体炎，属肝胆火炽，气分热重，主以龙胆泻肝汤；若属热入营血者，可用犀角地黄汤加减。慢性虹膜睫状体炎，多属肝经余热未尽，可用石决明散加减治之；至于屈光不正，一般认为由足厥阴肝经之疏泄调节失司、气机不利所致，可以补肾调肝为主，佐以舒筋通络，常用驻景丸加减治之。

房水属足少阳胆经。如手术后前房炎症反应、急性虹膜睫状体炎等，龙胆泻肝汤加减治疗；若因火闭窍道、神水瘀滞所致的急性闭角型青光眼，用龙胆泻肝汤加羚羊角或大柴胡汤加减治之；如属肝郁化火者，用丹栀逍遥散治之；如属于胆经郁滞痰扰者，温胆汤主之。

玻璃体属手太阴肺经。因玻璃体属手太阴肺经，故证见玻璃体液化，病属手太阴肺经气阴两亏。又因黄斑属脾、视网膜属肝、脉络膜属心、色素属肾，故视网膜黄斑区病变，病属三阴目病。如玻璃体液化、混浊，从肺、肝、肾治疗，用生脉散加黄芪大补肺气，用杞菊地黄丸兼固肝肾。继发性视网膜脱离或原发性视网膜脱离术后，多属肺肾元气不固，用生脉散（重用人参），黄芪大补元气。若视网膜下积液多，可用温阳化水之法治之，亦可与驻景丸加减方合用。

脉络膜属手少阴心经。凡是脉络膜的病变和眼底血管方面的病变，要从手少阴心经着手。由于脉络膜与视网膜紧密相连，脉络膜、视网膜炎与心、肝、肾三经有关。

视网膜的黄斑区属足太阴脾经。如脾经湿热的中心性视网膜脉络膜病变，黄斑区充血水肿，可用黄连温胆汤加减；湿重于热者，用三仁汤加减；肝肾阴虚者，用知柏地黄丸加减；兼肝肾不足者，用驻景丸加减方；脾胃虚弱者，用六君子汤加减；脾胃阳虚者，用理中汤、苓桂术甘汤加减；脾经有湿，参苓白术散、防己黄芪汤主之；复感外寒者，多以麻黄加术汤、麻杏薏苡甘草汤主之。

眼内一切色素属足少阴肾经。色素方面的病变，应从足少阴肾经方面着手治疗。如脉络膜方面的色素，从心肾辨证；虹膜睫状体的色素，从肝肾论治；黄斑区色素，从脾肾着手治疗。另外，色素是有形之物，可看作瘀滞，治疗时要考虑加用活血化瘀之品。视网膜色素变性，为先天禀赋不足，宜补肾养肝，兼活血化瘀。

六经营气，寅时交会于肺、卯时交会于大肠、辰时交会于胃、巳时交会于脾、午时交会于心、未时交会于小肠、申时交会于膀胱、酉时交会于肾、戌时交会于心包络、亥时交会于三焦，子时交会于胆、丑时交会于肝。故可在六经营卫循行交会规律的理论基础上，根据疾病定时发生消长的特殊现象，对目病进行分经辨证。

五轮学说的提出，首见于《太平圣惠方》。眼为五脏六腑之精华所在，眼的解剖结构由外向内分为胞睑、两眦、白睛、黑睛、瞳神五部分，分别称之为肉轮、血轮、气轮、风轮、水轮，分别内属于脾、心、肺、肝、肾五脏，以便解释眼的解剖、生理、病理，进行辨证论治的局部辨证方法和理论。它将眼的局部与脏腑联系起来，实际上是一种在眼局部进行脏腑辨证的方法。

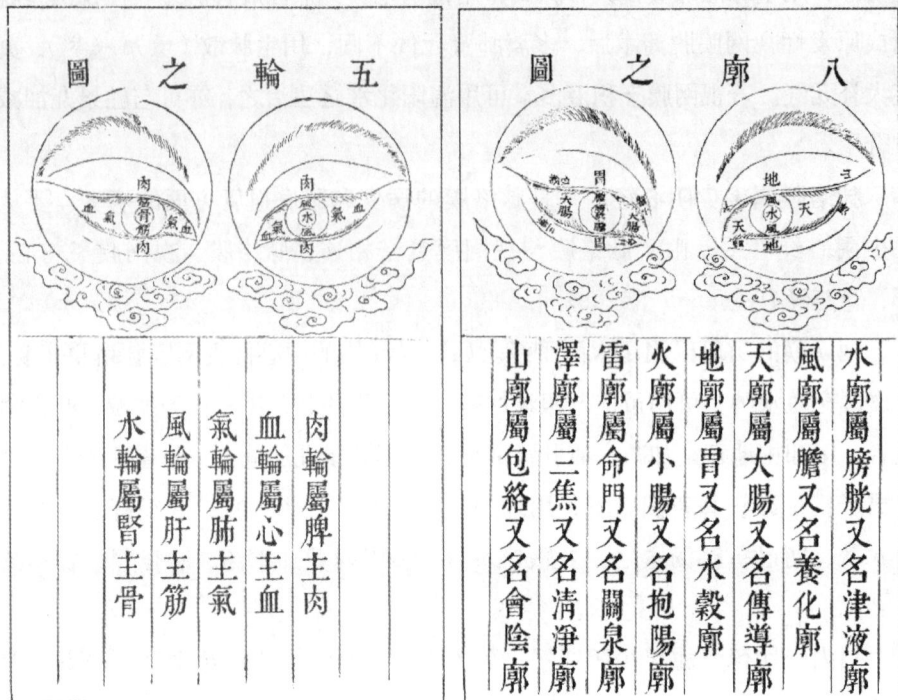

八廓即后天八卦在眼睛上的空间全息配位。即内眦部为震，近外眦部为兑，正上方为离，正下方为坎，内上方为巽，内下方为艮，外上方为坤，外下方为乾。在配廓问题上，五轮属五脏，八廓属六腑，配廓只能配腑而不能配脏，即乾配大肠，坎配膀胱，艮配包络，震配命门，巽配胆，离配小肠，坤配胃，兑配三焦。五轮八廓理论将脏腑之间的辨病辨证理论更有机地结合在一起，进一步明确了六腑三阳病与五脏三阴病之间的病因病机关系，这也是三阴三阳之六经互藏与五脏互藏的数术应用。

太阳目病

因太阳经脉主一身之表，外邪侵袭，太阳首当其中，其病变多为表证。因目珠暴露于外的部分为白睛和黑睛，病变部位以白睛和黑睛为主。太阳目病临床上常分为太阳伤风证、太阳伤寒证两型。

凡目暴病，白珠（气轮）红赤，大眦内震廓（白睛鼻侧）血丝较粗，或从上而下者特甚，鼻鸣或不鸣，脉浮，微恶风，或顶巅脑项痛，或半边头肿痛，或黑睛（风轮）上出现星点翳者，兼有微恶风、汗出、鼻鸣、头项痛、或偏头痛、脉浮等，太阳伤风也，法当温散，宜桂枝汤。常见于白睛病中的暴风客热、赤丝虬脉、赤脉传睛等，属外感风热者常用祛风散热饮子（《审视瑶函》）加减治疗，以达疏风清热之功；兼见黑睛生翳的，酌加清肝明目退翳的石决明、密蒙花、蝉蜕等。

设黑睛风轮、水轮起翳者，有兼证也，则当随经兼治之。眼目突然发病，当作暴发在肺表之证，病属太阳。白珠红赤，主其病在肺。足太阳膀胱经起于目内眦，因此大眦内震廓血丝较粗，震廓属命门，《灵枢·根结》曰："太阳根于至阴，结于命门，命门者目也。"因此太阳受邪，大眦内震廓血丝变粗。若血丝从上而下，乃足太阳系为目上纲之故也。又肺合皮毛，风邪外袭，皮毛首当其冲，邪从皮毛由外及内，阻碍肺气，肺失宣降，肺窍不畅故鼻鸣。风邪袭表，人体正气抗邪，营卫气血随之奔集于外，故见脉浮，微恶风，或巅顶脑项痛，或半边头肿痛，太阳伤风之征，故主以桂枝汤，解肌祛风，调和营卫。若兼有瞳神或乌珠上起翳膜，则属太阳与他经兼病，只用桂剂难收其效，故当化裁之。

凡目暴病太阳，白珠血丝作淡红色，涕清如水，泪涌如泉，畏光甚，无眵，两眉头痛者，寒也，麻黄汤主之。目暴病太阳者，乃太阳受邪，其目为病。此时不必拘泥于脉之紧与不紧，但察其白睛血丝作淡红色，可知寒邪伤人，腠理闭塞，血脉凝滞，孙络中之血液必然减少，且本病在气分不在血分，故白睛虽有血丝，而其色只呈淡红色。涕清如水是寒邪伤肺之征。泪涌如泉者，乃寒邪凝滞于泪道之窍，泪水排泄不畅而外溢。畏光是寒邪闭塞了目中玄府，无眵是无热之象。两眉头痛正是寒邪结聚，经气运行不利的表现。综上述症状，可断证为太阳伤寒表实者，故宜予麻黄汤遍彻皮毛，发汗解表，以开清窍，《眼科神书》之四味大发散或八味大发散亦主之。

阳明目病

病变部位多在眼睑、眼眶等。

阳明经证：眼睑（肉轮）红赤、肿胀，形成硬结；羞明，流泪，额前痛，目眶痛；见白睛气轮血丝满布，乾廓（白睛外下方）、坤廓（白睛外上方）尤多；兼恶风寒，项背强，微有汗。方用桂枝加葛根汤。阳明目病，畏光，鼻干，眵多，舌苔白厚，脉洪而数，每日辰时额前剧痛，过时则额痛复减者，人参白虎汤主之。本证属阳明里实热证。因热甚则闭郁目中之玄府，故畏光；鼻干、眵多，属阳明胃热伤及肺脾；阳明里热炽盛，蒸腾胃中秽浊之邪上腾于口，则舌苔白厚如积粉；里热亢盛，鼓动气血，气盛血涌，则脉洪而数。至于每日辰时额前剧痛，过时则额痛复减者，是由热极生风，阻遏营卫在胃上之交会，故用人参白虎汤清热以息热极之风。

阳明腑证：眼睑红肿而硬，白睛丝脉紫暗，睛珠突出，眼眶胀痛，兼有大便燥结，苔黄少津，脉洪数。临床上常见于胞睑赤肿、疼痛难睁、痛连眼眶、热泪频流、白睛赤脉紫暗等病属胞肿如桃的全眼球炎、眶蜂窝组织炎。因此证多属于脾肺壅热，上犯于目，客于胞睑，侵犯白睛，故宜泻肺清热解毒，用桑白皮汤加蒲公英、连翘、生石膏；肺与大肠相表里，故大便燥结阳明腑实证者，以承气汤加减治之。

少阳目病

病变部位多在黄仁、神水等。自觉两额角或太阳穴胀痛，两耳气闭胸胁不快，目羞明；见目赤，外眦兑廓血丝较甚；兼口苦、咽干、脉弦细或沉紧。方用小柴胡汤。

两额角或太阳穴胀痛，或口苦咽干，目赤羞明，锐眦兑廓血丝较甚，脉弦细或沉紧者，少阳伤寒也，若系中风，则两耳闭气，胸胁不快，均以小柴胡汤主之。少阳经目病之中风与伤寒，表虚与表实，其症状大多相似，初起感受风寒即为表虚，风寒久羁，郁遏不去，失其枢转，则为表实。两额角或太阳穴及锐眦兑廓属少阳经脉循行所过之处，风寒侵及少阳，故可见两额角或太阳穴胀痛，并外眦兑廓血丝较甚；"少阳之上，火气治之"，故少阳受邪，枢机不利，胆火上炎，便有口苦咽干，目赤羞明；脉弦细或沉紧者，乃寒伤经气、脉气之征；若属风扰清窍，窜经走络，则两耳闭气，胸胁不快。当予小柴胡汤，调畅郁结，和解枢机，表里双解。

若见白睛赤脉如环似带，或混赤通红，风轮内不明洁，黑睛后下方有沉着物，神水混浊，黄仁肿胀，纹理不清，或血灌瞳神前部，或黄仁上冲，或瞳仁紧小，眼痛羞明，视物昏朦，兼有头角疼痛，或患侧偏头痛，口苦咽干，溲赤便结，舌红苔黄，脉弦数，可用大柴胡汤、龙胆泻肝汤等治之。

太阴目病

病变部位多在眼睑、瞳神内。自觉头痛如压，四肢烦疼；见气轮白睛血丝细碎或乾坤之廓（白睛外上下）血丝较多，方用桂枝汤。气轮白睛色蓝，风轮外表无光，面白不泽，眼胞浮软者，附子理中汤、苓桂术甘汤等主之。足太阴脾喜燥而恶湿，若脾湿过甚，则脾脏呆板且运化失司，脾气之转输散精之力弱，故由本经上行下达的精气多有不至之处。精气不能上输于目，则眼胞浮软；血气不上荣于面，则面白不泽。至于风轮外表无光者，乃脾弱土病，而使肝木失其培植；气轮色蓝者，属土虚土不生金，肺金无从养长之征。故用附子理中汤，理中土，一可培土以植木，二可培土以生金。

太阴目病多见于视网膜水肿，特别是黄斑水肿，如老年黄斑变性（湿性）、糖尿病性视网膜病变的黄斑水肿，其他血管性疾病引起的黄斑水肿，黄斑属脾，视网膜属肾，治疗时须注意水湿运化与脾肾的关系，注意补益肝肾，健脾益气，化湿利水，常用杞菊地黄汤和参苓白术散加减。

少阴目病

病变部位多在内眦、黄仁及瞳神内。自觉头痛如锥，或表或里都能如此，不畏光，无眵；见突然目赤，坎离二廓血丝较多。或眼外观端好，视物模糊，眼前黑花飞舞，或瞳仁散大，或圆翳内障，夜盲或青盲，兼有头昏耳鸣，腰膝酸软，乏力欲睡，夜尿清长，苔薄白，脉细，方用桂枝加附子汤或四逆汤。

五轮正常而眼中常见白色光亮微小圈点飞动者，肾水上泛也，宜用真武汤温之。此乃少阴阳虚水泛之证。"肾者主水，受五脏六腑之精而藏之。"此全赖坎水中之一丝真阳以主宰，则水液方能顺行不泛。若肾阳不足，肾水不化而上泛目中，则目中常见白色光亮微小圈点飞动。本证或可兼见《伤寒论》所谓"心下悸，头眩，身瞤动，振振欲擗地"等水泛之证，因此宜用真武汤温化水饮，益火之源，以消阴翳。

如见风（黑睛）、水（瞳仁）、气轮（白睛）明净光洁，而血轮（两眦）痛如针刺，烦躁不眠，视物无睹者；或瞳仁（水轮）紧小如针尖或瞳仁状如梅花，或如锯齿，视物昏朦，眼前黑花飞舞，兼有咽干喉痛，烦躁不眠，头痛如锥，舌红、苔少，脉弦细，属阴虚火旺者，黄连阿胶汤主之，知柏地黄丸加减亦主之。本证属少阴真阴亏虚，虚火上炎之证。此人素体真阴亏乏，肾水不能上奉于心，使心火偏亢。虚火循经上炎于目，则血轮痛如针刺；虚火扰心，则烦躁不眠，视物无睹；至于风、水、气轮明净光洁者，乃他经无病之象。故用黄连阿胶汤滋肾阴，降心火，壮水之主以制阳光。

厥阴目病

病变部位多在黑睛、黄仁及瞳神内。厥阴风证，头如斧劈，虚与寒痛，仅在巅顶。若患者有此头痛，而风轮随起灰白色翳膜，白珠红赤硬痛，手足时冷复热者，当归四逆加吴茱萸生姜汤主之。本病当属厥阴寒证。厥阴本经，原禀承风木之性，木郁不达，势必与寒相争，风寒相搏，故见风证之头痛；风性泛窜，窜而不通则胀，胀而欲裂故痛如斧劈；虚痛、寒痛仅在巅顶者，乃厥阴经脉受邪之征。久病巅痛则为虚，暂病巅痛则为寒。如突现厥阴头痛，而风轮随起灰白色翳膜，白珠红赤硬痛，手足时冷复热者，是为厥阴伤寒表实之属。方宜当归四逆加吴茱萸生姜汤，温经通络，发散风寒。

如见眼胀痛，黑睛破损、溃烂及生翳（星翳、花翳白陷、凝脂翳），蟹睛疼痛，兼有头顶痛，口苦，舌红，脉弦，可用石决明散加减治之。若眼胀如裂，头痛如劈，或头痛如雷鸣，牵连眼眶、头额及颊部，太阳穴疼痛，黑睛雾状混浊，瞳仁散大，呈淡绿色，视力骤降，兼有恶心呕吐，舌质红、苔黄，脉弦，属绿风内障、雷头风，因肝胆火炽生风者，用龙胆泻肝汤、黄连解毒汤加减以清肝泻火，息风通络。如见寒热错杂之证，乌梅丸主之。

总体来说，三阳主表，三阴主里；三阳之中太阳为表，阳明为里，少阳为半表半里；三阳证多属实，三阴证多属虚；三阳证多属热，三阴证多属寒。具体到各经病证，亦如此。还有六经互藏，五脏互藏，等等，这些应在医算即辨病辨证基础上细琢磨了。

井◎中风

卫气为疾，营气成病。

中风（脑血管病）的数术原理。《灵枢·刺节真邪》"岐伯曰：真气者，所受于天，与谷气并而充身者也。正气者（九宫八风之正），正风也，从一方来，非实风也，又非虚风也。邪气者（九宫八风之邪），虚风之贼伤人也，其中人也深，不能自去。正风者，其中人也浅，合而自去，其气来柔弱，不能胜真气，故自去。"

《灵枢·刺节真邪》又曰："虚邪之中人也，洒渐动形，起毫毛而发腠理。其入深，内搏于骨，则为骨痹；搏于筋，则为筋挛；搏于脉中，则为血闭不通，则为痈；搏于肉，与卫气相搏，阳胜者则为热，阴胜者则为寒，寒则真气去，去则虚，虚则寒；搏于皮肤之间，其气外发，腠理开，毫毛摇，气往来行，则为痒；留而不去，则痹；卫气不行，则为不仁。虚邪偏客于身半，其入深，内居荣卫，荣卫稍衰，则真气去，邪气独留，发为偏枯。其邪气浅者，脉偏痛。"

肿瘤的发病机理。《灵枢·刺节真邪》"虚邪之入于身也深，寒与热相搏，久留而内著，寒胜其热，则骨疼肉枯，热胜其寒，则烂肉腐肌为脓，内伤骨，内伤骨为骨蚀。有所疾前筋，筋屈不得伸，邪气居其间而不反，发为筋瘤。有所结，气归之，卫气留之，不得反，津液久留，合而为肠瘤，久者数岁乃成，以手按之柔。已有所结，气归之，津液留之，邪气中之，凝结日以易甚，连以聚居，为昔瘤（瘤疾），以手按之坚。有所结，深中骨，气因于骨，骨与气并，日以益大，则为骨疽。有所结，中于肉，宗气归之，邪留而不去，有热则化而为脓，无热则为肉疽。凡此数气者，其发无常处，而有常名也。"

在仲景古本（《桂林古本伤寒杂病论》）中并无中风内容，而在宋本《伤寒论》中有此一节，且宋本中关于中风一节的方子也大都不是仲景的方子，如侯氏黑散、风引汤、防己地黄汤、头风摩散及《古今录验》续命汤、《千金》

三黄汤、《近效方》术附汤乃至《千金方》越婢加术汤（与《金匮》越婢加术汤同）等8方，其中后4方已注明出处，多非仲景方。而前4方也不好定论系仲景方，因其与原文的连属关系不紧密，疑为他书之方，仲景搜集前方而已。因此，长期以来，不少人认为仲景对中风病是有论无方，很有可能是后人或林亿等强行加入而已。

从方剂作用看，侯氏黑散能养血补脾，化痰祛风；风引汤能重镇潜阳，清热熄风；防己地黄汤能养血熄风，清热祛风；头风摩散散风祛寒，活血止痛；《古今录验》续命汤补气养血，祛风散邪；《千金》三黄汤固卫祛风，解表清热；《近效方》术附汤温补脾肾，调和营卫；《千金方》越婢加术汤则宣肺泄热，以治疗凶狠、凶残的风气即所谓"厉风气"等，皆不离"风"。其中多数为外风，也涉及内风，如风引汤证；而防己地黄汤证以内风为主，兼及外风。

在此不去做无谓考证了，因其方于临证也确有神效，故列其全为主。

面瘫（面神经炎）：桂枝汤加葛根、川芎。

中于络，肌肤不仁，麻黄加术汤主之，麻黄附子细辛汤也主之。

中于经，不能用力，肌力下降，千金三黄汤（麻黄、黄芪、黄芩、细辛、独活）主之。

中于腑，昏不识人。小续命汤加承气白虎汤。小续命汤（甘草、麻黄、防风、防己、人参、黄芩、桂心、附子、芎劳、芍药、生姜）：此方"治卒中风欲死，身体缓急，口目不正，舌强不能语，奄奄惚惚，精神闷乱，诸风服之皆验，不令人虚"，此方被后世多种方书引录，如《崔氏方》《古今录验》《救急方》《延年方》《千金要方》《外台秘要方》等，药味稍有出入。因《千金要方》载录此方而未标明出处，故后人每称"千金小续命汤"，其实此方最早见于《小品方》。此方被后世用作"通治八风、五痹、痿厥等疾"的常用方（见《卫生宝鉴》）。

中于脏，舌不能言，脑部梗死灶，脑梗急性期大续命还魂汤（麻黄汤＋四物汤为主方，承气汤或白虎汤＋白术附子汤＋防己地黄汤为副方）亦主之。其治之方药，风邪以防风为主，湿邪以防己为主，寒邪以附子为主，热邪以石膏黄芩为主。便秘苔黄腻者，重用承气汤；高热者，重用白虎汤；天旋地转、极度眩晕者，重用附子白术；血虚者，重用四物汤；有严重精神症状者，重用防己地黄汤。本方倍麻黄、杏仁、防风，为**麻黄续命汤**，主治无汗太阳中风（此中风非彼中风，以下雷同）；倍桂枝、芍药、杏仁，为**桂枝续命汤**，主治有汗太阳中风；去附子，倍石膏、知母，为**白虎续命汤**，主治无汗身热之阳明中风；加葛根，倍桂枝、黄芩，为**葛根续命汤**，主治有汗身热之中风；倍附子，为**附子续命汤**，主治太阴中风；倍桂枝、附子、甘草，为**桂附续命汤**，主治少阴中风；加羌活、连翘，为**羌活连翘续命汤**，主治六经合病，系之于少阳厥阴之间，或关节挛急屈伸不利。

中风脑血管病、精神系统疾病，有精神症状者，**血虚生狂风**，防己地黄汤主之（如狂妄行，独语不休，无寒热，脉浮）。

脑出血的患者，多用补阳还五汤，大剂量黄芪，大四物汤（地龙易地黄），加上桃红。根据病证舌脉及出生时间，也用续命汤加减。

《灵枢·杂病》中曰："痿厥，为四末束悗（mèn，胸闷），乃疾解之，日二，不仁者，十日而知，无休，病已止。"痿与厥病，可将四肢束缚起来，待病者感觉气闷，就立即解开，每天两次，不知痛痒的，治疗十天就可恢复感觉，但不可中止，需继续至病愈为止。这是中医第一次明确记载的治疗脑血管疾病恢复四肢血运和功能的方法，效果很好，比静滴扩血管药物要好许多倍。又说，"痿厥、心悗，刺足大指间上二寸，留之；一曰足外踝下（昆仑），留之。"

蛊◎咽痛

咽喉位置很特殊，咽喉上面是鼻，下面是肺；上面是口，下面是胃。呼吸出入鼻与肺的枢机在咽喉，水谷由口入胃的窍道在咽喉，所以人体与外界沟通，不论是呼吸还是水谷，咽喉都是很关键的一个部位。

喉为肺系：喉是呼吸的门户和发音器官。肺主声，声音出于肺而根于肾。肺的经脉过喉，故喉的通气和发音与肺有关。肺主气，声由气发，所以声音的产生与肺的生理功能有关。又肾脉挟舌本，肾精充足，上承会厌（会厌为声音之门户，肺的经脉亦通会厌），鼓动声道而出声。所以说，肺为声音之门，肾为声音之根。总之，中医学认为声音的产生与肺肾有关。如果肺有病变，不仅可使喉咙通气不利，而且还可使声音发生变化，如声音嘶哑或失音。客邪壅肺者，为"金实则无声"，其证属实。肺气虚弱，肺阴不足，为"金碎则无声"，其证属虚。

咽为胃系：咽为胃系之所属，与胃相通，是水谷之通道。故胃气健旺，咽的功能正常。若胃腑蕴热，则咽部出现红、肿、痛的病理变化。"凡咽痛而饮食不利者，胃火也"（《血证论·咽喉》）。"胃经受热，胃气通于喉咙，故患喉痛"（《疮疡经验全书·卷一》）。脾与胃互为表里，足太阴脾经络于胃，上挟咽喉，故咽喉与脾也有密切关系。"脾胃有热，则热气上冲，致咽喉肿痛"（《太平圣惠方·卷三十五》）。由于脾胃疾病多反映于咽喉，故有"喉咙者，脾胃之候也"的说法。

咽喉与其他脏腑：肾藏精，其经脉入于肺中，循喉咙。咽喉得肾之精气濡养，生理功能正常，则不易为邪毒所犯。若因肾虚精亏，咽喉失于濡养，则易为病。"肾水不能潮润咽喉，故其病也"（《病医大全》）。

肝之经脉循喉咙入于颃颡（咽上腭与鼻相通的部位，即软口盖的后部，有足厥阴肝经通过），肝之经气上于咽喉。若肝气郁结，疏泄升降失常，则影响喉的正常生理功能。肝郁化火，可导致气血凝滞于咽喉而发病。"厥阴终者，中热嗌干"（《素问·诊要经终论》）。可见，咽喉与肝肾也密切相关。

咽喉与经脉：咽喉是经脉循行交会之处，在十二经脉中，除手厥阴心包经和足太阳膀胱经间接通于咽喉外，其余经脉直接通达。手太阴肺经，入于肺脏，循经喉中。手阳明大肠经，从缺盆上走颈部，挟口入下齿中。足阳明胃经，从上齿中，出挟口环唇，循下颌角前，沿咽喉入于缺盆。足太阴脾经，上行挟食道二旁，循经咽喉连于舌根。手少阴心经，挟食道上循咽喉，连于眼。手太阳小肠经，其支从缺盆循颈经咽喉上颊。足少阴肾经，从肺上循喉咙，挟舌根。手少阳三焦经，从肩走颈经咽喉至颊。足少阳胆经，从颊车，下走颈经咽喉至缺盆。足厥阴肝经，循经喉咙，上入于颃颡，环行于唇内。此外，任脉、冲脉循喉咙，络于口唇。

少阳咽痛

仲景少阴病提纲"口苦、咽干、目眩"。

《素问·缪刺论》曰："邪客于手少阳之络，令人喉痹舌卷，口干心烦，臂外廉痛，手不及头，刺手中指次指爪甲上（关冲穴），去端如韭叶各一痏，壮者立已，老者有顷已，左取右，右取左。此新病数日已。"

咽喉属于少阳半表半里，为什么说属于少阳半表半里？《伤寒论》有一条"咽喉干燥者不可发汗"，这是在太阳病篇讲的；在少阳病篇又讲了忌汗，"少阳不可汗"。所以，咽喉属于少阳半表半里，是少阳与少阴枢机之枢机，正所谓咽喉要道是也。

不管是任何咽喉病，虚实寒热皆可，甲亢、甲减、慢性咽炎、化脓性扁桃体炎，等等，针刺列缺、照海，大椎刺血，通治。

《灵枢·杂病》曰："喉痹不能言，取足阳明；能言，取手阳明。"

少阴咽痛

《伤寒论》313 条少阴寒病太阳虚证："少阴病，咽中痛，半夏散及汤主之。"此证因寒邪客于咽喉，痰涎壅滞，经脉痹阻，气血不通所致。咽部望诊多无异常或仅见轻度暗红，除咽痛外尚可见发热恶寒，气逆欲呕，呕吐痰涎，声音嘶哑，苔白滑润。桂枝散寒通阳，半夏涤痰开结，甘草甘平缓痛以奏效。

尤在泾强调本证"设以寒治，则聚益甚，投以辛温，则郁反通"（《伤寒贯珠集》）。《神农本草经》言桂枝治"上气咳逆，结气，喉痹吐吸"。《备急千金要方》以桂枝一味浓煎，"治喉痹，卒不得语。"可见桂枝治疗咽喉病，早已被重视，然必为客寒，方可服用，现不仅用于急性喉痹初期，亦用于有表寒者，且对慢性咽炎属痰郁者亦有较好疗效。急性喉痹往往需辛温发散，如误投寒凉，其肿痛反会加剧，仲景治疗咽喉疾患并不被寒凉所拘。

《金匮要略》第7篇**少阴热病阳明实证**："火逆上气，咽喉不利，止逆下气者，麦门冬汤主之。"该证系肺胃津伤，虚火内生，气火上逆而成。津液不能上承咽喉，故咽喉干燥不利，咯痰不爽。患者多口干欲凉饮，舌红干少苔，脉虚数。病虽属肺，其源本于胃。胃阴不足，肺津不继，故重用麦冬润肺养胃，并清虚火，少量半夏下气化痰，与大量清润之品相伍，燥性可缓，参、草、枣、粳米养胃益气，使胃得充养，而气能生津，培土生金，虚火收敛，咽喉自舒。

《伤寒论》310条**少阴热病太阴肺证**："少阴病，下利，咽痛，胸满，心烦，猪肤汤主之"。本证系下利后伤阴，虚火上炎而致咽痛，咽部不甚红肿，自觉轻微干痛，并无剧痛，一般不妨碍进食，舌质红，脉多虚数。猪肤滋肺脾肾三阴以敛浮热，米粉、白蜜润肺补脾以调养。仲景治咽痛开滋阴润燥一法。该方近人多不使用，而古人颇多治验。诸如《本经逢原》载此方"予尝用之，其效最捷"，《张氏医通》治疗徐君一案"为制猪肤汤一甑，令隔汤顿热，不时挑服，三日声清，终剂而痛如失。"

《伤寒论》第311条**少阴热病太阴肺证**："少阴病，二三日，咽痛者，可与甘草汤。不差者，与桔梗汤。"此证系少阴病，风热犯肺证，肺窍不利，咽喉轻度红肿，故清热利咽，轻者取生甘草清热解毒，缓急止痛。若不效，则属热邪壅结较深，非开提疏散不能减其邪热，故增桔梗开肺利咽。甘草汤、桔梗汤为治咽喉病之祖方，后世多有发展。《御药院方》于枯梗汤加杏仁，名甘桔汤，治胸中结气，咽喉不利，下一切逆气。《经验秘方》于桔梗汤内加诃子，主治咽喉郁结，声音不闻。后世温病学家所创的桑菊饮、银翘散，亦从此方扩展而来。现喉科常用的玄麦甘桔汤即是桔梗汤的进一步扩展，足见对后世影响颇大。

《伤寒论》312 条少阴热病少阴热证："少阴病，咽中伤，生疮，不能语言，声不出者，苦酒汤主之"。本证系邪热郁结咽喉，坏血腐肉致生溃疡肿痛；音窍为之闭塞而声嘶。咽喉有阻塞感，局部溃烂，可见脓性分泌物，口臭，舌苔黄，脉数。治疗本证非单纯辛散解毒所能奏效，故以苦酒汤解毒消肿，敛疮止痛，加强局部治疗。苦酒（米醋）消肿敛疮解毒，半夏化痰散结。本品虽辛温，但"主咽喉肿痛"《神农本草经》已载。鸡子清凉滋润，护养疮面并制半夏之燥。本方妙在徐徐含咽药汁，便于接触疮面，奏效更捷。后世《古今录验》《太平圣惠方》等皆以此治疗喉痹、咽部刺痛等疾患。

《素问·缪刺论》曰："邪客于足少阴之络，令人嗌痛，不可内食，无故善怒，气上走贲上，刺足下中央之脉（涌泉），各三痏，凡六刺，立已，左刺右，右刺左。""嗌中肿，不能内唾，时不能出唾者，刺然骨之前（然谷），出血立已，左刺右，右刺左。"神效。

咽部扁桃体链球菌感染，迁延不愈，反复发作，易导致急性肾小球肾炎、慢性肾小球肾炎、细菌性心内膜炎、病毒性心肌炎的急性发作。病毒性心肌炎，葛根黄芩黄连汤主之。

少阴病在上用半夏散及汤，在下用四逆汤。

厥阴咽痛

《桂林古本伤寒杂病论》第 396 条厥阴病少阴寒证，"伤寒六七日，大下后，寸脉沉而迟，手足厥逆，下部脉不至，咽喉不利，唾脓血，泄利不止者，为难治，人参附子汤主之；不差，复以人参干姜汤与之。"**人参附子汤**（人参二两、附子二枚、干姜二枚、半夏半升、阿胶二两、柏叶三两）、**人参干姜汤**（人参二两、附子一枚、干姜三两、桂枝二两、甘草二两）。此系厥阴病太阳证，表闭阳郁误用峻下致表邪内陷，正气伤，变证蜂起，形成厥阴病少阴寒证之候。其咽喉病系表邪内迫，结于咽喉，伤及血分而成，故以参附姜温阳，以阿胶柏叶滋阴止血。

《桂林古本伤寒杂病论》第 486 条厥阴病少阴寒证，"阳毒之为病，面赤斑斑如锦纹，咽喉痛，唾脓血，五日可治，七日不可治，升麻鳖甲汤主之（厥阴病少阴寒证）"。**升麻鳖甲汤方：**升麻二两、蜀椒一两（去汁）、雄黄五钱

（研）、当归一两、甘草二两、鳖甲一片（炙），上六味，以水四升，煮取一升，顿服之，不差，再服，取汗。

《桂林古本伤寒杂病论》第487条厥阴病少阴热证，"阴毒之为病，面目青，身痛如被杖，咽喉痛，五日可治，七日不可治；升麻鳖甲汤去雄黄蜀椒主之（厥阴病少阴热证）"。**升麻鳖甲去雄黄蜀椒汤方**：升麻二两、当归一两、甘草二两、鳖甲一片，上四味，以水二升；煮取一升，去滓，顿服之，不差，再服。

《桂林古本伤寒杂病论》阴阳毒的方剂与残本正好相反。阴毒、阳毒均为感受邪毒而发病，以发斑、咽痛为主证，阳毒系寒邪入血分，治以温阳解毒，用升麻鳖甲汤；阴毒为热邪在血，久则瘀热凝滞，治宜解毒散瘀，用升麻鳖甲汤去雄黄、蜀椒。本病咽痛由热毒侵入血分，熏灼咽喉所致。升麻、鳖甲为方中主药。《神农本草经》载升麻"主解百毒，辟瘟疫瘴气，邪气蛊毒……时气毒厉……喉痛口疮。"升麻解毒，确凿无疑，而鳖甲之用，取其滋阴潜阳，凉血散结。

《脉经》中对阴阳毒病的描述："阳毒之为病，身重腰背痛，烦闷不安，或狂或走，或见鬼，或吐血下利，其脉浮大数，面赤斑斑如锦纹，咽喉痛，唾脓血，五日可治，至七日不可治也。有伤寒一二日便成阳毒，或服药吐下后变成阳毒，升麻汤主之。""阴毒之为病，身重背强，腹中绞痛，咽喉不利，毒气攻心，心下坚强，短气不得息，呕逆，唇青面黑，四肢厥冷，其脉沉细紧数，身如被打，五六日可治，至七日不可治也。或伤寒初病一二日便结成阴毒，或服药六七日上至十日变成阴毒，甘草汤主之。"

《脉经》的描述比仲景所述详细得多，在《桂林古本伤寒杂病论》叙述的基础上，阳毒为阴寒之毒亢盛，甚或见有精神失常，意识障碍，出血等证，阴毒为热邪之毒内陷，甚或见有腹痛、肢冷、唇青、面黑等证。而且治疗也有不同，分别选用升麻汤和甘草汤。《外台》和《小品方》对阴阳毒病的记载同叔和《脉经》相同，《小品方》的成书年代接近《脉经》，故二者文字大体相仿，且出方亦同。升麻汤和甘草汤的具体药物组成与《金匮要略》的升麻鳖甲汤大同小异，如升麻汤由升麻、当归、蜀椒、雄黄、栀子、桂心、甘草、鳖甲等大队热药（只有鳖甲咸寒，升麻微寒，栀子苦寒）所组成；甘草汤由甘草、升麻、当归、蜀椒、鳖甲所组成。阴阳毒实为厥阴热毒病，治疗 SLE（系统性红斑狼疮）、皮肌炎、银屑病、眼病久治不愈者，或头部肿瘤、鼻咽部肿瘤、鼻衄、白血病、再生障碍性贫血、真性红细胞增多、肝炎、肝癌、脂肪肝、肝脏各种疾病、蜱传回归热、螺旋菌感染之回归热、癌性发热、头面疾病久治不愈者、荨麻疹、流行性出血热、腺型鼠疫，等等，有红肿热痛用阳毒汤，无红肿热痛用阴毒汤，效如桴鼓。升麻鳖甲汤原方：升麻 30 克，鳖甲 30 克，当归 15 克，甘草 10 克，雄黄 3 克（布包），川椒 2.5 克。此方透达厥阴、清肝解毒立法之正确有效。

升麻鳖甲汤是解毒治毒方之祖，毒的概念在中医学中是非常宽泛的，凡六淫性质难以概括的某种或剧烈的、或深伏的、或传染的、或缠绵难已的致病因素均可名之曰毒。治毒之方药虽有多种，而升麻鳖甲汤所启示后学的乃在升散透达使邪有出路，而不是清泻郁遏企图毕其功于一役。清代杨栗山的伏气温病专著《伤寒温疫条辨》载治伏气专方"升降散"（蝉蜕、僵蚕、姜黄、大黄），可谓伏气温病治疗的一大创新，而其思路实即师法于升麻鳖甲汤。二者的区别是，阳毒汤偏重血分，升降散偏重气分，或可以厥阴、少阳分属之。而伏气温病新感与伏气相夹，新病与宿疾相引，邪盛与正虚相兼，气分与血分相淆的复杂情况，杨栗山称之为"主客交病"，以三甲散治之（蝉蜕、僵蚕、鳖甲、龟板、牡蛎、甲珠、土鳖虫、当归、白芍、甘草）。三甲散的思路又与升麻鳖甲汤相同，意在从厥阴透出少阳。

《金匮要略》第 22 篇载厥阴病太阴证："妇人咽中如有炙脔，半夏厚朴汤主之。"患者常觉咽喉中有物，似痰非痰，似核非核，咽之不下，吐之不出，咽喉胸膺窒闷不舒，多无疼痛。该证多因情不志不舒，所愿不遂，肝气郁结，以致痰凝气滞，上逆咽喉而成。诚如《医宗金鉴》云："此病得之于七情郁气，凝涎而生。"故用半夏、厚朴、生姜辛以散结，苦以降逆；茯苓佐半夏以利饮行涎；紫苏芳香，宣通郁气，俾气舒涎去，病可自愈。咽喉不利者，开结化痰之法寓在其中。

《金匮要略》第 3 篇论狐惑病指出："蚀于喉为惑""蚀于上部则声嗄，甘草泻心汤主之。"狐惑病为厥阴病阳明虚证，主要病变为咽喉、口腔及阴部发生溃疡糜烂。据治以甘草泻心可知该证系湿热湿毒所致。虫毒上蚀可见喉腐，伤及声门则发音嘶哑。甘草泻心汤具有清化湿热、扶正解毒之功，此虽言狐惑病的治疗，却启示治疗咽喉病变，清热燥湿亦为一法。

杂病基本上均为厥阴病，因为杂病基本上都是慢性病，不是急性病，慢性病发展到后来都有微循环病变。

各种化脓性、过敏性等咽炎、扁桃体炎、喉癌、甲状腺疾病、声带水肿的失音音哑，列缺、照海，针入立止，亦如增液汤与麦门冬汤。

升◎口渴

口渴是口中干燥、且欲饮水或但欲漱水不欲咽为表现的一种症状。《伤寒杂病论》中有关"口渴"的论述条文有89条，仲景常用"大渴""烦渴""消渴""欲饮水""欲得饮水""渴欲得水""渴欲饮水""渴引水浆""大渴引饮"等表述。而有关"口燥"的论述共出现53处，且除了"口燥"本身以外，仲景常常将唇、舌、咽的干燥表述列为同一含义。如"口干""口干舌燥""口干燥""口燥烦""口舌干燥""咽干口燥""口干咽燥""咽中干""咽干""唇口干燥"等。

《伤寒杂病论》对于口渴而使用的方剂有18首，分别是"黄芪芍药桂枝苦酒汤""五苓散""猪苓汤""栝蒌瞿麦丸""小青龙汤""小柴胡汤""柴胡去半夏加栝蒌汤""柴胡桂枝干姜汤""白虎加人参汤""生姜甘草汤""小半夏加茯苓汤""栝蒌牡蛎散""茯苓泽泻汤""茵陈蒿汤""文蛤散""猪苓散""大陷胸汤""白头翁汤"。而对于咽干口燥使用的方剂有9首，分别是"小建中汤""苓桂五味甘草汤""甘草干姜汤""大承气汤""桔梗汤""己椒苈黄丸""苦参汤""白虎加人参汤""五苓散"。可以看出，《伤寒杂病论》中对于治疗口渴和口燥的方剂并不相同，可见仲景是严格区分这两个症状并进行治疗的。

现代医学认为口渴常见于尿崩、糖尿病、原发性甲状旁腺功能亢进、原发性醛固酮增多、精神性多饮等疾病。渴感主要由位于下丘脑前正中部可识别血浆钠和其他某些有效溶质浓度细微变化的稳定器来调节，当体液内盐类浓度增加使渗透压增高时，刺激渗透压感受器，引发饮水中枢兴奋，激起渴觉；血液体积明显减少时，则血压下降，通常总体水量减少1%～2%就可引起口渴感。

仲景多次提到口渴对判断六经归属的意义，如第97条"服柴胡汤已，渴者属阳明，以法治之"，第277条"自利不渴者，属太阴，以其脏有寒故也"，

第282条"少阴病，欲吐不吐，心烦，但欲寐，五六日自利而渴者，属少阴也，虚故引水自救"，第326条"厥阴之为病，消渴，气上撞心，心中疼热，饥而不欲食，食则吐蛕。下之，利不止"。太阴病的特点是"自利不渴者，属太阴"，自利不渴，就是说患者大便稀溏，不口渴。如果自利而渴，病就已涉少阴经。病入厥阴则消渴，饮一溲三，烦渴，可以久利，也可以不利。

太阳口渴，渴欲饮水，中午渴；阳明口渴，大渴、燥渴，下午渴；少阳口渴，口燥咽干，上午渴；太阴口不渴，自利；少阴烦渴、口燥咽干，后夜半渴；厥阴口渴，消渴，前半夜渴。

太阳口渴

五苓散为**太阳虚病少阴热证**的方子。其药物组成为：猪苓（去皮）、茯苓、白术各十八铢，泽泻一两六钱，桂枝半两。其中桂枝、泽泻为君臣之药，猪苓、茯苓、白术为佐使之药，可见，本方是以太阳虚病为主，以少阴热证为辅。

《伤寒杂病论》中有关五苓散的条文共计有10条：第71条"太阳病，发汗后，大汗出，胃中干，烦躁不得眠，欲得饮水者，少少与饮之，令胃气和则愈。若脉浮，小便不利，微热消渴者，五苓散主之"，按照金匮九宫法的年传病顺序，是阳明虚证传少阴热证，本条的"胃中干，烦躁不得眠"即**太阳虚病阳明虚证**，进一步如果"若脉浮，小便不利，微热消渴者，五苓散主之"，即**太阳虚病少阴热证**。第72条"发汗已，脉浮数，烦渴者，五苓散主之"中出现"脉浮数""烦渴者"，为**太阳虚病少阴热证**，治疗少阴热证心烦重者即黄连阿胶汤。73条"伤寒，汗出而渴者，五苓散主之。不渴者，茯苓甘草汤主之"也为**太阳虚病少阴热证**，阳明虚证也渴，不渴，为太阴证，茯苓甘草汤主之。74条"中风发热，六七日不解而烦，有表里证，渴欲饮水，水入则吐者，名曰水逆，五苓散主之"出现水逆证，为少阴热证加重，火生土，影响到脾胃之土的健运功能，这是虚邪为病。

第141条"病在阳，应以汗解之，反以冷水潠之，若灌之，其热被劫，不得去，弥更益烦，肉上粟起，意欲饮水，反不渴者，服文蛤散；若不差者，与五苓散。"本条本是太阳病，他医以冷水激之，其热被劫，更烦，寒战鸡皮疙瘩满身，想要喝水，又无渴意，若是**太阳实病太阳实证**的"意欲饮水，反不渴者"，文蛤散主之，若不瘥，就是**太阳虚病少阴热证**，五苓散主之。文蛤散：文蛤五两、麻黄三两、甘草三两、生姜三两、石膏五两、杏仁五十粒（去皮尖）、大枣十二枚（擘），上七味为散，以沸汤和一方寸匙，汤用五合，调服，假令汗出已，腹中痛者，与芍药三两。文蛤就是我们经常食用的蛤蜊，具有清热利湿、化痰散结的功能，有止消渴之作用。

同样以冷水激之出现的口渴，文蛤散主治是发热无汗口渴，黄芪芍药桂枝苦酒汤主治是发热汗出口渴。《金匮要略·水气病脉证并治十四》中有关黄芪芍药桂枝苦酒汤的条文仅有1条。"问曰：黄汗之为病，身体肿，发热汗出而渴，状如风水，汗沾衣，色正黄如柏汁，脉自沉，从何得之！师曰：以汗出入水中浴，水从汗孔入得之。宜黄芪芍桂酒汤主之"（十四·28）。黄芪芍药桂枝苦酒汤组成为：黄芪五两、芍药三两、桂枝三两、苦酒一升。苦酒助芍药之酸收，本方实为黄芪桂枝五物汤的底子。

156条"本以下之，故心下痞，与泻心汤；痞不解，其人渴而口燥，烦，小便不利者，五苓散主之"**太阳虚病少阴热证**，太阳虚病误下之后，出现心下痞、烦渴、小便不利症状，与泻心汤无效，又是虚邪为病，实为五苓散证。244条"太阳病，寸缓关浮尺弱，其人发热汗出，复恶寒，不呕，但心下痞者，此以医下之也。如其不下者，病人不恶寒而渴者，此转属阳明也。小便数者，大便必硬，不更衣十日，无所苦也。渴欲饮水，少少与之，但以法救之；渴而饮水多小便不利者，宜五苓散。"本条仍为**太阳虚病少阴热证**，前段讲的是太阳虚病传阳明，如不传，仍为太阳虚病少阴热证，五苓散主之。386条"霍乱，头痛发热，身疼痛，热多欲饮水者，五苓散主之，寒多不用水者，理中丸主之"五苓散为**太阳虚病少阴热证**，理中丸为太阴病。第386条以是否"欲饮水"作为五苓散证与理中汤证的鉴别点，可见理中汤证一般并无口渴的表现。但是在理中汤方后的加减法中有"渴欲得水者，加术，足前成四两半"，由此可见"口不渴"为其常，"口渴"为其变。此处的口渴，从其重用白术来看，其病机应为脾不散津，津不上布，白术能够运脾升津，使津液得布则口渴得止。《金匮要略·痰饮咳嗽病脉证并治十二》"假令瘦人脐下有悸，吐涎沫而癫眩，此水也，五苓散主之"（十二·31），"脉浮，小便不利，微热消渴者，宜利小便发汗，五苓散主之"（十三·4）等，皆为**太阳虚病少阴热证轻证**。重证则用猪苓汤。

太阳虚病少阳证，第147条"伤寒五六日，已发汗而复下之，胸胁满微结，小便不利，渴而不呕，但头汗出，往来寒热，心烦者，此为未解也，柴胡桂枝干姜汤主之"。柴胡桂枝干姜汤组成：柴胡半斤、桂枝三两、干姜三两、栝蒌根四两、黄芩三两、牡蛎二两（熬）、甘草二两（炙）。

如223条"若脉浮，发热，渴欲饮水，小便不利者，猪苓汤主之"，本条为**太阳虚病少阴热证重证**。224条"阳明病，汗出多而渴者，不可与猪苓汤。以汗多胃中燥，猪苓汤复利其小便故也"，阳明病的口渴是白虎汤证。猪苓汤的药物组成为：猪苓去皮、茯苓、泽泻、阿胶、滑石（碎）各一两。猪苓汤的特点是渴而小便不利，心烦，失眠。猪苓汤证与五苓散证为轻重之剂，如脉浮、发热、口渴、心烦、小便不利，二者皆有，唯一不同的是猪苓汤证有"心烦不得眠"的表现。

越婢加术汤。《金匮要略》提及越婢加术汤的条文共有2条。"里水者，一身面目黄肿，其脉沉，小便不利，故令病水，假如小便自利，此亡津液，故令渴也，越婢加术汤主之"（十四·5）、"里水，越婢加术汤主之，甘草麻黄汤亦主之"（十四·25），为**太阳实病太阴肺证**。越婢加术汤组成为：麻黄六两、石膏半斤、生姜三两、甘草二两、白术四两、大枣十五枚。方中麻黄配伍白术意在发散在表之水湿，其中白术又有升清、运脾布津之功；石膏清内在之郁热；生姜大枣顾护脾胃，全方合用，共奏发越水气、清热止渴之功。

阳明口渴

白虎汤证。**阳明热病阳明热证**。大热、大渴、大汗出、脉洪大。

白虎加人参汤组成为：石膏一斤（碎，绵裹）、知母六两、甘草二两、粳米六合、人参三两。本方用白虎汤大清阳明气分之热，用人参与甘草、粳米大补损失之水电酸碱等液体。"口渴""背微恶寒"是人参在热证中重要的药证之一。

《伤寒杂病论》和《金匮要略》中提及白虎加人参汤的条文共有6条。26条"服桂枝汤，大汗出后，大烦渴不解，脉洪大者，白虎加人参汤主之"，168

条"伤寒，若吐、若下后，七八日不解，热结在里，表里俱热，时时恶风，大渴，舌上干燥而烦，欲饮水数升者，白虎加人参汤主之"，169 条"伤寒，无大热，口燥渴，心烦，背微恶寒者，白虎加人参汤主之"，为**太阳虚病阳明实证**。170 条"伤寒，脉浮，发热无汗，其表不解，不可与白虎汤，渴欲饮水无表证者，白虎加人参汤主之"，为**太阳实病阳明实证**。"太阳中热者，暍是也。汗出恶寒，身热而渴，白虎加人参汤主之"（二·26）为**太阳温病阳明实证**。222 条"若渴欲饮水，口干舌燥者，白虎加人参汤主之"，为**阳明实病阳明实证**。上述六条均明确提到了口渴，而且是"大渴""大烦渴"，由此可见口渴是白虎加人参汤一个重要的应用指征。

白虎加人参汤的方证可总结为：大烦渴，多饮冷水，多汗。其中烦渴是白虎加人参汤证必不可少的症状。如第 25 条"服桂枝汤，大汗出，脉洪大者，与桂枝汤，如前法"与第 26 条相比，同为服桂枝汤后大汗出，脉洪大，无烦渴的症状，则是邪在太阳，表邪未解之象，可继续运用桂枝汤治疗；有烦渴的症状，则是邪入阳明，津液受损，需要运用清热生津之白虎加人参汤治疗。

《桂林古本伤寒杂病论》第 209 条阳明经病太阳实证曰："阳明病，口燥，但欲漱水，不欲咽者，必自衄。"这里的"但欲漱水不欲咽者"，也是口渴的一种，瘀血口渴，桃核承气汤主之。

第 236 条阳明实病太阴脾证，"阳明病，发热汗出者，此为热越，不能发黄也；但头汗出，身无汗，剂颈而还，小便不利，渴引水浆者，此为瘀热在里，身必发黄，茵陈蒿汤主之"、260 条为**太阳实病太阴脾证**，"伤寒七八日，身黄如橘子色，小便不利，腹微满者，茵陈蒿汤主之"、《金匮要略》（十五·13）为**太阴病太阴脾证**，"谷疸之为病，寒热不食，食即头眩，心胸不安，久久发黄为谷疸，茵陈蒿汤主之"。

太阴口渴

百合洗方的药物组成为百合一升。

百合洗方见于《金匮要略·百合狐惑阴阳毒病证治第三》用来治疗"百合病一月不解，变成渴者"。临床常以口渴、口苦、小便赤等为主证。适用于百合洗方治疗的口渴有以下特点：一，病程较长，多伴多疑、焦虑等精神方面的症状；二，口渴多有时轻时重的特点；三，多伴口苦、小便赤等虚热征象。

《金匮要略·百合狐惑阴阳毒病证治第三》"百合病渴不差者，栝蒌牡蛎散主之"。栝蒌牡蛎散的药物组成为：栝蒌根、牡蛎（熬）等分。百合病为**太阴病太阴证**，乃太阴肺魄受到外部不良信息刺激而引起。肺魄受邪，表现出六神无主症状；肺为水之上源，肺魄受邪，上源不治，不能提壶揭盖，导致小便不利。这种病不用麻黄开表揭盖，而用百合状似肺形之药，以白入脏。用麻黄开表是因为表实邪，而用百合定魄开表是因为表虚邪。也可以酌加麦冬、天冬、紫菀、款冬花、玄参，等等。在仲景运用牡蛎的几首方剂如柴胡桂枝干姜汤、柴胡加龙骨牡蛎汤、牡蛎散中，均有小便不利和神志的症状，仲景此处用牡蛎有利水散结的作用，栝蒌根、牡蛎，一补一泻，水饮消散，津液得充，则口渴自止。本方常用于有神志疾病的神经性烦渴、精神性多饮。

《金匮要略》"腹满，口舌干燥，此肠间有水气，己椒苈黄丸主之"（十二·29）。防己、椒目、葶苈子（熬）、大黄各一两，上四味，末之，蜜丸如梧子大，先食饮服一丸，日三服，稍增，口中有津液，渴者加芒硝半两。其方后加减法有"渴者，加芒硝半两"，口舌干燥为渴之轻证，渴为口舌干燥之重证。本病为**太阴病阳明实证**，故以防己、葶苈子利水，大黄去燥实，椒目温肠。

《金匮要略》（十七·13）"呕吐而病在膈上，后思水者解，急与之。思水者，猪苓散主之"，**太阴病少阴热证**，猪苓散组成为：猪苓、茯苓、白术各等分。《金匮要略》（十七·18）曰"胃反，吐而渴欲饮水者，茯苓泽泻汤主之"，为**太阴病太阳虚证**。茯苓泽泻汤组成为：茯苓半斤、泽泻四两、甘草二两、桂枝二两、白术三两、生姜四两。

少阴口渴

第319条"少阴病，下利六七日，咳而呕渴，心烦不得眠者，猪苓汤主之"，本条为少阴热病阳明虚证，与少阴热病少阴热证的黄连阿胶汤的区别在于本条有小便不利。

《伤寒论》第286条有"少阴病，欲吐不吐，心烦，但欲寐，五六日自利而渴者，属少阴也，虚故引水自救；若小便色白者，少阴病形悉具，小便白者，以下焦虚有寒，不能制水，故令色白也"，解释了少阴寒证的口渴原因。《桂林古本伤寒杂病论·咳嗽水饮黄汗历节病脉证并治》"小便不利，其人有水气，若渴者，栝蒌瞿麦薯蓣丸主之。栝蒌瞿麦薯蓣丸方，栝蒌根二两、瞿麦一两、薯蓣二两、附子一枚（炮）、茯苓三两，上五味，末之，炼蜜为丸，如梧桐子大，饮服二丸，日三服，不知可增至七八丸，以小便利，腹中温为知。"此条为**少阴寒病少阴寒证**的水饮证，阳不化水，口渴。此方可治疗阳虚型肾脏肿瘤、肾盂囊肿、肾积水等症状。

治疗少阴寒病的口渴，还有《金匮要略》（十三·3）"男子消渴，小便反多，以饮一斗，小便一斗，肾气丸主之"，本条为**少阴寒病太阳虚证**。肾气丸的方药组成为：干地黄八两、薯蓣四两、山茱萸四两、泽泻三两、泽泻三两、丹皮三两、桂枝一两、炮附子一两。《金匮要略》中提及肾气丸的条文共有4条。"虚劳腰痛，少腹拘急，小便不利者，八味肾气丸主之"（六·15）、"夫短气有微饮，当从小便去之，苓桂术甘汤主之，肾气丸亦主之"（十二·17）、"问曰：妇人病，饮食如故，烦热不得卧，而反倚息者，何也？师曰：此名转胞不得溺也。以胞系了戾，故致此病，但利小便则愈，宜肾气丸主之"（二十二·19）。可以看到，肾气丸都是治疗少阴寒病太阳虚证的主治方。

厥阴消渴

何为消渴？饮一溲三。此乃脏腑的微循环病变。

第326条"厥阴之为病，消渴，气上撞心，心中疼热，饥而不欲食，食则吐蛔。下之，利不止"，为**厥阴病厥阴证**。

厥阴病阳明实证，"消渴，欲得水而食饮不休者，文蛤汤主之。文蛤汤方：文蛤五两、麻黄三两、甘草三两、生姜三两、石膏五两、杏仁五十枚、大枣十二枚，上七味，以水六升，煮取二升，去滓，温服一升，汗出即愈，若不汗，再服。"消渴狂饮，相当于尿崩。

第371条为**厥阴病少阴热证**，"热利，下重者，白头翁汤主之"，第373条"下利，欲饮水者，以有热故也，白头翁汤主之"。白头翁汤组成为：白头翁三两、黄柏三两、黄连三两、秦皮三两。第367条"下利，脉数而渴者，今自愈。设不差，必清脓血，有热故也"，湿热蕴结肠道，导致下利不止，湿热不去则下利不休，口渴亦不能止。白头翁汤方中所用俱是清热燥湿之品，湿热得去，则下利自止，口渴自除矣。

《素问·腹中论》曰："帝曰：夫子数言热中消中，不可服高粱芳草石药，石药发癫，芳草发狂。夫热中消中者，皆富贵人也，今禁高粱，是不合其心，禁芳草石药，是病不愈，愿闻其说。岐伯曰：夫芳草之气美，石药之气悍，二者其气急疾坚劲，故非缓心和人，不可以服此二者。帝曰：不可以服此二者，何以然？岐伯曰：夫热气剽悍，药气亦然，二者相遇，恐内伤脾，脾者土也而恶木，服此药者，至甲乙日更论。"

口渴主要是津液不足和津液不化两种病机。从药物分类上来讲，仲景治疗"口渴"常用清热、生津、利水、健脾这几类药物。具体如阳明清热之文蛤、芒硝，太阴、少阴利水之茯苓、猪苓、泽泻，厥阴生津之栝蒌根、乌梅，以上这些解渴的药物偏寒。太阴补气利湿之人参、白术，少阴、太阳温阳化气之附子、桂枝，这些解渴的药物偏热。其中每一味药都有自己独特的应用指征，可以随证灵活加减。

讼◎呕逆

仲景在《伤寒杂病论》中关于脾胃之病，论及了胃气生热、胃气强、胃气不和、胃气弱、胃中干、胃中干燥、胃中燥、胃中有热、胃中有邪气、胃中水竭、胃中虚、胃中空虚、胃中冷、胃中虚冷、胃中寒冷、胃中不和、胃中必有燥屎（胃结石）五六枚、胃中有燥屎、胃家实、胃不和、胃和则愈、心下悸、心下痞硬，等等。

仲景于临床治疗脾胃杂病也是六经病证分治，如治脾胃用理中汤、建中汤、黄连汤、炙甘草汤、抵当汤、承气汤、小柴胡汤；治呕吐用半夏泻心汤、黄芩半夏生姜汤、理中汤、五苓散、吴茱萸汤、白虎汤、小柴胡汤、四逆散、竹叶石膏汤；治呕逆用四逆汤、泻心汤、大承气汤、小承气汤、白虎汤、小柴胡汤、竹叶石膏汤；治恶心用理中汤、竹叶石膏汤；治反胃用理中汤、半夏泻心汤、黄芩汤、吴茱萸汤；治吞酸用理中汤；治泄泻用五苓散、理中汤；治痞满用理中汤、五苓散；治腹痛用四逆汤、桃核承气汤、调胃承气汤、理中汤；治便秘用承气汤、理中汤、麻仁丸等。

太阳呕逆

如第3条太阳实病太阳实证"太阳病，或已发热，或未发热，必恶寒，体痛，呕逆，脉阴阳（寸尺）俱紧者，名为伤寒。"第12条的**太阳虚病太阳虚证**"太阳中风，阳浮而阴弱，阳浮者，热自发，阴弱者，汗自出，啬啬恶寒，淅淅恶风，翕翕发热，鼻鸣干呕者，桂枝汤主之"。无论太阳实病还是太阳虚病，皆为邪气欲内传阳明，而引起的胃气上逆，表现为呕逆。干呕非桂枝汤必具证，而为桂枝汤之常兼证，故仲景于《金匮要略·妇人产后病脉证治》阳旦汤证条亦指出干呕。用桂枝汤解肌和营，营卫和外邪解，祛邪外出，不传阳明，则呕自止。麻黄汤亦然。桂枝汤还治胃气不和所致妊娠呕吐，在妊娠病篇亦有论述。

第40条太阳实病阳明寒证："伤寒表不解，心下有水气，干呕，发热而咳，或渴，或利，或噎，或小便不利，少腹满，或喘者，小青龙汤主之"。饮邪犯胃的主要临床表现是呕、心下逆满、心下悸。此干呕为表寒外束，水饮内阻，影响胃腑所致。伤寒表不解之呕吐，葛根汤发之可也，水饮内阻之呕吐，五苓散化之可解。惟外寒内饮之呕，必用小青龙汤以表里双解。小青龙汤中以干姜配半夏、细辛、桂枝、麻黄能温化中焦水气，降逆、和胃、止呕、化痰、散饮。

第67条太阳虚病阳明虚寒证："伤寒，若吐若下后，心下逆满，气上冲胸，起则头眩，脉沉紧，发汗则动经，身为振振摇者，茯苓桂枝白术甘草汤主之"。此心下逆满乃误用吐下伤脾胃之阳，中阳虚不能治水，水饮上冲。茯苓桂枝白术甘草汤中重用茯苓淡渗利水，佐白术健脾燥湿，复其运化。桂枝、甘草，辛甘化合，通阳化饮。

太阳蓄水呕吐。太阳膀胱为寒水之腑，主气化。如外邪侵袭由表入里，影响膀胱气化功能，气化不利则水气上逆。

第74条太阳虚病少阴寒证曰："中风发热，六气日不解而烦，有表里证，渴欲饮水，水入则吐者，名曰水逆，五苓散主之。"临床证见口渴、小便不利、眩晕、脉浮。治宜五苓散温阳化饮行气利水，膀胱气化恢复，水气得通而呕自止。

第76条太阳虚病阳明热证曰："……若呕者，栀子生姜汤主之。"阳明经为多气多血之经，且易从燥化，故阳明多见实热证。阳明热扰胸隔，胸隔之热侵犯胃腑，胃气上逆而呕。临床上还可出现心烦、失眠、懊恼。其治应清宣郁热，降逆止呕。此多见于返流性食管炎、食道憩室炎症等。

第154条太阳虚病阳明热证："心下痞，按之濡，其脉关上浮者，大黄黄连泻心汤主之。"此条的心下痞乃中焦有热，痞塞不通，多见于急性胃炎。第164条太阳虚病阳明热证："伤寒大下后，复发汗，心下痞，恶寒者，表未解也。不可攻痞，当先解表，表解乃可攻痞，解表宜桂枝汤，攻痞宜大黄黄连泻心汤"。此两条的心下痞乃太阳病误治，邪传阳明，胃气受伤，邪热内陷，滞塞中焦。泻心汤类方，乃仲景运用辛开苦降的典型，按照《汤液经法》的经方规律，脾胃的经方规律是甘补辛泻苦燥，而**辛泻苦燥法即所谓的辛开苦降法**，甘草、大枣即为甘补。脾主升，胃主降，脾胃功能失常，升降失司，浊气壅滞不通，痞证因此而发，选用辛开苦降法，其中辛者开散宣通，苦者沉降通泄，两者合用，开散之中寓有通泄，通泄之中寓有开散，从而使清阳上升，浊阴下降，调理脾胃气机则能取得显著治疗效果。

第155条太阳虚病少阴寒证："心下痞，而复恶寒汗出者，附子泻心汤主之。"此常见于胃溃疡及十二指肠球部溃疡等疾病，有后背手掌大部位的发凉症状。手掌对应腹部，手背对应背部，手掌的寒温对应腹部的寒温，手背的寒温对应背部的寒温。其中的具体纹理与八卦藏象部位也与腹部对应。手足濈然汗出者，大便已经硬了，即便秘。

第146条太阳虚病少阳证："伤寒六七日，发热，微恶寒，支节烦疼，微呕，心下支结，外证未去者，柴胡桂枝汤主之。"本方系太、少病证之两解剂，仲景认为"伤寒、中风，有柴胡证，但见一证便是，不必悉具。"《医宗金鉴》说"取桂枝之半以散太阳未尽之邪，取柴胡之半以散少阳呕结之病。而不名桂枝柴胡汤者，以太阳外证虽未去，而病机已见于少阳里也，故以柴胡冠桂之上。"是当隶属于少阳。此常见于太阳虚病少阳证的四肢关节疼痛、心烦、呕逆症状。

阳明呕逆

第215条阳明实病阳明实证："阳明病，谵语，有潮热，反不能食者，胃中必有燥屎五六枚也。若能食者，但硬耳。宜大承气汤下之。"此条中的"胃中必有燥屎五六枚也"乃阳明胃肠之邪热，津液干燥，干燥而成胃中结石，及浊气燥屎于大肠宿滞不行，方用大承气汤下燥屎。"胃中必有燥屎五六枚也"的意思是甚至呕逆出胃结石，极重者可见之。大承气汤方中用大黄苦寒，泻热去实，荡涤肠胃，后下其力更峻。芒硝咸寒，软坚润燥，通下燥结。枳实、厚朴重用行气破滞，辅助硝黄，如顺水推舟，使应下之燥热结实豁然而出。四味相合，实为攻下实热、荡涤燥结之峻剂。

第219条阳明热病少阳证："三阳合病，腹满，身重，难以转侧，口不仁，面垢，谵语，遗尿。发汗则谵语。下之则额上生汗，手足逆冷。若自汗出者，白虎汤主之。"此条文中的腹满乃邪热内盛，胃气不通，口不仁乃是胃热炽盛津液受灼，呕逆不知味；面垢则是阳明经循面，邪热熏蒸上犯。方用白虎汤独清阳明里热。方中石膏辛甘大寒，清热功能尤长，入肺泻火，除烦。知母苦寒而润，泻火滋阴止渴，与石膏合用，可清阳明独盛之热。炙甘草、粳米益气调中，既可使气足津生，又可使大寒之品不致伤中。

第 122 条阳明寒呕之**阳明寒病厥阴证**："数为客热，不能消谷，以胃中虚冷，故吐也。"第 197 条曰："阳明病，反无汗，而小便利，二三日呕而咳……。"第 243 条："食谷欲呕，属阳明也，吴茱萸汤主之。"此 3 条呕吐由于阳明中寒，胃中虚寒，饮食腐熟不及，寒饮内蓄，水饮上泛，胃失和降而呕吐。治宜吴茱萸汤温中散寒，使寒饮得化而不上逆。

仲景《桂林古本伤寒杂病论》治食积呕吐者（阳明寒病太阴证），"先吐，后利，腹中胀满疼痛，无寒热，脉濡弱而涩"，这是宿食的表现，白术茯苓半夏枳实汤主之。白术 3 两，茯苓 4 两，半夏 1 升，枳实 1.5 两。

少阳呕逆

第 96 条少阳病少阳证："伤寒五六日，中风，往来寒热，胸胁苦满，嘿嘿不欲饮食，心烦喜呕，或胸中烦而不呕，或渴，或腹中痛，或胁下痞硬，或心下悸、小便不利，或不渴、身有微热，或咳者，小柴胡汤主之"。本证有"喜呕"，仲景作了自注，大意是说，邪欲入而正拒之，正邪分争。胃失和降，气上逆则作呕，盖**木易克土，胆喜犯胃**。胃不和则呕，故以柴、芩清少阳之邪，而以参、草、姜、夏、枣以和胃止呕。呕是柴胡剂主证之一，故《金匮要略·呕吐哕下利病脉证治》："呕而发热，小柴胡汤主之。"《金匮要略·黄疸病脉证并治》："诸黄，腹痛而呕，宜柴胡汤。"《金匮要略·妇人产后病脉证治》："产妇郁冒（抑郁证），其脉微弱，呕不能食……小柴胡汤主之。"

太阴呕逆

第 273 条太阴脾病太阴脾证："太阴之为病，腹满而吐，食不下，自利益甚，时腹自痛。若下之，必胸下结硬。"此条文中的吐为寒湿犯胃，胃气上逆，浊阴不降。时腹自痛为寒湿停滞，胃肠气机不畅所致。理中汤证病机是脾胃气虚，脏有寒邪。脾胃气虚，运化无力则不能承受水谷。脏有寒邪则升降乖乱，故见上吐下利而为太阴之主证。理中剂用人参、炙甘草健脾益气，干姜温中散寒，白术健脾燥湿，全方健脾散寒，中焦升降调和则吐逆自止。故为太阴病之主方。

《桂林古本伤寒杂病论》（以下简称古本，宋本《伤寒论》则简称残本）第316条**太阴脾病太阳虚证**"太阴病，欲吐不吐，下利时甚时疏，脉浮涩者，桂枝去芍药加茯苓白术汤主之。"欲吐不吐，即为干呕、恶心。这是太阳虚证的主要症状，太阳邪气欲传阳明，就会出现干呕、恶心症状。

古本第317条**太阴脾病少阳证**"太阴病，吐逆，腹中冷痛，雷鸣下利（肠结核等），脉沉紧者，小柴胡加茯苓白术汤主之。"病位为太阴腹部，病性为少阳三焦淋巴问题，寒湿之邪气犯三焦淋巴，故出现"吐逆，腹中冷痛，雷鸣下利"等症状，以小柴胡汤加茯苓白术以利中焦之寒湿。而厥阴篇的小柴胡加茯苓汤则是治疗"小便痛闷，下如粟状，少腹弦急（抽痛），痛引脐中，其名曰淋，此热结在下焦也，小柴胡加茯苓汤主之"，包括泌尿系结石、尿道炎等急证。两方仅一药之差，治疗迥然，加白术方治疗大小肠，不加白术方则治疗尿道。

霍乱属于太阴脾病篇。

古本第443条，师曰："霍乱属太阴，霍乱必吐利，吐利不必尽霍乱。霍乱者，由寒热杂合于中也，热气上逆故吐，寒气下注故利。其有饮食不节，壅滞于中。上者，竟上则吐；下者，竟下则利，此名吐利，非霍乱也。"

《素问·六元正纪大论》"太阴所至，为中满霍乱吐下"。《灵枢·经脉》："足太阴厥气上逆则霍乱"。《灵枢·五乱》"清气在阴，浊气在阳……清浊相干……乱于肠胃如则为霍乱"等，表明《内经》对霍乱的病因、病机及病变特点，已经有了比较全面的认识，但是有证无方，仲景《伤寒杂病论》中首次论述了霍乱病的具体治法和方药，如太阴病太阳虚证桂枝汤（387条）、太阴病阳明寒证饮多五苓散（386条）、太阴病太阴证寒多理中汤（386条）、太阴病少阴寒证阴寒盛者四逆汤（388条、389条）和四逆加人参汤（385条）、太阴病厥阴证通脉四逆汤加猪胆汁主之（390条，猪胆汁味极苦，《汤液经法》《素问·至真要大论》《素问·脏气法时论》中都认为苦味补肾），从而奠定了霍乱辨证论治的理论基础，这是仲景对医学贡献的一个重要方面。

宿食与太阴脾病霍乱之比较

<table>
<tr><th colspan="2">分型</th><th>症状</th><th>方剂</th></tr>
<tr><td rowspan="2">宿
食</td><td>宿食在贲门
食道</td><td>胸中满，欲吐不吐，下利时疏，无寒热，腹中绞痛，寸口脉弱而结者，此宿食在上故也</td><td>瓜蒂散</td></tr>
<tr><td>宿食在幽门
十二指肠胃体</td><td>先吐，后利，腹中满痛，无寒热，脉濡弱而涩者，此宿食也</td><td>白术茯苓半夏枳实汤</td></tr>
<tr><td rowspan="14">太
阴
脾
病
霍
乱</td><td rowspan="2">胃热霍乱
阳明热证</td><td>吐、利，发热，脉濡弱而大者</td><td>白术石膏半夏干姜汤</td></tr>
<tr><td>实者脉急而促</td><td>葛根黄连黄芩甘草汤</td></tr>
<tr><td rowspan="6">脾寒霍乱
太阴证
阳明寒证</td><td>霍乱已，头痛发热，身疼痛，热多，欲饮水者</td><td>五苓散</td></tr>
<tr><td>寒多，不饮水者</td><td>理中丸</td></tr>
<tr><td>霍乱呕、吐、下利，无寒热，脉濡弱者</td><td>理中汤</td></tr>
<tr><td>腹中胀满而痛，时时上下，痛气上则吐，痛气下则利，脉濡而涩者</td><td>理中汤</td></tr>
<tr><td>霍乱证，有虚实，因其人本有虚实，证随本变故也，虚者脉濡而弱</td><td>理中汤</td></tr>
<tr><td>霍乱吐、利，口渴，汗出，短气，脉弱而濡者</td><td>理中加人参栝蒌根汤</td></tr>
<tr><td rowspan="5">肾寒霍乱
少阴寒证</td><td>霍乱呕吐，下利清谷，手足厥冷，脉沉而迟者</td><td>四逆汤主之</td></tr>
<tr><td>霍乱，转筋，必先其时已有寒邪留于筋间，伤其荣气，随证而发，脉当濡弱，反见弦急厥逆</td><td>理中加附子汤</td></tr>
<tr><td>饮水即吐，食谷则利，脉迟而弱者</td><td>理中加附子汤</td></tr>
<tr><td>伤寒脉微而复利，利自止者，亡血也</td><td>四逆加人参汤</td></tr>
<tr><td>吐利汗出，发热恶寒，四肢拘急，手足厥冷者</td><td>四逆汤</td></tr>
<tr><td>既吐且利，小便复利而大汗出，下利清谷，内寒外热，脉微欲绝者</td><td>四逆汤</td></tr>
<tr><td>吐已下断，汗出而厥，四肢拘急不解，脉微欲绝</td><td>通脉四逆加猪胆汁汤</td></tr>
<tr><td>肝寒霍乱
厥阴证</td><td>呕吐甚则蚘出，下利时密时疏，身微热，手足厥冷，面色青，脉沉弦而紧者</td><td>四逆加吴茱萸黄连汤</td></tr>
<tr><td>太阳霍乱</td><td>吐、利止，而身痛不休者，当消息和解其外</td><td>桂枝汤</td></tr>
</table>

古本中记载："问曰：病有发热，头痛，身疼，恶寒，吐利者，此属何病？答曰：此非霍乱，霍乱自吐下，今恶寒，身疼，复更发热，故知非霍乱也。"此条将太阳虚病太阴证与太阴病太阳虚证分辨清楚，二者不是一病。

残本第384条曰："伤寒，其脉微涩者，本是霍乱，今是伤寒，却四五日，至阴经上，若转入阴者，必利；若欲似大便，而反矢气，仍不利者，此属阳明也，便必硬，十三日愈。所以然者，经尽故也。下利后，便当硬，硬则能食者，愈；今反不能食，到后经中，颇能食，复过一经亦能食，过之一日当愈，不愈者，不属阳明也。"本条本来说的是太阴病太阳虚证，故曰"本是霍乱，今是伤寒"。伤寒传经化热，日传一经，四五日后，寒邪由太阳经、阳明经、少阳经后进入太阴经，故曰"却四五日，至阴经上"，入三阴经，必腹泻。若不泻，大便反硬，此为病邪不传，留在阳明经。手足六经共十二经十二日，第十三日又是太阳经，**生气日传一经，病气视生气强弱而传与不传**，病气不入三阴经，生气自传，故曰十三日愈。故曰"所以然者，经尽故也"。**霍乱病，能食者属于阳经，不能食者，属于阴经。**

霍乱寒热者，用粗针刺昆仑穴，强刺激，不留针，委中刺血，然后嘱患者多饮凉开水，立效，较青蒿素疗效不相上下。

三阴病多见呕吐、下利。在健康状况下，由粪便中失去的水分每日只有100～150mL。但是，每日有大量的分泌液出入胃肠道。正常人每日平均分泌唾液、胃液、胰液、胆汁和肠液共有8200～9000mL。因此，当呕吐、下利时可引起胃肠道分泌液大量丢失，导致机体严重失水并丢失大量电解质。若以中医理论观之，津液是阳气运行的载体之一，大量津液丢失，气亦随津脱；气属阳，津液属阴，阴阳互根互用，阴脱则阳亦竭，最终阴阳两虚。至此，回阳救逆是中医急救的唯一途径；而西医的及时纠正水电解质酸碱紊乱和抗休克治疗与中医的回阳救逆、保阳气、存津液有异曲同工之妙，水、消化液等属阴，电解质、神经递质、内分泌酶、碱等属阳，不仅回阳可以救逆，补阴亦可以救逆。输液为单一的补充阴津，效果自然不如阴阳双补的好，如张景岳《新方八略引》曰："善补阳者，必于阴中求阳，则阳得阴助而生化无穷；善补阴者，必于阳中求阴，则阴得阳升而泉源不竭。"

少阴呕逆

第324条少阴寒病太阴证："少阴病，饮食入口则吐，心中温温欲吐，复不能吐，始得之，手足寒，脉弦迟者，此胸中实，不可下也，当吐之。若膈上有寒饮，干呕者，不可吐也，当温之，宜四逆汤。"膈上有寒饮乃寒饮留滞胸膈，影响胃气和降则见干呕。四逆汤类方证除呕吐篇有"呕而脉弱……四逆汤主之"外，315条白通加猪胆汁汤证有"干呕"，317条通脉四逆汤证亦有"干呕"，316条真武汤证有"呕"。总之，此类方证的呕吐，均系命火急微，不能生土，故太阴之吐利用理中剂治，少阴之吐利用四逆辈温肾。四逆汤中用大辛大热之生附子温肾复阳，干姜辛温守中散寒，助附子温脾肾之阳。炙甘草甘温，补中健脾又可制附子毒性，甘草助姜附散寒回阳。

另外如第316条少阴寒病少阴寒证"少阴病，二三日不已，至四五日，腹痛，小便不利，四肢沉重疼痛，自下利者，此为有水气。其人或咳，或小便利，或下利，或呕者，真武汤主之"者，也是少阴寒病，水饮泛滥三焦，上犯心肺胃喘咳，中犯脾胃为呕痞，下犯膀胱大肠为下利。

第319条少阴热病太阳虚证曰："少阴病，下利六七日，咳而呕，渴，心烦不得眠者，猪苓汤主之。"此呕吐因阴虚有热、水热互结于下焦，水气上犯于胃而作。临床上还可见小便短赤频、咳嗽、口渴、心烦失眠等证，为少阴虚热水结之呕吐，治当养阴清热利水之猪苓汤。

厥阴呕逆

第326条厥阴病太阴证："厥阴之为病，消渴，气上撞心，心中疼热，饥而不欲食，食则吐蛔。下之利不止"。厥阴为三阴之尽，是阴尽阳生之经，是动静脉之间的毛细血管网和微循环。因此，其病常表现为虚实错杂、寒热错杂的情形。"气上撞心""心中疼热"的"心"为胃、胸骨柄下心窝部。足厥阴之脉，挟胃上贯于膈，布于胁肋。由于肝气横逆，厥阴风火循经上扰，胃失和降，因此患者出现气上撞心窝，心窝胃脘疼热、嘈杂似饥之状。"食则吐蛔"是脾胃虚寒，运化不利，勉强进食出现的胃气不降、上逆作呕的情况。第338条曰："蛔厥者……得食而呕……乌梅丸主之。"蛔性喜暖，常避寒就暖，如人上热下寒，则蛔虫上扰而呕吐。临床还可见腹痛、心烦、手足厥冷等证。治宜乌梅丸清上温下、安蛔止呕。方用乌梅丸滋阴泻热，温养通降，安蛔止痛。乌梅丸中重用乌梅、苦酒之酸以制服蛔虫，用黄连、黄柏之苦配蜀椒、桂枝、干姜、附子、细辛之辛，温脏安蛔。佐以人参、当归、白蜜养血益气，扶正以祛邪。

第359条厥阴病阳明热证曰："伤寒本自寒下，医复吐下之，寒格更逆吐下，若食入口即吐，干姜黄芩黄连人参汤主之。"此条之呕吐因脾胃虚寒，医者误用下法，致上热下寒较甚，下寒格拒上热，胃气上逆。临床证见呕吐、腹痛、下利、脉虚数。方用干姜黄芩黄连人参汤温凉并用、辛开苦降，方中黄芩黄连清上热，上热除则呕吐止。

第378条厥阴病阳明寒证："干呕，吐涎沫，头痛者，吴茱萸汤主之。""吐涎沫"是由于足阳明胃中虚寒，浊阴之气不化。用吴茱萸汤温肝和胃，通阳祛浊。吴茱萸汤证有"食谷欲呕""吐利"，或"干呕、吐涎沫"。阳明病有传有中，所传为热，所中属寒。经云"寒气客于肠胃，厥逆而上，故痛而呕也"。阳明中寒证以不能食为特征，故仲景以食谷欲呕属之阳明。若寒邪随厥阴经逆而出现头痛、胸满等兼证，"吐而冲逆属厥阴"，厥阴呕吐伴有冲逆的症状，比如头痛、烦躁、胸满，或者呕吐涎沫，这些症状是呕吐时寒气上逆所致，这就隶属于厥阴病阳明寒证。

在仲景的三阴三阳体系中，吴茱萸汤主治病证有三条，阳明寒呕、少阴吐利、厥阴疼痛，其共同特点都有呕吐症状，阳明虚寒食谷欲呕，少阴吐利，厥阴干呕吐涎沫，其共同的病机是肝寒。

综上所述，呕吐不仅仅只关于胃，其他脏腑经络病变皆可以引起呕吐，所以在辨证时要辨明是由于本脏引起呕吐还是由他经病变而引起胃气上逆而呕吐。这样治疗才能避免见呕止呕。此外呕吐可以提示疾病的发展预后，在《伤寒论》中呕吐多提示疾病向坏的趋势发展，预后较差。如第4条曰："颇欲吐，若躁烦，脉数急者，为传也。"第296条曰："少阴病，吐利躁烦，四逆者，死。"第300条曰："少阴病，脉微细沉，但欲卧，汗出不烦，自欲吐，至五六日自利，复烦躁不得卧寐者，死。"第339条曰："若厥而呕，胸胁烦满者，其后必便血。"

仲景治疗以呕逆为主要症状的疾病，如栀豉汤合小陷胸汤治疗食管炎，芍药甘草汤为主治疗溃疡病，小柴胡汤加味治疗胆汁反流性胃炎，泻心汤为主治疗上消化道出血，大陷胸丸治疗急性胃穿孔，黄芪建中汤治疗慢性萎缩性胃炎，小陷胸汤治疗上消化道疾病，加味半夏泻心汤治疗慢性浅表（糜烂）性胃炎，半夏泻心汤加减治疗肠易激综合征，大承气汤加味治疗胃结石，柴胡桂枝汤加减治疗消化系溃疡等均可获得满意的疗效。

如果由于食道咽喉出现的肿物梗阻而出现的吞咽困难、呕吐，我们知道有一个半夏厚朴汤是治疗梅核气的，在这个汤基础上可加炮附子、栀子、枳实、络石藤、苏叶、前胡等。半夏通上焦及胃气，厚朴通肠管之气，尤其大肠之气，枳实通小肠之气。附子散寒温经抑制肿物生长，栀子清虚热，络石藤防止肿物扩散，苏叶、前胡协助半夏通上焦之气。再加上一些活血化瘀的药物，基本上可以控制这个疾病。

孕妇呕吐也叫妊娠呕吐，是很常见的一种症状，临床上人参半夏干姜一服下去，甚至就可以胡吃海塞了。

呃逆也是呕吐的一种，是轻证。虚热呃逆，橘皮生姜汤；虚寒呃逆呕吐，吴茱萸汤；胃气将绝，茯苓四逆汤主之。

胃脘病不外乎肝气、脾胰、肠气和胃气四大因素，按照下图去照猫画虎，基本不出规范。

新脾胃论

肝气 升阳散火汤 陷胸汤 大柴胡汤 脾胰

小柴胡汤		补中益气汤
四逆散	**全真一气汤**	升阳益胃汤
乌梅丸	**冲和汤**	归脾汤
半夏天麻汤	**门脉系统**	理中汤
吴茱萸汤		黄土汤

肠气 枳术汤 泻心汤 承气汤 建中汤 胃气

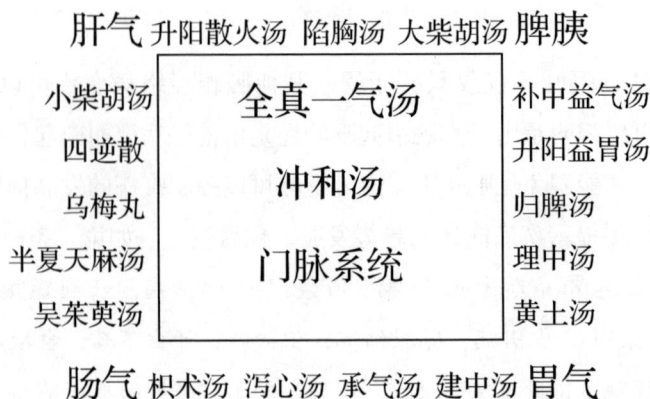

心胸胃脘疼痛、恶心呕吐，等等，公孙、内关、足三里，主之。

困◎痞证

痞有无形之痞与有形之痞的区分，无形之痞在《伤寒杂病论》中作为一个证候，病位在中上焦，又可分为心下部和心中部，尤以心下痞为主，条文有单称痞的也即指心下痞。痞满经常联用互称，中医之痞满是指和患者自觉心下部闭塞堵闷感，触之无形，按之柔软，压之无痛，伴有纳差、恶心呕吐、嘈杂、腹胀、腹痛、腹泻、肠鸣等症状。但痞和满并不是一个概念，满在《黄帝内经》中指"中满"，是中腹部的胀满，因心下痞和中满的病机都为脾胃气机不调导致。痞是胃肠不运动或蠕动减慢，满是胀满。现代西医中的慢性胃炎、肠胃溃疡、胃下垂、胃神经官能证、功能性消化不良、慢性胰腺炎及肝胆病变等一系列消化疾病出现上腹部满闷堵塞，可按心下痞论治。有形之痞应是癥瘕积聚，现代西医谓之癥瘕积聚为肝脾肿大、腹腔肿瘤、增生型肠结核、阑尾炎、不完全性肠梗阻等原因所致的包块。

中医心下的部位在西医来看，直接的有两种可能，一是胃脘及十二指肠，二是胰腺。其次才是间接的肝脏、门脉、脾脏等。

《平脉法》曰："中焦不治，胃气上冲，脾气不转，胃中为浊，荣卫不通，血凝不流。""脾气不治，大便必硬，气噫不除。""趺阳脉浮而涩，故知脾气不足，胃气虚也。"

痞常伴哕证，《灵枢·杂病》"哕，以草刺鼻，嚏，嚏而已。无息而疾迎引之，立已；大惊之，亦可已。"哕逆证，可用草刺入鼻孔，使喷嚏，打了喷嚏后哕逆即止；又可以闭口停住呼吸，很快迎其上逆之气引而下行，哕逆即止；或者使哕逆者突然受惊，也可以立愈。

太阳痞证
太阳虚病阳明实证。第154条"心下痞，按之濡，其脉关上浮者，大黄黄连泻心汤主之。"第164条"伤寒大下后，复发汗，心下痞，恶寒者，表未解也。不可攻痞，当先解表，表解乃可攻痞。解表宜桂枝汤，攻痞宜大黄黄连泻心汤。"大黄黄连泻心汤方：大黄（二两）、黄连（一两）二味，以麻沸汤二升渍之，须臾绞去滓，分温再服。此常用于治疗急性胃炎，沸水浸渍 15 分钟大黄黄连泻心汤，能达到较好清除幽门螺杆菌的效果，有明显的抗炎作用。而三黄泻心汤有强烈的清血热效用，可治吐血、咯血、呕血等出血证，还可应用于心血管疾病、精神疾病和感染性化脓性炎症。

太阳虚病阳明虚证。 第 161 条 "伤寒发汗，若吐若下，解后，心下痞硬，噫气不除者，旋覆代赭汤主之。" 久病哕逆，声音低沉无力，胃气虚弱。旋覆代赭汤方：旋覆花（三两）、人参（二两）、生姜（五两）、代赭石（一两）、甘草（三两，炙）、半夏（半升，洗）、大枣（十二枚，擘），上七味，以水一斗，煮取六升，去滓，再煎取三升。温服一升，日三服。此主治顽固性呃逆、膈肌痉挛、食管反流等疾病。

太阳虚病少阳证。 第 149 条 "但满而不痛者，此为痞，柴胡不中与之，宜半夏泻心汤。" 半夏泻心汤方：半夏（半升，洗），黄芩、干姜、人参、甘草（炙）各三两，黄连（一两），大枣（十二枚，擘），上七味，以水一斗，煮取六升，去滓，再煎取三升。温服一升，日三服。半夏泻心汤证乃心下痞最核心的方证，在《金匮要略》中有条文 "呕而肠鸣，心下痞者，半夏泻心汤主之"，更确切地揭示了其四大主证：**痞、呕、下利、肠鸣。** 寒热虚实错杂于中焦脾胃，致阴阳升降之枢纽失司，清气不升，可下利肠鸣，浊阴不降，可呕吐，又以中气虚弱而湿热明显，反复纠缠阻滞于中焦而为痞，半夏泻心汤证实乃最贴切上下不交而成痞的证型。临床上，患者矛盾症状尽显，如舌质红而又喜热饮，喜冷饮而又大便稀乃完谷不化，舌苔黄白也常相间，寒热虚实病性难以判断，需临证时只抓主证，但又有寒热虚实错杂的病机，便予以半夏泻心汤加减。半夏泻心汤代表了仲景创制的辛开苦降甘缓之法，而**所谓的辛开苦降甘缓之法，实为甘补辛泻苦燥之脾法。** 人参、大枣、甘草三者甘温以补脾，半夏散结消痞、降逆止呕，干姜温中散邪，二者之辛能泻脾暖肝，黄连、黄芩能厚肠胃，二者之苦寒能燥湿。

半夏泻心汤为后世医家广泛运用的名方，治疗如反流性食管炎、胆汁反流性胃炎、慢性萎缩性胃炎、慢性浅表性胃炎、胃窦炎、糜烂性胃炎、十二指肠球炎、慢性肠炎等消化系统炎性疾病。人参、干姜、甘草、大枣虽不直接抗炎，但可促进分泌消化液，提高肠胃机能，整个方子的抗炎效果就大大提升。又根据半夏泻心汤协调脾胃升降的原理，治疗功能性消化不良、贲门失弛缓症、幽门梗阻、胃痉挛、胃扩张、胃黏膜脱垂、胃下垂、胃轻瘫、胃神经官能症、肠道易激综合征等消化道功能性疾病。还可治疗以幽门螺旋杆菌为病因的癌前病变及癌症。胃不和则卧不安，还可以半夏泻心汤治疗中焦寒热错杂的失眠。

太阳虚病太阴肺证。肺表证，第163条"太阳病，外证未除，而数下之，遂协热而利，利下不止，心下痞硬，表里不解者，桂枝人参汤主之。"桂枝人参汤方：桂枝（四两，别切）、甘草（四两，炙）、白术（三两）、人参（三两）、干姜（三两），上五味，以水九升，先煮四味，取五升，内桂，更煮取三升，去滓。温服一升，日再夜一服。有表证的协热利，桂枝人参汤主之，没有表证的协热利，葛根芩连汤主之。此常用于急性胃肠感冒，类似于暑月发病的藿香正气水，但用药范围要比藿香正气水广泛一些。

太阳虚病太阴肺证。肺轻证，第166条"头不痛，项不强，寸脉微浮，胸中痞硬……此为胸有寒也。当吐之，宜瓜蒂散。"食道疾病，治以瓜蒂散方：瓜蒂（一分，熬黄）、赤小豆（一分），上二味，各别捣筛，为散已，合治之，取一钱匕，以香豉一合，用热汤七合，煮作稀糜，去滓，取汁和散。温顿服之。不吐者，少少加，得快吐乃止。诸亡血虚家，不可与瓜蒂散。

太阳虚病太阴肺证。肺重证，第152条"心下痞硬满，引胁下痛，干呕短气……十枣汤主之。"十枣汤方：芫花（熬）、甘遂、大戟，上三味，捣筛，以水一升五合，先煮肥大枣十枚，取八合，去滓，内药末。胸腔积液，渗出性胸膜炎。肺重证之"胸痹心中痞，留气结在胸，胸满，胁下逆抢心，枳实薤白桂枝汤主之，人参汤亦主之。"（《金匮要略·胸痹心痛短气病脉证并治第九》）枳实薤白桂枝汤方：枳实（四枚）、厚朴（四两）、薤白（半斤）、桂枝（一两）、栝蒌（一枚，捣），上五味，以水五升，先煮枳实、厚朴，取二升，去滓，内诸药，煮数沸，分温三服。

太阳虚病太阴脾证。脾轻证，第157条"胃中不和，心下痞硬，干噫食臭……生姜泻心汤主之。"生姜泻心汤方：生姜（四两，切）、甘草（三两，炙）、人参（三两）、干姜（一两）、黄芩（三两）、半夏（半升，洗）、黄连（一两）、大枣（十二枚，擘），上八味，以水一斗，煮取六升，去滓，再煎取三升。温服一升，日三服。此主要治疗食积水气。

太阳虚病太阴脾证。脾重证，第158条"下利日数十行，谷不化，腹中雷鸣，心下痞硬而满，干呕，心烦不得安……甘草泻心汤主之。"甘草泻心汤方：甘草（四两，炙）、黄芩（三两）、人参（三两）、干姜（三两）、半夏（半升，洗）、大枣（十二枚，擘）、黄连（一两），上七味，以水一斗，煮取六升，去滓，再煎取三升。温服一升，日三服。

甘草泻心汤还见于《金匮要略·百合狐惑阴阳毒病脉证并治》的"狐惑之为病，状如伤寒，默默欲眠，目不得闭，卧起不安，蚀于喉为惑，蚀于阴为狐，不欲饮食，恶闻食臭，其面目乍赤、乍黑、乍白。蚀于上部则声嗄，甘草泻心汤主之。"狐惑之名，或源于民间传说之附体病，此病女性多得，病情反复，缠绵难愈，有默默欲眠、目不得闭、卧起不安这种神志症状，甚至自言夜间见鬼、梦鬼，以口腔及阴部黏膜破损症状最为严重，虽主证不一，但狐惑可与痞证异病同治。

太阳虚病太阴脾证。第156条"本以下之，故心下痞，与泻心汤。痞不解，其人渴而口燥烦，小便不利者，五苓散主之。"五苓散方：猪苓（十八铢，去黑皮）、白术（十八铢）、泽泻（一两六铢）、茯苓（十八铢）、桂枝（半两，去皮），上五味为散，更于臼中治之。白饮和方寸匕服之，日三服，多饮暖水，汗出愈。中焦水饮，温化之。

太阳虚病少阴寒证。第155条"心下痞，而复恶寒汗出者，附子泻心汤主之"。附子泻心汤方：大黄（二两）、黄连（一两）、黄芩（一两）、附子（一枚，炮，去皮，破，别煮取汁），上四味，切三味，以麻沸汤二升渍之，须臾绞去滓，内附子汁，分温再服。此常用于萎缩性胃炎、胃溃疡、十二指肠球部溃疡，后背巴掌大部位发凉的治疗。

阳明痞证

阳明实病阳明实证。胃脘实证，宿食结石等存于胃脘及幽门之处不下，中焦胀满不适，治以调胃承气汤、大黄甘草汤等。

阳明实病少阳证。第165条："伤寒发热，汗出不解，心下痞硬，呕吐而下利者，大柴胡汤主之。"大柴胡汤方：柴胡（半斤）、黄芩（三两）、芍药（三两）、半夏（半升，洗）、生姜（五两，切）、枳实（四枚，炙）、大枣（十二枚，擘）、大黄（二两），上八味，以水一斗二升，煮取六升，去滓，再煎。温服一升，日三服，主治胆胃不合、肝胃不合、门脉高压等一系列症状。此与温胆汤类似，但温胆汤偏于痰热，大柴胡汤偏于实热。大柴胡汤是胆石证、胆囊炎、胰腺炎的常用方剂。

太阴痞证

太阴病太阴证。"卒呕吐，心下痞，膈间有水，眩悸者，小半夏加茯苓汤主之。"（《金匮要略·痰饮咳嗽病脉证并治第十二》）小半夏加茯苓汤方：半夏（一升）、生姜（半斤）、茯苓（三两），上三味，以水七升，煮取一升五合，分温再服，主治幽门梗阻、十二指肠球部溃疡梗阻等，中焦胃脘水饮之病。

中焦脾胃湿热难去，如油入面，如尘入隙，可见舌苔白腻或黄腻或黄白相间满舌，这是整个胃肠道黏膜的细菌与病毒群落功能紊乱的直接炎性表现，可以影响到表里上下。可见身重、寒热汗交作（疟），等等。**轻者**以柴胡达原饮加减，以小柴胡汤和解少阳之寒热，缓解胆胃不和，以达原饮（槟榔、草果、厚朴，知母、芍药、黄芩，甘草）祛除湿热。**中者**以砂仁、薏米、茯苓、白术为君利中焦，以桔梗开上焦，枳实开小肠，厚朴开大肠，牛膝、猪苓、泽泻开膀胱，以羌活、防风、桂枝等胜湿（木克土，风吹湿，利于湿气快速蒸发），以助砂仁、薏米、茯苓、白术利中焦湿，以小柴胡汤和解胆胃肝脾。如果脉实有力，可直接用上述方子。如果脉虚无力，可加炮附子、吴茱萸等以助心力阳气。**重者**以大黄甘遂半夏汤、大陷胸汤等解决。

诸痞比较

痞证		证	方剂
急慢性胃炎	气痞	太阳少阳并病，而反下之，成结胸，心下必硬，若下利不止，水浆不下，其人必烦。脉浮而紧，而复下之，紧反入里，则作痞，按之自濡，但气痞耳	小青龙汤
	热痞	心下痞，按之濡，其脉关上浮大者	大黄黄连黄芩泻心汤
	虚痞	伤寒中风，医反下之，其人下利，日数十行，谷不化，腹中雷鸣，心下痞硬而满，干呕，心烦不得安，医见心下痞，谓病不尽，复下之，其痞益甚，此非结热，但以胃中虚，客气上逆，故使硬也	甘草泻心汤
		伤寒，发汗，若吐，若下，解后，心下痞硬，噫气不除者	旋覆代赭汤
	寒痞	心下痞，而复恶寒者	附子泻心汤
	逆痞	满而不痛者，此为痞	宜半夏泻心汤
	痛痞	伤寒，胸中有热，胃中有邪气，腹中痛，欲呕者	黄连汤
	膀胱痞	本以下之，故心下痞，与泻心汤。痞不解，其人渴，而口燥烦，小便不利者	五苓散
食道炎	食道痞	病如桂枝证，头不痛，项不强，寸脉微浮，胸中痞硬，气上咽喉，不得息者，此为胸有寒也，当吐之	瓜蒂散
		发汗，若下之，而烦热，胸中窒者（食道炎）	栀子豉汤
胆囊炎	胆肠痞	伤寒发热，汗出不解，心下痞硬，呕吐而不利者	大柴胡汤
急慢性肠炎	下利痞	伤寒，汗出，解之后，胃中不和，心下痞硬，干噫食臭，胁下有水气，腹中雷鸣，下利者	生姜泻心汤
		伤寒，服汤药下之，利不止，心下痞硬，服泻心汤不已，复以他药下之，利益甚，医以理中与之，利仍不止，理中者，理中焦，此利在下焦故也	赤石脂禹余粮汤
		太阳病，外证未除，而数下之，遂协热而利，利下不止，心下痞硬，表里不解者	桂枝人参汤
		太阳与少阳合病，自下利者，与黄芩汤；若呕者，黄芩加半夏生姜汤	黄芩汤 黄芩加半夏生姜汤

未济◎悸证

仲景论悸主要有悸、心动悸、心下悸、脐下悸、眩悸、烦而悸、厥而悸及惊悸。这些证名概括了悸动的部位、主要兼证及性质。病机主要为心阳不足、心阴心阳俱虚、气血不足、阳虚水泛、水饮凌心、饮停心下、邪郁少阳、阳郁不达等。仲景治悸的用药，大多为温阳化饮，其中桂枝和茯苓是主药。桂枝在治悸当中主要发挥温通作用，温阳以散水、利水，温阳以散播胸中阳气等，而茯苓则为仲景治悸之第二要药，其功主要为利水，以散水邪，使水气消则心悸止，且兼有安神之效，心安而悸自止。

太阳心悸

太阳虚病太阳虚证，64 条："发汗过多，其人叉手自冒心，心下悸，欲得按者，桂枝甘草汤主之。"太阳病，其病位在表，汗法使病邪透表而出，当为正治，然其要点在于令病者微微似欲汗出为妙，不可令如水流漓，方可免生他变。若发汗太过，轻者其病不除，重者损阴伤阳，发生变证。汗为心之液，汗出太多则令心液丢失，心阳随之耗散，心阳亏虚则心无所主，神气失敛，故心中悸动不安。心藏于胸，居华盖之下，五脏六腑之大主，心阳亏虚而欲得外护，故病者常以手护其胸，欲按之则稍显安定。因其病在心阳不足，法当以温通心阳为治，仲景以桂枝甘草汤主之。桂枝用量为四两，甘草二两，桂枝用量为甘草的 2 倍，取桂枝色赤主入心，其性辛甘而温，具温通心阳、温经通脉之功，且桂枝在此方的用量独重，桂枝之辛合甘草之甘，辛甘化阳，建立温心阳之"厚势"，故可疗胸阳不振、心阳亏虚之心悸、胸闷、气短、神疲乏力等症。

太阳虚病阳明虚证，误汗后伤阳，65 条："发汗后，其人脐下悸者，欲作奔豚，茯苓桂枝甘草大枣汤主之。"发汗后阳气乃伤，心阳不振，水气凌心，欲作奔豚，实为水气上犯的症状。以茯苓桂枝温阳利水乃解，甘草大枣只为补充津液，纠正酸碱电解质失衡。误下后伤阴，49 条云："脉浮数者，法当汗出而愈。若下之，身重，心悸者，不可发汗，当自汗出乃解。所以然者，尺中脉微，此里虚，须表里实，津液自和，便自汗出愈。"医者见病者脉浮数，以为实热在里，使用下法盲目攻下，此为误下，非但表邪不解，反而徒伤正气，转为变证。下后，损伤机体津液，阳气亦随津液而伤，内外交困，阴阳两虚，心神心阴无所主持，故心悸身重。脉象呈现尺脉微之象，反映里阳亏虚，无论表证是否已解，皆当禁汗。治之宜扶正补虚，培补气血，待血气充沛，营卫调畅，津液自和，表里充实，而后汗出乃愈。

太阳虚病少阳证，96 条："伤寒五六日中风，往来寒热，胸胁苦满，嘿嘿不欲饮食，心烦喜呕，或胸中烦而不呕，或渴，或腹中痛，或胁下痞硬，或心下悸、小便不利，或不渴，身有微热，或咳者，小柴胡汤主之。"方后有"若心下悸，小便不利者，去黄芩，加茯苓四两。"可知其因有少阳枢机不利，而致三焦通调水道功能受阻，使胸胁之水积无以气化，而仲景利用小柴胡汤加减来治悸，"上焦得通，津液得下，胃气得通，身濈然汗出而解"，令少阳三焦得以畅行，则水液流通，而水液不会继续壅塞。

太阳虚病太阴脾证，102 条："伤寒二三日，心中悸而烦者，小建中汤主之。"悸和烦同为心脾之病症，两者并见，即病家自觉心跳并烦燥不安。总因中焦气血不足，里虚邪扰所发。由里虚不能达邪，邪欲入里扰动心神，中焦气血不足，虚火扰心所致。此悸似与前面的气血不足之悸出于同辙。

太阳虚病少阴寒证，82 条："太阳病，发汗，汗出不解，其人仍发热，心下悸，头眩身瞤动，振振欲擗地者，真武汤主之。"此为肾阳虚兼夹水气泛滥，从悸的部位可以知其水气在心下，可与茯苓桂枝甘草大枣汤证来对比其水气所在的位置，茯苓桂枝甘草大枣汤主治部位在脐下，由此可知其程度不同。真武汤证主治兼有肾阳虚，而肾主水，肾阳之气对肾之水气有制衡的关系，若肾阳足够就能调摄水气，不足的话水气就会泛滥，失去制约，此方主治部位比茯苓桂枝甘草大枣汤证之水气上冲的部位更高。也可从方药看，真武汤方中用附子最能扶助肾中散失的阳气，以制止继续泛滥之源，而茯苓、白术、生姜、芍药乃为辅助中土以化水气，见白术、生姜二味，可知其水气重在脾胃里，而且比茯苓桂枝甘草大枣汤证的水气还重，所以它可说涉及脾经，但因其主要泛滥之源在肾，故所累及当是足少阴肾经。

127条："太阳病，小便利者，以饮水多，必心下悸；小便少者，必苦里急。"由此知乃胃部之水蓄不行，从而水饮之寒凌心，为使蓄留胃部之水饮得以气化，《金匮要略·痰饮咳嗽病脉证并治》中"假令瘦人脐下有悸，吐涎沫而癫眩，此水也，五苓散主之"，故应用五苓散利其水，水饮消则心悸自除。

太阳虚病少阴热证，古本184条："伤寒，脉结促，心动悸，炙甘草汤主之。"此实为心之阴阳两虚，以心阳不足为主，心阳不足则血脉鼓动无力，故脉结；心阴心血虚为辅，心阴亏虚则脉道不充，故脉促。治法宜以炙甘草汤滋养阴血，通阳复脉。方中以生地黄一斤、麦门冬半升、麻仁半升、阿胶二两、大枣三十枚，以滋养阴液、宁心复脉，再以炙甘草四两、桂枝三两、人参二两、生姜三两益心气，通心阳；最后佐以清酒七升以通血脉，行药势，发挥滋阴养血、通阳复脉之功效。

临床治疗各种心动过缓、心动过速、心律不齐、房性及室性心律失常等**传导系统**疾病，如房颤、房早、室早、预激综合征等，以炙甘草汤加减，如加苦参等，都有稳定心律的作用，类似于胺碘酮、心律平类药物，结合医算，基本不离肯綮。

而仲景胸痹方所治范畴则是以心包积液（这里的心包积液不局限于西医的单纯心包积液，还有心脏解剖结构中的一些水气犯邪，如瓣膜畸形、房室结构异常等）为主，因为心包积液会改变心房心室的结构，造成各种瓣膜病。

仲景四逆汤系列则是以心脏泵功能的各种 α、β 受体、肾上腺素受体等为主的**神经内分泌系统**主方，类似于西医的强心利尿扩血管药物。

仲景治疗**不稳定心绞痛**，即"胸痹缓急者，薏苡附子散主之"。薏苡附子散方：薏苡仁十五两、大附子十枚（炮）。

中医的真心痛才是西医的**心肌梗死**，《灵枢·厥病》："真心痛，手足青至节，心痛甚，旦发夕死，夕发旦死"，《医碥·心痛》："真心痛，其证卒然大痛，咬牙噤口，气冷，汗出不休，面黑，手足青过节，冷如冰，旦发夕死，夕发旦死，不治。不忍坐视，用猪心煎取汤，入麻黄、肉桂、干姜、附子服之，以散其寒，或可死中求生。"其证心痛恰在心窝之中，伴手足冰冷，面目青红，冠脉及血液重度缺氧。仲景在治尸蹶，脉动而无气，气闭不通，故静而死者，提出"令人以桂屑着舌下"。给药的途径有很多种，从药物的吸收速度来看，舌下含服仅次于气雾吸入而列第二位。药物通过舌下黏膜直接吸收入血液循环，这样就避免了口服药物所引起的肝脏首过效应，以及在胃内的降解损失，使药物能够高浓度到达靶器官。舌下含化确为有效的救卒死给药途径，近代用硝酸甘油片舌下含服治疗心绞痛，较仲景倡此法要落后一千余年。

仲景乌头赤石脂丸来源于《金匮要略·胸痹心痛短气病脉证治第九·九》，是仲景治疗急性心肌梗死的首选方子，由蜀椒 14 克、乌头 7.5 克（炮）、附子 7 克（炮）、干姜 14 克、赤石脂 14 克组成，主治：心痛彻背，背痛彻心，寒凝心脉，手足不温，具有抗凝扩冠通栓保护心肌的作用。

对于陈旧性心肌梗死，**动脉瘤破裂、主动脉夹层等重证**，仲景以九痛丸来治疗九种心痛，"胸痹，心下痛，或有恶血积冷者，九痛丸主之"。方子由附子三两（炮）、生狼牙一两（炙香）、巴豆一两（去皮心，熬，研如脂）、人参、干姜、吴茱萸各一两。上六味，末之，炼蜜丸如桐子大，酒下，强人初服三丸，日三服，弱者二丸。还治卒中恶，腹胀痛，口不能言。又连年积冷，流主心胸痛，并冷肿上气，落马坠车血疾等，皆主之，忌口如常法。

阳明心悸

《伤寒论》265 条云："伤寒，脉弦细，头痛发热者，属少阳。少阳不可发汗，发汗则谵语，此属胃。胃和则愈，胃不和，烦而悸。"**太阳病少阳证**，头痛以头部两侧为著，脉弦细，此时宜和解少阳枢机为治。若医者误发其汗，此为少阳病之治禁，发汗则令病者津液耗伤，津伤则胃燥，胃中干燥，转属阳明，为**太阳实病阳明热证**，阳明胃肠之燥热，循胃经之经别上扰于心，因此出现心悸、心烦、谵语等症，治宜泄热和胃，方选调胃承气汤，和其胃气，勿令大泻下。《黄帝内经》云"足阳明之正，上至髀……散之脾，上通于心……合于阳明也"，可知足阳明胃经之经别与心脏相通，故感邪易伤及心脏，表现为"胃足阳明之脉……是动则洒洒振寒……闻木声则惕然而惊，心欲动"。此处言足阳明病变，患者容易受惊，出现心慌心悸等症状。

少阳心悸

少阳病太阳虚证，古本第 294 条："少阳中风，两耳无所闻，目赤，胸中满而烦，不可吐、下，吐、下则悸而惊。"少阳中风病是邪热在胸胁部位，当用和解法治之。误用吐下，则伤及气血而致悸和惊。由此可见，仲景认为气血不足是惊悸的内因，无外扰则相对不易惊。心动不宁为悸；气血不足者稍有外扰则易惊。

太阴心悸

太阴病太阳实证，"心下悸者，半夏麻黄丸主之"。半夏麻黄丸为治中焦有饮，肺气不宣的方剂，其适应证为，短气或喘，纳呆欲呕，心下悸，脉弦细。此方是治寒水心下悸者。本方所治，则胃有积水所致，与苓桂术甘汤相近似。惟彼有头眩冲逆，此当有喘若呕，所以异耳。

太阴病阳明虚证，"卒呕吐，心下痞，膈间有水，眩悸者，小半夏加茯苓汤主之"。饮停于胃，胃失和降反逆于上，故猝然发作呕吐；饮停中焦气郁不畅，水与气结则心下痞；清阳不升，头目昏眩，胸阳不振，水气凌心则为悸。《千金方》云："呕家不渴，渴者为欲解。本渴，今反不渴，心下有支饮故也，小半夏汤主之，宜加茯苓者是。""先渴却呕，此为水停心下，小半夏加茯苓汤主之，卒呕吐"，云云。又《圣济总录》云："小半夏加茯苓汤治三焦不顺，心下痞满，膈间有水，目眩悸动。"而《直指方》："小半夏加茯苓汤，治水结胸证，心下忪满，无大热，头汗出。"由以上所知，有水邪停在胸膈，水邪侵扰胸中阳气，故头眩、心悸症状明显。《伤寒论》386条理中丸证后面的加减法云："悸者，加茯苓二两。"太阴病之心悸，其病机为太阴脏寒，水湿不化，水气上逆扰于心，故心悸。因此，治以理中丸温中散寒，加茯苓以淡渗利水，则太阴可温，寒湿可化，心悸则平。《本经疏证》云："理中丸证，悸者加茯苓。夫水不下行则必上壅，原属一贯。茯苓色白象肺，缘水土之阴吸阳气而成，故其治为自上及下，直浚其源，非开导而使之泄也。"

少阴心悸

少阴寒病少阴寒证水分病，318条曰："少阴病，四逆，其人或咳，或悸，或小便不利，或腹中痛，或泄利下重者，四逆散主之。"按照古本，本条为四逆汤之轻证，并非枳实芍药柴胡甘草之方。少阴寒证可见四肢厥逆、下利清谷、脉微欲绝、但欲寐等临床表现，治宜以四逆汤回阳救逆。本条四逆散证之四逆，为阳衰阴寒之轻证，故以散剂服之，因此，其四肢逆冷之症相较四逆汤证明显较轻。水邪泛滥三焦，犯上焦则咳、心悸，犯中焦则腹中痛，犯下焦则小便不利或泄利下重等。

厥阴心悸

厥阴病阳明虚证，356 条："伤寒厥而心下悸，宜先治水，当服茯苓甘草汤，却治其厥。不尔，水渍入胃，必作利也。"此证为水饮内停于心下胃脘所致，水气上凌于心，故见心下悸动不安。《金匮要略》云："水停心下，甚者则悸，微者短气。"由于四肢厥冷与心下悸皆为饮邪所致，因此，治疗当以茯苓甘草汤温阳化气利水，水饮去则厥、悸自除。

可见，对于因水饮内停心下，水气凌心所致的心悸，无论六经哪一经，仲景都首选茯苓，如治少阳病兼水饮的小柴胡汤去黄芩加茯苓，治太阴病兼水饮的理中丸加茯苓，以及治厥阴病饮厥之茯苓甘草汤，皆以茯苓为主药，以利水宁心。

解◎结胸证

历来有关《伤寒论》的各家论述，皆认为阳明腑证的成因仅燥热之邪与肠中糟粕相结而已，从而忽视了水热、痰热、寒实及瘀热结于肠腑的阳明腑证，这是对《伤寒论》的误解。结胸证之胸不应囿于解剖学之胸，因为古人对于胸腹区分得并不明显，一般以脐上为胸，胸又包括前胸、胸胁和心下；脐下为腹，盆腔为少腹。

仲景虽名三结胸，实为三结腹肠。

如第131条曰："病发于阳而反下之，热入因作结胸……所以成结胸者，以下之太早故也。"134条曰："太阳病，脉浮而动数……头痛发热，微盗汗出，而反恶寒者，表未解也。医反下之，动数变迟，膈内拒痛，胃中空虚……阳气内陷，心下因硬，则为结胸……"由此两条不难看出，邪在太阳之表，当从汗解，即使兼有可下之证候，亦当先表后里，不可妄投下药。今"反下之"而致药过病所，变生结胸之证，从而告诫人们这是"下之太早"之过。因此该两条从同一角度阐述了结胸证形成的机理，是由于误下后"胃中空虚""阳气内陷"，与水热之邪结于胃肠之故。134条"心下因痛"，135条"心下痛，按之石硬者"、137条"从心下至少腹硬满而痛不可近者"、138条"正在心下，按之则痛"皆进一步说明结胸证是一种以胃肠为主要病位，"心下痛"为其主证的病证。

141条的三物白散证，虽未直言"心下痛"，然其证既以结胸命名，"心下痛证"必有之。此皆示人以病位的中心在"心下"。因为水热之邪结于胃肠，气机阻滞不通，所以轻者"心下因痛"或"按之痛"，重者"按之石硬"。更有甚者"从心下至少腹硬满而痛不可近"。尤使人易于明了的是137条"不大便五六日，舌上燥而渴，日晡所小有潮热"竟与阳明病篇胃肠热结的承气汤证叙证相同；134条"短气躁烦，心中懊侬"是因胃络通于心，肺脉起于中焦，环绕胃口，下合大肠，水热之邪结于胃肠，热邪循经上扰心肺之故。因此邪结胃之说，更加明了了。

再从脉象言之，128 条"寸脉浮，关脉沉"，134 条"动数变迟"，135 条"脉沉而紧"、138 条"脉浮滑"以及寒实结胸虽未言其脉，然从成因可知其脉沉紧或沉迟无挺。寸脉以候上，关脉以候腹，寸脉浮说明胸中无邪阻滞，胸阳畅达；肠中水热结聚，阳气郁而不开则脉沉或迟；脉紧为邪结甚而痛剧之故。故沉紧或沉迟为邪结肠腑之主脉。其脉仅见于关中，亦合邪结肠腑之说。

进一步从仲景对不同类结胸的立方看，治水热互结肠腑之大结胸证以大陷胸汤，方中甘遂逐水饮并能泄热散结；大黄、芒硝荡涤胃肠，破结泄热，且能润燥软坚，配合甘遂以逐水饮、泻实热，三药直走胃肠，共奏泻热、逐水、破结之功，使水热之邪从肠中而去。治痰热互结于肠的小结胸证用小陷胸汤，且小陷胸汤立方之意与大陷胸汤相似，方中黄连清泄结热有似大黄之泻热破结，半夏辛开化痰而去饮有类甘遂之荡涤水邪，栝蒌实清热涤痰而兼润滑导下有同于芒硝咸寒软坚润下。其效亦与大陷胸汤方一样，走胃肠而去肠中之邪。治寒实互结于肠的寒实结胸证以三物白散方，方中巴豆大辛大热，能泻下冷积、散寒逐水、破结搜邪；贝母解郁结之痰；桔梗开提肺气，寓上窍开、下窍泄、欲降先升之意，三药相伍则肠中寒痰积饮尽泄无余。其立方之意亦合邪结肠腑之说。

结胸证作为《伤寒论》中危急重证之一，不仅包括食道、胃与肠道的痰热互结，也包括肠道之外腹腔里的痰热、水热互结，如腹膜炎、胸膜炎、心包炎，等等。

太阳病篇涉及结胸证的条文有 14 条，其中有 7 处出现"心下"，心下大致是胃脘与胰腺的部位。

结胸证的第一个典型症状，如 135 条："结胸热实，脉沉而紧，心下痛，按之石硬者。"第 137 条："不大便五六日，舌上燥而渴，日晡所小有潮热，从心下至少腹硬满而痛不可近者。"疼痛强烈到拒绝按压，按压后疼痛更为明显，且有明显的抵抗感和发硬感，这是急性腹膜炎的三联征（腹部压痛、腹肌紧张和反跳痛），或是病灶局限于腹部一隅，或是器官穿破引发弥漫性病变，甚至导致肠梗阻、休克、毒血证的一系列危重症状。实际上，小陷胸汤证是胃家肠道之内的湿热互结之证，而大陷胸汤证则是腹腔里的痰饮湿热互结之证，大陷胸汤所治不仅包括肠道内，也包括肠道之外腹腔之里的湿热之邪。而泻心汤只是肠道黏膜、肠蠕动等机能发生病变，与陷胸汤在程度上比较，是很轻的，再严重就是承气汤证，最后就是肠道的瘀血、蓄血证。大部分是胃脘、十二指肠、升结肠、横结肠、降结肠、乙状结肠等部位的虚实证，结肠的虚实寒热之证还有桃花汤证与白头翁汤证等。而小肠的虚实之证（肠易激、肠梗阻、肠套叠、小肠肿瘤、血栓等）则是大小建中汤证、黄土汤证、抵当汤证等。肠道的寒湿寒实等有形之邪致病，则是三物小白散证了。

宋本《伤寒论》大陷胸汤仅有一方，其组成：大黄六两去皮，芒硝一升，甘遂一钱匕。成无己《注解伤寒论》中，大陷胸汤亦只有一方，其组成与宋本中大陷胸汤方同。在《金匮玉函经》中大陷胸汤有二，除宋本中的大陷胸汤之外，另有"又大陷胸汤方第五十五，桂枝四两，甘遂四两，大枣十二枚，栝蒌实一枚去皮，人参四两。"方后自注云："胸中无坚，勿服之。"《金匮玉函经》治热实结胸之二方均以甘遂为主药，祛水为治，可谓仲景治热实结胸之一方两法。

结胸证的第二个典型症状，如第 131 条"病发于阳，而反下之，热入因作结胸；病发于阴，而反下之，因作痞也。所以成结胸者，以下之太早故也。结胸者，项亦强，如柔痓状。"第 136 条"热结在里，复往来寒热者，与大柴胡汤；但结胸，无大热者，此为水结在胸胁也。"此很明确地将结胸证和痞证、大柴胡汤证联系对比，由"病发于阴"，即发于三阴，可知痞证没有感染发热；由"病发于阳""无大热者，此为水结在胸胁也。"发于三阳，表明结胸证有感染发热，且还有胸腔积液；而"热结在里，复往来寒热者"可说明大柴胡汤证仅仅是内部的器官感染发热，并没有积液渗出。当胸腔积液压迫横膈膜，刺激膈神经乃至出现头项强直，相对缓和于急性脑膜炎导致的刚痓，是以"项亦强，如柔痓状"。

上述症状表明结胸证的病位范围广，以胃肠道、腹腔和膈肌为主，上连胸肋下及少腹，肝、胆、脾、胃、胰这些器官大多紧连膈肌，腹膜下层有丰富的淋巴网，又易于把这些器官的感染传导至膈下间隙，发展为膈下感染，进而渗透膈肌出现胸腔积液、胸膜反应等。结胸证之胸不应囿于解剖学之胸，因为古人对胸腹区分得并不明显，一般以脐上为胸，胸又包括前胸、胸胁和心下；

脐下为腹，盆腔为少腹。

如果出现鸡胸、龟背、大白肺等症状，里面全是水痰热等积聚在一起，这时以半夏、桔梗、葶苈子等基本已经无力治疗了，用大陷胸汤，尤其甘遂可泻之。

结胸证是由水热或痰热等炎性渗出液，或寒实之邪，结聚于肠道内外所致；蓄血证是因瘀热之邪蓄结肠腑所为。其病位以肠（胃）为中心，病候以腹部见证为特点，故结胸证、蓄血证也应归阳明腑证范畴。因此阳明腑证既有燥热结肠的承气汤证、水热结肠的大陷胸汤证，又有痰热结肠的小陷胸汤证、寒实结肠的三物白散证，以及瘀热结肠的桃核承气汤（抵当汤）证。

脏结

残本中只有脏结之名，五脏结之实。古本中有脏结的方证机药等，即寒凝之五脏结，也就是五脏的肿瘤。

五脏结（肿瘤）方证

五脏结	症状	方剂
肝脏结	两胁痛而呕，脉沉弦而结者	吴茱萸汤
	若发热不呕者，此为实，脉当沉弦而急	桂枝当归牡丹皮桃仁枳实汤
心脏结	心中痛，或在心下郁郁不乐，脉大而涩	连翘阿胶半夏赤小豆汤
	若心中热痛而烦，脉大而弦急者，此为实也	黄连阿胶半夏桃仁茯苓汤
肺脏结	胸中闭塞，喘，咳，善悲，脉短而涩	百合贝母茯苓桔梗汤
	若咳而唾血，胸中痛，此为实	葶苈栝蒌桔梗牡丹汤
脾脏结	腹中满痛，按之如覆杯，甚则腹大坚，脉沉而紧	白术枳实桃仁干姜汤
	若腹中胀痛，不可按，大便初溏后硬，转为矢气者，此为实	大黄厚朴枳实半夏甘草汤
肾脏结	少腹硬，隐隐痛，按之如有核，小便乍清乍浊，脉沉细而结	茯苓桂枝甘草大枣汤
	小腹急痛，小便赤数者，此为实	桂枝茯苓枳实芍药甘草汤

师曰：脏结者，五脏各具，寒热攸分，宜求血分，虽有气结，皆血为之。

脏结病在西医中多为各部位的肿瘤，营卫之气血不行于常道，变于肠内为积聚，变于肉外为疮疡，变于脏腑之中为癥瘕肿瘤。其多见上鱼聚关之脉。

仲景《金匮要略·五脏风寒积聚病脉证并治》："诸积大法，脉来细而附骨者，乃积也。寸口，积在胸中；微出寸口，积在喉中。关上，积在脐傍；上关上，积在心下；微下关，积在少腹。尺中，积在气冲；脉出左，积在左；脉出右，积在右；脉两出，积在中央。各以其部处之。"这就是仲景的肿瘤脉法。临床上有聚关脉的人不一定患肿瘤，但肿瘤患者一定有聚关脉，故在临床上只要见到聚关脉，一定要注意了。

一切肿瘤患者的进食之法：禁食一切动物蛋白、奶类、鸡蛋、鱼虾等，素食。

涣◎咳痰喘

咳喘之论肇始于《内经》。《素问·咳论》云："肺之令人咳，何也？岐伯对曰：五脏六腑皆令人咳，非独肺也。"《灵枢·五阅五使》云："肺病者喘息鼻张。"《素问·大奇论》云："肺之壅喘而胀满。"此皆较为详细论述了咳喘的病因病位及症状，指出五脏六腑功能失调累及于肺，均可出现咳喘。纵观张仲景《伤寒论》《金匮要略》关于咳喘的证治，从咳嗽而言，大抵有寒咳、热咳、虚咳、实饮咳数端。从喘息而言，有寒喘、热喘、虚喘、实饮喘数端。

《素问·咳论》曰："黄帝问曰：肺之令人咳何也？岐伯对曰：五脏六腑皆令人咳，非独肺也。帝曰：愿闻其状。岐伯曰：皮毛者肺之合也，皮毛先受邪气，邪气以从其合也。其寒饮食入胃，从肺脉上至于肺，则肺寒，肺寒则外内合邪，因而客之，则为肺咳。五脏各以其时受病，非其时，各传以与之。人与天地相参，故五脏各以治时，感于寒则受病，微则为咳，甚则为泄为痛。乘秋则肺先受邪，乘春则肝先受之，乘夏则心先受之，乘至阴则脾先受之，乘冬则肾先受之。"

"帝曰：何以异之？岐伯曰：肺咳之状，咳而喘息有音，甚则唾血。心咳之状，咳则心痛，喉中介介如梗状，甚则咽肿喉痹。肝咳之状，咳则两胁下痛，甚则不可以转，转则两胠下满。脾咳之状，咳则右胁下痛，阴阴引肩背，甚则不可以动，动则咳剧。肾咳之状，咳则腰背相引而痛，甚则咳涎。"

"帝曰：六腑之咳奈何？安所受病？岐伯曰：五脏之久咳，乃移于六腑。脾咳不已，则胃受之，胃咳之状，咳而呕，呕甚则长虫出。肝咳不已，则胆受之，胆咳之状，咳呕胆汁。肺咳不已，则大肠受之，大肠咳状，咳而遗矢。心咳不已。则小肠受之，小肠咳状，咳而矢气，气与咳俱失。肾咳不已，则膀胱受之，膀胱咳状，咳而遗溺。久咳不已，则三焦受之，三焦咳状，咳而腹满，不欲食饮，此皆聚于胃关于肺，使人多涕唾，而面浮肿气逆也。"

"帝曰：治之奈何！岐伯曰：治脏者治其俞，治腑者治其合，浮肿者治其经。"

治其俞：按"俞"，张志聪说是背俞各穴，马莳说是手足俞穴，其实在背之俞穴，与手足之俞穴，皆能泄各脏之邪，应无须拘泥。治其合：谓胃之三里、小肠之小海，膀胱之委中，三焦之天井，胆之阳陵泉，大肠之曲池。治其经：脏腑各有一经穴，肺之经穴曰经渠、大肠曰阳溪、胃曰解溪、脾曰商丘、心曰灵道、小肠曰阳谷、膀胱曰昆仑、肾曰复溜、心包络曰间使、三焦曰支沟、胆曰阳辅、肝曰中封。分经刺，病自易愈。《内经》中关于子午流注的井荥输经合的论述已成系统。

《素问·经脉别论》曰："黄帝问曰：人之居处动静勇怯，脉亦为之变乎？岐伯对曰：凡人之惊恐恚劳动静，皆为变也。是以夜行则喘出于肾，淫气病肺（实邪）。有所堕恐，喘出于肝，淫气害脾（贼邪）。有所惊恐，喘出于肺，淫气伤心（贼邪）。渡水跌仆，喘出于肾与骨，当是之时，勇者气行则已，怯者则着而为病也。故曰：诊病之道，观人勇怯骨肉皮肤，能知其情，以为诊法也。"

《灵枢·杂病》："气逆上，刺膺中陷者（膺窗穴）与下胸动脉。"

《素问·逆调论》曰："帝曰：人有逆气不得卧而息有音者，有不得卧而息无音者，有起居如故而息有音者；有得卧，行而喘者；有不得卧，不能行而喘者；有不得卧，卧而喘者；皆何脏使然，愿闻其故。岐伯曰：不得卧而息有音者，是阳明之逆也，足三阳者下行，今逆而上行，故息有音也。阳明者，胃脉也，胃者，六腑之海，其气亦下行，阳明逆不得从其道，故不得卧也。《下经》曰：胃不和则卧不安。此之谓也。夫起居如故而息有音者，此肺之络脉逆也；络脉不得随经上下，故留经而不行，络脉之病人也微，故起居如故而息有音也。夫不得卧，卧则喘者，是水气之客也，夫水者，循律液而流也，肾者，水脏，主津液，主卧与喘也。"

咳亦称咳嗽，喘亦称喘息、喘鸣、喘逆、喘喝、上气等，是肺系病的主要症状表现。外感六淫邪气，脏腑内伤致功能失调，累及于肺，导致肺失宣降，肺气上逆，则可发生或咳、或喘、或咳喘之症状表现。喘多伴有咳嗽，咳不一定伴有喘，然咳和喘均不离于肺，亦不止于肺，其共同的病机均存在着"肺气上逆"。咳喘常见于现代医学所称的上呼吸道感染、支气管炎、支气管扩张、各种细菌性真菌性病毒性肺炎、肺结核、咽炎、喉炎、百日咳、支气管哮喘、喘息性支气管炎、心源性哮喘、肺脓疡、胸膜炎、肺气肿、肺部肿瘤、肺纤维化、硅肺等疾病。

咳声清脆，痰清质稀，多为风寒袭肺，多见于感冒初期；咳声粗重，痰色黄浊，多为热毒犯肺，多见于急性支气管炎、鼻炎、肺炎等；咳如呼噜，痰多稀白，多为痰湿阻肺，多见于毛细支气管炎等；咳声干涩，痰如棉，絮多，为虚火灼肺，多见于慢性咽炎、慢性支气管炎患者。

纵观仲景《伤寒论》《金匮要略》关于咳喘的证治，从咳嗽而言，大抵有寒咳、热咳、虚咳、饮咳数端。

寒咳有肺寒气逆咳嗽，乃太阳病位邪伏少阳证病性，兼寒饮射肺而成。治当和解少阳，温肺降气，方用小柴胡汤加减；阳明胃寒咳嗽，乃中寒犯肺，肺胃气逆而成，治当温补肺胃，化饮降逆。

热咳有水热犯肺咳嗽，乃阴虚内热，水气犯肺而成，治当清热利水，养阴润肺，方用猪苓汤；热盛肺痈咳嗽，乃痰热壅肺，热腐成脓而成，治当清泻肺热，化痰止咳，方用葶苈大枣泻肺汤；肺痈成脓咳嗽，乃热毒蕴肺，腐败成脓而成，治当清热解毒，化痰排脓，方用桔梗汤。

虚咳有少阴阳虚咳嗽，乃肾阳虚弱、水气内停而成，治当温肾阳，利水气，方用真武汤加减；虚热肺痿咳嗽，乃阴虚内热，灼伤肺胃而致，治当养阴止咳，清养肺胃，方用麦门冬汤；阳虚胸痹咳嗽，乃胸阳痹阻，痰饮上乘而致，治当通阳散结，豁痰宽胸，方用栝蒌薤白白酒汤加减。

饮咳有饮热闭肺咳嗽，乃寒饮伏肺，郁而化热酿成，治当温肺化饮，降逆宽胸，方用厚朴麻黄汤；寒饮伏肺咳嗽，乃寒饮伏肺，饮阻气道酿成，治当温肺化饮，止咳降逆，方用射干麻黄汤；痰浊壅肺咳嗽，乃痰浊壅肺，痰阻气道酿成，治当宣壅涤痰，导滞止咳，方用皂荚丸；寒饮伏肺咳嗽，乃寒饮伏肺，痰阻气道酿成，治当散寒化饮，降逆止咳，方用桂苓五味甘草去桂加干姜细辛半夏汤；外寒内饮咳嗽，乃风寒外束，水饮内停酿成，治当止咳平喘，方用小青龙汤；饮热迫肺咳嗽，乃饮热迫肺，宣降失常酿成，治当宣肺泄热，化饮降逆，方用越婢加半夏汤；寒饮挟热咳逆，乃外寒内饮，郁热伏肺酿成，治当解表化饮，清热除烦，方用小青龙加石膏汤。从喘息而言，大抵有寒喘、热喘、虚喘、饮喘数端。

寒喘有伤寒表实喘，乃风寒束表，肺失肃降使然，治当辛温解表，宣肺平喘，方用麻黄汤；外寒内饮喘满，乃风寒外束，水饮内停使然，治当解表化饮，温肺平喘，方用小青龙汤；太阳虚寒喘满，乃中焦虚寒，气虚喘满使然，治当温脾散寒，除湿定喘。

热喘有肺热壅盛喘，乃邪热壅肺，肺失肃降而成，治当清宣肺热，降逆平喘，方用麻黄杏仁甘草石膏汤；饮热遏肺喘，乃饮热遏肺，宣降失司而成，治当宣肺泄热，降逆平喘，方用越婢加半夏汤；痰热肺痈喘满证，乃毒热壅肺，痰阻气逆而成，治当清热解毒，化痰平喘，方用葶苈大枣泻肺汤；阳明腑实喘满，乃燥实内阻，腑气壅滞而成，治当攻下实热，荡涤燥结，方用大承气汤。

虚喘证有阳虚邪闭喘，乃因阳虚邪闭，痰结气道而致，治当通阳散结，涤痰平喘，方用栝蒌薤白白酒汤加减；虚劳肾虚喘，乃脾肾阳虚，摄纳无权而致，治当温补脾肾，益气平喘。产后中风喘逆，乃风寒外袭，正气虚弱而致，治当温阳补气，解表散寒，方用竹叶汤。

饮喘有膈上伏饮喘满，乃饮伏膈上，肺气不利酿成，治当解表化饮，理气平喘。本证无方治，后世陈修园先生主张表里兼治，用小青龙汤，可参考；支饮（心包积液）迫肺喘满，乃饮热内郁，肺气上逆酿成，治当通阳化饮，清热止喘，方用木防己汤；寒饮挟热烦喘，乃饮热蕴肺，湿阻气道酿成，治当清热除烦，化饮平喘，方用小青龙加石膏汤。

从仲景对咳喘的证治看，主要论述了寒咳喘、热咳喘、虚咳喘、饮咳喘四大类型，各型又分若干证治。咳喘的病因主要有外感、内伤与内外合邪等因素。咳喘的性质有寒、热、饮咳喘多属于实证或虚实挟杂证；虚咳喘则多属于虚证。实证者，邪气实也，虚证者，脏腑之气衰也。

肺病方证

肺病	证 状	方剂
胸水	咳家其脉弦者，此为有水	十枣汤
哮喘	咳而气逆，喉中作水鸡声者	射干麻黄汤
肺心病心衰	咳逆上气，时唾浊痰，但坐不得眠者	皂荚丸
急性支气管炎	咳而脉浮者	厚朴麻黄汤
慢性支气管炎	咳逆倚息，不得卧，脉浮弦者	小青龙汤
肺癌	咳而脉沉者	泽漆汤
肺结核	咳而上气，咽喉不利，脉数者	麦门冬汤
肺脓肿	咳而胸满，振寒脉数，咽干不渴，时出浊唾腥臭，久久吐脓，如米粥者，此为肺痈	桔梗汤
肺气肿肺胀肺水肿	咳而气喘，目如脱状，脉浮大者，此为肺胀	越婢加半夏汤主之 小青龙加石膏汤亦主之
	咳而气逆，喘鸣，迫塞胸满而胀，一身面目浮肿，鼻出清涕，不闻香臭，此为肺胀	葶苈大枣泻肺汤
肺冷	似咳非咳，唾多涎沫，其人不渴，此为肺冷	甘草干姜汤
肺痿气胸	咳而唾涎沫不止，咽燥，口渴，其脉浮细而数者，此为肺痿	炙甘草汤
肺感染	太阳伤寒，脉浮紧，发热恶寒，身疼痛，不汗出而烦躁者	大青龙汤
	汗出而喘，无大热者	麻黄杏仁甘草石膏汤

临床上常见的肺心病，如咳嗽喘憋，不能平卧，咳嗽黏痰，每逢冬月遇寒加重，可以温肺汤治之：沙参30克，苏子30克，党参30克，生石膏30克，栝蒌30克，桔梗15克，杏仁15克，柴胡15克，黄芩15克，五味子15克，罂粟壳5克，川椒10克，麻黄10克，甘草10克，大枣10枚。基本上五六十剂以后，部分患者之病会除根的。小柴胡汤合麻杏石甘汤、大小陷胸汤、青龙汤、增液汤，可广泛用于一切肺部疾病咳痰喘哮热血水。

所以西医一直以呼吸机、ECMO（人工肺）等为治疗呼吸系统疾病的神器，殊不知，这些昂贵的机器不但价格不菲，而且副作用也很大，缓解一时而已，对于呼吸系统疾病的预后并没有什么确切的治疗作用和恢复作用。而中医在青龙汤、麻黄汤为主方基础上加减的这些方剂才是真正的"呼吸机"、真正的"ECMO"。如治疗病毒感染的青龙汤、麻黄汤、九味羌活汤，以及治疗细菌感染的麻杏石甘汤、越婢汤、白虎汤、泻肺汤，等等，这才是治疗呼吸系统疾病的中医神器。

太阳咳痰喘

太阳实病太阳实证。 第 35 条 "太阳病，头痛，发热，身疼，腰痛，骨节疼痛，恶风，无汗而喘者，麻黄汤主之"，麻黄三两去节、桂枝二两去皮、炙甘草一两、杏仁七十个，去皮尖，常用于风寒表实证的上呼吸道感染疾病，主证是发热，无汗而喘，周身关节疼痛。

太阳实病阳明热证。 第 36 条 "太阳与阳明合病，喘而胸满者，不可下，宜麻黄汤"。

太阳实病阳明热证。 "咳而上气，此为肺胀，其人喘，目如脱状，脉浮大者，越婢加半夏汤主之"。咳嗽，气喘，两目胀突，犹如脱状，口渴，烦躁，气粗声高息粗，渴欲饮水而量不多，或恶寒发热，或面目浮肿，或痰多或黄或白，苔白或黄或黄白相兼，脉浮大。麻黄六两、石膏半斤、生姜三两、大枣十五枚、甘草二两、半夏半升。此常用于肺气肿、慢性支气管炎急性发作等。

太阳实病阳明热证。 "肺胀，咳而上气，烦躁而喘，脉浮者，心下有水气，小青龙加石膏汤主之"。咳嗽，气喘，咳痰稀薄多泡沫，痰色白或黄，胸胀满闷，烦躁，或恶寒发热，舌苔薄白，脉浮滑。炙桂枝三两、麻黄三两、去节芍药三两、细辛三两、干姜三两、甘草三两、去皮五味子半升、半夏半升洗、石膏二两。《素问·缪刺论》曰："邪客于手阳明之络，令人气满胸中，喘息而支胠，胸中热，刺手大指、次指爪甲上（商阳），去端如韭叶，各一痏，左取右，右取左，如食顷已。"

陈延之《小品方》之沃雪汤：治 "上气不得息卧，喉中如水鸡声，气欲绝" 的沃雪汤，即《伤寒论》小青龙汤减去芍药、甘草，加重麻黄用量为四两，旨在功专力猛，一举平喘。因减去了酸甘敛阴的芍药、甘草，故相应减轻辛热走窜的细辛（减为二两）、桂心（减为一两）的用量。此方号称"投杯即得卧"，故又名"投杯汤"。

太阳虚病阳明热证。第63条"发汗后，不可更行桂枝汤，汗出而喘，无大热者，可与麻黄杏仁甘草石膏汤"。麻黄四两去节、杏仁五十个去皮尖、炙甘草二两、石膏半斤，碎。此常用于大叶性肺炎、化脓性肺炎。

太阳虚病少阳证。第96条"伤寒五六日中风，往来寒热，胸胁苦满，嘿嘿不欲饮食，心烦喜呕，或胸中烦而不呕，或渴，或腹中痛，或胁下痞硬，或心下悸，小便不利，或不渴、身有微热，或咳者，小柴胡汤主之"。小柴胡汤加减，可小柴胡汤去人参、大枣、生姜，加五味子半升，干姜二两，即柴胡半斤、黄芩三两、半夏半升（洗）、炙甘草三两，五味子半升、干姜二两。

太阳虚病太阴证。第19条"喘家作，桂枝汤加厚朴、杏子佳"。第43条"太阳病，下之微喘者，表未解故也，桂枝加厚朴杏子汤主之"。本证为风寒外感引动肺气上逆所致。肺主气，外合皮毛，若风寒袭于肌腠，内迫于肺，致肺寒气逆，发为喘息。用桂枝汤外解风寒，加厚朴、杏仁降气平喘。临床上凡表虚作喘，或新感引动旧之喘疾之证，皆可使用。桂枝加厚朴杏子汤可以斡旋胸中大气，使胸中大气一转，则其气乃散。新感引动旧病，临床屡见不鲜，在防治慢性气管炎中，经常遇到患者因感冒诱发旧病，所谓慢性气管炎急性发作，凡符合本方证的，投以此方，每有良效。但临床必须辨证确切，注意与其他不同类型的证情鉴别。如外有风寒（表实）、内有水饮的小青龙汤证；表寒外束、肺热内郁的麻杏甘石汤证，虽均有发热、恶寒、喘息等证，但病因病机各有不同，不容混淆。

太阳实病太阴证。《金匮要略·肺痿肺痈咳嗽上气病脉证治》曰："咳而脉浮者，厚朴麻黄汤主之；脉沉者，泽漆汤主之。"《金匮要略·痰饮咳嗽病脉证并治》曰："咳家其脉弦，为有水，十枣汤主之。"咳嗽，喘逆，胸满，烦燥，口干欲饮水，咽喉不利，痰多，气逆不能平卧。舌质淡或稍红，苔滑，脉浮或沉。上述咳嗽病三种不同治法的确定，主要依据于脉象。咳而脉浮者，为太阳实病太阴证，病位偏表，为饮邪上逆犯肺，故用厚朴麻黄汤宣肺散饮，降逆平喘。厚朴麻黄汤：厚朴五两、麻黄四两、石膏如鸡子大、杏仁半升、半夏半升、干姜二两、细辛二两、小麦一升、五味子半升。咳而脉沉者，为太阳虚病太阴证，病位在里，中虚饮停，上逆为喘息，外溢为身肿，故用泽漆汤以逐水通阳，止咳平喘。泽漆汤中泽漆（大戟苗，又称猫儿眼睛草、五凤草、五盏灯、五朵云、龙虎草、九头狮子草，等等）重用达到150克，紫参（石见穿）15克，半夏9克，白前15克，黄芩10克，余用桂枝人参汤。先煎泽漆，后药入于泽漆汤中。久咳而见脉弦，沉弦主水，主饮停胸胁，用十枣汤攻逐水饮，饮去则咳自平。十枣汤治疗胸胁悬饮要求"平旦服"，因为此时为肺经气血流注时间，且空腹药力容易吸收，更有利于药力的发挥。三方皆为仲景治疗肺癌所常用。

太阳实病太阴证。"咳而上气，喉中水鸡声，射干麻黄汤主之"。咳嗽，气喘，痰稀色白，喉中痰鸣，胸满，舌质淡，苔白腻或白滑，脉浮紧或浮滑。射干麻黄汤：射干三两、麻黄四两、生姜四两、细辛、紫菀、款冬花各二两，五味子半升，大枣七枚，半夏半升。此常用于哮喘。

太阳虚病太阴证。"冲气即低而反更咳，胸满者，用桂苓五味甘草汤去桂加干姜、细辛，以治其咳满"。咳嗽，胸满，气上冲胸，痰清稀色白，时时头晕目眩，口不渴或渴不欲饮，舌质淡，苔白，脉迟或紧。茯苓四两、甘草三两、细辛三两、干姜三两、五味子半升。

太阳实病少阴寒证。第40条"伤寒表不解，心下有水气，干呕，发热而咳，或渴，或利，或噎，或小便不利、少腹满，或喘者，小青龙汤主之。"第41条"伤寒，心下有水气，咳而微喘，发热不渴。服汤已，渴者，此寒去欲解也。小青龙汤主之。"麻黄三两去节、芍药三两、细辛三两、干姜三两、炙甘草三两、桂枝三两去皮、半夏半升（洗）、五味子半升。

太阳虚病少阴寒证。"产后中风，发热，面正赤，喘而头痛，竹叶汤主之。"喘息，发热，恶寒，少气无力，头痛懒言，面赤，舌淡，苔白，脉沉细。竹叶一把，葛根三两，防风、桔梗、桂枝、人参、甘草各一两，附子一枚（炮），大枣十五枚，生姜五两。

阳明咳喘

阳明实病太阳虚证。"膈间支饮，其人喘满，心下痞坚，面色黧黑，其脉沉紧，得之数十日，医吐下之不愈，木防己汤主之。"喘息，胸满，心下痞坚，口渴、烦躁，面色黧黑，面目浮肿，小便不利，本病实为心包积液，舌苔白滑或微黄，脉沉紧。木防己三两、石膏十二枚（鸡子大）、桂枝二两、人参四两。

阳明实病阳明实证。第208条："阳明病，脉迟，虽汗出不恶寒者，其身必重，短气，腹满而喘，有潮热者，此外欲解，可攻里也。手足濈然汗出者，大便已硬也，大承气汤主之。"第242条："病人小便不利，大便乍难乍易，时有微热，喘冒不能卧者，有燥屎也，宜大承气汤"。大黄四两（酒洗）、厚朴半斤（炙去皮）、枳实五枚（炙）、芒硝三合。《素问·缪刺论》曰："邪客于手阳明之络，令人气满胸中，喘息而支胠，胸中热，刺手大指、次指爪甲上（商阳），去端如韭叶，各一痏，左取右，右取左，如食顷已。"

阳明实病太阴证。《金匮要略·痰饮咳嗽病脉证并治第十二》"喘息，甚者卧不安，腹满，体时热，不恶寒，汗出，大便秘结，腹硬痛而拒按，短气，舌苔黄燥，脉沉实有力或沉迟。厚朴大黄汤主之。""支饮胸满者，厚朴大黄汤主之。"厚朴大黄汤、小承气汤及厚朴三物汤药物相同，但其用量却不一样。厚朴大黄汤厚朴一尺、大黄六两、枳实四枚，肺与大肠相表里，大肠气机阻滞，腑气不通，以致饮邪夹热交结于胸中，壅遏肺气，治以厚朴大黄汤涤饮荡热，厚朴理气除满，大黄荡热通腑，共奏开实破结逐饮之功。厚朴大黄汤重点在荡涤中焦而下水饮，适用于痰气结实之证，并可以治疗喘息咳嗽、渗出性胸膜炎等。而小承气汤重在除小肠便秘之燥，厚朴三物汤重在顺少腹小肠之肠管的腹腔积气。

阳明虚病厥阴证。第197条："阳明病，反无汗，而小便利，二三日呕而咳，手足厥者，必苦头痛。若不咳不呕，手足不厥者，头不痛。"此乃肝寒犯胃，吴茱萸汤主之。

少阳咳喘

第96条："伤寒五六日，中风，往来寒热、胸胁苦满、嘿嘿不欲饮食、心烦喜呕、或胸中烦而不呕，或渴，或腹中痛，或胁下痞硬，或心下悸、小便不利，或不渴、身有微热，或咳者，小柴胡汤主之。"慢性咳嗽病患者常出现咳嗽时两胁疼痛、纳差，与柴胡证之"胸胁苦满""默默不欲饮食"相吻合。

少阳又称为"少火""游部"，充斥于表里之间，流布于三焦上下，生发活动，少阳为病即是少阳被郁，郁久则化热化火，上扰于肺，也会出现咳嗽。小柴胡汤主之。

太阴咳喘

太阴脾病（阳明寒病）**太阴证**。"黄疸病，小便色不变，欲自利，腹满而喘，不可除热，热除必哕。哕者，小半夏汤主之。"喘息，腹满，食少，便溏，倦怠乏力，恶寒肢冷，舌淡苔白，脉沉迟。

少阴咳喘

少阴热病阳明实证。"火气上逆，咽喉不利，止逆下气者，麦门冬汤主之。"火克金，贼邪为病。麦门冬七升、党参三两、制半夏一升、粳米三合、大枣十二枚、甘草二两。

少阴寒病太阴肺证。"胸痹之病，喘息咳唾，胸背痛，短气，寸口脉沉而迟，关上小紧数，栝蒌薤白白酒汤主之。"栝蒌实（捣）一枚、薤白半斤、白酒七斤。

少阴热病少阴热证。第319条"少阴病，下利六七日，咳而呕渴，心烦不得眠者，猪苓汤主之。"火克金，贼邪为病。猪苓（去皮）、茯苓、泽泻、阿胶、滑石（碎），各一两。

少阴寒病少阴寒证。第316条"少阴病，二三日不已，至四五日，腹痛，小便不利，四肢沉重疼痛，自下利者，此为有水气。其人或咳，或小便利，或下利，或呕者，真武汤主之"。茯苓三两、芍药三两、白术二两、生姜三两、切附子一枚（炮，去皮，破八片）。

厥阴咳喘

厥阴病阳明实证。"问曰：病咳逆，脉之何以知此为肺痈？当有脓血，吐之则死，其脉何类？师曰：寸口脉微而数，微则为风，数则为热；微则汗出，数则恶寒。风中于卫，呼气不入；热过于营，吸而不出。风伤皮毛，热伤血脉。风舍于肺，其人则咳，口干喘满，咽燥不渴，多唾浊沫，时时振寒。热之所过，血为之；凝滞，蓄结痈脓，吐如米粥；始萌可救，脓成则死。"

厥阴病阳明实证。"肺痈，喘不得卧，葶苈大枣泻肺汤主之。"

厥阴病太阴肺证。"咳逆上气，时时吐浊，但坐不得眠，皂荚丸主之"。咳嗽喘满，痰多黏稠如胶，咳唾不爽，严重时不能平卧，胸闷且痛连肋，大便难，舌苔白腻，脉滑。这也是肺癌的表现之一。皂荚八两（刮去皮，用酥炙）。上一味，末之，蜜丸梧桐子大，以枣膏和汤，服三丸，日三夜一服。皂荚辛温，气浮而宣散，入肺而通利气道，止咳平喘，除肺中胶结之顽痰。涤痰之力猛，故用酥炙以缓其峻。伍以蜜、枣补益肺气，更可缓皂荚之峻性，以涤痰不伤津，祛邪不伤正。

如果是西医所说的大白肺、真菌感染，偏热者以大陷胸汤可泻之，偏寒者以皂荚丸可泻之。

《金匮要略·痰饮咳嗽病脉证并治》"久咳数岁，其脉弱者可治"。《金匮要略·肺痿肺痈咳嗽上气病脉证治》"上气面浮肿，肩息，其脉浮大，不治，又加利尤甚"。

肃肺降逆法乃着重运用平金下气、宽胸利膈的方药，治疗肺失清肃、气机怨滞的病理变化。关于本法所主治的疾患，早在《内经》中就有明确记述。如《灵枢·经脉》说："肺手太阴之脉……是动则病肺胀满，膨膨而喘咳。"《素问·脏气法时论》云："肺病者，喘咳逆气"。《灵枢·本神》进而指出"肺气虚则鼻塞不利，少气"，而"实则喘喝，胸盈仰息"。《素问·调经论》亦曰："（肺）气有余则喘咳上气。"该书虽未载录具体方药，但对肃肺降逆之法主治的肺气壅遏、金令不行病证，显然作了原则性的提示。《金匮要略·痰饮咳嗽病脉证并治》中主治咳逆上气"不得息"的葶苈大枣泻肺汤，堪称开泄肃肺降逆法的先河。是方法度谨严，示人规范。

隋代巢元方《诸病源候论·气病诸候》对肺气上逆形成的喘、哮病证有精辟阐述："肺主于气，邪乘于肺则肺胀，胀则肺管不利，不利则气道涩，故气上喘逆，鸣息不通。""肺病令人上气，兼胸膈痰满，气机壅滞，喘息不调，致咽喉有声，如水鸡之鸣也。"宋代《圣济总录》所载方药既多，论证亦颇精详。如该书"肺气喘急门"谓："盖肺为五脏之华盖……气道奔迫，肺叶高举，上焦不通，故喘急不得安卧。"杨士瀛所著《仁斋直指方论·喘嗽》明确揭示上焦喘咳一类疾患，主要属于肺系的病变，应明确定位。他说："肺主气也，一呼一吸，上升下降，荣卫息数，往来流通，安有所谓喘？惟夫邪气伏藏，痰涎浮涌，呼不得呼，吸不得吸，于是上气促急，填塞肺脘，激乱争鸣，如鼎之沸，而喘之形状具矣。"从他描述的见证来看，显属痰浊迫肺，清肃失司，降下乏权使然。至于《太平惠民和剂局方》记载的苏子降气汤诸方，实发前人之未发，堪属本法的楷模。元代医家朱丹溪在《脉因证治》中指出喘有"虚实"，虚喘有肾抑或肺虚之分，实喘乃"肺实气盛"使然。故虚喘宜以补肾益肺为主，实喘则务必泻肺气之逆。

《伤寒论》中葶苈子与杏仁、大黄、芒硝、甘遂、白蜜相伍而成大陷胸丸。方中葶苈子泻肺行水，与杏仁协同开豁肺气使水之上源通畅，凝结于高位之水热邪气则随之荡涤无余，再合大黄、芒硝、甘遂，诸药共奏泻热破结、峻逐水饮之功，以用于"结胸者，项亦强，如柔痓状"之水热互结于胸膈之证。白肺、肺脓肿、大叶性肺炎等湿热型肺病。

《金匮要略·痰饮咳嗽病脉证并治第十二》曰："咳逆倚息，短气不得卧，其形如肿，谓之支饮……支饮不得息，葶苈大枣泻肺汤主之"。方中可加入炒莱菔子30克，既可增加原方泻肺行水平喘之功效，又可导气下行以除胀，主治心肺衰竭，肺积水、胸腔积液、肺痈（大叶性肺炎）、大白肺等，只要有水、有痰，皆可用之。合并炎症时可合用青龙汤（气管炎）、麻杏石甘汤（肺感染）、射干麻黄汤（支气管炎、哮喘）等。咳痰喘之主要病位，咳在气管，痰在支气管，喘在肺泡。葶苈大枣泻肺汤由葶苈子、大枣组成，攻效泻肺行水，下气平喘，为泻肺的峻剂；主治痰延壅盛、咳喘胸满、肺实气闭的实证；可以和千金苇茎汤、泻心汤、陷胸汤、真武汤联合应用，以治疗胸膜炎、肺脓肿、肺癌、水肿，等等。

葶苈子，泻肺之王。葶苈子治水肿，无部位所限，为强心清肺、利尿消肿之神药。葶苈子以通利水道为特长，而善治一身上下内外之水气留滞之病。《神农本草经》谓其"味辛，寒，主癥瘕积聚，饮食寒热，破坚逐邪，通利水道"，提出葶苈具有利水、消癥作用（主治癥瘕积聚、饮食寒热，破坚逐邪），其中"坚"病多数被认为是痰浊瘀血结聚而成的癥块。《金匮要略》中，张仲景将葶苈与大枣配伍治肺痈："喘不得卧，葶苈大枣泻肺汤主之。葶苈炒黄色捣末为丸，大如弹丸，每服用大枣二十枚，水三升煎之，取二升后内服一弹丸，更煎取一升顿服，支饮不得息亦主之。"北葶苈子100mL（半升）为70g。此奠定了后世葶苈使用的基本配伍原则。

葶苈子有甘、苦之分，但俱以泻肺、化痰、行水、利湿为用，《药鉴》谓葶苈"有甘苦二种，苦者行水迅速，甘者行水迟缓……逐膀胱伏留热气殊功，消面目浮肿水气立效……"《本草纲目》："葶苈甘苦两种，正如牵牛黑白二色，急缓不同；又如葫芦甘苦二味，良毒亦异。大抵甜者下泄之性缓，虽泄肺而不伤胃；苦者下泄之性急，既泄肺而易伤胃，故以大枣辅之。然肺中水气膹满急者，非此不能除，但水去则止，不可过剂尔。"北葶苈子为苦，泻肺散结利水利小便力强；南葶苈子为甜，泻肺平喘力强，不伤胃，儿童可用。《神农本草经疏》："葶苈，为手太阴经正药，故仲景泻肺汤用之，亦入手阳明、足太阳经。肺属金，主皮毛，膀胱属水，藏津液，肺气壅塞则膀胱与焉，譬之上窍闭而下窍不通，下窍不通，则水湿泛溢为喘满、为肿胀、为积聚，种种之病生矣。辛能散，苦能泄，大寒沉阴能下行逐水，故能治疗《神农本草经》所主之病。"《本草正义》："葶苈子苦降辛散，而性寒凉，故能破滞开结，定逆止喘，利水消肿。"治黄痰用葶苈大枣泻肺汤、青龙汤、麻杏石甘汤、麦门冬汤、清燥救肺汤，治白痰或咳稀水用甘草干姜汤等。

张子和《三法六门·湿门》神助散（苦葶苈、泽泻、猪苓、椒目、牵牛子、葱白）、葶苈木香散（苦葶苈、茯苓、猪苓、木香、泽泻、木通、甘草、官桂、滑石）能泻水湿，治湿邪为患。《圣济总录·水肿咳逆上气》葶苈丸（葶苈子、防己、陈皮、郁李仁、紫苏子、赤茯苓）治水气通身黄肿，用葶苈子、紫苏子、陈皮开泻肺气，赤茯苓、防己以通利小便；是书水肿门葶苈散治十种水病，百方无不愈疾，合椒目、牵牛子、猪苓、泽泻通利小便、泻下水气。再如，《宣明方论》苦葶苈丸以人参、苦葶苈为末，枣肉和丸，用桑白皮汤下，治一切水湿气，通身肿满不可当者。故知通身水肿为葶苈子之的证，实泻虚补，随证配伍。《圣济总录·水肿门》牛黄丸（牛黄、昆布、海藻、牵牛子、官桂、椒目、葶苈子）治大腹水肿，气息不通；葶苈散（葶苈子、杏仁）利小便，治大腹水肿；葶苈散治涌水腹满不坚，疾行则濯濯有声（葶苈、泽泻、茯苓、椒目、桑白皮、杏仁、牵牛子），可见，葶苈子善治腹水肿满，而泻肺以通水道，利小便是其功能所在，苦降下行为其药性之理。

新三子养亲汤（葶苈子、苏子、莱菔子）治疗肺部痰热效果神奇，还有清热利咽止痛之功效。

针肩井、太渊、足三里，引肺气下行，尤其左右交叉针刺肩井、足三里，可明显减轻心肺小循环的瘀血状态，也可以活血化瘀、引水下行，有桔梗甘草汤和血府逐瘀汤的作用。加曲池、大椎清热解毒，消炎平喘，有麻杏石甘汤的作用，对于新冠肺炎就可以这么针，再加上内关更佳。刺肩井时一定要注意，不能深刺，虽然肺尖在锁骨内三分之一的上部 2.5 厘米左右，但肩井下面是肺的上叶，深刺容易造成气胸，一般用一寸的针，刺五分就可以了。如果有胸腔积液，可针血会膈俞、膻中（气管、支气管）、三阴交、太渊，利水。也可以针灸膏肓、肺俞等。

肺经属金，金生水，属水的穴即为子穴，所以尺泽为肺经的泻穴，而当寅时上半时取之，主治咳嗽、胸满、肺胀，并有气盛脉大等现象的病证。肺经属金，土生金，属土的穴即为母穴，太渊为肺经的母穴，所以如患者仍属肺经的证候，但是气弱脉微，诊断为肺虚证，则于寅时下半时取太渊补之。一经如此，他经亦然。

简单介绍一下奇经八脉交会穴。

心肺疾病，基本上针刺内关、公孙就可以立即缓解，因为手厥阴心包经的内关是人体大穴之一，主管阴维，阴维所辖就是胸腔里面的心肺和肋骨以内的胸腔。足太阴脾经的络穴公孙通于肝之冲脉，行于胃之阳明，统管肝脾胃肠的一切虚实寒热之证。公孙内关一配，对五脏六腑的系统就都有了调控，主要针对脏腑的交感神经系统与副交感神经系统，具有双向调节作用。**此主内中上。**双侧内关主心肺胃，双侧合谷主左右大脑皮质，当遇到猝死等急证时，西医的心肺复苏技术也需中医的针刺内关合谷抢救心脑技术配合，以争取抢救时间。再配上时间因素，这就是八脉交会穴在灵龟八法和飞腾八法中的真机所在。

手太阴肺经的列缺（又叫童玄）通于任脉，足少阴肾经的照海（又叫漏阴）通于阴跻，主管双下肢运动和眼睑开阖，二穴配合主治腹腔及盆腔及双下肢的各种疾病，如急性咽喉炎、化脓性咽喉炎、各种咽痛、妇科的经带胎产、宫外孕、习惯性流产、崩漏、不孕、泌尿系统疾病、结石、尿道炎、肾炎、阳痿、肾功能不全等急慢证；双下肢运动障碍、痛风、外伤扭伤、小儿麻痹证、中风后遗证、失眠，等等。此主内中下。灸照海、申脉，治疗癫痫，立效。

以上为四阴穴。

胸腔之外，胸廓以内的肋骨、胸部皮肤、乳腺等，属于阳维，是少阳三焦经的外关在管。足临泣是足少阳胆经大穴，通于带脉，可以治疗乳腺炎、乳腺肿块、胸闷气喘、胸部淋巴结皮肤疾患、带状疱疹、外伤等，外关、足临泣相配，对上焦、中焦的内脏以外至皮肤疾病，都可以治疗，立效。此主外，主周身皮肤表面之急。

后溪与申脉配伍。手太阳小肠经的腧穴后溪穴通于督脉，主管足太阳膀胱经所行的后背及头面任督交汇之处，由上头到下足，一气呵成；配神门治癫狂痫，配申脉治颈项之痛、后背肩颈痛、下肢关节痛、寒热疟疾等。足太阳膀胱经的申脉（又叫鬼路）通于阳跻脉，主治督脉病，如癫狂痫、头颈后背痛腰腿疼痛等。所以后溪申脉配合，主一身运动系统的功能调节，如足外翻、小儿麻痹证、肌萎缩、中风后遗症、腰腿痛、急性腰腿踝关节的扭伤等，还包括眼睑的开阖功能障碍，失眠与嗜睡等。此主动。

以上为四阳穴。

奇经八脉与十二经脉相交汇的穴位，就是奇经八脉交会穴。十二经脉是通大周天的真气通道，任督二脉是通小周天的真气通道，任督二脉又是奇经八脉中的父母脉、乾坤脉、阴阳脉。奇经八脉的基本功能是沟通大小周天的关键点和穴位，所以在时间周期下，打开这八个穴位就会起到意想不到的作用。古传，用灵龟八法可胎息长存，用飞腾八法可轻身飞举，是耶非耶？姑存阙疑，顾名思义，已见端倪。

坎◎水气病

水气病为临床常见病证，见于多个系统疾病中，如西医学中的心性水肿、肾性水肿、肝性水肿、内分泌性水肿、功能性水肿、营养不良性水肿等。历代医家关于水气病的认识各有千秋，影响深远，尤以《伤寒杂病论》仲景经方运用最为广泛。

水气斑是诊断水气病的一个非常重要的症状，仲景在《金匮要略》开篇即有明训："鼻头色微黑者，有水气。"《金匮要略·痰饮咳嗽病脉证并治》："膈间支饮，其人喘满，心下痞坚，面色黧黑，其脉沉紧，得之数十日，医吐下之不愈，木防己汤主之。"本则条文，仲景亦明确指出了，伏于膈间的水饮邪气，会导致面色黧黑现象的产生，即出现水气斑。刘渡舟称之为"水斑"，如患者面部呈现黧黑之色，则称之为"水色"；或两目周围呈现黑圈，互相对称，则称之为"水环"；如患者的头额、鼻柱、两颊、颌下的皮里肉外出现黑斑（如同妇女妊娠蝶斑），则称之为"水斑"。

水气斑并不一定是黧黑之色。水气病初起之时，体内水气甚微，则体表水色亦淡而不显，微微呈灰褐之色，犹如水渍一般；或者仅出现皮肤油腻、颜色光亮鲜明，如仲景所言"鼻头……色鲜明者，有留饮"。只有水气停聚日久，阻滞气血，水气与瘀血互结，则其色加深，有如煤之黑色，"面色如尘垢，日久煤黑，形枯不泽，或起大小黑斑，与面肤相平"。因此，临床上见水色微起，则应考虑水气为病，急温阳以化水，或滋阴以配阳，或淡渗以利水气，或运脾以制水等。总之，不可坐等水瘀互结，其面黑如煤，甚至一身尽肿之时方悟水气之害，否则为时晚矣。此亦即仲景言"鼻头色微黑者，有水气"而不言"鼻头色黑者，有水气"之深意。

《素问·经脉别论》说："饮入于胃，游溢精气，上输于脾；脾气散精，上归于肺；通调水道，下输膀胱；水精四布，五经并行，合于四时五脏阴阳，揆度以为常也。"很明显，文中"膀胱"也包含肾。简要归纳水液在脏腑中的运行输布过程即为：胃→脾→肺→肾→膀胱。关于津液从胃到脾的过程，《素问·太阴阳明论》说："脾与胃以膜相连耳，而能为之行其津液。"五苓散证就是这个环节出了问题，即"脾不转输，水津不布"。

《灵枢·水胀》中也谈到了水与腹胀、臌胀、肠覃、石瘕、石水等，这里的水病即是心衰的水，腹胀是单纯的腹水，而臌胀则是肝硬化腹水，肠覃则是直肠癌（由息肉发展而来，寒气客于肠外，与卫气相搏而致），石瘕是子宫肌瘤（也是寒气客于子宫），石水是慢性肾功能不全导致的水肿及腹水。

水气停于体内，出现咳、喘、痰白清稀甚或咳吐清涎、头晕短气、渴、利、头面浮肿、四肢肿、小便不利；甚至水色现于体表，出现水气斑；舌胖大，舌苔润、滑、腻；脉见沉或浮、边界不清等证，则水气病不难诊断。然在六经辨证中，六经水气病必然与六经各自的典型表现相一致，方能明确六经水气病的诊断。

太阳病的主要病机为寒邪束表，表气不开。因此，太阳水气病除了上述水气内停的表现外，应兼有恶寒、发热等证；阳明病的主要病机是燥热亢盛、阳明失合。因此阳明水气病除了上述水气内停之象外，应兼见发热、口渴、胃肠气化失司等阳明病的典型表现；少阳病的主要病机为少阳枢机不利，胆火内炽，因此少阳水气病除了上述水气内停的表现外，应兼有呕、口苦或咽干或目眩等少阳病的典型表现；太阴病的主要病机为脾阳不足，寒湿内盛，因此太阴病即水气病，凡脾虚湿盛之候，如腹满而吐、食不下、自利益甚、时腹自痛等证，即为太阴水气病；少阴病有热化证与寒化证之分，但少阴以寒化为主，少阴寒化证的主要病机为心肾阳虚，阴寒内盛，因此少阴水气病的主要表现除前述水气内停之候，应兼有脉微细、但欲寐等阴盛阳衰、心肾阳气不足的表现；厥阴病的主要病机为阴阳逆乱、寒热错杂、微循环障碍、凝血功能障碍，因此厥阴水气病应兼有消渴、气上撞心、心中疼热、饥而不欲食等寒热错杂之象。

《伤寒论》散论的是"水气证"，而《金匮要略》则详写了水气病。

在仲景治水理论上，后人总结为治水十法：**温通心阳，化气行水的茯苓**

桂枝甘草大枣汤；**温运脾阳**，淡渗利水的茯苓桂枝白术甘草汤；**温胃化饮**，通阳行水的茯苓甘草汤；**温肺化饮**，解表散寒的小青龙汤；**和解少阳**，温化水饮的柴胡桂枝干姜汤；**温肾散寒**，以利水气的真武汤；**化气行水**，表里同治的五苓散；**养阴润燥**，清热利水的猪苓汤；**泻下逐水**的十枣汤；**清解利水的**麻黄连翘赤小豆汤。其治水之法不外扶正与祛邪。在《金匮要略》里面有专门的三篇论述水液病，认为"病痰饮者，当以温药和之"；"诸有水者，腰以下肿，当利小便，腰以上肿，当发汗"，并且拟定了发汗、利小便、攻下为治水的三大原则，都是在水液病的治疗中有着非常重要的指导意义。

残本《伤寒论》中涉及"水气证"的方证共有十四个，条文 23 条。有桂枝去桂加茯苓白术汤证（28 条）、小青龙汤证（40、41 条）、茯苓桂枝甘草大枣汤证（65 条）、苓桂术甘汤证（67 条）、五苓散证（71、72、73、74、244、386 条）、茯苓甘草汤证（73、356 条）、真武汤证（82、316 条）、柴胡桂枝干姜汤证（147 条）、十枣汤证（152 条）、生姜泻心汤证（157 条）、甘草附子汤证（175 条）、猪苓汤证（223、319 条）、四逆汤证（282、324 条）和牡蛎泽泻散证（395 条）。《伤寒论》明确提及水气的条文共有四处，其一，"伤寒表不解，心下有水气"的小青龙汤证；其二，"伤寒汗出解之后，胃中不和，心下痞硬，干噫食臭，胁下有水气"的生姜泻心汤证；其三，"少阴病，二三日不已，至四五日，腹痛、小便不利、四肢沉重疼痛，自下利者，此为有水气"的真武汤证；其四，"大病瘥后，从腰以下有水气者"的牡蛎泽泻散证。

水气病治之重者为水饮之病。

水饮病方证

水饮	部位	证	方剂
痰饮	肠间	心下有痰饮，胸胁支满，目眩，脉沉弦者	茯苓桂枝白术甘草汤
		病人脐下悸，吐涎沫而头眩者，此有水也	五苓散
		腹满，口舌干燥，肠间有水气者	防己椒目葶苈大黄丸

续表

水饮	部位	证	方剂
留饮	心下胃脘	病者脉伏，其人欲自利，利反快，虽利，心下续坚满，此为留饮	甘遂半夏汤
悬饮	两胁下	悬饮内痛，脉沉而弦者	十枣汤
溢饮	四肢	病溢饮者，当发其汗	大青龙汤主之 小青龙汤亦主之
支饮	膈上膈间膈下胃脘	膈间支饮，其人喘满，心下痞坚，面色黧黑，其脉沉紧，得之数十日，医吐下之不愈者	木防己汤主之；不差，木防己去石膏加茯苓芒硝汤主之
		心下有支饮，其人苦冒眩	泽泻汤
		支饮，胸满者	厚朴大黄汤
		支饮，不得息	葶苈大枣泻肺汤
		支饮，口不渴，作呕者，或吐水者	小半夏汤
		膈间有水气，呕、吐、眩、悸者	小半夏加茯苓汤

注：其人素盛今瘦，水走肠间，沥沥有声，为痰饮，水流胁下，咳唾引痛，为悬饮；水归四肢，当汗不汗，身体疼重，为溢饮；水停膈下，咳逆倚息，短气不得卧，其形如肿，为支饮。水在心，则心下坚筑，短气，恶水不欲饮；水在肺，必吐涎沫，欲饮水；水在脾，则少气身重；水在肝，则胁下支满，嚏则胁痛；水在肾，则心下悸。心下有留饮，其人必背寒冷如掌大，咳则胁下痛引缺盆。胸中有留饮，其人必短气而渴，四肢历节痛。

《金匮要略·水气病脉证并治第十四》详细论述了水气病的脉因证治。篇中将水气病分为风水、皮水、正水、石水及黄汗，讨论了水气病的发病机理，在治疗上提出"诸有水者，腰以下肿，当利小便；腰以上肿，当发汗乃愈"及"病水腹大，小便不利，其脉沉绝者，有水，可下之"的治法。另外还提及了五脏水及血分、水分与气分等概念和相应证治。治疗三焦水肿时，用纯生硫黄，淡黄色的，不是褐色的。

《伤寒论》《金匮要略》水气病综述

		水气来源	停留部位	致病特点	相关脏腑	症状表象
《伤寒论》之「水气」	小青龙汤证	宿有寒痰水饮	心下（胃脘部）	干呕，发热而咳，或渴，或利，或噎，或小便不利，少腹满，或喘	肺，胃	寒象
	生姜泻心汤证	脾不运化水湿内停	胁下	胃中不和，心下痞硬，干噫食臭，腹中雷鸣，下利	脾，胃	寒象
	真武汤证	肾阳虚衰阳虚水泛	四肢肌肉	腹痛，小便不利，四肢沉重疼痛，自下利，或咳，或小便不利，或下利，或呕	脾，肾	寒象
	牡蛎泽泻散证	脾肾阳虚水湿内停	腰以下	腰以下肿	脾，肾	热象
	风水	外邪袭肺肺气不宣水湿泛滥	面目，全身	脉浮，恶风，骨节疼痛。面目肿，迅及全身	肺	寒、热不明显
《金匮要略》之四水与黄汗	皮水	脾虚湿困水溢肌肤	腹，四肢	脉浮，不恶风，四肢肿，按之凹陷，腹如鼓	肺，脾	寒、热不明显
	正水	肾阳虚衰水气不化	腰以下	脉沉迟，腹满而喘（身肿）	脾，肾	寒象
	石水	肾阳虚极水寒结于下焦	小腹，腰以下	脉沉，腹满不喘（身肿）	肝，肾	寒象
	黄汗	营卫郁滞湿热熏蒸	四肢，头面	脉沉迟，汗出黄，发热，身肿，骨节疼痛	营卫	热象

《金匮要略》水气病详述

归经	水肿部位	证	方剂
太阳水气	风水 急性肾炎	浮而恶风者，为风水，属太阳，浮而不恶风者，为皮水，属太阳；虚肿者，属气分，发其汗即已	脉沉者，麻黄附子甘草汤主之；脉浮者，麻黄加术汤主之
		风水，脉浮，身重，汗出，恶风者	防己黄芪汤
		风水，恶风，一身悉肿，脉浮不渴，续自汗出，无大热者	越婢汤
	黄汗	黄汗之为病，身体肿，若重汗出而发热口渴，状如风水，汗沾衣，色正黄如柏汁，脉自沉，从何得之？以汗入水中浴，水从汗孔入得之	黄芪芍药桂枝汤
		黄汗之病，两胫自冷，假令发热，此属历节，食已汗出，暮常盗汗，此荣气热也；若汗出已，反发热者，久久身必甲错；若发热不止者，久久必生恶疮；若身重，汗出已辄轻者，久久身必瞤，瞤即胸痛；又从腰以上汗出，以下无汗，腰髋弛痛，如有物在皮中状，剧则不能食，身疼重，烦躁，小便不利，此为黄汗	桂枝加黄芪汤
	皮水	皮水，四肢肿，水气在皮肤中，四肢聂聂动者	防己茯苓汤
少阴里水	正水 石水	里水，一身面目黄肿，其脉沉，小便不利	甘草麻黄汤主之 越婢加术汤亦主之
太阴水气	肠梗阻	气分，心下坚，大如盘，边如旋杯	桂枝甘草麻黄生姜大枣细辛附子汤
		水饮，心下坚，大如盘，边如旋杯	枳实白术汤
膀胱癌	水分	小便不利，其人有水气，若渴者	栝蒌瞿麦薯蓣丸
	血分	小便不利，其人有水气在血分者	滑石乱发白鱼散主之，茯苓白术戎盐汤主之

注：风水其脉自浮，其证骨节疼痛，恶风。皮水其脉亦浮，其证四肢肿，按之没指，不恶风，腹如鼓，不渴，当发其汗。正水其脉沉迟，其证为喘。石水其脉自沉，其证腹满不喘，当利其小便。黄汗其脉沉迟，其证发热，胸满，四肢头面肿，久不愈，必致痈脓。

太阳病，脉浮而紧，法当骨节疼痛，今反不痛，体重而酸，其人不渴，此为风水，汗出即愈。恶寒者此为极虚，发汗得之。渴而不恶寒者，此为皮水。身肿而冷，状如周痹，胸中窒，不能食，反聚痛，躁不得眠，此为黄汗。痛在骨节，咳而喘不渴者，此为正水，其状如肿，发汗则愈。然诸病此者若渴而下利，小便数者，皆不可发汗，但当利其小便。

太阳水气病

太阳病中涉及水气病的治疗方剂为22首，分别为桂枝去桂加茯苓白术汤、大青龙汤、小青龙汤、葛根汤、茯苓桂枝甘草大枣汤、茯苓桂枝白术甘草汤、五苓散、茯苓甘草汤、真武汤、大陷胸汤、大陷胸丸、十枣汤、生姜泻心汤、瓜蒂散、黄连汤、桂枝附子汤、白术附子汤、甘草附子汤、小柴胡汤、柴胡加龙骨牡蛎汤、柴胡桂枝干姜汤、半夏泻心汤。《金匮要略》中以麻黄加术汤、麻黄杏仁薏苡甘草汤、越婢汤、越婢加术汤、越婢加半夏汤、防己黄芪汤、泽泻汤、葶苈大枣泻肺汤8首方剂为代表的可归为治疗太阳水气病的方剂。如大青龙汤方中含有麻黄、桂枝、炙甘草、杏仁、生姜、大枣、石膏七味药，并包含了五个方剂：越婢汤、甘草麻黄汤、麻杏石甘汤、麻黄汤、桂枝去芍药汤，其中越婢汤、甘草麻黄汤是《金匮要略》中治疗风水的代表方剂，方中麻黄汤发汗解表，石膏清热除烦，甘草、生姜、大枣顾护中气，调和营卫，诸药合用，外以解表祛水，内以清热除烦。

太阳实病阳明热证。《伤寒论》第38条："太阳中风，脉浮紧，发热，恶寒，身疼痛，不汗出而烦躁者，大青龙汤主之"；第39条："伤寒脉浮缓，身不疼但重，乍有轻时，无少阴证者，大青龙汤发之"。此二条指出太阳伤寒兼里热证的证治，并未言其能治疗水气病，但在《金匮要略·痰饮咳嗽病脉证并治第十三》中，仲景明言："病溢饮者，当发其汗，大青龙汤主之，小青龙汤亦主之。"可见大小青龙汤均可用于水气病的治疗。思其机理，无外卫阳被寒邪所郁，卫气不行，气化不利，水液不化，津液凝滞而成。

大青龙汤是在麻黄汤的基础上，加味变化而成。以麻黄汤重用麻黄以开太阳郁闭之表气，妙在一味石膏如鸡子大，"麻黄解表，性温以走上；石膏清热，性寒以走下。犹如暑天酷热，地气上蒸，在高空遇到冷气流，云气凝聚，下降，酿成暴雨一场，清凉爽快。是谓'云行雨施'"。姜枣补充营阴之气，使营气充足以滋汗源。诸药合用，汗出而表气通利，太阳主开之机得复，太阳得开，津液得行，水气自化，故仲景曰："病溢饮者，大青龙汤主之。"

太阳虚病阳明寒证。第28条为外感水湿、停留中焦之桂枝去桂加茯苓白术汤证，"服桂枝汤，或下之，仍头项强痛，翕翕发热，无汗，心下满微痛，小便不利者，桂枝去桂加茯苓白术汤主之。"

太阳虚病阳明虚证。第157条："伤寒汗出解之后，胃中不和，心下痞硬，干噫食臭，胁下有水气，腹中雷鸣下利者，生姜泻心汤主之。"水气停留在中焦胃肠，引起的主要症状有心下痞硬，干噫食臭，腹中雷鸣下利。胃阳衰弱，阴寒之水闭塞，故心下痞硬。胃寒不能腐化故干噫食臭。中焦寒水闭塞，脾不能为胃行其津液，传化失常，津液不流，故水气旁聚于胁下，气滞不得流行，所以腹中雷鸣，中气不守，清阳不升，水谷不分则下利。

太阳虚病少阳证。第147条："伤寒五六日，已发汗而复下之，胸胁满微结、小便不利、渴而不呕、但头汗出、往来寒热、心烦者，此为未解也，柴胡桂枝干姜汤主之。"此为太阳病传入少阳，少阳枢机不利，三焦决渎失职，水气内结。水气为水饮与少阳热邪的结合，属水饮夹热。水气停留在上，中，下三焦。水气致病引起的症状有胸胁满微结、小便不利、渴而不呕。发汗后阳气外泄，又复下之，则阳气下陷，水饮内动，逆于胸胁故胸胁满微结、小便不利。水与热结则津不上升，故口渴。仲景使用的是清解少阳之热、通阳化饮的治水之法。柴胡桂枝干姜汤的方药有柴胡、桂枝、干姜、栝蒌根、黄芩、牡蛎、甘草。桂枝辛温通阳化饮。干姜温化水饮。牡蛎咸寒，软坚利水。栝蒌根甘寒，化痰热，散结聚。此水气是与热邪相结的，故用寒性之牡蛎、栝蒌根以散邪热之水气，并用柴胡、黄芩以解少阳之热邪。

太阳虚病太阴证轻证。第40条："伤寒表不解，心下有水气，干呕，发热而咳，或渴，或利，或噎，或小便不利、少腹满，或喘者，小青龙汤主之。"第41条："伤寒，心下有水气，咳有微喘、发热不渴。服汤已，渴者，此寒去欲解也，小青龙汤主之。"

一般认为，小青龙汤是"麻桂合方加减"，然小青龙汤方后注中，有五个加减之法，其中四个加减法都是"去麻黄"不用。小青龙汤中虽有麻黄，但在加减法中多弃而不用，又无杏仁，却以桂枝配伍芍药，因麻黄汤解表寒绝无加芍药之举，而用桂枝汤解表寒却有加麻黄之例，故小青龙汤实乃桂枝汤加减变化而成。桂枝汤既可以开散太阳郁闭之气，又能健脾运脾，桂枝汤辛甘化阳，酸甘化阴。曹颖甫认为："桂枝汤一方，外证治太阳，内证治太阴。"脾气健运，则太阴开机得利，太阴之开又助太阳之开。陈伯檀于其《读过伤寒论》中言桂枝汤乃"从太阴底面以开太阳"。小青龙汤中又用细辛，细辛既可温化水饮，又可温少阴阳气，少阴阳气乃太阳气化之根，由此太阳气化得行，则主开之职亦能得以正常进行。其中的"姜辛夏味"能温化水饮，使饮去正安，促使太阳主开之机的恢复。由此可见，小青龙汤治疗水气内停之证，是通过直接开太阳气机、开太阴以开太阳、温肾气以助太阳之开等多方面协同作用的结果。但其关键仍不离开太阳表气，使太阳开机得复以化水气。

太阳虚病太阴证重证。 第152条："太阳中风，下利、呕逆，表解者，乃可攻之。其人汗出，发作有时，头痛、心下痞硬满、引胁下痛、干呕、短气、汗出不恶寒者，此表解里未和也，十枣汤主之。" 此为外有表邪，内有悬饮。饮邪内伏与里热相合，致水热之气，故为水饮夹热。水气停留的部位在上焦胸胁。主要引起下利，头痛、心下痞硬满、引胁下痛、干呕、短气等症状。表之风邪已解而里之水气不和，水气下走肠胃则下利，上攻于脑则头痛，水气停于胸胁则心下痞硬满、引胁下痛。水气挟内热外走皮毛而汗出，上攻咽喉则干呕，短气。

太阳虚病少阴寒证。 第65条："发汗后，其人脐下悸者，欲作奔豚，茯苓桂枝甘草大枣汤主之。" 第67条："伤寒，若吐、若下后，心下逆满、气上冲胸、起则头眩、脉沉紧，发汗则动经，身为振振摇者，茯苓桂枝白术甘草汤主之。" 第71条："太阳病，发汗后，大汗出、胃中干、烦躁不得眠，欲得饮水者，少少与饮之，令胃气和则愈；若脉浮、小便不利、微热、消渴者，五苓散主之。" 第72条："发汗已，脉浮数、烦渴者，五苓散主之。" 第73条："伤寒，汗出而渴者，五苓散主之；不渴者，茯苓甘草汤主之。" 太阳蓄水之第74条 "中风，发热六七日不解而烦，有表里证，渴欲饮水，水入则吐者，名曰水逆，五苓散主之。" 水气停留在上、中、下三焦。水气引起的主要症状为脉浮、小便不利、微热、消渴、水逆。大汗伤及三焦及膀胱阳气，三焦乃水道，膀胱属州都，二腑气化失职，水饮内停，水津难以上承口舌则消渴；不能下输膀胱则小便不利；外有表邪，故有微热，脉象是浮脉；体内蓄有水气，新水难以受纳故有水入即吐之"水逆"现象。猪苓利下焦之水，茯苓利中焦之水，泽泻配桂枝利全身之水。

第82条："太阳病发汗，汗出不解，其人仍发热，心下悸、头眩、身𥆧动，振振欲擗地者，真武汤主之。" 此水气是由太阳病发汗太过，损伤肾阳致阳虚水泛。此水气属于阴寒之水，属寒水致病。水气停留的部位为上、中二焦。引起的主要症状有心下悸、头眩、身瞤动，振振欲擗地。发汗过多，不能解太阳之邪，反动少阴之水气，心属火而水乘之，故心下悸。水气上凌故头眩。寒水之气入于全身经脉，筋脉失于温养故身瞤动，振振欲擗地。本方证中仲景采用温阳镇水的治水之法，温肾阳去水寒。

太阳虚病少阴寒证。 第175条："风湿相搏，骨节疼烦，掣痛不得屈伸，近之则痛剧，汗出短气，小便不利，恶风不欲去衣，或身微肿者，甘草附子汤主之。"本条文由风寒湿侵袭，湿胜则水气不行。此水气属于寒水之气，为水饮夹寒。水气停留的部位在四肢肌肉。主要症状有骨节疼烦，掣痛不得屈伸，近之则痛剧，汗出短气，小便不利，恶风不欲去衣，或身微肿。风、寒、湿三邪相合，痹阻关节，筋脉屈伸不利，故骨节疼烦，掣痛不得屈伸，近之则痛剧。风胜，卫气不固则汗出短气，恶风不欲去衣。湿胜，水气运行失常，水液蓄于膀胱则小便不利，外溢肌肉则身肿。甘草附子汤由附子、桂枝、甘草、白术组成。附子、桂枝辛温，温经散寒除湿，"阳回气暖而筋脉和同，东风解冻而水泉流动"，二药既可治关节痹阻疼痛之证又可胜湿消肿。因湿气过重又加白术、甘草燥脾化湿，帮助化解水气。

太阳水气病，是在太阳病变过程中出现的水气泛于肌肤经络，或者留于胸腹，或者膀胱蓄水等，引发诸如身重、小便不利、口渴、呕逆、心悸等表现的病证，根据太阳水气病的病因不同，其病理机制分为三种：表气郁闭，水气不行；气化不利，水饮内停；外邪引动里饮。根据这三种不同的发病机制，对应的治疗原则可以也分为三种，分别为：发汗解表，祛除水饮；化气行水，通利小便；攻逐水饮，顾护正气。这与《黄帝内经》中提到的"发汗、利小便、泻下逐水"相对应，并且细化，同时强调中病即止、顾护人体正气。在上述治疗原则为准则的基础上，其治疗方剂分为三类，分别为解表祛水剂、化气行水剂、逐水化饮剂，集中了《伤寒论》和《金匮要略》中具有代表性的19首方剂。

阳明水气病

《伤寒论》阳明病中涉及水气病的治疗方剂包括治疗阳明病变证中的五苓

散、茵陈蒿汤、麻黄连翘赤小豆汤、猪苓汤。《金匮要略》中的小半夏汤、茯苓泽泻汤、甘遂半夏汤、己椒苈黄丸，祛阳明胃腑之水，亦归属于阳明水气病的治疗方剂。

阳明实病太阳虚证。第 244 条："太阳病，寸缓、关浮、尺弱，其人发热汗出，复恶寒，不呕，但心下痞者，此以医下之也。如其不下者，病患不恶寒而渴者，此转属阳明也。小便数者，大便必硬，不更衣十日，无所苦也。渴欲饮水，少少与之，但以法救之。渴者，宜五苓散。"此五苓散证是太阳之表邪入里化热，发热汗出损伤津液，水液偏渗所致。此水气为单纯的水饮。水气停留涉及上、中、下三焦。主要症状有发热汗出、渴、小便数、大便硬。太阳表邪未解，故发热汗出；汗出损伤津液，水液偏渗膀胱则干渴，小便数，大便硬。

五苓散是《伤寒论》太阳篇中治水诸方中的一个重要方剂，太阳病发汗后，在表之邪未尽，邪入膀胱腑，膀胱主气化津液，邪热入膀胱，致使气化不行，津液布散失常，下见小便不利，上见口渴。五苓散化气利水，兼以解表。本方具有化气利水的作用，通过调整方中药物的比例关系，可消除身体内任何部位的水湿停蓄，特别是中下焦的水湿停蓄。如水湿痰饮之邪，停于三焦，气机不畅，清气不升，浊气不降，糟粕内停，可以导致便秘，而五苓散可治之。

如患者周某，男，61 岁。1997 年 09 月 22 日（丁丑年己酉月丁卯日）初诊。主诉：大便秘结 4 年余。自述 4 年多以前，大便基本正常，1993 年 8 月（癸酉年庚申月）因重感冒住院治疗，使用大量抗生素而出现便秘，症状甚严重，有人授以牛耳大黄鲜叶代茶可以通便之验方法，初试甚灵，但续服则效果日减，久而不仅完全无效，且大便秘结较前明显加重，于是转求医调治。或投大承气汤，一服即便通而泻下如水，腹痛腹胀，停药即便秘复作，且球解如羊粪，苦不堪言。或投二地、二冬、玄参、天冬、桑椹、柏仁类，服后效果甚微，转增恶心脘痞。渐至对各治疗都深感失望，于是改服上清丸，初服半包效，渐服疗效渐减，不得不追加用量并辅以开塞露，以维持疗效，苦不堪言。刻诊：大便秘结难解，3～4 日一行，每努至肛裂而不下，每次服 3 包上清丸才能排便，小便清澈量多，饮食尚可，夜卧时有腹胀感，且有缓加重之势。望诊：面色晦暗，但不油垢，形体丰，精神萎顿，舌绛黯而胖，苔黄厚腐润。切诊：四肢欠温，六脉沉迟而弦劲有力。诊断：便秘。辨证：阳虚湿滞，络阻津郁。治法：温阳化气，通络行津。方药：五苓散加味：桂枝 15 克、茯苓 20 克、猪苓 20 克、泽泻 10 克、白术 20 克、枳壳 10 克、桃仁 15 克。

这是五苓散证的一种特殊表现形式。便秘而燥苔黄而厚，便秘而燥，以热邪耗津的内在病机影响所致为多见，舌苔黄厚，以湿热内蕴、阻滞熏蒸的内在病机影响所致为多见，余如舌色绛黯而胖，颇似热极而肿；脉沉弦有力，颇似邪热内蕴；能承受每次服攻下之剂上清丸 3 包始便通而身体并未大衰，颇似真正的体实证实。但是小便清澈，六脉沉迟。"其小便清者，知不在里，仍在表也，当须发汗……宜桂枝汤"，综合观之，此便秘当是湿气太重，湿阻大肠气机，遂为便秘，故治疗要点为温化气机，排除浊阴。方用五苓散，此处之五苓散和仲景五苓散在药物比例上略有不同：仲景五苓散泽泻独重，此处五苓散泽泻独轻，盖几经误治，正气虚馁，不可渗利太过，不可不知。

嘱患者停用一切通便药物，翌日二诊：服 1 剂，大便初段如羊屎，中段如驴粪，较前排出大为轻松。舌之绛红减退，黄滑苔亦消退近半，脉亦渐起，前方既效，坦途已现，治疗当无大难。予五苓散合砂半理中汤化裁继服，连服 2 剂。2 剂尽而黄腐苔退去十之七八，脉起而弦象消除，津回便通，渐成条理。三诊时嘱续服前方 4 剂，舌上黄苔退净，质转红润，大便畅解。续以理中汤合济川煎以固成功，嘱其连服月余。后自来相报，服前方精神、体力、饮食、睡眠日益改善，遂连续服用 2 月余方止，自觉诸证尽解，观其精神矍烁，肤色明润，全身状况较病前更佳。

患者为 1936 年丙子人，本命为太阳病少阳证。结合舌脉证，以庚申推之，为中太阳禄字号第五证，桂枝加芍药生姜汤主之，戊癸化火，禄字号第十证为苓桂术甘汤主之。以癸酉、己卯等推之，为少阳病小柴胡汤主之。辨准病为经验之极，中工。算准病为医算之常，中工。但其概率之大小，实云泥之分，霄壤之别。

阳明实病少阴热证。第 223 条："若脉浮，发热，渴欲饮水，小便不利者，猪苓汤主之。"阳明病之猪苓汤证是因阳明中风证误用下法导致水热互结于下焦，气化失司，水气停留。此水气是水饮与虚热的结合，为水饮夹热。水气停留在下焦，主要症状为脉浮、发热、渴欲饮水、小便不利。膀胱腑热，循经外蒸，脉必浮、发热。热结水停，津液不布，则渴欲饮水、小便不利。此方常用于膀胱结石、肾结石等。其中泽泻可以通利周身之水，入肝经，一味即可治疗脂肪肝。猪苓利下焦之水，茯苓利中焦之水；泽泻在五苓散中配桂枝利全身之水，在猪苓汤中配阿胶、滑石，则利水而育阴。

阳明水气病是指在阳明经及阳明腑病的基础上出现水湿之邪的病证，其具体表现可见身重、腹满、小便不利、身黄等，其发病机制可分为太阳病误治后影响胃受承传导作用，而导致水饮内停；素体脾虚湿盛之人感受阳明之热，导致湿热互结，出现身黄、小便不利的湿热内壅证；阳明病误下伤阴，出现了水热互结证。相对应的治疗原则可分为和胃化气祛饮、清热利湿化浊、育阴清热利水，同时强调顾护人体正气。所具有代表性的治疗方剂为祛胃肠之水的小半夏汤、茯苓泽泻汤、甘遂半夏汤、已椒苈黄丸，清热利湿祛水的茵陈蒿汤、麻黄连翘赤小豆汤，育阴利水的猪苓汤。

少阳水气病

少阳水气病的主要症状包括了小便不利、心下悸、呕吐、下利等水气内停的表现，同时也包括少阳之气被郁、枢机不利的症状，如胸胁苦满、往来寒热等。少阳病篇没有单独的少阳水气病，而是在太阳病篇、少阴病篇中散见，如太阳病篇中的 96 条的小柴胡汤、107 条的柴胡加龙骨牡蛎汤、147 条的柴胡桂枝干姜汤及少阴病篇中的 318 条四逆散。四逆散治疗泌尿系感染、神经源性膀胱、肾结石、前列腺增生、前列腺炎等神效。

《伤寒论》第 147 条："伤寒五六日，已发汗而复下之，胸胁满微结，小便不利，渴而不呕，但头汗出，往来寒热，心烦者，此为未解也。柴胡桂枝干姜汤主之。"本条论述少阳病兼水饮内结的证治。少阳主枢，最畏抑郁气机，少阳乃气血水火的通道，少阳枢机不利，则三焦决渎功能失常，水液代谢紊乱，水气留结于中故胸胁满微结，水饮内停，阻滞气道，气化不利，所以小便不利。方中柴胡、黄芩合用，和解少阳之邪；栝蒌根、牡蛎同用，能逐饮开结；桂枝、干姜、甘草同用，一者能温化水饮，二者柴胡桂枝干姜汤有"阴证机转"功能。刘渡舟认为"用本方和解少阳兼治脾寒，与大柴胡汤和解少阳兼治胃实相互发明"，因此用桂枝、干姜、甘草实太阴脾气。诸药合用，和解少阳，使少阳枢机灵动，三焦通利，气液枢转自如，则水气可除。

太阴水气病

太阴病太阳虚证。第386条："霍乱，头痛、发热、身疼痛，热多欲饮水者，五苓散主之；寒多不用水者，理中丸主之。"此证为霍乱病吐泻并作，致三焦紊乱，决渎失职，津液不布。此水气属于单纯之水饮。水气停留部位在上、中、下三焦。水气致病导致发热、热多欲饮水等症状。霍乱病复感外邪，阳气郁闭，则发热，三焦阳气被郁，决渎失职，致使津液不布而欲饮水。

枳术汤出自《金匮要略》，主治脾虚气滞水停在心下，证见上腹不胀满疼痛的病证。方中枳实破气除满，白术健脾利水。张元素之枳术丸，化裁于仲景之"枳术汤"。其原方以"气分病""心下坚，大如盘，水饮所作"为纲，首开健脾化湿利气之法。其主证以气滞心下胃底为主证，遂以利气散结，温中消饮为法，但其原方中白术之用重于枳实，过重于补塞，故有越补越塞之患。故易枳实之量为独大，且易汤为丸，取缓消气滞之意。白术闭气而痛，可配行气活血药物，以治其壅。其所治不全肠梗阻，X光片可见小肠液平者，即可见"心下坚，大如盘，水饮所作"，此即为后世所言调和中气之第一方。

附子粳米汤出自《金匮要略》，主治中焦虚寒有停饮于胃肠，证见腹痛，肠鸣音亢进，胸胁满，呕吐等。方中半夏降逆化饮，附子温中散寒止痛，甘草、粳米、大枣补中缓急止痛，诸药合用，共奏温中散寒化饮之功。

少阴水气病

少阴热病太阳虚证。第319条："少阴病，下利六七日，咳而呕渴，心烦不得眠者，猪苓汤主之。"此为少阴真阴虚衰，虚热与水气相结。此水气属于水饮与虚热的结合，为水饮夹热。水气停留在下焦，引起下利、咳而呕渴、心烦不得眠等症状。少阴阴虚，虚热与水邪互结与下焦。阴虚内热，热扰心神则心烦不得眠；水气射肺则咳喘；殃及脾胃则呕；下渗大肠则下利；津不布则口渴。仲景用育阴清热利水法。方药为猪苓汤，猪苓、茯苓、泽泻淡渗利水。滑石甘寒，利湿通窍。阿胶甘平，滋阴润燥。

猪苓利下焦，茯苓利中焦，泽泻利全身之水。滑石排石，阿胶止血。故本方治疗肾结石、输尿管结石、膀胱结石、前列腺炎等效果明确。肾结石患者当在太溪至复溜有明显压痛。

少阴寒病太阴证。第 316 条："少阴病，二三日不已，至四五日，腹痛，小便不利，四肢沉重疼痛，自下利者，此为有水气。其人或咳，或小便利，或下利，或呕者，真武汤主之。"水气停留在上、中、下三焦及四肢部位，引起的症状有腹痛、小便不利，四肢沉重疼痛，自下利，或咳，或小便利，或下利，或呕。寒邪直中少阴，外加病程的延长，肾阳虚损，不能温化水气，水气浸渍肌肉，则四肢水肿，沉重疼痛；阳虚气化失司则小便不利；水湿阻于脾络，脾络不通则腹痛；水寒上逆则咳；水气中犯脾胃则呕；水气下注大肠则自利。第 305 条："少阴病，身体痛，手足寒，骨节痛，脉沉者，附子汤主之。"如果肾阳虚衰，水湿不化，寒湿留着于经脉骨节肌肉，而致身体痛，骨节痛，则重用炮附子两枚，以温经脉散寒湿，更佐人参以温补元阳，即成为附子汤方证。

甘姜苓术汤出自《金匮要略》，主治中焦脾虚寒，加之外感寒湿之邪，导致水湿停于腰及以下部位引发的"肾着"病。方中重用干姜，用意为配伍甘草温中散寒，茯苓、白术健脾利湿。

少阴寒病少阴证。第 282 条："少阴病，欲吐不吐，心烦但欲寐，五六日自利而渴者，属少阴也。虚故引水自救；若小便色白者，少阴病形悉具；小便白者，以下焦虚有寒，不能制水，故令色白也。"第 324 条："少阴病，饮食入口则吐；心中温温欲吐，复不能吐。始得之，手足寒、脉弦迟者，此胸中实，不可下也，当吐之；若膈上有寒饮，干呕者，不可吐也，当温之，宜四逆汤。"此为少阴寒化，脾肾阳虚，水湿泛滥。水气为阴寒之水，属水饮夹寒。水气停留在膈上和下焦，引起下利，饮食入口则吐，干呕，小便色白。少阴肾阳虚，阳虚不能治水，水液偏渗大肠则下利；水气犯胃则干呕；水寒相搏则小便色白。仲景用回阳救逆以治水，方用四逆汤，组成有附子、干姜、甘草。附子、干姜为回阳之品，温补中下二焦之阳气，阳复则寒水得以自消。

厥阴水气病

厥阴病太阴证。厥证的总病机为阴阳气不相顺接，阴主静脉血液回流、主内，阳主动脉血液外流、主外，阴阳气指表里气、动静脉血。阳气动脉血液生于肾、藏于肝、行于心、统于脾、治节于肺，布于四肢，阳气旺盛则四肢肌肉温和。若阳气虚弱或被郁滞不能顺达于外，就会产生厥逆。《伤寒论》中共论述了五种厥逆，有热厥、寒厥、蛔厥、痰厥、水厥。水厥即为厥阴病篇中的水气证，厥证与水气凌心之心下悸并见。第 356 条："伤寒厥而心下悸，宜先治水，当服茯苓甘草汤，却治其厥，不尔，水渍入胃，必作利也。"此为厥阴阴盛阳微，水饮内停。此水气亦为阴寒之水，水饮夹寒气。水气停留在心下，胃脘部。主要症状有心下悸，自利。伤寒见厥，阴寒在里，胃气不行，水液不布，水停心下则心下悸；水胜则当先治其水，不然就会渐渍入胃，致使下利。仲景用和胃通阳利水之茯苓甘草汤。方中茯苓、生姜、甘草均能和胃，茯苓、生姜又能利水，桂枝与茯苓相配既能通阳利水又能治悸。

《伤寒论》中，厥阴水气病有太阳证瓜蒂散证和太阴证茯苓甘草汤证。瓜蒂散证和茯苓甘草汤证均为水湿痰浊阻滞人体气机，造成阴阳气不相顺接的厥证，因此，痰湿在上者，仲景用瓜蒂散涌吐；水气在里者，仲景用茯苓甘草汤利之，皆治标之法，使邪去正安，而后再图治本，即仲景所谓"先治其水，后治其厥"。

厥阴病少阴热证。辨阴阳易差后劳复病脉证并治第 395 条："大病差后，从腰以下有水气者，牡蛎泽泻散主之。"此为大病之后，下焦气化失常，湿热壅积。此水气的含义属于湿热之邪，为水饮夹热，水气停留在下焦及腰以下部位，致病特点为腰以下肿。大病之后，正气耗伤，下焦气化失常，水气壅积于腰以下，故膝胫足尽肿。仲景用清热化湿、逐水消肿的治水方法。方药为牡蛎泽泻散，组成有牡蛎、海藻、葶苈子、泽泻、蜀漆、商陆根、栝蒌根。其中牡蛎、海藻软坚散结，化痰行水。葶苈子泻肺气以利水道。泽泻渗湿利水。蜀漆、商陆根清热，逐水消肿。栝蒌根清热，化痰消肿。吴谦之《医宗金鉴》曰："以牡蛎破水之坚，泽泻利水之蓄，海藻散水之泛，栝蒌根消水之肿，又以蜀漆、苦葶苈、商陆根辛苦有毒之品，直捣其巢，峻逐水气，使从大小二便而出。"

肾积水或肾盂囊肿时，还有多囊卵巢、多囊肝、多囊肾等，可以真武汤加生硫黄（包）、甘遂主之，也可柴胡桂枝汤主之，也可以大黄甘遂汤主之。

睾丸水肿时，防己黄芪汤主之。睾丸疝气，也叫狐疝，仲景用蜘蛛散主之，也可以用当归四逆汤加乌药、吴茱萸汤主之。当归四逆汤是厥阴病主方，临床上，SLE（系统性红斑狼疮）、血癌、尿毒症等都是厥阴病，当归四逆汤加减都可以主之。

肾为水脏，一切水证，一切上中下焦内外之寒凝湿胜痰涌之证，当以四逆汤等温药（相当于强心扩血管药）和之，以行气药（改变脏器内外渗透压）行之，以利水药（利尿药）利之。舌苔白腻滑（偶有黄腻浮苔，为假象，甚者为黑苔），舌质青紫胖大有齿痕，脉沉细微弦。一切上部积水，如脑积水、胸腔积水、心包积水、心衰、肺衰（肺里积水），甚至腹腔积水，都与邪水上泛相关，用药则五苓散、苓桂术甘汤、猪苓汤、真武汤、理中汤、二陈汤等加减化裁。治脑积水须加重附子用量，胸腔积水加麻黄汤、青龙汤、葶苈大枣泻肺汤，腹腔积水则加行气利水药物。治法以适度发汗、利尿为主。对于重症，药量要适度加大，如附子可以百克算，其他温药以 50 克左右算，利水药以 30～50 克算。温药分部位用法：上为桂枝 60 克，中为干姜 50 克、半夏 20 克，下为炮附子 100 克，余则随证加减。临床不必过度考虑十八反十九畏的禁锢，如半夏与附子、人参与五灵脂、甘草与海藻、甘草与甘遂，等等。若水泛肌表，则以桂枝汤、五苓散、防己黄芪汤、木防己汤等为治。

双下肢水肿，可选天皇阴陵泉、地皇地机、人皇三阴交，补土利水。选方则黄土汤、温脾汤、理中汤等。

蒙◎汗出

仲景论中"汗病"包括全身汗、局部汗、不得汗、盗汗、烦汗、战汗、狂汗、黄汗、目合则汗、黑汗、赤汗（衄血）等十余类之多。但常见的有：自汗、盗汗、头汗出、手足汗出四种类型。

《素问·宣明五气》"五脏化液，心为汗，肺为涕……是为五液"，指出了汗为心之液体的生理规律。

《素问·阴阳别论》"阳加于阴谓之汗"，指出了汗既源于人体阴液，又有赖于阳气宣发方可排出，说明汗的生成是基于人体之阴阳。《素问·评热病论》提道："人所以汗出者，皆生于谷，谷生于精。今邪气交争于骨肉而得汗者，是邪却而精胜也……汗者精气也。"可见，汗之来源有赖于水谷精微，且可体现人体精气的情况，汗与精气关系密切。又《素问·经脉别论》曰："饮食饱甚，汗出于胃；惊而夺精，汗出于心；持重远行，汗出于肾；疾走恐惧，汗出于肝；摇体劳苦，汗出于脾。故春秋冬夏四时阴阳，生病起于过用，此为常也。"这表明汗虽为"心之液"，但与各脏腑均有密切关联，包括饮食、情志、劳逸等因素均可影响汗的排泄，其是全身机能盛衰的体现。《灵枢·营卫生会》"夺血者无汗，夺汗者无血"亦体现了血汗同源的观点。总之，汗与阴阳、精气、五脏、营血等皆相关，能全面反映人体气血津液变化。

《素问·病能论》曰："有病身热解堕，汗出如浴，恶风少气，此为何病？岐伯曰：病名曰酒风。帝曰：治之奈何？岐伯曰：以泽泻、术各十分，麋衔五分，合，以三指撮，为后饭。"

《伤寒论·伤寒例》云："太阳受病也……少阳受病也……阳明受病也……，此三经皆受病，未入于腑者，可汗而已。"又云："太阴受病也……少阴受病也……厥阴受病也……此三经皆受病，已入于腑，可下而已。"观此言可见，三阳经可汗的前提是"未入于腑者"，三阴经受病可下的前提是"已入于腑"。

仲景在《金匮要略》和《伤寒论》中运用汗法所治病证涉及痉病、欲作刚痉、湿家、风家、温疟、疟病寒多热微、溢饮、吐涎沫而癫眩、水逆、风水、皮水、脾胀、里水、黄汗、气分、黄疸、吐后渴饮、下利身疼、妇人产后风、产后中风、妇人吐涎沫、呕而发热、热入血室、食物中毒、劳复等数十种病证，运用方剂发汗涉及栝蒌桂枝汤、葛根汤、麻黄加术汤、麻黄杏仁薏苡甘草汤、防己黄芪汤、甘草附子汤、白虎加桂枝汤、柴胡桂枝干姜汤、大青龙汤、五苓散、甘草麻黄汤、桂枝加黄芪汤、桂枝汤、桂枝去芍药加麻黄细辛附子汤、文蛤汤、竹叶汤、小青龙汤、麻黄附子汤、杏子汤、防己茯苓汤、越婢汤、越婢加术汤、小柴胡汤等二十多首。究其根本，无不是依汗出的机理，通过调整阴阳，调和营卫、气血、津液，宣肺开腠，通利三焦膀胱水道，最终达到"五脏元真通畅，人即安和"。

汗证是多种常见疾病的主要症状之一，西医学认为病理性出汗可见于甲状腺功能亢进、自主神经功能紊乱、风湿热、低血糖、虚脱、休克及结核病等。

全身汗

太阳汗证

《伤寒论·辨太阳病脉证并治》"太阳中风，阳浮而阴弱。阳浮者，热自发；阴弱者，汗自出"，说明卫气不固，营阴不能内守，泄漏于外而见汗出；又"病常自汗出者，此为荣气和……以卫气不共荣气谐和故尔"，此处亦有汗出之症，但病机在于营卫不和。另外，对太阳病误治的病机，《伤寒论·辨太阳病脉证并治》亦有提示，如"脉浮数者，法当汗出而愈。若下之，身重心悸者，不可发汗……须表里实，津液自和，便自汗出愈"，太阳病误下，造成里阳虚证，由于阳虚而不能充身，不可再汗，若自汗出，则表明气血充沛，为"津液自和"，一般则汗出而愈，此处的汗提示病机为邪退正进，为病渐愈之兆。

太阳受病，未入于腑，可发汗者，如太阳病本证诸条，治以桂枝汤、麻黄汤为代表方，发汗解表；若已入于腑，可下者，当依其表里顺逆而治，如第

6条，太阳病经腑同病，当先解表，表解者，乃可攻里。

太阳虚病太阳虚证之太阳中风多见汗出，如《伤寒论》第2条云："太阳病，发热，汗出，恶风，脉缓者，名为中风。"以及第12、13、95条亦言及汗出，以其汗出，故又称为"中风表虚证"，其代表方为桂枝汤；**太阳实病太阳实证**之太阳伤寒多见无汗，如第35条："太阳病，头痛发热，身疼腰痛，骨节疼痛，恶风，无汗而喘者，麻黄汤主之。"以及第46、47、55条均言及无汗，以其无汗，故称"伤寒表实证"，代表方为麻黄汤。宋代朱肱《类证活人书·论经络》云："有汗不得用麻黄，无汗不得用桂枝。"仲师亦云："桂枝本为解肌，若其人脉浮紧，发热，汗不出者，不可与之也。常须识此，勿令误也。"可见，有汗无汗是用桂枝与用麻黄的重要区别，切不可误投。

仲景书中的汗不如法，一是指发汗太轻，一是指过汗。在生理上汗为心之液，血汗同源；在病理上气随汗脱，所以汗法用之不当，能出现很多变证。如原文20条**太阳虚病少阴肾寒证**，因太阳病发汗过多导致阳虚漏汗，而出现了"遂漏不止，其人恶风，小便难，四肢微急，难以屈伸"的症状，仲景用桂枝加附子汤来扶阳止汗；第64条是**太阳虚病少阴心寒证**："发汗过多，其人又手自冒心，心下悸，欲得按者，桂枝甘草汤主之。"太阳病发汗治疗，若发汗过多，内伤心阳，空虚无主，则心中悸动不安；心气虚则喜按，故其人常以双手按其心胸，以安心悸；治宜补益心阳，用桂枝甘草汤辛甘化阳治疗。

原文第26条**太阳虚病阳明热证**，因为服桂枝汤大汗出后，出现"大烦渴不解，脉洪大"症状，使病转入阳明，仲景用白虎加人参汤清热益气生津；原文第62条**太阳虚病太阴肺证**，为汗不如法，致气营两伤，导致筋脉失养的身疼痛，仲景用桂枝汤加重芍药、生姜以和营通阳，再加人参补益气阴；原文第63条**太阳实病阳明热证**，为太阳病发汗不如法，导致邪热壅肺作喘，仲景用麻杏甘石汤清热宣肺。还有太阳病篇中所提及的**太阳虚病少阴寒证水分病**的桂枝甘草汤证、茯苓桂枝甘草汤证、茯苓四逆汤证、五苓散证、真武汤证；**太阳虚病太阴脾证**的茯朴姜夏草人参汤证；**太阳虚病少阴寒证气分证**的芍药甘草附子汤证；**太阳虚病阳明热证**的栀子豉汤证等；均可看成是太阳病汗不得法，或者是失去了汗法的时机又强用汗法，造成的变证。

太阳病本证，特别是病之初始阶段，汗法应为首先，但是若误用下法，吐法等，就会出现变证，而失去了汗法的时机，这就是当汗不汗。原文第 15 条**太阳虚病少阴寒证水分病**的太阳病当汗，而误下后就出现了"其气上冲"的症状；原文第 21、22 条皆因为太阳病误下，导致胸阳不振，表邪欲陷，为**太阳虚病太阴肺证**；原文第 34 条本是桂枝汤证，误下导致里热挟表邪下利的证治**太阳虚病阳明热证**，仲景用葛根黄连黄芩汤双解表里；原文第 43 条太阳病本当汗法解表，却误下导致"微喘"，属**太阳虚病太阴肺证气分病**，仲景用桂枝加厚朴杏子汤来祛风解肌兼降逆平喘；原文第 67 条为太阳病误用吐法而致脾虚水停，属**太阳虚病太阴脾证**，仲景用苓桂术甘汤来培土运脾，通阳利水。

仲景认为，只要是辨证准确，需用汗法的还是要坚持，哪怕前面用过汗法。原文第 25 条**太阳虚病太阳实证轻证**，对于表郁轻证，误用桂枝汤大汗出后，出现了"形如疟"，应该选用桂枝二麻黄一汤来轻微发汗；以及**太阳实病阳明热证重症**的桂枝二越婢一汤；原文第 48 条**太阳实病太阳实证**由于发汗不透，而致太阳表证不解，阳气怫郁，病邪化热入里，有转属之象，故云"更发其汗"；原文第 57 条**太阳实病太阳虚证**，为太阳伤寒表实，用麻黄汤峻汗后，又复发者，若表证未解，仍用桂枝汤发汗。

仲景虽设有麻黄汤、桂枝汤、大青龙汤等辛温发汗的方剂，但对发汗却十分谨慎，如原文第 27 条**太阳虚病少阴寒证**曰："脉微弱者，此无阳也，不可发汗。"就强调阳气正气弱者禁用汗法，发汗只会更伤正气，原文第 50 条**太阳虚病少阴寒证**也云"假令尺中迟者，不可发汗"，尺脉候少阴，也是说明阳气不足时不可发汗；仲景在 83 ～ 89 条中就很明确提出了峻汗的禁例，认为阴虚、阳虚、气虚、血虚等虚证及阳亢火旺与风热外感病患者均不宜发汗。

第 13 条**太阳虚病太阳虚证**曰："太阳病，头痛发热，汗出恶风，桂枝汤主之。"第 54 条**太阳虚病太阳虚证轻证**曰："病人脏无他病，时发热、自汗出而不愈者，此卫气不和也，先其时发汗则愈，宜桂枝汤。"而**太阳虚病太阳虚证重症**的痉病则需桂枝加葛根汤、葛根汤等，**太阳虚病少阴寒证**则予桂枝加附子汤。第 48 条**太阳虚病阳明热证**曰："二阳并病，太阳初得病时，发其汗，汗先出不彻，因转属阳明……"此外，汗出太过转入少阴病者有之，如第 29 条**太阳实病少阴寒证**曰："伤寒，脉浮，自汗出……若重发汗，复加烧针者，四逆汤主之。"

第 35 条太阳实病太阳实证曰："太阳病……恶风无汗而喘者，麻黄汤主之。"而太阳实病阳明热证的无汗则需大青龙汤。

战汗

古本第 98 条太阳虚病阳明热证曰："太阳病未解，脉阴阳（尺寸）俱微者，必先振栗汗出而解；但阳（寸）脉微者，先汗出而解；若阴（尺）脉实者，下之而解，若欲下之，宜调胃承气汤。"古本第 105 条太阳病少阳证曰："伤寒与中风，有柴胡证，但见一证便是，不必悉具。凡柴胡汤病证而误下之，若柴胡证不罢者，复与柴胡汤，必蒸蒸而振，却复发热，汗出而解。"古本第 159 条太阳实病少阳证曰："伤寒五六日，呕而发热者，柴胡汤证具，而以他药下之，柴胡证仍在者，复与柴胡汤，此虽已下之，不为逆，必蒸蒸而振，却发热汗出而解。"这里描述的是"战汗"的症状，是体内三阳之邪正相争、正胜邪却的结果。

总之，仲景用汗法，是要切中病机，只要还有汗法的时机，就坚持用之，即所谓"观其脉证，知犯何逆，随证治之"。所谓何逆，即三阴三阳之何病何证。

如原文第 55、56 条，太阳实病太阳实证，本应用麻黄汤辛温发汗，若未及时投药，虽然表邪上迫阳络，因而出衄，但邪未随衄而解，表证仍在者，仍可用麻黄汤治其表郁，则衄血自止；又如原文第 53 条对于治疗营卫失调时而发作，还可以先其时而发汗，更有利于助营和胃，这就是仲景切中了疾病的病机。

对于汗法，仲景更是讲究策略，灵活运用各种发汗的方剂，如大青龙汤为发汗峻剂，仲景在原文第 38 条太阳实病太阳虚证则明确指出"若脉微弱，汗出恶风者，不可服之"，并告诫"一服汗者，停后服"，以防"汗多亡阳遂虚"。

病汗

古本第 162 条太阳虚病阳明寒证水分病重证曰："太阳中风，下利，呕逆，表解者，乃可攻之，若其人漐漐汗出，发作有时，头痛，心下痞满，引胁下痛，干呕短气，汗出不恶寒者，此表解里未和也，十枣汤主之。"下利呕逆，饮之上攻而复下注也。若其人漐漐汗出，而不恶寒，为表已解，"心下痞满，引胁下痛，干呕短气"，说明阳明寒证水分病已经形成，表虚则水饮外出所致，故以十枣汤攻涤水饮，使邪从二便而出。

全身"漐漐汗出"者多见于十枣汤证，而"手足漐漐汗出"的则多见于大承气汤证。

红汗

《伤寒论》中的"鼻衄"即红汗之意。其病机是外证失汗，表气郁闭，邪气被遏，阳邪奔迫于上，损伤鼻窍之络脉所致。此乃假衄血而真泄邪之举，一衄之后，外邪随衄而泄，郁阳随之而伸，病势向愈，即表邪以汗而解之意。故后世称此为红汗。如古本《伤寒杂病论》第47条："太阳病，脉浮紧，无汗，发热，身疼痛，八九日不解，表证仍在，此当发其汗（残本，麻黄汤主之），服药已，微除，其人发烦、目瞑，剧者必衄，衄乃解，所以然者，阳气重故也，麻黄汤主之。"古本48条"太阳病，脉浮紧，发热，身无汗，自衄者愈。"古本第56条"伤寒，脉浮紧，不发汗，因致衄者，麻黄汤主之"，即阐述"衄"而成为泄邪之道路，表邪由此而解之意。此皆属于**太阳实病太阳实证**。又如条文第56条**太阳虚病阳明实证**："伤寒不大便六七日，头痛有热者，与承气汤；其小便清者，知不在里，仍在表也，当须发汗；若头痛者必衄，宜桂枝汤。"其他衄血则不属于红汗，如阳明衄血、太阴衄血、少阴衄血、厥阴衄血等，都属于血液病范畴了。

阳明汗证

第**182条阳明热病太阳虚证**："问曰：阳明病外证云何？答曰：身热，汗自出，不恶寒反恶热也。阳明病外证亦名阳明经证，因里热炽盛，迫津液外出而汗出。"

古本第**198条阳明虚寒病太阳实证**曰："阳明病，若中寒者，不能食，小便不利，手足濈然汗出，此欲作固瘕，必大便初硬后溏。所以然者，以胃中冷，水谷不别故也。"手足濈然汗出，因阳明阴寒内盛，阳不外固；或因四肢禀气于脾胃，中焦湿盛阳微，水湿不能偏渗于膀胱，而外溢于四末所致。治当温中健运，方选附子理中汤、吴茱萸汤等方。

第 199 条阳明实病太阳实证曰"阳明病，无汗，小便不利，心中懊恼者，身必发黄"，第 200 条提出"额上微汗出而小便不利者，必发黄"。患者素体阳明热邪，又与表实之邪相合，形成阳明郁热证的发黄、小便不利和但头汗出等。

第 208 条阳明实病阳明实证曰："手足濈然而汗出者，此大便已硬也，大承气汤主之……若腹大满不通者，可与小承气汤……"古本第 228 条太阳实病阳明热证曰："二阳并病，太阳证罢，但发潮热，手足漐漐汗出，大便难而谵语者，下之则愈，宜大承气汤。""手足濈然汗出""潮热"，肠胃燥实，则四肢应有外候，脾主四肢，津液为里热所迫而外泄，一般为有形实热之邪壅结于内，热不得越而旁达的表现，是肠腑燥实重证的特点之一。阳明腑实证有热结偏重，有大承气汤、小承气汤和调胃承气汤之不同。

古本第 227 条曰："三阳合病（阳明热病少阳证，阳明为二阳，少阳为一阳，合为三阳），腹满，身重，难以转侧，口不仁，面垢（阳明热病，颜黑，面尘）。若发汗，则谵语，遗尿。若下之，则手足逆冷，额上出汗（阳明热病阳明寒证）。若自汗者，宜白虎汤（阳明热病为主）。自利者，宜葛根黄连黄芩甘草汤（残本无此条）"（少阳证为主）。

阳明受病，未入腑化热者，亦可发汗，如第 235 条阳明热病太阳实证云："阳明病，脉浮，无汗而喘者，发汗则愈，宜麻黄汤。"若已入于腑，则可下之，如以三承气汤为代表的阳明腑实证。

手足之汗多见于阳明病，阳明热病与阳明寒病都可以出现手足濈然汗出。手足濈然汗出者，大便已经硬了，即阳明实证的便秘。如不能食、胃脘疼痛、大便初硬后溏者，则为阳明虚寒病的手足汗证。手掌对应腹部，手背对应背部，手掌的寒温对应腹部的寒温，手背的寒温对应背部的寒温。其中的具体纹理与八卦藏象部位也与腹部对应。

而头汗则多见于阳明热病。

阳明病的特点是，日晡潮热在气分，伴手足濈濈然汗出的，已经从经证转为腑证了。但同时阳明病也有少阴寒证的情况，如第 155 条**阳明热病少阴寒证**曰："心下痞，而复恶寒汗出者，附子泻心汤主之。"心下痞为阳明胃经热病，恶寒汗出为阳虚不能顾护阴液，温煦肌表所致，故用泻心汤清解里热消痞满，加用附子助阳更防三黄伤阳。古本第229条阳明热病少阴心热证曰："阳明病，脉浮而大，咽燥口苦，腹满而喘，发热汗出，不恶寒，反恶热，身重；若发汗，则躁，心愦愦反谵语；若加温针，必怵惕，烦躁，不得眠；若下之，则胃中空虚，客气动膈，心中懊侬，舌上苔者，栀子豉汤主之。"此型汗证还表现心烦不得眠，反复颠倒，无名懊恼，或胸中窒，或心中结痛，舌质红，苔薄白或黄，脉数。治法为清宣郁热，选用栀子豉汤。方中栀子苦寒，泻火除烦，清热利湿，凉血解毒，善于消泻心、肺、胃经之火邪；淡豆豉辛甘微苦寒，解表除烦。栀子和淡豆豉相伍，共奏辛开苦降、清宣郁热之功，热去则汗消。

汗液源于人体津液，根据汗出情况可候津液的盛衰。第224条**阳明热病少阴肾热证**"阳明病，汗出多而渴者，不可与猪苓汤，以汗多胃中燥，猪苓汤复利其小便故也"，第213条**阳明实病阳明热证**："阳明病，其人多汗，以津液外出，胃中燥，大便必硬，硬则谵语，小承气汤主之。若一服谵语止者，更莫复服。"第245条："脉阳微而汗出少者，为自和也；汗出多者，为太过。阳脉实，因发其汗出多者，亦为太过。太过为阳绝于里，亡津液，大便因硬也。"这说明汗出太过，损耗津液，轻者口干欲饮，重者大便燥结，故不能再发其汗或利水渗湿，以免使津液更伤。

少阳汗证

少阳受病，未入于腑，视其正气虚否，可发汗者，当以广义汗法治之，如伤寒柴胡证仍在者，可复与柴胡汤，得战汗而解；已入于腑，可下者，依其表里顺逆，可表里同治，与大柴胡汤；亦可先解表，后清里，如第104条**少阳病阳明实证**："先宜服小柴胡汤以解外，后以柴胡加芒硝汤主之。"

第148条**太阳实病少阳证**曰"伤寒五六日，头汗出，微恶寒，手足冷，心下满，口不欲食，大便硬，脉细者，此为阳微结……今头汗出，故知非少阴也。可与小柴胡汤……"此处"头汗出"代表的是"阳微结"，而非少阴病，然仍可与小柴胡汤疏泄热邪。

太阴汗证

太阴受病，未入于腑，可发汗者，如第 276 条太阴病太阳虚证云："太阴病，脉浮者，可发汗，宜桂枝汤。"已入于腑，可下者，如用桂枝大黄汤治**太阴病阳明实证**之大实痛者。

少阴汗证

少阴受病，未入于腑，可发汗者，如**少阴寒病太阳实证**之麻黄细辛附子汤证和麻黄附子甘草汤证；已入于腑者，亦当下之，如**少阴寒病阳明实证**之少阴三急下证。

少阴病禁用汗下为之常，然少阴病又有不得不汗下者，为之变。第 301 条云："少阴病，始得之，反发热，脉沉者，麻黄附子细辛汤主之。"本条系少阴本虚外感寒邪所引起的太少两感证。病在少阴，不应发热，今发热，故谓之"反"，可见非纯属少阴病。太阳病为发热恶寒、无汗，其脉当浮，今脉沉，故知非纯属太阳，而是少阴阳虚兼太阳外感所致，即**少阴寒病太阳实证**，故治以麻黄附子细辛汤，两解表里之邪。此条乃少阴阳虚兼表实无汗者，非发汗不能解其表，非温经不能复其阳，故用温阳发汗法。此不过权宜之计，若表解而少阴证仍在者，仍从少阴论治，若属少阴本证，则终无发汗之理。

第 302 条云："少阴病，得之二三日，麻黄附子甘草汤微发汗，以二三日无里证，故微发汗也。"本条论述的是少阴病兼表证势较缓的治疗。301 条用附子温经，麻黄发汗，本证也用麻黄、附子，也应有反发热、无汗、脉沉等症状。"无里证"对少阴发汗有非常重要的意义，只有在无吐利等典型的虚寒证的情况下，才能发汗与温经并用，如见吐利等证，表明里寒已盛，此时虽有表证，亦当先救其里，不能表里同治。

又如第 283 条**少阴寒病少阴寒证**曰："病人脉阴阳俱紧，反汗出者，亡阳也，此属少阴……"而 325 条**少阴寒病阳明寒证**曰："少阴病，下利，脉微涩，呕而汗出……"此条文指出，本少阴不应有汗，汗出有亡阴亡阳虚脱之象。

厥阴汗证

厥阴受病，未入于腑，可发汗者，如第 372 条**厥阴病太阳虚证**云："下利腹胀满，身体疼痛者，先温其里，乃攻其表，温里宜四逆汤，攻表宜桂枝汤。"已入于腑，可下者，如 374 条厥阴病阳明实证云："下利谵语者，有燥屎也，宜小承气汤。"

第 334 条厥阴病太阳实证曰："伤寒先厥后发热，下利必自止，而反汗出，咽中痛者，其喉为痹。发热无汗，而利必自止，必便脓血，便脓血者，其喉不痹。"此处汗，一是揭示疾病的本质，即阳亢于上则汗出。二是预示疾病的转归，即无汗，热不得泄则便脓血。

全身汗出而厥逆或四肢厥逆而全身汗出者，称为厥汗。临床上病至少阴，少阴寒化，心肾阳衰；病至厥阴，两阴交尽，阳尽寒极，均可有厥汗发生。故厥汗者，多为阳亡故也，乃预后不良之症，治宜回阳救逆，方可挽救万一。古本第 393 条："大汗，若大下利而厥逆冷者，四逆汤主之。"第 408 条："下利清谷，里寒外热，汗出而厥者，通脉四逆汤主之。"此都属于**厥阴病少阴寒证**。

不可汗论

《伤寒论》中专设不可发汗篇，足见对其重视。发汗的禁忌归纳起来应有阳虚不可发汗、阴虚不可发汗、少阳病不可发汗、太阴里证不可发汗、少阴病不可发汗。但这些都不是绝对的不可发汗，而是根据气血津液阴阳之气的虚实而定。

阳虚不可发汗。《伤寒论》第 49 条太阳实病少阴寒证曰："脉浮者，法当汗出而愈，若下之，身重心悸者，不可发汗，当自汗出乃解……""吐下之余定无完气"，因下后大伤阳气，应该补阳而非发汗。

阴虚不可发汗。《伤寒论》第 50 条太阳实病少阴寒证曰："假令尺中迟者，不可发汗。何以知然？以荣气不足，血少故也。""血汗同源"，故血少者不能采用发汗的方法。同样"咽喉干燥者"（第 83 条）、"淋家"（第 84 条）、"衄家"（第 86 条）、"亡血家"（第 87 条）均不可发汗，因阴血已亏，解表发汗加重伤阴及损伤表阳。

少阳病不可发汗。古本第 295 条太阳实病少阳证曰："伤寒，脉弦细，头痛，发热者，属少阳。不可发汗，发汗则谵语，烦躁，此属胃不和也，和之则愈。"发汗则变为**太阳实病阳明实证**。少阳位于表里之间，当用"和"法。第

148条太阳实病少阳证中的头汗属于"阳微结"，可以小柴胡汤发汗。发汗与否都是要具体问题具体分析的。

少阴病不可发汗。少阴病寒化，发汗则亡阳，如《伤寒论》第286条少阴寒病太阳证"少阴病，脉微，不可发汗，亡阳故也……"而少阴病发汗则上竭，如第294条少阴寒病太阳实证"少阴病，但厥无汗，而强发之，必动其血……是名下厥上竭，为难治"。也有不得不发汗者，如第302条少阴寒病太阳实证"少阴病，得之二三日，麻黄附子甘草汤微发汗，以二三日无里证，故微发汗也"。

厥阴病不可发汗。古本第403条厥阴病太阴证曰："下利清谷，不可攻表，汗出，必胀满。下利，脉沉弦者，下重也；脉大者，为未止；脉微弱数者，为欲自止，虽发热，不死。"

慢性病不可发汗。第85条太阳实病厥阴证曰："疮家，虽身疼痛，不可发汗，汗出则痓。"此处疮家指的是有灸疮的慢性疾病患者和身体虚弱的人。

盗汗

盗汗，其特点是睡时出汗，醒来汗止。**分虚实治之，实者三阳，虚者三阴。**

盗汗之名曾出自《金匮要略·血痹虚劳病脉证并治》，其云"男子平人，脉虚弱细微者，善盗汗也"，故后世认为盗汗多属虚劳，如《丹溪心法》《景岳全书》《临证指南医案》等均持有此观点。现代医家也多以阴虚内热、心血不足证型论治更为常见。从《伤寒杂病论》可见，与盗汗相关的条文共有4条，2条出自《伤寒论》的三阳病篇，太阳、少阳各1条，另2条则出自《金匮要略》，盗汗一词并非只见于《金匮要略·血痹虚劳病脉证并治》一篇。

实者三阳

古本《伤寒杂病论》143条太阳病阳明热证云："太阳病，脉浮而动数，浮则为风，数则为热，动则为痛，头痛发热，微盗汗出，而反恶寒者，表未解也，医反下之，动数变迟，膈内巨痛（胸膜炎），胃中空虚，客气动膈，短气，躁烦，心中懊憹，阳气内陷，心下因硬，则为结胸，大陷胸汤主之（太阳实病阳明热证水分病，胰腺炎、胸腹膜炎）。"

古本《伤寒杂病论》第 299 条**少阳病阳明热证**："三阳合病，脉浮大，上关上（胆胃脉长），但欲眠睡，目合则汗（阳明热），此上焦不通（胆气不降，胆汁反流）故也，宜小柴胡汤（残本无此句）。"目合则汗即指盗汗，临床上常以小柴胡加石膏汤治肺结核之盗汗屡验。可见，盗汗常见于太阳病或少阳病合阳明病时，而脉但浮不紧，是因表虚里热盛。阳明病多在晡时发热发汗，卫气出于表则汗止，卫气入于里则阳明汗出，故盗汗。

古本《伤寒杂病论》第 577 条**太阳虚病太阴证**："黄汗之病，两胫自冷，假令发热，此属历节。食已汗出，暮常盗汗，此荣气热也；若汗出已，反发热者，久久身必甲错；若发热不止者，久久必生恶疮；若身重，汗出已辄轻者，久久身必瞤，瞤即胸痛；又从腰以上汗出，以下无汗，腰髋弛痛，如有物在皮中状，剧则不能食，身疼重，烦躁，小便不利，此为黄汗，桂枝加黄芪汤主之。"

黄汗，现在一般在城市中已经见不到这种病了，但是于体力劳动者还是可以见到。仲景说这是因为汗出入水，就是运动、劳动后大汗出，直接入水、冲凉水澡或跳入游泳池，就出现黄汗了。很多人发现自己的白衬衫，尤其是腋窝部分，还有领口等部位，经常是黄色的，就是这个原因。于轻证，仲景用黄芪芍药桂枝苦酒汤治之，重证即出现关节冷痛、腰以上出汗、下身无汗、皮下痒等，则以桂枝加黄芪汤治疗，一剂知。基本上就是黄芪桂枝五物汤加减，仲景用黄芪去黄，即去三焦的黄汗。

虚者三阴

古本第 504 条**太阴病太阳虚证**曰："虚劳里急，悸衄，腹中痛，梦失精，四肢酸疼，手足烦热，咽干口燥者，小建中汤主之。"古本《伤寒杂病论》第 502 条**少阴热病太阳虚证**："男子平人，脉虚弱细微者，喜盗汗也。"脉虚弱细微者，气血俱不足也，少阴肾之阴血亏虚，虚热内炽，卫气入于阴分不全，又卫外无力，审脏无他病，故其人喜盗汗也。古本第 501 条**少阴寒病太阳虚证**曰："失精家，少阴脉弦急，阴头寒，目眩，发落，脉极虚芤迟者，为清谷亡血失精；脉得诸芤动微紧者，男子则失精，女子则梦交，桂枝龙骨牡蛎汤主之。天雄散亦主之。"古本第505条厥阴病阳明寒证曰："虚劳里急，诸不足者，黄芪建中汤主之。"故三阴精血亏虚之盗汗以桂枝龙骨牡蛎汤、天雄散、小建中汤、黄芪建中汤加减主之，皆为的方。

头汗证

太阳头汗

古本第115条太阳虚病阳明热证："太阳病中风，以火劫发汗，邪风被火热，血气流溢，失其常度，两阳相熏灼，其身发黄，阳盛则欲衄，阴虚小便难，阴阳俱虚竭，身体则枯燥，但头汗出，剂颈而还，腹满，微喘，口干，咽烂或不大便，久则谵语，甚者至哕，手足躁扰，捻衣摸床，小便利者，其人可治，宜人参地黄龙骨牡蛎茯苓汤主之。"

古本第143条太阳实病太阳虚证水分病曰："太阳病，脉浮而动数……若不结胸，但头汗出，余处无汗，剂颈而还，小便不利，身必发黄，五苓散主之。"

古本第146条太阳实病阳明经证水分病曰："但结胸无大热者，此为水结在胸胁也（胸膜炎），但头微汗出者，大陷胸汤主之。"水热互结，邪热在水中被郁遏，水蓄不下，阳热深遏于内，难以透转外达，故仅见头微汗出而周身无汗，无大热。此处头微汗出，实乃热实结胸，水热互结的明征，故以大陷胸汤泻热逐水。

古本第157条太阳虚病少阳证气分病曰："伤寒五六日，已发汗而复下之，胸胁满，微结，小便不利，渴而不呕，但头汗出，往来寒热，心烦者，此为未解也，柴胡桂枝干姜汤主之。"

古本第158条太阳实病少阳证气分病曰："伤寒五六日，头汗出，微恶寒，手足冷，心下满，口不欲食，大便硬，脉细者，此为阳微结，必有表，复有里也。脉沉者，亦在里也，汗出为阳微。假令纯阴结，不得复有外证，悉入在里，此为半在里半在外也（少阳证），脉虽沉细，不得为少阴病。所以然者，阴不得有汗，今头汗出，故知非少阴也，可与小柴胡汤。设不了了者，得屎而解。"少阳主疏泄，通水火气机之通道，今少阳枢机不利，郁热外透不畅，独循阳位上越，迫津汗出，故见"但头汗出"。本病虽有里证，但以"阴不得有汗"，须与少阴里证相鉴别，治疗当以小柴胡调节少阳枢机，使热透表邪得解。

阳明头汗

古本第207条阳明寒病太阴证曰："阳明病，被火，额上微汗出，而小便不利者，必发黄。"素蕴寒湿热，或寒湿外袭，郁而不达，邪郁中焦，湿阻于中，灸火蒸腾于上，而额上微汗出。茵陈理中汤类主之。

古本第224条阳明热病少阳证血分病曰："阳明病，下血，谵语者，此为热入血室，但头汗出者，刺期门，随其实而泻之，濈然汗出则愈。"本证为阳明病热入血室，邪热迫血妄行，故见"下血"之主病。邪热乘血室空虚之机，与血搏结，血热相搏，热不得外越，薰蒸于上，故见"但头汗出"之症。因胸胁少腹为肝经所过之地，血室隶属于肝脉，故刺期门以泻其实，使邪热从外宣泄，诸症随濈然汗出而解。大柴胡汤加减也主之。

古本第236条阳明热病少阴心热证曰："阳明病，下之，其外有热，手足温，不结胸，心中懊憹，饥不能食，但头汗出者，栀子豉汤主之。"阳明病下后，邪热未尽，而留扰胸膈。郁热不能透散而上腾，故但头汗出而身无汗。栀子豉汤轻清宣透，清疏中焦，可解上焦之郁，开透上焦可安中除烦。郁热一解，头汗随之而愈。

古本第244条阳明热病太阴证曰："阳明病，发热汗出者，此为热越，不能发黄也。但头汗出，身无汗，剂颈而还，小便不利，渴引水浆者，此为瘀热在里，身必发黄，茵陈蒿汤主之。"本证为阳明湿热亢盛不能外越或误用攻下，邪热内陷，与太阴湿邪相结所致。阳明湿热郁蒸，迫使汗液循经上越，而发为头汗。头为诸阳之首，热为阳邪，欲外越而从汗出，但因湿之黏腻纠缠不得宣泄，故"但头汗出，余处无汗，剂颈而还"。湿热郁遏，壅结中焦，影响肝胆疏泄，太阴土困木郁，胆汁不循常道，发为黄疸。同时因太阴湿为阴邪，欲下泄而从小便出，但又被热邪牵引，湿热搏结，膀胱气化不利，故又伴见小便不利。治则以茵陈蒿汤清热利湿退黄，热泻湿去则头汗自消。

厥阴头汗

古本第 632 条厥阴病少阳证曰:"产妇郁冒,其脉微弱,呕不能食,大便反坚,但头汗出。所以然者,血虚而厥,厥则必冒,冒家欲解,必大汗出。以血虚下厥,孤阳上出,故头汗出也。所以产妇喜汗出者,亡阴血虚,阳气独盛,故当汗出,阴阳乃复。大便坚,呕不能食者,小柴胡汤主之。"

六经皆有可汗者,六经亦皆有不可汗者,当依其表里顺逆而为之,故仲师云"本发汗,而复下之,此为逆也;若先发汗,治不为逆。本先下之,而反汗之,为逆,若先下之,治不为逆。"正如郭雍在《伤寒补亡论》中所言:"三阴可下,三阳可汗,此言其大略也。阳之中自有可汗不可汗证,阴之中自有可下不可下证。故阴阳之中,又当各详其可汗可下而施行之。"余此之外者,又当"观其脉证,知犯何逆,随证治之"。

师◎胸痛

《素问·举痛论》曰："寒气客于背俞之脉则脉泣，脉泣则血虚，血虚则痛，其俞注于心，故相引而痛（心肌缺血），按之则热气至，热气至则痛正矣。""寒气客于五脏，厥逆上泄，阴气竭，阳气未入，故卒然痛死不知人，气复反则生矣。"

《灵枢·厥病论》曰："厥心痛，与背相控，善瘈，如从后触其心，伛偻者，肾心痛也（心梗后背疼痛者），先取京骨、昆仑，发狂不已，取然谷。厥心痛，腹胀胸满，心尤痛甚，胃心痛也（心梗胃痛者），取之大都、太白。厥心痛，痛如以锥针刺其心，心痛甚者，脾心痛也（心梗腹痛者），取之然谷、太溪。厥心痛，色苍苍如死状，终日不得太息，肝心痛也（心梗腹痛者），取之行间、太冲。厥心痛，卧若徒居，心痛间，动作痛益甚，色不变，肺心痛也（肺栓塞），取之鱼际、太渊。真心痛（大面积心肌梗死），手足青至节，心痛甚，旦发夕死，夕发旦死。心痛不可刺者，中有盛聚（血栓），不可取于腧。"

《灵枢·杂病》曰："心痛引腰脊，欲呕，取足少阴。心痛，腹胀啬啬然，大便不利，取足太阴。心痛引背，不得息，刺足少阴；不已，取手少阳。心痛引小腹满。上下无常处，便溲难，刺足厥阴。心痛，但短气不足以息，刺手太阴。心痛，当九节（筋缩穴）刺之，按，已刺按之，立已；不已，上下求之，得之立已。"

第21条太阳虚病少阴寒证："太阳病，下之后，脉促，胸满者，桂枝去芍药汤主之。"第22条："若微寒者，桂枝去芍药加附子汤主之。"本证为胸阳不振，邪陷胸中，但未与痰、水、瘀相搏，且正气仍能奋起抗邪，正邪交争，故见胸满与脉促。桂枝汤中芍药酸寒阴柔，加速上下腔静脉回流，加重心脏前负荷，有碍胸满，是以去之，则变阴阳调和之剂为辛温扶阳之方。若兼见脉微恶寒者，为阳气损伤较重，于上方中再加附子，以温复阳气。二方皆以振奋胸阳为能事，对胸阳不振，阴寒内盛之胸满、胸痛等证，有良效。治疗心肌炎、胸痹、胸满等神效。心阳不振（心功能不全）用桂枝去芍药加附子汤，有寒湿寒痰用栝蒌薤白半夏汤等，肺阳不振用甘草干姜汤。

《金匮要略·胸痹心痛短气病脉证并治第九》曰："心中痞，诸逆，心悬痛，桂枝生姜枳实汤主之。"桂枝生姜枳实汤方：桂枝、生姜（各三两），枳实（五枚），上三味，以水六升，煮取三升，分温三服。心胃综合征，心悬痛为心包炎、纵隔痰饮，以气逆上犯为病机，胸中不宽快，堵塞感严重。

胸痛，外关透内关。

太冲、合谷四关穴可以流行周身气机。

较轻的胸痛症状，如"胸中窒""胸中结痛"的栀子汤证，栀子汤证在现代医学上类似于食道炎、食道憩室、食道息肉等，以及心绞痛等症状，一味栀子即可解决问题。如果是食道问题，可酌加淡豆豉、生甘草、黄芩等，如果是心绞痛，可酌加栝蒌薤白半夏白酒汤等。

心律不齐，不论预激、室早、房早、窦性不齐等，巨阙（心之募穴，副交感神经节）、关元（小肠募穴，副交感神经节）、内关、公孙主之，类似于炙甘草汤之用。

心脏骤停，急针关元、少府（心经本穴），立起。

胸痹方证

胸痹类型	证		方剂
心包积液纵隔积液	轻	胸痹，喘、息、咳、唾，胸背痛，寸脉沉迟，关上小紧数者	栝蒌薤白白酒汤
	中	胸痹不得卧，心痛彻背者	栝蒌薤白半夏汤
	重	胸痹，心中痞，留气结在胸，胸满，胁下逆抢心者	枳实薤白桂枝厚朴栝蒌汤主之；桂枝人参汤亦主之
	纵隔	胸痹，胸中气塞，或短气者，此胸中有水气	茯苓杏仁甘草汤主之，橘皮枳实生姜汤亦主之
	重	胸痹，心中悬痛者	桂枝生姜枳实汤
	胃	胸痹，心下悸者，责其有痰也	半夏麻黄丸
肺栓塞		胸痹，其人常欲蹈其胸上，先未苦时，但欲饮热者	旋覆花汤

胸痹类型	证	方剂
不稳定心绞痛	胸痹，时缓时急者	薏苡附子散
急性心肌梗死	胸痹，胸痛彻背，背痛彻胸者	乌头赤石脂丸
动脉瘤破裂 主动脉夹层	胸痹，心下痛，或有恶血积冷者	九痛丸

临床治疗各种心动过缓、心动过速、心律不齐、房性及室性心律失常等**传导系统**疾病，如房颤、房早、室早、预激综合征等，以炙甘草汤加减，如加苦参等，有稳定心律的作用，类似于胺碘酮、心律平类药物，结合医算，基本不离肯綮。

而仲景胸痹方则是针对心包积液（这里的心包积液不局限于西医的单纯心包积液，还有心脏解剖结构中的一些水气犯邪，如瓣膜畸形、房室结构异常等）为主，因为心包积液会改变心房心室的结构，造成各种瓣膜病。

仲景四逆汤系列则是以心脏泵功能的各种 α、β 受体、肾上腺素受体等为主的**神经内分泌系统**主方，类似于西医的强心利尿扩血管药物。

仲景治疗**不稳定心绞痛**，即"胸痹缓急者，薏苡附子散主之"。薏苡附子散方，薏苡仁十五两、大附子十枚（炮）。

中医的真心痛才是西医的**心肌梗死**，《灵枢·厥病》："真心痛，手足青至节，心痛甚，旦发夕死，夕发旦死"，《医碥·心痛》："真心痛，其证卒然大痛，咬牙噤口，气冷，汗出不休，面黑，手足青过节，冷如冰，旦发夕死，夕发旦死，不治。不忍坐视，用猪心煎取汤，入麻黄、肉桂、干姜、附子服之，以散其寒，或可死中求生。"其证心痛恰在心窝之中，伴手足冰冷，面目青红，冠脉及血液重度缺氧。仲景在治尸蹶，脉动而无气，气闭不通，故静而死者，提出"令人以桂屑着舌下"。给药的途径有很多种，从药物的吸收速度来看，舌下含服仅次于气雾吸入而列第二位。药物通过舌下黏膜直接吸收入血液循环，这样就避免了口服药物所引起的肝脏首过效应，以及在胃内的降解损失，使药物能够高浓度到达靶器官。舌下含化确为有效的救卒死给药途径，近代用硝酸甘油片舌下含服治疗心绞痛，较仲景倡此法要落后一千余年。

仲景乌头赤石脂丸来源于《金匮要略·胸痹心痛短气病脉证治第九》，是仲景治疗急性心肌梗死的首选方子，由蜀椒 14 克、乌头 7.5 克（炮）、附子 7 克（炮）、干姜 14 克、赤石脂 14 克组成，主治：心痛彻背，背痛彻心，寒凝心脉，手足不温。本方具有抗凝扩冠通栓保护心肌的作用。

至于陈旧性心肌梗死，**动脉瘤破裂、主动脉夹层等重证**，仲景以九痛丸来治疗，原文载其可治九种心痛，"胸痹，心下痛，或有恶血积冷者，九痛丸主之"，其方：附子三两（炮），生狼牙一两（炙香），巴豆一两（去皮心，熬，研如脂），人参、干姜、吴茱萸各一两。上六味，末之，炼蜜丸如桐子大，酒下，强人初服三丸，日三服，弱者二丸。还治卒中恶，腹胀痛，口不能言。又连年积冷，流注心胸痛，并冷肿上气，落马坠车血疾等，皆主之，忌口如常法。

遁◎胃痛与腹痛

胃痛，又称胃脘痛，是以上腹胃脘部近心窝处发生疼痛为主证的病证。《内经》最先记载"胃脘痛"一词，如《灵枢·经脉》曰："脾足太阴之脉……是动则病舌本强，食则呕，胃脘痛，腹胀善噫。"《灵枢·胀论》曰："胃胀者，腹满，胃脘痛，鼻闻焦臭，妨于食，大便难。"但其名不一，常与心痛混淆，如《素问·五常政大论》曰"风行于地，尘沙飞扬，心痛胃脘痛，厥逆不通，其主暴速"，《素问·六元正纪大论》曰"故民病胃脘当心而痛，上肢两胁，膈咽不通，食饮不下"。《伤寒论》中虽无"胃脘痛"一词，但原文中多处论及"心下急""胸下结硬""心中疼热""小结胸病，正在心下，按之则痛"等，均可指代胃痛。《伤寒论》据胃痛之不同程度，还论及诸如"心下满痛""心下满微痛""心自下满而硬痛"之类，并随证治之。其实多为胃及十二指肠溃疡、急慢性胃炎、功能性消化不良、胃痉挛等疾病出现以上腹部胃脘疼痛为主证者。

据手心的寒热可以诊断腹中的寒热，手掌的颜色也可以诊断腹部的寒热温凉，色青主痛，色白主虚，色赤主热，色黄主湿，色黑主寒。手掌对应腹部，手背对应背部，手掌的寒温对应腹部的寒温，手背的寒温对应背部的寒温。其中的具体纹理与八卦藏象部位也与腹部对应。手足溅然汗出者，胃热与胃寒两种情况，便秘为胃热，大便先硬后溏为胃寒。

《伤寒论》397条原文中记载有腹征的条文有114条，占了全书的四分之一以上，《金匮要略》全书24篇中有4篇记载有腹征。在《伤寒论》和《金匮要略》中，张仲景记述了"心下""胁下""腹中""少腹""小腹""绕脐""脐下""从心下至少腹"等病感部位及痛、胀、痞、悸、跳、饥、空虚、交结、肠鸣、支满、烦重、气上冲等感觉之象。

《灵枢·肠胃》中指出："胃纡曲屈，伸之，长二尺六寸，大一尺五寸，径五寸，大容三斗五升。"《灵枢·平人绝谷》又进一步指出"其中之谷常留二斗，水一半五升而满";《难经·四十二难》说："脾重二斤三两，扁广三寸，长五寸，有散膏（胰腺）半斤，主裹血，温五脏，主藏意。"这是对脾胃胰腺的形态、容量、重量比较详尽的记载。《素问·太阴阳明论》"脾与胃以膜相连耳"。《素问·刺禁论》曰："脾为之使，胃为之市。"

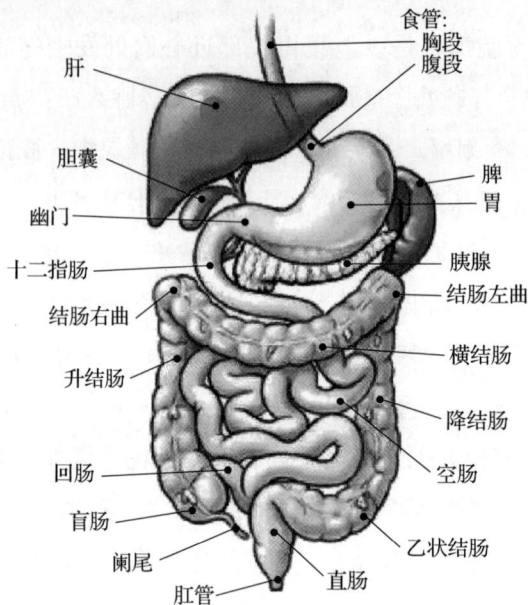

《素问·举痛论》曰："寒气客于肠胃之间，膜原之下，血不得散，小络急引故痛，按之则血气散，故按之痛止。""寒气客于肠胃，厥逆上出，故痛而呕也。寒气客于小肠，小肠不得成聚，故后泄腹痛矣。""寒气客于冲脉，冲脉起于关元，随腹直上，寒气客则脉不通，脉不通则气因之，故喘动应手矣。""寒气客于厥阴之脉，厥阴之脉者，络阴器，系于肝，寒气客于脉中，则血泣脉急，故胁肋与少腹相引痛矣。""厥气客于阴股，寒气上及少腹。血凝在下相引，故腹痛引阴股。""寒气客于小肠膜原之间，络血之中，血涩不得注于大经，血气稽留不得行，故宿昔而成积矣。""帝曰：所谓言而可知者也。视而可见奈何？岐伯曰：五脏六腑，固尽有部，视其五色，黄赤为热，白为寒，青黑为痛，此所谓视而可见者也。"《素问·厥论》曰："脾主为胃行其津液（消化液）者也。"《素问·奇病论》曰："夫五味入口，藏于胃，脾为之行其精气，津液（消化液）在脾。"

尤其胃部，主证有呕逆飧泄、痞满疼痛、饮食异常。仲景书中常出现"胃"的词语有：胃气生热、胃气强、胃气不和、胃气弱、胃中干、胃中干燥、胃中燥、胃中有热、胃中有邪气、胃中水竭、胃中虚、胃中空虚、胃中冷、胃中虚冷、胃中寒冷、胃中不和、胃中必有燥屎五六枚、胃中有燥屎、胃家实、胃不和、胃和则愈，等等。宗其大略，不外寒热虚实四种。胃寒法（溃疡）理中汤、四逆散、吴茱萸汤类主之。胃热法（胃炎）黄连汤、小柴胡汤、泻心汤、温胆汤类主之。胃虚法（消化不良）补中、建中汤、旋覆代赭汤主之。胃实法（占位、肿物）承气汤、十枣汤、瓜蒂散类主之。统曰之和胃法。

腹的外观之象主要包括腹之形状、大小，腹皮色泽，有无青筋显露、异常突起、包块、跳动等。如《金匮要略》中对腹部形状、大小的记载："黄家日晡所发热……其腹如水状，大便必黑"，"皮水……其腹如鼓"，"……病水腹大，小便不利"，"肝水者，其腹大不能自转侧"，"妇人少腹满如敦状……"等。针对这些腹部膨满胀大的外观形状以及上下窄中部宽的特殊形状（敦状），《腹证奇览》具体描述为："腹实满，腹皮起青筋，纵横交错，腹色赤而发光。"

再如对腹皮的描述："五劳虚极羸瘦，腹满不能饮食……内有干血，肌肤甲错"。"肠痈之为病，其身甲错"。所谓"肌肤甲错"，即肌肤干燥粗糙，状若鳞甲；"黄疸腹满……"，其身（包括腹皮）色黄如橘色或如烟熏。又如对异常突起、冲动等的描述："……腹中寒，上冲皮起，出现有头足"等胃扭转、肠痉挛、肠梗阻等症状，对此《腹证奇览》曰："时时如蛇行，或如在腹中游走，其头似痛，尾悲伤，不能延伸之状，其患难忍。"另《皇汉医学》曰："本方之病者，因屡见腹壁胃肠弛张纵胀，而胃与子宫，因之下重者甚多；上冲皮起出现者，是胃肠蠕动不安之状，隐见于皮表也；有头足上下者，谓被气体充满之肠管，或假性肿瘤状，出没于上下左右也。"

腹证中，"心下"证的种类最多，归纳起来有18种象，分别是：心下满，心下逆满，心下痞，心下支结，心下硬，心下濡，心下痛，心下按之则痛，心下悸，悸，脐上筑，心下满而微痛，心下满而硬痛，心下满而不痛，心下至少腹硬满而痛不可近，心下痞硬，心下痞硬满引胁下痛，心下痛按之石硬。这些象各自反映的机是完全不同的，但是相互间的差别却不大。

按压感觉之象主要是切其痛与不痛、喜按与否、腹皮弛张坚濡与否、有无肿块和水肿等。如切腹之痛与不痛："病腹满按之不痛者为虚，痛者为实"，"按之心下满痛者，此为实也，当下之……宜大柴胡汤"，"肠痈者，少腹肿痞，按即痛如淋……"根据痛与不痛进而可推知喜按与否，按之不痛者则为喜按，按之痛者则为拒按，这有利于虚实的辨别。再如切腹皮之弛张："夫失精家，少腹弦急……"，"淋之为病……小腹弦急，痛引脐中"。

《灵枢·杂病》"小腹满大，上走胃。至心，渐渐身时寒热，小便不利，取足厥阴。腹满，大便不利，腹大，亦上走胸嗌，喘息喝喝然，取足少阴。腹满食不化，腹响响然，不能大便，取足太阴。""腹痛，刺脐左右动脉（天枢），已刺按之，立已；不已，刺气街（气冲穴），已刺按之，立已。"

痞和满都意味着局部组织按之有抵抗力，痞的抗力软、无反射，满的抵力紧，有反射。与满有关的臌和胀，都是由心下到胃肠间、气水凝滞、轻按则软，重按则有气体游走而鸣或水音放散，有反射抵抗的叫臌，无反射抵抗的叫胀。

胀、满、臌有虚实及病因水、气、血之分。鼓之如鼓，声空清亮为胀，多为虚寒，鼓之如石，声低沉为邪实，按之凹陷不复为水胀，按之即起为气胀，坚硬不移而痛为瘀血。

太阳病消化证

太阳病太阳证。主要临床表现是呕逆。如第3条太阳实病太阳实证："太阳病，或已发热，或未发热，必恶寒，体痛，呕逆，脉阴阳俱紧者，名为伤寒。"第12条太阳虚病太阳虚证的"太阳中风，阳浮而阴弱，阳浮者，热自发，阴弱者，汗自出，啬啬恶寒，渐渐恶风，翕翕发热，鼻鸣干呕者，桂枝汤主之"。干呕虽非桂枝汤必具证，而为桂枝汤之常兼证，故仲景于《金匮要略·妇人产后病脉证治》阳旦汤证条亦指出干呕一证，故桂枝汤（即阳旦汤）亦可治胃气不和所致妊娠呕吐。

太阳病阳明证。《伤寒论》13、134、135、136、137、138、141、149条等证治。按外邪内陷与痰水搏结之具体情况大致可分为**痰水热互结、痰热互结及饮寒互结**三种病机。痰水热互结者，治以泻热散结，攻逐水饮法，据病位、病势之别辨证投大陷胸汤及大陷胸丸；痰热互结者，治以清热涤痰开结法，投小陷胸汤；饮寒互结者，治以温寒逐水，涤痰破结法，投三物小白散。阳明虽多实证热证，但其不全是实证热证，阳明虚寒证亦是常见之证。

陷胸汤证主要病位在三焦消化道外部的脏器，如肝胆脾胃，纵隔、横膈、胸腔、腹腔等部位的炎症、渗出液、漏出液等病理因素。而**承气汤**主要病位在消化道内部，病因包括菌群失调与肠动力障碍，如大黄甘草汤在胃脘幽门，调胃承气汤在十二指肠，麻黄连翘赤小豆汤在化脓性胆囊炎及胆结石，小承气汤在小肠，建中汤在小肠，薏苡附子败酱散在小肠及盆腔，大黄牡丹汤在盲肠，大黄附子汤在升结肠，枳术汤、厚朴三物汤在横结肠，大承气汤在降结肠及直肠，等等。而**泻心汤**则是针对胃炎〔大黄黄连泻心汤之糜烂性胃炎和化脓性胃炎、甘草泻心汤之萎缩性胃炎（腺体萎缩、肠上皮化生、上皮瘤样变）、半夏泻心汤之肥厚性胃炎、附子泻心汤之肠化生及瘤样胃炎等〕为主的寒热错杂病变，**所谓热邪**就是炎症反应，白细胞、C反应蛋白、降钙素原等指标会有升高的反应。这时可看嗜酸细胞及嗜碱细胞，如嗜酸细胞高则多为风寒，嗜碱细胞高则多为风热、风温。

太阳虚病少阳证。如第146条："伤寒六七日，发热，微恶寒，支节烦疼，微呕，心下支结，外证未去者，柴胡桂枝汤主之。"第148条："伤寒五六日，头汗出，微恶寒，手足冷，心下满，口不欲食，大便硬，脉细者，此为阳微结，必有表，复有里也，脉沉亦在里也。汗出为阳微，假令纯阴结，不得复有外证，悉入在里，此为半在里半在外也。脉虽沉紧，不得为少阴病。所以然者，阴不得有汗，今头汗出，故知非少阴也，可与小柴胡汤。设不了了者，得屎而解。"

太阳虚病太阴证。《伤寒论》28条经投桂枝汤或下法后，病仍不解且未生变，机体气化失利，水饮内停，里气闭阻，胃气壅滞，而成之胃痛，治以健脾益阴利水法，投桂枝去桂加茯苓白术汤；《伤寒论》第71、74、156条治营卫失和，水饮内停，气化不利，而成之胃痛，治以外散风寒、通阳化气利水法，投五苓散。五苓散证三条条文虽未明言"心下痛"，但提及"胃气""水逆""心下痞"，与胃痛自然相关。

太阳实病少阴寒证。主要临床表现是呕、心下逆满、心下悸。如第40条："伤寒表不解，心下有水气，干呕，发热而咳，或渴，或利，或噎，或小便不利，少腹满，或喘者，小青龙汤主之。"此干呕为表寒外束，水饮内阻，影响胃腑所致。伤寒表不解之呕吐，葛根汤发之可已，水饮内阻之呕吐，五苓散化之可解。惟外寒内饮之呕，必用小青龙汤以表里双解。小青龙汤中以干姜配半夏，能温化中焦水气，降逆、和胃、止呕、化痰，散饮。

太阳虚病少阴寒证。如第 67 条："伤寒，若吐若下后，心下逆满，气上冲胸，起则头眩，脉沉紧，发汗则动经，身为振振摇者，茯苓桂枝白术甘草汤主之。"此心下逆满乃因误用吐下伤心阳，心阳虚不能制肾水，水饮上冲。茯苓桂枝白术甘草汤中重用茯苓淡渗利水，佐白术健脾燥湿，复其运化。桂枝、甘草，辛甘化合，平冲降逆，通阳化饮。

阳明病消化证

阳明实病阳明热证。经证的主要临床表现是腹满、口舌干燥、烦渴。如第 219 条："三阳合病，腹满，身重，难以转侧，口不仁，面垢，谵语，遗尿。发汗则谵语。下之则额上生汗，手足逆冷。若自汗出者，白虎汤主之。"此条文中的腹满乃邪热内盛、胃气不通所致，口不仁乃是胃热炽盛、津液受灼所致，面垢则是阳明经循面、邪浊熏蒸上犯所致。方用白虎汤独清阳明里热。方中石膏辛甘大寒，清热功能尤长，入肺泻火，除烦。知母苦寒而润，泻火滋阴止渴，与石膏合用，可清阳明独盛之热。炙甘草、粳米益气调中，既可使气足津生，又可使大寒之品不致伤中。

腑证的主要临床表现是便秘、口渴、发热。如第 215 条："阳明病，谵语，有潮热，反不能食者，胃中必有燥屎五六枚也。若能食者，但硬耳。宜大承气汤下之。"此条中的胃中必有燥屎五六枚也乃阳明胃热，津液干燥，浊气壅滞不行。方用大承气汤下燥屎。大承气汤方中用大黄苦寒，泻热去实，荡涤肠胃，后下其力更峻。芒硝咸寒，软坚润燥，通下燥结。枳实、厚朴重用行气破滞，辅助硝黄，如顺水推舟，使应下之燥热结实豁然而出。四味相合，实为攻下实热、荡涤燥结之峻剂。

阳明实病太阴证。"趺阳脉浮而涩，浮则胃气强，涩则小便数，浮涩相搏，大便则硬，其脾为约，麻子仁丸主之。"本证发于太阳病发汗、泻下、利小便后，亡津液，胃中干燥，虽有胃肠燥热，但毕竟以胃阴虚为主。阳土之气无阴液眷恋而不能降，故大便硬，由此又引起了阴土之气的不升。脾胃同居中土，为气机升降的枢纽，当其旋转之时，如胃气不能从右而降，则脾气亦不能从左而升。本证即因胃气不降而约束脾气不升，故称为"脾约"证，但病本在胃。脾为胃行其津液，可将水谷精微上输于肺，再布于全身。今脾气不升，则胃中水谷津液还由小肠偏渗膀胱，故小便数，津液亦不能还入胃中，故大便硬不得缓解。津液偏渗亦使脾脏自身阴液亏乏，故趺阳脉既因胃气不降而脉浮，复因脾气不升、脾阴不足而脉涩。胃气不降是病态的亢奋，故曰"浮则胃气强"；脾气不升而津液偏渗，故曰"涩则小便数"。究其原因是胃强不降致脾弱不升，故曰"浮涩相搏，大便则硬，其脾为约"。胃不降，脾不升，胃强脾弱，脾被约束，故曰"脾约"。

阳明实病少阴热证。"肠痈者，少腹肿痞，按之即痛，如淋，小便自调，时时发热，自汗出，复恶寒。其脉迟紧者，脓未成，可下之，当有血。脉洪数者，脓已成，不可下也。大黄牡丹汤主之。"（《金匮要略·疮痈肠痈浸淫病脉证并治第十八》）大黄牡丹汤方：大黄（四两）、牡丹（一两）、桃仁（五十个）、瓜子（半升）、芒硝（三合），上五味，以水六升，煮取一升，去滓，内芒硝，再煎沸。顿服之，有脓当下，如无脓，当下血。大黄牡丹汤主治肠痈初起之痞块，如脓完全形成，万不可下，否则易穿孔形成腹膜炎。大黄、芒硝同用，可涤荡肠腑湿热邪毒，大黄、丹皮同用，可凉血散瘀，《神农本草经》记载桃仁主瘀血，在桃核承气汤中便与大黄、芒硝组成经典配伍，从肠道下血，冬瓜仁清热利湿，最利排脓消痈。脓液、瘀血、湿热互结而为痞块，大黄牡丹汤能排脓消肿、逐瘀下血、清热利湿，痞块自能消除。

阳明寒病厥阴证。阳明胃痛，胃痛隐隐，时作时止，时轻时重，病程长久者，治以温中散寒法，投 243 条吴茱萸汤。

在小腿处有一全息人，头部在委中，脚部在脚跟，承山穴为腹部，上下对应阿是穴即可。如有腹痛便秘，其救急之法，即按压承山穴之处，腓肠肌左中右的疼痛部位，其处必有结筋之节，揉按开其筋节，必痛不可忍，可忍之时，即便出之时。

少阳病消化证

少阳病阳明实证。《伤寒论》103条云"呕不止，心下急，郁郁微烦者，为未解也，与大柴胡汤，下之则愈"，其中"心下急"即胃脘部拘急不舒或疼痛的感觉。103条治伤寒少阳病兼阳明胃家实证之胃痛，其胃痛拘急不舒，心烦喜呕，口苦咽干，胁胀苦满，大便难下，脉弦或沉紧，治以和解通下法，投大柴胡汤。

少阳病少阳证。如第96条："伤寒五六日，中风，往来寒热，胸胁苦满，嘿嘿不欲饮食，心烦喜呕，或胸中烦而不呕，或渴，或腹中痛，或胁下痞硬，或心下悸、小便不利，或不渴、身有微热，或咳者，小柴胡汤主之。"本证有"喜呕"，仲景作了自注，大意是说，邪欲入而正拒之，正邪分争。胃失和降，气上逆则作呕，盖木易克土，胆喜犯胃。胃不和则呕，故以柴、芩清少阳之邪，而以参、草、姜、夏、枣以和胃止呕。呕是柴胡剂主证之一，在《金匮要略·呕吐哕下利病脉证治》中，仲景认为"伤寒中风，有柴胡证，但见一证便是，不必悉具"。故《金匮要略》有"呕而发热，小柴胡汤主之"。《金匮要略·黄疸病脉证并治》云："诸黄，腹痛而呕，宜柴胡汤。"《金匮要略·妇人产后病脉证治》云："产妇郁冒（产后抑郁证），其脉微弱，呕不能食……小柴胡汤主之。"

临床常见的胆管结石，一般治以小柴胡汤加醋五倍子、海金沙、滑石、郁金、枳实等，如果是胆囊炎或脓肿的话，可加茵陈、薏米、白术、附子等。《素问·缪刺论》曰："邪客于足少阳之络，令人胁痛不得息，咳而汗出，刺足小指次指爪甲上，与肉交者（窍阴）各一痏，不得息立已，汗出立止，咳者温衣饮食，一日已。左刺右，右刺左，病立已。不已，复刺如法。"

太阴病消化证

《灵枢·经脉》提出太阴经"是动病"与"所生病"有"食则呕，胃脘痛、腹胀善噫，食不下"等证，太阴病主要临床表现是吐、不欲饮食。如第273条太阴病太阴证："太阴之为病，腹满而吐，食不下，自利益甚，时腹自痛。若下之，必胸下结硬。"此条文中的吐为寒湿犯胃，胃气上逆，浊阴不降。时腹自痛为寒湿停滞，"胸下结硬"即胃脘痛，乃胃肠气机不畅所致。理中汤证病机是脾胃气虚，脏有寒邪。脾胃气虚，运化无力则不能承受水谷。脏有寒邪则升降乖乱，故见上吐下利而为太阴之主证。理中剂用人参、炙甘草健脾益气，干姜温中散寒，白术健脾燥湿，全方健脾散寒，中焦升降调和则吐逆自止。故为太阴病之主方。

《伤寒论》279 条云："本太阳病，医反下之，因尔腹满时痛者，属太阴也，桂枝加芍药汤主之（太阴病太阳虚证）；大实痛者，桂枝加大黄汤主之（太阴病阳明实证）"。太阳病当取汗法，禁用下法，今不当下而误下，误下伤脾，脾失健运，气机阻滞，血脉不和，经络不通，而发为痛，治以通阳和中、缓急止痛法，投桂枝加芍药汤，以补脾通络止痛。痛甚或伴便秘者，加大黄以增化瘀导滞通络止痛之功。

桂枝加芍药汤本治太阴腹痛，为何此处用于治疗太阴胃痛？一是脾胃为后天之本，互为表里，通过经络相联系，太阴胃痛和太阴腹痛可以同时存在；二是太阴胃痛与太阴腹痛者病机一致，仅是病位各异，一在胃脘部，一在胃脘下、耻骨毛际上，此属异病同治，体现了《伤寒论》以病机为核心的辨证论治观。桂枝汤外调营卫，内和脾胃，桂枝汤加减治疗胃痛的临床案例很多，如大小建中汤。桂枝汤增加芍药用量（即桂枝加芍药汤），则更增缓急止痛之功，因为芍药可以双向调节门静脉系统压力，令其恢复正常，促进静脉回流，而仲景《伤寒论》中芍药皆为赤芍，因为那时还没有白芍一说，赤芍既可柔肝缓解门静脉系统高压，又可活血化瘀改善血液动力学指标，桂枝是改善肝脏及周身微循环系统的主药之一，细辛也是，故芍药或赤芍与桂枝是桂枝汤的灵魂所在。无论是小肠还是胃脘的疼痛，都与门静脉系统相关。食管静脉丛、胃底静脉、胃左静脉、脾静脉、肠系膜上下静脉、肾静脉、脐静脉等都与肝门静脉系统互通互动，而肝门静脉系统正是这些中焦静脉系统的中枢交通系统，肯綮所在，牛耳所执。

《小品方》解急蜀椒汤，治"寒疝心痛如刺，绕脐绞痛，腹中尽痛，白汗自出欲绝"的解急蜀椒汤（蜀椒、附子、粳米、干姜、半夏、大枣、甘草），即是《金匮要略》的**太阴病少阴寒证**之附子粳米汤与**太阴病厥阴证**之大建中汤合方，减去人参、饴糖而成。

温肠汤也可治疗一切肠道脾胃之寒湿黏液包块息肉腹痛之病。即川楝子

30 克，橘核 30 克，荔枝核 30 克，小茴香 30 克，广木香 30 克，川大黄 15 克，陈皮 30 克，白芍 30 克，柴胡 15 克，黄芩 15 克，党参 30 克，苏子 30 克，川椒 30 克，甘草 10 克，大枣 10 枚。其有大建中汤和附子粳米汤之功效，三方合之有摧枯拉朽之功，一切肠道黏液包块寒湿息肉肿物之邪，一并泻出。

少阴病消化证

少阴热病阳明实证。《伤寒论》321 条云"少阴病，自利清水，色纯青，心下必痛，口干燥者，可下之，宜大承气汤"，"心下必痛"即胃脘痛。正如《温热论》所云"温热之病，看舌之后，亦须验齿。齿为肾之余，龈为胃之络，热邪不燥胃津，必耗肾液"。热邪伤津，最易伤及阳明与少阴，阳明燥热里实，会伤及肾阴，转为少阴热化证；少阴热化证，津液耗伤，亦可化燥，成为阳明病，故少阴胃痛与阳明胃痛可互为病证。

少阴寒病太阴证。主要临床表现为呕吐、不欲饮食。如第 324 条："少阴病，饮食入口则吐，心中温温欲吐，复不能吐，始得之，手足寒，脉弦迟者，此胸中实，不可下也，当吐之。若膈上有寒饮，干呕者，不可吐也，当温之，宜四逆汤。"膈上有寒饮乃寒饮留滞胸膈，影响胃气和降则见干呕。四逆汤类方证除呕吐篇有"呕而脉弱……四逆汤主之"外，白通加猪胆汁汤证有"干呕"，通脉四逆汤证亦有"干呕"，真武汤证有"呕"。另外如第 316 条："少阴病，二三日不已，至四五日，腹痛，小便不利，四肢沉重疼痛，自下利者，此为有水气。其人或咳，或小便利，或下利，或呕者，真武汤主之。"总之，此类方证的呕吐，均系命火极微，不能生土，故太阴之吐利用理中剂治，少阴之吐利用四逆辈温肾。

厥阴病消化证

厥阴病少阳证。主要临床表现是气上撞心、心中疼热、饥而不欲食。如第 326 条："厥阴之为病，消渴，气上撞心，心中疼热，饥而不欲食，食则吐蛔。下之利不止。"厥阴为三阴之尽，是阴尽阳生之经。因此，其病常表现为虚实错杂、上热下寒的情形。"气上撞心""心中疼热"的"心"为胃脘、胸骨柄下心窝部。足厥阴之脉，挟胃上贯于膈，布于胁肋。由于肝气横逆，厥阴风火循经上扰，胃失和降，因此患者出现气上撞心窝，心窝胃脘疼热、嘈杂似饥之状。"食则吐蚘"是脾胃虚寒，运化不利，勉强进食出现的胃气不降、上逆作呕的情况。方用乌梅丸滋阴泻热，温养通降，安蚘止痛。《素问·缪刺论》曰："邪客于足厥阴之络，令人卒疝暴痛，刺足大指爪甲上，与肉交者（大敦）各一痏，男子立已，女子有顷已，左取右，右取左。"

厥阴病阳明虚证。主要临床表现是干呕、吐涎沫。如 352 条当归四逆加吴茱萸生姜汤。第 378 条："干呕，吐涎沫，头痛者，吴茱萸汤主之。""吐涎沫"是由于胃中虚寒，浊阴之气不化。用吴茱萸汤温肝和胃，通阳祛浊。吴茱萸汤证有"食谷欲呕""吐利"，或"干呕、吐涎沫"。阳明病有传有中，所传为热，所中属寒。经云"寒气客于肠胃，厥逆而上，故痛而呕也"。阳明中寒证以不能食为特征，故仲景以食谷欲呕属之阳明。但必伴有小便不利，手足濈然汗出、大便初硬后溏等证。若厥阴寒邪随经逆而出现头痛、胸满等兼证，这就隶属于厥阴头痛。

仲景辨证论治妇人多种腹痛，如《金匮要略》第二十一篇第 6 条中论述实证腹痛轻则用枳实芍药散、重则用下瘀血汤者，此外还有论述虚证腹痛轻型用胶艾汤、重型用附子汤者，有论述虚实夹杂型腹痛用当归芍药散者。

当归芍药散方出自《金匮要略·妇人妊娠病脉证并治第二十》第 5 条"妇人怀妊，腹中疞痛，当归芍药散主之"，《金匮要略·妇人杂病脉证并治第二十二》第 17 条"妇人腹中诸疾痛，当归芍药散主之"，这一般就是指的**宫外孕**的急腹症，足量应用，效果不虚。本方主要针对厥阴病证，患者常见腹痛拘急、头晕心悸、小便不利，临床中常用于治血虚血瘀及水湿停滞的腹中急痛证，其人或冒眩，或心下悸，或小便不利而有血虚水盛的表现者。原条文虽说是妇人腹中诸疾痛，而在临床实际运用中，无论男女，只要见到太阴血虚水盛者皆可用之来养血利水。其基本原理就是我们常说的芍药是腹部各个器官静脉的中枢静脉网——门静脉系统的特效药，尤其汉以前没有白芍的说法，都是赤芍，赤芍本身就可以柔肝止痛、活血化瘀，既可以调节门静脉系统的血流压力，也可以调节动脉血流的压力。同时，赤芍也可以调节周身关节的动静脉血流动力学指标，所以止痛效果是肯定的。

阑尾炎，无论急性、慢性，双侧足三里下一寸是阑尾穴、筑宾，下针痛止。如果化脓，成化脓性腹膜炎或淋巴结肿块，可灸肘尖。同时针支沟（飞虎）照海，似大黄牡丹汤、大承气汤之类的功效。若是痔疮，刺血龈交穴、承山，神效。

大椎、曲池、筑宾，若黄连解毒汤的功效。大椎、曲池、合谷，若麻黄汤、桂枝汤、葛根汤等。

在中西医结合的临证中，常见的急腹症方药及其机理简介如下：

《伤寒杂病论》中的方药应用

方类	应用	方药	作用机理
大承气汤	急性肠梗阻胆道蛔虫	川厚朴20g，莱菔子30g，枳壳9g，广木香9g，台乌6g，生大黄20g（后下）、玄明粉30g（冲）厚朴、枳实、黄芩、栀子、玄明粉（冲）各9g，槟榔10g，生大黄15g（后下）	大承气汤能通里攻下，有利于梗阻的排除通畅，并能凉血解毒，防止毒素留积，加莱菔子能降气除胀，广木香、台乌理气止痛 虫死不下，阻塞气机，不通则痛，以大承气汤消热泻下，理气止痛，并以槟榔杀虫，黄芩、栀子、清热利胆，胆汁分泌增多，有利蛔虫排出
茵陈蒿汤	胆道系统感染和胆石病	茵陈30g，栀子、黄芩、柴胡、姜半夏、生大黄（后下）各10g，玄明粉15g，黄连3g，金钱草30g	茵陈蒿汤清热利胆退黄，加柴胡疏肝理气止痛，姜半夏和胃止呕，黄连、黄芩善消少阳邪热，退热退黄有良效，有广泛的抗菌作用，金钱草利胆排石
乌梅丸	胆道蛔虫	乌梅10g，黄连6g，黄柏6g，细辛3g，川椒5g，干姜5g，肉桂5g，白芍15g，槟榔15g，川楝子10g，生大黄10g	乌梅丸寒热并用，安蛔止痛。虫得酸则软，见苦则下，见辛则伏，得热则安，故配方辛酸苦热并用，又加大黄泻下以利虫体排出，槟榔、川楝子共奏杀虫之功
大黄牡丹汤	急性阑尾炎	生大黄9g（后下），延胡索9g，红藤60g，蒲公英30g，牡丹皮10g，冬瓜仁30g，败酱草30g，桃仁6g	大黄牡丹汤通里攻下，清热化湿和营，加红藤、蒲公英、败酱草活瘀、消肿、排脓、解毒，腹部有硬块加延胡索化瘀止痛
薏苡附子败酱散	盆腔脓肿	制大黄、制川厚朴、牡丹皮各9g，薏苡仁25g，附片5g，当归10g，败酱草30g，红藤30g，生甘草10g	薏苡仁破毒肿、利肠胃、排肠间脓肿，败酱草能排脓破血，配附子以通行瘀滞，共奏排脓解毒。加大黄、牡丹皮、当归清热散瘀消肿，近代研究对一些细菌有抑制作用，加红藤、甘草增清热解毒之功，川厚朴行气止痛，使气行血行

大柴胡汤的临床应用方药

方类	应用	方药	作用机理
大柴胡汤	胃、十二指肠溃疡急性穿孔	柴胡、川楝子、厚朴、枳壳、黄芩、生甘草各9g，生大黄12g（后下）、白及粉6g（分2次冲服）	大柴胡汤行气通里止痛，清热和营，以清除腹腔感染，恢复肠胃功能，加厚朴、川楝子以行气止痛，加白及粉生肌护溃，促进溃疡面愈合，并能收敛止血
	胆道系统感染和胆石病	柴胡、木香、枳壳、金铃子、黄芩、郁金各9g，生山楂15g，金钱草30g	胆系感染是湿热郁结，大柴胡汤能清热利湿，疏肝理气止痛，加木香、郁金、山楂对胆绞痛时脘腹胀痛、逆气攻痛效果更佳，加金钱草以化石利胆，促进炎症吸收
	急性胰腺炎	柴胡、黄芩、川厚朴、枳壳、木香、姜半夏、生大黄（后下）、玄明粉（冲）各9g，胡黄连4.5g	饮食不节，蕴成湿热而损伤血络，胰腺周围组织出血，中焦气滞，以大柴胡汤理气攻下，加玄明粉泻下，使毒能从下排出，木香、川厚朴理气止痛，胡黄连以退低热

以上仅供参考。

咸◎腰痛

腰痛，本是足太阳膀胱经的本证，但是在《素问》中确实六经皆有腰痛证，可是，有的经脉并没有循行于腰背部，这是怎么回事？

《灵枢·经脉》曰："实则闭癃，虚则腰痛，取之所别也。膀胱足太阳也，是动则病冲头痛，目似脱，项如拔，脊痛腰似折。肝足厥阴也，是动则病腰痛不可以俯仰。"《素问·脉解》曰："太阳所谓肿腰椎痛者，正月太阳寅，寅，太阳也，正月阳气出在上，而阴气盛，阳未得自次也，故肿腰椎痛也……少阴所谓腰痛者，少阴者，肾也，十月万物阳气皆伤，故腰痛也……厥阴……所谓腰脊痛不可以俯仰者，三月一振荣华万物，一俯而不仰也。"《素问·骨空论》曰："督脉为病，脊强反折""腰痛不可以转摇，急引阴卵，刺八髎与痛上，八髎在腰尻分间。"《素问·热论》曰："伤寒一日，巨阳受之，故头项痛，腰脊强。"《素问·刺疟》曰："足太阳之疟，令人腰痛头重……足厥阴之疟，令人腰痛少腹满……肾疟者，令人洒洒然，腰脊痛宛转大便难……先腰脊痛者，先刺郄中出血。"《素问·刺腰痛》论述了足三阳经、足三阴经及奇经八脉腰痛的症状和针灸治疗。这些《内经》中出现的论述说明，腰痛与腰部的经络有关，或为经络空虚无以所养，或为经络受邪而不通，并阐明了经络致腰痛的发生机理。

足太阳腰痛

足太阳脉令人腰痛（太阳病太阳证），引项脊尻背如重状，刺其郄中（委中）太阳正经出血，春无见血。

解脉令人腰痛，痛引肩，目䀮䀮然，时遗溲，刺解脉，在膝筋肉分间郄（委中）外廉之横脉出血（委阳），血变而止。

解脉令人腰痛如引带，常如折腰状，善恐；刺解脉，在郄中（委中）结络如黍米，刺之血射以黑，见赤血而已。

飞阳之脉（足太阳之别，去踝七寸别走少阴），令人腰痛，痛上拂拂然，甚则悲以恐，刺飞阳之脉，在内踝上五寸，少阴之前，与阴维之会（阴维之郄穴筑宾）。

腰痛引少腹控䏚（季肋），不可以仰。刺腰尻交者（下髎），两髁（股骨头大转子）胂上，以月生死为痏数（月初向圆为月生，月半向空为月死，死月刺少，生月刺多），发针立已。左取右，右取左。

《素问·缪刺论》曰："邪客于足太阳之络，令人拘挛背急，引胁而痛，刺之从项始，数脊椎侠脊，疾按之应手如痛，刺之傍三痏，立已。"

古本第 36 条太阳实病太阳实证曰："太阳病，头痛，发热，身疼，腰痛，骨节疼痛，恶风，无汗而喘者，麻黄汤主之。"此正合《素问·六元正纪大论》"太阳所致为腰痛"与"感于寒，则病人关节禁锢，腰椎痛"之旨。

《素问·举痛论》曰："寒气客于脉外则寒，脉寒则缩蜷，缩蜷则脉细急，细急则外应小络，故卒然而痛""经脉流行不止，环周不休。寒气入经而稽迟，泣而不行，客于脉外则血少，客于脉中则气不通，故卒然而痛"。寒为阴邪，其性收引。太阳主一身之表，风寒侵袭，首犯太阳经脉，经脉收缩挛急，经气运行不畅，故见身疼；太阳脉抵腰中，故见腰痛。此时病邪轻浅，病性属实，应遵《素问·阴阳应象大论》中"因其轻而扬之""其有邪者，渍形以为汗""其在皮者，汗而发之""其实者，散而泻之"的治疗原则，使邪气从表而出，故用麻黄汤辛温解表。

足阳明腰痛

阳明令人腰痛（阳明病太阳证），不可以顾，顾如有见者，善悲，刺阳明于胻前三痏（足三里，三痏，三次），上下和之出血，秋无见血。

中焦湿热腰痛之热重者。古本热病篇曰："（虚邪）热病，腹中痛，不可按，体重，不能俯仰，大便难，脉数而大，此热邪乘脾也（胰腺炎，胰腺占位），大黄厚朴甘草汤主之。"《素问·刺热》曰："脾热病者，先头重颊痛，烦心颜青，欲呕身热，热争，则腰痛不可用俛（意同俯）仰，腹满，两额痛；甲乙（日）甚，戊己（日）大汗，气逆则甲乙（日）死。刺足太阴阳明。"

中焦湿热腰痛之湿重者。张元素当归拈痛汤（当归、羌活、防风、茵陈、升麻、葛根、苍术、白术、黄芩、知母、苦参、猪苓、泽泻、人参、炙甘草），如带状疱疹、面部痤疮、神经性皮炎、牛皮癣、湿疹、狼疮、过敏性紫癜、皮肌炎等湿热性皮肤病，湿热型鼻窦炎，湿热型带下病（如很多妇科炎症）、痛风、脉管炎、湿热腰痛、痹证等，极妙。辛温、苦温以治之。

从该方的组成来看，着眼于上下分消湿邪，主要由风药胜湿、淡渗利湿、苦温燥湿以及甘温养正四组药物组成。从《医学启源》的记载可以看出，该方是张元素为了说明"五行制方生克法"，为了说明临证制方遣药的法则而出的例方，是为"课徒"而出的示例方。方中包含了九味羌活汤方中的四味基础药物：羌活、防风、苍术、甘草。两方同出于张元素之手，同治湿邪为病。可以认为，两方的组方思路是同出一辙的，尽管主治、组方差别较大。我们可以把当归拈痛汤当作九味羌活汤"治杂病有神"的加减方来学习和使用。清代医家张璐在《张氏医通》中盛赞该方为"此湿热疼肿之圣方"。

《医学启源》："当归拈痛汤：治湿热为病，肢节烦痛，肩背沉重，胸膈不利，遍身疼，下注于胫，肿痛不可忍。经云：湿淫于内，治以苦温。羌活苦辛，透关利节而胜湿；防风甘辛，温散经络中留湿，故以为君。水性润下，升麻、葛根苦辛平，味之薄者，阴中之阳，引而上行，以苦发之也。白术苦甘温，和中除湿；苍术体轻浮，气力雄壮，能去皮肤腠理之湿，故以为臣。血壅而不流则痛，当归身辛温以散之，使气血各有所归。人参、甘草甘温，补脾养正气，使苦药不能伤胃。仲景云：湿热相合，肢节烦痛，苦参、黄芩、知母、茵陈者，乃苦以泄之也。凡酒制药，以为因用。治湿不利小便，非其治也。猪苓甘温平，泽泻咸平，淡以渗之，又能导其留饮，故以为佐。性味相合，上下分消，其湿气得以宣通矣。羌活（半两），防风（三钱）（二味为君），升麻（一钱），葛根（二钱），白术（一钱），苍术（三钱），当归身（三钱），人参（二钱），甘草（五钱），苦参（酒浸，二钱），黄芩（一钱，炒），知母（三钱，酒洗），茵陈（五钱，酒炒），猪苓（三钱），泽泻（三钱）。上锉如麻豆大，每服一两，水二盏半，先以水拌湿，候少时，煎至一盏，去滓，温服，待少时，美膳压之。"

足少阳腰痛

少阳令人腰痛（少阳病太阳证），如以针刺其皮中，循循然不可以俯仰，不可以顾，刺少阳成骨（胻骨，胫骨与腓骨）之端出血，成骨在膝外廉之骨独起者（阳陵泉），夏无见血。

同阴之脉（足少阳之别络，通于足厥阴），令人腰痛，痛如**小锤**居其中，怫然肿；刺同阴之脉，在外踝上绝骨之端（阳辅），为三痏。

散脉（足少阳经），令人腰痛而热，热甚生烦，腰下如有**横木**居其中，甚则遗溲；刺散脉，在膝前骨肉分间，络外廉束脉（足三里、阳陵泉、地机等），为三痏。

肉里之脉（足少阳、阳维），令人腰痛，不可以咳，咳则筋缩急，刺肉里之脉为二痏，在太阳之外，少阳绝骨之后（阳辅）。

《素问·缪刺论》曰："邪客于足少阳之络，令人留于枢中（环跳）痛，髀不可举，刺枢中（环跳）以毫针，寒则久留针，以月死生为数，立已。"

足太阴腰痛

《素问·缪刺论》曰："邪客于足太阴之络，令人腰痛（太阴病太阳证），引少腹控䏚（季肋软肉），不可以仰息，刺腰尻之解，两胛（股骨头大转子）之上，是腰俞（下髎），以月死生为痏数，发针立已，左刺右，右刺左。"

仲景于《金匮要略·痰饮咳嗽病脉证并治》第 11 条："膈上病痰，满喘咳吐，发则寒热，背痛腰疼，目泣自出，其人振振身𥆧剧，必有伏饮。"本条论述饮邪内伏的证候。伏饮指水饮伏藏体内深久，难以根除，发作有时，此即**寒湿腰痛证之寒气重者**，因痰饮内伏所致。《素问·六元正纪大论》："太阴所致为积饮否膈"及"太阴所致为蓄满"。可见仲景所言之痰饮，实由手太阴肺经失于宣降，足太阴脾经失于健运所生。然其所言此腰痛证，又由痰饮内阻阳气而外迫经脉，害及腰背所致。《金匮要略·痰饮咳嗽病脉证并治》之中，既有"病痰饮者，当以温药和之"之语，又有"夫短气有微饮，当从小便去之，苓桂术甘汤主之"之条。故苓桂术甘汤主之，小青龙汤也主之，小半夏茯苓汤也主之。

古本湿气篇中曰："湿气在下，中于水冷，从腰以下重，两足肿，脉沉而涩者，桂枝茯苓白术细辛汤主之。"其中"从腰以下重"症状，乃**寒湿腰痛之湿气重者**。临床运用桂枝茯苓白术细辛汤治疗腰痛或下肢痹证需要注意：患者尺脉需见滑脉等反映下部湿气明显之脉象，则其疗效方好；若尺脉沉弱无力，则腰痛以肾虚为主因，此方效果不佳。细辛用量，对于湿气较重的患者，可以用到每日 10g，但必须开盖先煎 20 分钟以减其毒。此方以祛湿通络见长，但久服易损伤正气，应中病即止，以 7 天以内为度，若疼痛明显减轻，可减去细辛，以他药替之；若无效，应考虑换方。

足少阴腰痛

足少阴令人腰痛（少阴病太阳证），痛引脊内廉，刺少阴于内踝上（复溜）二痏，春无见血，出血太多，不可复也。

昌阳（复溜，足少阴之脉）之脉，令人腰痛，痛引膺，目䀮䀮然，甚则反折，舌卷不能言；刺内筋（复溜）为二痏，在内踝上大筋前，太阴后，上踝二寸所（交信）。

下焦湿热腰痛之热重者。古本热病脉证篇："（微邪）热病，咽中干，腰痛，足热，脉沉而数，此热邪移肾也（肾结石、肾炎，泌尿系感染），地黄黄柏黄连半夏汤主之。"《灵枢·痿论》："肾气热则腰脊不举，骨枯而髓减，发为骨痿。"《素问·刺热》曰："肾热病者，先腰痛骱（胫骨腓骨）酸，苦渴数饮，身热，热争，则项痛而强，骱寒且酸，足下热，不欲言，其逆则项痛员员澹澹然，戊己（日）甚，壬癸（日）大汗，气逆则戊己（日）死。刺足少阴太阳。诸汗者，至其所胜日汗出也。"

《素问·生气通天论》与《素问·阴阳应象大论》曰："湿热不攘，大筋𤱔短，小筋弛长，𤱔短为拘，弛长为痿"，"地之湿气，感则害人皮肉筋脉"。

下焦湿热腰痛之湿重者。仲景《水气病篇》："黄汗之为病……以汗出入水中浴，水从汗孔入得之"，"黄汗之病，两胫自冷，假令发热，此属历节……若身重，汗出已辄轻者，久久必身瞤，瞤即胸中痛，又从腰以上必汗出，下无汗，腰髋弛痛，如有物在皮中状……小便不利，此为黄汗，桂枝加黄芪汤主之"之条，此即下焦湿热腰痛之湿气证。

下焦寒湿腰痛之寒重者。古本寒病篇："（正邪）寒病，骨痛，阴痹，腹胀，腰痛，大便难，肩背颈项引痛，脉沉而迟，此寒邪干肾也（尿毒证，肾功能不全），桂枝加葛根汤主之；其著也，则两胭痛，甘草干姜茯苓白术汤主之。"《素问·六元正纪大论》："水郁之发，民病寒客心痛，腰椎痛，大关节不利，屈伸不便，善厥逆，痞坚腹满。""感于寒，则病人关节禁锢，腰椎痛，寒湿推于气交而为疾也。"

下焦寒湿腰痛之湿重者。 仲景《金匮要略·五脏风寒积聚病脉证并治》："肾着之病，其人身体重，腰中冷……病属下焦，身劳汗出，衣里冷湿，久久得之，腰以下冷痛，腹重如带五千钱，甘草干姜茯苓白术汤主之"，此即本腰痛证因寒湿凝着之湿重者。按《素问·痹论》与《灵枢·阴阳二十五人》"寒气胜者为痛痹"，"湿气胜者为着痹"，"感于寒湿则善痹"之语，究仲景《金匮要略·脏腑经络先后病脉证》"极寒伤经""湿伤于下""湿流关节"之言，而知其所述之腰痛证，是由其人因身劳阳越而腠疏汗泄，致衣里寒湿而邪气乘虚入侵以闭阳滞经伤肌所致。**更重者，** 则如古本第562条"肾水（肾性水肿）为病，其腹大，脐肿，腰痛，不得溺，阴下湿如牛鼻上汗，其足逆冷，面反瘦"所言。

肾虚腰痛。 古本第506条少阴寒病少阴寒证血分证曰："虚劳，腰痛，少腹拘急，小便不利者，肾气丸主之。"《素问·至真要大论》："劳者温之""损者温之"，可见此"温"之法，实为疗劳复损之要。《素问·六元正纪大论》云："房室劳伤，肾虚腰痛者，是阳气虚弱不能运动故也。"此阐述了肾虚腰痛的发病机理。故仲景以八味肾气丸治疗虚劳腰痛，意在补肾以强腰。

足厥阴腰痛

厥阴之脉（厥阴病太阳证），令人腰痛，腰中如张弓弩弦，刺厥阴之脉，在腨踵鱼腹之外（蠡沟），循之累累然（贯珠样），乃刺之，其病令人善言，默默然不慧，刺之三痏。

瘀血腰痛

阳维之脉， 令人腰痛，痛上怫然肿，刺阳维之脉，脉与太阳合腨下间，去地一尺所（阳交穴，阳维之郄穴）。

衡络之脉（带脉），令人腰痛，不可以俛仰，仰则恐仆，得之举重伤腰，衡络绝，恶血归之，刺之在郄阳筋之间，上郄数寸（委阳、殷门），衡居为二痏出血。此为瘀血腰痛的论述。桃核承气汤主之。

会阴之脉（冲脉），令人腰痛，痛上漯漯然汗出，汗干令人欲饮，饮已欲走，刺直阳（冲脉）之脉上三痏，在跷（阳跷之申脉）上郄（太阳之委中）下五寸横居（承山），视其盛者出血。

六经腰痛刺法

腰痛侠脊而痛至头，几几然（仲景《伤寒论》太阳病中也提及此"几几然"），目𥆨𥆨欲僵仆，刺足太阳郄中出血。腰痛上寒，刺足太阳阳明；上热，刺足厥阴；不可以俛仰，刺足少阳；中热而喘，刺足少阴，刺郄中出血。腰痛上寒，不可顾，刺足阳明，上热，刺足太阴；中热而喘，刺足少阴。大便难，刺足少阴。少腹满，刺足厥阴。如折，不可以俛仰，不可举，刺足太阳，引脊内廉，刺足少阴。《灵枢·杂病》曰："腰痛，痛上寒，取足太阳、阳明；痛上热，取足厥阴；不可以俯仰，取足少阳；中热而喘，取足少阴、腘中血络。喜怒而不欲食，言益小，刺足太阴；怒而多言，刺足少阳。"

旅◎周身关节痛

不同的定义，《素问·痹证论》曰："黄帝问曰：痹之安生？岐伯对曰：风寒湿三气杂至，合而为痹也。其风气胜者为行痹，寒气胜者为痛痹，湿气胜者为著痹也。"在不同时间发作，则有不同的病名。如"岐伯曰：以冬遇此者为骨痹，以春遇此者为筋痹，以夏遇此者为脉痹，以至阴遇此者为肌痹，以秋遇此者为皮痹。""痛者，寒气多也，有寒故痛也。""痹在于骨则重，在于脉则血凝而不流，在于筋则屈不伸，在于肉则不仁，在于皮则寒，故具此五者则不痛也。凡痹之类，逢寒则急，逢热则纵。"

《灵枢·论疾诊尺》："诊血脉者，多赤多热，多青多痛，多黑为久痹，多赤、多黑、多青皆见者，寒热身痛。"

不同的病机，"岐伯曰：五脏皆有合，病久而不去者，内舍于其合也。故骨痹不已，复感于邪，内舍于肾；筋痹不已，复感于邪，内舍于肝；脉痹不已，复感于邪，内舍于心；肌痹不已，复感于邪，内舍于脾；皮痹不已，复感于邪，内舍于肺。所谓痹者，各以其时重感于风寒湿之气也。"

不同症状，如"凡痹之客五脏者，肺痹者（间质性肺炎），烦满喘而呕；心痹者（风心病），脉不通，烦则心下鼓，暴上气而喘，嗌干善噫，厥气上则恐；肝痹者（肝硬化），夜卧则惊，多饮数小便，上为引如怀；肾痹者，善胀，尻以代踵，脊以代头（强直性脊柱炎）；脾痹者，四支解堕，发咳呕汁，上为大塞；肠痹者，数饮而出不得，中气喘争，时发飧泄；胞痹者，少腹膀胱，按之内痛，若沃以汤，涩于小便，上为清涕。""其入脏者死，其留连筋骨间者疼久，其留皮肤间者易已。"

不同的针法，"帝曰：以针治之奈何？岐伯曰：五脏有俞（肝俞太冲、心俞大陵、脾俞太白、肺俞太渊、肾俞太溪），六腑有合（胃之合足三里、胆之合阳陵泉、大肠之合曲池、小肠之合小海、三焦之合委阳、膀胱之合委中），循脉之分，各有所发，各随其过，则病瘳也。"《灵枢·官能》："不知所苦，两跻之下，男阴女阳，良工所禁。"也就是说，有不知确切部位的病痛，当灸阳跻所通的申脉穴，和阴跻所通的照海穴，男子取阳跻，女子取阴跻，若男取阴跻而女取阳跻，就犯了治疗上的错误，这是上工所禁忌的。

仲景所说的疼痛主要分为周身疼痛与关节疼痛。

《伤寒论》中对身痛的记录散在分布于六经各篇中，《金匮要略》则侧重对风寒湿搏而身痛的论述。在《伤寒杂病论》中，对症状的部位描述却非常细致和突出，几乎涉及躯体的每一个部位，从头而下，其载述有：身体、骨节、头、面、目、耳、鼻、咽喉、颈、项、胸、胁、脘、腹、少腹、阴部、背、腰、四肢、脚等。如疼痛一证，便详分为：身体痛、骨节痛、四肢痛、腰痛、头痛、头项痛、胸中痛、胁痛、心下痛、腹痛、阴疼等，共 11 种。症状的部位描写，显然不仅是对临床病情的客观记录，而是对于诊断和治疗有其一定的甚至是特定意义的。如头项强痛的太阳伤寒证；胸胁苦满的小柴胡汤证；手足漐漐汗出的大承气汤证和理中汤证。

身痛是指周身骨节、肌肉等的疼痛，为临床多见的病证之一。仲景以六经为主线，将身痛分为太阳病身痛、阳明病身痛、太阳少阳并病身痛、太阴病身痛、少阴病身痛、厥阴病身痛（阴阳毒）及霍乱身痛。太阳病身痛证治的条文有第 35 条、38 条、46 条、50 条、62 条、91 条；太阳少阳并病身痛证治的条文有第 146 条、第 151 条；阳明病身痛证治的有第 192 条；太阴病身痛证治的有第 274 条；少阴病身痛证治的有第 305 条；厥阴病身痛证治的有第 372 条；霍乱身痛证治的有第 385 条。《金匮要略·痉湿暍病脉证第二》中，共有 9 条；身痛于临床可见刺痛、酸痛、冷痛等特点；将身痛病因归纳为伤寒表实、少阴寒化、风寒湿痹、中风营血亏虚及霍乱五方面；确立了益气养血缓痉解痛、发汗散寒止痛、祛风除湿止痛以及温阳化湿祛寒止痛；创立了麻黄汤、大青龙汤等治疗身痛的方药。

仲景在《伤寒论》中，用麻黄、桂枝治骨节痛，如《神农本草经》云：麻黄"主中风、伤寒头痛，温疟。发表去汗，去邪热气，止咳逆上气，除寒热，破癥坚积聚。"桂枝"味辛，温。主治上气咳逆，结气，喉痹，吐吸，利关节，补中益气。"虽在 6 个专方中只有麻黄汤有明确记载主治骨节痛，但发散风寒的方剂如小青龙汤、大青龙汤、麻黄附子细辛汤、麻黄附子甘草汤，均可扩展运用于治疗骨节疼痛之证。

《伤寒论》中运用桂枝者41张方，运用范围广，其可称之为张仲景选药上的第一要药。在治疗骨节疼痛的6首"专方"中有3首用了桂枝。桂枝辛甘性温，温可扶阳散寒，甘可益气生血，辛可发散风邪，故其既能发汗解表，又能助阳。所以，桂枝在用于治疗风寒之邪引起的疼痛时，既能散寒，还能温阳通血脉，就是西医所谓的扩血管。而在《本经》中直接说桂枝有"利关节"的作用，说明桂枝对于关节病变有直接疗效。现代药理研究证明，桂枝具有镇痛、镇静、抗惊厥的作用。

在一定范围内，麻黄用量越大，则发汗力越大。关于这一点，我们可以通过麻黄汤和大青龙汤的比较来说明。麻黄汤中，麻黄和桂枝的比是3：2；大青龙汤中，麻黄和桂枝的比是3：1。仲景在大青龙汤的用法中特别强调，"汗出多者，温粉扑之。一服汗者，停后服"，而在麻黄汤后没有如此强调，因此，大青龙汤发汗的力量要大于麻黄汤。若超一定的范围，麻黄与桂枝之间相须关系被打破，则其发汗力反而降低。如麻黄升麻汤，麻黄二两半，桂枝六铢，其比例为10：1，则其发汗力不强。

仲景还用附子温阳散寒止痛，也是在温经散寒，乃西医扩血管药物的加强版。

《神农本草经》云："附子味辛温。主风寒咳逆邪气，温中，金创，破癥坚积聚，血瘕，寒温，痿躄拘挛，脚痛，不能行步。"书中将其列为下品。《伤寒论》中附子运用广泛，六经均有涉及。其药性刚燥，走而不守，能上助心阳以通脉，中温脾阳以健运，下补肾阳以益火，是温里扶阳的要药。对于阴寒内盛引起的疼痛，附子辛散温通，能通行十二经脉，有较强的散寒止痛作用，即包含西药的扩血管作用。

《伤寒论》中用附子有20方，其运用的病机都有阳虚之证。在骨节疼痛的三种证候中，同样，根据阳虚兼证的不同，附子配伍也各有特点：

附子配干姜：附子通行十二经，走而不守，在脏腑能补命门真火，暖脾胃，温心阳而通脉；在经络能温经散寒，具有回阳救逆、散寒除湿之功；干姜守而不走，长于祛里寒以温中焦脾胃之阳、回阳通脉。二者相须为用，使回阳救逆、温中散寒之力大增。

附子配白术：附子辛而大热，温散之力较强，既可温肾暖脾，又能散寒除湿。白术苦温燥湿，甘温益脾，故健脾之力尤佳。脾主运化，喜燥而恶湿，得阳则运。若肾阳不足，脾土也寒，寒从内生，必致里湿不化，水湿内停。二药合用，以附子补肾助阳，暖其水脏、补火生土；以白术温脾燥湿，运其土脏。故温阳散寒、祛湿之力增强，并有脾肾并治之功。此外，附子温经散寒，白术健脾燥湿，二者合用，还能祛寒湿，通络止痛。

附子配白芍：附子辛热，性刚燥而散行，具有温阳散寒、回阳救逆之功。白芍苦酸微寒，性柔润而主静，养血敛阴而柔肝，和营缓急而止痛。二药配用，以附子温肾中真阳，扩张血管，尤其动脉，助脏腑气血之生长；以白芍滋养阴血，加速静脉的充分回流，以助生阳之源。以附子温散寒凝，白芍养血和营共散血中寒凝而止痛。《本经》云："芍药味苦平。主邪气腹痛，除血痹，破坚积寒热，癥瘕，止痛，利小便，益气。"所以，附子配白芍，既能缓附子辛散之性，又能加强附子散寒除湿止痛的作用，共同加强心脏大循环泵功能的动静脉周天循环。

西医的循环系统也分为大周天和小周天，西医的大周天就是大循环系统，就是以心脏为中心的全身动静脉与毛细血管、微循环系统。西医的小周天就是心肺的小循环，这个小循环打开，心肺功能就可以顺畅地接通天气，天气的精华是氧气，氧气者，天之阳气也。

附子配人参：附子辛而大热，温补元阳而大扶先天，大补肾上腺素、多巴胺等神经递质。人参甘温，大补元气阴津消化液等而固脾胃后天。附子善走行而引人参通行十二经，挽元阳于散失。二药合用，辛甘助阳。且附子得人参则防燥烈伤阴之弊，人参得附子则补气而兼温养之功。而附子汤中，附、参、芍同用，则阳气得复，阴血得生，营卫和调，经脉通畅而疼痛自愈。

仲景运用附子，用于回阳救逆治心衰皆用生附子，如四逆汤、四逆加人参汤、通脉四逆汤、通脉四逆加猪胆汁汤、茯苓四逆汤、白通汤、白通汤加猪胆汁汤，其用在加强心脏的泵功能；用于温肾温经镇痛选用制附子，如附子汤、真武汤，其用在扩张动静脉血管。从煎煮方法来看，仲景用附子都是诸药同煎，一般生附子用水 3 升，煮取 1 到 1 升 2 合。制附子用水 8 升，一般煮取 3 升，每服 1 升。这样用生附子时，其煎煮时间要短。究其原因，心衰，尤其急性心衰是急证，须采用回阳救逆方法的病情都较急重，而短时间煎煮，可保持生附子的峻猛之性以达到急救强心的目的。这就是西医强心利尿扩血管的那一套技术，但是效果比之不知要好上多少倍。制附子主要是补充外周肾上腺素与去甲肾上腺素以及多巴胺等的浓度，以达到温经抗炎、温阳止痛的作用。服药后出现瞑眩反应往往意味着医者对于药物的量效关系把控得很好。

用量上看，仲景用附子，用3枚的有桂枝附子汤及去桂加白术汤，用2枚的有附子汤、甘草附子汤。这样看来，仲景用于镇痛时多会加大制附子的用量。另外，从四逆汤下注有："强人可大附子二枚"，桂枝附子汤下注有"附子3枚恐多也。虚弱家及产妇，宜减之"。因此，仲景运用附子的多少，关键取决于病家禀赋，正气的盛衰。

一般关于身痛，理解为：**皮肤痛用麻黄汤，肌肉痛用桂枝汤，脖子痛用葛根汤，骨头痛用附子汤，膝关节痛用桂枝芍药知母汤**，等等。

《伤寒论》及《金匮要略》中曾述"身疼""身痛""身疼痛""身体痛""身体（骨节）疼烦""一身尽痛""腰背疼痛""身重而疼痛"等，六经病中均有记载，特别以太阳表证为重点，多与发热、恶寒、恶风等证并见，《素问·举痛论》曰："寒气客于夹脊之脉，则深按之不能及，故按之无益也。"

朱肱《类证活人书》云："太阳之经为诸阳主气，或中寒邪，必发热而恶寒，缘头项腰脊是太阳经所过处，今头项痛，身体疼，腰脊强，其脉尺寸俱浮者，故知太阳经受病也。"此论述了身痛为太阳经主证之一。《金匮要略》中湿痹和厉节病以身痛为主要表现，在《金匮要略·痉湿暍病脉证治》中，有"湿家之为病，一身尽疼，发热，身色如熏黄""病者一身尽疼，发热，日晡所剧者，名风湿。此病伤于汗出当风，或久伤取冷所致也"等。另，身痛也见于风水、黄汗、血痹、肾着等病之中。

西医对于身痛的分类一般为多关节疼痛、多处肌肉疼痛、多处骨痛。

多关节疼痛分为：感染性关节病，如由细菌感染致病或支原体感染等感染性关节病；感染后关节病，如沙门菌感染产生的多关节疼痛；免疫反应性与变态反应关节病，如类风湿关节炎、药敏性关节炎等；代谢性关节病，如关节软骨钙质沉着疼痛；机械性关节病，如过度活动综合征、骨性关节炎等；特发性关节痛，如间歇性关节炎等。

多处肌肉疼痛分为：病毒肌痛、皮肌炎、多发性肌炎等免疫反应所致的肌痛、急性传染病肌痛、风湿与类风湿肌痛、疲劳性肌痛、中毒肌痛、遗传性肌肉疾患。以上多见于三阳病。

多处骨痛分为：内分泌功能障碍、营养代谢功能障碍性疾病、多发性骨髓瘤、多发性骨转移瘤、中毒性骨痛。多见于三阴病。

身痛，肌肉痛，《灵枢·周痹》称其为众痹和周痹，周痹是上下游走性肌肉痛、筋膜痛、肌腱端炎性疼痛，重痹是左右游走性肌肉痛、筋膜痛、肌腱端炎性疼痛，其机理就是风、寒、湿三气，侵袭到体表分肉肌群的筋膜之间，使该部津液被迫形成汁沫，并遇到寒气而凝聚，凝聚处的分肉受到了排挤，分肉裂开则产生疼痛，痛时卫气就贯注到局部而发热，痛遇热就能缓解，痛势缓解就无热而冷，此处厥冷而他处痹痛又发作，发作时的情况也是这样。这种病既不在内脏，又不在外表的皮肤，单单留居于分肉之间，使人身的真气不能正常周行，所以命名为"周痹"。

太阳病身痛

第35条："太阳病，头痛、发热，身疼、腰痛，骨节疼痛，恶风、无汗而喘者，麻黄汤主之"。第46条："太阳病，脉浮紧，无汗发热，身疼痛，八九日不解，表证仍在，此当发其汗。服药已微除，其人发烦目瞑，剧者必衄，衄乃解。所以然者，阳气重故也。麻黄汤主之"。本两条为**太阳实病太阳实证**的轻重之分，麻黄汤方组成为麻黄三两（去节），桂枝二两（去皮），甘草一两（炙），杏仁七十个（去皮尖）。其煮法为"上四味，以水九升，先煮麻黄，减二升，去上沫，内诸药，煮取二升半，去渣，温服八合，覆取微似汗。不须啜粥，余如桂枝法将息"，重在微似汗出则止，无需暖粥，防止过汗。《素问·缪刺论》曰："邪客于足太阳之络，令人头项肩痛，刺足小指爪甲上，与肉交者（至阴）各一痏，立已，不已，刺外踝下（金门）三痏，左取右，右取左，如食顷已。"

第38条**太阳实病阳明热证**曰："太阳中风（古本为伤寒），脉浮紧，发热恶寒，身疼痛，不汗出而烦躁者，大青龙汤主之。若脉微弱，汗出恶风者，不可服之，服之则厥逆，筋惕肉瞤，此为逆也。"第39条**太阳虚病阳明热证**曰：

"伤寒脉浮缓，身不疼，但重，乍有轻时，无少阴证者，大青龙汤主之。"大青龙汤组成为麻黄六两（去节），桂枝二两（去皮），炙甘草二两，杏仁四十枚（去皮尖），生姜三两（切），大枣十枚（擘），石膏如鸡子大（碎）。

第62条："发汗后，身疼痛，脉沉迟者，桂枝加芍药生姜各一两人参三两新加汤主之。"太阳表实证身痛，一般发汗后邪能随汗得解，身痛也会随之而愈，但此条发汗后，身痛不减反增，脉象沉迟。沉脉为营气微，迟主阴血少，也是营血不足，不能充盈脉道之故，可见本证与太阳表实证身痛有区别。本条实为**太阳虚病太阳虚证**之身痛。

郝某某，女，40岁。因患血吸虫病，经治疗后身体未复，又复感外邪，头痛，身疼痛，恶寒发热，经服复方阿司匹林，又重被而卧，汗出如雨，药后恶寒发热稍减，而头身疼痛加剧，如锥似刺，辗转不宁，呻吟不止，入夜更甚，后至粒米不思，昼夜难眠。曾服西药镇痛剂未能缓解，又服中药桂枝加葛根汤，疼痛依然。诊其脉，沉迟而细，见其证，颈项活动自如，无恶心呕吐。寻思良久，缘患者身染血吸虫，近用锑剂（抗血吸虫病药）治疗，大伤正气，后复感外邪，过汗伤阴，经脉失其得养，脉证相符，证属气阴不足，营血两伤，急投新加汤（即桂枝加芍药生姜各一两人参三两新加汤）1剂，疼痛大减，已能安睡。2剂疼痛已止，饮食如常，诸证消失。虚人发汗，伤津损液，经脉失濡。桂枝加葛根汤虽有津亏不润之证机，但程度较轻，且其主要方证为脉浮缓，项背拘急，与本证之脉沉迟、头身剧痛大异，故用之不应。本案脉证所现，与《伤寒论》所载完全相符，果投之神效。

《金匮要略·痉湿暍病脉证》第25条："太阳中暍，发热恶寒，身重而疼痛，其脉弦细芤迟。小便已，洒洒然毛耸，手足逆冷，小有劳，身即热，口开，前板齿燥。若发其汗，则其恶寒甚。加温针，则发热甚。数下之，则淋甚。"此条为**太阳实病阳明热证**重证，为热射病、中暑等病，白虎加人参汤主之。热射病，血小板降低、D-D升高、酶学升高、凝血系统出现障碍，不积极治疗，极易进入DIC（弥散性血管内凝血），进而导致MODS（多器官功能障碍综合征），死亡率极高，可见不只是三阴病可死人，三阳病也可以死人。第27条："太阳中暍，身热疼重，而脉微弱，此以夏月伤冷水，水行皮中所致也。一物瓜蒂汤主之。"这是**太阳实病阳明实证轻证**。

第 146 条柴胡桂枝汤证："伤寒六七日，发热，微恶寒，支节烦疼，微呕，心下支结，外证未去者，柴胡桂枝汤主之。"本条为**太阳虚病少阳证**。经曰：**少阳主骨**。故本病出现"支节烦疼"症状，柴胡桂枝汤方为小柴胡汤和桂枝汤原方分量之半合方，用桂枝汤外而辛散解肌祛太阳之邪，小柴胡汤内则清火疏郁，和解枢机，解少阳之邪。《灵枢·根结》："枢折即骨繇而不安于地，故骨繇者，取之少阳，视有余不足。骨繇者，节缓而不收也。所谓骨繇者，摇故也。"《灵枢·始终》："少阳终者，耳聋，百节尽纵。"《金匮要略·腹满寒疝宿食病脉证治第十》附方（二）"《外台》柴胡桂枝汤方治心腹卒中痛者"。条文中有"支节烦痛"之治，则本方可用于治疗急性风湿性关节炎，或用于感冒后关节痛。故本方常用于治疗急性风湿性关节炎及外感之后出现的关节痛，证见发热恶寒、四肢关节痛的太阳表证，同时又有微呕、胸胁苦满的半表半里少阳证，实乃太阳少阳合病的痹证。若出现口干舌燥，还可在本方中加石膏以清阳明里热。

柴胡桂枝干姜汤方出自《伤寒论》第 147 条"伤寒五六日，已发汗而复下之，胸胁满微结，小便不利，渴而不呕，但头汗出，往来寒热，心烦者，此为未解也，柴胡桂枝干姜汤主之"；《金匮要略·疟病脉证并治第四》附方（三）："柴胡桂姜汤方，治疟寒多，微有热，或但寒不热，服一剂如神效"。本方为**太阳虚病少阳证**，常见半表半里虚寒证而见四肢厥冷、口干或苦、心下微结者。临床中不仅用于治疟，一些慢性病，如见四肢发凉、厥冷而同时有口苦咽干者，或是久久不愈的无名低热，也可运用本方。

防己黄芪汤方出自《金匮要略·水气病脉证治第十四》第 20 条"风水，脉浮，身重，汗出恶风者，防己黄芪汤主之"；《金匮要略·痉湿暍病脉证第二》第 22 条"风湿，脉浮，身重，汗出恶风者，防己黄芪汤主之"；《金匮要略·水气病脉证治第十四》附方："《外台》防己黄芪汤治风水，脉浮为在表，其人或头汗出，表无他病，病者但下重，从腰以上和，腰以下当肿及阴，难以屈伸"。本方为**太阳虚病太阴证**，常见脉浮、汗出恶风、身重、身半以下肿重者。临床中常用其治风湿风水、表虚汗出而恶风者。故本方常用于治疗表虚特别明显同时表湿重的风湿性关节炎，证见脉浮、身重、四肢浮肿、汗出恶风明显的太阳太阴合病之痹证。

越婢加术汤方出自《金匮要略·水气病脉证治第十四》第 5 条："里水者，身面目黄肿，其脉沉，小便不利，故令病水。假令小便自利，此亡津液，故令渴也，越婢加术汤主之"；《金匮要略·水气病脉证治第十四》第 23 条 "里水，越婢加术汤主之，甘草麻黄汤亦主之"；《金匮要略·中风历节病脉证并治第五》附方"《千金方》越婢加术汤，治肉极，热则身体津脱，腠理开，汗大泄，厉风气，下焦脚弱"。本方为**太阳实病太阴证**，常用于周身浮肿、脉浮、恶风的越婢汤证见小便不利或湿痹疼痛者。

本方与桂枝芍药知母汤方证均治疗类风湿关节炎，区别在于本方证除疼痛外，其肿胀可表现为水肿，头面四肢皆可出现，而前方证多见四肢关节重着肿痛。故本方常用于治疗各种急慢性风湿性关节炎，证见四肢关节肿胀、疼痛、小便不利、口舌干燥的太阳实病太阴证之痹证。本方加附子、茯苓治疗腰腿麻痹、下肢痿弱以及关节疼痛兼有水气者。

《金匮要略·痉湿暍病脉证第二》第 14 条："太阳病，关节疼痛而烦，脉沉而细者，此名湿痹。湿痹之候，小便不利，大便反快，但当利其小便。"本条为**太阳实病太阴证**。第 15 条 "湿家之为病，一身尽疼，发热，身色如熏黄也"；第 18 条 "风湿相搏，一身尽疼痛，法当汗出而解，值天阴雨不止，医云此可发汗，汗之病不愈者，何也？盖发其汗，汗大出者，但风气去，湿气在，是故不愈也。若治风湿者，发其汗，但微微似欲出汗者，风湿俱去也"。此皆为**太阳实病太阴证**，临床表现为风湿相搏，一身尽痛，麻黄加术汤主之。第 21 条："病者一身尽疼，发热，日晡所剧者，名风湿。此病伤于汗出当风，或久伤取冷所致也。可与麻黄杏仁薏苡甘草汤。"此为**太阳实病阳明证**重证，日晡剧者，为阳明之证，故以麻杏薏甘汤截断祛风湿。辨病证要点为：周身关节痛、发热、身重或肿者。临床中各种急、慢性风湿病，或无名热，急、慢性肾炎，骨关节病等，均可运用本方。故本方常用于治疗急性风湿热，证见一身关节疼痛、发热、身重或肿，太阳阳明合病的湿热痹证。

第 50 条："脉浮紧者，法当身疼痛，宜以汗解之。假令尺中迟者，不可发汗。何以知然？以荣气不足，血少故也。"浮紧为太阳伤寒表实证的典型脉象，表感寒邪，营阴被郁，故身疼痛，若为伤寒表实证则应用麻黄汤发汗解表，但后有"尺中迟"，意为尺脉迟涩不利，是因营血不足所致，所以此条实为**太阳**

虚病少阴寒证。若发汗，易致血随汗失，营血更伤，身痛加重，所以禁用发汗。那怎么办？第91条说："伤寒，医下之，续得下利，清谷不止，身疼痛者，急当救里；后身疼痛，清便自调者，急当救表。救里宜四逆汤，救表宜桂枝汤。"第92条："病发热头痛，脉反沉，若不差，身体疼痛，当救其里，四逆汤方。"如果是**少阴寒病太阳实证**，轻者用麻黄附子细辛汤，重者用桂枝芍药知母汤，治疗脚肿如脱、膝关节红肿热痛，相当于化脓性关节炎，其热源自少阴寒病阳明实证。因为三阴病本身是层累而至，其证也是层累日久。

第174条："伤寒八九日，风湿相搏，身体疼烦，不能自转侧，不呕，不渴，脉浮虚而湿者，桂枝附子汤主之。若其人大便硬，小便自利者，去桂加白术汤主之。"此条为**太阳虚病少阴寒证**之轻证，重证如第91条、175条，相当于现代所言"风湿性关节炎"。桂枝附子汤方组成为桂枝四两（去皮），附子三枚（炮），生姜三两（切），大枣十二枚（擘），甘草二两（炙）。附子性温热，可去寒湿，桂枝通利关节，故去阴寒之芍药而加重桂、附用量。若"脐下心下硬，小便不利"，是为大便缺少津液而硬，则不能再以桂枝汤发汗，故以桂枝附子汤方去桂加白术汤主之，"附子、白术并走皮内，逐水气未得除"，可使小便正常，津液回复，大便不硬，去湿解痹。第175条："风湿相搏，骨节疼烦，掣痛不得屈伸，近之则痛剧，汗出短气，小便不利，恶风不欲去衣，或身微肿者，甘草附子汤主之。"本条证重于174条，为里有寒湿之气复感寒邪，水道运行不畅，湿重则骨节疼重甚或不得屈伸，近之则身痛更说明其疼痛的严重，并反映出湿重，此为**太阳虚病少阴寒证**之重证，故以白术、附子走里胜湿，桂枝、甘草走表化风。

73条的芍药甘草附子汤也可以治疗腰部及下肢的寒湿关节痛症状。这个处方在治疗下肢静脉曲张时效果很好，尤其是对于下肢无力、脚凉、寒性腹痛、静脉曲张综合征等。至于热性膝关节红肿热痛，《素问·举痛论》曰"寒气客于经脉之中，与灵气相薄则脉满，满则痛而不可按也。寒气稽留，灵气从上，则脉充大而血气乱，故痛甚不可按也"，可用桂枝芍药知母汤加减。

阳明病身痛

古本第199条曰："阳明病，初欲食，小便不利，大便自调，其人骨节疼，翕翕然如有热状，奄然发狂（太阳虚证血分病），濈然汗出而解者，此水不胜谷气（土克水，实克虚），与汗共并，脉小（残本为紧）则愈。"本条为**阳明热病太阳虚证**。阳明病、太阳虚病皆易出现精神症状。本条大便自调，没有阳明腑实证的便秘。本条出现"其人骨节疼，翕翕如有热状"，提示为太阳证。"小便反不利"，提示有太阳蓄水证，但本条未给出方子，只说"与汗共并，脉紧则愈"，用什么方法没有说，应该是苓桂术甘汤主之或麻黄加术汤主之，或麻杏薏甘汤主之。何为"此水不胜谷气"？辰戌太阳寒水为水气，卯酉阳明燥金为谷气，太阳不胜阳明，汗出则太阳虚证得解，故曰"脉小则愈"。

阳明实病阳明实证。经证的主要临床表现是腹满、口舌干燥、烦渴。如第219条："三阳合病，腹满，身重，难以转侧，口不仁，面垢，谵语，遗尿。发汗则谵语。下之则额上生汗，手足逆冷。若自汗出者，白虎汤主之。"此条文中的身重，也是身痛的一种表现。其腹满乃邪热内盛，胃气不通，口不仁乃是胃热炽盛津液受灼，面垢则是阳明经循面，邪浊熏蒸上犯。方用白虎汤独清阳明里热。方中石膏辛甘大寒，清热功能尤长，入肺泻火，除烦。知母苦寒而润，泻火滋阴止渴，与石膏合用，可清阳明独盛之热。炙甘草、粳米益气调中，既可使气足津生，又可使大寒之品不致伤中。

少阳证身痛

本条已见太阳病中。第146条柴胡桂枝汤证："伤寒六七日，发热，微恶寒，支节烦疼，微呕，心下支结，外证未去者，柴胡桂枝汤主之。"本条为**太阳虚病少阳证**。经曰：**少阳主骨**。故本病出现"支节烦疼"症状，柴胡桂枝汤方为小柴胡汤和桂枝汤原方分量之半合方，用桂枝汤外而辛散解肌祛太阳之邪，小柴胡汤内则清火疏郁，和解枢机，解少阳之邪。

为什么这么说？

现存最早且最能保存古本《内经》原貌的《黄帝内经太素·热病诀》即云："少阳主骨。"在《灵枢·经脉》中记载："胆足少阳之脉……是主骨所生病者……胸胁肋髀膝外至胫绝骨外踝前及诸节皆痛。小指之脉……是主气所生病者……颊痛……肩臑肘臂外皆痛，小指次指不用……为此诸病，盛则泻之，虚则补之，热则疾之，寒则留之，陷下则灸之，不盛不虚，以经取之。"《黄帝内经》认为（足）少阳主骨，主治下肢关节疼痛，手少阳可治上肢关节疼痛，手足少阳可合治四肢关节痹痛。《素问·厥论》提出少阳之脉若发生病理变化，则会产生骨病："少阳厥逆，机关不利，机关不利者，腰不可以行，项不可以顾。"而《灵枢·终始》和《素问·诊要经终论》均曰："少阳终者，耳聋，百节皆纵。"

对骨病的治疗。《灵枢·根结》曰："少阳根于窍阴，结于窗笼，窗笼者耳中也……少阳为枢……枢折则骨繇（同摇）而不安于地，故骨繇者取之少阳。"《素问·五脏生成》云："诸筋者，皆属于节。"杨上善注云："足少阳脉主骨，络于诸节，故病诸节痛也。"全元起亦云："少阳者肝之表，肝候筋，筋会于骨，是少阳之气所荣，故言主于骨。"那么，支、节、筋、骨构成的"骨"系统，实际上包含了四肢百节的全部活动功能，亦即少阳所主之骨和仲景所称之"支节"。

另外，足少阳经脉所过，主治所及，足少阳胆经从"居髎"至"足窍阴"共16穴，此16穴中治疗与筋骨相关疾病的穴位达14穴之多。双下肢的环跳、风市、阳陵泉、绝骨等穴，即源于少阳主骨之理论。筋附于骨，筋由骨髓而养，而肝主筋。肝胆相表里，故少阳胆气直接关联筋与骨。环跳穴为骨之始，对于骨之疾者，多能从环跳穴附近扪及压痛点；风市主疏风，董氏奇穴大家杨维杰先生治中风常取此穴，深刺3寸，直抵骨膜，所言抵骨针及贴骨针刺法，正和骨膜传导之学说，其疗效是浅刺风市穴所不能比拟的；阳陵泉为八会穴的筋会，正对全身筋骨拘急之象，即少阳"不能主枢"之象；绝骨为八会穴之髓会，脑为髓海，故刺其穴对脑功能、脑循环的改善不可忽视。

少阳主骨，少阳经与筋骨之关系最为直接，而肾主骨生髓。故取少阳对全身肢节骨节运动、脑部供血均有极大影响。由此，《内经》从生理到病理乃至治疗和预后转归，较为系统地构建出"少阳主骨"之用的密切联系，遗憾的是一直被"肾主骨"之体的主流思想所掩盖，未受到中医界应有的重视。其实，体用之间，无非一手两面，智者明其根本，自不执其枝叶。

《素问·热论》载："伤寒……三日少阳受之，少阳主胆。"虽通行本作"少阳主胆"，但新校正云："按全元起本'胆'作'骨'……《甲乙经》《太素》等并作骨。"丹波元简在《素问识·热论篇》中将其中"少阳主胆"一句纠正为："盖太阳主皮肤，阳明主肉，少阳主骨，从外而内，殆是半表半里之部分，故改胆作骨，于义为长。"从临床意义看，"少阳主胆"也当作"少阳主骨"。在仲景《伤寒论》就有"伤寒六七日，发热，微恶寒，支节烦疼（骨繇骨痛），微呕，心下支结，外证未去者，柴胡桂枝汤主之"之语，临床上用柴胡桂枝汤、大柴胡汤等治疗骨伤、关节病、痹证、腰腿疼、坐骨神经痛、椎间盘突出、关节软骨病、关节韧带病、关节运动迟缓无力、中风后遗证、小儿麻痹、不安腿综合征、骨质疏松等病证疗效很好，可惜多年来一直未引起足够重视。

胆源性骨病是近年来国外研究较为热门的课题，即胆病可并发代谢性骨病，尤其是骨质疏松症，对于胆源性骨病的研究为少阳主骨所病骨瘘提供了令人信服的现代科学佐证。

太阴病身痛

第274条："太阴中风，四肢烦疼，阳微阴涩而长者，为欲愈。"太阴如何中风，历来没有医家说得清。本条实为**太阴病太阳实证**，太阴脾经感受风邪，多为脾阳素虚复感外邪，脾主四肢，又有太阳实证的"骨节疼痛"，故出现"四肢烦疼"。从脉象看，阳脉（脉浮取）见微，为表邪渐轻，外邪将解之象。阴脉（脉沉取）见涩，为脾虚夹湿，涩为血少，脉行不畅之故，但是脉不短而长，说明胃气有恢复之象。表邪渐轻，里气欲复，邪去正复，即为欲愈之候。理中汤和麻黄汤主之。

第383条："问曰：病发热头痛，身疼恶寒，吐利者，此属何病？答曰：此名霍乱。霍乱自吐下，又利止，复更发热也。"霍乱虽单列篇章，其实是因为仲景时代战乱频发，兵燹反复，饮食自是不能果腹，脾胃大伤，胃气一伤，卫气必伤，尸气戾气六淫之气自是易入，故百姓容易出现霍乱、清浊相干的疾病，但本质上还是属于太阴病范畴。本条为**太阴病太阳虚证**。第386条："霍乱，头痛发热，身疼痛，热多欲饮水者，五苓散主之；寒多不用水者，理中九主之。"从本条可以看出，表证明显者用五苓散，里证明显者用理中汤。第387条："吐利止，而身痛不休者，当消息和解其外，宜桂枝汤小和之。"可以看出，太阳病，无论虚实，都可以出现身痛症状，但是在太阳病篇，仅有太阳实证有身痛症状，实际上太阳虚证也有身体倦怠、酸痛不适，只是程度上较轻，而邪入三阴后，太阳虚证的身痛就表现明显了。

少阴病身痛

附子汤证。第 305 条："少阴病，身体痛，手足寒，骨节痛，脉沉者，附子汤主之。"温阳化湿的附子汤，其方组成为，附子二枚（生用去皮破八片），茯苓三两，人参二两，白术四两，芍药三两。其"手足寒""脉沉者"，皆为少阴寒病的症状，又出现"身体痛""骨节痛"的太阴湿气症状，太阴主四肢，提示本条为**少阴寒病太阴证**。故重用炮附子为君，用以温经回阳、祛湿止痛，人参助其温补肾阳，配白术茯苓以健脾利湿，佐芍药活血、通络以止身痛，全方合用以达补阳化湿、温经止痛之功。本病相当于重度风湿性关节炎。

真武汤证。第 316 条："少阴病，二三日不已，至四五日，腹痛，小便不利，四肢沉重疼痛，自下利者，此为有水气。其人或咳，或小便利，或下利，或呕者，真武汤主之。"本条为**少阴寒病少阴寒证**，为少阴寒水之病。水寒之气浸渍胃肠则腹痛，浸渍肌肉则四肢沉重疼痛。治以真武汤温阳利水、散寒除湿。其方组成：用炮附子温振少阴阳气，肾阳恢复则下焦气化功能自复。白术温燥健脾制水。茯苓淡渗利水，佐白术以建土，配伍只走不守的附子搜筋剔骨、散寒除湿，于制水中寓利水之道。生姜辛散宣散水气，以助附子补阳，于补水中寓散水之意。芍药利血脉、扩张动脉、收缩静脉、通泄筋脉肌肉中的水气，并兼以制生姜、附子燥烈之性。全方不仅能够通利表里上下、上中下三焦之水，又能温补三焦、表里之阳气。

厥阴病身痛

四逆汤证。第 353 条："大汗出，热不去，内拘急，四肢疼，又下利、厥逆而恶寒者，四逆汤主之。"本条出现"内拘急""又下利、厥逆而恶寒者"，皆为厥阴病之证，少阴寒病为四逆，厥阴病为厥逆，厥逆与四逆的区别是，四逆只是四末冰冷，而厥逆是四末至肘膝关节处都是冰冷的，故曰厥逆。汗出热不退，提示此热非表热，而且本条出现在厥阴病篇，故本条为**厥阴病少阴寒证**。

第 372 条："下利，腹胀满，身体疼痛者，先温其里，乃攻其表。温里宜四逆汤，攻表宜桂枝汤。"本条为**厥阴病太阳虚证**。厥阴病下利，腹胀满，身痛，为厥阴病的寒化，从这条可以看出，厥阴病寒化也可以用四逆汤，因为三阴病是逐层累进，每一层都包括前几层，即太阴病为一层，少阴病为太阴病合少阴病，厥阴病为太阴病合少阴病合厥阴病，故厥阴病寒化也可以用四逆汤，但此条用通脉四逆汤似乎更合适一些。解表用桂枝汤。

关节炎方证

关节炎部位	特征	证	方剂
膝关节	肿	诸肢节疼痛，身体羸瘦，脚肿如脱，头眩短气，温温欲吐者	桂枝芍药知母甘草汤
手关节	痛	病历节，疼痛，不可屈伸，脉沉弱者	乌头麻黄黄芪芍药甘草汤
踝关节	痛肿	病历节，疼痛，两足肿，大小便不利	脉沉紧者，甘草麻黄汤主之；脉沉而细数者，越婢加白术汤主之
趾骨关节	红肿热痛	风湿相搏，骨节疼烦，掣痛，不得屈伸，近之则痛剧，汗出，短气，小便不利，恶风，不欲去衣，或身微肿者	甘草附子汤

膝关节肿痛，桂枝芍药知母汤主之。可加羌活、独活、苍术等祛风除湿止痛，治疗周身风湿性关节炎。加大剂量龙骨、牡蛎、补骨脂、牛膝、生附子等修复关节软骨，也治疗骨肉瘤，也治 SLE（系统性红斑狼疮）。加小柴胡汤、牡蛎、瓦楞子、防己等，治疗各种淋巴瘤（如霍奇金淋巴瘤），等等。

手足小关节类风湿关节炎，乌头汤（麻黄芍药黄芪甘草桂枝加蜜制乌头）主之，可加羌活、独活、苍术等，也治骨肿瘤。

痛风，甘草附子汤主之。

五十肩（老年肩）于临床上比较常见，肩膀处有三根经脉，手阳明大肠经、手少阳三焦经、手太阳小肠经，如果出现老年肩的症状，如何鉴别是哪一根经脉出现问题了呢？不能梳头是手少阳三焦经，刺天井、支沟、中渚；不能向前伸展是手阳明大肠经，刺二间、偏历、曲池；不能向后伸展是手太阳小肠经，刺小海、后溪。

腰腿痛，刺印堂、手背腰痛点、后溪、委中、三阴交，立效。

胸肋疼痛、肋间神经痛、胸部外伤骨折等，外关、足临泣刺之。

脚后跟痛，针水泉立效，左右交叉互刺。

膝关节化脓性红肿热痛或外伤，针梁丘、筑宾，清热解毒消炎止痛，委中刺血。

腰以下关节疼痛变形、静脉曲张、臁疮、糖尿病足、股骨头坏死、大动脉炎、血栓闭塞性脉管炎、肾积水、多囊肾、多囊肝、肾功能不全、心功能不全、各种积液、痛风、坐骨神经痛、偏瘫、中风、重症肌无力，甚至周身骨关节病；阴虚血虚、风寒外束的夜间疼痛病证，包括各种癌痛；红肿热痛；治以**桂枝芍药知母汤**加减（桂枝汤、麻黄汤、玉屏风散、去杖汤、深部排脓汤），可加白虎汤、黄连解毒汤、承气汤、当归四逆汤、麻杏薏甘汤、小续命汤、麻黄附子细辛汤、阳和汤、葛根汤、实脾饮、防己黄芪汤、陷胸汤、苓术甘姜汤（肾着汤）、五皮饮、真武汤加防己通草椒目、四妙勇安汤、牛膝、活血化瘀汤、五苓散、猪苓汤、增液汤、三仁汤、甘露消毒丹。

下部水肿属于心源性，五皮饮加桂枝汤；上部水肿属于肾源性，五皮饮加麻黄附子细辛汤。

仲景《金匮》续命汤治疗风痱（四肢突然瘫软，不能自持，不能言语、神志清），即西医格林巴利综合征（急性感染性多发性神经炎）以及急性脊髓炎、脊髓空洞症等。由麻黄、杏仁、石膏、炙甘草、桂枝，当归、人参、干姜、川芎组成。石膏配伍干姜，燮理脾胃阴阳，可使脾升胃降，大气周旋。脾虚中风则四肢不用。仲景续命汤还治不能平卧、咳喘之肺水肿、心衰等，与桂枝芍药知母汤有异曲同工之妙。

《千金方》小续命汤：麻杏石甘汤加四物汤组成，也是一剂神药。

治疗肝癌大量腹水，土克水，实为防止脾水传至于肾，而用补下启中法。熟地120克为君药，加上桂枝芍药知母汤、海金沙、鸡内金、生白术各40克、五皮饮等，神效。又疏肝利水汤：黄芪30克，防己15克，白术15克，茯苓15克，厚朴10克，苍术12克，泽泻15克，猪苓15克，桂枝6克，薏苡仁30克，木香10克，甘草6克，生姜10克，大枣10个，也是神效，低盐饮食。

真武汤：身为振振摇晃者，如特发性震颤，为轻度，用苓桂术甘汤即可。若振振欲擗地者，如帕金森综合征，很多临床医生将之描述为寒战，实为筋惕肉瞤之重证，筋肉瞤动，严重时伴高热，如甲状腺危象等。用真武汤，可酌加麻黄附子细辛汤、麻杏石甘汤、桂枝芍药知母汤。炮附子固表止汗。

温经汤：调节女性卵巢和天癸，同时美容美手。于男女白内障有效。

腰部带脉寒湿腹大，苓术甘姜汤，肾着证，合大黄甘遂汤，可治多囊肾、多囊肝。防己黄芪汤可减肥。防己黄芪汤还可以加味治疗淋巴肿瘤和乳腺肿瘤，因为防己入三焦淋巴系统，加瓦楞子、牡蛎、柴胡、生硫黄等，可以通利三焦寒凝痰饮。

各种皮下脂肪瘤及囊肿：生首乌、当归、赤芍、甘草，白芷、小茴香、枳壳、乌药、生南星、生半夏、白芥子。

骨关节病、一切痛证、水肿——桂枝芍药知母汤加减。

皮肤病——麻杏薏甘汤、桂枝汤、葛根汤、麻黄汤加减。

肺部疾病——青龙汤、陷胸汤、麻杏石甘汤、射干麻黄汤加减。

脾胃病——泻心汤、理中汤、吴茱萸汤、承气汤加减。

肝胆病——茵陈汤、柴胡汤加减。

神志病——承气汤、黄连阿胶汤、百合汤、脏躁汤、桂枝甘草龙骨牡蛎汤、柴胡桂枝干姜汤加减。

肾脏病——真武汤、猪苓汤加减。

心脏病——四逆汤、胸痹汤加减。

肝癌导致的重证臌胀，实为脾湿聚于腹部，脾主腹部，为防脾湿进一步传变，为阻断脾湿传变于肾水，故行补肾健脾利水法。桂枝芍药知母汤加减。

小过◎小便

仲景伤寒六经辨证无论表里寒热虚实，均有"小便数""小便少""小便难"或"小便不利"等小便异常之证存在。在《伤寒论》原文中，涉及小便异常的条文多达 50 条，而其中论及小便不利的条文更有 25 条，其中以太阳病篇、阳明病篇与三阴经篇所载条文为多。《金匮要略》所载的条文有 20 条。有"小便反少""小便反多""小便数""小便难"等证。其中，有以"小便不利"为主证的，有作为必要兼证的，也有作为次要的兼证。如五苓散证、猪苓散证、茵陈蒿汤证和真武汤证等，均以"小便不利"为主证或必有兼证，其余条文均为在兼证中出现。

淋证为病名，通常是指小便急迫、短、数、涩、痛的病证。《金匮要略·消渴小便不利淋病脉证并治第十三》7 条："淋之为病，小便如粟状，小腹弦急，痛引脐中。"这说明本病是以小便不爽、疼痛为主证。同时，文中又指出"淋家不可发汗，发汗则必便血"这一治疗淋证的禁忌。

《金匮要略·黄疸病脉证并治》第 2 条："趺阳脉紧而数，数则为热，热则消谷；紧则为寒，食即为满。尺脉浮为伤肾，趺阳脉紧为伤脾。风寒相搏，食谷即眩，谷气不消，胃中苦浊，浊气下流，小便不通，阴被其寒，热流膀胱，身体尽黄，名曰谷疸。"

仲景对小便的认识分为两个阶段，病在三阳，小便不利多由气化不力所致，据此论定其病变范围是在气分，因而，他辨治太阳蓄血证，以小便利作为判断此证的重要指标。如"小便自利，其人如狂者。血证谛也"；"伤寒有热，少腹满，应小便不利，今反利

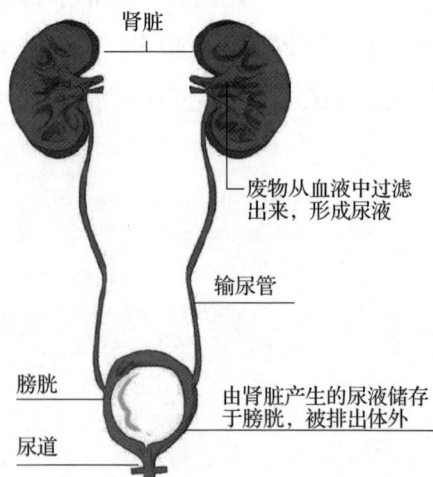

肾脏

废物从血液中过滤出来，形成尿液

输尿管

膀胱

尿道

由肾脏产生的尿液储存于膀胱，被排出体外

者，为在血也"。病在三阴，吐利交作，反见小便利，则认为是阴阳将亡的征兆之一。再如"既呕且利，小便复利而大汗出，下利清谷，内寒外热，脉微欲绝，四逆汤主之"；"喘而脉弱，小便复利，身有微热，见厥者难治"。

鉴别蓄水与蓄血。

《伤寒论》125 条太阳实病太阳实证血分病："太阳病，身黄、脉沉结、少腹硬、小便不利者，为无血也；小便自利，其人如狂者，血证谛也，抵当汤主之。"由此可以辨别疾病的病性、疾病的本质。蓄水证为**太阳实病太阳虚证水分证**，为太阳之邪随经入于足太阳膀胱经腑，邪水相结，阻遏三焦通调及膀胱气化，乃致蓄水而小便不利；蓄血证，乃因血热结聚下焦，在手太阳小肠经腑为中心，旁及大肠血室等，然未影响膀胱气化，故小便自利。此处以小便不利与自利作为二者临床辨证要点。

是否黄疸。

仲景特别强调湿浊与小便不利在黄疸病形成中的重要作用。《金匮要略·黄疸病脉证并治》8 条"黄家所得，从湿得之"；《伤寒论》187 条"太阴者，身当发黄，若小便自利者，不能发黄"。再如《伤寒论》199 条阳明热病太阴证云："阳明病，无汗、小便不利、心中懊恼者，身必发黄。"236 条阳明热病太阳实证云："阳明病，发热，汗出者，此为热越，不能发黄也。但头汗出，身无汗，剂颈而还，小便不利，渴引水浆者，此为瘀热在里，身必发黄。"这两条都说明里热实证在发热汗出和小便自利时，里热可宣达外越，水湿能下行外泄，则不会发黄；而无汗或汗出不畅，小便不利时，则热不得外散，湿不得下行，又因渴饮更增其湿，湿热相合，蕴结中焦，熏蒸肝胆而发黄。又如《金匮要略·黄疸病脉证并治》8 条曰"脉沉，渴欲饮水，小便不利者，皆发黄"，而且黄疸证属湿热者，其"小便不利而赤"；属太阴虚寒者，其"小便色不变"。此为黄疸寒热分型的要点之一。

阳明腑实程度。

《伤寒论》242 条："病人小便不利，大便乍难乍易，时有微热，喘冒（一作息）不能卧者，有燥屎也，宜大承气汤。"阳明病一般多为小便利，则大便硬，今小便不利，何以知其有燥屎？盖腑实正在形成过程中，小便利则津液偏渗于膀胱，胃肠干燥，必小便不利。本条从小便不利来说明阳明腑实、津液耗竭的程度。小便系五液之一，膀胱为津液之腑，"津液之余者，入胞则为小便"。若人体津液充盛，小便亦会通利正常。若热盛伤津，或误用汗下伤阴，均可致津液亏耗，化源不足，常表现为小便不利，小便难。《伤寒论》6条："风温为病，脉阴阳俱浮、自汗出、身重、多眠睡、鼻息必鼾、语言难出；若被下者，小便不利、直视失溲。"因此，在外感热病发展过程中，观察小便利与不利、量的多少，可知体内津液之存亡。如《伤寒论》59条说："大下之后，复发汗，小便不利者，亡津液也。勿治之，得小便利，必自愈。"因误用汗下之法，体内津液耗伤，而反映在外则为小便不利。这说明热病后，其津液是否存亡，以小便利与不利为判断。

有无水液内停。

《伤寒论》六经病中均有水气病，多以小便不利作为推断人体水液内停的关键。如膀胱气化失司、水蓄下焦的五苓散证；水气内停而太阳经气不利的桂枝去桂加白术茯苓汤证；肾阳不足、阳虚水泛的真武汤证；邪犯少阳致三焦决渎失职的柴胡桂枝干姜汤证等；均是以小便不利为其主要见证。正如《医宗金鉴》曰"若小便利则水不停""盖停水者，必小便不利"。由此可见，小便的利与不利，在辨别有无水液内停的病理因素中十分重要。

任何疾病都发生在人体的一定部位，即使涉及范围广，证情较为复杂的疾病，就其某一阶段的病变而言必然侧重于某些部位。《伤寒论》的六经辨证，是以阴阳为纲，由浅入深，分为三层作为定位依据的。如《伤寒论》127条："太阳病，小便利者，以饮水多，必心下悸；小便少者，必苦里急也。"《伤寒论》156条："本以下之，故心下痞；与泻心汤，痞不解。其人渴而口燥烦、小便不利者，五苓散主之。"316条："少阴病，二三日不已，至四五日，腹痛、小便不利，四肢沉重疼痛，自下利者，此为有水气。"这些皆说明若水停心下，膀胱气化功能正常，可小便自利；膀胱气化失司又水停于下，则小便不利，甚则小腹痛；若水湿停留四肢则肢体疼痛沉重，水走胃肠可见下利。

根据小便利或不利，决定可否运用攻下法。如古本259条阳明寒病阳明热证："得病二三日，脉弱，无太阳柴胡证（无太阳、少阳证），烦躁，心下硬，至四五日，虽能食，以小承气汤少少与，微和之，令小安。至六日与小承气汤一升。若不大便六七日，小便少者，虽不大便，但初头硬，后必溏，未定成硬，攻之必溏，须小便利，屎定硬，乃可攻之，宜大承气汤。"及 233 条**阳明热病太阳虚证**："阳明病，自汗出。若发汗，小便自利者，此为津液内竭，虽硬不可攻之。"

小便通利与否，也是药物发挥疗效的标志。如茵陈蒿汤方后注明"小便当利"，而且指出"尿如皂荚汁状"。

小便是外邪排出的重要途径，治疗能否取效，有时可通过诊察小便得知。通过尿的有无，小便利否，可推测疾病的预后。特别是小便不利变为小便利者，则为向愈的表现。如《伤寒论》339 条"伤寒热少微厥，指头寒，嘿嘿不欲食，烦躁，数日，小便利，色白者，此热除也，欲得食，其病为愈"是其病欲愈征象。377 条"呕而脉弱，小便复利，身有微热，见厥者，难治"；187 条"若小便自利者，不能发黄"；233 条："阳明病，自汗出。若发汗，小便自利者，此为津液内竭"；59 条："大下之后，复发汗，小便不利者，亡津液也。勿治之，得小便利，必自愈"。上述诸条均表明，邪正盛衰、津液受损情况是测知疾病的预后和转归的一种方法。

湿热交蒸的黄疸患者，温服茵陈蒿汤之后，若其小便通利，"尿如皂荚汁状，色正赤"，则知其湿热必出，故能"一宿腹减"，使"黄从小便去也"。同理，在《金匮要略》中记载的风湿病、水气病患者，若见小便通利，知为邪有出路，病可愈，反之小便不利者，为邪无出路，病难速愈。

仲景在《伤寒论》《金匮要略》中以小便辨病辨证的重要意义，正如冉雪峰所云："整个伤寒病，治疗的关键亦在津液。而汗与小便，又为津液息盈消虚，关键的关键。试观小便不利发黄，小便自利不发黄；小便不利为无血，小便自利为血证谛。小便动关病机。以及小便利其病欲解，小便利其人可治，小便利者死，小便复利者难治，小便并关生死。"

小便不利包括小便不利，小便复利（从利到不利，后再出现通利），小便自利（阴性症状或未经特殊治疗而自利），小便少，小便数，小便难。

太阳小便不利

罹患温病后津液损伤，小便为津液所化生，化源不足，故小便不利。见于原文 6 条**太阳实病阳明温证**："太阳病，发热而渴，不恶寒者，为温病……

若被下者，小便不利、直视失溲。"

小便难是指小便排出不畅，或欲小便不得，或小便伴有疼痛等表现。因太阳中风证与阳虚证相兼，如《伤寒论》20 条太阳虚病少阴寒证："太阳病，发汗，遂漏不止，其人恶风，小便难，四肢微急，难以屈伸者，桂枝加附子汤主之。"其证机为阳虚不得气化，阴虚不得滋荣，故小便难，治当调和营卫，温阳化气。若脾阳虚，失于运化，水湿内停，膀胱气化不利所致，则见于原文28 条太阳虚病太阴证："服桂枝汤，或下之，仍头项强痛、翕翕发热、无汗、心下满微痛、小便不利者，桂枝去桂加茯苓白术汤主之。"

脾胃虚寒证，如 98 条太阳虚病阳明寒证与太阳虚病少阳证："得病六七日，脉迟浮弱、恶风寒、手足温，医二三下之，不能食而胁下满痛，面目及身黄、颈项强，小便难者，与柴胡汤，后必下重。"其证机为脾胃寒湿，寒湿内阻而不得气化，水不得正常代谢则小便难。

妊娠足太阳膀胱受阻证，如《金匮要略·妇人妊娠病脉证并治》7 条："妊娠，小便难，饮食如故，当归贝母苦参丸主之。"其证机为胞胎阻遏膀胱尿道，气化不利而水气内停，治当以当归贝母苦参丸，清热利湿，补血通窍。

太阳病证与下焦水气证相兼，如 127 条太阳虚病少阴寒证水分证："小便少者，必苦里急也。"其证机为水气内停而阻结，并阻遏气机，气化水津不利，则小便少。

太阳病证与阳明两虚证相兼，如 29 条太阳虚病阳明虚寒证："伤寒脉浮、自汗出、小便数、心烦、微恶寒、脚挛急，反与桂枝，欲攻其表，此误也。"其证机为阳虚而不固摄，则小便量偏多或次数多。

外感寒邪，寒饮郁肺，或寒湿内饮，水饮内停膀胱，气化功能失司导致小便不利。若温病后，耗伤津液，导致小便不利。《伤寒论》71 条太阳虚病少阴寒证水分病轻证："太阳病，发汗后，大汗出、胃中干、烦躁不得眠，欲得饮水者，少少与饮之，令胃气和则愈；若脉浮、小便不利、微热、消渴者，五苓散主之。"《金匮要略·消渴小便不利淋病脉证并治》："脉浮，小便不利，微热消渴者，宜利小便、发汗，五苓散主之。"由于表邪未解，热不外泄，内陷于里，膀胱受阻，水停于下，导致小便不利，还是用五苓散。第 40 条太阳实病少阴寒证："伤寒，表不解，心下有水气，干呕、发热而咳，或渴，或利，或喘，或小便不利、少腹满，或喘者，小青龙汤主之。"妊娠水肿出现小便不利是由于胎气影响，水气内停，阳气受阻，膀胱气化不利所致。见于《金匮要略·妇人妊娠病脉证并治》："妊娠，有水气，身重，小便不利，洒淅恶寒，起即头眩，葵子茯苓散主之。"

《金匮要略·痉湿暍病脉证》24条**太阳虚病少阴寒证**："风湿相搏，骨节疼烦，掣痛不得屈伸，近之则痛剧，汗出短气，小便不利，恶风不欲去衣，或身微肿者，甘草附子汤主之。"太阳病风寒湿相搏阳虚后出现小便不利。

郁怒伤肝，气滞不宣，气郁化火，或气火郁于下焦，或少阳三焦失畅，决渎失职，影响膀胱的气化，则出现小便不利。如《伤寒论》96条**太阳虚病少阳证轻证**："伤寒五六日中风，往来寒热……或心下悸、小便不利，或不渴、身有微热，或咳者，小柴胡汤主之。"107条**太阳实病少阳证**："伤寒八九日，下之，胸满、烦惊、小便不利、谵语、一身尽重，不可转侧者，柴胡加龙骨牡蛎汤主之。"147条**太阳虚病少阳证重证**："伤寒五六日，已发汗而复下之，胸胁满微结、小便不利、渴而不呕、但头汗出、往来寒热、心烦者，此为未解也，柴胡桂枝干姜汤主之。"

伤寒误治后，或虚人误汗、下发后，阴津所伤致小便不利。小便乃阴液，即体内阴液不足所致小便不利。《伤寒论》原文59条"大下之后，复发汗，小便不利者，亡津液也。勿治之，得小便利，必自愈。"明确指出过用汗下法，或误治后，津液大伤，水源枯竭出现小便不利。见于《伤寒论》原文107条："伤寒八九日，下之，胸满、烦惊、小便不利、谵语、一身尽重，不可转侧者，柴胡加龙骨牡蛎汤之。"

由于阳明热结，湿热壅滞者，当泻热除湿散结。如134条**太阳实病阳明热证**："太阳病，脉浮而动数，浮则为风、数则为热、动则为痛、数则为虚；头痛、发热、微盗汗出，而反恶寒者，表未解也……大陷胸汤主之。若不结胸，但头汗出，余处无汗，剂颈而还，小便不利，身必发黄。大陷胸汤方。"

伤寒八九日而不愈，风寒湿三邪相搏，痹着于体表，影响营卫之调和，阻碍气血之运行，气滞水停故见小便不利。如原文174条**太阳虚病少阴寒证**："伤寒八九日，风湿相搏，身体疼烦，不能自转侧，不呕、不渴、脉浮虚而涩者，桂枝附子汤主之。若其人大便硬，小便自利者，去桂加白术汤主之……以大便不硬，小便不利，当加桂。"古本湿病篇则曰："伤寒八九日，风湿相搏，不能自转侧、不呕、不渴，脉浮虚而涩者，桂枝附子汤主之；若大便坚，小便自利者，白术附子汤主之。"风寒湿相搏在关节者，如原文175条："风湿相搏，骨节疼烦，掣痛不得屈伸，近之则痛剧，汗出短气，小便不利，恶风不欲去衣，或身微肿者，甘草附子汤主之。"

阳明小便不利

阳明蓄血见相关部分。

阳明病证与太阳病证相兼，如189条阳明实病太阳虚证："阳明中风，口苦、咽干、腹满、微喘、发热、恶寒、脉浮而紧。若下之，则腹满小便难也。"其证机为阳虚而不化，寒气内结而津液不行，治当温阳散寒行津。

阳明虚寒谷疸证及预后，如195条阳明寒病太阴证："阳明病，脉迟，食难用饱。饱则微烦头眩，必小便难，此欲作谷疸，虽下之，腹满如故。"其证机为阳明胃气虚弱，寒气与之相互搏结，寒湿之邪上攻而内壅，水湿不得下行而内结。

阳明太阳兼证，如231条阳明实病太阳虚证；"阳明中风，脉弦浮大，而短气，腹都满，胁下及心痛，久按之气不通，鼻干，不得汗，嗜卧，一身及面目悉黄，小便难，有潮热，时时哕，耳前后肿，刺之小瘥，外不解。"其证机为阳明邪传少阳经脉，经气阻滞不畅，津液为邪所遏而不得行，阳明邪热灼津，则小便难。

阳明热结证，如古本259条阳明寒病阳明热证："得病二三日，脉弱，无太阳柴胡证（无太阳、少阳证），烦躁，心下硬，至四五日，虽能食，以小承气汤少少与，微和之，令小安。至六日与小承气汤一升。若不大便六七日，小便少者，虽不大便，但初头硬，后必溏，未定成硬，攻之必溏，须小便利，屎定硬，乃可攻之，宜大承气汤。"其证机为阳明邪热内盛而灼伤阴津，阴津尚能布行于肠间，其治当泻热存阴，以大承气汤。

阳明热结轻证，如250条太阳实病阳明实证轻证："太阳病，若吐、若下、若发汗后，微烦，小便数，大便因硬者，与小承气汤，和之愈。"其证机为阳明邪热内结，其邪热尚未消灼津液，且逼迫津液偏渗膀胱而不得滋润肠道，故小便数。

湿热发黄之小便不利。饮酒过多，过食辛辣肥甘厚味，导致脾虚而清浊升降功能失调，湿热内郁导致脾胃湿热壅滞出现小便不利。《金匮要略·黄疸病脉证并治》："夫病酒黄疸，必小便不利。其候心中热，足下热，是其证也。"酒毒湿热内结，湿热阻滞于中，气化不行则小便不利；或过饮生冷，致阴寒凝滞，脾胃失主运化，造成小便不利。见于《伤寒论》原文 191 条阳明寒病阳明寒证："阳明病，若中寒者，不能食，小便不利，手足濈然汗出，此欲作固瘕，必大便初硬后溏。所以然者，以胃中冷，水谷不别故也。"

《伤寒论》之湿热证多出现小便不利，如"太阳病身黄，脉沉结，少腹硬，小便不利者"（第 125 条）；"太阳病……若不结胸，但头汗出，余处无汗，剂颈而还，小便不利，身必发黄（第 134 条）；"阳明病，被火，额上微汗出，而小便不利者，必发黄"（第 200 条）；"阳明病……色黄者，小便不利也（第 206 条）；"阳明病……但头汗出，身无汗，剂颈而还，小便不利，渴引水浆者，此为瘀热在里，身必发黄"（第 236 条）；"伤寒七八日，身黄如橘子色，小便不利，腹微满者，茵陈蒿汤主之"（第 260 条）；此均为因湿热证出现小便不利的条文。综上可知，小便不利既是湿热证的一个重要症状，又是湿热发黄的一个主要病机。

小便不利又使湿热之邪无出路，此互为因果，"小便不利"而致"身黄或黄疸"即湿热内郁发黄，见于多处，如原文 199 条："阳明病，无汗、小便不利、心中懊侬者，身必发黄。"原文 200 条："阳明病，被火，额上微汗出，而小便不利者，必发黄。"原文 206 条："阳明病，面合色赤，不可攻之。必发热，色黄者，小便不利也。"原文 236 条："阳明病，发热、汗出者，此为热越，不能发黄也。但头汗出，身无汗，剂颈而还，小便不利，渴引水浆者，此为瘀热在里，身必发黄，茵陈蒿汤主之。"原文 260 条："伤寒七八日，身黄如橘子色，小便不利，腹微满者，茵陈蒿汤主之。"《金匮要略·痉湿暍病脉证》云"湿痹之候，小便不利"。由于脾虚，水谷失于运化，水湿内停，膀胱气化不利所致。湿热内蕴，出现黄疸。湿热相搏，蕴郁于内，而致小便不利。如见于《金匮要略·黄疸病脉证并治》："夫病酒黄疸，必小便不利。"小便不利是黄疸发病必具症状之一。

阳明腑实证，阳明热结，蕴郁于内，耗灼阴液，故小便不利。如242条**阳明实病阳明实证轻证**"病人小便不利，大便乍难乍易，时有微热，喘冒不能卧者，有燥屎也，宜大承气汤。"此处所指小便不利是阳明病误用火法治疗后，因火与热合，热邪更盛，津液越伤，化源不足引起。若邪热不解，与太阴脾湿相合，邪热内炽，热郁湿蒸，气化失常，则小便不利，导致目黄、身黄等黄疸见证，如见199、200、236条，用茵陈蒿汤。

阳明无形邪热因早用攻下，而陷入下焦，兼津液受伤，邪与水热互结膀胱，气化不利，小便不利。见于223条**阳明热病少阴热证**，当用猪苓汤，以育阴清热。本证是阳明里热下移膀胱，表寒已解，且热盛伤津而又有水气，使水热互结，所以虽然"脉浮，发热，渴欲饮水，小便不利"的辨证要点与五苓散证同见，但其病因病机明显是不一样的，症状、用药亦不一样。若中焦虚寒，脾虚不运，也会出现小便不利。如191条，由于平素胃阳不足，复感寒邪所致。因此，主要由热盛燥津、湿热郁滞导致阳明病证的小便不利，会出现尿黄或尿短赤，尿道涩痛，排尿困难，甚至血尿，小便闭塞不通；或小便排出砂石，或排尿时突然中断，尿道疼痛重；等等主证。按照条文中提出的症状，其病机也与热淋、血淋相通，又与现代急慢性前列腺炎症状很相似。如病机相同，能够用一些经方治疗其小便不利证。

以猪苓灌肠，吸附肌酐的作用很强，所以猪苓汤可以治疗泌尿系结石、肾功能不全、泌尿系感染等。关于阴虚水热互结的猪苓汤的临床应用，绝大多数为泌尿系统疾病，如泌尿系统结石、慢性肾炎、慢性肾盂肾炎、肾盂积水等。使用猪苓汤的症状特点为小便不利、渴欲饮水、心烦不寐、尿血、腰酸痛、浮肿；舌象以舌质红绛、苔白水滑为主，脉以沉、弦为多。因此猪苓汤主要用于热淋、血淋、肾盂肾炎、水肿、腰痛、癃闭等下焦病证。

中焦虚寒，运化失职。小便不利之因于中焦脾胃阳虚、运化无力、水湿内停较为常见，如**太阳虚病太阴证**，第28条"服桂枝汤，或下之……小便不利者，桂枝去桂加茯苓白术汤主之"，第98条"得病六七日……小便难者"；**阳明寒病太阴证**，第191条"阳明病，若中寒者，不能食，小便不利"，第195条阳明寒病阳明寒证"阳明病，脉迟，食难用饱，饱则微烦头眩，必小便难"，第232条阳明实病太阳虚证"阳明中风……若不尿，腹满加哕者，不治"等。

少阳小便不利

外邪可由太阳转入少阳，枢机不利，影响三焦通调水道的功能而致水饮内停。或因误用下，少火被郁，见于原文 96 条**太阳虚病少阳证轻证**："伤寒五六日中风，往来寒热，胸胁苦满、嘿嘿不欲饮食、心烦喜呕，或胸中烦而不呕，或渴，或腹中痛，或胁下痞硬，或心下悸、小便不利、或不渴、身有微热，或咳者，小柴胡汤主之。"或少阳枢机不利，三焦决渎失职，见于原文 107 条："伤寒八九日，下之，胸满、烦惊、小便不利、谵语、一身尽重，不可转侧者，柴胡加龙骨牡蛎汤主之。"或少阳枢机不利，见于原文 147 条**太阳虚病少阳证重证**："伤寒五六日，已发汗而复下之，胸胁满微结、小便不利、渴而不呕、但头汗出、往来寒热、心烦者，此为未解也、柴胡桂枝干姜汤主之。"

少阳主半表半里，为一身之枢机，在经络层面，包括手少阳三焦经及足少阳胆经。邪犯少阳，枢机不利，易致三焦不利，影响膀胱气化，导致小便不利。少阳外邻太阳，内近阳明，病每多表里兼挟，邪重则入里化热化实，邪轻则出表为愈。

伤寒汗下后，邪不外解，而反入客少阳，枢机不利，三焦决渎失司，气液输转不畅，饮停胸胁满微结，津液不得下输膀胱则小便不利，正如 96 条小柴胡汤证。或由于邪犯少阳，胆火上炎，枢机不利，导致三焦失职，以致水饮内结三焦不通利，气化不行，津液难以下行，则小便不利，见于 107 条柴胡加龙骨牡蛎汤证。如由于误下后，邪气内陷入少阳，胆气郁结疏泄失常，以致三焦不利，决渎失职而小便不利，见于 147 条柴胡桂枝干姜汤证。因此主要由枢机不利引起而导致少阳病证的小便不利，伴尿色时清时黄，甚至会有轻度尿道涩痛，尿赤为主证，但一般无血尿。

另外，邪陷少阳亦可出现小便不利，如第 107 条**太阳病少阳证**所云"伤寒八九日，下之，胸满烦惊，小便不利"即是。本证为因伤寒误下酿成邪热内陷、弥漫全身、表里俱病、虚实互见的变证，其"小便不利"乃邪入少阳、枢机不利、三焦壅滞、决渎失职所致。又如第 231 条**阳明热病少阳证**"阳明中风……一身及面目悉黄，小便难……耳前后肿"，所述"小便难"证，亦为少阳经邪热壅聚不通所致，治当以和解少阳、清利胆热为主。

太阴小便不利

寒饮郁肺气冲证，如《金匮要略·痰饮咳嗽病脉证并治》36 条："气从小腹上冲胸咽，手足痹，其面翕热如醉状，因复下流阴股，小便难，时复冒者，与茯苓桂枝五味甘草汤，治其气冲。"

太阴肺水气证，如《金匮要略·水气病脉证并治》15 条："肺水者，其身肿，小便难，时时鸭溏。"其证机为肺被水气所遏而不得肃降通调水道，水不得走于膀胱而渗于肠间，治当肃降肺气以利水；脾水气证，如《金匮要略·水气病脉证并治》16 条："脾水者，其腹大，四肢苦重，津液不生，但苦少气，小便难。"其证机为脾主运化水湿，然今脾气失调，不得运化水湿，水湿因之而停于内，则小便难。

太阴脾约证，如 244 条："小便数者，大便必硬，不更衣十日，无所苦也。"其病机是脾的运化水津功能为邪热所约束，脾不得为胃家行气于肠道，肠道不得津液濡润而失传导，则大便硬。又如 247 条"趺阳脉浮而涩，浮则胃气强，涩则小便数；浮涩相搏，大便则硬，其脾为约，麻子仁丸主之。"其证机为水液运行本由胃经脾归肺而下行于膀胱，今胃强脾约，津液不得四布，但输膀胱，则小便数，小便多，治当运脾滋脾，泻热通便，治以麻子仁丸。

太阴虚寒肺痿证，如《金匮要略·肺痿肺痈咳嗽上气病脉证治》5 条："肺痿，吐涎沫而不咳者，其人不渴，必遗尿，小便数。"其证机为肺气虚弱，宣发肃降无权，不能通调、固摄水道，水不得固摄而走于下，则小便数，其治当温肺益气，散寒止逆，以甘草干姜汤。

脾胃水气热证，如《金匮要略·水气病脉证并治》7 条："趺阳脉当伏，今反数，本自有热，消谷，小便数。"其证机为胃中有热，热迫津液而偏渗则小便数。

少阴小便不利

误汗、下后，气分热盛而阴液已伤，阴虚有热，水热互结则小便不利，见于原文 223 条："若脉浮、发热、渴欲饮水、小便不利者，猪苓汤主之。"邪气损伤津液，津液不足，无以化生小便，热在下焦膀胱，膀胱热盛，热郁气滞，气化不行则小便不利，见于《金匮要略·消渴小便不利淋病脉证并治》：

"脉浮发热，渴欲饮水，小便不利者，猪苓汤主之。"猪苓汤治疗膀胱结石、肾结石等，太溪、复溜等穴位压痛明显，即是有结石了。

素体虚弱，或久病后、产后及年老体虚，阴阳两虚，阳虚则膀胱气化不利，阴虚则津液损伤，水液代谢紊乱导致小便不利。见于《金匮要略·血痹虚劳病脉证并治》："虚劳腰痛，少腹拘急，小便不利者，八味肾气丸主之。"《金匮要略·血痹虚劳病脉证并治》："男子脉虚沉弦，无寒热，短气里急，小便不利，面色白，时目瞑兼衄，少腹满，此为劳使之然。"

少阴阳虚，肾阳虚不能化气以行水，或邪从寒化，令阳虚不能制水，水邪泛滥所致，见于原文316条少阴寒病少阴寒证："少阴病，二三日不已，至四五日，腹痛、小便不利，四肢沉重疼痛，自下利者，此为有水气。其人或咳，或小便利，或下利，或呕者，真武汤主之。"原文307条少阴寒病厥阴证："少阴病，二三日至四五日，腹痛，小便不利，下利不止，便脓血者，桃花汤主之。"由于肾阳不足，不能化气以行水所致，见《金匮要略·消渴小便不利淋病脉证并治》："小便不利者，有水气，其人苦渴，栝蒌瞿麦丸主之。"

318条少阴寒病少阴寒证水分证："少阴病，四逆，其人或咳，或悸，或小便不利，或腹中痛，或泄利下重者，四逆散主之。"按照古本，此条四逆散并非甘草、枳实、柴胡、芍药四味药，而是少阴寒病四逆汤之轻证，四逆散即四逆汤的散剂而已。水邪泛滥上中下三焦，犯上焦则咳、心悸，犯中焦则腹中痛，犯下焦则小便不利或泄利下重。此四肢为逆冷，并不是后世历代医家所谓的阳气郁滞导致的四逆。

厥阴小便不利

古本厥阴篇第441条厥阴病少阳证："小便痛淋，下如粟状，少腹弦急（阴道、尿道或少腹急性疼痛称为弦急，针太溪穴立止），痛引脐中，其名曰淋，此热结在下焦也，小柴胡加茯苓汤主之。"小柴胡加茯苓汤方：柴胡半斤、黄芩三两、人参三两、半夏半升（洗）、甘草三两、生姜二两（切）、大枣十二枚（擘）、茯苓四两。共八味，以水一斗二升，煮取六升，去滓，再煎，取三升，温服一升，日三服。本条所治疗的疾病都为泌尿系结石、顽固性泌尿系感染等炎症。小柴胡汤加减治疗泌尿系疾病，感染、结核、结石、神经源性膀胱等，神效。猪苓汤亦主之。

后世所谓的四逆散，由枳实、芍药、柴胡、甘草四味药组成，与小柴胡汤之组成相似，所以其主治也颇有相通。

反复发作的泌尿系感染、泌尿系结石、肾盂肾炎、肾小球肾炎、睾丸炎、疝气、阳痿、前列腺炎、神经源性膀胱、前列腺增生等反复迁延不愈，用四逆散加茯苓、桔梗主之，病情长久，见脉沉细、舌暗白腻苔、舌有齿痕、畏寒肢冷等，即水舌、水脉、水色、水形，四逆汤、吴茱萸汤并用。

肖某，女，39 岁。辛酉生人。病史：小便不畅已十余年，重则尿黄窘迫，欲解不出。尿道灼痛，淋沥不尽。经多方检查治疗，疗效不显。诊治：每昼夜小便数十次，量极少，有时仅数滴，涩痛，腰及小腹亦觉疼痛；下阴糜烂，白带多；四肢不温；舌尖边红，苔白滑。此为少阴阳郁，气机不利。法宜宣通气机，化阴通腑。以后世四逆散加味主之。处方：柴胡 24 克，白芍 24 克，枳实 24 克，甘草 9 克，桔梗 30 克，茯苓 30 克,4 剂。另以自制九成丹涂下阴患部。服后，小便通利，诸证悉解。下阴糜烂已好转。再以少量丹药涂于患处，半月后获愈。此太阴病厥阴证。

周某，女，40 岁，癸酉生人。因腰痛、小便不利，先后就诊两个医院检查。尿液浑浊，有大量白细胞，少量红细胞，少量尿蛋白，血常规白细胞计数增高。均诊断为肾盂肾炎，服用中西药三月余，病势未减。就诊时症状加重：小便短涩，频数，色黄，欲解不尽，点滴刺痛，并痛引小腹，腰痛尤甚，舌淡红苔薄黄，诊为淋病。以后世四逆散加减治之，柴胡 10 克，枳实 12 克，白芍 12 克，甘草 3 克，茯苓 30 克，桔梗 30 克，三剂。小便通畅，尿白细胞转阴，余证皆平。此厥阴病太阴证。

王某，女，67 岁，癸丑生人。患者历十余年，经常小便频急，重则淋沥涩痛，点滴不尽。曾多次尿检，均为正常。先后服用大量抗生素和利尿药，并以补肾气、除湿热等中医治法，时好时坏。就诊时，约半小时小便一次，量极少，一昼夜排尿总量仅仅 300 毫升左右，色黄如浓茶。小便灼热，欲解不尽，四肢不温，少腹胀满疼痛，日夜不宁。舌质淡红稍暗，苔薄白。以后世四逆散加减治之。柴胡 10 克，白芍 10 克，枳实 10 克，甘草 3 克，桔梗 15 克，茯苓 20 克。四剂。服后小便通利，病遂获愈。此阳明病厥阴证。

尿道综合征是一组症状，并不是指某一种疾病。临床上中老年妇女群体中往往出现尿路刺激征而尿培养找不出细菌，此证非常多见，顽固性泌尿系感染极易复发，反复发作，迁延不愈。以小柴胡汤为主加减治淋，颇合少阳主三焦之说。用之多矣，疗效甚佳。猪苓汤治疗泌尿系结石，也是神效。

后世四逆散与古本中哪一个方子相同呢？

古本风病篇中有一条文，"（正邪）风病，头痛，多汗，恶风，腋下痛，不可转侧，脉浮弦而数，此风邪干肝也（肝炎），小柴胡汤主之。若流于腑（胆囊炎、壶腹癌），则口苦，呕逆，腹胀，善太息，柴胡枳实芍药甘草汤主之。"《素问·风论》曰："肝风之状，多汗恶风，善悲，色微苍，嗌干善怒，时憎女子，诊在目下，其色青。"（可以此治男性变态，恨女人的变态）。可见，后世四逆散主治的是肝胆之风邪为病，肝炎、胆囊炎、胆囊结石、胆汁性肝硬化等，还治男女变态，同性恋等。

后世四逆散类似于黄体酮，治疗泌尿系结石的疼痛，可以缓解输尿管平滑肌的痉挛，直至结石排出体外，所以四逆散治疗泌尿系结石或神经源性膀胱，疗效显著，可以明显改善尿动力学指标。

《金匮要略·消渴小便不利淋病脉证并治》第 11 条："小便不利，蒲灰散主之；滑石白鱼散、茯苓戎盐汤并主之。"以小便不利为主证的下焦**厥阴湿热证**可用此三方进行治疗。小便不利以下焦湿热为主的予以蒲灰散治疗，小便不利以下焦湿热兼有血行瘀滞为主的予以滑石白鱼散治疗，小便不利以下焦湿热兼有中焦脾虚为主的予以茯苓戎盐汤治疗。

如果是下焦脾肾阳虚证的乳糜尿，多由于丝虫病、淋巴管炎、淋巴管阻塞、结核类疾病、泌尿系肿瘤等引起胸导管或腹膜后淋巴管堵塞引起的病证，致使淋巴液混入尿液，表现为乳糜尿或乳糜血尿，一般以滑石白鱼散治疗，胶艾四物汤加后世四逆散随证加减也可主之。

栝蒌瞿麦丸见于《金匮要略·消渴小便不利淋病脉证并治》："小便不利者，有水气，其人苦渴，栝蒌瞿麦丸主之。"证属**厥阴病少阴寒证水分病**，肝肾阳虚，水湿阻滞。治以补肾健脾，温化水湿，益气升提。处方：生山药 40克，瞿麦 30 克，茯苓 20 克，栝蒌根 20 克，制附子 10 克，黄芪 60 克，升麻 10 克。

　　小便不利，还有一种临床常见的情况，即小儿阴茎肿大，小便不畅，西医多诊为阴茎包皮过敏性水肿，予抗过敏及消炎药治疗，如肌注扑尔敏、口服苯海拉明、地塞米松、复方新诺明等，但疗效欠佳。一般可见，阴茎头部红肿光亮，包皮难以上翻，小便滴沥而下。用黄柏、艾叶各10克，甘草6克，黑羊粪14粒，水煎去渣，温洗患处，日2～3次，1剂药用2天。用后即愈。用药期间忌食鱼腥及辛辣食品。

　　针刺利尿，手阳明大肠经的络穴**偏历**（治疗肺与大肠表里两经病证）可以发汗开鬼门，功同麻桂之宣肺消肿利尿，起到提壶揭盖的作用，其发汗利尿消肿作用甚强；洁净腑则刺补肾之大穴**复溜、太溪**，功同猪苓汤；健脾利尿则针**足三里、太白**，功同五苓散。

　　六经中以三阳经多见热证实证，三阴经多见寒证虚证。分经辨证，分析病因病机，可归纳出：外邪在太阳，外寒内水，或邪气循经入腑，水气内阻，膀胱气化功能失职；邪气直接伤阳明经，或误治后伤津，津液枯竭，津伤无化源或内热阴虚，水热互结或阳明湿热，瘀热在里，三焦壅滞，水道不利；邪犯少阳枢机不利，易致三焦不利，影响膀胱气化；少阴肾阳不足，不能制约水邪，水逆泛滥。每经出现的小便不利原因明显不同。因此每一经虽都有小便不利这一相同症状，但是病机因六经的每个阶段不同而各异，换句话说，病机与伤寒的病变趋势、表里的部位、寒热的性质、素体虚实密切相关，因此而引起不同病机的气化功能、水液代谢失常，导致六经各异的小便不利，体现了小便不利六经辨证的重要性。同时，可根据小便不利以外的其他小便不利伴见症状，如尿黄、尿赤、血尿、尿频、尿急等证，以定六经辨证。虽然症状繁杂，但是只要谨守仲景医算思想，抓住主证、认清病机，就可以灵活运用伤寒的方剂治疗很多泌尿系统疾病。

附：阳痿之治

　　肾司二便，其职在肝。肝藏动脉血，脾裹静脉血。足厥阴络穴蠡沟穴（足内踝尖上5寸），专治睾丸、阴茎、阴道疾病，如阳痿、狐疝、睾丸水肿、月经不调、崩漏、子宫肌瘤带下、不孕不育等。实则挺长，虚则暴痒，逆则睾肿卒疝。合刺、皮下透刺三阴交、阳陵泉，效果更好。

肝郁，多见于壮年男子，心事较重，或受惊吓。以小柴胡汤加茯苓、后世四逆散等加减。

刘渡舟医案：李某，男，32岁。年龄虽壮，却患阳痿。自认为是肾虚，遍服各种补肾壮阳之药，久而无功。视其两目炯炯有神，体魄甚佳，而非虚怯之比。切其脉弦有力，视其舌苔白滑略厚。除阳痿外，兼见胸胁苦满，口苦，心烦，手足冰冷。细询患病之由，乃因内怀忧患心情，久而不释，发生此病。肝胆气郁，抑而不伸，阳气受阻，《伤寒论》所谓"阳微结"也。气郁应疏之达之，而反服补阳壮火之品，则实其实，郁其郁，故使病不愈也。当疏肝胆之气郁，以通阳气之凝结。疏方如下：柴胡 16 克、黄芩 10 克、半夏 14 克、生姜 8 克、党参 10 克、炙甘草 10 克、白芍 15 克、枳实 12 克、大枣 7 枚。仅服 3 剂而愈。

壮年阳痿，非因纵欲，便为情志之障。观其胸胁苦满，口苦，心烦，手足逆冷，切其脉弦有力，乃为阳郁不伸，气机不利之象。盖人遇忧患愤怒之事，或所愿不遂，每致肝胆气郁，少阳枢机不利，阳气不得畅达。肝主筋，其经循阴器；肾藏志，为作强之官，技巧出焉。肝肾一体，乙癸同源，肝胆气郁，疏泄不利，阳气受阻，则使阳痿不举。王节斋说："少年阳痿，有因于失志者……苟志意不遂，则阳气不舒。阳气者，即真火也。譬诸极盛之火，置于密器之中，闭闷其气，不得发越，则立毙而寒矣。此非真火衰也，乃闷郁之故也。"故治此证，但宜舒郁，不宜用补，待"阳气舒而痿自起"。本案选用小柴胡汤与四逆散合方，盖欲疏通气机，开泄阳郁，必以斡旋枢机为要。阳经之枢机，在于少阳；阴经之枢机，在于少阴。小柴胡汤和解少阳之枢而利其气；四逆散通畅少阴之枢以达其阳。二方合用，使枢机一开，则气机利，阳气伸，火气达，而阳痿可愈矣。

肝寒，多内向之人，寡言少语，郁郁寡欢，抑郁焦虑之人。吴茱萸汤合桂枝汤加减。

肾阳虚寒，纵欲过度，或年老体弱之人。左归丸、金匮肾气丸之属。

湿邪：湿热、寒湿、瘀血，对证处理。湿热用四妙丸、猪苓汤、龙胆泻肝汤等，寒湿用苓桂术甘汤、五苓散、当归四逆汤、肾着汤、真武汤等，瘀血用少腹逐瘀汤、抵当汤，等等。

渐◎衄血

衄，指出血，或渗于肌肤，或溢于舌齿间，或出于耳鼻口目诸窍。按出血的部位可分为肌衄、舌衄、齿衄、耳衄、鼻衄、目衄等。相当于西医的血液病，尤其是急粒、慢粒等白血病（急性粒细胞性白血病、慢性粒细胞性白血病）。以及再障（再生障碍性贫血）、地中海贫血等。

《灵枢·杂病》"衄而不止，衃血流，取足太阳；衃血，取手太阳。不已，刺宛骨下，不已，刺过中出血。"

春夏衄血属太阳，秋冬衄血属阳明。

仲景治疗血证，在上焦止血用侧柏叶配伍干姜、艾叶，或者用大黄、黄芩以热水短暂泡过后取其含药气之汤液，在中焦下焦止血用阿胶配伍干姜、艾叶、吴茱萸、附子等。

太阳衄血

太阳衄血者，多为**太阳实病太阳实证**，也称为赤汗、红汗等，邪随血解，邪随汗出。如第46条"其人发烦目瞑，剧者必衄，衄乃解"，第56条的"若头痛者必衄"，第47条提到"自衄者愈"，太阳病阳气郁结太重，可不通过汗解而通过衄解。第55条："伤寒脉浮紧，不发汗，因致衄者，麻黄汤主之。"偏于鼻衄。

第114条："太阳病，以火熏之，不得汗，其人必躁，到经不解，必清血，名为火邪。"为便血。第115条："脉浮热甚，而反灸之，此为实，实以虚治，因火而动，必咽燥吐血。"为吐血。

阳明衄血

阳明衄血多见于瘀血。如第202条阳明热病："阳明病，口燥，但欲漱水，不欲咽者，此必衄。"第227条阳明热病太阳实证："脉浮，发热，口干，鼻燥，能食者则衄。"偏于齿衄、舌衄等。《素问·缪刺论》曰："邪客于足阳明之经，令人鼽衄，上齿寒，刺足中指次指爪甲上，与肉交者（厉兑）各一痏，左刺右，右刺左。"桃核承气汤主之。

太阴衄血

《金匮要略·血痹虚劳病脉证并治》第 13 条太阴病太阳虚证："虚劳里急，悸，衄……小建中汤主之。"多见于齿衄、肌衄等，常见于再障、白血病等。

少阴衄血

第 294 条少阴寒病厥阴证："少阴病，但厥无汗，而强发之，必动其血，未知从何道出，或从口鼻，或从目出者，是名下厥上竭，为难治。"少阴病，阳虚而厥冷无汗，若强行发汗，则伤津动血、迫血妄行，可能发生齿衄、舌衄或鼻衄、目衄、肌衄。阴阳失调，阴竭阳亡，所以预后不佳，治疗困难。凝血系统出现障碍，这是衄血的根本原因。《医宗金鉴》曰："此条申明强发少阴热邪之汗，则有动血之变。少阴病脉细沉数，加之以厥，亦为热厥。阴本无汗，即使无汗，亦不宜发汗。若发其汗，是为强发少阴热邪之汗也。不当发而强发之，益助少阴之热，炎炎沸腾，必动其本经之血，或从口鼻，或从目出，是名下厥上竭。下厥者，少阴热厥于下也；上竭者，少阴血竭于上也，故为难治。"唐容川曰："解但厥无汗为里热，非也。使果是里热而又动血，是上下皆热，施治不难措手……下厥当用热药，上竭又当用清凉，相反相妨，故为难治。"下厥上竭，实际上就是少阴寒病厥阴证，微循环障碍，形成 DIC 所致，常见于白血病、血友病、再障等血液病，故曰难治。

厥阴衄血

《金匮要略·惊悸吐血下血胸满瘀血病脉证治》第 2 条厥阴病少阴热证："……尺脉浮，目睛晕黄，衄未止。晕黄去，目睛慧了，知衄今止。"肾阴虚使得尺部脉象显浮，肝阴虚使得眼晕珠黄，肝脏与肾脏同时阴虚火旺使得血液妄行。《金匮要略·血痹虚劳病脉证并治》第 5 条厥阴病少阴寒证："男子脉虚沉弦……兼衄，少腹满，此为劳使之然。"《金匮要略·惊悸吐血下血胸满瘀血病脉证治》第5条厥阴病少阴寒证："脉沉弦者，衄；浮弱，手按之绝者，下血；烦咳者，必吐血。"肝肾阳虚的脉象表现为沉弦脉，阴虚火旺逼迫血势上行则出现衄血；虚阳浮越的脉象表现为浮弱且按之欲绝，不能统摄血液则出现下血过多；心肺虚热、血从上溢则出现烦咳且吐血。常见于再障、血友病及白血病晚期。对症治之。

蹇◎咳血吐血

《伤寒论》全文共 398 条，涉及血证的条文 34 条，《金匮要略》全文共 22 篇，涉及血证的条文多达 18 篇，涉及瘀血的条文多达 33 条，且设有专篇——《惊悸吐衄下血胸满瘀血病脉证并治》对血证进行详细论述，体现了仲景对血证的高度重视。

太阳咳血吐血

第 19 条太阳虚病阳明热证："凡服桂枝汤吐者，其后必吐脓血也。"本条述素来里热内盛之人，服桂枝汤助热吐脓血。

阳明咳血吐血

《金匮要略》第七篇第 1 条阳明热病太阴肺证："……若口中辟辟燥，咳即胸中隐隐痛，脉反滑数，此为肺痈，咳唾脓血……"脉数为热；"咳""浊唾涎沫"为肺之气痿弱不用且肺之津液被热邪熏灼迫而上行；而"口中辟辟燥，胸中隐隐痛"为热壅血瘀肉腐已蓄聚痈脓之象；"咳唾脓血"为肉腐脓成破溃之象；"脉反滑数"为气聚血壅的实证所见。无论是酿脓期间还是脓成破溃期均可用《千金》苇茎汤治疗，对于脓成且已破溃者还可用桔梗汤清肺排脓。临床辨肺痿与肺痈在病因病机不同且一虚一实；对于肺痈咳唾脓血的治疗，后世有用桔梗汤者，也有用《千金》苇茎汤者，临床疗效均佳。

太阴咳血吐血

《金匮要略》第十六篇第 14 条太阴病阳明寒证："吐血不止者，柏叶汤主之。黄土汤亦主之。"吐血投诸寒凉止血之方剂治疗仍不止者，可酌情考虑用侧柏叶汤温中止血。此条方剂在运用性属温的干姜、艾叶等的同时，又加用性属寒凉的侧柏叶，寒温巧妙配伍使整个方剂性温而不耗血动血，这是仲景治疗虚寒性吐血的一大规律。虚寒性吐血则予侧柏叶汤治疗，黄土汤也主之。这个年代，灶心土基本上没有了，可以用红砖代替。

少阴咳血吐血

《金匮要略》第十六篇第17条少阴热病阳明热证："心气不足，吐血，衄血，泻心汤主之。"心中阴气不足，而心主血脉，心气不足使心气固摄血液的能力不够，又加之本身心火有余，火热扰动营血而引发吐血或（和）衄血。泻心汤的服法即方后注明的"顿服之"，表明针对心火亢盛的吐衄，需集中药力降火止血。多见于急性糜烂性胃炎、胃溃疡、肝硬化上消化道出血等。

厥阴咳血吐血

古本第396条厥阴病少阴寒证曰："伤寒六七日，大下后，寸脉沉而迟，手足厥逆，下部脉不至，咽喉不利，唾脓血，泄利不止者，为难治，人参附子汤主之；不差，复以人参干姜汤与之（残本无此条，后接麻黄升麻汤主之）。"**人参附子汤方**：人参二两、附子二枚、干姜二枚（炮）、半夏半升、阿胶二两、柏叶三两，上六味，以水六升，煮取二升，去滓，纳胶烊消，温服一升，日再服。**人参干姜汤方**：人参二两、附子一枚、干姜三两、桂枝二两（去皮）、甘草二两（炙），上五味，以水二升，煮取一升，去滓，温顿服之。《金匮要略》第十六篇第5条厥阴病少阴寒证："脉沉弦者，衄；浮弱，手按之绝者，下血；烦咳者，必吐血。"多见于血液系统疾病的晚期，如白血病、再障、血友病等。

《金匮要略·百合狐惑阴阳毒病证治第三》第14条厥阴病太阳实证："阳毒之为病，面赤斑斑如锦纹，咽喉痛，唾脓血。五日可治，七日不可治，升麻鳖甲汤主之。阴毒之为病，面目青，身痛如被杖，咽喉痛，五日可治，七日不可治，升麻鳖甲汤去雄黄、蜀椒主之。"阴阳毒在宋以前文献如《诸病源候论》《千金要方》《外台秘要》均列于"伤寒门"。隋·巢元方《诸病源候论·伤寒阴阳毒候》的篇名直言"伤寒阴阳毒"。宋代《太平圣惠方》成书早于《金匮要略》，其中有"夫伤寒已二日，或服汤药吐下之后，身重头痛，腰背烦闷，狂言而走，或见鬼神，其脉浮大而数，咽喉痛，下脓血，此名阳毒""治伤寒一日，便成阳毒""夫伤寒初得一二日，或服药后至六七日，身重背强……四肢厥冷，其脉沉细，身如被杖，此名阴毒"等论述。可见阴阳毒与伤寒有一定的关系。即使在宋本《伤寒论》《金匮要略》成书后，仍可在一些文献中看到阴阳毒与伤寒的联系。郭雍《伤寒补亡论》中也云："伤寒阴阳二毒，最为疾势重者。"又如明·冯梦龙《醒世恒言》云："伤寒书上有两句歌云：两感伤寒不需治，阴阳毒过七朝期。"《醒世恒言》虽不是医学书籍，但从其引伤寒书中内容看出阴阳毒当属伤寒。

阴阳毒主证"面赤""斑斑如锦纹""身痛如被杖"与流行性出血热或刚果出血热的面颊与上胸部充血、条索状出血点、"三痛证"及全身痛等特殊体征十分相合，阳毒相当于出血热的发热期、出血期、少尿期，阴毒相当于其少尿期、休克期。流行性出血热五期病程的变化或多期重迭现象与古籍"阴阳毒无常"的释义甚为贴切。但见一证便是，从"面赤""斑斑如锦纹"来看，系统性红斑狼疮也是其适应证之一。本条时邪疫毒发于颜面引起"面赤如锦"，发于咽喉，热蒸肉腐引起"咽喉痛，吐脓血"，"五日可治，七日不可治"，是仲景在告诫我们时疫感染传变迅速，对人体脏气伤害巨大，若不及时治疗会变成不可救治的危重病证。

另外，阳毒、阴毒还见于血液系统的肿瘤。

阳毒比如慢性粒细胞白血病，常有发热、虚弱、进行性体重下降、骨骼疼痛，逐渐出现贫血和出血，脾持续或进行性肿大。阴毒是什么病？多发性骨髓瘤。阴毒的条文描述是"面目青，身痛如被杖"，多发性骨髓瘤的特点就是面目青灰色；骨髓瘤多发则"身痛如被杖"。多发性骨髓瘤的症状表现为多样性，典型症状是骨骼损害、贫血、肾功能损害、高钙血症，其他症状可表现为淀粉样变、感染、高黏滞综合征、出血倾向。骨骼损害以骨痛为主要症状，以腰骶部最多见，还有胸部和下肢，活动或扭伤后剧痛者有病理性骨折的可能。出血倾向以鼻出血、牙龈出血和皮肤紫癜多见。

"咽喉痛"是什么原因呢？少阳主骨，厥阴病少阳证会有咽痛症状。西医认为，骨髓瘤来自浆细胞，是活化的 B 细胞的前体细胞（淋巴细胞的一种），咽喉痛是咽部淋巴细胞活化的表现，多发性骨髓瘤转出少阳，就会咽喉痛，伏在厥阴就不会咽痛。阴毒、阳毒都属于厥阴病，容易从厥阴转出少阳。它们的特点是易发于血液系统，既可以表现为血液系统的肿瘤，也可以表现为自身免疫病。

比如狼疮就表现为阳毒，"面赤斑斑如锦纹"是对狼疮斑的描述，狼疮也可以表现为咽部淋巴细胞活化而出现咽喉痛。此外，还有腺型鼠疫、神经性皮炎、牛皮癣，等等。

升麻鳖甲汤在皮肤科应用也比较广泛，被用于治疗寻常型银屑病、系统性红斑狼疮、皮肌炎、荨麻疹、面部丹毒、过敏性紫癜等，效果甚好。

艮◎瘀血蓄血

"瘀血"一词是由《金匮要略》首先提出，瘀血证是要么由于机体气滞、血虚等使血液停于脉中，要么由机体血热、遭遇外伤等使血液溢出于脉外的证候。对于不同情况下出现的瘀血，仲景又分别称其为"蓄血""干血""衃血"等。太阳蓄血证的病位在膀胱和少腹部位，仲景所言"膀胱"或指代小腹、少腹等部位；或是与肾相表里之膀胱腑本义；或泛指小腹、大肠、小肠、肾脏等部位，亦包括膀胱，主要以肾脏和盆腔器官所在的下焦部位为主。不可因小便自利而否定蓄血部位不在膀胱。太阳蓄血证病位也可在膀胱以外的盆腔少腹部位，"热结膀胱"强调外邪由表传里之途径。桃核承气汤证小便自利或不利，大便可正常或燥结；桃核承气汤证病机尚有气分之热，抵当汤（丸）证瘀热尽入血分；伤寒病血分证和温病血分证的性质和预后不同，不可混淆。

下焦瘀血之中，新发瘀血为太阳蓄血，包括手太阳小肠经蓄血和足太阳膀胱经蓄血，流行性出血热就是这种证型疾病。周仲瑛就认为流行性出血热少尿期的基本病理基础是"瘀热互结"，证见少腹硬满急痛、身热暮甚、烦躁、谵语、发狂、肌肤斑疹深紫，甚至大片青紫瘀斑，衄血、咯血、吐血、下血等蓄血证候，并常与蓄水互为因果，表现为少尿甚至尿闭。以《温疫论》桃核承气汤等方加减组成泻下通瘀为主、兼滋阴利水之剂治疗，疗效满意。其实，现代临床许多疾病的治疗都可以《伤寒论》蓄血证理论作为指导，如瘀血型精神分裂、急性脑血管疾病、冠心病、妇女痛经、闭经、外科手术瘢痕、肿瘤等，这些疾病的共同点是具有"瘀热在里"的病机。

久发瘀血为阳明蓄血，包括足阳明胃经和手阳明大肠经蓄血；女性经期还有热入血室。

关于蓄血证，《伤寒论》讲了三点，第一点是膀胱蓄血为太阳腑证，第二点是阳明胃家蓄血，第三点是少阳血室蓄血。太阳膀胱蓄血则发狂，阳明蓄血则喜忘，少阳血室蓄血则谵语。太阴失血治以黄土汤，少阴动血、厥阴瘀血，治以大黄䗪虫丸。现代医家利用蓄血三方所治疾病的种类繁多，病种不下几十种，常见病如精神分裂、外伤肿痛、骨折、高血压、冠状动脉粥样硬化性心脏病、糖尿病、粘连性肠梗阻、脑血栓、出血性脑血管病、肝炎、牙周炎、前列腺炎、视神经炎、盆腔炎、宫外孕、静脉炎、湿疹、坐骨神经痛、肥胖，等等。其基本病机就是下焦瘀血、瘀热互结，而下焦的寒凝血瘀则治以温经汤。

关于对治方剂，上焦瘀血多拟通窍活血汤，胸部瘀血拟血府逐瘀汤，中焦瘀血多拟黄土汤合少腹逐瘀汤。少腹逐瘀汤偏于气滞血瘀，而蓄血三方偏于瘀热互结。

太阳蓄血

古本第110条太阳实病阳明热证血分证曰："太阳病不解，热结膀胱，其人如狂，血自下，下者愈。其外不解者，尚未可攻，当先解外，外解已，但少腹急结者，乃可攻之，宜桃核承气汤。"桃核承气汤在临床上最常见的应用就是在输尿管结石急性发作期，患者会有腰腹部的剧烈疼痛及血尿，疼痛剧烈时会满床翻滚，这就是"其人如狂"的表现，不是真正的发狂，是如狂，主意识清醒且知道，而发狂是主意识不清醒且不知道。其中，所谓"热结膀胱"，热邪即输尿管结石等造成的炎症，膀胱主要是指输尿管和肾盂。为什么说膀胱蓄血证小便利呢？输尿管结石，尿道虽堵，但没有全部堵塞，前列腺与尿道并没有堵塞，故"小便利"。桃核承气汤在治疗蓄血轻证时服法上要求"先时温服五合"，原因是桃核承气汤治疗结石堵塞于输尿管（血热互结下焦）的炎症病变，饭前服用，药力不会被食气阻隔而直达下焦，从而更快发挥药效。桃核承气汤加四逆散治疗泌尿系结石，排石止痛止血效果会更加迅捷。

古本第128条太阳实病太阳实证血分病曰："太阳病六七日，表证仍在，脉微而沉，反不结胸，其人发狂者，以热在下焦，少腹当硬满，小便自利者，下血乃愈。所以然者，以太阳随经，瘀热在里故也。抵当汤主之。"这是瘀血结于手太阳小肠经腑，常见于上下肠系膜血栓和小肠套叠血栓性坏死等，抵当汤主之。仲景说"少腹当硬满"，即摸耻骨联合上，如果少腹硬满急结，那就是有瘀血。可是少腹硬满急结也可以是尿潴留所致，所以要看小便，如果小便自利就不会是尿潴留。

古本第 129 条："太阳病……小便不利者，为无血也；小便自利，其人如狂者，血证谛也，抵当汤主之。"症状表现为：全身发黄、狂躁、少腹硬满但小便通利；脉象表现为：沉结脉。以上脉证概括的是蓄血证的主要特点。小便不利的患者兼见的全身发黄是湿热性质的发黄，而小便通利患者的全身发黄则不是湿热引起而是蓄血引起的发黄。古本第 130 条："伤寒有热，少腹满，应小便不利，今反利者，为有血也，当下之，不可余药，宜抵当丸。"太阳蓄水和太阳蓄血均可致"少腹满"，小便利否为辨证要点，小便自利表示膀胱气化功能正常，所以排除蓄水证。蓄血证病势较缓者用药应较缓，所以改汤为丸。

实验研究表明，抵当汤有抗凝性及纤溶活性，能改善微循环，防止血栓形成，防止动脉硬化，还能提高抗炎因子水平等。

阳明蓄血

古本第 245 条阳明热病太阳实证血分证曰："阳明病，其人善忘者，必有蓄血，所以然者，本有久瘀血，故令善忘，屎虽硬，大便反易，其色必黑，宜抵当汤下之。"本条病机为阳明邪热与素有之瘀血相结。"本有久瘀血，故令喜忘"是因为"上气不足，下气有余，肠胃实而心肺虚，虚则营卫留于下，久之不以时上，故善忘也"（《灵枢·大惑论》）；"血并于下，气并于上，乱而喜忘。"（《素问·调经论》）《伤寒论》所有的蓄血证条文中，唯有 245 条提到"蓄血"二字时，仲景自己对"蓄血"的解释是"本有久瘀血"。其他条文中瘀血皆是由热极而致，本条是久有瘀血，与新入之热相合，具体的证候特点，即血瘀的状态，与太阳病所论之血证并不相同。太阳蓄血证重点在"热"字，血分之热扰乱神明故如狂、发狂，病势急于阳明蓄血证，神志变化亦急于阳明蓄血之喜忘。

《素问·生气通天论》："阴不胜其阳，则脉流薄疾，并乃狂。"《素问·气交变大论》："岁火太过，炎暑流行……血溢血泄注下，嗌燥耳聋，中热肩背热……病反谵妄狂越，咳喘息鸣，下甚血溢泄不已"。《素问·至真要大论》"诸躁狂越，皆属于火"。以上原文说明火热多可导致谵妄狂越、血溢疮疡等病变。胃足阳明之脉"循发际，至额颅"；膀胱足太阳之脉"从巅入络脑"（《灵枢·经脉》），解释了患太阳病、阳明病，火热过盛则易出现如狂、喜忘、谵语等较为急重的神志病变的原因。而这也是临床上桃核承气汤、抵当汤（九）主治疾病的范围不仅仅局限于中、下二焦的原因。

仲景治疗瘀血证常用的一个药是大黄，条文中讲"屎虽硬，大便反易，其色必黑"，用抵当汤，用大黄去下瘀血。蓄血证用大黄有两个指征：一个指征是大便秘结，这种人常常见到肌肤甲错，或者两目黯黑，就是眼眶底下是黑的；第二个指征是大便色黑反易。何谓色黑反易？如果排除活动性出血的柏油样大便，大便色黑本应不好排出。因为大便色黑是在乙状结肠停留时间过久、水分被过度吸收，这种应该是承气汤证——大承气、小承气。也就是说在没有出血的情况下，大便在肠道内停留太久后，颜色才会变黑。如果大便颜色黑但却好排出，那就不是在肠道停留时间过久所致，而是有阳明蓄血证，也就是"大便反易，其色必黑"，可以用抵当汤治疗。

抵当汤和大黄䗪虫丸的区别是什么？大黄䗪虫丸主要用于治厥阴病干血。大黄䗪虫丸证有一部分人是长期的瘀血所致，所以方中有生地等药"缓中补虚"，而且该证中还有伏邪。而阳明蓄血主证有健忘、大便质硬但是容易排出、大便颜色发黑发亮。太阳蓄血主证为发狂、大便质地坚硬且不易排出、少腹硬满。而阳明腑实主证有大便干结难解、大便色黑干燥如煤炭。

古本第 265 条阳明热病太阳实证血分病曰："病人无表里证，发热七八日，虽脉浮数者，可下之，假令已下，脉数不解，合热则消谷善饥，至六七日不大便者，有瘀血也，宜抵当汤。若脉数不解，而下利不止，必协热便脓血也。"本条"无表里证"，但有"脉浮数"这是里热盛，向外蒸腾的表现，故可攻下，但经攻下后不解，出现"仍脉数""消谷喜饥""至六七日，不大便者"，知有瘀血。此条说明，对蓄血证只用下法是不能解决问题的，下法是针对有形邪滞的，是为逐水、消积、去除燥屎、水饮、结痰、虫积等，而必须结合活血化瘀才能使原已形成的病理产物"瘀血"尽去，"血不利则为水"，下法的运用是借荡涤水湿之法辅助祛除瘀血的，本条虽经下血而热未尽去，一方面可知其热非单纯热，而是与血相互结聚之热，是热与血结；另一方面可知抵当汤证邪结得较深，用下法都不能动其根本。方中大黄以泻代清，不仅能荡涤肠胃体现下法，而且能够活血化瘀体现消法，兼能使热邪去，故一味大黄的运用，看似简单，其实已含深意，可见仲景用药之精。

古本第224条**阳明热病少阳证血分病**曰："阳明病，下血，谵语者，此为热入血室，但头汗出者，刺期门，随其实而泻之，濈然汗出则愈。"本条是阳明热盛与血结于血室，且是阳明蓄血，前文已述当急用攻消之法，用抵当汤，但此条却轻描淡写用针刺泻法给予治疗。究其原因，血下则经脉空虚、血室空虚，热邪乘虚而入与血结于血室。由于妇人的特殊情况不耐攻消，故仲景特以血室论事，告诉后人妇人经水期间血室空虚，只宜用针刺泻肝之募穴。这与阳明蓄血证另外两条并不矛盾。期门为肝之募穴，而肝是藏血调血之脏，可通过针刺肝之募穴泻法使蓄血去；另一方面，血室隶属于肝，血室有瘀血，可通过泻肝之募穴使瘀血去。

《金匮要略·妇人产后病脉证治第二十一》第6条**阳明实病厥阴证**："师曰：产妇腹痛，法当以枳实芍药散，假令不愈者，此为腹中有干血着脐下，宜下瘀血汤主之；亦主经水不利。"产后腹痛，对于属气血郁滞的，法当用枳实芍药散行气和血。芍药调节腹部静脉循环压力以促进瘀血吸收、死血进入肠道，枳实促进肠道蠕动以排掉瘀血，今服枳实芍药散而腹痛仍不愈，这是因干血着于脐下，即血室恶露胎盘钙化，着于子宫，病重药轻，当用下瘀血汤破血逐瘀。方中大黄荡逐瘀血，桃仁活血化瘀，䗪虫逐瘀破结，三味相合，破血散结使干血去。用蜜为丸，是取其缓性，酒煎取其入血。如因瘀血内结而致经水不利，亦可用本方治疗。服药后如见新血下如豚肝，即为血室恶露（残余胎盘及钙化胎盘）瘀血下行之验。本条虽用下瘀血汤，但其病机实则属厥阴枢机不利、气血郁滞，下瘀血汤是为枳实芍药散活血力度不够而设，加重活血化瘀力量，是作为辅助配合枳实芍药散使用的。

少阳蓄血

第143条**少阳病太阳虚证**："妇人中风，发热恶寒，经水适来，得之七八日，热除而脉迟身凉，胸胁下满，如结胸状，谵语者，此为热入血室也，当刺期门，随其实而取之。"本条论述了妇人感冒，恰碰到经水来，而表邪乘虚内陷化热，与血结于血室。本条"得之七八日"后，表邪已解，则对外表现为"身凉"，在内因瘀血阻滞不通而脉象表现为迟。血室隶属于肝，血室有疾可导致肝之经脉受阻，出现"胸胁下满""如结胸状"。本条病机，既有无形之邪热，又有有形之瘀血，患者又出现"如结胸状"，据此是可以用下法治疗的，如桃核承气汤、抵当汤，抵当丸。但此处仅用"刺期门"，究其原因，一方面妇人不如男子体壮，不耐攻伐；另一方面，妇人恰值经期，血室空虚，表邪都可内陷，可见其身体非常虚弱，就更不宜攻伐；再者，患者"胸胁下"属少阳，从六经阳气盛衰的角度讲，少阳之阳气最少，不耐攻伐，妄攻则易转入三阴；故本条通过针刺期门，疏肝理气，泻血分之热，缓攻以解之。"如结胸"非真结胸，本证与经水有关，结胸则无。

第144条少阳病太阳虚证："妇人中风，七八日续得寒热，发作有时，经水适断者，此为热入血室。其血必结，故使如疟状，发作有时，小柴胡汤主之。"本条阐述了妇人经期感冒，外邪乘虚而入与血结于血室，"如疟状，发作有时"是病邪尚有外出之机，再者"寒热往来"，"小柴胡汤但见一证便是"，故以小柴胡汤和解少阳达邪外出；另一方面，血室属肝，厥阴肝经与少阳经相表里，既然邪气有外出之机，故邪气可从与肝经相表里的少阳经透达外出。

第145条少阳病太阳实证："妇人伤寒，发热、经水适来，昼日明了，暮则谵语。如见鬼状者，此为热入血室，无犯胃气及上二焦，必自愈。"本条论妇人经期感冒，外邪内陷入里伏于阴分的情况。之所以"昼日明了，暮则谵语"，是因为卫气日行于阳，夜行于阴，邪在阴分，白天卫气与邪气未遇，两者相安无事，夜晚，邪气与卫气在阴分（血分）遭遇，正气（卫气）奋起抗邪，正气盛邪不衰，正邪相争剧烈故出现"谵语"。血室属肝，仲景此条并未直接给出针对病机的处理意见，只是提醒后人，本病有自愈转机，并给出了治疗禁忌，"上二焦"指位置居于上的两焦，即上焦和中焦，对于上焦和中焦，我们不可妄投汗法、吐法、下法。

《伤寒杂病论》讲的蓄血证主要有这几种。其实蓄血证主要是在阳明经，也就是结肠、直肠的瘀血、积聚、癥瘕、占位，因为盆腔里主要就是三样东西：大肠、生殖系统和泌尿系统。在治疗上，热入血室无论哪种证型，病轻可单独针刺期门穴以期泻体内邪热而愈、病重可视病证分别予大小柴胡汤；而蓄血者无论哪种证型，病轻可予抵当丸缓治，病重可予抵当汤涤荡瘀血。这体现了仲景治疗血证的规律之一：同方异治；此外桃核承气汤和抵当汤均可用治此证型，它们的区别在于桃核承气汤以泻热为主，治疗以瘀热为重的患者。抵当汤以破血为主，治疗以瘀血为重的患者。

桃核承气汤和抵当汤、抵当丸的区别：虽然都表现为瘀血，但是一个是凝血功能异常，一个是止血功能异常；一个不用水蛭，一个用水蛭；一个的血小板不升高，一个是血小板升高；一个以凝血功能障碍为主，一个是血小板功能活化、过度活化了。还有干血痨，是血液呈浓缩状态的。中医治疗血小板增多，最经典的药就是水蛭，水蛭素能够抑制血小板的生成。瘀血常见两个原因：一个是血小板增高导致血栓，一个是凝血、抗凝与纤溶系统紊乱导致的高凝状态。亦即一个是止血功能障碍，一个是凝血功能障碍。其中血小板升高的用水蛭，凝血系统紊乱的不用水蛭，比如桃核承气汤。所以看化验单就可以开药。

直接胆红素是暗黄色，直接胆红素升高导致迷走神经兴奋，使脉搏变缓，据此就可知道茵陈五苓散证的基本表现是皮肤呈暗黄色、脉缓。

太阴失血

《金匮要略·血痹虚劳病脉证并治第六》第13条"虚劳里急，悸，衄，腹中痛，梦失精，四肢酸疼，手足烦热，咽干口燥，小建中汤主之"。虚劳病发展阴损及阳，阳损及阴，形成阴阳两虚之证。阴虚生热，故有"手足烦热，咽干口燥""衄"，阳虚生寒，故有里急、腹中痛，乃内脏失去温煦而拘急。用甘草、大枣、胶饴之甘以建中而缓急；姜桂之辛以通阳调卫气；芍药之酸以收敛和营气。中气得立，升降得宜，气血生则阴阳得以协调，寒热错杂之证可愈。

《金匮要略·惊悸吐衄下血胸满瘀血病脉证治第十六》第14条："吐血不止者，柏叶汤主之。黄土汤亦主之。"中气虚寒，气不摄血，血不归经而致上溢吐血。尤怡《金匮要略心典》："血遇热则宣行，故止血多用凉药；然亦有气虚挟寒，阴阳不相为守，营气虚散，血亦错行者，此干姜、艾叶之所以用也，而血既上溢，其浮盛之势，又非温药所能御者，故以柏叶抑之使降，马通引之使下，则妄行之血顺而能下，下而能守矣。"治以柏叶汤，黄土汤，温经止血。

第 15 条："下血，先便后血；此远血也，黄土汤主之。"中气虚寒，脾阳不足，气不摄血，大便下行，气亦下泄，血随之而下，故为先便后血之远血证。治以黄土汤，温脾摄血。

少阴动血

《金匮要略·黄疸病脉证并治第十五》第 14 条："黄家，日晡所发潮热，而反恶寒，此为女劳得之。膀胱急，少腹满，身尽黄，额上黑，足下热，因作黑疸。其腹胀如水状，大便必黑，时溏，此女劳之病，非水也。硝石矾石散主之。腹满者难治。"**所谓女劳疸，就是频繁女色，房劳过度，导致肾上腺皮质功能减退，引起的爱迪生病**（也叫阿迪森氏病）。假如日晡所发热而反恶寒，则非阳明证，而为女劳疸肾虚内热证。膀胱急，少腹满为瘀热内阻所致，虚热下注则足下热，脾失统摄阴血下注则大便黑，脾虚生湿则时溏，身尽黄，额上黑，是虚热熏蒸引起。如女劳疸日久不愈，则变为黑疸（周身皮肤色素沉着），所以说"因作黑疸"。其腹胀如水肿症状，实非水肿病。如病发展至后期，出现腹满的症状，是脾肾两败的现象。治法：硝石即火硝，能入血分消瘀活血，矾石入气分化湿利水，因为两石有伤胃耗血之副作用。故用大麦粥汁调服，以保养胃气。

《金匮要略·血痹虚劳病脉证并治第六》第 8 条少阴寒病太阳虚证："夫失精家，少腹弦急，阴头寒，目眩，脉落，脉极虚芤迟，为清谷，亡血，失精。脉得诸芤动微紧，男子失精，女子梦交，桂枝加龙骨牡蛎汤主之。"久患遗精的患者，精液耗损太过，阴损及阳，下焦失却阳气温煦，故少腹弦急，阴头有寒冷感；精血衰少，则目眩发落。"脉极虚芤迟，为清谷、亡血、失精"既能见于失精患者，也可见于亡血和下利清谷者。失精家不仅阴虚，阳气亦因久泄而亏损。阳失去阴的滋养，浮而不敛；阴失去阳的固摄，走而不守，这就形成了心肾不交的局面，以致有失精梦交的现象。本证为阴阳两虚之候，故用桂枝汤调和阴阳，加龙骨、牡蛎潜镇固涩，如此则阳能固，阴亦能守，则精不致外泄。

厥阴瘀血

《金匮要略·血痹虚劳病脉证并治第六》第18条："五劳虚极羸瘦，腹满不能饮食，食伤、忧伤、饮伤、房室伤、饥伤，劳伤经络营卫气伤，内有干血，肌肤甲错，两目黯黑。缓中补虚，大黄䗪虫丸主之。"腹满是自觉症状，据《金匮要略》第十六篇第10条："病人胸满……腹不满，其人言我满，为有瘀血。"胸中气机被体内瘀血所阻滞，证见胸满，瘀血不去则口唇舌头颜色发乌，瘀血不去则阻碍津液的正常输布使得口唇干燥，但其有别于热邪导致的津液缺失型的口渴，瘀血口渴则只想口唇沾水但是不想吞咽下去。此证不属于表证所以没有外感寒热等症状，脉象因为瘀血内停而显现出大脉、迟脉，腹中气机也被体内瘀血所阻滞，证见自觉腹部胀满感。《金匮要略》第十六篇第11条："病者如热状……其脉反无热，此为阴伏，是瘀血也，当下之。"患者自己感觉有热，查体温可能也确有升高之象，此外心中烦躁不安且胸中满闷不适、口中又干又渴，以上发热心烦口渴等症状都像是热在气分证的证候特点，但是患者的脉象并没有表现出气分有热的特点，其实这些统统是因为体内有瘀血的缘故，热邪伏于血分。

《金匮要略·黄疸病脉证并治第十五》第7条："酒疸下之，久久为黑疸，目青面黑，心中如啖蒜齑状，大便正黑，皮肤爪之不仁，其脉浮弱，虽黑微黄，故知之。"**酒疸即酒精性肝硬化**，本来就有可下的证候（仲景设栀子大黄汤），但由于下之不当，导致湿热内陷，邪入血分，久久熏蒸，血为瘀滞，就可以变为黑疸。血瘀于内，不荣于外，故目青面黑，皮肤搔之不仁。"大便正黑"则为瘀热内积，瘀血蓄积，留滞于肠腑。"心中如啖蒜齑状"，是瘀热内蕴，上蒸于心的现象。"其脉浮弱"，说明湿热有上攻之势，但血分已经受伤，故脉又见"弱"。面目虽黑而犹带黄色，可知是由酒疸误下转变而来。

蓄血，多为小肠或膀胱、子宫瘀血。蓄水，多为肾盂积水、肾囊肿、尿潴留等。《素问·缪刺论》中有关于腹腔瘀血的针刺法。如"人有所堕坠，恶血留内，腹中满胀，不得前后，先饮利药，此上伤厥阴之脉，下伤少阴之络，刺足内踝之下，然骨之前，血脉出血，刺足跗上动脉（冲阳），不已，刺三毛（大敦）上各一痏，见血立已，左刺右，右刺左。善悲惊不乐，刺如右方。"效果也是出奇的好。

瘀血方证

瘀血部位	证	方剂
阴伏瘀血	病人胸满、唇痿、舌青、口燥，但欲嗽水，不欲咽，无寒热，脉微大来迟，腹不满，其人言我满，此为有瘀血 病人如有热状，烦满，口干燥而渴，其脉反无热，此为阴伏，是瘀血也，当下之	下瘀血汤 （血下如豚肝则愈）
膈间瘀血	膈间停留瘀血，若吐血色黑者	桔梗汤
上消化道出血	吐血不止者	柏叶汤主之；黄土汤主之
急性胃炎出血	心气不足，吐血，若衄血者	泻心汤
下消化道出血	下血，先便而后血者，此远血也	黄土汤
痔疮	下血，先血而后便者，此近血也	赤小豆当归散
金创外伤	若身有疮，被刀斧所伤，亡血故也，此名金疮	无脓者，王不留行散主之；有脓者，排脓散主之，排脓汤亦主之
湿疹浸淫疮	浸淫疮，从口流向四肢者，可治，从四肢流来入口者，不可治	黄连粉
小肠痈盆腔脓肿	肠痈之为病，其身甲错，腹皮急，按之濡，如肿状，腹无积聚，身无热，脉数，此为肠内有痈也	薏苡附子败酱散（小便当下血）
阑尾炎	少腹肿痞，按之即痛如淋，小便自调，时时发热，自汗出，复恶寒，此为肠外有痈也；其脉沉紧者，脓未成也，下之当有血；脉洪数者，脓已成也，不可下之	大黄牡丹汤（有脓者当下脓，无脓者当下血）

女科瘀血

《金匮要略·妇人妊娠病脉证并治第二十》第2条："妇人宿有癥病，经断未及三月，而得漏下不止，胎动在脐上者，为癥痼害。妊娠六月动者，前三月经水利时，胎也。下血者，后断三月，衃也。所以血不止者，其癥不去故也，当下其癥，桂枝茯苓丸主之。"本条论述癥病与妊娠的鉴别，以及癥病的治法。

所谓癥病，即子宫腺肌症，子宫肌瘤。 妇人素有癥病，现复受孕成胎，停经未三月，忽又漏下不止，并觉脐上似有胎动，此乃癥病影响所致，不属真正的胎动。因一般胎动俱在受孕后五个月左右，且其胎动多在少腹或脐部，而不会在脐上，所以说"为癥痼害"。从"妊娠六月动者"至"后断三月，衃也"一段，乃属插笔，进一步说明妊娠与癥病的鉴别。停经六月自觉有胎动者，如果是受孕前三个月月经正常，受孕后胞宫又按月逐渐长大，按之柔软不痛，此为胎动；若前三个月便经水失常，后三个月才停经不行，胞宫也非按月增大，按之疼痛，又见漏下，此乃属"衃"，死血矣。衃乃瘀积所致。癥积不去，漏下不止，只有去癥，才能使新血得以养胎，故用桂枝茯苓丸消瘀化瘤。方中桂枝、芍药通调血脉，丹皮、桃仁化瘀消癥，茯苓益脾气，用蜜为丸，并从小剂量开始服，亦示祛邪要注意少伤或不伤胎之意。本方具有活血化瘀、缓消散结、利水渗湿的作用。病机：妇人宿有癥病漏下不止。体现了《内经》"有故无殒"。用"茯苓"一方面健脾护中，一方面兼顾"血不利则为水"。

《金匮要略·妇人杂病脉证并治第二十二》第 10 条："带下经水不利，少腹满痛，经一月再见者，王瓜根散主之"。本证即为**子宫内膜异位症**。妇女患经水不利或兼一月、再见者，多因留瘀所致，故少腹同时出现满痛症状，并伴有少腹按之有硬块，月经量少，色紫有块，舌紫暗，脉涩等脉证。治当以活血通瘀为主。方中王瓜根性苦寒，善祛热行瘀、利尿散结，苦寒之性兼可清解因瘀血所致郁热；䗪虫祛瘀破血，桂枝配芍药温阳益阴、行血脉、调营止痛，加酒以行药势，瘀去则经水自调。治法：破瘀通经，清解郁热。

《金匮要略·妇人杂病脉证并治第二十二》第 16 条："妇人六十二种风，及腹中血气刺痛，红蓝花酒主之。"六十二种风，泛指一切风邪，妇人经、产之后，风邪最易乘虚而入，与血气相搏，致使血滞不行，故腹中刺痛。红蓝花酒活血行瘀止痛。方中红蓝花（即红花）辛温活血止痛；酒性辛热，能散寒行血，两药相伍使血行流畅，瘀阻得除，通则不痛。《本草纲目》曰："红花黄蓝，其花红色，叶颇似蓝，故有蓝名"；"红蓝花即红花也，生梁汉即西域"；"活血润燥，止痛散肿"。《本草正义》："性本温和，气兼辛散，凡瘀滞内积，及经络不利诸证，皆取专主。"本条虽然是风邪与血气相搏，但治疗上只用了血药，并未用风药，风只是说明疼痛症状像风一样善行数变，这正是子宫内膜异位症的临床表现，本条是子宫内膜异位症轻证的证治之法，而王瓜根散是子宫内膜异位症的重证之法。

《金匮要略·妇人杂病脉证并治第二十二》第 13 条："妇人少腹满如敦状，小便微难而不渴，生后者，此为水与血俱结在血室也，大黄甘遂汤主之。"本证即为**多囊卵巢综合征，类似于多囊肾、多囊肝**，囊肿既多又大，将正常的卵巢和肾脏体积撑大一倍至数倍，从外形上来看，就是腹部、腰部臌胀如鼓如敦，**实际上就是多囊肾或多囊卵巢综合征**。妇人少腹满，小便自利为蓄血；满而小便不利，口渴，为蓄水。今少腹胀满，其形高起如敦状，小便微难而不渴，且发生在产后，故其病机是水与血俱结在卵巢或肾脏。当水血兼攻，以大黄甘遂汤破血逐水。方中大黄破血结，甘遂逐水邪。二味性猛而峻，故佐以阿胶滋阴养血，使之祛邪而不伤正。治则：破血逐水，滋阴养血。产后多虚多瘀，易寒易热，阴阳失调，极易形成寒热错杂的局面，故将本条放入厥阴讨论。

《金匮要略·妇人杂病脉证并治第二十二》第 15 条："妇人经水闭不利，脏坚癖不止，中有干血，下白物，矾石丸主之。"妇人经行不畅或经闭，"癖"为子宫、卵巢或宫颈的癥瘕积块，干血内着，郁为湿热，久而腐化所致。"下白物"为湿毒瘀血腐臭下注所致。**本病即为宫颈癌或卵巢、子宫的恶性肿瘤**。以矾石丸为坐药，纳入阴中，以除湿热而止带下，这是治疗白带的治标之剂。方中矾石性寒燥湿，清热去腐，解毒杀虫，酸涩收敛以止带；杏仁、白蜜滋润以制矾石燥涩之性。治法：外用除湿热，消瘤止带。

谦◎便血尿血

太阳尿血便血

古本第 150 条太阳实病："太阳病，下之后，其脉促（阳明热证），不结胸者，此为欲解也；脉浮者（太阳虚证），必结胸；脉紧者（少阴寒证），必咽痛；脉弦者（少阳证），必两胁拘急；脉细数者（厥阴证），头痛未止；脉沉紧者（厥阴证），必欲呕；脉沉滑者（少阴热证），协热利；脉浮滑者（太阳虚证），必下血。"此为太阳病误下后，脉见浮滑，乃表邪内陷，热蒸于里，扰动阴血，故推知下血难免。《金匮要略》第十一篇第 19 条："……小肠有寒者，其人下重便血……"小肠寒凝、气机不畅则后阴坠重，统摄失职则便血，小肠热郁则使血瘀，而血瘀可酿成痔疮。

阳明便血尿血

古本第 265 条曰："病人无表里证，发热七八日，虽脉浮数者，可下之，假令已下，脉数不解，合热则消谷善饥，至六七日不大便者，有瘀血也，宜抵当汤（阳明热病太阳实证血分病）。若脉数不解，而下利不止，必协热便脓血也。（阳明热病少阳证）"

《金匮要略》第十六篇第 16 条："下血，先血后便，此近血也，赤小豆当归散主之。"因为病位手阳明大肠（结肠）离肛门部位较近，所以血便的特点为先出血后大便者，归为近血一类，是湿热灼络所致。

《金匮要略·疮痈肠痈浸淫病脉证并治第十八》第 4 条："（大）肠痈者，少腹肿痞，按之即痛如淋，小便自调，时时发热，自汗出，腹恶寒。其脉迟紧者，脓未成，可下之，当有血。脉洪数者，脓已成，不可下也。大黄牡丹汤主之。"本条系湿热火毒，聚郁手阳明**大肠阑尾内**，腐肉化脓未成，聚而成形，形成包块，为此少腹肿痞。肿痞瘀阻经脉，气血不通，不通则痛，痛及下阴，按之则如小便淋痛之状。因病不在膀胱，故而小便自调。毒邪内聚，邪热外发，营卫失调，时时发热，自汗出，复恶寒。血瘀热郁，结实不通，束敛血脉，脉来迟而紧。此为热伏血瘀，痈脓未成之证，故可下之，消肿散瘀。治宜荡热逐瘀，方以大黄牡丹皮汤主之。方中大黄、丹皮、桃仁涤热下瘀，以除恶血，凉血活血，消散肿块；冬瓜子、芒硝荡积排脓。诸药相合，共奏荡涤热毒，排脓消肿，推陈致新之功。

少阳失血

《金匮要略·妇人产后病脉证治第二十一》第2条："产妇郁冒，其脉微弱，呕不能食，大便反坚，但头汗出。所以然者，血虚而厥，厥而必冒。冒家欲解，必大汗出。以血虚下厥，孤阳上出，故头汗出。所以产妇喜汗出者，亡阴血虚，阳气独盛，故当汗出，阴阳乃复。大便坚，呕不能食，小柴胡汤主之。"产妇郁冒（产后抑郁证）病，除头目眩冒、郁闷不舒的主证外，还表现有脉微弱，呕不能食，大便坚，但头汗出等证。究其原因，乃上条原文"亡血、复汗、寒多"六字，可知郁冒虽有外感因素影响，但主要是与产妇亡血阴虚有关。本条进一步阐明由于血虚则阴虚，阴虚则阳气偏盛，偏盛之阳上厥，故而郁冒，即抑郁证。如"但头汗出"，则是亡血阴虚，阳气独盛，孤阳上出，挟阴津外泄所致，这既是郁冒未解之象，也为郁冒病机之所在。由于阳气偏盛而上行，胃亦失其和降，津液下亏，肠道失润，故有呕不能食、大便坚的症状。治用小柴胡汤扶正祛邪，和利枢机，使阴阳相和，则郁冒病抑郁证诸证自解。

太阴尿血便血

《金匮要略》第十六篇第15条："下血，先便后血，此远血也，黄土汤主之。"此为消化道出血，多见肝硬化门静脉高压、胃溃疡、胃癌、肠系膜血栓、上消化道出血等慢性病。

少阴尿血便血

第293条："少阴病……一身手足尽热者，以热在膀胱，必便血也。"少阴病证见全身上下包括手脚皮肤都发热，可知少阴病从热化。而膀胱外应皮毛，所以全身及手脚皮肤俱热表示热移膀胱了，热邪灼伤膀胱中的血络则可出现尿血或（和）便血；《伤寒论》第308条："少阴病，下利便脓血者，可刺。"《金匮要略》第十一篇第19条："……热在下焦者，则尿血，亦令淋秘不通……"猪苓汤主之。膀胱炎、泌尿系结石、尿道炎等常见。

临床常见膀胱癌导致的血尿，以气化汤主之：黄芪60克，郁金30克，金银花30克，丝瓜络15克，车前子30克，白茅根60克，柴胡15克，黄芩15克，党参30克，川椒10克，甘草10克，大枣10枚，王不留行100克，夏枯草30克，苏子30克，牡蛎30克。久服自见效果。

古本第346条**少阴寒病厥阴证**："少阴病，下利便脓血者，桃花汤主之。"少阴病下利便脓血，大便色黯淡、无恶臭、无灼肛等里热表现；古本第347条**少阴寒病厥阴证**："少阴病，二三日至四五日，腹痛，小便不利，下利不止，便脓血者，桃花汤主之。"《金匮要略·呕吐哕下利病脉证治第十七》第42条"下利便脓血者，桃花汤主之"。少阴寒病，寒移小肠，久利不止，中阳被伤，脾胃虚寒，气血下陷，滑脱不禁，下利无度，阳损及阴，血溢于下，故下利脓血。其所下之血，必色质紫暗，赤白相兼，并有腹疼喜按喜暖，精神萎靡，四肢酸软，口不渴，舌淡苔白，脉微细而弱等证，故用桃花汤温中涩肠固脱。方中赤石脂涩肠固脱，因肾司二便，故可通过固涩大便使阳气不继续下陷，以扶助少阴；干姜温中散寒；粳米补虚安中。全方共成温中补虚、涩肠止利之用。方后强调"内赤石脂末，冲服"是为增强涩肠固脱的功效。

厥阴尿血便血

第332条**厥阴病太阳证**"凡厥利者……后三日脉之，而脉数，其热不罢者，此为热气有余，必发痈脓也"。第334条**厥阴病阳明热证**："伤寒先厥后发热，下利必自止，而反汗出，咽中痛者，其喉为痹。发热无汗，而利必自止，若不止，必便脓血，便脓血者，其喉不痹。"第339条："伤寒热少微厥，……若厥而呕，胸胁烦满者，其后必便血。"第341条："伤寒发热四日，厥反三日，腹热四日，厥少热多者，其病当愈。四日至七日热不出者，必便脓血。"第363条："下利，寸脉反浮数，尺中自涩者，必清脓血。"第367条："下利，脉数而渴者，今自愈；设不差，必清脓血，以有热故也。"乌梅丸或白头翁汤主之。血不从下走，而从上走，如咳吐脓血者，可人参附子汤主之；不差，复以人参干姜汤与之。

古本第599条："师曰：病人面无色，无寒热，脉沉弦者，必衄血；脉浮而弱，按之则绝者，必下血，烦而咳者，必吐血。"

泌尿系结石也可以出现血尿，可凭穴位诊断，可以按压太溪穴上1～2寸的地方，有明显的压痛，即是泌尿系结石，刺之，痛立止，石即出。

《金匮要略·妇人妊娠病脉证并治第二十》第4条厥阴病厥阴证："师曰：妇人有漏下者，有半产后因续下血都不绝者，有妊娠下血者，假令妊娠腹中痛，为胞阻，胶艾汤主之。妇人陷经；漏下黑不解，胶姜汤主之。"妇人下血之证，常见以下三种病情：一为经水淋漓不断的漏下；二为半产后的下血不止；三为妊娠胞阻下血（又称胞漏）。三者虽其原因有异，但其病机相同，总由厥阴冲任脉虚，阴气不能内守所致。故均用胶艾汤以调补冲任，固经养血。"假令"以下，乃承上文所言，意即若妊娠下血而又腹中痛者，乃冲任失调，阴血下漏，以致不能入胞养胎，故称为胞阻或胞漏。胶艾汤主要以四物汤养血和血，当归补充红细胞，川芎调节动脉循环，芍药调节静脉循环，地黄促进干细胞以生血细胞，阿胶养阴止血，艾叶温经暖宫，甘草调和诸药，清酒以行药力，诸药合用，既和血止血，又暖宫调经，亦治腹痛，安胎，实为妇科之要方。妇人陷经，漏下色黑不止者，乃因冲任虚寒，不能摄血所致。治以胶姜汤，温补冲任，养血止血。

《金匮要略·妇人杂病脉证并治第二十二》第9条厥阴病少阴热证："问曰：妇人年五十所，病下利数十日不止，暮即发热，少腹里急，腹满，手掌烦热，唇口干燥，何也？师曰：此病属带下。何以故？曾经半产，瘀血在少腹不去。何以知之？其证唇口干燥，故知之。当以温经汤主之。"厥阴冲任虚寒，少阴阴虚内热，兼有瘀血内停，故当用温经汤温养血脉，使虚寒得以补，瘀血得以行，从而起到温经行瘀之效。温经汤用吴茱萸、生姜、桂枝温经散寒暖血，阿胶、当归、川芎、芍药、丹皮养血和营行瘀，麦冬、半夏润燥降逆，阴得补充则虚热自除，甘草、人参补益中气，诸药合用，具有温补冲任，养血行瘀，扶正祛邪的作用。本方亦可主治妇人少腹寒，久不受孕，或月经不调、崩漏带下，更年期综合征等证。法当温经散寒，养血祛瘀，养阴清热。

否◎发热

伤寒而发热的原因，《素问·水热穴论》云："帝曰：人伤于寒而传为热，何也？岐伯曰：夫寒盛则生热也。"王冰释曰："寒毒薄于肌肤，阳气不得散发，而内怫结，故伤寒者反为热病。"《素问·玉机真脏论》又云："今风寒客于人，使人毫毛毕直，皮肤闭而为热，当是之时，可汗而发也。"可见王冰对此作出的解释与《内经》之意大致无差，同时《内经》还提到了可汗而发也的治法。《素问·生气通天论》"体若燔炭，汗出而散"也有类似的说法。

我们知道，人体是一个热源，是在源源不断发热的，用红外可视仪器就可以观察到人体的发热现象，夜视仪就是这个原理。如果腠理肌肤的毛孔关闭，热量得不到散发和释放，就会导致人体体温升高，这是一个浅显的生理现象。可见，古人的解释十分科学。

那么，人体的热源从何处而来？《素问·痹论》："卫者，水谷之悍气也，其气慓疾滑利，不能入于脉也，故循皮肤之中，分肉之

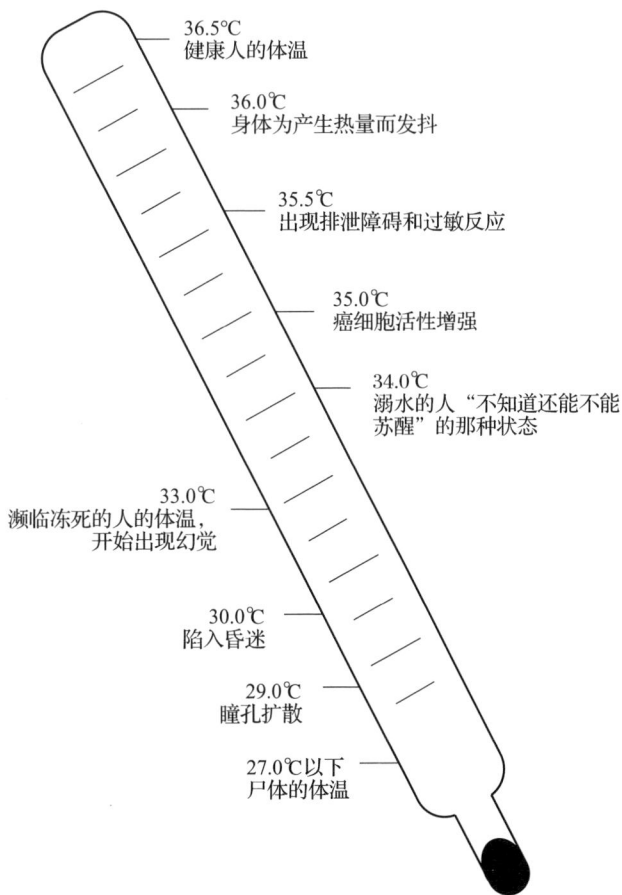

36.5℃
健康人的体温

36.0℃
身体为产生热量而发抖

35.5℃
出现排泄障碍和过敏反应

35.0℃
癌细胞活性增强

34.0℃
溺水的人"不知道还能不能苏醒"的那种状态

33.0℃
濒临冻死的人的体温，开始出现幻觉

30.0℃
陷入昏迷

29.0℃
瞳孔扩散

27.0℃以下
尸体的体温

间，熏于肓膜，散于胸腹。"《灵枢·本脏》:"卫气者，所以温分肉，充皮肤，肥腠理，司开合者也……卫气和则分肉解利，皮肤调柔，腠理致密矣。"从典籍对卫气生理功能的阐述中可以知道:第一，卫气的循行部位在表。第二，卫气的功能主要是温煦充养体表，司职腠理开合。

其热型也很多，《伤寒论》中将发热分为多种类型，包括发热、身大热、恶寒、翕翕发热、恶寒发热、蒸蒸发热、日晡潮热、寒热往来、时发热、寒热如疟、烦热、无大热、微热等。成无己《伤寒明理论》里将发热的病机分为属表、属里以及属半表半里，其中又有发于阴、发于阳之分。他提道:"发热者，谓怫怫然发于皮肤之间，然散而成热者是也，与潮热寒热若同而异，与烦躁相类而非，烦躁者在内者也，潮热之热，有时而热，不失其时。寒热之热，寒已而热，相继而发。至于发热，则无时而发也，有谓翕翕发热者，有谓蒸蒸发热者，此则轻重不同，表里之区别尔。"

在《内经》中关于热病有两种不同的辨证系统，即六经发热、五脏发热。

六经发热

出自《素问·热论》:"伤寒一日，巨阳受之，故头项痛，腰脊强。二日阳明受之，阳明主肉，其脉挟鼻络于目，故身热、目疼而鼻干，不得卧也。三日少阳受之，少阳主胆，其脉循胁络于耳，故胸胁痛而耳聋。三阳经络皆受其病，而未入于脏者，故可汗而已。四日太阴受之，太阴脉布胃中，络于嗌，故腹满而嗌干。五日少阴受之，少阴脉贯肾，络于肺，系舌本，故口燥舌干而渴。六日厥阴受之，厥阴脉循阴器而络于肝，故烦满而囊缩。三阴三阳、五脏六腑皆受病，荣卫不行，五脏不通则死矣。其不两感于寒者，七日巨阳病衰，头痛少愈;八日阳明病衰，身热少愈;九日少阳病衰，耳聋微闻;十一日太阴病衰，腹减如故，则思饮食;十一日少阴病衰，渴止不满，舌干已而嚏;十二日厥阴病衰，囊纵少腹微下，大气皆去，病日已矣。"

《内经》根据不同的病理表现将外感热病划分为六个阶段即以六经分证，并认为外感热病按照一定的顺序传变，首先是三阳经受邪，依次先传太阳经，然后传入阳明经，接着再传至少阳经。三阳经全部传遍完后，邪会转入三阴经中。于是在第四日，邪气传入三阴经，也按一定顺序传递，先入太阴经，再传入少阴经，最后至厥阴经。但无论三阳经的病变，还是三阴经的病变，其表现出的临床证候，皆与其所在**足的三阴三阳经脉**循行路线密切相关，但没有直接说明手的三阴三阳经脉之病。

如果没有出现"两感于寒"这样的危险情况，六日后病情就会逐渐减轻，邪气仍按上述的顺序，依次传出，从第七日开始太阳经病情减轻，一直到第十二日厥阴经病情减轻，邪气全部离去后，病就痊愈。若出现"两感于寒者，病一日则巨阳与少阴俱病，则头痛口干而烦满；二日则阳明与太阴俱病，则腹满身热，不欲食谵语，三日则少阳与厥阴俱病，则耳聋囊缩而厥。水浆不入，不知人，六日死。"这也是仲景《伤寒论》日传一经的经旨所在，也是《伤寒钤法》的理论基础所在。有人不同意"日传一经"的说法，认为机械、教条，却同意人日睡一觉的日周期生理现象，同意女性月行一经的生理现象，这种逻辑实在奇怪。实际上这里的"日传一经"既是生理性传经，也是出现异常的病理性传经，病理性传经会随着病邪的强弱而传经快、慢、迟、速，就会呈现出一日或几日的时间周期。总之，总有一些人读书时，对于那些不符合自己的认知，且看似难解之处，总觉得绝对不是自己的理解问题，一定是《黄帝内经》《伤寒杂病论》的错，悲矣。

关于手三阴三阳经的描述，如《灵枢·寒热病》云："皮寒热者，不可附席，毛发焦，鼻槁腊，不得汗，取三阳之络，以补手太阴。肌寒热者，肌痛，毛发焦而唇槁腊，不得汗，取三阳于下，以去其血者，补足太阴，以出其汗。骨寒热者，病无所安，汗注不休，齿未槁，取其少阴于阴股之络；齿已槁，死不治。骨厥亦然。骨痹，举节不用而痛，汗注、烦心，取三阴之经，补之。"《灵枢·百病始生》谓："虚邪之中于人也，始于皮肤，皮肤缓则腠理开，开则邪从毛发入，入则抵深……留而不去，则传舍于络脉……留而不去，传舍于经……留而不去，传舍于输……留而不去，传舍于伏冲之脉……留而不去，传舍于肠胃。"

《备急千金要方·卷第九》云："华佗曰：夫伤寒始得，一日在皮，当摩膏火灸之即愈。若不解者，二日在肤，可依法针，服解肌散发汗，汗出即愈。若不解，至三日在肌，复一发汗即愈。若不解者，止，勿复发汗也。至四日在胸，宜服黎芦丸，微吐之则愈。若病困，黎芦丸不能吐者，服小豆瓜蒂散，吐之则愈也。视病尚未醒者，复一法针之。五日在腹，六日入胃。入胃乃可下也。"

华佗的伤寒学说自成体系，与我们熟悉的张仲景的足六经辨证不同，是按从表到里、从浅到深、从上到下的规律，分皮、肤、肌、胸、腹、胃六部来辨治伤寒。其中，一日在皮、二日在肤、三日在肌，皆为在表，治用汗法；四日在胸，用吐法；五日在腹；六日入胃，乃可用下法。

《内经》以临床表现的特点来为急性发热性外感病命名，称之为"寒热病"。根据寒热病由浅至深的发展过程，以皮、肌、骨之寒热分为三个层次辨证。此辨证方法看似有些简单，但其对毛发唇齿的荣枯特别重视，对出汗的情形也格外关注，可见其已经意识到热病过程中人体阳气与津液存亡的重要性，这也是温病辨证的一个关键提示。至于治疗方面，主要采取针刺的方法，取穴与三阴和三阳经络密切相关。

《内经》还提出了外感热病的治疗原则："帝曰：治之奈何？岐伯曰：治之各通其脏脉，病日衰已矣。其未满三日者，可汗而已；其满三日者，可泄而已。"并且《内经》已经注意到了外感热病后遗证以及复发的问题，因此提出了饮食方面的禁忌："帝曰：热病可愈，时有所遗者，何也？岐伯曰：诸遗者，热甚而强食之，故有所遗也。若此者，皆病已衰而热有所藏，因其谷气相薄，两热相合，故有所遗也。帝曰：善。治遗奈何？岐伯曰：视其虚实，调其逆从，可使必已矣。帝曰：病热当何治之？岐伯曰：病热少愈，食肉则复，多食则遗，此其禁也。"

五脏发热

出自《素问·刺热》："肝热病者，小便先黄，腹痛多卧，身热。热争则狂言及惊，胁满痛，手足躁，不得安卧；庚辛甚，甲乙大汗，气逆则庚辛死。刺足厥阴、少阳。其逆则头痛员员，脉引冲头也。心热病者，先不乐，数日乃热。热争则卒心痛，烦闷善呕，头痛面赤，无汗；壬癸甚，丙丁大汗，气逆则壬癸死。刺手少阴、太阳。脾热病者，先头重，颊痛，烦心，颜青，欲呕，身热。热争则腰痛，不可用俯仰，腹满泄，两颔痛；甲乙甚，戊己大汗，气逆则甲乙死。刺足太阴、阳明。肺热病者，先渐然厥，起毫毛，恶风寒，舌上黄，身热。热争则喘咳，痛走胸膺背，不得大息，头痛不堪，汗出而寒：丙丁甚，庚辛大汗，气逆则丙丁死。刺手太阴、阳明，出血如大豆，立已。肾热病者，先腰痛胻酸，苦渴数饮，身热。热争则项痛而强，胻寒且酸，足下热，不欲言，其逆则项痛员员淡淡然；戊己甚，壬癸大汗，气逆则戊己死。刺足少阴、太阳。诸汗者，至其所胜日汗出也。诸治热病，以饮之寒水，乃刺之，必寒衣之，居止寒处，身寒而止也。"

五脏热病之预后之"间甚之时"

	甚之日	死之日	大汗
肝热病	庚辛甚	气逆则庚辛死（金克木）	甲乙大汗
心热病	壬癸甚	气逆则壬癸死（水克火）	丙丁大汗
脾热病	甲乙甚	气逆则甲乙死（木克土）	戊己大汗
肺热病	内丁甚	气逆则内丁死（火克金）	庚辛大汗
肾热病	戊己甚	气逆则戊己死（土克水）	壬癸大汗

五脏发热的病邪盛衰是有时间规律的，如"甲乙大汗""无汗""诸当汗""丙丁大汗""戊己大汗""汗出而寒""庚辛大汗""壬癸大汗""诸汗者，至其所胜日汗出也"等，这里的日时规律与五运六气在年月周期上的基本规律是一致的。此辨病证方法根据五脏盛衰划分，分别为肝热病、心热病、脾热病、肺热病、肾热病，也是仲景在古本中**五贼六淫之病**的理论渊薮。五脏热病各自所表现出的不同证候，与其所在之脏的功能以及脏腑经络的循行部位密切联系。在治法上，根据症状，先辨别是何脏之热，然后选取其所在脏腑经络上的穴位，采取针刺治疗。

在天人感应体系中，五运六气是生机，五贼六淫是病机。

仲景不仅注重外感病的发热，而且对发热的不同程度，发热的伴随症状，都进行了细致的区别，给予不同的治法，亦即辨证论治的方法。比如发热伴有恶寒，属于表证发热，需要发汗解表治疗。再进一步划分，在发热恶寒同时存在的时候，如果属于没有汗出，或有脉浮紧和呼吸喘促，可以使用麻黄汤；如果发热恶寒，伴有汗出，或有鼻鸣干呕，应当使用桂枝汤；如果是素有咳喘，又新有外感表证，则须选用桂枝汤加厚朴、杏仁；如果外感表证，发热恶寒的同时，有饮邪停聚心下，则需要用小青龙汤进行治疗；如果发热恶寒的同时，兼有内热口渴，烦躁身痛，则需要用大青龙汤治疗。

临床上常常有误治之后，表证未去又添正气损伤的新情况，如伤阴、伤阳、身痛、心悸、欲作奔豚等证，应当分别采用桂枝加葛根汤、桂枝加附子汤、桂枝加芍药生姜各一两人参三两新加汤、桂枝加蜀漆龙骨牡蛎汤、桂枝加桂汤等进行治疗。仲景还有桂枝加芍药汤、桂枝加大黄汤、桂枝麻黄各半汤、桂枝二麻黄一汤、麻黄杏仁甘草石膏汤、麻黄附子细辛汤、麻黄附子甘草汤、葛根汤、葛根芩连汤等与表证有关的方剂。

太阳发热

太阳病恶寒发热，少阳病寒热往来，阳明病但热不寒。三阳病解热的处方分别为麻黄汤、小柴胡汤、白虎汤。太阳病，解热镇痛药桂枝加激素甘草，伍麻黄，增强桂枝的解热镇痛作用；少阳病，解热镇痛药柴胡加激素甘草，配伍黄芩，增强柴胡的解热镇痛作用；阳明病，解热镇痛药石膏加激素甘草，配伍知母，增强石膏的解热镇痛作用。其实三个方子有两个特点：第一，三个处方里桂枝、柴胡、石膏三味药发挥着典型的西医解热镇痛药的作用；第二，这三个处方里都有甘草，甘草是外源性皮质激素，也具有清热功效。因此，实际上每一个处方的解热药就是一个解热镇痛药加一个激素，这个治疗方案西医也经常用。

恶寒与恶风的区别，恶风是有风才恶，恶寒是无风亦自恶，所以成无己说："恶寒者；则不待风而寒，虽身大热而不欲去衣者是也。"(《伤寒明理论·卷一》)

《素问·疟论》曰："疟者之寒，汤火不能温也，及其热，冰水不能寒也，此皆有余不足之类。"

太阳病之所以出现恶寒发热，是因为太阳病是病毒感染所致。病毒感染诱生的干扰素，导致了太阳病的典型热型为恶寒发热。阳明病的发热是持续性发热，并且下午加重，严重时可以引起全身炎症反应综合征（SIRS）。有了典型的炎症反应（红、肿、热、痛）。在炎症的状态下，大量的 IL-1、IL-2 等分泌，这些以 IL-2 为代表的内源性致热因子引起中枢性发热，因为炎症是持续的，所以发热也是持续的，即所谓的"但热不寒"。典型的少阳病发热是"寒热往来"，这是由于细菌内毒素脂多糖入血导致的。细菌的内毒素主要是脂多糖（LPS）。只要患者寒战发热，西医一般都会抽血化验看看有没有菌血症，就是因为细菌及其毒素入血可导致寒热往来。

有的医家认为仲景的三阴三阳需要重新排列，甚至某些标新立异的学者将三阴三阳与脏腑对应也胡乱搭配，还美其名曰创新。因为仲景的这种三阴三阳排列法不符合他们的学术观点，尤其是三阳的排列，最常见的就是将太阳、阳明、少阳顺序改变为太阳、少阳、阳明，因为这些医家一直被运气理论中的开阖枢理念所禁锢，既然是枢机，就一定要在中间，所以将少阳与阳明对换，形成不符合运气理论和仲景原意的各种假说。如果真的按照开阖枢原则排列三阴三阳，那么《黄帝外经》的运气九篇中，六步客气的顺序就应该按照太阳、少阳、阳明、太阴、少阴、厥阴顺序来排，六步主气就应该按照厥阴、少阴、太阴、阳明、少阳、太阳的顺序排列。因为三阴三阳还有地支数术对应的，如子午少阴、丑未太阴、寅申少阳、卯酉阳明、辰戌太阳、巳亥厥阴等地支顺序排列，如果改变三阴三阳排序，就将地支自然排序也改变了。可以看到，这样一来，完全打破了五运六气理论体系的合理内核，直接将《黄帝内经》的精髓否定掉。中医研究要有学术底线，有些理论可以发展，有些理论是不能乱改的，尤其是基础理论部分。三阴三阳排列顺序的合理性不但在五运六气理论体系中具有权威性，而且在仲景的三阴三阳发病和传变过程中也是按照这样的逻辑进行传变的。

太阳病发热有中风及伤寒两种营卫不和之别，阳明病发热有阳明燥热的白虎汤证及阳明腑实的承气汤证，少阳病发热则是枢机不利之柴胡汤证，太阴病发热有桂枝人参汤证，少阴病发热有阴虚见热之黄连阿胶汤证及热结水蓄之猪苓汤证，厥阴病发热则是厥热胜复之转变。其中太阳、少阳、阳明、太阴之证皆可寻于太阳病篇中。若在具体病位（经）中细分其病机，太阳病篇中属太阳病的有太阳中风、太阳伤寒、外寒内热、外寒内饮、表郁、水气内阻、蓄水、蓄血、结胸诸证；篇中属阳明病则有栀子豉汤证、白虎汤证、承气汤证等；篇中属少阳病者为柴胡证，分少阳病本证及兼证，包括枢机不利之小柴胡汤证、太阳少阳合病之柴胡桂枝汤证、少阳阳明合病之大柴胡汤证、少阳兼饮之柴胡桂枝干姜汤证，及热入血室证。太阳病篇中涉及少阴病发热有真武汤证。

如太阳病麻黄汤证有烦躁者，提示病入阳明，酌加阳明药石膏，就用大青龙汤或者小青龙加石膏汤，也就是说如有恶寒发热无汗出，太阳实病阳明热证，才能用大青龙汤或者小青龙加石膏汤。《伤寒论》中讲："发汗后，不可更行桂枝汤，汗出而喘，无大热者，可与麻黄杏仁甘草石膏汤"，为什么"汗出无大热"要用石膏配麻黄呢？《金匮要略》上讲"风水恶风，一身悉肿，脉浮不渴，续自汗出，无大热，越婢汤主之"，为什么"续自汗出，无大热"也要用石膏配麻黄呢？因为汗出是病邪传入阳明，需要用石膏解热；无大热，就是有发热但不是高热，此时石膏解热不需要配伍知母，不需要知母增强石膏的解热作用。到了阳明证，就可以有汗出，麻黄在这里起平喘利水的作用，所以麻杏石甘汤证和越婢汤证都可以汗出，可以发热，但无大热，如果要增强石膏的解热作用，关键需要配伍知母。

《灵枢·刺节真邪》曰："大热遍身，狂而妄见、妄闻、妄言，视足阳明及大络取之，虚者补之，血而实者泻之，因其偃卧，居其头前，以两手四指挟按颈动脉，久持之，卷而切推，下至缺盆中，而复止如前，热去乃止，此所谓推而散之者也。"就是说，对于阳明病遍身高热，热极发狂且有妄见、妄闻、妄言等表现的，当察看足阳明经及络脉属虚属实，而后取刺，虚的用补法，有血郁而属实的就用泻法，同时叫患者仰卧，医者在患者的头前，用两手拇指、食指，挟按患者颈动脉，挟持的时间要长一些，并用卷而按切的手法，向下推按至缺盆，再重复上述动作连续进行，等待身热退去方可休止。这就是所谓推而散之的方法。

再如《伤寒论》中讲："太阳病，头痛至七日以上自愈者，以行其经尽故也。若欲作再经者，针足阳明，使经不传则愈。"七日以后还不好，针足阳明，使太阳不传阳明，这就是截断。"太阳初得病时，发其汗，汗先出不彻，因转属阳明"，发汗不透彻，太阳就转阳明，所以要截断太阳传阳明，汗出必彻。这些条文都明确说了太阳经下一步就是传阳明经，哪有什么直接传少阳经的道理呢？而且仲景三阳病讲的是"传经化热"，三阴经讲的是"伏气变温"。所以三阳经一定要一经一经的按照顺序传下去，三阴经按照太阴、少阴、厥阴逐层递进，那么太阴与少阴就是厥阴的伏气，甚至厥阴也有伏气，如厥阴病传到厥阴证时，厥阴伏气就会发作。三阴三阳都有伏气，只不过三阳经的伏气比三阴经的伏气症状要好治一些。1、10、19、28、37、46、55、64、73、82、91 岁这些年龄是伏气容易发作的年龄，要特别注意。伏气遇到君相二火的天地之气，就会启动伏溃发传的温病程序。

太阳病发热主要方证

		症状		脉象	治则	方剂
		同	异			
太阳病发热	中风表虚证	发热，恶寒，头项强痛	汗出	浮缓	解肌祛风，调和营卫	桂枝汤
			汗出，项背拘紧固缩，转动不灵	浮缓	解肌祛风，调和营卫，升津舒经	桂枝加葛根汤
	伤寒表实证		无汗，身体疼痛，气喘	浮紧	辛温发汗，宣肺平喘	麻黄汤
			无汗，项背拘紧不舒	浮紧	发汗解表，生津舒经	葛根汤
			不汗出而烦躁，身痛或重	浮紧或浮缓	表里两解，重在解表，兼以清热	大青龙汤

第 2 条太阳虚病太阳虚证曰："太阳病，发热，汗出，恶风，脉缓者，名为中风。"第 12 条也是**太阳虚病太阳虚证**："太阳中风，阳浮而阴弱，阳浮者，热自发，阴弱者，汗自出，啬啬恶寒，淅淅恶风，翕翕发热，鼻鸣干呕者，桂枝汤主之。"太阳中风的主脉是"阳浮而阴弱"，对这里，历代医家解释得五花八门，但基本上不着边际，对于阴阳解释得很混乱。阳者，寸脉；阴者，尺脉。"阳浮而阴弱"，即指寸脉浮而尺脉弱。仲景在自注句中说"阳浮者，热自发，阴弱者，汗自出"，发热是阳气外浮，寸脉应之而浮，汗出则阴液不足，尺脉应之而弱。本条描述了太阳中风的主要症状、病因病机及治疗方药。由原文可见太阳中风的发热特点为"翕翕发热"，呈温和发热感觉，热在肤表，热势轻浅，区别于阳明之蒸蒸发热。因为太阳中风为表证，其热不似阳明里热发

自于内，其热势不高。风寒之邪侵袭人体，体表营卫之气受邪，卫气奋起抗邪，趋向于外，与邪相争则见发热、脉浮；卫气受邪，失于固密，营阴不能内守，泄露于外，则见汗出；卫气为风寒所袭，失其"温分肉"之职，加之汗出肌疏，故见恶风恶寒。结合原文第1条"脉浮，头项强痛而恶寒"和第2条"发热，汗出，恶风，脉缓"，可以得出，太阳中风的主症为头痛、发热、汗出、无风寒、鼻鸣干呕等，主脉是脉浮缓，病因病机是外感风寒、营卫不和。如第13条曰："太阳病，头痛，发热，汗出，恶风，桂枝汤主之。"其病机如95条所曰："太阳病，发热汗出者，此为营弱卫强，欲救邪风者，宜桂枝汤。"

治疗当以解肌祛风，调和营卫，方选桂枝汤。桂枝汤由桂枝、芍药、生姜、大枣、甘草组成，正符合《汤液经法》中厥阴肝风的治则，即辛补酸泻甘缓。桂枝、生姜之辛补，芍药之酸泻，大枣甘草之甘缓，是仲景为太阳中风而设。方中桂枝味辛性温，辛能发散，温通卫阳；芍药酸寒，滋阴和营以固护营阴；生姜味辛，佐桂枝以解肌表；大枣、甘草配白芍，和中缓急，配桂枝调和营卫，甘草甘平，有安内攘外、平息肝风之功效。

残本第14条太阳虚病太阳实证曰："太阳病，项背强几几，反汗出恶风者，桂枝加葛根汤主之。"本条论述了太阳中风兼太阳经气不舒的证治。本证出现了项强连背，拘紧固急，转动不灵，已构成了桂枝汤证的兼证，较之**太阳实病太阳实证**的麻黄汤证要轻一些。其辨证要点为发热、汗出、恶风、项背拘紧固缩，转动不灵，其病机为风寒外束，营卫不和，经输不利，筋脉失养，治以解肌祛风，调和营卫，升津舒经。方中桂枝汤解肌祛风，调和营卫，葛根甘辛而平，一能升阳发表，解肌祛风，二能宣通经气，解经脉气血之郁滞，三能升津液，起阴气，以缓解经脉之拘急。

另外，如**太阳病太阴肺证**，兼咳喘气逆，治宜解肌发表，降气平喘，方选桂枝加厚朴杏子汤；如**太阳虚病少阴寒证**，兼汗漏不止，四肢拘急不适，小便不难，治宜扶阳解表，方用桂枝加附子汤；**太阳虚病少阴寒证轻微者**，出现脉促胸满者，治宜解肌祛风，宣通阳气，予桂枝去芍药汤。**太阳虚病少阴寒证轻者**，"太阳病，下之后，其人恶寒者，桂枝去芍药加附子汤主之"。**太阳虚病少阴寒证重者**则以四逆汤主之。

第3条太阳实病太阳实证曰："太阳病，或已发热，或未发热，必恶寒，体痛，呕逆，脉阴阳俱紧者，名为伤寒。"本条为太阳伤寒的提纲证，主要表现为恶寒，头身痛，无汗，脉浮紧，病机为风寒外束，卫阳被遏，营阴郁滞。这里所谓的"脉阴阳俱紧者"，即是寸尺之脉俱紧的意思，除此之外，别无他意。

第35条太阳实病太阳实证曰："太阳病，头痛发热，身疼腰痛，骨节疼痛，恶风，无汗而喘者，麻黄汤主之。"本条详细列出了太阳伤寒证的主要表现及方药，当与第1条、第3条合参，第1条言"脉浮"、第3条言"脉阴阳俱紧"，故本条的辨证要点是发热或尚未发热，恶风寒、无汗、头痛项强、身疼腰痛、骨节疼痛、气喘、脉浮紧等，其病机为风寒外束，卫阳被遏，营阴郁滞，肺气失宣。本证辨证的关键在于无汗，以此与太阳虚病的太阳中风做出鉴别。

太阳实病的太阳伤寒与太阳虚病的太阳中风均属于太阳表证，均以发热、头痛、恶风寒、脉浮为基本证候，为风寒袭表、营卫失调所致。但中风证的基本病机为卫阳不固，腠理疏松，营阴失守，以汗出、脉浮缓为特点，因其汗出，故又称表虚证。伤寒证的基本病机为卫阳被遏，腠理致密，营阴郁滞，以无汗、脉浮紧为特点，因其无汗，故称表实证。**一治肝虚一治肺实，治则迥然。**

治疗上予辛温发汗，宣肺平喘，方选麻黄汤。《汤液经法》中关于肺卫之实的治则是酸补咸泻辛散，本方以麻桂辛散之力雄，方中麻黄苦辛性温，善开腠理发汗，祛在表之风寒；宣肺平喘，开闭郁之肺气，为君药。桂枝透营达卫，解肌发表，温通经脉，既助麻黄解表，使发汗之力倍增；又畅行营阴，使疼痛之症得解，为臣药。二药相须为用，是辛温发汗的常用组合。杏仁降利肺气，与麻黄相伍，一宣一降，以恢复肺气之宣降，加强宣肺平喘之功，是为宣降肺气的常用组合，为佐药。炙甘草既能调和麻、杏之宣降，又能缓和麻、桂相合之峻烈，使汗出不致过猛而耗伤正气，是使药而兼佐药之用。四药配伍，表寒得散，营卫得通，肺气得宣，则诸症可愈。

残本第31条太阳实病太阳实证曰："太阳病，项背强几几，无汗恶风，葛根汤主之。"本条文讨论的是太阳伤寒兼经输不利的证治。太阳病无汗、恶风，反映了风寒外束肌表，致卫阳被遏、营阴郁滞。项背强几几，系风寒外束，太阳经气不舒，阴液敷布失常，经脉失于濡养。故本证的辨证要点是发热，恶寒，项背拘急不舒，无汗，脉浮紧，基本病机是风寒外束，太阳经输不利，所以又可以治疗刚痉的角弓反张。

而14条太阳虚病太阳实证则曰："太阳病，项背强几几，反汗出恶风者，桂枝加葛根汤主之。"31条的葛根汤证与本条桂枝加葛根汤证相比较，均为太阳表证，均有发热、恶风寒、头痛、脉浮、项背强几几等症。但31条是太阳实病太阳实证的伤寒表实证，故见无汗、脉浮紧；而桂枝加葛根汤证属**太阳虚病太阳实证**的中风表虚证，故见有汗、脉浮缓。

上文31条之证治疗当以发汗解表，升津舒经，方用葛根汤。葛根汤由桂枝汤加麻黄、葛根而成，葛根为主药，功在散风寒、升津液、舒筋脉，既可配麻桂解肌发表，又可生津濡脉；桂枝汤解肌发表，调和营卫，加麻黄增强发汗解表之力。且方中芍药、甘草和营，生姜、大枣调卫，滋阴和阳缓筋脉之拘急。葛根汤又可治疗柔痉。14条之证治疗用桂枝加葛根汤，与葛根汤大体亦同，唯别以去麻黄，因汗出恶风脉缓也。

第38条太阳实病阳明热证曰："太阳中风（古本为伤寒），脉浮紧，发热恶寒，身疼痛，不汗出而烦躁者，大青龙汤主之。"第39条太阳虚病阳明热证曰："伤寒脉浮缓，身不疼但重，乍有轻时，无少阴证者，大青龙汤发之。"本证的辨证要点是发热恶寒，身痛或重，不汗出而烦躁，脉浮紧或浮缓，是典型的伤寒表实证。本证病机为风寒束表，卫阳被遏，营阴郁滞，内有郁热，证属表寒里热，表里俱实。治宜表里两解，重在解太阳实病之表，兼以清阳明热证之里，方选大青龙汤。大青龙汤是由麻黄汤倍用麻黄，再加石膏、生姜、大枣而成，为发汗之峻剂。倍用麻黄，意在外散风寒，开郁闭之表；加石膏，清郁闭之里；重用炙甘草，加生姜、大枣，和中以滋汗源。麻黄、石膏相配，既相反相成，相互制约，又各行其道，为寒温并用、表里双解之剂。

古本第41条太阳实病少阴寒证水证曰："伤寒，表不解，心下有水气，干呕，发热而咳，或渴，或利，或噎，或小便不利，少腹满，或喘者，小青龙汤主之。"古本第42条也是**太阳实病少阴寒证水证**，"伤寒，心下有水气，咳而微喘，发热不渴，服汤已渴者，此寒去欲解也，小青龙汤主之。"此处太阳实病之热证兼见少阴寒证，故以小青龙汤辛温解表，温经化饮。

原文 149 条太阳虚病少阳证曰："伤寒五六日，呕而发热者，柴胡汤证具，而以他药下之，柴胡证仍在者，复与柴胡汤。此虽已下之，不为逆，必蒸蒸而振，却发热汗出而解。若心下满而硬痛者，此为结胸也，大陷胸汤主之。但满而不痛者，此为痞，柴胡不中与之，宜半夏泻心汤。"本证本为**太阳虚病少阳证**，因感受寒热错杂之邪，误下后也可以小柴胡汤主之。心下满痛者，为**太阳虚病阳明热证水分证**，痞塞于中焦，脾胃升降失和，气聚而痞满，大陷胸汤主之。"但满而不痛"者，为太阳虚病阳明寒证，半夏泻心汤主之。根据《金匮要略》"呕而肠鸣，心下痞者，半夏泻心汤主之"，本证还有恶心呕吐、肠鸣下利等症。故本证的辨证要点是心下痞，满而不痛，恶心呕吐，肠鸣下利，纳呆，微渴，苔白腻或微黄，脉弦细数。治宜半夏泻心汤和中降逆消痞。

若表证日久，证轻邪轻，发热恶寒如疟状，一日二三度发，或伴面红、身痒，治以辛温解表，小发其汗，予**太阳实病太阳虚证**之桂枝麻黄各半汤；若表郁日久，证微邪微，发热恶寒如疟状，一日发作两次，或伴汗出、身痒，治以辛温轻剂，微发其汗，予**太阳虚病太阳实证**之桂枝二麻黄一汤；若发热恶寒如疟状，发热重，恶寒轻，兼见口微渴，心微烦，治以小发其汗，兼清郁热，予**太阳实病阳明热证**之桂枝二越婢一汤。

第 6 条太阳实病太阴肺证曰："太阳病，发热而渴，不恶寒者，为温病。"此为太阳温病的提纲，主要证候为发热、头痛、口渴、恶寒轻微、脉浮数，与中风、伤寒相比，其突出的特点是发热而渴，恶寒轻微，反映了温邪犯表，化热伤津，营卫失和的病理特点。治疗以辛凉解表为主，切不可辛温发汗，否则易生变证。详参温病相关内容。

阳明发热

阳明病是指外邪内传阳明经，以致阳热充盛，胃肠燥热所表现的证候。其特点是阳热炽盛，性质属里实热证。阳明病证为外感病发展过程中，正邪斗争剧烈的极期阶段。阳明病以"胃家实"为主要病机，即指胃肠的实证、热证。阳明为多气多血之经，阳气旺盛，邪入阳明最易化燥化热。里热炽盛，蒸腾于外，故见身热；热迫津液外泄，故大汗出；表邪已入里化热，阳明邪热独盛，故不恶寒，反恶热；热盛血涌，则脉洪大，并鼓指有力。

阳明和太阳、少阳同为三阳证，发热是主要症状之一，但阳明病的发热，既不同于太阳病的翕翕发热，也不同于少阳病的寒热往来，它是表邪入里化热所致，具有但热不恶寒、蒸蒸发热、日晡潮热等特征。

阳明实病少阳证，很多艾滋病患者就是白虎加人参汤合小柴胡汤证，同时用委中放血，委中是解毒大穴。

太阳病阳明热证。原文 176 条曰："伤寒脉浮滑，<u>此以表有寒，里有热，（古本为此以里有热，表无寒也）</u>白虎汤主之。"本条论述阳明病邪热炽盛，表寒里热的证治。胃热弥漫，邪热充斥内外，表里俱热，故见身热、汗自出、不恶寒反恶热、心烦、舌干、口渴等。原文 219 条为**阳明热病太阳实证**，曰："三阳合病，腹满身重，难以转侧，口不仁面垢，谵语遗尿。发汗则谵语，下之则额上生汗，手足逆冷。若自汗出者，白虎汤主之。"本条论述的是三阳合病，邪热偏重于阳明的证治及禁例。

太阳实病阳明热证重证。168 条提到："……热结在里，表里俱热，时时恶风，大渴，舌上干燥而烦，欲饮水数升者，白虎加人参汤主之。"169 条："……口烦渴，心烦，背微恶寒者，白虎加人参汤主之。"176 条："伤寒脉浮，发热无汗……渴欲饮水，无表证者，白虎加人参汤主之。"伤寒误治，迁延不解，表邪入里化热，阳明胃热炽盛，里热外蒸，邪热弥漫周身，充斥内外，形成了"表里俱热"的阳明证。本证由阳明病热证兼气阴两伤证组成，辨证要点是发热、汗出、舌上燥而口渴甚，伴见时时恶风或背微恶寒，病机属邪热炽盛，津气损伤严重，治宜清邪热，益气津，方选白虎加人参汤。

以上两段实为太阳实病的阳明热证发热，但是因其以阳明热证为主要症状，故放在阳明发热的段落了。

阳明实病阳明实证。原文 248 条曰："太阳病三日，发汗不解，蒸蒸发热者，属胃也，调胃承气汤主之。"214 条曰："阳明病，谵语发潮热，脉滑而疾者，小承气汤主之。"本条论述阳明腑实轻证的证治。阳明经气旺于申酉之时，此时正气借天气之助而与邪争，邪正斗争剧烈，故见潮热。220 条曰："二阳并病，太阳证罢，但发潮热，手足漐漐汗出，大便难而谵语者，下之则愈，宜大承气汤。"本条论述的是二阳并病转阳明腑实的证治。潮热是阳明腑实证的多发热型。215 条曰："阳明病，谵语有潮热，反不能食者，胃中必有燥屎五六枚也，若能食者，但硬耳，宜大承气汤下之。"此论述的是阳明腑实大便硬结微甚的证治。212 条曰："伤寒若吐若下后不解，不大便五六日，上至十余日，日晡所发潮热，不恶寒，独语如见鬼状。若剧者，发则不识人，循衣摸床，惕而不安，微喘直视，脉弦者生，涩者死。微者，但发热谵语者，大承气汤主之。"本条论述的是阳明腑实重证的证治和预后。

成无己《注解伤寒论》提到："太阳证罢，是无表证。但发潮热是热并阳明。一身汗出为热越。今手足漐漐汗出，是热聚胃干也，必大便难而谵语。"尤在泾《伤寒贯珠集》曰："病而已罢之证，虽曰并病，实为阳明，故可下而不可汗。潮热，手足漐漐汗出，大便难，谵语，皆胃实之征，故曰下之则愈，宜大承气汤。"手足为四末，为脾胃之主，尤其手掌代表腹部，手背代表背部。手心热，代表腹部有热；手凉，代表腹部寒冷。手心出汗，代表脾胃津液丧失而干热。

手掌对应腹部，手背对应背部，手掌的寒温对应腹部的寒温，手背的寒温对应背部的寒温。其中的具体纹理与八卦藏象部位也与腹部对应。手足漐然汗出者，大便已经硬了，即阳明热证之便秘。如大便先硬后溏而手足漐然汗出者，乃阳明虚寒证。

可见，阳明实病阳明实证的轻中重不同程度，以及燥实停留在不同等部位。诸方对治燥实停留部位：调胃承气汤，燥实停在胃及十二指肠；小承气汤，燥实停在小肠；大承气汤，燥实停在大肠及直肠等。但本病证的辨证要点是潮热，谵语，大便秘结，腹胀满绕脐痛，拒按，喘冒不得卧，目中不了了，睛不和，循衣摸床，惕而不安，舌红，苔老黄焦燥起芒刺，脉沉实有力，其基本病机为阳明热实，燥屎内结。治宜峻下热实，荡涤燥结，方用调胃承气、大小承气汤。在大承气汤方中，大黄泻热通便，荡涤肠胃，芒硝助大黄泻热通便，并能软坚润燥，二药相须为用，峻下热结之力甚强；厚朴、枳实行气散结，消痞除满。四药合用，共成攻下实热、荡涤燥结之峻剂。

阳明病发热主要方证

		症状		脉象	治则	方剂
		同	异			
阳明病发热	阳明病热证	发热，汗出，口渴	甚或腹满，身重，口不仁，面垢，谵语，遗尿	浮滑	清热润燥	白虎汤
			舌上燥，伴时时恶风或背微恶寒		生津液，清燥热	白虎加人参汤
	阳明病实证	发热，汗出，大便结	蒸蒸发热，心烦，腹满一般较轻，疼痛拒按	滑或沉实	泻热和胃，润燥软坚	调胃承气汤
			潮热或发热微烦，腹胀满较重	滑而疾	泻热通便，消滞除满	小承气汤
			潮热，腹胀满硬痛，或绕脐痛，拒按，谵语，喘冒不得卧，目中不了了，睛不和，循衣摸床，惕而不安，舌红，苔老黄焦燥起芒刺	沉实或沉迟有力	峻下热实，荡涤燥结	大承气汤

少阳发热

少阳病多因太阳病不解，邪气内侵，郁于胆腑与三焦，正邪分争于半表半里之间，枢机不利所致；或由于病邪直接侵犯少阳，或由于厥阴病转出少阳而产生。以寒热往来、胸胁苦满、脉弦为主要临床特征。病邪在半表半里，正邪相争，正胜邪则发热，正不胜邪则恶寒，病邪出入不定，故见寒热往来，是少阳病的特有热型。少阳经脉循行于胸胁，热郁少阳，经气不利，故胸胁苦满；肝胆受病，气机郁滞，故见脉弦。六经之中，往来寒热为少阳所独有。

少阳病多为免疫系统、淋巴系统，即三焦与胆的病变。

如**少阳病少阳证**的96条曰："伤寒五六日中风，往来寒热，胸胁苦满，嘿嘿不欲饮食，心烦喜呕，或胸中烦而不呕，或渴，或腹中痛，或胁下痛硬，或心下悸、小便不利，或不渴、身有微热，或咳者，小柴胡汤主之。"第97条曰："血弱气尽，腠理开，邪气因入，与正气相搏，结于胁下。正邪分争，往来寒热，休作有时，嘿嘿不欲饮食，脏腑相连，其痛必下，邪高痛下，故使呕也，小柴胡汤主之。"

少阳病太阳虚证。146 条："伤寒六七日，发热微恶寒，支节烦疼，微呕，心下支结，外证未去者，柴胡桂枝汤主之。"本条论述的是太阳表证未解，而邪入少阳，已成少阳太阳兼病。柯韵伯《伤寒来苏集》曰："伤寒六七日，正寒热当退之时，反见发热恶寒证，此表证而兼心下支结之里证，表里未解也。然恶寒微，则发热亦微……表证微，故取桂枝之半，内证微，故取柴胡之半，此因内外俱虚，故以此轻剂和解之。"唐容川《伤寒浅论注补正》提到："发热恶寒，四肢骨节疼痛，即桂枝汤证也。呕而心下支结，即心下满，是柴胡证也。外证未去句，以明柴胡证，是病得入内而桂枝证尚在，不得单用柴胡汤，宜合柴胡桂枝汤治之。"发热，微恶寒，肢体烦疼，说明太阳证未罢，风寒犹流连于表。呕而心下支结，是邪入少阳，胆邪犯胃所致。证的辨证要点是发热，微恶风寒，肢节烦疼，微呕，胸胁心下微满，舌苔薄白、脉浮弦，病机属邪犯少阳，表证未解。治疗以和解少阳、兼以解表，方选柴胡桂枝汤。该方由小柴胡汤、桂枝汤各半量合剂而成，桂枝汤调和营卫、解太阳之表，小柴胡汤和解少阳、以治半表半里。

少阳病发热方证

少阳病发热	症状		脉象	治则	方剂
	同	异			
	发热，胸胁苦满	往来寒热、心烦喜呕、默默不欲饮食、口苦、咽干、目眩	弦细	和解少阳，条达枢机	小柴胡汤
		发热，微恶风寒，肢节烦疼，微呕	浮弦	和解少阳、兼以解表	柴胡桂枝汤

太阴发热

太阴病的解热药主要为甘草。我们看小建中汤条文，《金匮要略·血痹虚劳病》:"虚劳里急,悸,衄,腹中痛,梦失精,四肢酸疼,手足烦热,咽干口燥,小建中汤主之。"从条文可知太阴病发热"手足烦热、咽干口燥",用小建中汤,实为**太阴病太阳虚证**,太阴病为病位,在脾胃腹中;太阳虚证为病性,虚劳里急、腹痛、梦遗、四肢酸疼、手足烦热(不安腿综合征)、咽干口燥,这是太阴病的桂枝汤证。故,其中甘草用量相对于桂枝汤是加量的,在桂枝汤中用二两,小建中汤中用三两,还要加上大剂量的饴糖,痛为木克土,门脉系统压力不足,经曰:急食甘以缓之。同时,芍药具有强力的增加门静脉压力、疏肝利胆的作用,能够迅速缓解肝、胆、胰疏泄不利的症状,用于治疗肝炎、胆囊炎、胰腺炎有特效。治疗慢性胆囊炎、胆结石时,不但重用芍药,还要用醋木香、醋姜黄、山楂等强烈的酸性药物去促进胆汁排泄。

李东垣曾说"甘草气薄味厚可升可降,阴中阳也,阳不足者,补之以甘,甘温能除大热",因此甘草能够除气虚的大热,即所谓的"甘温除热法"。但这个"甘温除热法"是由于阴火引起来的发热,与仲景太阴病太阳虚证的发热不一样。什么是阴火?东垣已经明说即少阴之心君火、厥阴之心包相火。实际上就是脱水热(细胞内脱水和细胞外脱水)。

李东垣《医学发明》谓:"肾有两枚,右为命门相火,左为肾水,同质而异事也。"《脾胃论》:"若饮食失节,寒温不适,则脾胃乃伤。喜、怒、忧、恐,损耗元气。既脾胃气衰,元气不足,而心火独盛。心火者,(少)阴火也。起于下焦,其系系于心。心不主令,(厥阴)相火代之。相火,下焦胞络之火,元气之贼也。火与元气不两立,一胜则一负,脾胃气虚,则下流于肾,(厥)阴火得以乘其土位,故脾证始得,则气高而喘,身热而烦,则其脉洪大而头痛,或渴不止,其皮肤不任风寒,而生寒热。盖(厥)阴火上冲,则气高喘而烦热,为头痛,为渴,而脉洪;脾胃之气下流,使谷气不得升浮,是春生之令不行,则无阳以护其荣卫,则不任风寒,乃生寒热,此皆脾胃之气不足所致也。"

李东垣将系于心之相火称为心火,即阴火,手厥阴心包代手少阴心行令,故阴火实为少阴之心火、厥阴心包之相火,此火竟引得后世猜测意淫无数。少阴之心火、厥阴心包之相火即为东垣之"阴火",其病机为"脾胃气虚,则下流于肾,阴火得以乘其土位,故脾证始得",五行相克太过谓之"乘",如木乘土、土乘水等，手厥阴心包属木，木乘土，故谓之"（厥）阴火得以乘其土位"，即木乘土，脾胃之相火不化，心包厥阴之火独旺而变生丛病，故提出"惟当以甘温之剂补其中而升其阳，甘寒以泻其火则愈"，脾胃一转，厥阴之木火自下而藏入于肺金。一火升降出入和之周流通畅，没有郁滞，则诸证并除。

脾胃之药，"至真要大论"与《汤液经法》中都说"甘补辛泻"，甘温可健脾行气，故"甘温能除大热，大忌苦寒之药，损其脾胃……"故李东垣创立补中益气汤、补脾胃泻阴火升阳汤、升阳益胃汤、升阳散火汤等方以治之。李东垣《脾胃论·安养心神调治脾胃论》："夫（厥）阴火之炙盛，由心生凝滞，七情不安故也。心脉者，神之舍，心君不宁，化而为火，火者，七神之贼也。"君火行血分，少阴君火（阴火）炙盛是血中伏火，其开关在脾胃升降，脾胃升降的关键在脾胃之气是否健运，故甘温能健脾胃，相火周流，变郁滞为流通，故能除大热。

"病为内伤不足，不足者补之，宜甘温之剂，补中升阳，甘温以泻其火热，盖温能除大热，大忌苦寒之药泻胃土"（《内外伤辨惑论》）。主以补中益气汤。方用黄芪、人参、甘草补元气，泻火热。李东垣认为，黄芪、人参、甘草三药为退火之圣药；朱丹溪云虚火可补，参术之类是也，此亦皆言虚火也。津液补足，脱水热可退，所以说人参可以退虚火。

少阴发热

少阴病发热的太少两感证用麻黄细辛附子汤，属于**少阴寒病太阳实证**。《伤寒论》中说："少阴病，始得之，反发热脉沉者，麻黄细辛附子汤主之"。何为太少两感？实际上就是**少阴寒病太阳实证**，因为太阳与少阴相表里，故太少两感要常见一些。太少两感证始得，不发热，用麻黄附子甘草汤。《伤寒论》上讲"少阴病，得之二三日，麻黄附子甘草汤微发汗，以二三日无证，故微发汗也"，为什么是"微发汗"？因为解热镇痛药的作用就是引起出汗，此方中没有解热镇痛药细辛，就不能发大汗，所以麻黄附子甘草汤是一个微发汗的处方。因患者少阴寒病阳虚，为循环系统疾病，血液低动力，故不发热，但进入太阳实证阶段，即少阴寒病外感，也会出现发热，但脉是沉的，所以仲景说麻黄细辛附子汤证是"反发热"。细辛是少阴寒病专用的解热镇痛药，治疗太少两感发热。由麻黄细辛附子汤延伸，大黄附子汤中有细辛，治疗"胁下偏痛，发热，其脉紧弦……"此证也有发热；而附子泻心汤中没有细辛，治疗"心下痞，而复恶寒汗出者……"该证却未提发热。为什么呢？麻黄附子细辛汤是少阴寒病太阳实证，大黄附子细辛汤是少阴寒病阳明实证，两方一表一里；附子泻心汤是阳明实病少阴寒证，寒热错杂证，用大黄泻阳明实火，用黄芩、黄连泻脾胃之火，用附子温少阴之寒。

根据病情，细辛可以用到 30～60 克，但是煎法非常讲究，需要开窗、开盖、久煎，不可嗅之。所以当归四逆汤里细辛的用量是 10 克，可以过钱。还要注意的是，当归四逆汤中大枣是 30 克，是重用解细辛之毒的。因为细辛醚为其毒性成分，易挥发，所以要开窗、开盖、久煎。煎药中嗅之，容易吸入细辛醚，导致中毒。至于北细辛入散剂，因为缺少煎煮过程，大剂量容易中毒，要注意用量。

还有一种少阴发热的特点是"真寒假热，里寒外热"。少阴病证是指病邪侵入少阴，损及心肾，阳气虚衰，阴血耗伤，导致全身性阴阳衰惫所表现的证候，少阴病为外感病发展过程的后期阶段，病情多属危重。以脉微细、但欲寐为主要脉证。少阴阳气衰微，不能鼓动血液运行，故脉微细；阳气者，精则养神，阳微神气失养，故表现出但欲寐的症状。少阴病病机是心肾阴阳俱衰，而又以肾阳虚衰为主，具有全身性正气衰微的证候，在一般情况下没有发热，一旦发展到真阳衰微，阴盛格阳的时候，因阳衰阴盛，出现身热反不恶寒。

如太阳病少阴寒证，82 条："太阳病发汗，汗出不解，其人仍发热，心下悸，头眩，身瞤动，振振欲擗地者，真武汤主之。"本条论述的是阳虚水泛的证治。发汗而病不解，如内伤少阴阳气，阳虚而气化不利，制水无权，从而出现阳虚水泛。本证发热乃因太阳发汗太过，阳气大虚，虚阳外越所致，治宜温阳利水。92 条曰："病发热头痛，脉反沉，若不差，身体疼痛，当救其里，四逆汤方。"

少阴寒病太阴证，225 条曰："脉浮而迟，表热里寒，下利清谷者，四逆汤主之。"**少阴寒病太阳证霍乱**，388 条曰："吐利汗出，发热恶寒，四肢拘急，手足厥冷，四逆汤主之。"**少阴寒病厥阴证霍乱**，389 条曰："既吐且利，小便复利而大汗出，下利清谷，内寒外热，脉微欲绝者，四逆汤主之。"**少阴寒病少阴寒证**，312 条曰："少阴病，下利清谷，里寒外热，手足厥逆，脉微欲绝，身反不恶寒，其人面赤色，或腹痛，或干呕，或咽痛，或利止，脉不出者，通脉四逆汤主之。"本条论述的是少阴阴盛格阳的证治，其辨证要点是手足厥逆，下利清谷，脉微欲绝，身反不恶寒，面赤，病机属阴寒内盛，格阳于外，治宜破阴回阳，通达内外，方用通脉四逆汤。

四逆汤是温阳散寒，回阳救逆的代表方，其辨证要点是四肢厥逆，下利清谷，恶寒蜷卧，里寒外热，脉沉，脉弱，脉微欲绝等。92 条病发热头痛，身体疼，当属太阳表证，今脉反沉，是表证而见里脉，当先救里，用四逆汤。225 条脉浮而迟，表热里寒，下利清谷，亦以四逆汤温阳救里。388、389 条是霍乱亡阳脱液之危证，即吐且利，手足厥逆，冷汗淋漓，脉微欲绝，甚至见虚阳被格于外的假热，用四逆汤回阳救逆。

少阴病发热方证

少阴病发热	症状		脉象	治则	方剂
	同	异			
	脉沉微，但欲寐，手足厥逆，下利清谷，恶寒蜷卧	无假热或轻度假热现象	脉微欲绝	温阳散寒，回阳救逆	四逆汤
		真寒假热，身反不恶寒，面赤	脉微欲绝	破阴回阳，通达内外	通脉四逆汤

厥阴发热

厥阴病证是指病邪传入厥阴经，为血凝系统、微循环系统出现病变，可表现为 DIC（弥散性血管内凝血）、微循环障碍等，表现为阴阳对峙，寒热交错，厥热胜复，上热下寒等病机特征。厥阴病是六经病发展传变的最后阶段。厥阴病多由三阳病证误治，或少阴病证不愈发展而成；或肝经素虚，抗病力衰退，感受邪气而直接发病。厥阴病篇的原文虽没有明确提到"发热"二字，但不管是三阳病、少阴病误治传入厥阴经，还是风寒直中厥阴经，都有可能引起发热。

厥阴病的热型是"厥热进退，厥热胜复""厥深热深，厥轻热轻"。

厥阴病太阴证，326 条曰："厥阴之为病，消渴，气上撞心，心中疼热，饥而不欲食，食则吐蚘，下之利不止。"本条是厥阴病提纲。厥阴属肝，肝主疏泄，调畅气机，若邪入厥阴，气郁化火犯胃而为上热，肝气横逆伐脾而为下寒，形成上热下寒之证。厥阴为三阴之尽，又是阴尽阳生之脏，故病情演变多趋极端，不是寒极就是热极，厥阴病常表现为寒热错杂，厥热胜复，呕吐下利等复杂情况。

厥阴病的治疗，因证而异，可采用"寒者温之，热者清之"或寒温并用等方法。**厥阴病太阴证**，上热下寒证，治宜清上温下，乌梅丸为代表方；**厥阴病阳明寒证**，厥阴寒证，或温经养血，或温胃降逆，可选用当归四逆汤、吴茱萸汤；**厥阴病阳明热证**，厥阴热证，可用凉肝解毒之法，方选白头翁汤；**厥阴病阳明实证**用承气汤；等等。

厥阴病发热方证

	症状	脉象	病机	治则	方剂
厥阴病发热	蚘上入其膈，故烦，须臾复止，得食而呕，又烦者，蚘闻食臭出，其人常自吐蚘		上热下寒，蚘虫内扰	清上温下，安蚘止痛	乌梅丸
	手足厥寒	脉细欲绝	营血不足，寒凝经脉	养血通脉，温经散寒	当归四逆汤
	头痛，呕吐或干呕吐涎沫，或少腹冷痛，或腹满寒疝	沉细弦	肝寒犯胃，浊阴上逆	暖肝温胃降浊	吴茱萸汤
	下利便脓血，血色鲜艳，里急后重，肛门灼热，渴欲饮水		肝经湿热下迫大肠，大肠传导失司	清热燥湿，凉血止利	白头翁汤

为什么不用柴胡？因为柴胡是外感发热的解热镇痛药，而治疗内伤发热用乌梅。疾病传到三阴，其发热除了太少两感，都是内伤发热。乌梅如何治内伤发热，《温病条辨·下焦篇》中椒梅汤、连梅汤用刚用柔，讲得很清楚。

发热

- 脉浮，头项强痛而恶寒
  - 汗出
    - 头痛鼻鸣干呕脉浮缓 → 桂枝汤
    - 项背强几几脉紧固不转动不灵 → 桂枝加葛根汤
  - 无汗
    - 身体疼痛身疼腰痛骨节疼痛恶风无汗而喘 → 麻黄汤
    - 项背强几几紧不舒 → 葛根汤
    - 不汗出而烦躁而烦躁或身痛身重 → 大青龙汤
  - 表证已久，不得汗解
    - 发热恶寒，热多寒少，如疟状，一日二三度发，面色反有热色，身痒 → 桂枝麻黄各半汤
    - 发热恶寒，如疟状，一日再发，汗出身痒 → 桂枝二麻黄一汤
    - 发热恶寒，热多寒少，如疟状，脉微弱，口微渴，心微烦 → 桂枝二越婢一汤
- 脉弦，口苦，咽干，目眩
  - 往来寒热，胸胁苦满，默默不欲饮食，心烦喜呕 → 小柴胡汤
  - 肢节烦疼，微呕，心下支结 → 柴胡桂枝汤
- 脉洪大，不恶寒，反恶热
  - 大便通 · 阳明病热证
    - 汗出，口渴，身重，谵语，遗尿，面垢，脉浮滑 → 白虎汤
    - 汗出，渴甚，舌上干燥而口渴，时时恶风，背微恶寒 → 白虎加人参汤
  - 大便不通 · 阳明病实证
    - 大便不通，蒸蒸发热，心烦，腹胀满 → 调胃承气汤
    - 微烦，腹大满不通，潮热，腹胀满拒按，喘冒，目中不了了，睛不和，循衣摸床，惕而不安 → 小承气汤
    - 潮热谵语，大便秘结或腹胀满痛 → 大承气汤
- 脉微细，但欲寐
  - 四肢厥逆，下利清谷，恶寒蜷卧，身恶寒，脉沉微弱 → 四逆汤
  - 手足厥逆，下利清谷，脉微欲绝，身反不恶寒，面赤 → 通脉四逆汤
- 消渴，气上撞心，心下疼热，饥而不欲食，食则吐蛔，下之则利不止
  - 蛔上入其膈，故烦，须臾复止，得食而呕又烦，其人常自吐蛔 → 乌梅丸
  - 手足厥寒，脉细欲绝 → 当归四逆汤
  - 下利便脓血，血色鲜艳，里急后重，肛门灼热，渴欲饮水 → 白头翁汤
  - 头痛，呕吐或呕吐涎沫，或腹痛，或腹冷，或腹满，或腹寒，或腹疝 → 吴茱萸汤
- 腹满而吐，食不下，自利益甚，时腹自痛
  - 腹满时痛 → 桂枝加芍药汤
  - 心下痞，满而不痛，呕而肠鸣下利，纳呆微渴 → 半夏泻心汤

885

　　儿童发热，其中多数为变蒸发热，是免疫力逐步增强的一种生长标志，根本不用去医院静脉输液，仅少部分为外感所致，两侧耳尖或大椎穴刺血即可。推天河水也可，男左女右，男孩，从手背外关开始推天河水到指尖，为去热；从手掌食指、中指、无名指的风气命三关开始向内关推，为去寒。推天河水之前，先要将天河之水放出来，打开开关，即外关，推完后，还要关上开关，按揉间使穴。女孩相反即可。

　　小儿病毒性感冒，抗生素与激素无效者，药用桂枝 3～6 克，白芍 3～6 克，柴胡、葛根 6～12 克，荆芥、防风 4～6 克，苏叶 6～9 克，甘草 3 克，上药根据临床表现随证加减水煎内服 2～3 剂，一般即可痊愈。

　　发热，在西医来看，一般就是细菌感染发炎了，中医不讲细菌、不讲病毒、不讲发炎了，发热恶寒，上半身的化脓性炎症，曲池、大椎，针一下，当场好一半。下半身的各种化脓性感染，腹部、泌尿系、皮肤、关节、软组织、臁疮，等等，筑宾、委中，刺血针刺都可以。

　　如果是白血病或再障（再生障碍性贫血）的乏力、发热，针灸督俞、膈俞、大椎。如果是 SLE（系统性红斑狼疮）导致的发热，可以针心俞、至阳、肝俞、肺俞、脾俞、肾俞等。

萃◎寒热错杂

辨病机，首分寒热虚实，乃判定寒热的真谛，如果从临证上看，就是看两个"两口子"。即上看口鼻，下看二便。气从心肺出，以呼出之气判断心肺寒热。再者，口渴与不渴，是消化道的寒热。真热者口渴，假热者不渴。这是口鼻之上。大便之干稀，小便之清浊黄赤，这是下口之寒热虚实。

这里的寒热错杂包括表寒里热、寒热错杂、上热下寒和寒热往来等寒热疾病。寒热错杂在医算的层面上，热分三阳，寒分三阴。即三阴与之间的上下、表里、真假之间的错杂。三阳更进一步分为上下表里，上焦三阴三阳之寒热，下焦三阴三阳之寒热，中焦三阴三阳之寒热。如上焦阳明热，下焦厥阴寒，等等。

男子多见表热里寒，女子多见上热下寒。

《灵枢·刺节真邪》："上寒下热，先刺其项太阳，久留之，已刺则熨项与肩胛，令热下合乃止，此所谓推而上之者也。上热下寒，视其虚脉而陷之于经络者取之，气下乃止，此所谓引而下之者也。"

《伤寒论》寒热并用方证散见于太阳、少阳、厥阴诸篇，包括大青龙汤证、桂枝二越婢一汤证、半夏泻心汤证（生姜泻心汤证、甘草泻心汤证）、附子泻心汤证、栀子干姜汤证、黄连汤证、乌梅丸证、干姜芩连人参汤证、麻黄升麻汤证、柴胡桂枝干姜汤证及麻杏石甘汤证等。各方证虽都具有寒热并用的特征，但在病因病机、治则治法、方药配伍等方面各有其特点。

外关透内关，打开脏腑之间的经络沟通。因为外关是阳维脉的开关，是六腑的开关；内关是阴维脉的开关，是五脏的开关。关就是开关的意思，外关透内关，脏腑之间的阴阳之气一针打通，寒热错杂的病证就可以化为太极两仪生四象八卦了。如果再加上四末的五行穴，按照五行生克规律来下针，或者按照俞募穴位配伍、络郄穴配伍来下针，或者配合子午流注、灵龟八法、飞腾八法、五行循经等针法，就会取得意想不到的效果。现代中医江湖上，摸索出几个穴位组合就敢宣称开创一个针灸学派的大有人在，其实你只要掌握了经络穴位的五行生克规律后，可以创出无数针法，那都是大师了吗？中医不能这样继承和发扬。

太阳寒热错杂

太阳实病阳明实证。38条："太阳中风，脉浮紧，发热恶寒，身疼痛，不汗出而烦躁者，大青龙汤主之。若脉微弱，汗出恶风者，不可服之，服之则厥逆，筋惕肉瞤，此为逆也。"39条曰："伤寒，脉浮缓，身不疼但重，乍有轻时，无少阴证者，大青龙汤发之。"两条均论述太阳病兼里有郁热之证治及其禁忌证，本证见脉浮紧（浮缓）、发热、恶寒、身疼痛、不汗出，系典型的太阳伤寒证，缘于外邪束表，卫阳失于温养之故，"烦躁"是本方证的辨证要点之一。本方系麻黄汤加石膏加减而成，证明该证之烦躁为里有热外无宣泄之路。63条："发汗后，不可更行桂枝汤，汗出而喘，无大热者，可与麻黄杏仁甘草石膏汤。"162条："下后，不可更行桂枝汤，若汗出而喘，无大热者，可与麻黄杏仁甘草石膏汤。"本方证的基本病机为表邪化热入里壅肺，肺失肃降，肺主气而司呼吸，邪热壅迫，气逆不得宣降，故见气喘之证，肺外合皮毛，今邪热壅于肺，蒸迫津液外走毛窍，故见汗出之证，汗出与喘并见，可为肺热壅盛之明证，方用麻杏石甘汤。大青龙汤偏于太阳实病之表，麻杏石甘汤偏于阳明实证之里。麻杏石甘汤加玄参、牛蒡子、天竺黄，曾治愈1例经大剂量抗生素、激素、氨茶碱、麻黄素治疗，但疗效不佳的喉头水肿患者，收效甚捷，说明麻杏石甘汤在治疗呼吸系统表寒里热疾病时，尤其哮喘，切中肯綮。在荨麻疹、急性膀胱炎的治疗中加减也可。

太阳实病阳明实证。27条："太阳病，发热恶寒，热多寒少，脉微弱者，此无阳也，不可发汗，宜桂枝二越婢一汤。"其病机当为表寒里热，郁而不发。外邪不解则恶寒发热，郁而不发则热多寒少，口渴、烦躁，然其热型与麻、桂少异，故弃麻黄之峻汗，桂枝之和汗，而取桂二越一之微汗。本方由桂枝汤原方剂量1/4，越婢汤原方量的1/8组成，依此估计，则其比例为2：1，故名桂二越一汤，方中桂枝汤其量均小，辛温取汗，调和营卫，越婢汤辛凉清透，发越郁阳，寒热并用，祛邪而不伤正，有刚柔相济之美。本方证与大青龙汤证相

似，功效亦与大青龙汤相同，但本方所用麻黄只抵大青龙汤的 1/8，桂枝只有
1/4，因而证有轻重之异，量有天壤之别，此为解表清里之轻剂而彼为解表清
里之重剂。

《伤寒论》173 条太阳虚病阳明虚证："伤寒，胸中有热、胃中有邪气，腹
中痛，欲呕吐者，黄连汤主之。"本条上热下寒，热邪在胸中，寒邪在胃中，
主要是指胸胃有逆气，所以欲呕吐，肠中有寒邪而气滞，阴阳之气不和，失其
升降之常，故用黄连汤，寒温互用，甘苦并施，以调理阴阳而和解之也。苦燥
甘补辛泻法。

太阳虚病少阳证。《伤寒论》146 条："伤寒六七日，发热微恶寒，支节烦
疼，微呕，心下支结，外证未去者，柴胡桂枝汤主之。"147 条："伤寒五六日，
已发汗而复下之，胸胁满微结，小便不利，渴而不呕，但头汗出，往来寒热，
心烦者，此为未解也，柴胡桂枝干姜汤主之。"伤寒五六日，已经汗下之后，
则邪当解。少阳表里未解，机枢不利，邪犹在半表半里之间。心烦者，但头汗
出，往来寒热。少阳表热，郁而不和，上蒸之头汗也。少阳表里未解，故以柴
胡桂枝合剂而主之，即小柴胡汤合桂枝汤之变法也。本方是植物神经功能紊乱
的有效方，若患者有头痛燥热，面部潮红，烦躁出汗，汗后面色苍白，畏寒等
证，应用本方常有效。用本方加枳壳治疗慢性支气管炎、胸膜炎等疾病疗效极
佳。小柴胡汤通任脉，桂枝汤通督脉，二方合用通任督二脉，小周天一通，诸
证自消。

《伤寒论》149 条太阳虚病少阳证："伤寒五六日，呕而发热者，柴胡汤证
具，而以他药下之，柴胡证仍在者，复与柴胡汤，此虽已下之不为逆，必蒸蒸
而振，却发热汗出而解。若心下满而硬痛者，此为结胸也，大陷胸汤主之。但
满而不痛者，此为痞，柴胡不中与之，宜半夏泻心汤。"**太阳虚病阳明实证用**
大陷胸汤、**太阳虚病阳明虚证**用半夏泻心汤。

脾胃虚弱，脾胃升降失司，脾不升则寒生，胃不降则热聚，寒热错杂之
邪壅于中土，致气机痞塞，因而心下满而不痛。胃气不降则呕吐，脾气不升
则肠鸣而利。治当和中降逆消痞，方选半夏泻心汤，是方药见半夏、黄芩、黄
连、干姜、人参、甘草、大枣，方中重用半夏，降逆止呕，芩连苦寒以泄热，
干姜、半夏辛温以逐寒，更以参、草、枣补其脾，助其运，以复其升降之职，

七药相合，共奏辛开苦降甘缓之功，又因本方具有和阴阳，顺升降，调虚实之功用，故亦属和解剂，为治痞之良方。此正后世所谓辛开苦降法，实为甘补辛泻苦燥之法，经方法则。《临证指南医案》以黄芩、黄连、半夏、干姜为核心，将半夏泻心汤运用得出神入化，生动活泼，治疗各种 HP（幽门螺杆菌）感染的胃炎。**各种泻心汤皆为主治中焦寒热错杂的主方。**

太阳虚病太阴证。《伤寒论》80 条："伤寒，医以丸药大下之，身热不去，微烦者，栀子干姜汤主之。"大下之后，若身热去，邪仍在表，此上热中寒之证，但欲温其中，即碍上热，欲解其上热，又碍中寒，惟宜越之而已。故惟以栀子之寒，质轻味苦性寒以宣透清解上焦之邪热，干姜之性热，逐内寒而散热，清上温中两得之，则心烦可止，身热自去。《伤寒论》157 条**太阳虚病太阴证**："伤寒汗出，解之后，胃中不和，心下痞硬，干噫食臭，胁下有水气，腹中雷鸣下利者，生姜泻心汤主之。"胃虚、水饮、食滞造成之痞证，也为甘补辛泻苦燥之法所宜。何谓痞？胃肠蠕动减慢，食物及水不能顺势而下，堆积于胃脘之中。本方偏于水积。《伤寒论》158 条**太阳虚病太阴证**："伤寒中风，医反下之，其人下利日数十行，谷不化，腹中雷鸣，心中痞硬而满，干呕，心烦不得安，医见心下痞，谓病不尽，复下之，其痞益甚，此非结热，但以胃中虚，客气上逆，故使硬也，甘草泻心汤主之。"脾胃虚弱，或成痞，或作利俱甚，其人因误下之故，水谷不化，清阳不升，浊气下流，则腹中雷鸣，日下利数十行，是邪乘里虚而利也。浊阴不降，胃中气虚上逆，则干呕不得安，此乃伤寒中风，表未解不当下而复下，犯虚虚实实之误，故以甘草泻心汤调中补虚，和胃消痞。治以寒热并用，缓其急，和其中也。本方偏于津液不足之治。

《伤寒论》155 条**太阳虚病少阴寒证**："心下痞，而复恶寒汗出者，附子泻心汤主之。"心下痞而复恶寒汗出者，乃表阳虚也。以方测证，是热痞之证兼表阳虚，卫外不固，失腠理开合，治以消补兼施，寒温并用，使热痞得消，恶寒汗出得解。故以大黄、黄连、黄芩苦寒，清中济阴，泻痞之热，附子之辛热，温经固表之阳。煎法特殊，大黄二两，黄连一两，黄芩一两，用量轻，以麻沸汤浸渍短时，须臾绞去滓，纳附子汁，温服。以扶阳之意，泄心下热结而消痞。本方偏于动力不足之治。

阳明寒热错杂

阳明实病太阳实证。262 条："伤寒，瘀热在里，身必黄，麻黄连翘赤小豆汤主之。"伤寒表邪未解，当有发热恶寒、无汗、身痒等表证，又因热不外泄，与湿相合，湿热郁遏于里，势必发黄，此是阳黄兼表之证，治宜解表散邪，清利湿热以退黄，故主用麻黄连翘赤小豆汤，是方药见麻黄、连翘、杏仁、赤小豆、大枣、生梓白皮、生姜、炙甘草。方用麻黄、杏仁、生姜以辛温宣发，解表散邪。连翘、赤小豆、生梓白皮苦寒清热，除湿以退黄，炙甘草、大枣甘平和中，共奏解表清里之功。本方常用来治疗湿疹等皮肤病及黄疸等。

少阴寒热错杂

少阴寒热错杂分为三种，少阴寒化、少阴热化、阴盛格阳（里寒外热、真寒假热、上热下寒的重症）等，戴阳证为阴盛格阳的常见证。

少阴寒化证，临床上以吐利、四肢厥逆、恶寒蜷卧等阳虚之象为主证，因寒热症状表现不同而有轻重之异。轻者如论曰"少阴病，下利，若利自止，恶寒而蜷卧，手足温者可治"（288），"恶寒而踡，时自烦，欲去衣被者可治"（289）"少阴病，吐利，手足不逆冷，反发热者不死"（292），此 3 条原文的辨证关键在于辨其寒热特征，"手足温""欲去衣被""手足不逆冷反发热"，说明是阳气来复，阴寒渐退的少阴寒化同病轻证，故曰"可治，不死"；还有以"其背恶寒"（304）"身体痛，手足寒，骨节痛"（305）为主症，而无吐利者，亦当属轻证，均治以"附子汤主之"（305），温经逐寒，寒热同治法也。重者"少阴病，恶寒，身蜷而利，手足逆冷者不治"（295）"少阴病，吐利，躁烦，四逆者死"（296），"少阴病，四逆，恶寒而身蜷，脉不至，不烦而躁者，死"（298）"少阴病，吐利，手足逆冷，烦躁欲死者"（309），此 4 条均以吐利、四逆、恶寒身踡、烦躁为主证，病机为阴寒极盛，阳气虚衰更甚，是少阴寒化同病重证，治以四逆汤（323）、白通汤（314）、白通加猪胆汁汤（315）、吴茱萸汤（309），冀温里通阳，祛寒止利，降逆止呕，亦寒热同病同治之法。

少阴热化证，临床上以"心中烦，不得卧"（303）为主证，"黄连阿胶汤主之"（303）。论中明确论述寒热者惟 293 条"少阴病八九日，一身手足尽热者，以热在膀胱，必便血也"，此为少阴感寒已化热，故一身手足尽热；肾移热于膀胱，迫血妄行，故便血，此膀胱之血，当为尿血，柯韵伯说"黄连阿胶汤可治"，可见黄连阿胶汤是治疗少阴热化同病证之代表方，滋阴清热，亦即寒热同病同治之法。

阴盛格阳证。少阴本身虚寒，阴寒内盛而格阳于外，形成内有真寒而外有假热的少阴阴盛格阳证、戴阳证，此为寒热同形逆转之证。临床上见"下利清谷，手足厥逆，脉微欲绝"（317）之里寒之症，又见"身反不恶寒，面色赤"（317）"病人身大热，反欲得近衣"（11）之外热之症，病机为"里寒外热"（317）"热在皮肤，寒在骨髓也"（11），"通脉四逆汤主之"（317），此温补真寒之寒热同形治本之法也。

厥阴寒热错杂

《伤寒论》335 条厥阴病厥阴证："伤寒，脉微而厥，至七、八日肤冷，其人躁无暂安时者，此为脏厥，非蛔厥也。蛔厥者，其人当吐蛔，今病者，静而复时烦者，非为脏寒。蛔上入其膈，故烦，须臾复止，得食而呕，又烦者，蛔闻食臭出，其人当自吐蛔。蛔厥者，乌梅丸主之，又主久利。"此方比较脏厥与蛔厥不同脉证的鉴别，突出了蛔厥的主证、病因及病机特点，指出蛔厥证的主方是乌梅丸，又治久利。脏厥与蛔厥都有脉微、肢厥、烦躁、肤冷的相同症状，但脏厥，其人躁无暂安时，是真阴虚极，脏气衰败，心神涣散的表现。病情危险，预后不良。蛔厥亦以烦躁为主，但时烦时静，得食而呕，又烦者诱发蛔虫窜动。用乌梅丸安蛔，实在安胃，并主久利，见阴阳不相顺接，厥而下利之证。

至于麻黄升麻汤，是治疗厥阴病的寒热错杂证，为**上太阳热下厥阴寒证**，但是在古本与残本之间，麻黄升麻汤属于不同的条文。

古本第 396 条厥阴病少阴寒证，"伤寒六七日，大下后，寸脉沉而迟，手足厥逆，下部脉不至，咽喉不利，唾脓血，泄利不止者，为难治，人参附子汤主之；不差，复以人参干姜汤与之（残本无此条，后接麻黄升麻汤主之）。"古本第 398 条厥阴病太阳实证"伤寒，本自寒下，医复吐、下之，寒格，更逆吐、下，麻黄升麻汤主之（残本无此方）"；"若食入口即吐，干姜黄芩黄连人参汤主之（厥阴病阳明寒证气分病）。"

麻黄升麻汤方：麻黄二两半（去节）、升麻一两、知母一两、黄芩一两半、桂枝二两、白术一两、甘草一两（炙），上七味，以水一斗，先煮麻黄去上沫，纳诸药，煮取三升，去滓，温服一升，日三服。（残本之本方还有当归1两，石膏、干姜、芍药、天冬、茯苓、葳蕤各6铢，前几味药量也不同）

麻黄升麻汤由麻黄汤、白虎汤、黄芩汤等方剂加减组成，具有清上温下、调和营卫、升阳举陷等作用，即调节自主神经系统的双向功能，调和交感神经系统与副交感神经系统之间的平衡态。对于寒热错杂疾病，尤其是上热下寒的呼吸系统和消化系统的顽固病情，肺热肝寒、肺热脾寒、肺热肠寒、肺热肾寒等疾病，表现为顽固性口腔溃疡、脑血管病、支气管扩张、头面肿瘤、头面部重度带状疱疹、三叉神经痛、重度痤疮、突然音哑、鼻炎、鼻窦炎、打鼾、呼吸暂停、严重肺感染、肺部肿瘤、肺心病、慢阻肺、肺结核、肺动脉高压、肺血管炎、气胸、大动脉炎、腹腔炎症、克罗恩病（溃疡性结肠炎，中医称之为休息痢）、过敏性紫癜、各种血证、更年期综合征，等等，只要是长期的上热中下寒，脉沉细或寸强尺弱，舌尖红或舌红无苔，舌根黄腻或白腻等，皆可用麻黄升麻汤。而泻心汤系列是寒热错杂于中焦肠胃的正治。

麻黄升麻汤与桂枝芍药知母汤、小青龙加石膏汤等都是治疗寒热错杂的关键方，麻黄升麻汤主治上太阳热证下厥阴寒证，桂枝芍药知母汤主治膝关节的寒包火之红肿热痛，小青龙加石膏汤则主治上焦肺部的寒包火证。麻黄升麻汤的治疗范围为上中下三焦，超过了中焦寒热错杂之泻心汤系列，是集寒热错杂方之大成，加减后几乎可治一身寒热错杂顽证。纯阳证与纯阴证比较好诊断和治疗，难治的就是各种寒热错杂之顽证，而麻黄升麻汤则是治疗各种寒热错杂顽证的杀手锏。

《伤寒论》359条厥阴病阳明寒证："伤寒，本自寒下，医复吐下之，寒格更逆吐下（古本，麻黄升麻汤主之）。若食入口即吐，干姜黄连黄芩人参汤主之。"本证中焦寒热错杂，皆因寒邪阻隔，阴阳寒热不得交通。寒格当以理中汤温其太阴，加丁香降其寒逆可也。若食入口即吐，则非寒格，乃热格也，故以当用黄连、黄芩之苦以通寒格，干姜、人参之温以复正气而逐阴邪。

重证重病晚期多见上热下寒证和寒热错杂证，如糖尿病并发证、SLE、血癌、血液病、尿毒症、心衰，等等，除了麻黄升麻汤以外，再进一步的话，白虎四逆汤也是解决问题的一个重要途径。白虎四逆汤由白虎汤、黄连解毒汤、四逆汤、桂枝汤等组成。其中白虎汤去中焦热、黄连解毒汤去三焦热、四逆汤温下焦寒凝、桂枝汤助四逆汤走表里。如有厥阴证时，可加当归四逆汤；心衰明显时，加重生附子用量；肾衰明显时，加重炮附子用量；糖尿病足或脑血管病偏瘫，下肢功能减弱时，可加重白芍用量，加强去杖汤功能；呕者，可加半夏；三焦有水者，麻黄附子细辛汤主之，利水；有瘀血者，可加川芎、三七等。尤其糖尿病并发证，白虎汤中的石膏可以起到胃切除手术的缩胃效果，可以双向调节血糖，高血糖和低血糖都可以用白虎汤。对于尿毒症，肌酐上千的，黄连解毒汤可以解肌酐的毒，《辅行诀》和《素问·至真要大论》都说，治疗肾病的法则，苦补甘泻咸软。黄连解毒汤以苦补肾坚肾。附子辛甘泻肾寒肾浊。牡蛎咸软去肾中坚凝。

寒热法是贯穿整个六经病变过程的。如太阳病的发热恶寒、阳明病的但热不寒、少阳病的寒热往来，太阴病的寒化热化，少阴病的寒化热化，厥阴病的寒热错杂。三阴三阳都有寒热分离与寒热错杂的病变，阴阳寒热表里虚实这八纲的真实内容就此显露无疑。三阳病以经腑为病位，三阴病以脏器为病位。病性与病位合二为一，彼此互相影响，但不能分开别论。因为还有第三条线，仲景称之为气分、血分、水分之病。三维坐标将整个仲景书的三阴三阳立起来，纲举目张，纵横捭阖，以天地之气为外因，以人神之气为内因，六经波荡，藏象激扬。这是从定性角度来理解三阴三阳的定量关系。

上中下三焦寒热错杂麻黄升麻汤主之，中焦寒热错杂泻心汤主之，下焦寒热错杂栝蒌瞿麦丸主之，表里寒热错杂升麻鳖甲汤主之。

关于寒热：脾胃之间的寒热为痞证（泻心汤），心肾之间的寒热为上热下寒证（四逆汤、温经汤、桂枝芍药知母汤、甘草泻心汤），肝肺之间的寒热为寒热错杂（乌梅丸、麻黄升麻汤）。皮肉之间的寒热为营卫不和（桂枝汤、麻黄汤、葛根汤，营卫不和不只是汗出恶寒与否，还有肺窍开得太过不及问题）。

黄昏热有两种情况，一是阳明热伴神昏四大症状，一是阳虚血瘀热伴手掌烦热、少腹里急、口唇干燥。阳明热用白虎汤或承气汤，阳虚血瘀热用温经汤。

寒热往来有四种情况，太阳病、少阳病、疟疾、奔豚证。

所以仲景之葛根汤、小青龙汤、五苓散、桂枝人参汤、小承气汤、大承气汤、葛根芩连汤、生姜泻心汤、甘草泻心汤、干姜黄芩黄连汤、甘遂半夏汤、小柴胡汤、四逆散、大柴胡汤、黄芩汤、柴胡加芒硝汤、理中丸、赤石脂禹余粮汤、四逆汤、通脉四逆汤、四逆加人参汤、白通汤、通脉四逆加猪胆汁汤、吴茱萸汤、猪肤汤、桃花汤、猪苓汤、真武汤、乌梅丸、麻黄升麻汤、白头翁汤、白头翁加阿胶甘草汤、诃黎勒散、十枣汤等34方，步步深入，三阴三阳为纲，三阴三阳为目，太阳、阳明分虚实，少阴分寒热，共四阴五阳为纲，四阴五阳为目，九九八十一病证，八十一难，逃不出天地之盘。

晋◎疟疾

历史告诉我们，传染病足可亡国，罗马亡于疟疾，埃及亡于血吸虫病，中国也有金、明两个朝代几乎亡于鼠疫。

据世界卫生组织统计，全球估计有 2.2 亿人（主要在热带和亚热带地区）患有疟疾，每年有超过 40 万人死于疟原虫感染。这类疾病表现为致残性发热、发冷、疲劳和出汗。

疟疾是经按蚊叮咬或输注带疟原虫者的血液感染疟原虫所引起的虫媒传染病。寄生于人体的疟原虫共有 5 种，即间日疟原虫、三日疟原虫、恶性疟原虫、卵形疟原虫和诺氏疟原虫，在我国常见的是间日疟原虫和恶性疟原虫，其他 3 种少见，近年偶见国外输入的病例。不同的疟原虫感染分别引起间日疟、三日疟、恶性疟及卵圆疟。本病主要表现为周期性规律发作，全身发冷、高热、多汗，长期多次发作后可引起贫血和脾肿大。

目前，疟疾、艾滋病和结核病被认为是世界上对人类危害最严重的 3 种传染病。诺氏疟原虫是继恶性疟原虫、三日疟原虫、间日疟原虫、卵形疟原虫之后被发现的第 5 种感染人的疟原虫。东南亚常见多发，据报道，2012 年，马来西亚诺氏疟原虫疟疾占全部疟疾病例的 38.4%（间日疟 30.9%，恶性疟 19%，三日疟 10.3%，卵形疟 0.1%）。

诺氏疟原虫感染的一般临床症状有发热、头痛、发冷、恶心、厌食、乏力等。在成年人中，诺氏疟原虫感染重证疟疾最常见的表现是急性肾损伤、高甲状旁腺炎、黄疸、休克和呼吸窘迫综合征，若不及时治疗，部分患者可因病情恶化而导致死亡。儿童诺氏疟原虫疟疾常见症状是轻度到中度的贫血和血小板减少证。

患者病情的进展与转归情况跟血液中虫体的密度有关，红外期由于裂殖子数量有限，没有明显的临床症状；红内期由于诺氏疟原虫的裂体增殖周期为 24h，比人体其他疟原虫的短（恶性疟原虫、间日疟原虫和卵形疟原虫裂体增殖周期为 48h，三日疟原虫裂体增殖周期为 72h），在短时间内即可产生大量裂殖子，并且裂殖子对红细胞的要求不高，可侵袭不同发育阶段的红细胞。红内期虫体大量增殖释放的裂殖子引起的虫血证以及虫体的代谢产物可直接导致机体的急性肾功能衰竭、高胆红素血症、呼吸窘迫和休克等严重的并发证，诺氏疟原虫感染后发展为重证疟疾的病例占 10%，死亡病例占 1% ～ 2%。

红细胞外期，按蚊叮咬灵长类动物后，将子孢子注入到灵长类动物体内。子孢子进入肝脏，在肝细胞中发育。随着时间推移，虫体发育为卵圆形或者圆形裂殖体，几乎占据整个肝细胞。随后，裂殖体破裂，释放大量裂殖子。红细胞内期，大量裂殖子进入血液，入侵红细胞，裂殖子逐步发育为环状期、滋养体和裂殖体，进行无性期的循环。

中医学认为疟疾因感疟邪而发病，并根据疟疾阴阳偏盛、寒热多少的不同，把通常情况下所引起的疟疾称为正疟；以阳热偏盛为主，临床表现寒少热多者称为温疟；以阳虚寒盛为主，临床表现寒多热少者称为寒疟；在我国南方地区，由瘴毒疟邪引起，以致阴阳极度偏盛，寒热偏颇，心神蒙蔽，神昏谵语者称为瘴疟（热瘴、冷瘴）；因疟邪传染流行病及一方，同期内发病甚多者称为疫疟；疟病日久，疟邪久留，使人体气血耗伤，正气不足，每遇劳累，疟邪与卫气相集而引起发病者称为劳疟；疟病日久，气机郁滞，血脉瘀滞，津凝成痰，气滞血瘀痰凝，结于胁下者称为疟母。

疟疾之典型特征为"寒热往来"及"定时发作"，类似于《伤寒论》"少阳病"，后世医家根据《伤寒论·辨少阳病脉证并治》之"寒热往来，休作有时"及《金匮要略·疟病脉证并治》之"疟脉自弦"，多将疟疾归属于"少阳病"，从而产生"疟疾不离少阳"之病机观。

中医还有"无痰不疟"的说法，认为有疟一定会有痰，所以治疟的时候，祛痰的药是不二法门。如常山（可供提炼奎宁）、蜀漆等。那么，疟疾是少阳之痰的疾病，也就是淋巴系统中淋巴液出现问题，而红内期的疟原虫孢子发病，会影响到淋巴系统。

如清代医家喻嘉言、徐灵胎及陈修园等均主张"疟疾专属少阳"。喻嘉言认为，邪在少阳或兼他经证则有之，他经而全不涉少阳则不成其为疟；故不论兼有何脉，皆不离"弦"之一字，以弦乃少阳脉也；徐灵胎认为，"疟乃大证……总由风暑入于少阳，在太阳阳明之间，难有出路，故先圣所立小柴胡汤一方，专治此病，如天经地义，不可易也"；陈修园认为疟疾以少阳一经为主，小柴胡汤为治疟通剂。清代医家叶天士及王孟英等则认为"疟疾不专属少阳"；叶天士认为，疟之为病，多因脾胃受病，其观点如下，"大方疟证，须分十二经，与咳相等……庸俗但以小柴胡去参，或香薷葛根之属，不知柴胡劫肝阴，葛根竭胃汁，致变多矣"，因此，叶天士治疟，不用柴胡。

小柴胡汤治疟的争论问题，在中医治疗疟疾的历史上相持了好几百年。崇奉伤寒派的认为疟疾不离少阳，治疟即不离小柴胡汤，崇奉温热派的则认为今世"正疟"少而"时疟"多，小柴胡只可以治"正疟"未可以泛应"时疟"。

"疟疾不离少阳、小柴胡汤为治疟主方"，历代中医前辈，差不多都有这么一种看法。惟叶香岩氏看法不同，他根据《内经》的记载和自己的经验，提出"疟疾一病，因暑而发者居多"及"夏暑发自阳明"的病因病机理论，并提出"柴胡劫肝阴"的警告；所以他一生治疟，从不用柴胡，这点曾经遭到徐灵胎的批评（语见《临证指南·疟门》）。后来王孟英把他们的矛盾意见统一起来，两不偏废，创立正疟、时疟之论。认为小柴胡汤是治正疟的，叶氏的治疟经验，是治时疟的。他在《温热经纬》中曾说过："伤寒有五，疟亦有五，盖有一气之感证，即有一气之疟疾，不过重轻之别耳。今世温热多而伤寒少，故疟亦时疟多而正疟少，温、热、暑、湿，既不可以正伤寒法治之，时疟岂可以正疟法治之哉？"

《素问·疟论》将疟分为寒疟、温疟、瘅疟。《素问·疟论》言"夫痎疟皆生于风"，又指出"先伤于风，而后伤于寒，故先热而后寒也，亦以时作，名曰温疟"；《金匮要略·疟病脉证并治》明确写到"温疟者，其脉如平，身无寒但热，骨节疼烦，时呕，白虎加桂枝汤主之"。

《素问·疟论》就有分为六经疟论的论述。如"黄帝问曰：夫痎疟皆生于风，其蓄作有时者何也？岐伯对曰：疟之始发也，先起于毫毛，伸欠乃作，寒慄鼓颔，腰脊俱痛，寒去则内外皆热，头痛如破，渴欲冷饮。""岐伯曰：阴阳上下交争，虚实更作，阴阳相移也。阳并于阴，则阴实而阳虚，阳明虚，则寒慄鼓颔也；巨阳虚，则腰背头项痛；三阳俱虚，则阴气胜，阴气胜则骨寒而痛；寒生于内，故中外皆寒；阳盛则外热，阴虚则内热，外内皆热则喘而渴，故欲冷饮也。"

《灵枢·杂病》曰："疟不渴，间日而作，取足阳明；渴而日作，取手阳明。""帝曰：善。其作日晏与其日早者，何气使然？岐伯曰：邪气客于风府，循脊而下，卫气一日一夜大会于风府，其明日日下一节，故其作也晏，此先客于脊背也。每至于风府，则腠理开，腠理开则邪气入，邪气入则病作，以此日作稍益晏也。其出于风府，日下一节，二十五日下至骶骨；二十六日入于脊内，注于伏膂之脉；其气上行，九日出于缺盆之中。其气日高，故作日益早也。其间日发者，由邪气内薄于五脏，横连募原也。其道远，其气深，其行迟，不能与卫气俱行，不得皆出，故间日乃作也。"（达原饮病机即出于此）

这段话说的是什么意思呢？

黄帝说：那么有的疟疾在发作时间上，有一天早于一天的，有一天晚于一天的，这又是什么原因？岐伯说：邪气侵犯风府，沿着脊骨逐节下移，卫气经过一昼夜的时间与邪气在**风府**交会，可是它每过一天向下移行一节。这样，卫气与邪气的交会一天比一天晚，发病的时间也就一天比一天晚。这是邪气客于脊背时的情祝。卫气每当达到风府的时候，腠理开泄，腠理一开泄，则邪气侵入，邪气侵入，于是病就发作，这就是发病一天比一天晚的原因。卫气运行于风府，邪气逐日下移一椎，约经二十五日下至骶骨，二十六日又入脊椎内，注于太冲之脉，然后循太冲脉上行，至九日到达任脉的天突穴。因其气上行，所以病的发作就一天比一天一早。至于隔日一发的，是因邪气内迫五脏，横连膜原，距离较远。邪气较深，循行较迟，不能与当日卫气同时皆出，所以隔日才能发作。这也是吴又可在《瘟疫论》中所述达原饮的病机。

黄帝又道：你说卫气如果达到了风府，能使腠理开发，腠理开发，病邪因而袭入，而邪入病就会发作，现在卫气日行一节，并没遇到风府，疾病却每天发作，这是为什么？岐伯说：以上是指邪气侵入头项，沿着脊椎骨下行的情况。人体的组织，有虚实的不同，而病邪所中的地方也不一样，这样，就不一定遇到风府才能发病。所以邪中头项的，如卫气行至头项，与邪气合就能发病；邪中于背的，卫气行至背，与邪气合就能发病；邪中于腰脊的，卫气行至腰脊，与邪气合就能发病；邪中于手足的，卫气行至手足，与邪气合就能发病。总而言之，卫气所在之处，与邪气相合，就要发病。所以风邪所侵并没有一定的地方，只要卫气与之相应，腠理开泄，邪气停留的那个地方，就会发病。黄帝道：说起来，风气和疟病，似乎是一样的。那为什么风邪常不间歇，而疟病却发作有时呢？岐伯说：风邪常留其处，疟气随经络循行，是依次内传的，要到卫气和它相应时，病才能发作。

卫气为病，则疟病发矣。这也是《内经》关于任督二脉小周天卫气在日周期上的子午流注的论述。

《素问·金匮真言论》提出"夏暑汗不出者，秋成风疟"，《内经》认为疟疾的发病主要是由感受外邪而致，尤以风邪、暑邪为主。《素问·刺疟》还有足六经之疟、五脏疟和胃疟的"十二疟"之别。费伯雄在《医醇賸义·疟》中"盖疟有一日一作者，有间日一作者，有三日一作者，轻重悬殊，岂得谓之皆在少阳乎"的观点，明确指出"三阳三阴皆有疟疾，非独少阳一经"。费氏言"《巢氏病源》论之已详，叶香岩推广其义，发明时疟皆因风、寒、暑、湿从肺入者居多，与《经》论风疟、寒疟、温疟、瘅疟之旨最合。"可见，费氏认同叶天士对于引发疟疾的外邪之阐发，也为其"三阳三阴皆有疟疾"的观点提供了理论支持。

《内经》等古籍所载的多种疟疾，除包括现代医学中的传染病疟疾外，实则涵盖多种以"寒战壮热、休作有时"为主要临床表现的病证。疟疾的病案，多以恶寒发热为主证，其证或每逢日晡发热，夜半方退，或每日而发，或间日一作，或三日一作。然兼证千差万别，或咳嗽头痛，或头痛项强、腰背作痛，或鼻干唇燥、夜不得卧，或汗出如雨、口渴引饮、骨节烦疼，或头痛、口不作渴、小溲清利，或胸脘痞满、大便泄泻、小便不利，或巅顶时常昏痛，头目作眩，等等，可见中医所言之疟疾是指以寒热交作、发作有时为主要症状的一类疾病，与现代医学所说的由感染疟原虫所引起的疟疾不是等同概念，前者所言之病其范围更广。

《内经》根据疟之证候特点将其分为寒疟、温疟、瘅疟3种，根据病位分为足太阳疟、少阳疟、阳明疟、太阴疟、少阴疟、厥阴疟、肺疟、心疟、肝疟、脾疟、肾疟、胃疟12种。瘅疟者，但热不寒，肌肉消烁，因邪气内藏于心，外舍分肉之间，脉弦有力；温疟者，患者初病身不寒但热，骨节烦热，时有呕吐，头面手足周身温热不退，脉弱；劳疟者，初病令人恶寒甚，热亦甚，周身骨节酸痛，因劳倦受寒停滞而得。

费绳甫（1851—1914）在治疗疟疾时，活用经方。如：常州王禹臣之令媛患疟求诊案，恶寒发热，热未退而复恶寒，寒将定而复发热，诊为少阳病，治拟小柴胡汤原方加天花粉；盛宫保之柳太太患疟延诊案，每日恶寒发热，寒轻热重，心烦汗多，口渴引饮，舌苔黄腻，小溲赤而且热，脉来浮大洪数，诊为阳明经证，治拟白虎汤原方加冬桑叶、天花粉、冬瓜子、鲜竹叶；上海吴凤如患疟延诊案，先发热而后恶寒，汗出如雨，口渴引饮，苔黄边白，骨节烦疼，脉来浮弦而大，诊为温疟，治拟白虎桂枝汤原方加冬桑叶、茯苓皮、生苡仁；上海王松生患疟延诊案，恶寒发热，热少寒多，心中惊惕，脉来左寸弦滑，诊为牡疟，治拟桂枝去芍药加蜀漆龙骨牡蛎救逆汤原方加白茯苓；安徽孙勺香患疟延诊案，诊为太阳少阳并病，治拟柴胡桂枝汤原方；广东梁兰卿患疟延诊案，诊为脾疟，治拟生姜泻心汤去人参加赤茯苓、冬桑叶。苏州王子驭之令媛患疟延诊案，诊为肺疟；广东吴仲祥之令媛患疟疾延诊案，诊为太阳经疟；盛杏荪之六令媛患疟延诊案，诊为瘅疟；广东梁兰卿患疟延诊案，诊为脾疟；等等。由上述医案可见，费氏深谙仲景学说，善于灵活运用六经辨证，将经方变通于疟疾治疗中，在继承的基础上多有发挥，其自言"每用伤寒方，辄有损益，不敢自谓颇得仲圣心法，而步趋黾勉，亦应为仲圣所默许耳"，并非虚言自夸。

《素问·刺疟》：

足太阳之疟，令人腰痛头重，寒从背起，先寒后热，熇熇暍暍然，热止汗出，难已，刺郄中（委中）出血。

足阳明之疟，令人先寒，洒淅洒淅，寒甚久乃热，热去汗出，喜见日月光火气，乃快然，刺足阳明跗上（冲阳、内庭）。

足少阳之疟，令人身体解㑊，寒不甚，热不甚，恶见人，见人心惕惕然，热多汗出甚，刺足少阳（阳陵泉）。

足太阴之疟，令人不乐，好太息，不嗜食，多寒热汗出，病至则善呕，呕已乃衰，即取之（公孙、太白）。

足少阴之疟，令人呕吐甚，多寒热，热多寒少，欲闭户牖而处，其病难已（太溪）。

足厥阴之疟，令人腰痛少腹满，小便不利，如癃状，非癃也，数便，意恐惧，气不足，腹中悒悒，刺足厥阴（太冲）。

肺疟者，令人心寒，寒甚热，热间善惊，如有所见者。刺手太阴阳明（列缺、合谷）。

心疟者，令人烦心甚，欲得清水，反寒多，不甚热，刺手少阴（神门、少海）。

肝疟者，令人色苍苍然，太息，其状若死者。刺足厥阴见血（太冲、三阴交）。

脾疟者，令人寒，腹中痛，热则肠中鸣，鸣已汗出，刺足太阴（商丘）。

肾疟者，令人洒洒然，腰脊痛，宛转，大便难，目眴眴然，手足寒，刺足太阳少阴（昆仑、涌泉）。

胃疟者，令人且病也，善饥而不能食。食而支满腹大，刺足阳明太阴横脉出血（静脉刺血）。

十二疟者，其发各不同时（子午流注），察其病形，以知其何脉之病也。先其发时如食顷而刺之，一刺则衰，二刺则知，三刺则已，不已，刺舌下两脉出血，不已，刺郄中盛经出血，又刺项已下侠脊者必已。舌下两脉者，足少阴廉泉也。

仲景在古本中论述的疟疾：

489.师曰：疟病其脉弦数者，热多寒少（少阳病三阳证）；其脉弦迟者，寒多热少（少阳病三阴证）。脉弦而小紧者，可下之（少阳病阳明证）；多弦迟者，可温之（少阳病少阴证）；弦紧者（少阳病太阳证），可汗之，针之，灸之；浮大者，可吐之；弦数者，风发也，当于少阳中求之。（少阳病少阳证）

490.问曰：疟病以月一发者，当以十五日愈，甚者当月尽解，如其不差，当云何？师曰：**此结为癥瘕，必有疟母**（肝脾肿大），急治之，宜鳖甲煎丸。（少阳病厥阴证）

鳖甲煎丸方：鳖甲、柴胡、黄芩、大黄、牡丹皮、䗪虫、阿胶，上七味，各等分，捣筛，炼蜜为丸，如梧桐子大，每服七丸，日三服，清酒下，不能饮者，白饮亦可。

491.师曰：阴气孤绝，阳气独发，则热而少气烦悗（闷），手足热而欲

呕，**此名瘅疟**，白虎加桂枝人参汤主之。（阳明经病太阳虚证）

白虎加桂枝人参汤方：知母六两、石膏一斤、甘草二两（炙）、粳米二合、桂枝三两、人参三两，上六味，以水一斗，煮米熟，汤成去滓，温服一升，日三服。

492.疟病，其脉如平，身无寒，但热，**骨节疼烦**，时作呕，此名温疟，宜白虎加桂枝汤。（阳明经病太阳虚证）

493.疟病，多寒，或但寒不热者，**此名牡疟**（寒疟），蜀漆散主之，柴胡桂姜汤亦主之。（少阳病太阳虚证）

蜀漆散方：蜀漆（洗去腥）、云母（烧二日夜）、龙骨各等分，上三味，杵为散，未发前以浆水和服半钱匕。

柴胡桂姜汤方：柴胡半斤、桂枝三两、干姜二两、栝蒌根四两、黄芩三两、甘草二两（炙）、牡蛎二两（熬），上七味，以水一斗，煮取六升，去滓，再煎取三升，温服一升，日三服，初服微烦，再服，汗出便愈。

疟病方证

	证	方剂
厥阴疟母肝脾大	疟病以月一发者，当以十五日愈，甚者当月尽解，如其不差，当云何？师曰：此结为癥瘕，必有**疟母**，急治之	鳖甲煎丸
阳明热疟	阴气孤绝，阳气独发，则热而少气烦惋，手足热而欲呕，此名瘅疟	白虎加桂枝人参汤
	疟病，其脉如平，身无寒，但热，骨节疼烦，时作呕，此名温疟	白虎加桂枝汤
少阳寒疟	疟病，多寒，或但寒不热者，此名牡疟	蜀漆散主之柴胡桂姜汤亦主之

王勋，字于圣，系清代新安古歙杏村人，生活于清代嘉庆年间，撰有《慈航集》一书，又名《慈航集三元普济方》，本书专论春温、瘟疫、痢疾、疟疾四大疫候之证。王氏指出："疟先由太阳经风、寒、暑、湿而起，阳明经夹痰夹滞而发，传入少阳而住，则成疟矣。"他认为，五脏六腑皆有疟证，非独少阳、阳明二经受病。王氏深感"不论何经受病，只知少阳、阳明合病，概用

小柴胡、青皮饮，治之不明，而成虚损"的不良医风，为了扭转当时医疗之风，王氏提出分经论治疟疾之证，理法方药完备。他强调治疗疟疾之证，务必辨明经络脏腑，细究病情，见证施药。

足太阳膀胱经之疟，与手太阳小肠经合证，治以加减开邪散。

足阳明胃经之疟，与手阳明大肠合治，宜平阳汤加减。

足少阳胆经之疟，与手少阳三焦同治，治宜和解表里，和疟饮主之。

足太阴脾经之疟，寒从腹起，得风邪合之，盛于脾经，治宜加减温脾祛疟汤。

足少阴肾经之疟，寒从下起，先脚冷后腿冷，至脐周冷，此证宜早治，不然则变三阴，治宜温里退疟汤。

足厥阴肝经之疟，此证乃少阳胆经传入，治宜补肝祛邪，不可纵邪以伐肝，方用补肝祛疟汤。

手太阴肺经之疟，因内热熏蒸，耗其心血，宜清肺胃邪痰，祛其积滞之热，清肺和疟汤主之。

手少阴心经之疟，与手厥阴心包经同治，心为火，火实于心，欲得清水，则阴出于表，治宜清心泄热，方用清心和疟饮。

豫◎黄疸

仲景在《金匮要略》一书中，根据黄疸发生的不同原因，提出了五疸，才开始有了黄疸的分类。在此基础上巢元方又提出了二十八疸。北宋末年由国家组织编纂的《圣济总录》则提出了九疸三十六黄。元代罗天益从黄疸的性质出发，将其概括为阴黄、阳黄两大类，寓繁杂于简之中，提纲挈领，辨证明了，便于后人掌握，所以延传至今。

黄疸亦称高胆红素血症，但血清胆红素水平出现升高与临床上出现明显黄疸之间有一定的距离。胆色素是铁卟啉化合物在体内分解代谢时各种产物的总称，是体内的代谢废物，包括胆红素、胆绿素、胆素原和胆素。胆色素代谢正常时胆红素主要随胆汁排泄。胆色素代谢异常时可导致高胆红素血症。正常血中胆红素一般不超过 $17.1\mu mol/L$（1mg%），若接近 $34.2\mu mol/L$（2mg%）时，临床上始出现肉眼可见的黄疸，也称临床黄疸。如血液中胆红素已超出正常，但未能见到巩膜、皮肤发黄时，则称为隐性黄疸或亚临床黄疸。血液内胆红素浓度的增高是由于胆红素代谢的障碍所引起，它涉及红细胞的衰老、肝细胞的功能以及肝内外胆道的排泄功能等问题。

胆绿素还原成游离胆红素，这也是中医理论中木生火的过程，这种游离胆红素亦称非结合胆红素、间接反应胆红素或非酯型胆红素。游离胆红素在肝细胞内质网内，经葡糖醛酸转移酶的作用与醛酸结合而成为结合胆红素，又称直接反应胆红素或酯型胆红素。

血液中胆红素大致有 3 个来源：①衰老破坏的红细胞的血红蛋白。这一途径来源的胆红素最多，约占 80%。②组织中非血红蛋白的血红素酶类。胆红素也可从细胞色素、肌红蛋白、过氧化氢酶、过氧化物酶等裂解而来。其中，肝细胞微粒体内的细胞色素 P450 和细胞色素 b_5 分解而成的胆红素占相当重要地位。此途径来源的胆红素占 2% ～ 22%。③旁路性胆红素。骨髓内红细胞未成熟之前，部分网织细胞和幼红细胞有少量血红素被分解为胆红素。由于其为血红素代谢的另一分支路径，故又称为无效造血。正常情况下，这种来源的胆红素量很少，不足总胆红素的3%。但是，恶性贫血、地中海贫血和铅中毒等疾病时，造血功能紊乱，"无效造血"增强，旁路胆红素生成过多，可引起旁路性高胆红素血症。

黄疸是以目黄、身黄、尿黄为主要症状的病证。以六经辨证治疗黄疸，《内经》已开其源。《素问·平人气象论》首先描述了黄疸症状，如"溺黄赤、安卧者，黄疸。以食如饥者胃疸……目黄者，曰黄疸"。

《灵枢·经脉》记载太阳、阳明、太阴、少阴、厥阴病皆可发生黄疸病证。如曰："膀胱是太阳之脉……是主筋所生病者……目黄。""小肠手太阳之脉……是主液所生病者……目黄。""大肠阳明之脉……是主液所生病者……目黄、口干。""脾足太阴之脉，……是主脾所生病者……黄疸。""心手少阴之脉……是主心所生病者……目黄、胁痛。""肾足少阴之脉……是动则病所不欲食，面如漆柴。是主肾所生病者……黄疸。""心主手厥阴心包络之脉……是动则病……目黄。"其论病黄已涉及五经。

虽然涉及经脉众多，但明确指出病位在脾胃："其在天为湿，在地为土，在体为肉，在脏为脾，在色为黄。"（《素问·阴阳应象大论》）"风气与阳明入胃……则为热中而目黄。"（《素问·风论》）"……肝传之脾，病名曰脾风，发瘅，腹中热，烦心，出黄。"（《素问·玉机真脏论》）"伤寒脉浮而缓，手足自温，是为系在太阴。太阴者身当发黄。"（《伤寒论·辨阳明病脉证并治》）"寸口脉浮而缓，……，四肢苦烦，脾色必黄。"（《金匮要略·黄疸病脉证并治》）"脾气虚……则四肢不收，黄疸。"（《中藏经·论脾脏虚实寒热生死逆顺脉证之法》）上述条文中均将黄疸相关脏腑定位于脾胃。

《难经》中也有关于黄疸的论述："脾之积名曰痞气（胰腺管与胆总管接触的部位的肿瘤占位），在胃脘，覆大如盘，久不愈，令人四肢不收，发黄疸，饮食不为肌肤。以冬壬癸日得之。何以言之？肝病传脾，脾当传肾。肾以冬适王，王者不受邪。脾复欲还肝，肝不肯受，故留结为积。故知痞气以冬壬癸日得之。"（《难经·五十六难·五脏之积》）

黄疸作为痞气病中的一个症状，病位亦在脾。从现代医学角度看，该病在胃脘部有盘大的块状物，病情迁延日久，有黄疸、消瘦无力，应该属于可引起黄疸的慢性疾病（如胰腺管与胆总管相接触的部位的占位肿瘤等）。

综上可知，《内经》《伤寒杂病论》等确立了黄疸为肝脾胰胆病的观点，为从脾胃肝胆治黄疸提供了理论基础。

黄疸一般分为萎黄、阳黄与阴黄，中医讲阴黄与阳黄是湿热与寒湿的分别。黄疸又分为梗阻性黄疸、溶血性黄疸、肝细胞性黄疸。梗阻性黄疸会导致胆汁淤积，轻则阳黄，重则阴黄。溶血性黄疸为萎黄，兼贫血。肝细胞性黄疸也属于阴黄的一部分。

西医发现在排除梗阻性黄疸的前提下，**阴黄**患者血液中的谷氨酰胺转肽酶（γ-GT）与碱性磷酸酶（ALP）异常升高，而这两个酶学的改变意味着肝细胞代谢异常导致的胆汁淤积程度，也就是说，阴黄与 γ-GT、ALP 异常升高相关，阳黄则不明显。**阴黄**与毛细胆管炎导致的胆汁淤积性肝炎的黄疸有关，不是毛细胆管机械性梗阻，而是肝细胞胆汁分泌器改变明显，如线粒体明显肥大、滑面内质网增生、肥大，高尔基体呈空泡化改变、溶酶体增多、毛细胆管微绒毛增粗、变钝、稀疏而至消失，因而是由于肝细胞胆汁分泌器损伤引起肝细胞胆汁分泌和排泄功能发生障碍而导致胆汁淤积。有人建议用"胆汁分泌衰竭"来取代"胆汁淤积"。本病可见于甲、乙、丙型肝炎时。

阴黄的梗阻型黄疸，具有三分离特征：黄疸重而消化道症状减轻，称黄疸与消化道症状分离；黄疸重而转氨酶仅轻至中度增高，病初高而黄疸明显后反而下降，称酶胆分离；黄疸重而凝血酶原时间延长、凝血酶原活动度下降不明显，称黄疸与凝血酶原活动度分离。可见，阴黄的黄疸色深而持久，具有"梗阻性"和"三分离"特征，与 γ-GT、ALP 异常升高相关，应排除肝外胆道病变所致淤肝。

黄疸发生的病因和病变部位

注：a：UB 生成过多（超肝负荷）　　　　　　f：CB 毛细胆管内排泄障碍

　　b：UB 肝细胞摄取障碍　　　　　　　　　g：毛细胆管病变或梗阻

　　c：UB 肝细胞内运输障碍　　　　　　　　h：肝内汇管区胆管病变或梗阻

　　d：UB 肝细胞结合功能障碍（与 GAT 结合障碍）　i～n：肝外胆管病变或梗阻

　　e：CB 肝细胞运输障碍

1. Disse 腔　2. YZ 蛋白　3. 肝细胞　4. 毛细胆管　5. 溶血　6. 支路过盛　7.Gilbert's 综合征
8. SER 功能障碍 (GAT 酶缺乏或不足)：肝炎后或药物性黄疸，新生儿黄疸，Crigler–Najjar's 综合
征，Lucey–Driscoll's 综合征　9. 泌胆器病变：Dubin–Jahnson's 综合征，Rotor's 综合征　10. 类固
醇激素，妊娠黄疸，药物黄疸，各类肝炎，胆汁性肝硬化，毛细胆管炎　11. 感染、化学、毒物、
肿瘤、代射、营养不良等　12. 损伤、炎症、畸形、结石、寄生虫、肿瘤等　13. 胆道狭窄、闭锁、
损伤　14. 胆囊炎、结石、肿瘤　15. 胆总管囊肿　16. 外压性阻塞、损伤、结石、寄生虫、肿瘤
17.Vater 壶腹周围病变：胰腺炎、畸形、炎症、狭窄、结石嵌顿、肿瘤、寄生虫病

黄疸与胆红素血症总结

分类	发病原理			发病部位	常见的病因
高非结合胆红素血症	肝前性黄疸	胆红素生成过多	溶血性黄疸 · 先天性	a	RBC 膜缺陷：遗传性球形、椭圆形、口形或固缩性 RBC 增多症 RBC 酶缺陷：糖酵解通路酶缺陷（己糖激酶、丙酮酸激酶、磷酸果糖激酶等）、磷酸己糖通路酶缺陷（6- 磷酸葡萄糖脱氢酶、磷酸葡萄糖酸脱氢酶、谷胱甘肽还原酶等）。ATP 酶缺乏 其他：地中海贫血、血红蛋白病、RBC 生成性卟啉症等
			溶血性黄疸 · 获得性		RBC 膜免疫学改变：温或冷反应抗体，药物诱发抗体 RBC 膜发育不良：阵发性夜间血红蛋白尿，其他骨髓发育不良 RBC 膜损伤：微血管病（管内凝集性溶血）、心瓣膜性溶血、行军 Hb 尿 膜化学改变：感染、药物、毒物、毒素、代谢异常及代谢产物、理化因素 血管外溶血：紫癜病、肺梗塞、栓塞性疾病、巨大血肿（尤其是外伤）等 继发性溶血：脾亢、尿毒症 DIC、白血病、癌转移、淋巴肉瘤等
			非溶血黄疸（旁路过盛）		造血功能障碍（无效造血）：地中海贫血、恶性贫血、先天性造血性卟啉血症、铅中毒、缺铁性贫血、大出血性红细胞生成增加

分类	发病原理			发病部位	常见的病因
高非结合胆红素血症	肝性或肝细胞性黄疸	肝细胞处理胆红素的功能异常	摄取功能障碍（包括 Y、Z 蛋白缺乏）	b c	新生儿生理性黄疸、先天性非溶血性黄疸、轻型 Gilbert 综合征、药物（黄绵麻酸、利福平等）黄疸、肝炎后高胆红素血症
			SER 结合功能障碍 · 先天性酶缺乏（酶成熟障碍）	d	新生儿黄疸，体质性黄疸（重型 Gilbert 综合征，Crigler-Najjar 综合征 I、II 型），半乳糖血症，母亲糖尿病
			SER 结合功能障碍 · 酶发育不成熟或酶不足		新生儿（尤未成熟儿）生理性黄疸，肝炎后黄疸，幽门梗阻、克汀病、先天性愚型、肝硬化
			SER 结合功能障碍 · 酶抑制		Lucey-Driscoll 综合征，哺乳性黄疸，药物（氯霉素、新生霉素、孕二醇、利福平）性黄疸
高结合胆红素血症			排泄障碍〔泌胆器损伤、毛细胆管病变〕· 先天性	f	Dubin-Johnson 综合征、Rotor 综合征
			排泄障碍〔泌胆器损伤、毛细胆管病变〕· 获得性	f～h	各种类型肝炎、原发性胆汁性肝硬变，肝内淤胆性黄疸（胆汁性、妊娠复发性、毛细胆管性），药物性黄疸（甲基睾丸素，避孕药、氯丙嗪等），肝内肿瘤，慢性特发性黄疸，原发性硬化性胆管炎
			肝细胞炎症、变性、坏死等混合性功能异常	b～h	肝内感染（细菌、病毒、螺旋体、立克次体、寄生虫）、化学药物、毒物（动植物、生物、毒素、代谢毒性产物、中毒物质）、营养障碍、代谢性疾病、肿瘤等所致的肝病及肝硬变

续表

分类		发病原理	发病部位	常见的病因
高结合胆红素血症	肝后性黄疸	肝内胆道阻塞	g～i	先天性畸形（Caroli 综合征即肝内胆管囊状扩张症、多囊肝、肝内胆管狭窄或闭锁）、肝门肿瘤、高位胆管癌、肝肿瘤、肝脓肿、肝包虫病、新生儿胆汁浓缩综合征、原发性硬化性胆管炎、原发性胆汁性肝硬化、原发/继发性肝癌
		肝外胆道阻塞	i～n	先天性胆道畸形（闭锁、狭窄、囊肿、缺如）、迷走血管压迫胆道；异物性（胆石病、寄生虫病如蛔虫、包虫……）；炎症（急慢性胆囊炎、胆管炎、化脓性梗阻性胆管炎、硬化性胆管炎、慢性胰腺炎或胰头炎、十二指肠憩室炎等）；狭窄（外伤、手术或医疗器械检查损伤，Vater 壶腹或乳头炎性狭窄）；肿瘤（原发性胆管癌、胆囊癌、胰腺癌、Vater 壶腹周围癌、十二指肠乳头腺瘤，肝门或肝十二指肠韧带转移癌等）、外压性改变
混合性高胆红素血症		肝前、肝性或肝后等因素并存	a～n	新生儿败血症、窒息、低氧血症、新生儿肝炎（感染、中毒）、胆汁性肝硬变、药物或化学毒物中毒、包涵体病、毒浆菌病、胃肠道梗阻（幽门狭窄、小肠近端梗阻）

　　胆结石或胆道梗阻导致的梗阻性黄疸，针阳陵泉下一寸的胆道点，可以通利胆管，如欲治黄疸，后背至阳穴、血会膈俞是退黄疸大穴。如取腕骨穴，必待"庚子"时，方见大效，是以取其时穴正开之义。

　　病胆则为瘅，故曰黄疸。异体字为瘅。宋代窦材首次提出"胆黄证"，明代张景岳也提出"胆液外溢学说"。所谓黄疸者，黄胆也，胆汁入血发黄，或肝细胞性黄疸（肝性）、或梗阻性黄疸（肝后性）、或溶血性黄疸（肝前性），直接胆红素与间接胆红素异常，导致身黄、目黄、小便黄等黏膜发黄的症状。胆红素生成过多主要来自于红细胞的破坏，即溶血。溶血性黄疸时血中以非酯型胆红素（间接胆红素）浓度增高为主。若大量溶血引起贫血、缺氧，以及红细胞崩解产物的毒性、过多含铁血黄素的沉着等，则可能使肝功能受到损害，使黄疸加深加重，形成所谓的阴黄，甚至出现全身紫绀的所谓黑疸。当肝外胆管因各种原因造成不全或完全梗阻后，胆汁的排泄受阻，从而淤积于梗阻上段胆管内，导致梗阻近端的整个胆道系统压力增高，胆红素返流入血。

溶血性黄疸特点：皮肤黏膜轻度黄染，**呈浅的柠檬色**。由于贫血，皮肤黏膜常明显苍白，即萎黄。无皮肤疹痒症状。血清胆红素主要为间接胆红素。急性发作时尿呈酱油色。仲景云："诸病黄家，但利其小便；假令脉浮，当以汗解之，宜桂枝加黄芪汤主之。"桂枝加黄芪汤即是针对表虚而内热不重的黄疸而设。**桂枝加黄芪汤**治疗慢性荨麻疹、胆碱能性荨麻疹、泛发性神经性皮炎、慢性湿疹，可获佳效。如表实而内有湿热，可用**麻黄连翘赤小豆汤**。在治疗黄疸过程中，最基本的辨病是分清脏腑，即肝前、肝性、肝后，最基本的辨证是分清阴阳，分清湿热、寒湿，即阴黄、阳黄，只有这样才好用药。

肝细胞性黄疸的特征有：皮肤和黏膜呈浅黄色至深金黄色，**即阳黄**，有时有皮肤瘙痒；血中间接胆红素及直接胆红素均增高。如病毒感染（病毒性肝炎、传染性单核细胞增多症等）、细菌毒素（败血症、毒血症、布氏杆菌病、亚急性细菌性心内膜炎等）、螺旋体感染（回归热、钩端螺旋体病等）、寄生虫感染（阿米巴肝病、疟疾、血吸虫病、肝吸虫病等）、甲状腺功能亢进、血色病、淀粉样变、肝糖原贮积症等及淋巴瘤、白血病等的肝脏浸润、肝硬化、脂肪肝、原发性肝癌、肝脏转移癌等。用**栀子大黄汤、麻黄连翘赤小豆汤**治疗湿疹、急性病毒性肝炎、急性肾炎，收效明显。麻黄连翘赤小豆汤不仅用于湿热发黄，还广泛应用于多种疾病，有黄疸、水肿、痹证、咳喘、呕吐、衄血、发热、瘾疹、小便不利等，尤其对于排除皮肤黏膜下的胆红素及所谓的"发黄"，麻黄连翘赤小豆汤神效。在治疗黄疸型肝炎的过程中，肝功能检验，黄疸指数和胆红素均已明显下降，而肉眼观察皮肤黄疸无明显变化，加用麻黄连翘赤小豆汤治疗后，黄疸得到较快的消退。治疗阳明发黄，不论有无表病症状，均宜先用麻黄连翘赤小豆汤治疗。**茵陈五苓散**随证加减，对不同类型肝硬化腹水、肝炎黄疸等阴性黄疸均有显著疗效。**茵陈蒿汤**可以广泛用于治疗各种阳性黄疸性疾病，具有保肝、利胆和护胰作用，其主要药理作用为促进胆红素代谢、抗肝损伤、抑制肝细胞凋亡等。

胆汁淤积性黄疸的特点是：**皮肤呈暗黄、黄绿或绿褐色，暗黄即阴黄，**

绿褐色就是仲景在《金匮要略》中所说的**黑疸**；有明显的皮肤瘙痒；血中直接胆红素增高，粪便颜色变浅，有时白如陶土。肝内梗阻性黄疸是指胆汁在毛细胆管后的肝内各级胆管的机械性流动障碍所致的黄疸。肝内梗阻性黄疸常见于原发性胆汁性肝硬化、原发性硬化性胆管炎、先天性胆道闭锁。肝外胆道梗阻的常见疾病有炎症（急性胆管炎、急性胰腺炎、慢性胰腺炎、硬化性胆管炎等）、胆管结石、胆管内异物（胆道寄生虫等）、胆道良性狭窄（手术及外伤性胆管瘢痕性狭窄）、肿瘤（胆管癌、胰腺癌及胆道附近的淋巴结转移癌等）、先天性异常（胆总管囊肿等）。以**大黄硝石汤、硝石矾石散**治疗淤胆型肝炎、胆汁性肝硬化、胆结石、肝胆胰腺肿瘤等肝外梗阻性黄疸或黑疸时，具有显著退黄、提高临床疗效等作用。尤其硝石矾石散为治疗**阳性黑疸**之专方。**阴性黑疸**常见于阿狄森氏病（肾上腺皮质功能减退或衰竭）。在整个治疗肝性和肝后性黄疸的过程中，由于肝胆病变是根本原因，所以退黄、发黄的另一个关键是改善肝胆门静脉系统的血液动力学指标，这时**重用赤芍**是治疗重度黄疸型肝炎、肝病的关键，因为赤芍不但可以柔肝、疏肝，还有活血化瘀的作用，既可以改善门静脉的动力学指标，又可以改善肝纤维化、肝硬化的指标，在肝脏供氧的血运中，门静脉与肝动脉各占 50%，而且肠道的三大营养物质都是通过门静脉系统和肝肠循环进入肝脏解毒和生化的，可见门静脉的关键作用，而且在仲景之时，所用的芍药就是赤芍，不是白芍。赤芍白芍共用效果更好。

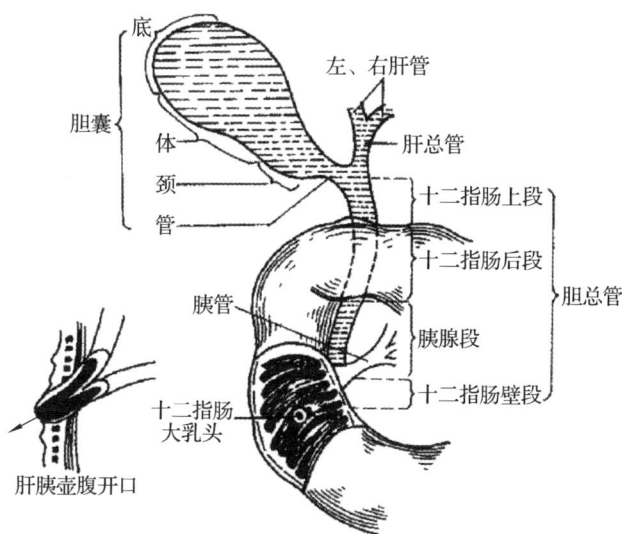

肝外胆道的整体观

仲景《伤寒杂病论》所论黄疸是广义的，可以概括为伤寒之黄与杂病之黄。伤寒之黄是在伤寒病的过程中出现"发黄"，而《金匮要略》中诸如"黄家""诸病黄家""诸黄""男子黄""黄汗"等病证，大都属于黄疸病原发病所见，为杂病之黄。

对于黄疸的分类，仲景于《金匮要略》中有黄疸、谷疸、酒疸、女劳疸、黑疸等不同病证。同时对各种黄疸分别指出不同的辨证要点，如女劳疸之"额上黑"，黑疸之"目青面黑"，谷疸之"食难用饱"，酒疸之"心中懊憹而热"，湿热发黄"身黄如橘子色"，并以此与黄色晦滞的"寒湿发黄"相区别。仲景记载得比较明确的黄疸类型有谷疸、酒疸和女劳疸，三者均是以病因命名，而黑疸则是酒疸和女劳疸深入发展后的阶段。

至仲景著《伤寒论》，论述黄疸证治四条于阳明篇中。在《金匮要略·黄疸病脉证并治》中，仲景亦常常言及六经。如"阳明病，脉迟……此欲作谷疸"，等等。《伤寒论》原为百病立法，故黄疸病亦可以六经辨证。

太阳黄疸

古本第 102 条太阳虚病太阴证："太阳病六七日，脉迟浮弱，恶风寒，手足温，医二三下之，不能食，胁下满痛，面目及身黄，颈项强，小便难者，与柴胡汤，后必下重，本渴而饮水呕者，柴胡不中与也，食谷者哕。"常见于甲肝、乙肝急性发作，传染性单核细胞增多等导致的肝细胞性黄疸。

古本第 143 条太阳实病太阳虚证水分病："太阳病，脉浮而动数，浮则为风，数则为热，动则为痛，头痛发热，微盗汗出，而反恶寒者，表未解也，医反下之，动数变迟，膈内巨痛（胸膜炎），胃中空虚，客气动膈，短气，躁烦，心中懊憹，阳气内陷，心下因硬，则为结胸，大陷胸汤主之（太阳实病阳明热证水分病，胰腺炎、胸腹膜炎）。若不结胸，但头汗出，余处无汗，剂颈而还，小便不利，身必发黄，五苓散主之。"偏于阳黄，多见于甲肝的急性发作。

古本第 266 条太阳实病太阴证曰："伤寒，发汗已，身目为黄，所以然者，以寒湿在里，不解故也，不可汗也，当于寒湿中求之。"偏于太阴证，寒湿证，胆汁淤积性肝炎、肝细胞性黄疸常见。理中茵陈蒿汤主之。

古本第 267 条太阳实病太阴证水分病："伤寒七八日，身黄如橘子色，小便不利，腹微满者，茵陈蒿汤主之。"偏于阳黄，常见于胆道及消化道的梗阻性黄疸。

古本第 268 条太阳实病太阴证气分病："伤寒，身黄，发热者（病毒感染），栀子柏皮汤主之。"常见于甲肝、乙肝急性发作，传染性单核细胞增多等导致的肝细胞性黄疸。

古本第 269 条太阳实病太阴证血分病："伤寒瘀热（胆道的结石、炎症、脓肿、肿瘤、病毒感染重症）在里，其身必黄，麻黄连翘赤小豆汤主之。"常见于胆囊炎梗阻性黄疸、重症病毒性肝炎、败血症导致的溶血性黄疸或肝细胞性黄疸、急性黄疸性肝炎、化脓性胆囊炎。证见恶寒发热，肢节疼烦，无汗，身目俱黄，小便短黄，肌肤瘙痒，苔白，脉浮或数。乃风寒外束肌表，湿热郁蒸于里，肺气郁闭，湿热之邪不得宣散与下行，薰蒸肝胆，胆汁不循常道外浸肌肤而发黄，初起寒热，身、目不黄，继而则必发黄。轻者仲景以"伤寒，身黄，发热者，栀子柏皮汤主之"。

古本第 276 条曰太阳虚病太阴证："诸黄家，但利其小便，五苓散加茵陈蒿主之（偏于太阴湿）；假令脉浮，当以汗解者，宜桂枝加黄芪汤（偏于太阳虚）。"此乃黄疸初起，小便不利者，但利其小便，以五苓散加茵陈蒿汤。有恶寒、发热、自汗、脉浮等表虚见证，治宜调和营卫，扶正托邪，可用桂枝加黄芪汤。

阳明黄疸

古本燥病篇曰："（实邪）燥病，色黄，腹中痛不可按，大便难，脉数而滑，此燥邪乘脾也（胰腺炎，胰腺肿瘤，脾大），白虎汤主之。"如陈延之《小品方》中的茵陈汤：治"内实，瘀热结，身黄如橘，小便不利，腹微胀满"的茵陈汤，即在《金匮要略》茵陈蒿汤的基础上加石膏一斤。世人但知石膏功擅清热泻火，却不知石膏还能解瘀毒，疗疫病。清代名医余师愚即善用大剂石膏治疫，曾有"非石膏不足以治热疫"之论，其创制的治疫名方清瘟败毒散即以石膏为主药。瘀热黄疸与热疫具有相同的病机，陈延之在经方茵陈蒿汤的基础上加用大剂石膏，其意殆亦在此。

古本第 206 条阳明寒病太阴证曰："阳明病，无汗，小便不利，心中懊憹者，身必发黄。"如 194 条说："伤寒，脉浮而缓，手足自温者，是为系在太阴（太阳虚病太阴证）；太阴者，身当发黄。小便自利者，不能发黄，至七八日（日传一经，第八日又传到阳明经），大便硬者，为阳明病也（太阳虚病阳明热证）。"黄为土色，脾胃居中主土，是以黄疸病机多责之湿土之变。胃为阳土，病黄疸则黄色鲜明。脾为阴土，多涉及肝胆脾胰腺等脏腑，阴黄常见。

古本第 207 条阳明寒病太阴证曰："阳明病，被火，额上微汗出，而小便不利者，必发黄。"第 213 条："阳明证，眼合色赤，不可攻之，攻之必发热（太阳实病阳明寒证）；色黄者，小便不利也（太阴病阳明寒证）。"

古本第 244 条阳明热病太阴证曰："阳明病，发热汗出者，此为热越，不能发黄也。但头汗出，身无汗，剂颈而还，小便不利，渴引水浆者，此为瘀热（细菌性炎症）在里，身必发黄，茵陈蒿汤主之。"见于胆道及胰腺管的细菌性炎症。

古本第 270 条阳明实病太阴证水分病曰："阳明病，身热，不能食，食即头眩，心胸不安，久久发黄，此名谷疸，茵陈蒿汤主之。"古本第 202 条阳明寒病："阳明病，脉迟，食难用饱，饱则微烦，头眩，必小便难，此欲作谷疸，虽下之，腹满如故。所以然者，脉迟故也。"谷疸分为阴阳两种，常见于胆道、十二指肠部位梗阻性黄疸。

古本第 271 条阳明热病太阴证气分病曰："阳明病，身热，发黄，心中懊恼，或热痛，因于酒食者，此名酒疸，栀子大黄汤主之。"常见于酒精性肝硬化、胰腺癌导致的梗阻性黄疸。

古本第 272 条阳明热病阳明热证血分病曰："阳明病，身黄，津液枯燥，色暗不明者，此热入于血分也，猪膏发煎主之。"阳性阴黄，常见于壶腹癌、胆管癌、肝癌、胰腺癌晚期导致的梗阻性黄疸。

古本第 273 条阳明热病太阳虚证血分病曰："黄疸，腹满，小便不利而赤，自汗出，此为表和里实，当下之，宜大黄硝石汤。"常见于壶腹癌、胆管癌、肝癌、胰腺癌晚期导致的梗阻性黄疸。

古本第 274 条阳明热病少阳证曰："诸黄，腹痛而呕者，宜大柴胡汤。"常见于胆道梗阻性黄疸。

古本第 275 条阳明寒病太阴证曰："黄病，小便色不变，自利，腹满而喘者，不可除热，除热必哕，哕者，小半夏汤主之。"

古本第 277 条阳明寒病太阴证重证曰："诸黄，小便自利者，当以虚劳法，小建中汤主之。"常见于各种贫血导致的胆红素增多症。

古本第 278 条阳明热病太阴证曰："阳明病，腹满，小便不利，舌萎黄燥，不得眠者，此属黄家。"见于肝胆胰腺肿瘤晚期。

古本第 279 条阳明寒病太阴证曰："黄疸病，当以十八日为期（丑未太阴湿土，寄于四季之末各十八日），治之十日以上，反剧者，为难治。"

古本第 280 条阳明寒病太阴证曰："夫病（阳明病），脉沉，渴欲饮水，小便不利者，后必发黄。"

《伤寒论》中阳明湿热发黄证涉及三个方证，即茵陈蒿汤证、栀子柏皮汤证、麻黄连翘赤小豆汤证。第 244 条及 267 条、270 条论述了茵陈蒿汤证，古本第 244 条阳明热病太阴证曰："阳明病，发热汗出者，此为热越，不能发黄也。但头汗出，身无汗，剂颈而还，小便不利，渴引水浆者，此为瘀热（细菌性炎症）在里，身必发黄，茵陈蒿汤主之。"古本第 270 条阳明实病太阴证**水分病**曰："阳明病，身热，不能食，食即头眩，心胸不安，久久发黄，此名谷疸，茵陈蒿汤主之。"古本第 267 条太阳实病太阴证水分病："伤寒七八日，身黄如橘子色，小便不利，腹微满者，茵陈蒿汤主之。"可见茵陈蒿汤皆有腹满、瘀热的症状，用茵陈蒿汤清热利湿退黄，其病位偏于里之梗阻和炎症。古本第 268 条太阳实病太阴证气分病："伤寒，身黄，发热者（病毒感染），栀子柏皮汤主之。"但言身黄发热，没有茵陈蒿汤"腹微满"的里证，也没有麻黄连翘赤小豆汤证的表证，只是肝炎的湿热蕴蒸而致发黄，可用栀子柏皮汤清泄湿热。古本第 269 条太阳实病太阴证血分病："伤寒瘀热在里，其身必黄，麻黄连翘赤小豆汤主之。"以方测证可知，本条既有寒邪束于表，又有炎症湿热郁于里，但没有梗阻等因素，其病势偏于表。而黄疸偏于梗阻严重者，古本第 273 条阳明热病太阳虚证血分病曰："黄疸，腹满，小便不利而赤，自汗出，此为表和里实，当下之，宜大黄硝石汤。"燥邪胜者之黄疸，白虎汤主之。

湿重于热者，于寒湿中求之。黄疸并见腹胀，口不渴，舌苔白腻，脉缓，乃湿重于热，则以利湿为主，佐以清热退黄，方如茵陈四苓汤、五苓散等。

太阴黄疸

多见萎黄。

《伤寒论》云："伤寒发汗已，身目为黄，所以然者，以寒湿在里不解故也……于寒湿中求之。"寒湿发黄（即阴黄），多由脾胃中气本虚，寒湿内盛；或因失治误治损伤中阳，以至寒湿中阻，进而影响肝胆疏泄功能，使胆汁不循常道，因而出现身、目、小便俱黄等黄疸特征。本证因脾虚寒湿壅滞所致，病属太阴。辨证着重在鉴别寒热虚实，本证以虚寒为多。太阴虚证以面色晦黄，脘腹痞胀，纳差，舌白不渴，大便溏，脉缓软为特征；太阴寒化表现为阳虚血弱，如面色萎黄，唇舌俱淡，体倦肢冷，食后腹胀，肠鸣便溏，小便自利，脉弱缓等证。太阴虚证，法取归芪建中汤温补中阳，助通营卫；太阴虚寒，可取茵陈四逆汤温建中阳以化寒湿。其他如茵陈术附汤、茵陈胃苓汤等亦可供临证时参考。

《难经》对黄疸病病因病机的论述相对较少，仅在《五十六难·五脏之积》中提到"脾之积名曰痞气，在胃脘，覆大如盘，久不愈，令人四肢不收，发黄疸，饮食不为肌肤。以冬壬癸日得之。何以言之？肝病传脾，脾当传肾。肾以冬适王，王者不受邪。脾复欲还肝，肝不肯受，故留结为积。故知痞气以冬壬癸日得之"，表明胰腺管的病变可以导致黄疸，即痞气久久不愈可以出现黄疸，其病机与邪气留结于脾胰有关。

"伤寒脉浮而缓，手足自温者，是为系在太阴。太阴者，身当发黄；若小便自利者，不能发黄。至七八日大便硬者，为阳明病也。伤寒转系阳明者，其人濈然微汗出也。"（《伤寒论·辨阳明病脉证并治》）

"腹满，舌萎黄，燥不得睡，属黄家。""男子黄，小便自利，当与虚劳小建中汤。""黄疸病，小便色不变，欲自利，腹满而喘，不可除热。热除必哕。哕者，小半夏汤主之。"（《金匮要略·黄疸病脉证并治》）这些多见腹部肝胆脾胰的占位性病变的中晚期，以及血液肿瘤。

太阴脾阳虚寒湿。证见目黄肤黄，黄而晦暗，神疲，肢冷，食难用饱，饱则微烦头眩，大便不实，小便短少，苔白，脉迟或浮缓等。此乃脾阳不振，寒湿阻滞，胆汁浸渍肌肤所致之阴黄。治宜温化寒湿，振运中阳，以祛寒湿阴毒之邪。方如茵陈附子干姜汤或茵陈术附汤。

太阴脾虚血少。身目俱黄而色萎黄，神疲肢软，头晕心慌，乏食，小便微黄或清利，舌淡，脉虚弱或大而无力。仲景云："男子黄，小便自利，当与虚劳小建中汤。"此方谓小便自利，可知发黄已处于正虚阶段，邪少虚多，则汗、下、渗利俱非所宜。治宜健脾渗湿退黄，方如茵陈四君子汤。

少阴黑疸

肾虚黑疸。证见一身尽黄，面额发黑，微微汗出，手足心发热，日晡时恶寒，小腹满，小便利。仲景称为女劳疸。此感湿热之人，复因房劳伤肾，足少阴肾阴虚，而生内热所致。若腹胀时肿，则阴伤及阳，故为难治。若其腹胀如水状，大便必黑，时溏，又称为黑疸。其湿热入于血分，足少阴肾气外露。权衡邪正缓急，仍以祛邪为主，化湿清热，泌浊化瘀。方如硝石矾石散。若属少阴阴阳两虚而生黑疸者，可用肾气丸。

原发性肾上腺皮质功能减退症又称艾迪生病，在中医属黑疸范畴，是由肾上腺皮质功能低下引起的一种全身性疾病，表现为血压低，全身乏力，皮肤及黏膜色素沉着等。本病多为局部色素沉着，呈灰褐或黑褐色，亦可见广泛的弥漫性色素沉着，以四肢屈侧、腋窝、阴部、乳头周围、乳房下部为主，亦可见于面部、颈部等暴露部位。口腔黏膜及唇部也可受累，皮肤松弛变薄，像小儿皮肤。全身症状明显，乏力、低血压、体重减轻、肠胃功能紊乱、食欲减退、恶心呕吐、便秘，偶有腹泻，腹痛。心血管系统也可受累，有体位性低血压、低血糖、眩晕、昏厥。可发生休克。

女劳疸：属于西医的席汉综合征，由于产后大出血，尤其是伴有长时间的失血性休克，使垂体前叶组织缺氧、变性、坏死，继而纤维化，最终导致垂体前叶功能减退的综合征。常见症状有产后无乳、闭经、继发性不孕、性欲减退、毛发脱落、怕冷、精神淡漠、食欲不振等。难以完全治愈，常需激素替代治疗。妊娠期垂体增生、肥大，需氧量增多，因此对缺氧特别敏感。如分娩时发生大出血，引起失血性休克或发生 DIC（弥散性血管内凝血）时，垂体前叶组织细胞变性坏死，使垂体前叶及其所支配的靶器官所分泌的各种激素急剧减少，导致各类激素所作用靶器官的功能过早退化并引起一系列综合征。

性腺功能减退为最先出现的症状，包括产后无乳、闭经、继发性不孕、性欲减退、毛发脱落等。甲状腺功能减退一般在性腺功能减退后出现，患者可出现怕冷、思睡、精神淡漠、食欲不振、反应迟钝等。肾上腺皮质功能减退为最后出现的症状，表现为疲乏无力、恶心、呕吐、血糖和血压偏低、皮肤色素减退等，此时患者的生命可能受到影响。并发症：患者因为垂体的缺血坏死容易出现垂体危象，表现为发热、恶心、呕吐、头痛、神志不清、抽搐、休克、昏迷等严重的垂危状态。

以下有关女劳疸的条文，涉及女劳疸的主证、病机、转归、预后、主方：

黄家，日晡所发热，而反恶寒，此为女劳得之。

额上黑，微汗出，手足中热，薄暮即发，膀胱急，小便自利，名曰女劳疸。腹如水状，不治。

黄家，日晡所发热，而反恶寒，此为女劳得之。膀胱急，少腹满，身尽黄，额上黑，足下热，因作黑疸。其腹胀如水状，大便必黑，时溏，此女劳之病，非水也。腹满者难治。硝石矾石散主之。

女劳疸即生产伤肾所致，从症状上分析，该病虽具备黄疸的基本症状，但其黄中带黑，初期黑色只是表现在额、面部，是其特征之一。另在"硝石矾石散"后有"小便正黄，大便正黑，是候也"，这也是诊断依据之一。此疸与一般黄疸不同之处是还有日晡发热，手足中热，而且反恶寒，这已不是伤寒阳明证之但热不寒。从小便情况来看，"小便自利"，不同于一般湿热黄疸的"小便不利"。这些症状的描述已经将女劳疸与一般黄疸区别开来。从仲景特意指出的"腹胀如水状，大便必黑，时溏，此女劳之病，非水也"，已将此种黄疸的腹水与一般的水肿病相区别。

临床上，以大补气血两仪汤主之，效果很好。

厥阴黑疸

厥阴黑疸：是由酒疸和女劳疸迁延不愈转变而来的一种疸病。因为它属于上述两种疸病的晚期，多见于酒精性肝硬化、肝癌、胆道壶腹癌晚期。

酒疸（即酒精性肝硬化）：以下是有关酒疸的条文，包括了酒疸的主要症状、病机、主方和转归：

酒黄疸，心中懊憹或热痛，栀子大黄汤主之。

心中懊恼而热，不能食，时欲吐，名曰酒疸。

夫病酒黄疸，必小便不利。其候心中热，足下寒，是其证也。

酒黄疸者，或无热，靖言了了，腹满欲吐，鼻燥，其脉浮者，先吐之；沉弦者，先下之。

酒疸，心中热，欲吐者，吐之愈。

酒疸下之，久久为黑疸。

归纳这些条文内容，可以发现酒疸的诊断要点在于"心中热"（胃脘部热，胆汁返流性食管炎），由此产生心中懊恼、热痛、欲呕吐、腹满、不嗜食等相关症状。此外，由于中焦有热，出现小便不利、足下寒。酒疸还有个特点是久则发展成"黑疸"。

诸黄，猪膏发煎主之。

酒疸下之，久久为黑疸。目青，面黑，心中如啖蒜薤状，大便正黑，皮肤爪之不仁，其脉浮弱，虽黑微黄，故知之；黄家……此为女劳得之。膀胱急，少腹满，身尽黄，额上黑，足下热，因作黑疸。其腹胀如水状，大便必黑，时溏，此女劳之病，非水也。腹满者难治。

黑疸的鉴别要点是有酒疸或女劳疸的病史，其重要的特征有二，其一是色黑，体现在额上黑、面黑、大便必黑，故以黑疸名之；但是此黑并非纯黑，而是"虽黑微黄"，故仍为疸病。其二为腹满、腹胀如水。从现代医学看，相当于肝病晚期见肤色晦暗、兼有腹水。黑疸是黄疸中的重证。

总之，以六经辨证治疗黄疸，不但可以确定黄疸的阴阳属性，且可定位以明病机，并易与八纲辨证、六淫辨证相结合，指导临床，可起执简驭繁之效。上述虽分六经辨证，然而脏腑相关，邪气杂合，证不同形，必须认真参合，临床常数法合用，相机而行。再者，六淫之邪，夹毒致病，故治疗黄疸，尚需重视解毒之法，是以古方治疗黄疸用黄连解毒汤、甘露消毒丹等，大有巧手，应用之时，不可忽也。

观◎皮肤病

太阳皮肤病

麻桂合剂是桂枝麻黄各半汤、桂枝二麻黄一汤、桂枝二越婢一汤三方的统称，来源于《伤寒论》太阳病篇，又可称为表郁轻证三方。桂枝麻黄合剂治疗各型急慢性荨麻疹、神经性皮炎、湿疹、牛皮癣、老年瘙痒等皮肤病，随证加减荆芥、蝉蜕、金银花，及清热、补气、补血药等，疗效奇好。还可治长期发热疾病、过敏性鼻炎、腹型过敏性紫癜、变应性血管炎、体臭、病态窦房结综合征、血管神经性头痛、经期浮肿、花粉症，等等。四方发汗解表之力排序为：

麻黄汤＞桂枝麻黄各半汤＞桂枝二麻黄一汤＞桂枝汤。故麻黄汤用于太阳表邪郁闭较重的太阳伤寒证，桂枝汤用于太阳表虚营卫不和的中风证，桂枝麻黄各半汤证和桂枝二麻黄一汤证介于麻黄汤与桂枝汤证之间，为表邪郁闭，正气亦虚的表郁轻证，而桂枝二麻黄一汤比桂枝麻黄各半汤表邪郁闭较轻，于此可悟仲景药量随证轻重之法。

太阳实病太阳虚证。第23条："太阳病，得之八九日，如疟状，发热恶寒，热多寒少，其人不呕，清便欲自可，一日两三度发。脉微缓者为欲愈也；脉微而恶寒者，此阴阳俱虚，不可更发汗、更下、更吐也；面色反有热色者，未欲解也，以其不能得小汗出，身必痒，宜桂枝麻黄各半汤。"太阳病日久未愈，出现阵发性发热恶寒，且热多寒少，一日二三度发，不呕、二便正常，邪未入阳明、少阳，仍在太阳，且病久邪微。有三种不同的转归：第一，"脉微缓者，为欲愈也"；第二，"脉微而恶寒者，此阴阳俱虚，不可更发汗、更下、更吐也"，不管什么原因导致现在出现脉微弱，恶寒加重阴阳俱虚的情况，都不可以再用发汗、下、吐等伤正的方式去治疗。这时候当温阳，所谓"虚人伤寒建其中"，用建中类等。还要"观其脉证，随证治之"，若入少阴，当用四逆、理中辈等。第三，"面色反有热色者，未欲解也，以其不能得小汗出，身必痒，宜桂枝麻黄各半汤"。病久邪微，正气亦不盛，邪正相争，邪气欲从表出，然而不得汗，邪气不能出上走于面，故面有热色而赤。

太阳虚病太阳实证。第25条："服桂枝汤，大汗出，脉洪大者，与桂枝汤，如前法。若形似疟，一日再发者，汗出必解，宜桂枝二麻黄一汤。"大汗出、脉洪大乃阳明之证，是邪入阳明的表现，与26条白虎加人参汤的脉洪大一致，但为什么本条仲景定位为太阳病，而不是阳明病？从症状上没有什么可以鉴别的，有人说是从脉的有力、无力方面鉴别，但仲景并没有提到这么关键的鉴别之证，故仲景应是从伤寒方术的医算法上定位于太阳病的。

	麻黄汤	桂枝汤	桂枝麻黄各半汤	桂枝二麻黄一汤
麻黄	3两（72铢）		24铢	16铢
桂枝	2两（48铢）	3两（72铢）	40铢	41铢
杏仁	70个		24个	16个
白芍		3两（72铢）	24铢	30铢
炙甘草	1两（24铢）	2两（48铢）	24铢	26铢
生姜		3两（72铢）	24铢	30铢
大枣		12枚	4枚	5枚

太阳虚病阳明热证。第27条："太阳病，发热恶寒，热多寒少。脉微弱者，此无阳也，不可发汗，宜桂枝二越婢一汤。"太阳病，既有麻黄汤证、桂枝汤证等表寒证候，又有麻杏石甘汤证、麻黄连翘赤小豆汤证、桂枝二越婢一汤证等基本属于太阳病里热的证候。此条应为外感风热之邪的太阳温病证，表现为太阳温病初感、卫分阶段的发热恶寒、热多寒少之证。以方测证，此处还当有其他症状如口渴，咽痛，出汗等。如第6条云"太阳病，发热而渴不恶寒者为温病"。

	麻黄汤	大青龙汤	桂枝二越婢一汤	麻杏石甘汤	白虎汤
麻黄	3 两	6 两	18 铢	4 两	
桂枝	2 两	2 两	18 铢		
炙甘草	1 两	2 两	18 铢	2 两	2 两
杏仁	70 个	40 个		50 个	
大枣		10 枚	4 枚		
生姜		3 两	1 两 4 铢		
石膏		如鸡子大	24 铢	半斤	一斤
芍药			18 铢		
知母					6 两
粳米					6 合

麻黄汤－大青龙汤－桂枝二越婢一汤－麻杏石甘汤－白虎汤，可看作由太阳伤寒表实麻黄汤证到太阳表郁内热大青龙汤证，太阳温病初起之桂枝二越婢一汤证到肺热壅盛之麻杏石甘汤证到阳明热之白虎汤证，是由表逐渐到里，由寒逐渐到热，由肺逐渐到胃，由太阳逐渐到阳明的过程。根据表寒和内热的程度不同，方中麻黄与石膏比例逐渐发生变化。麻黄汤中单用麻黄，为苦温发汗剂发汗解表；大青龙汤麻黄用量重于石膏，麻黄：石膏（12：7.2），功用偏于发汗解表而兼清内热；桂枝二越婢一汤石膏用量大于麻黄，苦温之麻黄同时监制辛凉，麻黄：石膏（12：16），为辛凉解表轻剂用于太阳温病证初起；麻杏石甘汤中石膏用量为麻黄两倍，麻黄：石膏（12：24），为辛凉之剂用于肺热壅盛，白虎汤中不用麻黄仅用石膏 1 斤，知母与之相配，用于阳明内热证或温病上焦肺胃热盛之证。

越婢汤用于**太阳实病阳明热证**之风水夹热之证；越婢加术汤用于**太阳实病太阴证**之皮水夹郁热之证；越婢加半夏汤用于**太阳实病太阴证**之外感风热水饮内作咳嗽上气之证，方中麻黄与石膏 6：8 比例相配均体现了辛凉宣泄风热之功。桂枝二越婢一汤为**太阳虚病阳明热证**之桂枝汤与越婢汤的合方，其中越婢汤辛凉透热，加桂枝以宣散营卫中邪热，透热外散，恐太阳温病初起用以辛凉而凉遏，石膏与芍药酸寒相合，清泄营卫之热而益阴生津。芍药、甘草与大枣泄营阴之邪热，并使之因生姜的辛散而外越。辛凉解表，寒而不凝，诸温药温而不助邪热，共使郁热外达。

皮肤病的病位在皮肤之表，但是其病机在五脏六腑，还是要结合舌脉命宫的具体象数来定法出方。

重度烧伤烫伤溃疡等，芩连柏、地榆、乳香没药、黄芪，芝麻油调膏药，湿润暴露法外敷，止痛生肌不留疤痕。

这个黄芩、黄连、黄柏是心肺胃、小肠、大肠、膀胱的消毒剂，从上到下，所有腔道，一路抗炎消毒。

各个部位的痈疽发生都与卫气停留淤滞于分肉筋骨关节之间有关。《灵枢·痈疽》："疽者，上之皮夭以坚，上如牛领之皮；痈者，其皮上薄以泽。此其候也。"即皮厚无泽为疽，皮薄有泽为痈。皮凉为疽，皮热为痈。皮白为疽，皮红为痈。皮不肿为疽，皮肿为痈。皆为卫气之虚实，营气之虚实。

丹毒带状疱疹，同仁堂感冒清热颗粒，神效。

如果头面痤疮、五官九窍化脓性炎症，曲池、合谷、大椎穴刺血。

各种皮肤病，如瘙痒、牛皮癣、湿疹、神经性皮炎、疱疹、烧伤烫伤、皮肤移植、皮肤美白，等等，取外关、足临泣，曲池、筑宾，血海、三阴交，合谷、太冲，在这四个对穴中，任选其二即可。牛皮癣严重者，委中放血。

比◎暴亡

对临床众多繁杂的五脏病变化，《素问·脏气法时论》将其年变化的规律归纳如下：

病在肝	愈于夏	甚于秋	持于冬	起于春
病在心	愈于长夏	甚于冬	持于春	起于夏
病在脾	愈于秋	甚于春	持于夏	起于长夏
病在肺	愈于冬	甚于夏	持于长夏	起于秋
病在肾	愈于春	甚于长夏	持于秋	起于冬

上述五脏病年节律中所谓"愈"指疾病痊愈或症状暂时消失。"甚"指病情加重，"持"指疾病暂无进退，"起"指疾病发作起始。"夫邪气之客于身也，以胜相加，至其所生而愈，至其所不胜而甚，至于所生而持，自得其位而起"。以肝脏病变为例，肝在春为自得其位而起病；肝在夏，夏属火，肝木生火，是至其所生故病愈；肝在秋，秋属金，肝木受克于金，是至其所不胜而病甚；肝病在冬，冬属水，水生木，是至于所生而病持。五脏年节律病变化与五脏精气活动情况很密切。如《灵枢·本神》说"心死于冬，肝死于秋，脾死于春，肺死于夏，肾死于长夏"，与五脏甚时正好吻合，说明五脏病甚时与五脏精力活动量极度低下有关，因"死"代表了精气活动量最低的状况。《素问·咳论》说"五脏各以其时受病"，其时，即五脏所主之季节也，时气太过不及均可成为致病邪气。姚止庵说："五脏……虚则应王不王，邪乘虚而入，五脏之受病，反在应王之时，故云各以其时受病也"，"乘秋则肺先受邪，乘春则肝先受之，乘夏则心先受之，乘之阴（长夏）则脾先受之，乘冬则肾先受之。"此即肺病起于秋，肝病起于春……五脏病反在其五脏精气活动为王时发病的机理。

中医五脏病变的昼夜节律变化，以《素问·脏气法时论》论之最早，每脏在昼夜之中有"慧、静、甚"三种因时变动。

肝病者	平旦慧	下晡甚	夜半静
心病者	日中慧	夜半甚	平旦静
脾病者	日昳慧	日出甚	下晡静
肺病者	下晡慧	日中甚	夜半静
肾病者	夜半慧	日昳甚	下晡静

　　五脏病变昼夜变化的时间节律是运用五脏精气活动节律变化说、五行生克说，结合十二时归纳总结的。其形成因素是，本脏精气活动的年节律变化和脏腑之间活动变化的相互影响。前者常以五脏精气活动节律说解释之，后者多以五行生克说解释之。由于在解释五脏病昼夜变动节律成因中，五脏精气活动节律说与五行生克说紧密相关，故二者又被合称为五行休王说。

　　以肝病为例，应用五脏精气活动节律说和五行生克说来阐释其时间变动情况。肝病昼夜变化是平旦慧、下晡甚、夜半静。以五脏精气活动变化节律论，肝脏精气王于平旦、囚于下晡，相于夜半，所以肝病患者在早晨较为轻松，日落前病情加重，夜半时病势平稳。以五行生克论其成因中脏腑之间的影响，平旦时肝木生发之时，肺金旺于下晡，不在平旦，肺金不能克肝木，故肝病平旦慧。下晡为肺金旺，肝木反处于衰时，故肝病甚于下晡。夜半为肾水旺，水能生木，且肝木于夜半又处在生发渐旺时，故肝病在夜半静。

　　五脏甚时在春秋战国时期，首见于《黄帝内经》，六经病欲解时在东汉，见于《伤寒论》，子午流注说最终完善在明初，见于《针灸聚英》，而最早见于宋金元时期。这些产生于不同时代，出于不同医家之手，应用于临床不同目的的节律说，互相之间在五脏病甚时间上不相矛盾，说明五脏病甚时绝不是某个医家闭门造车之作，而是古代医家积众多临床之现象，应用当时的内算法——五行生克说加以总结而成，并经千年之实践检验。子午流注节律论述的是人体营血流行灌注脏腑经脉的日节律，六经病欲解时则是通过对六经病欲解时间的论述，间接阐明人体卫气运行日节律和人体阴阳活动节律，五脏病甚时也是人体卫气昼行二十五周、夜行五脏的日周期。然而尽管它们阐述的对象不同，有卫气营血之分；阐述的方式不同，有直接和间接之异，但与五脏病甚时不重合，在精气血活动旺盛时五脏病变无加重的认识，则绝不是巧合所能解释的。

五脏病甚时与子午流注、六经病欲解说有关内容对照表

脏名	五脏病甚时	子午流注五脏旺时	六经病欲解说三阴经欲解时
肝	下晡（15～17时）	丑时（1～3时）	寅时（3～5时）
心	夜半（23～1时）	午时（11～13时）	丑时（1～3时）
脾	日出（6～8时）	巳时（9～11时）	子时（23～1时）
肺	日中（11～13时）	寅时（3～5时）	子时（23～1时）
肾	日昳（13～15时）	酉时（17～19时）	丑时（1～3时）

注：五脏属六经中三阴经脏，故以三阴经欲解时对照之。

《素问·标本病传论》："夫病传者，心病先心痛，一日而咳（火克金），三日胁支痛（金克木），五日闭塞不通（木克土），身痛体重，三日不已死，冬夜半，夏日中。肺病喘咳，三日而胁支满痛（金克木），一日身重体痛，五日而胀，十日不已死，冬日入，夏日出。肝病头目眩胁支满，三日体重身痛（木克土），五日而胀（土克水），三日腰脊少腹痛胫酸（土克水），三日不已死，冬日入，夏早食。脾病身痛体重，一日而胀，二日少腹腰脊痛胫酸（土克水），三日背筋痛小便闭，十日不已死，冬人定，夏晏食。"

仲景用药选方亦切实根据药物的四气五味、升降浮沉，来应合疾病的病机、病位，其中核心根据便是五运六气的圆运动气化平衡思想。

人体内赖心肾交互为主持，外应太阳、少阴气化之相合，中间则由脾土之司交通以利升降，此为一层；左者由肝胆少阳三焦之斡旋而升达，外应厥阴、少阳之气，相合而主生发之机，而有木火之化；右者应之在肺脾胃肠之肃降，外应阳明之合于太阴而收降，而凝为金水之精。可见根据左升右降之理，左升为一层，有表里、阴阳、虚实之分；右降亦为一层，亦含有表里、阴阳、虚实之辨。左右升降本于心肾之交合，即以阴阳交通为两仪，后才可谓有左升右降之机，此有先后标本之分。故可知《伤寒论》辨证治疗之规律，根本分为三层，又分别阴阳，而有六气、六经之谓。如此气机周流不息，眼目即根于人体气机的升降出入，以常为贵，以平为期。

细言之，左升属于厥阴、少阳。少阳为表，厥阴为里，表里阴阳相应。升之过者为病，可为外邪束表，正气抗而过显；亦可由阴阳失衡，相火过动，

为病彰显火象，应在"心布于表"之位。在表如为实，大法为汗，心部于表，为太阳之本，故汗法亦为泻心之法。有余为实则泻其子，泻心也；在杂病需坚阴泻火，并以滋阴和阳，如黄连泻心汤之属；升之不及，则火生不足，则见虚寒。在表证可见病发于阴，如《伤寒论》第7条云："病有发热恶寒者，发于阳也；无热恶寒者，发于阴也。发于阳，七日愈；发于阴，六日愈。以阳数七，阴数六故也。"此发于阴者，当温里发表，治疗以麻黄细辛附子汤类；在里证之虚寒，当温厥阴并及少阴之调，责之当归四逆汤类。至于乌梅丸之寒温并用之法，是从里协调阴阳，于病机需仔细探讨。

右降之属阳明、太阴，其互为表里阴阳，见之脉证亦有太过不及，降之太过，是升之不足也，可见下利等证，治以补火暖土，如四逆汤、理中汤之取用，此结合脾肾之补，中土暖而定升降之稳态。降之不足，则火逆上气，不同于火之生发有余，不可以纯用苦寒，当以甘寒。如在表之证取用白虎汤、竹叶石膏汤；热结于里，在上栀子豉汤以清透，或热邪壅肺，应之以麻黄杏仁甘草石膏汤，取郁火发之之义，清宣合用，正是肺胃并治之法；在中之无形热结以调胃承气汤，在上有形之结以大小陷胸汤而荡涤；在下有形之结者，承气以通降之，大小承气当可辨别选用。此可见用方秉气机运行而使用，假药性之升降浮沉，以应人体表里上下气机之不和，实际则依据脉证辨治为主要。

如前所云，人体气机之左右升降，是以上下之心肾交通为根本，故而调此中轴是重中之重。心阳虚，可由误治过汗而致，浅者叉手自冒心，桂枝甘草汤类，助木益火，补中以资化源；重者恶寒、肢厥，当补命门之火，以助根本而益心火，如桂枝去芍药加附子汤，茯苓四逆汤等。心之火象之显，不能纯作实看，根本多是阴阳失和，阴虚火旺，黄连阿胶鸡子黄汤是属正治，此是在心肾交合处着眼。肾为水脏，内寓真阳。阳虚多寒，寒则水停，真武汤、附子汤类，温阳化气行水以为法。

肾无实证，元精所居，随岁月而渐衰，故《素问·上古天真论》云："能知七损八益，则二者可调，不知用此，则早衰之节也。年四十，而阴气自半也，起居衰矣。年五十，体重，耳目不聪明矣。年六十，阴痿，气大衰，九窍不利，下虚上实，涕泣俱出矣。"故而心肾见证应无绝对之实证。实证为标象，只可见于左右升降之过程，为邪气相加，与正气相搏，或为有形，或为无形。《素问·通评虚实论》云:"邪气盛则实,精气夺则虚。"故实证是邪气盛也,在汗、吐、下病解之后,停后服,需避免伤及正气。虚则补之,有层次之分,关键结合病位,分析病机,需着眼于维护气机运行之顺畅。

基于以上所论为眼目,以下将对《伤寒论》中之主要方剂进行梳理,以人体气机运行规律大概分为三道。即在中轴为上下交通,左升为一道,右降亦为一道,且根据太极"含三为一"的思想为指导,故分三大系统进行论述,三而三之,又各分三层。如上焦之心肺,中焦之肝脾胃胆,下焦之肝肾胃肠。

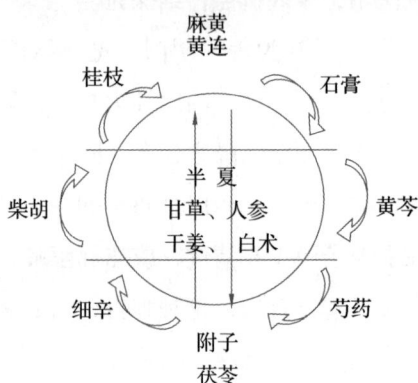

从"一气周流"模式的用药上,也印证了仲景"六经欲解时"的合理性,如少阳的柴胡黄芩、太阳的麻桂、阳明的石膏大黄、太阴的茯苓、少阴的附子、厥阴的细辛,等等。

一脏有病,可以在本脏系统里传变,如胃传脾、肝传胆等,也可传变至其余脏器系统,但脏腑之间的传变,不一定严格按照五脏各传其所胜的规律传变,还包括乘侮传变,乘是过分的克制,侮是反克。

乘侮传变如《素问·五运行大论》说:"气有余,则制己所胜而侮所不胜;其不及,则己所不胜侮而乘之,己所胜轻而侮之。"此即某脏气亢而有病时,则会以相乘的形式传所胜之脏,以相侮的形式传所不胜之脏。如肝病气盛有余,传脾,木乘土也,传肺,木反侮金也;某脏发病,其气不及时,则导致所不胜之脏气由于相对过亢、所胜之脏气由于失于正常制约而与原发病脏关系失调,进而出现乘、侮原发病脏的病理变化,此亦为乘侮相传。如肝病不及,则致所不胜之肺和所胜之脾功能失调,产生乘、侮其肝的病理变化。《内经》认为一脏有病可以通过母病及子、子病及母、乘其所胜、侮所不胜的途径传及其他四脏。

另外对于卒发病或情志病，《素问·玉机真脏论》曰："然其卒发者，不必治于传，或其传有不以次，不以次入者，忧恐悲喜怒，不得以其次，故令人有大病矣。"可见，五行生克传变可以体现为相生、相克、相乘、相侮、直中五种传变，《素问·玉机真脏论》曰："故病有五，五五二十五变，及其传化。传，乘之名也。"

疾病依照五行生克的规律传变只是传变的一种情况，《内经》里面还提到了外感病邪沿着六经传变的思想，《素问·热论》曰"伤寒一日，巨阳受之……二日阳明受之……三日少阳受之……四日太阴受之，五日少阴受之……六日厥阴受之。"病邪引起相应经脉循行部位的官窍、脏腑的不适，这些脏腑官窍是难以尽然以五脏归类系统来概括的。这种经络传变思想为仲景所继承发挥，创立了伤寒六经辨证体系。《素问·皮部论》里还提到病邪沿皮肤、腠理、小络、大络、经脉、腑脏的传变。这种病邪由表入里的传变思想为后世温病学派的卫气营血、三焦传变留下了发展的空间。

《灵枢·根结》："太阳为开，阳明为阖，少阳为枢。故开折则肉节渎而暴病起矣，故暴病者，取之太阳，视有余不足。"

《灵枢·五色》："雷公曰：人不病而卒死，从何以知之？黄帝曰：大气（大邪之气）入于脏腑者，不病而卒死矣。雷公曰：病小愈而卒死者，何以知之？黄帝曰：赤色出两颧，大如拇指者，病虽小愈，必卒死。黑色出于庭，大如拇指，必不病而卒死。雷公再拜曰：善哉！其死有期乎？黄帝曰：察色以言其时。"

《素问·本病论》分别论述了在火、土、水、木、金五运不及年份，人气不足、人神失守、神光不聚导致人暴亡的机理（其中"伤肺"一节脱亡），最后总括说："已上五失守者，天虚而人虚也，神游失守其位，即有五尸鬼干人，令人暴亡也，谓之曰尸厥。人犯五神易位，即神光不圆也。非但尸鬼，即一切邪犯者，皆是神失守位故也。"也就是说，在疫疠为病的三个条件（三虚）即天气的反常（天虚）、正气虚弱（人虚）、精神失守中，"神失守位"即五脏精神的失其常位是疫疠发病的决定因素，是产生一切严重疾病乃至死亡的主要原因。

《素问·移精变气论》曰"得神者昌，失神者亡"，"得守者生，失守者死。得神者昌，失神者亡"。《素问·本病论》对五脏"神失守位"的致病和暴亡机理论述比较详细，对神失守位后精神现象的进一步探讨则在"伤心"一节中有很重要的叙述，如"人忧愁思虑即伤心，又或遇少阴司天，天数不及，太阴作接间至，即谓天虚也，此即人气天气同虚也。又遇惊而夺精，汗出于心，因而三虚，神明失守。心为君主之官，神明出焉，神失守位，即神游上丹田，在帝太一帝君泥丸宫下。神既失守，神光不聚，却遇火不及之岁，有黑尸鬼见之，令人暴亡"。

这一段中"神失守位，即神游上丹田，在帝太一帝君泥丸宫下"的论点乃至"上丹田""太一帝君泥丸宫"的概念在整个《黄帝内经》及《素问遗篇》正文中出现仅此一次，后面叙述"脾神失守""肾神失守"、肝之"神位失守"时再没有指出其神失守位后的去向，那么脾、肾、肝、肺四脏之神在失其守位后去向如何呢？

《素问·刺法论》中也论述了三虚（人气虚、天气虚、精神失守）的致病机理和针刺治疗法，所用各种概念和五运六气原理与"本病论"完全一致，其中有黄帝问岐伯："人虚即神游失守位，使鬼神外干，是致天亡，何以全真？"岐伯答曰："谓神移失守，虽在其体，然不致死，或有邪干，故令天寿。只如厥阴失守，天以虚，人气肝虚，感天重虚，即魂游于上"。

这段叙述说明，第一，五脏神失守后均未离开自己的身体；第二，肝脏所藏之魂失其守位后，"即魂游于上"。结合心神失其守位而游于上丹田之说，盖知肝之"魂游于上"也有可能指脑宫而言。心神、肝魂的去向又为认识脾神意、肾神志、肝神魂、肺神魄失其守位后的去向提供了有益的启示。显然，这一神游之说对探讨精神现象、探讨传统医学中大脑与精神的关系和心脑关系有着至关重要的意义，后世乃至现当代医家论及于此，大多要引述这一论点。明代医学家张景岳曾为之作注云："人之脑为髓海，是谓上丹田，太乙帝君所居，亦曰泥丸君，总众神者也。心之神明失守其位，则浮游于此。"

"刺法论"指出五运升降往来失常是疫疠产生的原因，并强调积极预防，指出"正气存内，邪不可干"，在预防中则提出"气出于脑，即不邪干"的具体理法。另外，"刺法论"还对《素问·灵兰秘典论》的脏腑"十二官"之说做了重要的补充。

如《太平经》曰："赤气悉喜，赤神来游，心为其无病。"这是说身外之神来游则令人无病；《太平经》又云："真人问曰：'凡人何故数有病？'神人答曰：'故肝神去，出游不时还，目无明也；心神去不在，其唇青白也；肺神去不在，其鼻不通也；肾神去不在，其耳聋也；脾神去不在，令人口不知甘也；头神去不在，令人眴冥也；腹神去不在，令人腹中央甚不调，无所能化也；四肢神去，令人不能自移也。'"这是说身内之神外游则能致病。《素问·遗篇》讲的是神失其本位而上游于脑的致病机理，其神游不离自身，这与《太平经》神游于外而致病的具体内容虽然有所不同，但却明显属于同一医学理念指导下的病理认识。

人体有上、中、下三丹田的说法，最早出自汉魏之际的道家著作《道机经》，将上丹田与太一帝君泥丸宫连在一起，从渊源上看，是上清派的存思修炼理论。

太一帝君，在早期道家经典中为两个神，分别称为"太一"和"帝君"。据上清派最重要的经典《上清大洞真经》，上天有太一、帝君等三十九位神真下入人身三十九个部位，为人体身神。太一尊神务犹收把守人头部玉枕之下泥丸后户死炁之门，功能是"使生真炁，入于泥丸，七祖父母，受玄更生，上籍玉皇，重华万宁"。帝君**绛凌梵**把守人头部两眉中间紫户外宫死炁之门，功能是"使华盖入两眉中间，上升紫房，七世父母罪解福生，上登帝宫"。

这两位神灵是人头部的重要神灵，但从其职能看，还不是人体生命的主宰，其地位也不及把守泥丸九孔之户死炁之门的泥丸天地君上一赤子**玄凝天**。在《洞真太一帝君太丹隐书洞真玄经》中，太一务犹收和帝君绛凌梵成为主宰人体生命最主要的二位大神。《云笈七签》卷44节录该经，名为《太一帝君太丹隐书》（又名《太一别诀》）。该经认为，太一是胞胎之精，变化之主，魂魄生于胎神，命气出于胞腑，由帝君加以变合，混化为人。

所以说"帝君主变，太一主生"，或者说"太一之神，生之神，生之母；帝君之尊，生之父"。又称人有"五符五籍"，由太一、司命、无英、白元、桃康五神执掌，而以太一为主，太一神上请帝君度人符籍，经帝君混合定篆，其人才可以长生成仙。该经强调太一和帝君在修炼中所具有的根本性意义："帝君为道之根，太一为道之变"，"夫学道而无太一，犹视瞻之无两眼；存念而无太一，犹胸腹之失五脏，御神而无太一，犹起行之无四支，立身而无太一，犹尸僵而无气矣。"又据《云笈七签》卷43"思修九宫法"，帝君"居太极紫房中，为身中百神之主，帝君上治玉清天紫房宫，下治人头紫房宫中"。紫房宫又名太极宫，据说其位置在人顶上直下一寸处，在六合宫之上，宫方一寸。太一务犹收居六合宫，具体在明堂之北，洞房之南，两眉之间上一寸。

以脑为泥丸之说，在道家炼养学中由来已久，出于汉代的《老子中经》曰"泥丸君者脑神也"，形成于晋代的《黄庭内景经》曰："脑神精根字泥丸"，"一面之神宗泥丸"，唐代梁丘子注曰："脑中丹田，百神之主。"可见，脑神泥丸君为人体至上之神。

将太一、帝君合为一神，称为泥丸君，始自《太上老君内观经》。《道藏提要》已经指出：《太上老君内观经》"深受佛教禅宗思想影响，盖出于唐代"。其中对人体生命机理、尤其是对脑神与心神的关系和地位有着十分明确的定位，可以视为道家炼养学和道家医学的重要理论著作。该经曰："太一帝君在头曰泥丸君，总众神也。照生识神，人之魂也；司命处心，纳心源也；无英居左，制三魂也；白元居右，拘七魄也；桃孩住脐，保精根也。照诸百节，生百神也。所以周身，神不空也。元气入鼻，灌泥丸也。所以神明，形固安也。运动住止，关其心也。所以谓生，有油然也。子内观之，历历分也。心者禁也，一身之主。禁制形神，使不邪也。心则神也，变化不测，无定形也。所以五脏，藏五神也……"

从以上引文可见，太一帝君为人体众神之主宰，同时也是人体生命产生的原动力，在它的映照下产生人的识神和周身百神，亦即使人体各器官、各组织具有生命机能，使人得以成为生命活动的机体；而心为一身之主宰，主持后天生命活动的具体过程。由于心神为众神之一，又出于泥丸君映照所生，故地位当在泥丸君之下。应该说，《太上老君内观经》中的这一理论阐述为理解《素问·遗篇》中的"神游"之说提供了坚实的理论依据和深刻的道毉文化背景。

……

如此看来，暴亡的因素，有气血乖乱、五脏六腑生克乘侮、五运六气五

贼六淫、邪气瘴邪直中等。

当然，也有假暴亡的情况。当年扁鹊入虢治太子医案，即如此假象。

《素问·缪刺论》曰："邪客于手足少阴太阴、足阳明之络，此五络，皆会于耳中，上络左角，五络俱竭，令人身脉皆动，而形无知也，其状若尸，或曰尸厥，刺其足大指内侧爪甲上（隐白），去端如韭叶，后刺足心（涌泉），后刺足中指爪甲上（厉兑）各一痏，后刺手大指内侧（少商），去端如韭叶，后刺手心主，少阴锐骨之端（神门）各一痏，立已。不已，以竹管吹其两耳，鬄其左角之发方一寸，燔治，饮以美酒一杯，不能饮者灌之，立已。"

如邪气侵入到手少阴、足少阴、手太阴、足太阴、足阳明等经的络脉。这五经的络脉都聚集在耳中，并上绕至左耳上面的额角，假使五种络脉的脉气全都衰竭，就会使人全身经脉虽运转如常，形体却失去知觉，如死尸一样，有的人就把这叫作尸厥。

这时应当刺患者的足大趾内侧爪甲上距离顶端有一个韭菜叶宽处的隐白穴，然后刺足心的涌泉穴，再刺足大趾侧次趾的厉兑穴各一针，而后再刺手大指内侧距离顶端一个韭菜叶处的少商穴和掌后锐骨端少阴的神门穴各一针，会立刻见效。如不效，再用竹管吹患者的两耳，可立刻见效。如仍不效，把患者左边头角上的头发，剃下一方寸来，用火烧成炭，研末，用好酒一杯冲服。如患者因失去知觉而不能饮服，就把酒灌入患者口中，立时可以挽救过来。

《灵枢·岁露》"少师曰：人与天地相参也，与日月相应也。故月满则海水西盛。人血气积，肌肉充，皮肤致，毛发坚，腠理郄，烟垢著。当是之时，虽遇贼风，其入浅不深。至其月廓空，则海水东盛，人气血虚，其卫气去，形独居，肌肉减，皮肤纵，腠理开，毛发残，膲理薄，烟垢落。当是之时，遇贼风则其入深，其病人也卒暴。黄帝曰：其有卒然暴死、暴病者，何也？少师答曰：三虚者，其死暴疾也；得三实者，邪不能伤人也。黄帝曰：愿闻三虚。少师曰：乘年之衰，逢月之空，失时之和。因为贼风所伤，是谓三虚，故论不知三虚，工反为粗。帝曰：愿闻三实。少师曰：逢年之盛，遇月之满，得时之和，虽有贼风邪气，不能危之也。黄帝曰：善乎哉论！明乎哉道！请藏之金匮，命曰三实。然此一夫之论也。"

司言可信，司言可信。

剥◎妇人血证

仲景关于妇人病的描述中，有一个病名，叫"热入血室"，历代医家都在猜测思忖，"血室"在哪里？但是都是各有道理，又各有差异，不知其所指。

最常见的几种说法无外乎肝脏、冲任二脉、子宫卵巢，其依据也都说得通，如肝血窦藏血，仲景在热入血室时针刺期门治疗；妇人月事来时外感风寒就是热入血室，这时就会用小柴胡汤来治疗。而冲任二脉又属于厥阴肝经与血室之宫，故冲任为血室也有道理。那么，这三个解剖部位都与血室有关系，又有一定区别，应该如何理解？其实，这三者之间都有一个共同的解剖部位，即肝门静脉系统，这个肝门静脉系统就是仲景所说的"血室"。

肝门静脉系统，其中没有静脉瓣，血液动力学出现问题的时候，门静脉内的血液可以循经倒流。肝门静脉系统，上通于肝脏，中通于腹腔器官静脉（脾静脉、胃静脉、肠系膜上下静脉、附脐静脉、肾静脉、食管静脉、胆囊静脉），下通过肠系膜包围子宫，如果其中血液动力学因为炎症发生改变，出现门静脉系统高压而与体循环系统分流异常，就会出现神志改变，以 B 型肝性脑病常见，C 型肝性脑病也可见。出现这种肝性脑病，小柴胡汤加四物汤、四逆散，加重芍药（赤芍）用量，神效。

妇人病多为卵巢和子宫的疾病，所谓经带胎产等。而**卵巢对应的穴位就是三阴交；子宫对应的穴位即太冲穴。按摩三阴交、太冲就是按摩卵巢和子宫。**而妇人血证也是卵巢和子宫出了问题，再深一层就是性激素出了问题。妇人病最常见的就是寒凝血瘀、肝郁气滞，表现出来就是卵巢囊肿、肿瘤、子宫肌瘤、崩漏、不孕、带下等。

妇人下血是妇人所独患的与其经胎产有关的血证疾患。在《金匮要略》中分为三种情况：其一，非行经期崩漏者；其二，半产后下血者；其三，妊娠怀胎下血者。

太阳妇人病

《金匮要略》第二十篇第2条厥阴病太阳虚证："妇人宿有癥病……当下其癥，桂枝茯苓丸主之。"妇人宿有癥病而停经未超过三个月，胎动不在脐下小腹处而在脐上，是癥病而不是真正的怀胎了。若妇人前3个月均是规律的月经周期及适当的月经量，怀胎后胞宫逐月增大是正常的妊娠；若妇人前3个月月经不调，后3个月又经闭，是有癥病。下血不止，是因为停经产生的瘀血使血不归经。《金匮要略》第二十二篇第10条厥阴病厥阴证："带下经水不利，少腹满痛，经一月再见者，王瓜根散主之。"妇人月经不调白带异常且少腹胀满刺痛不适，或1个月内来2次月经的，是有瘀血的表现。

桂枝茯苓丸在现代医学中常用于妇科病如子宫内膜异位、子宫肌瘤、陈旧性宫外孕、卵巢囊肿、多囊卵巢综合征等，内科病如风心病房颤伴血栓、冠心病心绞痛、高血压性脑出血、下肢深静脉血栓等，男科病如精索静脉曲张型不育、慢性前列腺炎、输尿管下段结石等。

《金匮要略·妇人杂病脉证并治第二十二》第10条："带下经水不利，少腹满痛，经一月再见者，王瓜根散主之"。本证即为**子宫内膜异位证**。妇女患经水不利或兼一月，再见者，多因留瘀所致，故少腹同时出现满痛症状，并伴有少腹按之有硬块，月经量少，色紫有块，舌紫暗，脉涩等脉证。治当以活血通瘀为主。方中王瓜根（即王瓜根）性苦寒，善祛热行瘀、利尿散结，苦寒之性兼可清解因瘀血所致郁热；䗪虫祛瘀破血，桂枝配芍药温阳益阴、行血脉、调营止痛，加酒以行药势，瘀去则经水自调。治法：破瘀通经，清解郁热。

第16条："妇人六十二种风，及腹中血气刺痛，红蓝花酒主之。"六十二种风，泛指一切风邪，妇人经、产之后，风邪最易乘虚而入，与血气相搏，致使血滞不行，故腹中刺痛。红蓝花酒活血行瘀止痛。方中红蓝花（即红花）辛温活血止痛；酒性辛热，能散寒行血，两药相伍使血行流畅，瘀阻得除，通则不痛。《本草纲目》曰："红花黄蓝，其花红色，叶颇似蓝，故有蓝名"；"红蓝花即红花也，生梁汉即西域"；"活血润燥，止痛散肿"。《本草正义》："性本温和，气兼辛散，凡瘀滞内积，及经络不利诸证，皆取专主"。本条虽然是风邪与血气相搏，但治疗上只用了血药，并未用风药，风只是说明疼痛症状像风一样善行数变，这正是子宫内膜异位症的临床表现，本条是子宫内膜异位症轻证的证治之法，而王瓜根散是子宫内膜异位症重证的证治之法。

阳明妇人病

第216条阳明热病少阳证："阳明病，下血谵语者，此为热入血室，但头汗出者，刺期门，随其实而泻之，濈然汗出则愈。"本条下血为热入血室与阳明气分燥结证的辨证关键。本证由于邪热入血，血为热迫，故便血；内热蒸腾，故头上汗出；血室隶属肝脉，肝主藏魂，热入而魂为所扰，故谵语。仲景急治以刺期门法，以泻血分之实邪。若刺后周身濈然汗出，表明血分之邪转由气分外出，则邪随汗解，等等。《针灸问对·卷之上》："期门者，肝之募也。伤寒过经不解，刺之使其不再传也。"意指针刺期门穴可在伤寒传变过程中起截断作用。

少阳妇人病

《金匮要略·妇人杂病脉证并治第二十二》第13条少阳证厥阴证水分病与血分病："妇人少腹满如敦状，小便微难而不渴，生后者，此为水与血俱结在血室也，大黄甘遂汤主之。"这条说明血室可以蓄血，女性子宫、卵巢等泌尿生殖系统的瘀血，包括多囊卵巢综合征、多囊肾、多囊肝等囊性疾病，我们将其叫作血室蓄血。

本证即为多囊卵巢综合征，类似于多囊肾、多囊肝，囊肿既多又大，将正常的卵巢和肾脏体积撑大一倍至数倍，从外形上来看，就是腹部、腰部膨胀如鼓如敦，实际上就是多囊肾或多囊卵巢综合征。妇人少腹满，小便自利为蓄血；满而小便不利，口渴，为蓄水。今少腹胀满，其形高起如敦状，小便微难而不渴，且发生在产后，故其病机是水与血俱结在卵巢或肾脏。当水血兼攻，以大黄甘遂汤破血逐水。方中大黄破血结，甘遂逐水邪。二味性猛而峻，故佐以阿胶滋阴养血，使之祛邪而不伤正。治则：破血逐水，滋阴养血。产后多虚多疲，易寒易热，阴阳失调，极易形成寒热错杂的局面。

《伤寒杂病论》中治疗血室蓄血用的是下瘀血汤、抵当汤；如果是血不利为水、水不利为血，水血互结，用大黄甘遂汤，这是一个治疗妇科实体肿瘤、多囊卵巢综合征、多囊肾、多囊肝等实水的经典处方。我们知道治疗厥阴病厥

阴证血分病"腹中有干血着脐下（肝门静脉系统）"用下瘀血汤——大黄、桃仁、䗪虫，而治疗妇人经水不利下，用的是抵当汤——水蛭、虻虫、桃仁、大黄。一个用水蛭、虻虫，一个用䗪虫，它们的区别在哪里？因为妇人经水不利下，要注意防其"水不利而为血，血不利而为水"，膀胱蓄血会影响水液的运行，所以要用水蛭，这就把下瘀血汤和抵当汤区别开来了。同时，抵当汤也可治男子膀胱急，有瘀血者。

而仲景这个**下瘀血汤**治疗狂犬病神效，狂犬病患者怕光、怕水、怕人，如狂状，腹中有瘀血，下瘀血汤研成粉末，用白蜜、黄酒下药，大小便下利红黑脓血物，小便见粉红尿液，服到二便正常，狂犬病治愈，一周左右即可痊愈。

《金匮要略·妇人杂病脉证并治第二十二》第1条少阳病少阳证："妇人中风，七八日续来寒热，发作有时，经水适断，此为热入血室，其血必结，故使如疟状，发作有时，小柴胡汤主之。"第2条太阳病少阳证："妇人伤寒发热，经水适来，昼日明了，暮则谵语，如见鬼状者，此为热入血室，治之无犯胃气及上二焦，必自愈。"第3条厥阴病少阳证："妇人中风，发热恶寒，经水适来，得之七八日，热除脉迟，身凉，胸胁满，如结胸状，谵语者，此为热入血室也，当刺期门，随其实而取之。"第4条阳明病少阳证："阳明病，下血谵语者，此为热入血室，但头汗出，当刺期门，随其实而泻之，濈然汗出者愈。"

太阴妇人病

太阴病厥阴证。《金匮要略》第十四篇第19条："……经为血，血不利则为水，名曰血分。"月经属于血，血行不畅则溢出脉外成为水湿之邪，由血病导致的水病称为"血分"；《金匮要略》第二十篇第5条："妇人怀妊，腹中疞痛，当归芍药散主之。"妇人妊娠期肝气不舒导致气机不畅且肝血瘀滞，肝病及脾、肝脾不调导致脾虚水泛，血水互结故妊娠腹中疼痛，常见宫外孕。此外据此病机还应有小便不利等水停表现。妇人蓄水可兼见小便不利且口渴的症状；但是妇人蓄血则兼见小便通利且口不渴的症状。现在妇人产后既有小便不利的症状但又有口不渴的症状，这是蓄水蓄血的征象兼有之。妊娠腹痛予以兼具活血利水功效的当归芍药散血水同治；蓄血蓄水兼证（如多囊卵巢综合征、多囊肾等）用大黄甘遂汤下血逐饮、血水同治。

如临床上右心衰瘀血征伴胸腹水、脑出血伴脑水肿、血栓性深静脉炎伴凹陷性水肿、眼底视网膜出血伴水肿等均应活血、利水同用。现代临床经常使用当归芍药散及大黄甘遂汤治疗心源性水肿、肝硬化腹水等。

少阴妇人病

《金匮要略》第二十篇第 4 条："……妇人有漏下者，有半产后因续下血都不绝者，有妊娠下血者，假令妊娠腹中痛，为胞阻，胶艾汤主之。"妇人阴道出血有属于月经淋漓不断的，有属于小产后流血的，有属于妊娠期间下血的，若妊娠期间出现下血现象且伴腹中疼痛症状的属胞阻的范畴。胶艾汤在现代临床运用广泛，可治妇科血证如功能性子宫出血、崩漏、先兆流产或流产后血不止等，治内科血证如过敏性紫癜等。

厥阴妇人病

《金匮要略》第二十二篇第 11 条："寸口脉弦而大……此名曰革，妇人则半产漏下，旋覆花汤主之。"弦大芤减等脉象均为虚寒的表现；《金匮要略》第二十二篇第 12 条："妇人陷经，漏下黑不解，胶姜汤主之。"证候为妇人漏下黑血不止。

《金匮要略》第二十一篇第 6 条："师曰：产妇腹痛，法当以枳实芍药散。假令不愈者，此为腹中有干血着脐下，宜下瘀血汤主之……"产妇患气滞血瘀型的腹中疼痛，如果药后疼痛未止则应是腹部有瘀血内停的缘故，此证型病情较重而仅用上方药力肯定不够；《金匮要略》第二十二篇第 14 条："妇人经水不利下，抵当汤主之。亦治男子膀胱满急有瘀血者。"妇科月经不调症状虽然用抵当汤治，但是男子有瘀血内结型的少腹胀满拘急疼痛等症状且小便通利的，也是可以用抵当汤进行破血逐瘀治疗的。

《金匮要略·妇人杂病脉证并治第二十二》第 15 条："妇人经水闭不利，脏坚癖不止，中有干血，下白物，矾石丸主之。"妇人经行不畅或经闭，"癖"为子宫、卵巢或宫颈的癥瘕积块，干血内着，郁为湿热，久而腐化所致。"下白物"为湿毒瘀血腐臭下注所致。**本病即为宫颈癌或卵巢、子宫的恶性肿瘤。**

以矾石丸为坐药，纳入阴中，以除湿热而止带下，这是治疗白带的治标之剂。方中矾石性寒燥湿，清热去腐，解毒杀虫，酸涩收敛以止带；杏仁、白蜜滋润以制矾石燥涩之性。治法：外用除湿热，消瘤止带。

《金匮要略》第二十二篇第 8 条："妇人之病，因虚、积冷、结气，为诸经水断绝……"《金匮要略》第二十二篇第 9 条："……妇人年五十所，病下利数十日不止……曾经半产，瘀血在少腹不去……"50 岁左右的妇女，本应到绝经的年龄了，却出现阴道出血的情况且持续 10 余日都没有停止的迹象，这是因为妇人有小产所致的瘀血内停史，瘀血内停日久，如今致少腹疼痛胀满。怎么推断出小产后有瘀血内停的情况呢？从五心发热、少腹部拘紧可推断瘀血内停，从口唇失却津液的滋养而干燥更可确定有新血不生的情况。寒凝血瘀型妇人下血不止用温经汤进行治疗。

而桂枝甘草龙骨牡蛎汤则可以调节男子的气血及精子质量，本方还可以治疗女子的甲亢病。

女科病无非经带胎产，月经病是肝所主，带下是脾主之，怀孕是心肾所主。子宫，实乃土木盖房子给胎儿遮风挡雨，土即为脾，木即为肝，但胎儿的健康成长需要水火既济。

坤◎妇人经带胎产病

月经病无非崩漏、痛经、逆经、不孕等，其背后的器质性因素多为子宫内膜的异位、炎症、癌症等，卵巢的性激素分泌失常，输卵管梗阻与否，子宫肌瘤等常见疾病。为肝之疏泄、藏血与肝的寒热所为。

胎病方证

胎病		证	方剂
养胎	保胎	妇人得平脉，阴脉小弱，其人呕，不能食，无寒热，此为妊娠，于法六十日当有此证	桂枝汤主之
	养胎	妇人妊娠，身无他病，宜常服当归散，则临产不难，产后亦免生他病	常服当归散
孕妇胎病	胎盘前置	妇人宿有癥病，经断未及三月，而得漏下不止，胎动在脐上者，此为癥痼害；妊娠六月动者，前三月经水利时，胎也；下血者，断后三月，衃也；所以血不止者，其癥不去故也，当下其癥	桂枝茯苓丸主之
	宫寒胎寒	妇人怀孕六七月，脉弦，发热，其胎愈胀，腹痛，恶寒，少腹如扇，所以然者，子脏开故也	附子汤温之
	先兆流产	妇人有漏下者；有半产后续下血都不绝者；假令妊娠腹中痛者，此为胞阻	胶艾汤主之
	宫外孕	妇人怀妊，腹中疠（绞）痛	当归芍药散主之
	妊娠呕吐	妊娠，呕吐不止	干姜人参半夏丸主之
	妊娠小便难	妊娠，小便难，饮食如故	当归贝母苦参丸主之
	妊娠浮肿	妊娠，有水气，小便不利，洒淅恶寒，起即头眩	葵子茯苓散主之
		妇人怀身七月，腹满不得小便，从腰以下如有水状，此太阴当养不养，心气实也	宜泻劳宫、关元，小便利则愈
	妊娠胎动	妊娠，身有寒湿，或腹痛，或心烦，心痛，不能饮食，其胎跃跃动者，宜养之	白术散主之

产病方证

产后病		证	方剂
产妇诸病	小产崩漏	妇人半产若漏下者	旋覆花汤主之；脉虚弱者，黄芪当归汤主之，胶艾汤亦主之
	抑郁证	产妇郁冒，其脉微弱，呕不能食，大便反坚，但头汗出。所以然者，血虚而厥，厥则必冒，冒家欲解，必大汗出；以血虚下厥，孤阳上出，故头汗出也。所以产妇喜汗出者，亡阴血虚，阳气独盛，故当汗出，阴阳乃复；大便坚，呕不能食者	小柴胡汤主之
		郁冒病解，能食，七八日更发热者，此为胃实	大承气汤主之
	产后腹痛恶露不尽	**血虚** 产后腹中疼（绞）痛，若虚寒不足者	当归生姜羊肉汤主之
		气虚 产后腹痛，烦满不得卧，不可下也	宜枳实芍药散和之
		血实 产后七八日，无太阳证，少腹坚痛，此恶露不尽也；产后腹痛，法当以枳实芍药散；假令不愈，必腹中有瘀血著脐下也	下瘀血汤主之 当下血如豚肝
		气实 产后七八日，无太阳证，少腹坚痛，此恶露不尽也；若不大便，烦躁，发热，脉微实者，宜和之；若日晡所烦躁，食则谵语，至夜即愈者	大承气汤主之
	产后中风	产后中风，数十日不解，头痛，恶寒，发热，心下满，干呕，续自微汗出	小柴胡汤主之
		产后中风，发热面赤头痛，汗出而喘，脉弦数者	竹叶汤主之
	产后缺乳	产后烦乱，呕逆，无外证者，此乳中虚也	竹皮大丸主之
	产后下利	产后下利，脉虚极者	白头翁加甘草阿胶汤

妇人病方证

妇人病	证	方剂
梅核气	妇人咽中如有炙脔者	半夏厚朴茯苓生姜汤主之
脏躁	妇人脏躁，悲伤欲哭，数欠伸，象如神灵所作者	甘草小麦大枣汤主之

续表

妇人病	证	方剂
吐涎沫	妇人吐涎沫，医反下之，心下即痞，当先治其吐涎沫，后治其痞	治吐宜桔梗甘草茯苓泽泻汤；治痞宜泻心汤
更年期综合征	妇人年五十所，病下血数十日不止，暮即发热，少腹里急，腹满，手掌烦热，唇口干燥，何也？师曰：此病属带下，何以知之？曾经半产，瘀血在少腹不去，故唇口干燥也	温经汤主之
内膜异位	经水不利，少腹满痛，或一月再经者	王瓜根散主之。阴肿者亦主之
崩漏	妇人陷经，漏下色黑如块者	胶姜汤主之
多囊卵巢巧克力囊	妇人少腹满，如敦状，小便微难而不渴，或经后产后者，此为水与血俱结在血室也	大黄甘遂阿胶汤主之
瘀血经乱	妇人时腹痛，经水时行时止，止而复行者	抵当汤主之
宫颈癌	妇人经水闭，脏坚癖，下白物不止，此中有干血	矾石丸主之
	少阴脉滑而数者，阴中疮也，蚀烂者	狼牙汤主之
血瘀痛经	妇人六十二种风证，腹中气血如刺痛者	红蓝花酒主之
血虚痛经	妇人腹中诸病痛者	当归芍药散；小建中汤亦主之
小便不利	妇人病，饮食如故，烦热不得卧，而反倚息者，何也？此名转胞，不得溺也，以胞系了戾，故致此病，但利小便则愈	肾气丸主之
阴寒	妇人阴寒	蛇床子散主之
阴吹	胃气下泄，阴吹而喧，如矢气者，此谷道实也	猪膏发煎主之

女科阴实病，**桂枝茯苓汤加附子、吴茱萸、硫黄**可治疗子宫及输卵管、卵巢的一切有形实邪，如重度寒性痛经、子宫肌瘤、输卵管阻塞、卵巢囊肿、宫颈癌、卵巢癌等。

盆腔、妇科系统的化脓性炎症用薏苡附子败酱草汤和当归赤小豆汤主之。

痛经，**当归芍药散主之**，四物汤去生地，加白术、茯苓、泽泻利水，以芍药一两为君药止痛止血，川芎止痛，当归止血，可以酌加茜草、丹皮、桃仁等，加点炮附子、吴茱萸温经，防止血崩。

无论是平时还是孕期，崩漏发生，习惯性流产，虚寒流血，**胶艾汤**主之。胶艾汤，**胶艾草合四物汤合吴茱萸汤**。君药生地熟地各半，生地补血止血，阿胶补血止血，熟地补血滋阴，川芎白芍根据腹痛程度加减用量，吴茱萸暖肝止痛，艾叶温经止痛，酌加茜草、丹皮化瘀。加干姜治疗功能性子宫大出血。与温经汤比大约少了一个桂枝汤。仲景用**胶姜汤**治疗功能性子宫大出血，**四物汤加阿胶生姜**，生地六两为君药，余三两为臣。

带下

湿热带下，色黄、味大、体胖。芩连柏、地榆茵陈、猪苓泽泻、生地栀子。泻三阴交、太冲。

寒湿带下，白带、无味、漏滴。五苓散加附子吴茱萸。补三阴交、隐白。

外阴溃疡，阿胶5附子3甘草3汤主之（单位：克）。

性病，茯苓5土茯苓木通4忍冬大黄3甘草2汤主之（单位：克）。

孕病

虚寒不孕证，助孕男孩，温经汤主之，暖肝寒，唇口干燥，暮热，五心烦热，吴茱萸汤合桂枝汤和四物汤，加麦冬半夏阿胶丹皮。也治月经不调，寒凝血瘀。

痰热水结子宫不孕，少腹如敦状，多囊卵巢综合征、卵巢癌、向心性肥胖，大黄甘遂汤主之。本方也治多囊肾、多囊肝、肾癌等疾病。

怀孕前60天服**桂枝汤**，第三个月到第五个月服**当归散**，保孕妇顺产无忧，第五个月到第十个月保胎儿用**白术散**。

保护孕妇常服**当归散**，四物汤，生地换成黄芩，可保孕妇顺产，产后无病。

妊娠养胎，胎儿多动，**白术散**主之，白术川芎蜀椒牡蛎，白术健脾利湿，川芎活血止痛，蜀椒暖肝，牡蛎补钙。

子宫，土木盖房子给胎儿遮风挡雨，土即为脾，木即为肝，但胎儿的健康成长需要水火既济。如怀孕六七个月，胎儿不大，肚子很大，如有人扇扇子，乃子宫有寒，胎儿冻得直哈气，孕妇感觉如扇扇子，就是羊水太多了。**附子汤**主之，炮附子温宫，白术、茯苓利水，人参补液，白芍止痛。吴茱萸、艾叶暖宫。**真武汤、苓桂术甘汤**也主之。

宫外孕的话用**当归芍药汤**，专治女人怀孕腹部绞痛，这种情况常见于宫外孕，四物汤去生地，加白术茯苓泽泻利水，以芍药一两为君药止痛止血，川芎止痛，当归止血，可以酌加茜草、丹皮、桃仁等，加点炮附子吴茱萸温经，防止血崩。

妊娠强烈呕吐，**干姜生姜人参半夏丸**主之。

妊娠性尿潴留，**当归贝母苦参汤**主之，可加泽泻、猪苓等。妊娠水肿，尤其下半身水肿得似大象腿，一按一个坑，**葵花籽 10 茯苓 1 汤**主之（单位：克），可加泽泻等。

难产，**牛膝汤**主之，君药牛膝，臣药人参、当归、吴茱萸、茯苓。胎位不正，于至阴穴、隐白穴针灸即可。

孕妇产后

常见四种病，产后中风，产后恶露不尽，产后抑郁证，产后便秘。

产后中风。有汗，**桂枝汤**主之。无汗而喘，发热，面赤，**竹叶汤**主之，阳明虚热，竹叶、葛根三两，桔梗、人参、甘草一两，生姜五两（君药），大枣十五枚。

产后抑郁证。小柴胡汤主之，女人第一常用方。抑郁证严重者加吴茱萸汤。脏躁者，肝脏燥也，甘麦大枣汤主之，酸枣仁汤也主之，肝苦急，急食甘以缓之，此之意也。所以临床上，癫痫患者用甘麦大枣汤也是神效。有人说是子宫燥，那么多绝经期妇女，子宫都萎缩了，难道都是脏躁吗？非也。

产后腹痛。肝虚寒者，当归生姜羊肉汤主之。恶露不尽轻证，枳实芍药散主之，枳实烧黑。恶露不尽重证，下瘀血汤主之。《小品方》当归生姜羊肉汤：治寒疝腹痛、胁痛的当归生姜羊肉汤，即在《金匮要略》同名方的基础上加一味芍药而成，意在增强缓急止痛之力。

产后腹痛便秘。承气汤主之。

产后缺乳汁。竹皮大丸主之，竹茹、石膏二分，桂枝一分，甘草七分，白薇一分，大枣适量。竹茹同防己、柴胡、瓦楞子一样，通利三焦。四物汤加炒麦芽退奶。四物汤加炒麦芽、木防己、竹茹、瓦楞子、牡蛎、茜草、香附、柴胡、半夏等可治疗乳腺结节、乳腺癌等。

产后下利。白头翁加甘草阿胶汤主之。

有很多疾病有明显的性别倾向，性别倾向就是性激素水平，这就提示我们，有些疾病的发生是否与性激素有关系？如 SLE（系统性红斑狼疮）、淋巴癌、白血病、肺癌等。

这些异常的性激素改变也可称为是性激素残渣。在中医里面，就是阴阳的失衡。所以看病，最重要的是知阴阳。

阴阳之道，三阴三阳而已。三阳阶段，表热、里热的虚实变化。麻黄汤、桂枝汤、葛根汤、白虎汤、承气汤、小柴胡汤等主之。三阴阶段，就是表里寒热、上热下寒、寒热错杂的变化。理中汤、四逆汤、乌梅汤、当归四逆汤等主之。

妇科，如痛经，三阴交、血海、子宫穴（外踝前一寸）止痛；崩漏白带，隐白、阴陵泉止血止带大穴；血旺气衰，就得保胎，灸三阴交即可；胎位不正，针灸至阴穴；妊娠心慌恶心呕吐、晕车，针内关、公孙、足三里；妊娠便秘，支沟、照海；逆经，列缺照海；妊娠水肿，针三阴交、阴陵泉、地机、太溪、太冲；无痛分娩，针三阴交、合谷；胎盘不下，针昆仑、太溪。助孕，灸三阴交、关元、中极穴位，兼刺支沟穴；绝育，灸石门（卵巢壶腹）、阴交穴（卵巢）；子宫脱垂下血，肝经本穴大敦穴、太冲针灸，补肝阳，还治男子阳痿、睾丸疝气水肿。

大脚趾的外侧隐白与内侧大敦，是治疗女科崩漏、痛经、阴吹的特效穴。行间、太冲、太白、支沟等也如此。

附：女科定局

女子以血为用，以肝为体，以阳为冲气。女科五字诀：寒热＋肝脾肾。

经带胎产皆为此功。所以四物汤、温经汤、逍遥散等为基本方。如四物汤，川芎主动脉，白芍主静脉，当归主血细胞，地黄主精血及性激素。吴茱萸、桂附等主肾上腺素、山莨菪碱、甲状腺素，参枣草等主消化液及体液、血浆等。

血药：仲景治女，如温经汤治疗月经失调、崩中漏下、痛经等病证，凡见有小腹寒凉者为合宜。胶艾汤治疗漏下，桂枝茯苓丸治疗癥瘕，当归芍药散治疗腹痛，抵当汤治疗血瘀阻滞性的痛经、癥瘕，干姜半夏人参丸治疗妊娠呕吐，当归散安胎养胎，甘麦大枣汤治疗脏躁等，都有较好的效果。出血过多者，加入地榆炭、仙鹤草、大黄炭、贯众炭、大小蓟等止血之品。

气药：桔梗、柴胡、香附之升，牛膝、枳壳、乌药之降。

如单味药的独参汤补气补液摄血，常用于血崩之危证；一味五灵脂组成的独行散，用于产后血晕之瘀闭证；一味荆芥组成的华佗愈风散，用于产后痉病的风邪证；一味川芎组成的试胎散，用来观察胎动情况，辨别胎死与否……这类方剂，一般都具有较好效果，力专效宏，单味即可取效。

血瘀	当归	凝血	⇨	坤草、三棱、文术、桃仁、红花、仙鹤草、大黄炭
风气	川芎	动脉	⇨	枳实、柴胡、丹皮、半夏、香附、桔梗、陈皮、葛根
暑火	地黄	骨髓造血	⇨	女贞子、旱莲草、知母、黄芩、黄连、黄柏、石膏
燥湿	芍药	静脉	⇨	人参、甘草、麦冬、白术、苍术、茯苓、大枣
寒凝	艾叶	肾素	⇨	附子、吴茱萸、干姜、细辛、川椒、桂枝、麻黄
血虚	阿胶	血细胞	⇨	鸡子黄、龟板、鳖甲、河车

胶艾四物汤之女科用药大法

一般性月经不调，经前乳房胀痛等病证，逍遥散最为合适。凡肝脾气血失调的妇科病证可选用之，如当归芍药散、胶艾汤等。

用量。如当归、川芎两味组成的方剂，因为用量不同，方名有异，作用也不一致，主治自然有别。用量很轻者，名试胎散，观察妊娠胎动，以了解胎儿的存活情况；用量一般者，名芍归散，活血调经，主治月经不调；用量重者，在常用量的一倍或三四倍以上者，名佛手散，逐瘀下胎，主治难产、死胎、胞衣不下等病证。

堕胎者有牛膝、瞿麦等，活血化瘀药物、承气类、逐水类、乌头附子等，孕妇慎用。蒽醌类轻泻剂如大黄、虎杖、决明子、番泻叶、何首乌、天花粉等，可以通过胎盘进入胎儿体内，故孕妇慎用。白花蛇舌草、山豆根、百合、苦参、桃仁、白芥子、郁李仁等所含活性成分也有致畸的作用。

女科之热，多为肝郁化热，心急生热，基本上芩、连、柏，知母、牡丹皮、栀子、生地、柴胡、薄荷等都是清热之用。脉可大、可洪、可弦。经期提前，或鲜红量大等。奇效四物汤者，四物汤加黄芩以清热，胶艾以止血。前人本有一味黄芩，名子芩散，以治更年期妇女血崩有奇效，故意在黄芩之作用也。

肝（经）：
寒—吴茱萸汤、温经汤、胶艾四物汤、柴胡桂枝汤、桂枝茯苓汤
热—丹栀逍遥汤、定经汤、龙胆泻肝汤、酸枣仁汤、甘麦大枣汤、小柴胡汤

脾（带）：
寒—理中汤、温脾汤、固本止崩汤、香砂六君子汤、归脾汤、补中益气汤
热—大黄甘遂汤、完带汤、泻心汤、葛根芩连汤、防己黄芪汤（茯苓汤）

肾（胎）：
寒—茯苓四逆汤、真武汤
热—两地汤、二至丸、清经散

精血不足： 二至丸、温经汤、五子衍宗丸、四物汤、六味地黄汤加川断、菟丝子、补骨脂、杜仲

四物汤为女科基本框架：

温经如吴茱萸、人参、干姜、炮姜、桂枝、肉桂、乌药、附子、巴戟天、肉苁蓉、黄芪、当归。

清热如石膏、芩连柏、栀子、地骨皮、生地等。

行气如青皮、陈皮、大腹皮、桑白皮、苏子、柴胡、香附、桔梗、枳壳、葛根、升麻等。

活血化瘀如桃仁、红花、三七、五灵脂、延胡索、三棱、文术、牛膝、坤草、茜草、泽兰、蒲黄等。

止血如大黄炭、仙鹤草、血余炭、侧柏叶、伏龙肝、阿胶等。

虚寒崩漏

茯苓四逆汤

茯苓四逆汤，仲景方。此方包含了四逆汤、四逆加人参汤、干姜附子汤三个方剂，茯苓60克、人参10克、炙甘草20克、干姜15克、炮附子20克，温阳利水安神。四逆汤纯为回阳，四逆加人参汤兼以固正，干姜附子汤扶阳抑阴。茯苓四逆汤以茯苓为君，伐水补脾而利湿，其力实较以上三方为缓，而具有三方总和之作用，并有利水祛湿之功，临床运用范围较上三方为广。

温经汤

方源：《金匮要略》。

组成：吴茱萸、当归各9克，芍药、川芎、人参、桂枝各6克，阿胶9克，牡丹皮（去心）、生姜、甘草、半夏各6克，麦门冬（去心）9克。

服法：以水1000毫升，煮取汁300毫升，去渣，分2次温服，每日1剂。

功效：温经散寒，养血祛瘀。

主治：冲任虚寒，瘀血阻滞，月经不调，或前或后，或逾期不止，或一月再行，或停经不至，傍晚发热，手心烦热，唇口干燥，或小腹冷痛，久不受孕者。原书指证：妇人年五十所，病下利（血）数十日不止，暮即发热，少腹里急，腹满，手掌烦热，唇口干燥，何也？师曰：此病属带下，何以故，曾经半产，瘀血在少腹不去……当以温经汤主之。

艾附暖宫丸

方源：《仁斋直指附遗·卷二十六》

组成：艾叶（大叶者去枝、梗）90克，香附（去毛）180克（用醋1000毫升，以石罐煮一昼夜，捣烘为饼，慢火焙干），吴茱萸（去枝、梗）、川芎、酒炒白芍、黄芪各60克，续断（去芦）45克，生地黄30克（酒洗，焙干），官桂45克、当归（酒洗）90克。

功效：温经暖宫，扶阳抑阴。

主治：宫寒闭经，不孕，或经行量少色淡，小腹虚寒作痛，伴形寒神疲，脉细苔白腻。原书指证，治妇人子宫虚寒不孕，及经水不调，经行腹痛，胸腹胀闷，肢怠食减，潮热盗汗，腰酸带下。

黄鹤止血汤

组成：熟军碳 10 克、仙鹤草 30 克、地榆 15 克、益母草 20 克、吴茱萸 15 克，肉桂 10 克，止崩漏神效。合八珍汤（生熟二地）补益气血，巴戟天、蒲黄、阿胶温经止血，焦谷芽开胃。酌加桂枝、牛膝、茜草等。严重者可加茯苓四逆汤。

功效：温经止血，活血化瘀。

主治：再障、崩漏、过敏性紫癜、子宫内膜异位症。

四物汤

方源：《太平惠民和剂局方·妇人诸疾》

组成：当归（去芦酒浸炒）10 克，川芎 8 克，白芍 12 克，熟、干地黄各 12 克。

服法：1 剂煎 3 次，早、午、晚空腹服。

功效：补血调血。

主治：月经后期量少、痛经、闭经、妊娠腹痛、胎动不安、产后腹痛等，舌质淡红，脉细弦。原书指证：调益荣卫，滋养气血。治冲任虚损，月水不调，脐腹绞痛，崩中漏下，血瘕块硬，妊娠缩冷，胎动不安，血下不止，及产后乘虚，风寒内搏，恶露不下，结生瘕聚，少腹坚痛，时作寒热。

本方是从《金匮要略》中的**胶艾四物汤**化裁而来的，是补血调经的基本方剂。本方加减，可治疗许多疾病。如四物汤加麻黄汤，可治疗神经系统疾病、中风、脑血管病；加桂枝汤可治疗各种皮肤病、丝虫病、脉管炎等；加四逆汤，可治阳虚疾病；加大小柴胡汤，可治肝脾胰腺胆囊等疾病；可治**血管神经性水肿**，当归主血细胞，川芎主动脉，白芍主静脉，二地主骨髓精血。可加防己茯苓黄芪汤等。

当归四逆汤

方源:《伤寒论·辨厥阴病脉证并治》

组成:当归 12 克,桂枝(去皮)12 克,芍药 12 克,细辛 9 克,甘草 5 克,通草 3 克,大枣 8 个。

服法:每日 1 剂,水煎分 3 次温服。

功效:温经散寒,养血通脉。

主治:寒性痛经,以致厥逆,以及寒入经络,腰、腹、腿、足酸痛等。

原书指证:手足厥寒,脉细欲绝者。

运用:

①血寒性之痛经、闭经、月经不调、不孕症等。可见月经后期,经量偏少,色黑黯有血块,小腹冷痛,四肢冰冷,口唇肢端青紫,脉细弦或细涩欲绝,舌质紫黯。

②血寒之周身、腰、股、腿、足疼痛等病证以及各种疼痛。可见形体畏寒,四肢清冷,遇风冷则痛更著,脉细涩,舌苔白腻,舌边紫暗。

③阳气不足,营血又虚,外受寒邪,手足厥逆或青紫,形寒肢冷,舌淡苔白,脉细欲绝或沉细。

④其他如水肿、石淋、新生儿皮脂硬化症、小儿麻痹症等,凡属阳虚血寒,脉涩血滞者,均可应用本方治之。

血热崩漏或闭经

清经散

方源:《傅青主女科》。

组成:地骨皮 10 克,丹皮 9 克,青蒿 6 克,黄柏(盐水浸炒)3 克,大熟地 9 克,白芍(酒炒)9 克,茯苓 6 克。

功效:清热凉血,滋肾养阴。

主治:血热性月经先期量多者。原书指证:"妇人有先期经来者,其经甚多,人以为血热之极也,谁知是肾中水火之旺也……然而火不可任其有余,而水断不可使之不足,方用清经散。"

两地汤

组成：玄参15～30克，大生地15～30克，白芍15克，麦冬15克，阿胶10克，地骨皮10克。

服法：水煎分服，每日1剂。

功效：滋阴养血，清热调经。

主治：水亏火旺之月经先期、量少。伴见头晕、腰酸，烦躁少寐，咽干口燥，舌红少苔，脉细数。原书指证，又有妇人先期经来，只一二点者，人以为血热之极也，谁知肾中火旺而阴水亏乎！

三和汤

方源：《儒门事亲·卷十二·下剂》

组成：当归10克，川芎6克，白芍药、地黄各10克，大黄、朴硝各6克，黄芩、栀子、连翘各9克，薄荷、甘草各5克。

服法：水煎分服，每日1剂。

功效：清热泄下，活血调经。

主治：热郁性闭经，上中焦胀满。原书指证：引《济阴纲目》曰："治劳心，心火上行，以致胞脉闭塞，月事不来。"该书眉批：此治劳心之实热者也。亦可用于跌打损伤，大便不通，小便不爽，腹中胀痛，如挤压综合征等。

方解：张子和认为："凡妇人月事不来，……降心火，益肾水，开胃进食，分阴阳，利水道之药也。"本方治劳心，**心火上行，以致胞脉闭塞，月事不来**。本方系**四物汤合凉膈散**组成。四物汤养血调经，是调治月经病的基本方药。凉膈散开泄胸膈心包之热，正如吴昆在《医方考》中说："黄芩、栀子味苦而无气，故泻火于中，连翘、薄荷味薄而气薄，故清热于上，大黄、芒硝咸寒而味厚，故诸实皆泻，用甘草者，取其性缓而恋膈也。"**凉膈散**是清热解毒、泄下通腑的方剂，该方是在《伤寒论》调胃承气汤的基础上加入栀子、薄荷、黄芩、连翘、竹叶等组成，原治烦躁多渴，面热头昏，唇焦咽燥，舌肿喉闭，目赤鼻衄，口舌生疮，二便秘结，皆由热蕴结上中焦所致。故用连翘、薄荷、黄芩、栀子、竹叶等以清上焦心肺之积热，调胃承气汤以缓泻中焦之燥火。从全方来看，连翘用量独重，可见立方之旨，是在清散上焦之积热，但中焦有燥火，不缓泻之，则肠胃之热不除，所以方中用硝、黄、甘草等清泻之，以祛中焦之热。

玉烛散

为四物汤加调胃承气汤而成。

运用：热郁闭经，胸脘痞胀，烦热口渴，渴喜凉饮，面部火升，大便秘结，小便黄少，带下不多，脉象弦滑，舌质偏红，苔黄腻根部较厚者。亦可用于跌打损伤，大便不通，小便不爽，腹中胀痛，如挤压综合征等。

防风通圣散（丸）

源于刘河间的《宣明论方》，方由防风、荆芥、连翘、麻黄、薄荷、川芎、当归、白芍（炒）、白术、山栀、大黄（酒熏）、芒硝（后下）各15克，石膏、黄芩、桔梗各30克，甘草60克，滑石90克（为末），每服6克，水一大盏，姜3片，煎至六分，温服，如无麻黄或考虑不宜麻黄者，可以豆豉或浮萍代之。此方实为逍遥散和凉膈散、白虎汤而成。本方与妇科治疗热涸闭经的首用方三和饮（即凉膈散合四物汤）相似，开创了妇科"火郁发之""火郁泄之"的双解方法，同时又可排除痰浊脂肪等所谓实邪，故可治疗经行头痛，经行失眠、狂躁，及耳部、眼耳等疾病，还有实证性肥胖病证，且以丸剂常服，缓缓消之，确有效果。皮科、眼科、五官科、妇产科的较难治疗的病证中，只要是表里风热者，皆可用之。

如闭经、月经量少所致郁证痰热型肥胖病，可见月经后期量少、渐至闭经，且形体越来越胖，伴有烦热口渴，大便秘结，小便黄少，脘腹或时作胀，脉象弦滑，舌质偏红，苔色黄腻等。可应用本方丸散剂常服之。根据肥胖病证，一般分为脂肪蓄积型：水分停滞型和内分泌紊乱型。本方不仅具有解表通里，疏通清理之功，而且还有泄浊利湿之效，故可用于减肥，尤其对水分停滞型肥胖症，效果十分显著，对女性内分泌紊乱型具有痰热肝郁证候者，同样有效。在用本方同时，加服防己黄芪汤（由防己9克，黄芪30克，白术12克，甘草3克，生姜9克，大枣12克组成），有益气健脾，利水消肿之功，则效果更佳，可减20公斤以上（三个月）。这些药物都能加速脂肪分解，并不影响食欲，也无副作用，对于肝肾均无不良影响，但结核病患者和腹泻病患者不宜使用。

对于面部黄褐斑、粉刺、酒渣鼻，伴见月经量少、色紫红、有血块，胸闷烦热，时欲叹气，脘腹作胀，大便秘结，小便黄少，脉象弦滑，舌质红苔色黄白腻者，在月经前期使用本方，尤为合适。

若经行狂躁、失眠、头痛等病证。伴见月经过多，或经量偏少，色紫红，有血块，胸闷忧郁，烦热口渴，大便秘结，小便黄少，脉象细弦滑数，舌质偏红，苔黄白腻厚，病属心肝郁火，夹有痰浊者，"火郁发之""火郁泄之"，应用本方有效，但一般用汤剂时，应去麻黄、川芎、加入陈胆星、广郁金、钩藤等品。

皮肤病中的扁平疣、风疹块、药物性皮疹、带状疱疹、牛皮癣、慢性荨麻疹等，具有烦热口渴，大便秘结，脉数，舌质偏红者，也是本方的适应证。

本方主治风热壅盛，表里俱实之热证，方中配少量养血健脾之品，亦是祛邪之中兼顾正气，使汗不伤表，下不伤里，制成散剂，每服之用6克，虽汗不猛，虽下不峻。

经期不定、痛经

一般经期不调，多见肝气郁滞，肝气不调。重者可见肝郁化火，以及血虚阳虚。经前痛经，肝郁气滞化火较多见；经后痛经，肝寒血虚多见；经期之间痛经者，多见瘀血痛经，兼寒兼热等，随证治之。而女科的治疗多为四物汤加减温经散寒、清热、化瘀、行气之药。关于四物汤，川芎行动脉，桂枝也扩张动脉，肉桂、附子、吴茱萸、巴戟天、肉苁蓉等热药也都有扩张动脉的功能，只是力量的强弱不同。白芍行静脉，当归主血细胞等细胞外液，地黄主骨髓精血等细胞内液。清热的药多为石膏，芩、连、柏，栀子，地骨皮等抗炎解毒。行气药多为柴胡、香附、青皮、陈皮、大腹皮、桑白皮、苏子、乌药等调节电解质的药物。化瘀药多为丹皮、牛膝、乳香、没药、三棱、莪术、泽兰、益母草、三七、桃仁、红花等。而女科不外五个字，六种证，肝脾肾寒热。

定经汤

组成：菟丝子（酒炒）30克，白芍（酒炒）30克，当归（酒炒）30克，大熟地（九蒸）15克，山药15克，白茯苓10克，荆芥穗（炒黑）6克，柴胡1.5克。

功效：补肾养血，疏肝调经。

原书指证：妇人有经来断续，或前或后无定期，人以为气血之虚也，谁知是肝气之郁结乎？

脱膜散

方源：临床经验方。

组成：肉桂3克，五灵脂、三棱、莪术各10克。

制服法：上药按比例增量，研细末过筛，密封储存待用。

服用时间，要求在经前2～3天，每天服3次，每次3～5克，温开水送下，至经净停服。

功效：温经助阳，逐瘀脱膜。

主治：膜样性血瘀痛经。

运用：

①膜样性血瘀痛经。可见经行第2～3天疼痛剧烈，下腐肉样血块，经血量多，色紫红，行经期腰酸，小腹作冷，经前期胸闷烦躁，乳房胀痛，脉细弦或数，舌质暗红，苔色黄白微腻。

②原发性痛经。室女经行第1天，小腹疼痛剧烈，经行不畅，色紫红，有血块，胸闷腹胀，脉弦，舌质黯红。

③子宫内膜异位性痛经。经行第1日，小腹疼痛剧烈，经行量少，或量多有血块，伴小腹及肛门作坠。妇科检查发现有痛性结节。

④胎盘胎膜残留。可伴出血量多，色红有小血块，阵发性出血过多，脉细，舌质淡。

⑤不全流产。如出血不过多，但呈阵发性，小腹胀痛，腰酸，脉象细弦，舌质淡红者，可用本方。如出血过多，小腹胀痛不明显者，本方慎用。腰酸明

显者，加入川续断、杜仲各 10 克；疼痛剧烈者，加入玄胡 10 克，炙乳香、炙没药各 5 克，广木香 5 克；头昏头疼，胸闷烦躁偏甚者，加入钩藤 15 克，炒丹皮 10 克。

固本止崩汤

方源：《傅青主女科·上卷·血崩》。

组成：熟地 30 克，白术 30 克，党参 10 克，黄芪 10 克，当归 15 克，黑姜 6 克。

服法：水煎分服，每日 1 剂。

功效：补气摄血，固冲止崩。

主治：治疗妇人血崩，下血量多，色淡红，无血块，面色㿠白，精神疲倦，容易出汗，舌质淡胖，苔薄白，脉细弱。

原书指证：妇人有一时血崩，两目黑暗，昏晕在地，不省人事者，人莫不谓火盛动血也。然此火非实火，乃虚火耳。加贯众末一钱（3 克），无不见效。

逍遥散

方源：《太平惠民和剂局方·治妇人诸疾》。

组成：柴胡、当归、白芍、白术、茯苓各 30 克，炙甘草 15 克。

服法：上为粗末，每服 6～9 克，水一大盏，煨生姜一块切破，**薄荷少许**，同煎至七分，去滓热服，不拘时候。现代用法：参照原方比例，酌定用量，作汤剂煎服。亦有丸剂，每日 2 次，每次 6～9 克。

功效：疏肝解郁，健脾和营。

主治：肝郁血虚，而致两胁作痛，寒热往来，头痛目眩，口燥咽干，神疲食少，月经不调，乳房作胀，脉弦而虚者。

原书指证：治血虚劳倦，五心烦热，肢体疼痛，头目昏重，心忪颊赤，口燥咽干，发热盗汗，减食嗜卧，及血热相搏，月水不调，脐腹胀痛，寒热如疟。又疗室女血弱阴虚，荣卫不和，痰嗽潮热，肌体羸瘦，渐成骨蒸。

滋水清肝饮

此系高鼓峰的著名方剂，也是高氏学术思想的代表方。该方由六味地黄汤合丹栀逍遥散组成，考虑到肝郁化火，火炎凌心，心神不得安宁，故加酸枣仁以宁心安神。方与滋肾生肝饮相似，惟清肝则独胜耳，故名之曰滋水清肝饮，治疗女性更年期综合征。

八物汤

方源:《证治准绳·女科》（王海藏方）

组成:熟地 10 克，当归、白芍各 12 克，川芎 6 克，川楝子 10 克，木香 6 克，槟榔 9 克，延胡索 12 克。

服法:水煎分服，每日 1 剂，经前经期服。

功效:养血调经，理气止痛。

主治:治疗妇女痛经及虫积腹痛，症见月经欲行，脐腹绞痛。

原书指证:（引《医垒元戎》）"若经事欲行，脐腹绞痛，临经痛者，血涩也，宜八物汤。"

加味乌药汤

方源:《证治准绳·女科》。

组成:乌药、木香、延胡索各 10 克，缩砂仁 5 克，制香附 15 克，甘草 6 克。（乌木索，杀香草）

服法:上细锉为末，每服 20 克，水 300～500 毫升，生姜 3 片，煎至 200～300 毫升，不拘时温服。

功效:行气止痛，疏肝达郁。

主治:肝气郁滞，胸腹胀痛，妇女经前或经期少腹胀痛，经行不畅，苔白，脉弦。

原书指证:治妇人经水欲来，脐腹绞痛疠痛（绞痛）。

运用:

①气滞痛经。经来小腹胀痛，经行不畅，经量偏少，色紫红有小血块，

精神抑郁，胸腹胀满，嗳气稍舒，脉弦，苔白腻。

②肝郁性经行乳房胀痛。月经失调，经行量多或少，色紫红，有血块，经前乳房胀痛，按之有块，胸闷烦躁，时欲嗳逆，脉细弦，苔黄白。

③肝郁胃痛、头痛等。可见精神抑郁，胸闷不畅，呃逆频频，纳食甚少，神疲乏力，脘腹胀满，脉弦细，舌苔黄白腻。

不孕不育

女科病，肝主疏泻，脾主周期，肾主生化。凡是经前的病，多以肝郁气滞为主；凡是经后的病，多以肝寒血虚为主。凡是前后不定的病，多以肝郁脾虚为主；与经期没有明显关系的病，多以肾阴阳虚为主。血块即瘀血，有气滞血瘀，有寒凝血瘀，有热盛血瘀。气滞血瘀者，小柴胡汤、膈下逐瘀汤主之。寒凝血瘀者，似冰块，需要温化止血，温经汤、茯苓四逆汤主之。热盛血瘀者少见，小柴胡汤、丹栀逍遥散加桃红四物汤主之。血痨者，大黄䗪虫丸、抵当汤主之。

不孕不育，多以肝脾肾的气血阴阳之虚实为病，**气分病多以逍遥汤加减，血分病多以四物汤加减**，**水分病多以防己茯苓汤加减**，**阳虚病多以温经汤、茯苓四逆汤加减**，**阴虚病多以四六汤加减**，即四六汤（四物汤加六味地黄汤）合温经汤加减，加牛膝、巴戟天、红花、三七、益母草、茜草、菟丝子、川断等有情之品。

夫妇人之有子也，必然心脉流利而滑，脾脉舒徐而和，**肾脉旺大而鼓指**，始称喜脉，未有三部脉郁，而能生子者也。

怀孕方

组成：炒当归、赤白芍、怀山药、熟地、山萸肉各 10 克，丹皮、茯苓各 12 克，苎麻根 15 克，甘草 6 克，炒柴胡 5 克。

服法：水煎分服，每日 1 剂，经净后开始服。

功效：滋阴降火，酸甘敛阴。

主治：抗精子免疫性不孕，AsAb（抗精子抗体）呈阳性反应者为本方适应证。

方解：本着"酸甘化阴"的原则，故方中赤白芍、山萸肉、炒当归、甘草、干地黄等是提高免疫机能的要药。《傅青主女科》以四物汤去川芎加山萸肉，名曰养精种玉汤，该方实际上亦是治疗免疫性不孕 AsAb 阳性者的方剂，抗精转阴而达种玉（子）的目的。苎麻根原为保胎药，在这里，同样有提高免疫机能的作用，有助于抗精转阴。

血府逐瘀汤

方源：《医林改错·血府逐瘀汤所治之症目》。

组成：桃仁 12 克，红花 9 克，当归 9 克，生地黄 9 克，川芎 9 克，赤芍 6 克，川牛膝 9 克，桔梗 5 克，柴胡 3 克，枳壳 6 克，甘草 3 克。

服法：水煎分服，每日 1 剂。

功效：活血祛瘀，调气止痛。

主治：治疗妇人血瘀诸证，如月经过少、闭经、痛经、不孕症、乳房病等。其他如胸痛、头痛，痛如针刺等。

原书指证：血府逐瘀汤所治之病，开列于后：头痛，胸痛，胸不任物，胸任重物，天亮出汗，食自胸右下，心里热（名曰灯笼病），憋闷，急躁，夜睡梦多，呃逆，饮水即呛，不眠，小儿夜啼，心跳心慌，夜不安，俗言肝气病，干呕，晚发一阵热。加温经止痛活血化瘀药为少腹逐瘀汤，加行气止痛活血化瘀药为膈下逐瘀汤。

由此衍化出来的癫狂梦醒汤，治疗气滞血瘀型的癫狂痫证，如脑外伤后遗症、脑震荡、脑血管病，等等。以桃仁、赤芍为君臣之药，一派行气止痛药为佐使药，如青皮、陈皮、大腹皮、桑白皮，还有香附、柴胡、苏子，再合半夏、甘草，再加一味木通以使瘀血从尿道而出。其实再加上升降散（僵蚕、蝉蜕、姜黄、大黄），效果会更好。

桂枝茯苓丸

方源：《金匮要略·妇人妊娠病脉证并治》。

组成：桂枝、茯苓、芍药、丹皮、桃仁（去皮尖等）各9克。

功效：活血化瘀，缓消癥积。子宫肌瘤、腺肌症等。温经散寒、活血利水。

主治：血瘀留结子宫，癥积，胎动不安，漏下紫黑，伴腹痛，痛经，闭经，死胎不下。

原书指证：妇人宿有癥瘤，经断未及三月，而得漏下不止，胎动在脐上者，此为癥瘤害；妊娠六月动者，前三月经水利时，胎也；下血者，后断三月，衄也，所以血不止者，其癥不去故也，当下其瘀，桂枝茯苓丸主之。桂枝茯苓丸，《妇人良方》又名夺命丸。《济阴纲目》将本方改为汤剂，易名为催生汤。本方是一首化瘀血、消癥瘕的著名方剂。

启宫丸

方源：《医方集解》。

组成：**川芎**、**白术**、**苍术**、半夏曲、**香附**各30克，茯苓、神曲各15克，橘红、甘草各3克。

例服法：上为末，以粥为丸。每服10克，用白开水送服，每日2次。

功效：燥湿化痰，启宫助孕。

主治：妇人体肥痰盛，子宫脂满，不能孕育者。

温胆汤

方源：《三因极一病证方论》。

组成：半夏、竹茹、枳实（面炒）各6克，陈皮9克，甘草（炙）3克，茯苓5克。

制服法：上锉散，每服12克，水一盏半，姜5片，枣10枚，煎七分，去渣，食前服。现代用法：生姜5片，枣1枚，水煎分服，每日1剂。

功效：理气化痰，清胆和胃。

主治：胆胃不和，痰热内扰，虚烦不眠，或呕吐呃逆，惊悸不宁，更年期综合征等。

原书指证：治心胆虚怯，触事易惊，或寐梦不详，或异象惑，遂致心惊胆慑，气郁生涎，涎与气搏变生诸证，或短气悸乏，或复自汗，四肢浮肿，饮食无味，心虚烦闷，坐卧不安。

带下

如带下偏多，色黄质黏稠者，尚须加入败酱草 15 克、炒黄柏 6 克、茵陈 15 克等清利之。

白带汤

方源：《傅青主女科·上卷·带下》。

组成：白术 30 克，山药 30 克，党参 6 克，白芍 15 克，车前子 10 克，苍术 10 克，甘草 3 克，陈皮 1.5 克，荆芥穗 1.5 克，柴胡 1.6 克。

服法：水煎分服，每日 1 剂。

功效：健脾燥湿，疏肝理气。同于丹栀逍遥散，但逍遥散重于疏肝，完带汤重于健脾利湿。

主治：脾虚肝郁，湿浊下注，带下色白或淡黄，质稀无臭，倦怠便溏，面色㿠白，舌淡苔白，脉缓而濡弱者。

原书指证：妇人有经年累月，下流白物，如涕如唾，不能禁止，甚则臭秽者，所谓白带、黄带也。

黄带方

方源：《世补斋不谢方》。

组成：茵陈 20 克，栀子、黄柏、赤芍、丹皮、牛膝、茯苓、猪苓、泽泻、车前子各 10 克。

服法：水煎分服，每日 1 剂。

功用：清热利湿止带。

主治：带下量多，色黄如脓，黏稠，或呈泡沫状秽臭等症状。方用黄柏、栀子、茵陈清热利湿解毒；丹皮、赤芍、黄柏清热凉血，泻火解毒；配猪苓、茯苓、泽泻、车前子利水除湿；牛膝引药下行。臭气甚者加苦参、土茯苓以清热解毒，阴痒甚者，配以外洗方药。

易黄汤

方源：《傅青主女科》。

组成：炒山药、炒芡实各 10～30 克，黄柏（盐水炒）9 克，车前子（酒炒）10 克，白果（打碎）5～10 枚。

服法：水煎服，每日 1 剂，2 次分服。

功效：清热利湿，固任止带。

主治：湿热下注，任、带脉不足，发为黄带。

原书指证：妇人有带下而色黄者，宛如黄茶浓汁，其气腥秽，所谓黄带是也。

防己黄芪汤（附：防己茯苓汤）

方源：《金匮要略·水气病脉证并治第十四》。

组成：防己 10 克，黄芪 15 克，白术 15 克，甘草（炙）6 克，生姜 3 克，大枣 2 枚。

服法：水煎分服，每日 1 剂。

功效：益气祛风，健脾利水。

主治：经行前后，或更年期面目浮肿，小便短少，气短自汗，舌质淡红，脉象细濡。

原书指证：风水、脉浮、身重、汗出、恶风。用于与女性内分泌有关的水肿，一般常须结合真武汤或二仙汤用之。

运用：

①经行前后、妊娠期、更年期之气虚水肿，伴见神疲乏力，胸闷气短，纳欠，大便或溏，脉细濡，舌苔白腻，本方需加入茯苓、陈皮等品。

②经行前后，周身关节酸痛肿胀，神疲乏力，气短自汗，脉细濡，舌苔白腻，本方可加炙桂枝、鸡血藤等品。

③脾肾亏虚之肥胖，可见纳欠神疲，气短乏力，小便偏少，大便时溏，脉象细滑，舌苔白腻。本方可加制苍术、茯苓等品。

防己茯苓汤

本方亦系《金匮要略·水气病脉证并治第十四》。方由防己、黄芪、茯苓、桂枝、甘草组成。本方益气通阳利水，主治气虚阳弱的全身水肿，其通阳利水之力，优于防己黄芪汤，水肿比较明显的，以本方为佳。

胎产

当归芍药散（卵巢按摩）

方源:《金匮要略·妇人妊娠病脉证并治》。

组成：当归9克，**芍药48克**，川芎24克，茯苓12克，泽泻24克，白术12克。

功效：养血健脾，缓急止痛。

主治：妇人妊娠或产后肝脾两虚，腹中疼痛，头晕心悸，或下肢浮肿，小便不利，舌淡苔白腻。

原书指证：妇人怀妊，腹中疼痛。

可以纠正胎位及保胎。可纠正横、臀、斜位等异常胎位，成功率达八成以上，其中以妊娠周数在29～36周内服用的成功率最高。对于胎位异常，本方有矫正胎位效果，正常妊娠妇女服用本方，能使分娩时间缩短，生产安全，且能防止产后母体衰弱。有良好安胎效果，可缩短分娩时间，减轻阵痛，使新生儿发育良好，对早产儿亦然，对高年初产、臀位难产、初产双胎、曾剖腹产者、有流产史或早产史的孕妇，均可使分娩有安产倾向，而且本方应尽可能早服，直至分娩时为好。对妊娠妇女投以当归芍药散，可使服药者顺利分娩，甚至预产期稍有提前，婴儿体重略低且非常健康，出生后发育良好，提倡对于妊娠期患者，无须考虑对证与否，均可用本方以保胎、顺产及促进母体恢复和婴儿成长。

排卵促孕。可治疗青春期无排卵型患者，有效。是一种激素赋活剂，可促进黄体素释放，增加雌二醇及孕酮的含量，调整垂体 – 卵巢轴的内分泌激素的平衡。不孕症妇女连续服用本方，能提高受孕率。如不孕原因有子宫发育不全、卵巢机能低下、输卵管炎及输卵管狭窄、子宫后屈、子宫囊肿等，经过治疗后都可以妊娠，**保护卵巢**。本方治疗更年期综合征及卵巢功能低下而取效者。

妊娠高血压综合征。经治疗后其主要临床表现的改善率分别为：浮肿者77%，蛋白尿者45%，高血压者71%。

血虚脾弱之习惯性流产。本方在保护妊娠方面有较为满意的效果。凡是服用过此方的孕妇，基本未见有流产者。

本方可治子宫内膜异位症、子宫内膜癌等。还治疗盆腔炎、输卵管炎、宫颈炎导致的腹痛、腰痛、白带增多等，颇为有效。此外，还可用于治疗营养不良性水肿，内分泌失调性水肿、慢性肾炎、心血管疾病、妊娠期坐骨神经痛、更年期综合征、阳痿遗精、便秘下血等病。

本方对于冠心病、心绞痛、高血压眩晕，各种子宫、阴道出血，盆腔炎、输卵管炎、宫颈炎引起之腹痛、腰痛、白带增多、卵巢囊肿等，均有较好疗效。这与本方能改变血液流变性，对血小板功能、血凝及纤溶系统的良性影响，改善微循环、降血压、降血脂，改善动脉粥样硬化等药理活性，是分不开的。本方还有一定的抗炎、镇痛、镇静作用。

本方可用于治疗虚弱体质，有贫血倾向，有倦怠，寒冷、头重、眩晕、肩凝、心悸、不眠、植物神经失常等问题的患者。

胶艾四物汤（安胎按摩）

方源:《金匮要略·妊娠病脉证并治》。

组成：当归 10 克，熟地、白芍各 12 克，川芎 6 克，阿胶、艾叶各 12 克，甘草 6 克。

服法：水煎分 2 次服，每日 1 剂。

功效：补血调经，止血安胎。

主治：冲任虚损，崩中漏下，月经过多，淋漓不止，或妊娠胎漏、腹痛，或小产后下血不止等。**中医的冲脉主要指的是肝门静脉系统**。

原书指证：妇人漏下，半产后因续下血都不绝，妊娠下血，妊娠腹中痛。阿胶用量均在一两。陈修园说："此方为胞阻者而列方治也，然此方为经水不调，胎前、产后之总方。"安胎散系胶艾汤加入黄芪、地榆而成，治卒然腰痛下血或腹痛下血等先兆流产的病证，运用颇多。

当归川芎各等分，治产后血虚头痛，胎动下血，服此即安。子死腹中，服此即下，催生神效。本方又名芎归散或称芎归汤、催生佛手散、神妙佛手散、君臣散、一奇散等。之所以命名君臣散者，亦可以当归 90～100 克为君，川芎 60 克为臣，君臣二味故为君臣散。之所以命名为佛手散者，佛家五戒，手不杀生，言善活人之意也。因本方味少力专，临床疗效较好，故有济世活人而无大的副作用之美称也。

第一，佛手散，一般用量较大，如君臣散之意，主用于催生下死胎方面；第二，芎归散，或可作芎归汤，用量一般，主用于调经或治产后头痛病证；第三，芎归试胎散，一般用量宜轻，主用于妊娠后胎儿是否发育正常的观察，若服药后腹痛胎动，则胎儿发育正常，反之，则胎儿发育不良。

橘皮竹茹汤（胃脘按摩）

方源：《济生方》。

组成：**橘皮 6 克**，竹茹 9 克，**茯苓 10 克**，**制半夏 6 克**，麦冬 6 克，枇杷叶 9 克，人参 10 克，**甘草 3 克**。

服法。水煎分服，每月 1 剂；呕吐甚者，日服 2 次，少量渐增。

功效：清热调肝，和胃降逆。

主治：肝胃不和之妊娠呕吐，可见烦热，口渴，恶心泛吐，食入即吐，吐出黄苦黏液。原书指证：治疗胃虚热多夹痰之呕吐不食之证。可酌加厚朴、苏叶、生姜等。

紫苏饮（胎儿按摩）

方源：《普济本事方·卷十》

组成：**大腹皮、人参、陈皮、白芍各 15 克**，当归 9 克，**紫苏茎叶 30 克**，**炙甘草 3 克**，川芎 1～3 克。（四物汤去生地加行气药）

服法：上为散，分作 3 服，每服用水 220 毫升，加生姜 4 片，葱白 2 根，煎至 160 毫升，去渣，空腹时温服。

功效：理气宽中，养血益气。

主治：治疗**妊娠子悬**、胎气上逼、胸腹胀满疼痛等病证。

原书指证：许叔微曰，治怀胎近上、胀满疼痛，谓之子悬。许叔微又曰：六七月子悬者用之，数数有验，不十服，胎便近下。川芎轻用，不得超过三分，少则令其腹壁开展，……故能疏展而无扰动之虑。此因川芎乃血中气药，性主升浮，胎气上逼，心胸之气不得下降，故见悬而不下的病变。

生化汤（子宫按摩）

方源：《景岳全书·古方·妇人》钱氏方。

组成：当归 15 克，川芎 6 克，炙甘草 1.5 克，桃仁 10 克，炮姜 1 克，熟地 9 克。方后注明一方无熟地。川黄酒、童便各半煎服，功能活血化瘀，温经止痛，后人认为本方具有化瘀生新，化中寓生，生中有化，生化合一的方剂也。

服法：水煎分服，每日 1 剂。

功效：活血化瘀，温经止痛。

主治：产后恶露不行或不净，小腹冷痛。

原书指证：此钱氏世传治妇人者，凡胎衣不下，或血冷气闭，血枯气弱等证，连服生化汤二三剂即下，或用此送益母草丸一丸即下，凡妇人无论胎前产后，皆宜此药。

解析：方中重用当归补血活血，祛瘀生新，为主药；川芎活血行气，扩张动脉，促进动脉血运行，桃仁活血祛瘀，熟地滋益精血，均为辅药；炮姜温经止痛，黄酒温散以助药力，共为佐药；炙甘草调和诸药，为使药；合用以奏活血化瘀、温经止痛的功效。以产后受寒夹瘀的病证为宜，可广泛应用于产后诸病证。其实本方不如当归四逆汤力宏，也不如温经汤全面，然寓桃红四物汤合桂枝汤之意，别有奥妙。

延伸：是方主治**子宫复旧不良及宫缩痛**。子宫复旧不良，是产后常见的病变，主要表现为恶露不绝，产后血崩，恶露不下或不畅，这是生化汤主要的适应病证。本方可使子宫收缩呈节律性加强，从而促进产后子宫的复旧，若加入益母草、马齿苋等药，子宫收缩复旧的效果能有所提高。还治胎盘残留所引起的腹痛出血病证，产后调理，等等。本方用于痛经、子宫肌瘤、不孕症等疾病，也有较好的疗效。

子宫内膜异位性痛经，前人谓之"血瘕"。其特点是疼痛剧烈，经行不畅，小腹或肛门作坠，有的在经将净时发作疼痛，有的伴有大便次数增多或便溏，见于经期，少数大便艰难，因此治疗上既要活血化瘀，又要振奋脾肾之阳，标本合治，较为允当。常以生化汤加黄芪、党参、延胡索、五灵脂、肉桂等品，用之有效。

通乳丹（乳房按摩）

方源：《傅青主女科·下卷·下乳》。

组成：人参、黄芪各30克，当归60克，麦冬15克，通草、桔梗各1克，猪蹄2个。

服法：水煎分服，每日1剂。

功效：补气养血，疏络通乳。

主治：产后气血两虚、乳汁不下。

原书指证：妇人产后，绝无点滴之乳，人以为乳管之闭也，谁知是气血两虚乎？夫乳，乃血之所化而成也。无血固不能生乳汁，无气亦不能生乳汁。然二者之中，血之化乳，又不若气之所化为尤速。新产之妇，血已大亏，血亡自顾不暇，又何能以化乳？乳全赖气之力行血而化之也。今产后数日而乳不下点滴之汁，其血少气衰可知，气旺则乳汁旺，气衰财乳汁衰，气涸则乳汁亦涸，必然之势也。可以四物汤加减。

免怀汤（回乳按摩）

方源：《医方考·妇人门》。

组成：当归尾、赤芍药、**红花**（酒浸）、**牛膝**（酒浸）各15克。

服法：水煎分服，每日1剂。

功效：活血通经回乳。逆经、闭经等。

主治：幼儿断乳，妇人乳房作胀，乳汁涌出，月经不行。

原书指证：**妇人之血，下则为月，上则为乳，欲摘乳者，通其月事。**引血下行常用药，如牛膝、肉桂、泽兰、乌药等。

第十法：伤寒药法

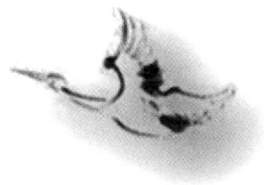

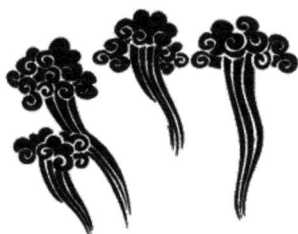

复◎仲景药寒热表

《伤寒论》《金匮要略》用药寒热统计表

药名	《伤寒论》中次数	《金匮要略》中次数	合计	《神农本草经》中的药性	《中华本草》中的药性
栝蒌根	2	3	5	味苦，寒，无毒	味甘，微苦，性微寒
桂枝	40	48	88	味辛，温，无毒	味辛、甘，性温
芍药	30	32	62	味苦，平，有小毒	味苦、酸，性微寒
甘草	69	76	145	味甘，平，无毒	味甘，性平
生姜	37	41	78	味辛，微温	味辛，性温
大枣	40	38	78	味甘，平，无毒	味甘，性温
葛根	4	4	8	味甘，平，无毒	味甘、辛，性平
麻黄	14	17	31	味甘，温，无毒	味辛、微苦，性温
大黄	15	22	37	味苦，寒，无毒	味苦，性寒
厚朴	6	10	16	味苦，温，无毒	味苦、辛，性温
枳实	7	13	20	味苦，寒，无毒	味苦、辛，微寒
芒硝	6	3	9	味辛、苦，大寒	味咸、苦，性寒
赤硝		1	1	味苦，寒，无毒	味咸、苦，性寒
硝石		2	2	味苦，寒，无毒	味苦微咸，性温，小毒
杏仁	9	12	21	味甘，温，有毒	味苦，性微温，小毒
白术	10	23	33	味苦，温，无毒	味苦、甘，性温
薏苡仁		3	3	味甘，微寒，无毒	味甘、淡，性微寒
防己		4	4	味辛，平，无毒	味苦、辛，性寒
木防己		2	2	—	味苦、辛，性寒

药名	《伤寒论》中次数	《金匮要略》中次数	合计	《神农本草经》中的药性	《中华本草》中的药性
黄芪		7	7	味甘，微温，无毒	味甘，性温
炮附子	12	17	29	味辛，温，有大毒	味辛、甘，性热，有毒
生附子	7	2	9	味辛，温，有大毒	味辛、甘，性热，有毒
知母	3	5	8	味苦，寒，无毒	味苦，性寒
石膏	7	12	19	味辛，微寒，无毒	味辛、甘，性寒
粳米	3	5	8	味甘，苦，平，无毒	味甘，性平
人参	21	20	41	味甘，微寒，无毒	味甘，微苦，性平
瓜蒂	1	2	3	味苦，寒，有毒	味苦，性寒，有毒
百合		6	6	味甘，平，无毒	味甘、微苦，微寒
滑石	1	6	7	味甘，寒，无毒	味甘、淡，性寒
代赭石	1	1	2	味苦，寒，无毒	味苦、甘，性微寒
泉水		3	3	—	味甘，性凉
鸡子黄	1	2	3	味甘，性平	味甘，性平
鸡子	1		1	味甘，性凉	味甘，性平
生地黄	1	2	3	大寒	味甘、苦，性寒
干地黄		5	5	味甘，寒，无毒	味甘、苦，性寒
牡蛎	5	6	11	味咸，平，无毒	味咸，性微寒
黄芩	16	14	30	味苦，平，无毒	味苦，性寒
黄连	12	6	18	味苦，寒，无毒	味苦，性寒
干姜	18	26	44	味辛，温，无毒	味辛，性热
半夏	16	29	45	味辛，平，有毒	味辛，性温，有毒
苦参		2	2	味苦，寒，无毒	味苦，性寒
雄黄		3	3	味苦，平，有毒	味辛、苦，性温，有毒
当归	4	12	16	味甘，温，无毒	味甘、辛、苦，性温

续表

药名	《伤寒论》中次数	《金匮要略》中次数	合计	《神农本草经》中的药性	《中华本草》中的药性
浆水	1	3	4	—	—
升麻	1	1	2	味甘、苦，平，无毒	味辛、甘，性微寒
蜀椒	1	6	7	味辛，温，有毒	味辛，性温，小毒
鳖甲		2	2	味咸，平，无毒	味咸，性微寒
射干④		2	2	味苦，平，有毒	味苦、辛，性寒，有毒
柴胡	7	4	11	味苦，平，无毒	味苦、辛，微寒
鼠妇		1	1	味酸，温，无毒	味酸、咸，性凉
葶苈子	2	4	6	味辛，寒，无毒	味辛、苦，性寒
石韦		1	1	味苦，平，无毒	味苦、甘，性寒
牡丹皮		5	5	味辛，寒，无毒	味苦、辛，性微寒
瞿麦		2	2	味苦，寒，无毒	味苦，性寒
紫葳		1	1	味酸，微寒，无毒	味酸，性微寒
䗪虫		4	4	味咸，寒，有毒	味咸，性寒，有小毒
阿胶	3	8	11	味甘，平，无毒	味甘，性平
蜂窝		1	1	味苦，平，有毒	味微甘，性平，有小毒
蛴螂		1	1	味咸，寒，有毒	味咸，性寒，有毒
桃仁	3	6	9	味苦，平，无毒	味苦、甘，性平
煅灶下灰		1	1	—	—
清酒	2	2	4	—	—
酒		10	10	味苦、甘、辛，大热，有毒	味甘，苦，辛，性温，有毒
白酒		2	2		
蜀漆	2	2	4	味辛，平，有毒	味苦、辛，性温，有毒
云母		1	1	味甘，平，无毒	味甘，性温

药名	《伤寒论》中次数	《金匮要略》中次数	合计	《神农本草经》中的药性	《中华本草》中的药性
龙骨	3	5	8	味甘，平，无毒	味涩、甘，性平
菊花		1	1	味苦，平，无毒	味甘、苦，性微寒
细辛	5	13	18	味辛，温，无毒	味辛，性温，小毒
茯苓	11	28	39	味甘，平，无毒	味甘、淡，性平
桔梗	2	6	8	味辛，微温，有小毒	味苦、辛，性平
防风		5	5	味甘，温，无毒	味辛、甘，性微温
矾石		4	4	味酸，寒，无毒	味涩酸，性寒，有小毒
川芎		9	9	味辛，温，无毒	味辛，性温
寒水石		1	1	味辛、寒，无毒	味辛、咸，性寒
赤石脂	2	3	5	味甘，平，无毒	味甘、涩、酸，性温
白石脂		1	1	味甘，平，无毒	味甘、酸，性平
紫石英		1	1	味甘，温，无毒	味甘、辛，性温
盐		1	1	味苦，寒，无毒	味咸，性寒
戎盐		1	1	味咸，寒，无毒	味咸，性寒
川乌		1	1	味辛，温，有大毒	味辛、苦，性热，大毒
乌头		4	4	味辛，温，有大毒	味辛、苦，性热，大毒
蜜	3	17	20	味甘，平，无毒	味甘，性平
天雄		1	1	味辛，温，有大毒	味辛，热，大毒
胶饴	1	3	4	味甘，微温	味甘，性温
薯蓣		3	3	味甘，温，无毒	味甘，性平，无毒
曲		1	1	—	味甘辛，性温
赤小豆	2	1	3	味甘，平，无毒	味甘、酸，性微寒
豆黄卷		1	1	味甘，平，无毒	味甘，性平
麦门冬	2	3	5	味甘，平，无毒	味甘、微苦，性微寒

药名	《伤寒论》中次数	《金匮要略》中次数	合计	《神农本草经》中的药性	《中华本草》中的药性
白蔹		1	1	味甘，平，无毒	味苦、辛，性微寒
干漆		1	1	味辛，温，有毒	味辛，性温，有小毒
虻虫	2	2	4	味苦，微寒，有毒	苦，微寒，性凉，有毒
水蛭	2	2	4	味咸，平，有毒	味咸、苦，性平，有毒
蛴螬		1	1	味咸，微温，有毒	味咸，性微温，有毒
酸枣仁		1	1	味酸，平，无毒	味甘，性平
紫菀		1	1	味苦，温，无毒	味苦、辛，性温
款冬花		1	1	味辛，温，无毒	味辛、微甘，性温
五味子	1	9	10	味酸，温，无毒	味酸，性温
皂荚		1	1	味辛咸，温，有小毒	味辛、咸，性温，有毒
小麦		2	2	味甘，微寒，无毒	味甘，性寒
紫参		2	2	味苦辛，寒，无毒	味苦，性微寒，小毒
泽漆		1	1	味苦，微寒，无毒	味辛、苦，性微寒
白前		1	1	味甘，微温，无毒	味辛、甘，性微温
李根白皮		1	1	大寒	味苦、咸，性寒
栝蒌实	1	3	4	味苦，寒，无毒	味甘，微苦，性寒
薤白		3	3	味苦，温，无毒	味辛、苦，性温
橘皮		3	3	味辛，温，无毒	味辛、苦，性温
真朱		1	1	味甘，微寒，无毒	味甘，性凉，有毒
羊肉		1	1	味甘，大热，无毒	味甘，性热
旋覆花	1	1	2	味咸，温，有小毒	味苦、辛、咸，微温
葱（白）	2	1	3	味辛，温	味辛，性温
新绛		1	1	味苦，寒，无毒	味苦，性寒
麻子仁	1	1	2	味甘，平	味甘，性平

续表

药名	《伤寒论》中次数	《金匮要略》中次数	合计	《神农本草经》中的药性	《中华本草》中的药性
甘遂	3	2	5	味苦，寒，有毒	味苦，性寒，有毒
芫花	1	1	2	味辛，温，有小毒	味辛、苦，性温，有毒
大戟	1	1	2	味苦，寒，有小毒	味苦、辛，性寒，有毒
泽泻	3	7	10	味甘，寒，无毒	味甘、淡，性寒
椒目		1	1	—	味苦、辛，性温，小毒
猪苓	2	4	6	味甘，平，无毒	味甘、淡，性平
文蛤	1	2	3	味咸，平，无毒	味咸，性微寒
蒲灰		1	1	味甘，平，无毒	味甘、微辛，性平
乱发		2	2	味苦，温	味苦、涩，性平
白鱼		1	1	味咸，温，无毒	味咸，性温
苦酒	2	2	4	味酸，温，无毒	味酸、甘，性温
茵陈蒿	1	2	3	味苦，平，无毒	味微苦，微辛，性微寒
栀子	8	4	12	味苦，寒，无毒	味苦，性寒
大麦（粥）		2	2	味咸，微寒，无毒	味甘，性凉
猪膏		1	1	—	味甘，性微寒
黄柏	3	4	7	味苦，寒，无毒	味苦，性寒
柏叶		1	1	味苦，微温，无毒	味苦、涩，性微寒
马通汁		1	1	—	—
灶心土		1	1	味辛，微温	味辛，性温
吴茱萸	2	2	4	味辛，温，有小毒	味辛、苦，性热
竹茹		2	2	微寒	味甘，性微寒
白头翁	1	2	3	味苦，温，有毒	味苦，性寒
秦皮	1	2	3	味苦，微寒，无毒	味苦、涩，性寒
香豉	5	1	6	味苦，寒，无毒	味苦、辛，性平

药名	《伤寒论》中次数	《金匮要略》中次数	合计	《神农本草经》中的药性	《中华本草》中的药性
诃黎勒		1	1	—	味苦、酸、涩，性平
败酱草		1	1	味苦，平，无毒	味辛、苦，性微寒
瓜子		1	1	味甘，平，无毒	味甘，性微寒
王不留行		1	1	味苦，平，无毒	味苦，性平
葶苈		1	1	味苦，寒，无毒	味甘，微苦，性平
桑根白皮		1	1	味甘，寒，无毒	味甘、辛，性寒
鸡屎白		1	1	—	—
蜘蛛		1	1	微寒	味苦，性寒，有毒
粉（白粉）	2	1	3	—	—
乌梅	1	1	2	味酸，平	味酸，性平
艾叶		2	2	味苦，微温，无毒	味辛、苦，性温
贝母	1	1	2	味辛，平	味甘、苦，性微寒
葵子		1	1	味甘，寒，无毒	味甘，性寒
竹叶	1	1	2	味苦，平，无毒	味甘、淡，性寒
白薇		1	1	味苦，平，无毒	味苦、咸，性寒
柏实		1	1	味甘，平，无毒	味甘，性平
干苏叶		1	1	味辛，温	味辛，性温
土瓜根		1	1	味苦，寒，无毒	—
红蓝花		1	1	—	味辛，性温
山茱萸		1	1	味酸，平，无毒	味酸，性微温
蛇床子		1	1	味苦，平，无毒	味辛、苦，性温
狼牙		1	1	—	—
禹余粮	2		2	味甘，寒，无毒	味甘、涩，性微寒
铅丹	1		1	味辛，微寒	味辛，性微寒，有毒

续表

药名	《伤寒论》中次数	《金匮要略》中次数	合计	《神农本草经》中的药性	《中华本草》中的药性
巴豆	1		1	味辛，温，有大毒	味辛，性热，大毒
麻仁	1		1	味甘，平，无毒	味甘，性平
连轺	1		1	味苦，平，无毒	味苦，性微寒
生梓白皮	1		1	味苦，性寒	味苦，性寒
甘澜水	1	1	12	—	—
井花水		1	1	—	—
潦水	1		1	—	—
猪肤	1		1	辛，平	味甘，性凉
人尿	1		1	—	味咸，性寒
猪胆汁	1		1	—	味苦，性寒
通草	2		2	味辛，平，无毒	味苦，性寒
葳蕤	1		1	味甘，平，无毒	味甘，性平
天门冬	1		1	味苦，平，无毒	味甘、苦，性寒
商陆根	1		1	味辛，平	味苦，性寒，有毒
海藻	1		1	味苦，寒，无毒	味咸，性寒
裈裆布	1		1	—	—

颐◎麻黄法

药法的四大金刚指的是：表麻黄、里大黄、热石膏、寒附子。

《本经》中记载："麻黄，味苦，温……"其味微苦涩，涩味大于苦味，无辛辣感，煎煮后品尝亦为苦涩，无辛辣感。麻黄气味当苦温，味很小，气很大。**麻黄发汗**之功世人皆知，麻黄之所以能发汗关键在配伍，如麻黄配伍大量石膏则无发汗之功，反而可以治疗出汗，如《伤寒论》第 63 条云："发汗后，不可更行桂枝汤，汗出而喘，无大热者，可与麻黄杏仁甘草石膏汤。"《金匮要略·水气病脉证并治第十四》云："风水恶风，一身悉肿，脉浮不渴，续自汗出，无大热，越婢汤主之。"麻黄配白术则有利水之功，配五味子、干姜、细辛等便有止咳之效。若要取麻黄发汗之功则需与桂枝同用，其代表方剂为麻黄汤。

《内经》中除了说"以辛散之"外，多次提到"以苦发之"。《素问·六元正纪大论》中太阴司天之政"岁宜以苦燥之温之，甚者发之泄之。"少阴司天之政"岁宜咸以耎之，而调其上，甚则以苦发之；以酸收之，而安其下；甚则以苦泄之，适气同异而多少之，同天气者，以寒清化，同地气者，以温热化。"《素问·至真要大论》中"热淫于内""火淫于内"及"火淫所胜"均有"以苦发之"的治法，而"少阴之复"及"少阳之复"均有"辛苦发之"的治法，并提出"发不远热"。

《内经》中苦味之品以温热性质居多，"运气七篇"中苦味尚有温的功效，逢寒湿运气多用苦味等。即用苦味药也会出现发汗的效果。用辛味药发汗则是强迫气血向外而出汗，用苦味药也能出汗之机理在于苦则泻，用气大而味小的苦味药可以泻肌表卫气之郁，卫气之郁被泻则气血自然外出为汗，且不会有汗多亡阳之弊。卫气郁滞于肌表，气血不得发越，用辛味向外发之则为治标误，用苦味药泻其卫气之郁滞为治本。麻黄汤中用苦温之麻黄疏泄肌表之郁为君药，皮毛为肺之外窍，皮毛被郁则肺亦受郁，用苦温之杏仁疏泄肺脏之郁为臣，再以辛温之桂枝从内向外使药作用于肌表，甘草缓急防止出汗过多过快为佐使，再配合覆被则汗出热泻，因此麻黄汤为苦温发汗之代表。

麻黄的开肺功能有两方面，一是解除气管、支气管的痉挛，有利于痰液的排出和恢复肺泡的换气功能；二是打开皮肤腠理汗腺，以利于汗液的排泄，但麻黄不直接排汗，要借助于桂枝。其主要成分是麻黄碱。需要等量杏仁来约束其副作用或太过。这就是中医说麻黄有宣肺的功能。所以麻杏石甘汤和大青龙汤（热喘。须注意麻黄、石膏、杏仁配比）、小青龙汤（寒喘）、越婢汤（利小便消肿，大青龙汤去桂枝、杏仁）等是治疗肺系疾病的主要方剂，用好了麻黄剂，有西医 ECMO（体外膜肺氧合）的功效。如果外感后久咳不愈，桂枝加厚朴杏子汤主之。

麻黄还有一个功能，就是发阳、还阳、还魂，伤寒重证，麻黄汤一灌，玄府一开，里外一气通，还魂了，就用麻黄附子细辛汤，相当于 100 个 CPR（心肺复苏）。在中医外科里有一个阳和汤，是专门排阴脓的，阴脓者，精血阳气亏虚，阴寒凝聚，脓已成而难破，血肉不生，就用阳和汤发之排之生之。阳和汤的君药是熟地一两，其余麻黄五分、炮姜五分、肉桂一钱、鹿角胶三钱、白芥子二钱、生甘草一钱（阳和汤出自《外科证治全生集》，一般按清制换算比例：一两 30 克，一钱 3 克，一分 0.3 克），其中的麻桂量轻，意不在发汗，而是"手术刀"，破皮刲脓，专门针对阴疽，余药或补，或温，或化，合而成功。现在鹿角胶很难找到真的，也很贵，可以葛根、细辛代替。与阳和汤对应的有一个方叫仙方活命饮，专门针对阳性脓肿，这个方治疗一切红肿热痛的肿瘤、肿物，乳香没药、山甲皂刺、防风赤芍、归尾陈皮、贝母花粉、白芷甘草金银花，治疗乳腺炎、乳腺增生、乳腺肿瘤、淋巴瘤，等等，都行。

麻黄气味苦温，气大而味轻，故可由外而内解各部之郁，对于寒邪束表导致的表气郁闭，多与桂枝配伍，辛苦相配，如麻黄汤、大小青龙汤等；对于肺气郁，仲景多用麻黄与杏仁配伍，用杏仁的苦收去平衡麻黄的辛散，又如用芍药的酸收去平衡桂枝的辛散一样，如麻杏石甘汤、桂枝汤等；对于水饮阻滞，麻黄多与白术配伍，如越婢加术汤、麻黄加术汤等。对于病入少阴同时有表证，仲景亦用麻黄来解表郁，如麻黄附子细辛汤等，可见麻黄并非特别峻猛。

皮肤表面上的湿疹、荨麻疹、湿性脓疡、湿痒等，周身关节烦痛，发热心烦而关节痛等，都可用麻黄加术汤解决。对于湿气来说，总的治疗原则是"开鬼门，洁净府"，开鬼门的意思就是打开皮毛腠理的玄府之窍，此时麻黄汤就是舟楫，就是干这个的。洁净府，即是利尿。加上不同部位的祛湿药，加白术去皮肤表面的湿气，加薏苡仁去结缔组织和肌肉里的湿气（如皮肤表面长有皮赘、皮疣、皮肤癌、纤维性肌痛综合征、风湿肌肉痛、脂溢性皮炎、皮肤角质层增厚、疤痕、头皮屑、脱发等），加五苓散通过利小便去内脏的湿气。

对于湿气来说，湿气在表麻黄加术汤，湿气在肌肉麻杏薏甘汤，湿气在淋巴管道系统木防己黄芪汤，湿气在血脉桂枝芍药知母汤，湿气在周身大关节和肌腱端炎症桂枝附子汤（风）、白术附子汤（湿），湿气在周身小关节为甘草附子汤（阳不入阴，红肿热痛之痛风，桂枝为君药）和乌头汤（类风湿关节炎）。湿气在脏腑，五苓散、猪苓汤、苓桂术甘汤、真武汤、十枣汤、茵陈蒿汤，等等。

麻黄味辛、微苦，性温，气升发，阴中之阳药，归肺与膀胱经，能发汗解表、宣肺平喘止咳、利水退肿。与其配伍成对药者，主要有细辛、杏仁、石膏、附子。

麻黄与细辛：二药性、味、气相同，皆入肺经，而肺主皮毛，均能发汗解表、温经止痛、温肺化饮，配合应用，相须相使。小青龙汤用之外散风寒，内化水饮；麻黄附子细辛汤用之散逐内外之寒而治太阳少阴两感证。

麻黄与杏仁：杏仁味苦性温，气降，入肺与大肠经，能宣肃肺气、止咳平喘，配合应用，相畏相使，宣而不致肃降太过，降而不致宣散过极。麻黄汤用之以发汗解表、降逆平喘而治太阳表实证；麻黄杏仁甘草石膏汤用之以宣降肺中郁逆之气而治肺热咳喘。

麻黄与石膏：石膏味辛、甘，性大寒，气沉降，归肺、胃经，能清热泄火、除烦止渴，并可解肌发汗，与麻黄温凉相伍，相畏相使；既宣肺气，又降肺气，使肺中郁热从汗而散。麻黄杏仁甘草石膏汤用之以清热宣肺而定喘；大青龙汤用之以外散风寒、内清郁热而除烦。越婢汤、越婢加半夏汤、小青龙加石膏汤皆用之发越水气，兼清里热；其中，越婢汤治恶风不渴、一身悉肿、脉浮、续自汗出、无大热之风水证；越婢加半夏汤治咳而上气、喘、目如脱状、脉浮大之肺胀病；小青龙加石膏汤治咳而上气、烦躁而喘、脉浮、心下有水之肺胀病。

麻黄与附子：附子味辛而甘，性大热，气浮而走窜不息，归心、肾、脾经，能温补命火、回阳救逆、祛寒止痛，二药配合，相须相使，外散表寒，内祛里寒。麻黄附子细辛汤、麻黄附子甘草汤皆用之治太阳少阴两感证。

屯◎半夏法

《内经》仅有十三方，其中所记载运用的药物不过三十余味，而这其中就有半夏，其中的半夏秫米汤更有调和阴阳之功。

半夏的别称很多，又称守田、水玉、和姑、三不掉、裂刀草、地巴豆、麻芋果、泛石子、地鹨鸪等，但半夏的正统名称缘于"半夏"要到夏天过了一半才开始生长。古人将夏至分为三候："一候鹿角解；二候蝉始鸣；三候半夏生。"因为半夏性喜阴，夏至一阴生，阴气开始生长，天地之间不再是纯阳用事，故而仲夏时节半夏这种植物才在背阴的地方生长，半夏也因此得名。

仲景书中所用半夏，皆为鲜品，其炮制方法皆为洗。生姜能制半夏辛烈之性，且效果立竿见影。煎煮后半夏刺激性大减，以水煎煮半夏是祛除毒性的重要方法，因为半夏的毒性（生物碱、乌苷等）成分不耐热，不溶或难溶于水，因此，生半夏的煎出液口服是安全的。而对于今之所用半夏，因畏其毒，在药房所能购到的半夏多用姜制、白矾制，可谓失仲景用药真意也。

《伤寒论》中的半夏都要求洗。半夏是块茎，洗的目的是洗去泥土及表面黏液，说明是未炮制的生半夏。《金匮要略》中有的注明半夏要洗，但均未说明要炮制。《内经》半夏秫米汤是治半夏，"治"在古汉语中通"冶"，即打碎，研细之意。汉唐之间，半夏均生用，如葛洪在《肘后方·卷四》云："哕不止，半夏，洗，干末之，服一匕则立止"。孙思邈的《备急千金要方》中的半夏使用情况相同，而《千金翼方》中有熟半夏之说。到了宋代，半夏始有炮制之说，在《太平惠民和剂局方》中八风丹的半夏用白矾制。而现代的制半夏主要有清半夏（白矾浸泡）、姜半夏（生姜片、白矾煮透）和法半夏（甘草石灰液浸泡）等。

生半夏有麻舌之感，这是生半夏的主要毒性，但水煮加热之后，麻舌感等消失。半夏一般是口服给药，如《金匮要略》中用干姜人参半夏丸治疗妊娠恶阻，而《千金要方》用半夏汤（半夏有五两）以养胎。在《伤寒论》《金匮要略》中含有半夏的方剂多与生姜（汁）或醋或蛋清或蜂蜜相配。而且半夏的麻舌感在煎煮后会消失。另外，半夏与芋头同属天南星科，有很多相似性，如生芋头也有麻舌感，古书记载其有大毒，不堪啖。而在生活中熟芋头则是一道常见菜肴，可见加热能除其相关毒性。

1988年卫生部《医疗用毒性药品管理办法》将生半夏列入毒性中药品种，生半夏的使用受到限制，但临床上，无论是内服还是外用，均有生半夏的文献报道。如生半夏（入药煎服）治疗肿瘤、囊肿、炎性包块或某些增生性疾病就有显著疗效，生半夏外用治疗宫颈糜烂、寻常疣、跖疣等也有独特疗效。将生半夏研精细末装瓶为用，功同云南白药，既可消炎止痛，又可化瘀止血，还可生肌肉长皮肤。

张锡纯曾言："惟药房因其有毒，皆用白矾水煮之，相制太过，毫无辛味，转多矾味，令人呕吐，即药房所鬻之清半夏中亦有矾，以之利湿痰犹可，若以止呕吐及吐血、衄血，殊为非宜。"可见，由于炮制过度，矫枉过正的事实并不少见。**生半夏疗效显著，若敬而远之，束之高阁，实在可惜**，如此一来，不但半夏之功效不能正常发挥，更能影响经方的整体疗效。自仲景运用生半夏以来，经上千年时间的实践与检验，运用生半夏只要煎煮得法，不服用生品，中毒案例并不多见。

非独半夏，很多药材都因为炮制过度而达不到应有的疗效。如附子，仲景用附子仅"炮"，现代用附子如白附片、黑附片等均为煮过后的加工品，其毒性虽然减少，但功效也随之减弱，若用量不随之而增必然影响疗效。治疗急证、重证时，若对药物炮制过程把握不清，很有可能导致功亏一篑。经方药味少，用量重，功专力宏，一药之差，即可使全方针对病机大为改变。所以，恢复仲景用药的本来面目（炮制与用量）实在是刻不容缓。

生半夏主要功能就是降胃气之逆，逐膈间胃肠之水饮，安阴阳不接之神。

仲景对于生半夏，主要运用于降逆止呕或外治痈肿，内服止呕效果尤佳，然现代医家对生半夏畏若蛇蝎，已较少使用，从这方面看，现代运用半夏已失仲景原意。清半夏常用于化痰，姜半夏常用于止呕，法半夏偏用于寒痰，半夏曲多用于健脾化痰。

半夏的药性可以归纳为"性辛、温，归脾、胃、肺经"。其功效归纳起来为：燥湿化痰，降逆止呕，消痞散结，外可消痈肿，疗蛇毒。在《药性论》中记载："半夏，开胃健脾，止呕吐。"《金匮要略》运用半夏的方剂共出现44次，取其降逆止呕功效的居半数以上。大半夏汤与小半夏汤更是以半夏为君药，并立方名。

化痰安心神。痰饮阻于中焦脾胃肠家，升降不利，形神不安，形成实邪。热入血室则小柴胡汤主之，少阳阳明合病则大柴胡汤、柴胡加芒硝汤主之，太阳少阳合病则柴胡加龙骨牡蛎汤、柴胡桂枝汤等主之。半夏是一味可以交通阴阳、治疗失眠的重要药物。现代运用半夏不用其调和阴阳之性，但知化痰降逆，失古人真意也。

止痰饮头眩。上焦水饮停留之小半夏加茯苓汤，配伍茯苓、生姜来治疗水停膈间（卒呕吐，心下痞，膈间有水，眩悸者，小半夏加茯苓汤主之）。肝胃阴寒、痰饮上逆之桂苓五味甘草去桂加姜辛夏汤（《金匮要略·痰饮咳嗽病》："咳满即止，而更复渴，冲气复发者，以细辛、干姜为热药也。服之当遂渴，而渴反止者，为支饮也。支饮者，法当冒，冒者必呕，呕者复内半夏，以去其水"）、苓甘五味加姜辛半夏杏仁汤、苓甘五味加姜辛半杏大黄汤（若面热如醉，此为胃热上冲熏其面，加大黄以利之）。水饮有夹肝胃阴寒者，亦有夹阳明实热者，故于逐饮药中加细辛干姜以效吴茱萸汤，加大黄以效承气汤之下其热。三方之中均用到半夏，而且均与干姜、细辛配伍，这三味药的配伍运用功能消痰散寒饮、温肝肺降逆。

生半夏去水止呕，可去最高处的水，即脑积水。

上焦寒水病证，如"心下悸者，半夏麻黄丸主之"，又如"胸痹，不得卧，心痛彻背者，栝蒌薤白半夏汤主之"。

逐肺痰饮。仲景用生半夏化痰蠲饮的方剂较多，比如小青龙汤中，半夏配伍细辛、干姜来温化寒饮；小陷胸汤中，半夏配伍黄连、栝蒌来治疗痰热结于胸下；肺胀（大叶性肺炎、慢阻肺、肺真菌感染）之越婢加半夏汤（咳而上气，此为肺胀，其人喘，目如脱状，脉浮大者，越婢加半夏汤主之），肺胀（慢阻肺、肺心病）之小青龙加石膏汤（肺胀，咳而上气，烦躁而喘，脉浮者，心下有水，小青龙加石膏汤主之），重度哮喘之射干麻黄汤（咳而上气，喉中水鸡声，射干麻黄汤主之），肺气肿肺大泡之厚朴麻黄汤（咳而脉浮者，厚朴麻黄汤主之），肺癌之泽漆汤方（脉沉者，泽漆汤主之）。

　　降胃逆止呕。生半夏洗用是仲景治疗呕逆的首选，可见半夏降逆止呕的功效甚宏。比如：太阳与阳明合病，不下利但呕者，在葛根汤的基础上加半夏，半夏在此汤中合生姜共奏止呕良效；黄芩汤中，若呕者，加半夏生姜主之。在小柴胡汤中，主证有心烦喜呕，依然半夏配伍生姜来降逆止呕。在旋覆代赭汤中，半夏配伍旋覆花、代赭石来降逆下气。在大半夏汤中，半夏配伍人参、白蜜来补虚润燥治疗胃虚气逆所导致的胃反呕吐。半夏配伍干姜又能治疗中阳不足，寒饮内盛，胃气上逆所导致的呕吐，如半夏干姜散；半夏配伍人参、干姜为丸又可以治疗妊娠呕吐不止。附子粳米汤中配伍的附子、甘草等药物治疗腹中雷鸣呕吐，临证中不用在意附子与半夏的相反，"十八反"没有实际临床意义。

　　十八反、十九畏等基本上没有什么实际临证意义，这个真的是传统中医里的瑕疵了。但各地中药房里却拿这个当成规矩在遵守，药典也过分强调这个，即便仲景与历代医家完全不顾此理而根据病证组方，可现代中医还是墨守成规，实在是遗憾。

　　书中方后注加减用半夏治疗呕吐的有：厚朴七物汤方后"呕者，加半夏五合"，为胃中有实热，加半夏降逆止呕；白术散方后"心烦吐痛，不能饮食，加细辛一两，半夏大者二十枚"，因寒水渍胃，致使气逆失和，这里半夏发挥的作用实为健脾和胃、消痰去水而散饮止吐；竹叶汤方后"呕者，加半夏半升洗"，因产后体虚、胃气受损、上而不下、谷入之路受阻而呕吐，用半夏降逆则逆气自平。由此可见，胃气以降为顺，半夏平逆止呕之功缘于降胃气，对于寒热虚实各种原因所引起的呕吐，均可随证配伍用之。

　　除胃痞、散咽结。半夏配伍厚朴、苏叶等治疗气滞痰阻于咽部而致"咽中如有炙脔"的吐之不出、咽之不下的梅核气，用半夏厚朴汤；少阴病寒痰闭阻而成"咽中痛"之证，用半夏汤及散，方中半夏配伍桂枝利咽化散寒、止痛化痰。少阴病痰火上犯咽喉而致"咽中伤，生疮，不能语言，声不能出"之证，用苦酒汤，半夏配伍鸡子黄化痰利咽散结，清热开音。三泻心汤中，半夏泻心、生姜泻心、甘草泻心均用半夏，取其和胃化饮，降逆止呕之功，配伍黄芩、黄连与姜共奏辛开苦降、除痞散结之功效。还有，治胸中阳气不振、寒饮潴留引起胸痛彻背、背痛彻心之栝蒌薤白半夏汤。

除心下肠道坚满。如在小半夏汤中，半夏配伍生姜化饮降逆（呕家本渴，渴者为欲解，今反不渴，心下有支饮故也，小半夏汤主之），脾虚气滞腹胀之厚朴生姜半夏甘草人参汤，邪热内陷与痰相结于膈上下心下腹腔之大小陷胸汤，木来乘土胃气上逆之旋覆代赭汤，饮留心下之甘遂半夏汤，饮留肠间之半夏麻黄丸。阴寒内盛于肠间、水饮上逆厥逆之赤丸（《金匮要略·腹满寒疝宿食病脉证治》："寒气厥逆，赤丸主之。"茯苓四两、乌头二两（炮）、半夏四两（洗）、细辛一两、朱砂为色）。

中焦寒水病证，如"诸呕吐，谷不得入者，小半夏汤主之"。中焦下焦病相兼，如"病者，脉伏，其人欲自利，利反快，虽利，心下续坚满，此为留饮欲去故也，甘遂半夏汤主之"。

止胃中寒热上逆。中医里的热邪就是西医的细菌或病毒的炎症性病变。有治邪热阻于胃肠之黄芩加半夏生姜汤，上热下寒的黄连汤，气津两伤且有邪热尚在的虚热上逆、胃气失和之竹叶石膏汤，阴阳两虚胃气上逆之黄芪建中汤，肺胃阴虚气逆之麦门冬汤，肝胃气逆之奔豚汤，痰湿中阻胃气上逆之半夏厚朴汤，胃气上逆不能食谷之小半夏汤（诸呕吐，谷不得下者，小半夏汤主之），脾胃虚寒的朝食暮吐、暮食朝吐、宿谷不化之大半夏汤，寒饮内停、胃气上逆之半夏干姜散，胃气欲逆不逆之生姜半夏汤（《金匮要略·呕吐哕下利病脉证治》"病人胸中似喘不喘，似呕不呕，似哕不哕，彻心中愤愤然无奈者，生姜半夏汤主之"），妊娠呕吐不止之干姜人参半夏丸。

治各种急慢性胃肠炎及胃溃疡。呕而肠鸣、心下痞者之半夏泻心汤（逆）。散水气之生姜泻心汤（利）（伤寒汗出，解之后，胃中不和，心下痞硬，干噫食臭，胁下有水气，腹中雷鸣下利者，生姜泻心汤主之），生姜泻心汤在半夏泻心汤的基础上减去干姜的分量并加入生姜四两，而基本病机与半夏泻心汤基本一致，然侧重散水气。胃气虚之甘草泻心汤（伤寒中风，医反下之，其人下利，日数十行，谷不化，腹中雷鸣，心下痞硬而满，干呕，心烦不得安。医见心下痞，谓病不尽，复下之，其痞益甚，此非结热，但以胃中虚，客气上逆，故使硬也，甘草泻心汤主之）。

三泻心汤中，皆是寒热错杂于中，即胃肠黏膜炎症与胃肠蠕动动力减慢共存，中焦升降失司，气机痞塞而导致心下痞，呕吐肠鸣、下利之证。半夏泻心汤证以心下痞，胃中胀满呃逆，胃气上逆，呕而肠鸣为主，常见于胃溃疡、十二指肠球部溃疡、幽门梗阻等。生姜泻心汤证以水饮停聚食滞为主，故腹中雷鸣，下利甚剧，二方以胃肠黏膜炎症为主。甘草泻心汤证则以胃肠动力减慢为主，本当发汗治疗的疾病反而一再误下导致损伤中气，外邪乘机内陷，形成寒热之邪结于中焦，气机痞塞，胃气虚弱，清浊不分，故而干呕心烦不得安。

《金匮要略》中以甘草泻心汤治疗狐惑病，对于狐惑病，根据临床表现，古今大部分医家认为是由湿热邪毒所引起，与西医的白塞病类似，实则不然。甘草泻心汤所治疗之狐惑病，当属脾胃夹湿、寒热错杂之证，是以重用甘草，李东垣谓："甘草能补脾胃不足，而大泻心火……其性能缓急，而又协和诸药，使之不争，故热药得之缓其热，寒药得之缓其寒，寒热相杂者，用之得其平。"甘草其性缓，配合芩连清热解毒，半夏化湿，则寒凉之物不至于伤脾胃，又能使药物长久发挥药效，乃取其"不清之清，不泻之泻"之妙。后世钱仲阳的泻黄散甘草用量亦重，便是取甘草泻心汤之意。

疗腹中寒气之**附子粳米汤**（腹中寒气，雷鸣切痛，胸胁逆满，呕吐，附子粳米汤主之），方中附子、半夏两味药被后世医家列为"十八反"，导致后世用药有所禁忌，仲景用药之精髓未得传承，其实，"十八反"之词实在是成事不足，败事有余。只要在实际临床配伍应用中掌握好适应证，配伍比例及注意事宜，未必便不可用。现代药理研究表明：在一般临床用量范围内，半夏配伍川乌、草乌或附子均不会出现毒性增强或疗效降低。历代医家实践亦证明，只要如法应用，则可不必禁忌。

腹中热气之急性胃肠炎即**大黄黄连泻心汤证**，麻沸汤浸渍而饮。

半夏味辛，性温，气降，归脾、胃、肺经，能燥湿化痰、降逆止呕、消痞散结。

半夏与生姜：半夏与生姜相畏相杀，配合应用则毒去而效显。小柴胡汤用之以和胃降逆而止呕；生姜半夏汤用之以温散水饮而治患者胸中似喘不喘、似呕不呕、似哕不哕，心中愦愦无奈者。

半夏与栝蒌：栝蒌味甘、微苦，性寒，气降，归肺、胃、大肠经，能消热化痰、宽胸散结、润肠通便、消散痈肿。二药一寒一温，一燥一润，相使相成，辛开苦泄，使化痰开结、降逆下气之力更加彰显。栝蒌薤白半夏汤用之以治胸痹之痰饮，壅塞胸中，心痛彻背者。

半夏与厚朴：厚朴味辛而苦，性温，气降，归脾、胃、肺、大肠经，能行气除满、燥湿化滞、降逆平喘。与半夏气、味、性相同，归经及治疗相近，二药配伍，相使相成。半夏厚朴汤用之以化痰开结、降逆消痞而为治疗咽中如有炙脔之名方。

半夏与茯苓：半夏降逆下气，茯苓健脾渗湿，二者俱能化痰，相伍相使，祛痰化饮、降逆下气之力倍增。赤丸用之以化饮止呕，小半夏加茯苓汤用之以引水下行、和胃止呕，桂苓五味甘草去桂加干姜细辛半夏汤用之以祛痰化饮而止呕、咳，半夏厚朴汤用之以化痰开结。

仲景生活的东汉年代，1 两约等于 15 克，1 铢约等于 0.65 克。而半夏一枚约为 0.75 克。1 升约等于现今的 200mL，一升半夏约为 125 克，二合半为 30 克。在仲景所有的半夏方剂中，半夏用量最轻的当属柴胡加芒硝汤，仅用 20 铢，折合现代剂量仅仅 13 克；用量最重的当属大半夏汤，用 2 升，折合现代剂量为 250 克。两方用量差异之大竟有 19 倍之多。柴胡加芒硝汤的病机为阳明少阳同病经误下后所导致的少阳火郁兼阳明里实证，此时少阳证未罢，而阳明里实已成。故先服小柴胡汤解外，待症状减轻，再用柴胡加芒硝汤微解表清里，所以柴胡加芒硝汤全方剂量均小，以先服过小柴胡汤之故尔。又如大半夏汤重用半夏治疗朝食暮吐，暮食朝吐，宿谷不化之胃反，此为脾伤重证，半夏为呕家圣药，故重证用重药，重用半夏方能下逆气，平胃腑。再比如小青龙加石膏汤中强人服一升，羸者减之，日三服，小儿服四合，根据患者情况加减剂量，因人而异，正是仲景用药法度之所在。

可以看出，仲景用药较今之用药为重，如此夸张的用量比药典规定的安全用药剂量高出何止数倍，但需看到的是仲景用药的煎服法和现代用药煎服法有所差异。仲景用药只煎煮一次，药液分作三服，四服或五服；顿服、再服的方剂一般药味较少，剂量较轻。而现代煎煮药物的方法为一般煎煮 2 ～ 4 次，换言之，仲景用药量几乎是现代的三倍，但煎煮一次后分三份，每份的药物有效成分含量和现代一剂药煎煮一次的成分在比例上是相等的，所以这就解释了为什么现代用药剂量大致只为仲景用药的三分之一的原故。

　　仲景关于半夏汤剂的煎煮法亦为关键。仲景半夏诸方之中，先煎主药的方剂如葛根加半夏汤、小青龙汤、越婢加半夏汤、生姜半夏汤等。解表一类的方剂皆为麻黄先煎，去上沫。陶弘景认为麻黄"沫令人烦"，煎煮麻黄去上沫乃是由于沫中之麻黄碱能兴奋心脏，服后可能导致心悸，先煎去沫能减轻或去除这一副作用。去滓再煎的方剂有大小柴胡汤、三泻心汤、旋覆代赭汤、竹叶石膏汤，此类方中药物皆寒温并用，主治症状皆有脾胃不和、呕吐等表现，去滓再煎或为浓缩药汁，减少服用量，增加药物饱和度，防止服药后呕出，从而增强疗效的一种手段。

　　此外，仲景半夏方剂中，用白蜜作溶剂的有甘遂半夏汤、大半夏汤。此外，乌头煎等亦用白蜜，恢复类风湿关节炎手指严重变形的能力实在是神效。以白蜜作溶剂煎煮药物，能和中缓急，顾护脾胃正气，其解毒功能十分强大。运用白蜜的几个方剂，与其所配伍的药物皆为有毒之品或药性峻猛之品。白蜜甘润而缓，所以能缓腹中之急，尚能缓药物之性，使药性留中而无微不达。在用白蜜煎煮药物过程中，注意一定要包煎，要久煎，水沸后至少1小时以上，否则一塌糊涂，切记。

　　仲景于半夏干姜散，用浆水煎服，取浆水和胃之功。值得称道的是仲景用药之精细，同样用浆水，在赤小豆当归散中则生用，取生浆水性凉善走之性助当归、赤小豆清热解毒；而《伤寒论》中枳实栀子豉汤和半夏干姜散用浆水煎煮，此时煮后是熟浆水，取其安中和胃之功。仲景用苦酒煎煮半夏酸甘化阴，消肿敛疮。苦酒即米醋，味酸而甘，黄芪桂芍苦酒汤亦用苦酒作溶剂煎煮药物，可治疗黄汗。可见，苦酒尚有泄营中郁热，除水湿的功效。

　　仲景用药精髓体现莫过于生姜半夏汤之煎煮。生姜半夏汤之证全在病家自觉，不见实质性的表现，仲景谅不能以降逆一途冀其发越，先煮半夏，意在使半夏的刺激作用减轻，再加姜汁，使姜之气锐，夏之气醇，生姜辛散之力强，而半夏降逆之力柔和，故先煎半夏。虽同用半夏降逆，与小半夏汤之理却大有区别。由此可见，仲景用半夏下气，煎煮配伍均是相辅相成，机圆法活，无愧医中之圣。

　　仲景方中，绝大部分方药的服法为煎煮后三服，但如黄连汤、奔豚汤、半夏厚朴汤等方剂为**频服**，日服用频次皆超过三次，如泽漆汤更是日服十次。

黄连汤之证，中焦升降失常，自觉欲呕吐，煎煮一次少量多次频服，意在防止将药液呕出，并使药力持续。奔豚汤证病势较急，发作时如小猪在腹中乱冲乱撞，患者痛苦不堪，昼夜服药，意在一鼓作气，平冲降逆，速解标急。半夏厚朴汤之服用，连续给药，是为了防止痰气复聚，意在使药力持续。由此可见，仲景服药之法，是根据病性来因病制宜，对于病急重，邪实者，皆一鼓作气祛邪而病愈。

顿服的方剂有甘遂半夏汤、半夏干姜散。此外，如干姜附子汤、瓜蒂散、调胃承气汤、大陷胸丸都是顿服，这一类方剂所治主证皆较为急迫，且组方精炼，顿服取其药效专一，收功迅速。再如桂枝麻黄各半汤一类，亦是顿服，然全方剂量较小，顿服意在加强药物力量，以补量轻之不足。半夏散及汤、生姜半夏汤均为**冷服**。纵观两方病机，前者寒凝咽喉，后者寒饮搏结于胸中，若是温服只恐寒邪抗拒不纳，反致呕吐，小冷服用乃遵《内经》"治寒以热，凉而行之"之旨，是为反佐。对于药性较为剧烈的药物，或者具有毒性的药物，仲景用药多用**试服**方法，如赤丸方的服用方法：先食酒饮下三丸，日再夜一服，不知，稍增之，以知为度。这种小心谨慎，步步为营的用药思路和大刀阔斧地用芒硝、大黄等峻下之药急下存阴的思路全然相反，这也正是仲景灵活的辨证思维的体现。

仲景《伤寒杂病论》中剂型运用开万世之先河，归纳全书中所有剂型，有汤剂（麻黄汤）、丸剂（鳖甲煎丸）、散剂（五苓散）、栓剂（矾石丸）、灌肠剂（猪胆汁方）、膏剂（乌头煎）、洗剂（百合洗方）、熏剂（雄黄熏方）。然半夏方中，共有丸剂、散剂、汤剂三种剂型。其中，以散剂和丸剂的运用广泛且较为有特点。

仲景所用**散剂**，有用水煎煮去滓取汤服用或不煮直接服用，纵观仲景所用散剂，如五苓散、赤小豆当归散、天雄散等不煎煮服用的散剂，不图速效，但求功效持久，然其效速又当在丸剂之上；再如半夏干姜散、薏仁附子败酱散等皆煎煮后服用，且为顿服，意在一鼓作气，攻病取快，图其速效。生半夏为末，有抗炎利水消肿作用，可用于外伤瘀血等。

仲景书中所用丸剂根据病情需要制作十分细致，赋形剂也是多种多样，有蜜、米饭、枣肉、姜汁、胶汁等。丸剂的大小也是因病而异，有梧子、弹子、鸡子黄、小豆、兔屎等各种大小的丸剂。取其性缓图治的半夏**丸剂**如鳖甲煎丸、半夏麻黄丸。其丸剂监制药物毒性的方剂如赤丸、干姜人参半夏丸。可见，仲景制方根据性别、年龄、禀赋、病情灵活制定丸剂剂量，这些充分体现了仲景辨病辨证论治的精神。

益◎白术法

对于气味苦温的药物，张仲景比较常用的便是麻黄和白术。

白术，入脾、胃经，是补充胃气最好的药物。脾胃主肌肉，胃气充盈，则肌肉孔武有力；胃气不足，则肌肉瘦削。胃气属于胃阳，胃液属于胃阴，胃阴就是消化液，胃阳就是胃动力。

《神农本草经》记载其气味苦温，将"术"列为上品，言其"主风寒湿痹、死肌、痉、疸，止汗，除热，消食。作煎饵，久服轻身，延年，不饥"。麻黄与白术相比，麻黄所用者为地上部分，为《本经》中品药；白术所用者为地下的干燥根茎，为《本经》上品药。因此麻黄之气大而味轻，白术之味大而气轻。麻黄气大则动，能由表及里泻郁滞；白术正好相反，味大则静，能由表及里温肌表脏腑。麻黄泻肌表之郁则出汗，故《本经》记载"发表出汗"；白术温肌表，可使肌表功能恢复，故《本经》记载"止汗"。因此虽同为苦温药，但由于气味侧重不同，则会出现完全不同甚至相反的功效。

仲景对于白术的应用是有规律的。仲景主要用其来治疗脾胃虚弱本病及肌肉病变，如水气浸于肌肉，寒湿浸淫肌肉，脓血滥于肌肉等。

治脾胃虚弱、胃动力不足

如"传太阴，脉濡而大，发热，下利，口渴，腹中急痛，宜茯苓白术厚朴石膏黄芩甘草汤。""阳明受之即与太阴俱病，则腹满，身热，不欲食，谵语，脉时高时卑，时强时弱，宜大黄石膏茯苓白术枳实甘草汤。""温病（太阴温病），下之大便溏，当自愈；若下之利不止者，必腹满，宜茯苓白术甘草汤主之。""心下满，微痛，小便不利者，桂枝去桂加茯苓白术汤主之。""小便不利，微热，消渴者，五苓散主之。""脾脏结，腹中满痛，按之如覆杯，甚则腹大而坚，脉沉而紧，白术枳实桃仁干姜汤主之。若腹中胀痛，不可按，大便初溏后硬，转矢气者，此为实，大黄厚朴枳实半夏甘草汤主之。""协热而利，利下不止，心下痞硬，表里不解者，桂枝人参汤主之。""夫病人腹痛绕脐，此为阳明风冷，谷气不行，若反下之，其气必冲，若不冲者，心下则痞，当温之，宜理中汤。""太阴病，大便反硬，腹中胀满者，此脾气不转也，宜白术枳实干姜白蜜汤。""太阴病，下利，口渴，脉虚而微数者，此津液伤也，宜人参白术芍药甘草汤。""太阴病，不吐、不满，但遗矢无度者，虚故也，理中加黄芪汤主之。""太阴病，欲吐不吐，下利时甚时疏，脉浮涩者，桂枝去芍药加茯苓白术汤主之。""太阴病，吐逆，腹中冷痛，雷鸣下利，脉沉紧者，小柴胡加茯苓白术汤主之。""太阴病，有宿食，脉滑而实者，可下之，宜承气辈。若大便溏者，宜厚朴枳实白术甘草汤。""伤寒，本自寒下，医复吐、下之，寒格，更逆吐、下，麻黄升麻汤主之；若食入口即吐，干姜黄芩黄连人参汤主之。""寒疝，腹中痛，若胁痛里急者，当归生姜羊肉汤主之。""消渴，欲饮水，胃反而吐者，茯苓泽泻汤主之。"治疗霍乱的理中汤、白术石膏半夏干姜汤、理中加人参栝蒌根汤，治疗宿食的白术茯苓半夏枳实汤，"饮水即吐，食谷则利，脉迟而弱者，理中加附子汤主之。""心下有痰饮，胸胁支满，目眩，脉沉弦者，茯苓桂枝白术甘草汤主之。""心下有支饮，其人苦冒眩，泽泻汤主之。""水饮，心下坚，大如盘，边如旋杯，枳实白术汤主之。""吐血不止者，柏叶汤主之，黄土汤亦主之。"治妊娠胎动的白术散，妊娠腹中绞痛的当归芍药散，"妇人怀孕六七月，脉弦，发热，其胎愈胀，腹痛，恶寒，少腹如扇，所以然者，子脏开故也，当以附子汤温之。""妇人妊娠，身无他病，宜常服当归散，则临产不难，产后亦免生他病。"

以上方中的白术，都是用于健脾温胃利湿，增加脾胃的动力，多见于太阴病、霍乱、心下痞、腹满、腹痛、吐利等中焦脾胃病。

解肌去风寒湿邪——肌肉关节病

湿气。如"湿气在下，中于水冷，从腰以下重，两足肿，脉沉而涩者，桂枝茯苓白术细辛汤主之。""湿家，身烦疼，可与麻黄加术汤，发其汗为宜。""风湿，脉浮，身重，汗出，恶风者，防己黄芪汤主之。""里水，一身面目黄肿，其脉沉，小便不利，甘草麻黄汤主之；越婢加术汤亦主之。""伤寒八九日，风湿相搏，不能自转侧、不呕、不渴，脉浮虚而涩者，桂枝附子汤主之；若大便坚，小便自利者，白术附子汤主之。（一服觉身痹，半日许再服，三服都尽，其人如冒状，勿怪，即术附并走皮中，逐水气，未得除耳。）"湿气在内，与脾相搏，发为中满，胃寒相将，变为泄泻。中满宜白术茯苓厚朴汤，泄泻宜理中汤；若上干肺，发为肺寒，宜小青龙汤；下移肾，发为淋漓，宜五苓散；流于肌肉，发为黄肿，宜麻黄茯苓汤。""心下逆满，气上冲胸，起则头眩，脉沉紧，发汗则动经，身为振振摇者，茯苓桂枝白术甘草汤主之。""身瞤动，振振欲擗地者，真武汤主之。""病历节，疼痛，两足肿，大小便不利，脉沉紧者，甘草麻黄汤主之；脉沉而细数者，越婢加白术汤主之。"

寒气。"寒病，骨痛，阴痹，腹胀，腰痛，大便难，肩背颈项引痛，脉沉而迟，此寒邪干肾也，桂枝加葛根汤主之；其著也，则两胠痛，甘草干姜茯苓白术汤主之。""寒病，腹满肠鸣，食不化，飧泄，甚则足痿不收，脉迟而涩，此寒邪乘脾也，理中汤主之；其著也，则髀枢强痛，不能屈伸，枳实白术茯苓甘草汤主之。""少阴病，得之一二日，口中和，其背恶寒者，当灸之，附子汤主之。"

风气。如"风湿相搏，骨节疼烦，掣痛，不得屈伸，近之则痛剧，汗出，短气，小便不利，恶风，不欲去衣，或身微肿者，甘草附子汤主之。""风病，四肢懈惰，体重，不能胜衣，胁下痛引肩背，脉浮而弦涩，此风邪乘脾也，桂枝去桂加茯苓白术汤主之；若流于胃腑，则腹满而胀，不嗜食，枳实厚朴白术甘草汤主之。"

白术是健脾祛湿的药物，去上焦和在表的湿气，须配伍麻黄；去中焦的湿气和痰饮，须配伍茯苓、桂枝等，"病痰饮者，当以温药和之"；去脏腑内部、下焦及筋骨间湿气及脓肿者，须配伍附子。可见，上焦如雾，用麻黄、桂枝等味薄性轻宣发之品；中焦如沤，用桂枝、茯苓等温阳利水化痰饮之药；下焦如渎，用大剂量附子等味厚性沉、搜筋剔骨之药。可见，白术可以去一身之湿，只要有不同的引经药，就会到达不同的部位。

对于白术的不同用法，在量上也有区别，仲景对此有严格要求：用于祛风胜湿则重用白术，用于消痰化饮则量轻，白术用散剂、丸剂的剂量小，而在汤剂中应酌情调整剂量，余者中等剂量。阴虚血少及津亏精乏者、脾胃实而腹满者、肾气动而脐上筑者，忌用白术。另外，仲景多用生白术。

因为白术苦温而静，可由外而里温肌表脏腑，故仲景将此药与桂枝或附子等配伍，桂枝、附子由里而外温通经络，白术由外而里温经络，治疗关节因寒气、水饮等出现不通诸证，可使寒温饮化，如甘草附子汤等。白术和炮附子搭配时，有一个重要的作用，就是排脓，这时白术的量要大于附子的量，不能等量。**仲景有五个排脓汤：对常见于器官、肌肉组织深部或附骨的阴性寒湿性脓肿，用白术附子汤和薏苡附子败酱汤；对腹膜炎、肝脓肿等阳性湿热脓肿用当归赤小豆汤；对肺部脓肿用桔梗汤；对下焦阑尾盆腔等部位用大黄牡丹汤和薏苡附子败酱汤。**

白术能由外而里温脏腑，仲景多将其与茯苓配伍温化各部水饮，如真武汤、苓桂术甘汤、五苓散等；多与干姜配伍温养脏腑，如理中汤。需说明，唐代之前的医籍中只有术，而无苍术、白术之分，最早的《外台秘要》出现个别方有苍术，其余医书记载均为白术，而"白"字为宋臣校正古医书时所加，林亿的《新校备急千金方·例》中记载："如白术一物，古书只言术，近代医家咸以术为苍术，今则加以白字，庶乎临用无惑矣。"未经宋臣校正之医书均只言术，如《五十二病方》《武威汉代医简》《肘后备急方》等。至于仲景所用之白术究竟为现在之苍术还是白术已经很难考证，且现在争论亦很大。从药物性状来看，白术与苍术很相近，白术之质地较苍术稍结实，白术之质量比苍术稍重，而苍术之气较白术雄壮，因苍术气大，古人亦用此药来辟邪，因此苍术之气较白术大，而味较白术轻，故苍术通经络去水饮之力大于白术，而白术静而健脾胃之功较苍术强。

药对

白术、炙甘草按 1∶1 等量比例使用的，如苓桂术甘汤、理中汤、甘姜苓术汤、甘草附子汤、麻黄升麻汤、黄土汤，等等。白术与甘草配伍，在等量及甘草重用时，均主要体现健脾益气作用，相应方剂，均为虚实夹杂之证，其虚主在中焦脾胃，其邪多为水湿内停；在白术用量重于甘草方中，二者相伍除健脾之效外，主要体现白术祛湿之功，相对于茯苓泽泻汤等方，此类湿邪主要在肌表经络，白术重用以"走皮中逐水气"。

白术、桂枝相伍，二药都解肌，一静一动，二药合用量之差别主要体现在主治病中。白术配桂枝主要作用有二：一为化气行水，助桂枝温补；二为健脾，进而解表。苓桂术甘汤、五苓散、茵陈五苓散、茯苓泽泻汤均为饮邪内停而设，苓桂术甘汤中白术、桂枝比例为1∶1.5，是方为脾虚饮停，病在中焦，但见心下满、胁胀、悸眩、短气等症，饮停脾胃而有凌心射肺、上蒙清阳之机，故桂枝用量较白术为重，突出桂枝温阳化气、平冲降逆之效，比较方中之白术、茯苓配伍，白术、甘草配伍，白术、桂枝配伍，其中茯苓、桂枝均较白术、甘草量重，因此方中首重利水化饮、平冲降逆；茯苓泽泻汤证亦有饮邪上逆之势，条文明确指出"胃反，吐而渴欲饮水"，但比较苓桂术甘汤，白术用量反较桂枝为重，二方虽同为饮停中焦，但本方以呕为主症，偏于饮邪在胃，胃气上逆，故方中又以生姜四两降逆散饮，参之方中白术、茯苓之比，白术、泽泻之比，利水化饮立意明确，因此方中白术、桂枝比例1∶0.67，白术量重，突出在此方中健脾益气之效，二者合用温运脾阳，治在本虚；五苓散、茵陈五苓散以水蓄下焦、小便不利为主证，桂枝用量较方中各利水药为轻，是方亦主在利水，但白术与茯苓、猪苓等量相配，因此白术、桂枝比例为1∶0.67，本方意在温运脾阳、通阳化气，治在中焦脾阳。此外，从各自方中所用药物用量比较来看，若内有停饮之证，则仲景首重利水化饮，白术用之多治在中焦脾胃，以益气健脾为主要功效；当白术、桂枝相伍时，若需温运脾阳则白术重于桂枝，如欲化饮降逆则桂枝重于白术。

甘草附子汤、麻黄加术汤所治均为风湿在表，而各有虚实之偏：麻黄加术汤为治寒湿在表，白术重用至四两，较桂枝1倍为多，二者相伍，白术逐在表之湿；甘草附子汤为治风湿在表兼有阳虚，桂枝用至四两，有通阳散寒之功。甘草附子汤，是方以痛、恶寒为主要表现，白术桂枝比例1∶2，强调桂枝振奋阳气，散寒止痛之效。治风寒湿在表、在经之证，对于阳虚寒盛，以肢节疼痛为主证者，桂枝量重于白术，以重在通阳散寒止痛；而于湿盛者，白术量重于桂枝，二者合用，桂枝通阳化气有助白术健脾祛湿之效。

桂枝人参汤有脾阳虚衰病机，以下利为主要表现，两方白术、桂枝用量为1∶1.33，且桂枝人参汤证另兼表证未解，因此方中二药相伍，主要在于温运脾阳；薯蓣丸立足中焦，补益气血阴阳，疗"风气百疾"，乃桂枝方中加入他药而成，兼具温阳与祛风之效，其白术与桂枝相伍，主要体现温阳健脾的协同作用。在以脾虚为主证的方中，白术用量较桂枝为小或等量，功效在于温脾益气。

白术生姜合用，水饮内停者，生姜多重用，取其协同，温中化饮增强疗效；水湿偏表者，白术量重，以走皮间逐水气；合用生姜意在散寒通阳，即加强温中化饮、降逆止呕、散寒除湿的作用。白术生姜配伍，生姜多相对量重。桂枝去桂加茯苓白术汤，治脾虚水饮内停，津液不布，白术生姜等量，生姜温化水饮又有宣散水津之效，二者同用，相对白术、茯苓同用，温中化饮效著；真武汤、茯苓泽泻汤、茯苓饮，均治水饮内停，为病或呕或利或肢肿，生姜用量均较白术为重，合用以突出温化水饮、降逆止呕功效；越婢加术汤主治皮水，其病机为肺失通调，脾失转运，水液输布失常，多兼有恶风发热、汗出或无汗等表证，此时生姜之用，次在温中化饮，而主在协同麻黄宣肺，协同大枣和营卫，协同白术祛肌表湿邪。

白术干姜相配，二者多等量或干姜量重，取之协同温补中阳，健脾止利。白术、干姜用之多等量相配。理中丸中，白术与干姜温中健脾，以理中焦，两药用量的配伍意义，与白术、人参药对意义相同，理中丸以补虚为主，治疗中焦虚寒证，二者配伍用以温补中阳；桂枝人参汤意同理中汤。甘姜苓术汤治脾阳虚寒湿下注，除下利证外，又见体重、腰冷，干姜重用温补中阳，对比白术、茯苓配伍，白术与干姜配伍突出温中之效。

白术、茯苓以1∶1剂量配伍者，如桂枝去桂加茯苓白术汤，主治脾虚津伤、水气内停之证，二者相伍用之健脾益气，渗利水湿，其中白术健脾益气，治在本虚，以助脾转运水津；五苓散为水饮停于下焦（膀胱）、气化不利之证，二者合用主在健脾利水；《外台》茯苓饮为饮停胸胃、脾胃气虚之证，虚中夹实，方中人参、白术、茯苓相伍，且用量均为3两，较枳实2两及陈皮2两半为多，白术茯苓二者合用主要在健脾化饮；猪苓散病机为呕吐后饮邪未尽，中阳不运，水津不布，邪实而兼脾虚，白术伍以茯苓，健脾利水；茵陈五苓散证为湿热内蕴、湿重于热，白术茯苓二者配伍健脾利湿；当归芍药散为肝脾失调、气血郁滞湿阻之证，白术茯苓二者针对脾虚湿阻而设，用之利湿健脾；麻黄升麻汤治阳气内郁、肺热脾寒之证，脾阳虚衰，见下利不止，白术茯苓二者用之温中健脾、渗湿止泻。另外，从以上方剂条文中来看，除《外台》茯苓饮，均有明确指出小便不利、渴或利等水湿内停症状，且在上述方中，方证病机多为虚实夹杂，脾虚湿盛，因此白术茯苓二者等量配伍，主要体现健脾和利水的协同作用，补虚和泻实并用，增强疗效。

在茯苓戎盐汤、真武汤、甘姜苓术汤中，强调小便不利、肢体沉重等水湿不运、流溢肢体经络之症状，苓桂术甘汤、茯苓泽泻汤中，突出悸、满、呕吐等饮邪上逆证，因此，结合病机，方证虽亦为虚实同患，但此类均为邪实偏盛之证，故茯苓重于白术，二者配伍增强渗利水湿之效。

在附子汤、薯蓣丸、侯氏黑散中，白术用量均重于茯苓；附子汤温阳化湿，镇痛散寒，主治阳虚寒湿疼痛，薯蓣丸疗虚劳、补益气血阴阳，侯氏黑散寒温并用、清补兼施，相对前述方剂，三方皆有健脾温中，补益脾气之效，且无饮邪之患，故白术重于茯苓，二者相伍主在健脾益气之功。所以，白术茯苓相配，健脾益气，渗利水湿。

白术、人参等量或人参相对量重配伍，主要为益气健脾之效，且两药用量一般相差较小。白术用量明显重于人参者（用量在 1 倍差别以上），多用于风寒湿痹症中，且白术多于附子、桂枝类相伍，主要体现祛风除湿作用。

白术麻黄相配，主要用于风湿在表之病，麻黄辛温，宣散发越，外透肌腠，一助白术逐湿，二可散寒通阳止痛，在麻黄加术汤、越婢加术汤中均为此意；而书中麻黄实际用量差别较大，越婢加术汤用至 6 两，解表方中一般为 2 两，对比相应方中其余药物用量，麻黄用量相对重时多有石膏、知母、黄芩等寒凉药物佐制，此取发越阳气之功而无助热之弊。

白术配附子者，"病痰饮者，当以温药和之"，饮为阴邪，得阳则化，水惟畏土，得土而制，附子温阳，白术健脾燥湿，二者合用，温先天补后天，化气利水，合用主治阳虚水盛之证。真武汤以小便不利、四肢重、下利、咳、呕、悸眩为主要表现，阳虚水湿内停，泛溢表里，方中白术、附子等量为伍，一则温阳利水，另则温先天补后天，培土制水，标本同治。附子汤治少阴阳虚寒湿身痛证，是因阳虚而寒湿之邪凝滞，故重用附子以温经祛寒镇痛，然湿为阴邪，易伤阳气，故在祛寒的同时仍需重用白术以健脾祛湿，相比真武汤证，附子汤中术、附倍用，散寒止痛与逐风寒湿邪作用显著。黄土汤治虚寒下血，其病机为中气虚寒、脾阳不运、气不摄血而便血，故其治主在温扶脾阳，一方面白术健脾以益其气，另一方面附子温补以疗其寒，使虚寒同治，则便血自愈，是方术附二者主在补火暖土。

甘草附子汤、术附汤治疗寒湿痹症，二者皆以阳虚为本，以肢节疼痛为主要表现，附子用量均较真武汤为重，意在取其散寒止痛之功。附子白术配伍运用基本病机为脾肾阳虚，在痹症中，二者用量较重，取其散寒止痛、逐寒湿温通经络之作用，且多为等量运用；在水饮内停证中，二者合用体现益火补土、化气利水之功效。

白术泽泻配伍，当泽泻用量明显多于白术时，乃用于治疗水饮内停。泽泻汤降逆止眩，健脾化饮，主治饮停胃脘（支饮），上蒙清窍，以"冒眩"为主证，其中又以"苦"字强调病情严重程度，相较于苓桂术甘汤，本方证饮邪致病明显较重，因此方中泽泻重用至5两，利水消饮，白术用至2两，培土制水，健脾为辅；五苓散中，白术与茯苓比例为1∶1.67，接近1∶2比例，治疗水蓄下焦，用意亦在利水消饮；茯苓泽泻汤中，以呕、渴为主要表现，参之方中白术与茯苓配伍比例，茯苓重用至半斤，本方证亦为水饮内停重证，但对比泽泻汤、五苓散而言，是证脾虚病机较明显，且反复呕吐更伤中气，因此茯苓重用至半斤，以渗利水湿，又与白术为伍，补益脾气，其泽泻用量虽不及茯苓，但实际意义仍是利水消饮为主；当归芍药散治肝脾失调，肝木克土，气血郁滞湿阻，从临床运用指征来看，多见身（肢）体肿胀症状，为水湿内停，脾失转运所致，方中泽泻重用至半斤，意在利水消肿，比较方中白术茯苓用量，以泻实为主，湿去则脾运。

仲景泽泻运用指征，为水饮内停，或在脾胃，或停于下焦，或流溢肢体，泽泻用量都重者，意在急利水饮治标，其病症多为小便不利、呕、眩重症；从白术泽泻配伍比例与白术茯苓配伍比例之比较来看，后者同用时健脾之功较前者为著，对于脾虚饮停病机明显者，茯苓重用配以白术相对于泽泻重用配伍白术，更能突出健脾补虚作用。

白术枳实配伍时，白术健脾利湿解肌，枳实通利肠道，二者合用可以更好地健脾利湿逐饮。在枳术汤与茯苓饮两方中，枳术汤病机为脾虚气滞，水湿内阻，以"心下坚"为主证，即上腹部胀满之症，为气机郁滞之故，故方以枳实破气消胀通肠，白术用以二两健脾化湿，两药合用行大于补，行气为主；茯苓饮治饮停于中，脾虚气滞，方中茯苓、生姜、白术合用有利水化饮之功，用量均较枳实为重，重在利水消饮，白术、人参重于枳实、陈皮，补益重于行气，是方脾虚饮停兼有气滞，白术重于枳实，主在健脾利湿。白术枳实相配，重在健脾理气，气滞为重者重用枳实，脾虚湿盛者白术为重。

白术通便的原理，是将脾湿下行入肠道而行增液行舟之法，遂可便通。水气相因而行，海金沙、鸡内金可行水消肿。

震◎芍药法

芍药，唐宋时期就有赤芍、白芍之分。但其区分方法与现今有本质区别。由于受科学技术限制，当时历史条件下只能从花和根的颜色来区分，是不科学的。在现今商品中药中，赤、白之分由于是同一基原，只能从其家种和野生及采集加工炮制方法来区别。家种芍药根肥大平直，采挖后经刮皮、沸水煮后晒干，称之为白芍，其颜色和有效成分已发生变化。有如生地与熟地、生首乌与制首乌一样的道理。野生芍药根多瘦小，多弯曲而多筋皮，采挖后直接晒干（亦有刮皮者，但未经沸水煮）称之为赤芍。其原有成分未发生变化。在临床性效和主证上均有较大区别。故仲景所用之芍药为赤芍。

《神农本草经》："主邪气腹痛，除血痹，破坚积，止痛，利小便，益气。"《名医别录》："通顺血脉，缓中，散恶血，逐贼血，去水气，利膀胱大小肠，消痈肿，时行寒热，中恶腹痛腰痛"。《日华子本草》："女人一切病，胎前产后诸疾，治风补劳，退热除烦，益气，惊狂头痛，目赤明目，肠风泻血痔瘘，发背疮疥"。《本草崇原》："风木之邪，伤其中土，敛脾络不能从经脉而外行，则腹痛，芍药疏通经脉，则邪气在腹而痛者可治也。心主血，肝藏血，芍药察木气而治肝，禀火气而治心，故除血痹，除血痹则坚积亦破矣。血痹为病，则身发寒热，坚积为病，则或痃或癖，芍药能调血中之气；故皆治之。止痛者，止痃癖之痛也。肝主疏泄，故利小便。益气者，益血中之气也，益气则血亦行气。"《本草纲目》："芍药同白术补脾，同川芎泻肝，同人参补气，同当归补血，以酒炒补阴，同甘草止腹痛，同黄连止泻痢，同防风发痘疹，同姜、枣温经散湿。"《得配本草》："泻木中之炎，土中之木，固腠理，和血脉，收阴气，退虚热，缓中止痛，除烦止渴。治脾热易饥，泻痢后重，血虚腹痛，胎热不安。"《神农本草经百种录》："主邪气腹痛，肝气乘脾则痛，敛肝气则痛除。除血痹，肝邪凝滞之病。破坚积，寒热病痕，肝邪结聚之疾。止痛，知和则痛止。利小便，肝气下达于宗筋，故小便亦利。益气。肝气敛则受益。"《本草新编》："能泻能散，能补能收，赤白相同，无分彼此。其功全在平肝，肝平则不克脾胃，而脏腑各安，大小便自利，火热自散，郁气自除，痈肿自消，坚积自化，泻痢自去，痢痛自安矣。"

可见，**芍药主要是柔肝泻脾、缓急止痛，其缓急止痛的机理是促进静脉回流，缓解门脉系统的压力**。如小柴胡汤方后云"若腹中痛者，去黄芩加芍药三两"，通脉四逆汤加减法"腹中痛者，去葱加芍药二两"，防己黄芪汤方后有"胃中不和者，加芍药三分"及"腹痛加芍药"。胸满则不用芍药。仲景保肝还有一个药对，就是鳖甲和当归。

桂枝加芍药汤、桂枝加大黄汤、小建中汤、黄芪建中汤，原仲景用芍药量为六两，为最大用量，约合今用 90 克（此为研究《伤寒论》药物剂量时，按汉制一两 15 克换算，不代表临床实际使用量，下同）。如桂枝加芍药汤，在桂枝汤的基础上加重了芍药用量，以通阳和络、缓解门静脉系统压力、平衡腹部及盆腔动静脉循环、缓急止痛治疗太阳病误下后，导致邪陷太阴，脉络不和的腹满时痛者。桂枝加大黄汤则是在桂枝加芍药汤基础上再加大黄二两（30克）泻实导滞，治疗"大实痛"者。小建中汤、黄芪建中汤均是以小建中汤为主治疗中焦虚弱，气血不足之证，加黄芪以治气虚之虚劳里急，腹痛绵绵。芍药甘草汤、桂枝加芍药生姜各一两人参三两新加汤、胶艾汤，这三方中芍药用量为四两，约合今用 60 克。桂枝汤、桂枝加桂汤、桂枝加附子汤、桂枝加厚朴杏子汤、桂枝加黄芪汤、桂枝加龙骨牡蛎汤、柴胡桂枝汤、芪芍桂酒汤、黄芪桂枝五物汤、桂枝去桂加茯苓白术汤、真武汤、芍药甘草附子汤、附子汤、小青龙汤、小青龙加石膏汤、乌头汤、乌头桂枝汤、当归四逆汤、当归四逆加吴茱萸生姜汤、黄芩加半夏生姜汤、栝蒌桂枝汤、桂枝芍药知母汤、大柴胡汤，这二十三个方中，原方多用芍药至二两或三两，约今用 30～45 克。四逆散、黄芩汤、葛根汤、葛根加半夏汤、桂枝加葛根汤、桂枝麻黄各半汤、桂枝二麻黄一汤、桂枝二越婢一汤、甘遂半夏汤、温经汤、黄连阿胶汤、麻黄升麻汤、奔豚汤、麻子仁丸、桂枝茯苓丸、枳实芍药散、排脓散、当归散、大黄䗪虫丸、薯蓣丸这二十方，原方用芍药量多为一两半之内，约合今用 15～25克。而王不留行散、王瓜根散、鳖甲煎丸这三方均是活血破瘀之方，取芍药清血热、散恶血、通痹调营止痛之意，并有防止攻破伤阴之作用。一般用丸、散剂者剂量很小，约 5 ～ 10 克。

仲景治痛用芍药。《金匮要略》全书条文中有 99 条提及疼痛并结合病位，将痛证分为头疼、胁痛、脘痛、腹痛、痹痛、痛经等，依据病性又有虚实寒热之分。仲景在组方治疗时用芍药者 35 方，且多为治疗痛。《名医别录》载："芍药，通顺血脉，缓中，散恶血，逐贼血，去水气，利膀胱大小肠，消痈肿，时行寒热，中恶，腹痛腰痛。"其中防己黄芪汤方后云："胃中不和者，加芍药三分。"《本经》在讲到芍药主治中特别提到"腹痛"二字，与上同，可见仲景用药与《本经》符旨合意。

仲景无论是治疗虚性疼痛，还是治疗实性疼痛，无论是热性疼痛，还是寒性疼痛，都用到芍药的收缩静脉、扩张动脉、缓解肌肉静脉及门脉压力的功能。如桂枝加芍药汤、桂枝加大黄汤、小建中汤、黄芪建中汤中，原仲景用芍药量为六两，按照汉代度量衡制，仲景的 1 两相当于现代的 15.6 克，六两就是 93.6 克。芍药甘草汤，桂枝加芍药生姜各一两人参三两新加汤，胶艾汤这三方中用量为四两，合 62.4 克；桂枝汤、桂枝加桂汤、桂枝加附子汤、桂枝加厚朴杏子汤、桂枝加黄芪汤、桂枝加龙骨牡蛎汤、柴胡桂枝汤、芪芍桂酒汤、黄芪桂枝五物汤、桂枝去桂加茯苓白术汤、真武汤、芍药甘草附子汤、附子汤、小青龙汤、小青龙加石膏汤、乌头汤、乌头桂枝汤、当归四逆汤、当归四逆加吴茱萸生姜汤、黄芩加半夏生姜汤、栝蒌桂枝汤、桂枝芍药知母汤、大柴胡汤等方中，多用至二两或三两，合 31.2 ～ 46.8 克；四逆散、黄芩汤、葛根汤、葛根加半夏汤、桂枝加葛根汤、桂枝麻黄各半汤、桂枝二麻黄一汤、桂枝二越婢一汤、甘遂半夏汤、温经汤、黄连阿胶汤、麻黄升麻汤、奔豚汤、麻子仁丸、桂枝茯苓丸、枳实芍药散、排脓散、当归散、大黄䗪虫丸、薯蓣丸等方中用量多为一两半之内，合 23.4 克。当归散、当归芍药散，归芍术并用，以养血疏肝安胎（白芍用到 1 斤为 16 两，合 250 克，0.5 斤也有 8 两，即 125 克）。王不留行散、王瓜根散、鳖甲煎丸这三方均是活血破瘀之方，用芍药剂量很小。看来仲景的效如桴鼓，是现代中医不能企及的境界。但近年来，附子的用量已经突破了常规，甚至有用到 700 克之多。经方不传之秘在于药量，这种药量有谁敢用？

如虚性疼痛，《金匮要略》："血痹，阴阳俱微，寸口关上微，尺中小紧，外证身体不仁，如风痹状，黄芪桂枝五物汤主之。"《金匮要略·血痹虚劳病脉证治》："虚劳里急，悸，衄，腹中痛，梦失精，四肢痠痛，手足烦热，咽干口燥，小建中汤主之。"101 条："伤寒，阳脉涩，阴脉弦，法当腹中急痛，先与小建中汤，不差者，小柴胡汤主之。"《金匮要略·妇人杂病脉证治》："妇人腹中痛，小建中汤主之。""妇人产后虚羸不足，腹中刺痛不止，吸吸少气，或苦少腹中急，摩痛引腰背，不能食饮。产后一月日，得服四五剂为善，令人强壮，宜。"仲景还用当归芍药散治疗孕妇腹中虚痛等证，主要是水血同治之法。枳实芍药散治疗产后腹痛，芍枳并用，敛破并进，用芍药既防枳实攻伐太过，又引气分药入血分，以和营柔肝缓中止痛。《金匮要略·妇人妊娠病脉证并治》："妇人怀娠，腹中㽲痛，当归芍药散主之。"《金匮要略·妇人杂病脉证并治》："妇人腹中诸疾痛，当归芍药散主之。"《金匮要略·妇人产后病脉证治》："产后腹痛，烦满不得卧，枳实芍药散主之。"

实性疼痛，103 条："太阳病，过经十余日，反二三下之，后四五日，柴胡证仍在者，先与小柴胡汤；呕不止，心下急，郁郁微烦者，为未解也，与大柴胡汤下之则愈。"279 条："本太阳病，医反下之，因尔腹满时痛者，属太阴也，桂枝加芍药汤主之，大实痛者，桂枝加大黄汤主之。"96 条："若腹中痛者，去黄芩加芍药三两。"若疼痛甚者，279 条桂枝加芍药汤条文中"腹满时痛"，如 100 条小建中汤条文中"腹中急痛"，桂枝加大黄汤中"大实痛者"，随着疼痛程度加重，芍草比例由 1∶1 增加至 3∶1。

寒热错杂的疼痛，如《金匮要略·中风历节病脉证并治》："诸肢节疼痛，身体尪羸，脚肿如脱，头眩短气，温温欲吐，桂枝芍药知母汤主之。"317 条通脉四逆汤条有"腹中痛者，去葱，加芍药二两"，提示腹痛时必用芍药，且与甘草等量相合。351 条："手足厥寒，脉细欲绝者，当归四逆汤主之。"其他如桂枝去桂加茯苓白术汤、真武汤，方用芍药，除缓急止痛外，还与白术相配健脾和中以利水，且有调理肝脾之效。桂枝加桂汤"奔豚病，从少腹上冲咽喉，发作欲死，复还止，皆从惊恐得之"，治心阳虚奔豚证，方中芍药有理肝降逆、缓解门脉压力之功；麻子仁丸证，因汗多小便数，脾为燥热约束，不能为胃行其津液而大便秘结，用芍药养营血、益脾阴，健脾和胃，使下而不伤。

关于白芍，最著名的一个方剂，就是四物汤。四物汤是补血的方子，其中白芍就是用来加速静脉回流的药物。川芎则是类似于西药中扩张动脉血管的药物，中医叫行气化瘀，同时川芎还兼有阿司匹林的作用，所以头痛的患者要加大川芎用量。当归则是补血管中的血细胞，而真正补血的是熟地，那是补肾填精，促进骨髓干细胞造血功能的真正补血的药物，生地也有补血作用，同时还有化瘀行血的作用。如果再加上桂枝加速动脉行血，加上人参、黄芪、枣草等，中焦变化而赤，连血浆一起都补了，补血效果会更好。

郁金去血热，尤其对于女士的逆经，郁金专治。四物汤中的白芍与川芎经常合用，这个川芎就类似于西医的阿司匹林和氢氯吡格雷，但川芎要比阿司匹林安全和高效得多了。在心衰及动脉血栓的情况下，尽量慎用，或配伍温经化瘀药物同用。

大剂量芍药可以治疗便秘，亦说明此药酸苦通下。仲景运用芍药的方剂均用其酸苦之性，如桂枝汤、葛根汤、芍药甘草汤等，即是用芍药酸苦以解肌表之郁闭，桂枝汤所适用之病便是风寒之邪郁闭在肌肉，较膜理深，故用酸苦之芍药疏通肌肉，再以桂枝辛温向外汗出则愈；桂枝加芍药汤、小建中汤、真武汤，即是用芍药酸苦之性以解腹络不通之腹痛等证；麻子仁丸即是用芍药酸苦通下之性治便秘。

仲景以芍药利水。伤寒诸家是以有无水湿留滞为选用关键。正如真武汤证因阳虚而致水邪为患，用芍药，其作用主要在于利水解痉破阴结，以开水液下行之路。水饮内停，表里阳气被遏而气机不利，治以桂枝去桂加茯苓白术汤，方中芍药配茯苓、白术，亦取其利水饮而不伤阴，和血脉而止疼痛之效用。《伤寒论》《金匮要略》方剂中以白芍配伍治水气的方剂有小青龙汤、小青龙加石膏汤、甘遂半夏汤、真武汤、桂枝去桂加茯苓白术汤五方。

芍药能治上中下三焦之水饮。上焦如雾，《伤寒论》小青龙汤治疗表证未解，心下胃脘处有水饮停留之外寒内饮证。因外有风寒，内停水饮，水寒相搏，饮动不居，肺失宣降，故有咳喘痰多而稀的症状。故治以解表散寒，温肺化饮的小青龙汤。如小青龙汤证咳喘兼见烦躁，水饮挟热者，宜小青龙加石膏汤。芍药在这两个温化痰饮兼治表邪的方剂中，一则使温化药不致太过，二则化饮而不伤阴。**中焦如沤**，治疗留饮欲去，证见"脉伏，其人欲自利，利反快，虽利，心下续坚满"的甘遂半夏汤，则以芍药协甘遂、半夏破结逐饮利水，合甘草、白蜜，敛阴和营，以免利水伤阴之弊。**下焦如渎**，芍药苦降，与利水药配伍，通利小便、去水气而不伤阴，如真武汤。

另外，以"小便不利"为主证或兼证的方剂如《伤寒论》28条的桂枝去桂加茯苓白术汤，82、316条的真武汤，而40条的小青龙汤的组成中均有芍药而有利尿的作用。白芍酸甘，益肝血，养肝阴，以柔肝调肝，促进肝门静脉的双向压力调节，以及下腔静脉的静脉血回流，以达到腹腔及周身动静脉循环的平衡，即不足者补之，太过者抑之，使肝之门静脉疏泄功能正常，小便利否与肝之门静脉疏泄密切有关，正所谓"肾司二便，其职在肝"。

正如《本草经疏》对白芍利小便云："其主收而补，制肝补脾，走健脾经，脾主中焦，以其正补脾经，故能缓中土。脾虚则水泛滥，脾实则水气自去，故去水气。土坚则水清，故利膀胱大小肠……酸寒能泻肝，肝平则脾不为贼邪所干，脾健则母能令子实，故安脾肺……"《神农本草经》云："芍药能利小便而有行阴利水之功。"《本草纲目》曰："芍药主邪气腹痛，除血痹，破坚积，治寒热疝瘕，止痛，利小便，益气。"如真武汤、桂枝去桂加茯苓白术汤。

《伤寒论》第28条方应去桂留芍为桂枝去桂加茯苓白术汤即"苓芍术甘汤"，与"苓桂术甘汤"一阴一阳相互对应，仲景为治疗"水郁阳抑"而设。又有真武汤中有苓、术、芍、姜、附子，可见芍药有协同苓术去水气利小便之作用。

张锡纯就认为白芍是治疗阴虚有热、小便不利者的要药，能收敛上焦浮越之热下行，从小便泻出。宜生用，不宜制，量大功著。并在《医学衷中参西录》中举验案："一妇人年三十许，因阴虚小便不利，积成水肿甚剧。大便亦旬日不通。医投以八正散不效。友人高夷清为出方，用白芍药六两，煎汤两大碗，再用生阿胶二两融化其中，俾病人尽量饮之。老医甚为骇疑，夷清力主服之，尽剂而二便皆通，肿亦顿消。后老医与愚睹面为述其事，且问此等药何以能治此等病？答曰：此必阴虚不能化阳，以致二便闭塞。白芍药善利小便，阿胶能滑大便，二药并用又大能滋补其阴，使阴分充足以化其下焦偏盛之阳，则二便自能利也。"

中医认为，肝藏血、脾统血、心行血，但是究竟如何运行储藏血液，还是没有西医说得那么明白。实际上，按照真实的人体解剖结构和功能，中医和西医是没有区别的，他们在说的是同一件事。心行血，指的是心脏泵血、胸腺免疫及其内分泌功能的动脉泵功能；脾统血，指脾脏及其免疫内分泌功能是静脉血回流的动力源和储蓄池；而肝藏血，指的是动脉与静脉之间的微循环系统，肝脏的血窦及内分泌功能是微循环系统的动力源和储蓄池。肾脏和肾上腺主骨生髓、主水，其干细胞功能化生各种血细胞及免疫功能，即中医所谓的精血相生。心主血脉行血是大循环，主体内的血液氧气与二氧化碳的交换；而心肺是小循环小周天，是人体内外气体交换的重要场所，肺为接触外界天气的唯一脏器，是维持血液代谢、交换氧气与二氧化碳的重要器官，即肺脏是体外净化血液的重要器官。

皮毛腠理的开阖也可以代谢交换氧气与二氧化碳，这种呼吸方式叫胎息，是道家修炼时用的，如何打开皮毛腠理玄府的鬼门呢？逆式腹部呼吸法，即呼气时鼓起腹部，吸气时收紧腹部，形成人体内外大气压力差，日久功深，即可打开玄府腠理皮毛的鬼门，达到胎息的境界。所以用桂附可以强壮少阴心脏的泵功能和动脉的行血功能，芍药可以加速太阴周身静脉系统的回流，而乌梅、吴茱萸、细辛、柴胡等药物可以疏泻厥阴的微循环系统。中医所说的厥阴系统就是人体的微循环系统和凝血系统。可见桂附强心行动脉扩血管，芍药治疗脾大、脾亢等，麻黄宣肺开鬼门，地黄补肾精生血，则一一对应上了。

肝脏的循环系统主要有三大通路，肝静脉、肝动脉与门脉系统。肝门脉系统是门静脉系统的简称，这套静脉系统中没有静脉瓣，也就是说，门静脉系统中的血液是可以双向流动的。肝门静脉系统在脑中的对应部位是垂体的门静脉系统。门静脉系统一端连着肝脏，另一端则连着肠系膜上下静脉、胃左静脉、脾静脉和胰腺静脉、食道静脉丛和直肠静脉丛。而且，胃肝脾型的门脉系统在中国人中占90%，单纯的肝脾型和肝胃型只占极少数。这就是肝脾胰胃肠腹部之间土木结构的基本物质基础，也就是仲景所说的"血室"。而所谓的中焦主要是以门静脉系统为中心的腹腔部位，上焦则是以横膈膜以上部位为主的胸腔，下焦则是以盆腔为主的部位。在脉学上的定位，寸脉对应胸腔、关脉对应腹腔、尺脉对应盆腔。寸脉之上，对应头颈部；尺脉之下，对应双下肢。

而白芍不但有促进周身及下肢静脉回流的功能，还有通过双向调节门脉系统压力的功能，即平衡门静脉系统的压力，调节肝脾胃胰肠之间的血液动力学与功能调节，可以起到活血化瘀、柔肝止痛、利尿、通便、壮阳等功能。

《神农本草经》说芍药"主治邪气腹痛，除血痹，破坚积，寒热，疝瘕，止痛，利小便，益气"。《伤寒论》《金匮要略》方剂中以白芍配伍治水气的方剂有桂枝去桂加茯苓白术汤、小青龙汤、小青龙加石膏汤、真武汤、甘遂半夏汤等方剂。历代医家对芍药利小便的认识颇多，如李杲说："芍药能益阴滋湿而停津液，故小便自行，非因通利也。"《百药效用奇观》："小便不利有因肝之疏泄失常而致者，白芍柔肝以敛横逆，则疏泄正常，下达宗筋，小便畅利。脾主运化水湿，脾虚则水泛滥，白芍抑肝补脾，土坚则水消，膀胱利，水气去。况白芍养肝调肝之要药，肝不足者，用之可补，肝太过者，用之可抑，总使肝之疏泄正常。"张锡纯说："为肝气能上达，故能助心气主宣通，为肝气能下达，故能助肾气之疏泄，肾主闭藏，有肝气以疏泄之，二便始能通。"这里所说的肝脏的疏泻功能，就是指的门脉系统的调节下焦腹腔、盆腔压力的功能，而芍药就具有这种功能。

再说一遍，芍药具有收缩静脉、扩张动脉、改善门脉系统压力的功能，及改善周围血液循环系统的功能。张元素在《珍珠囊》中论芍药："泻肝安脾肺，收胃气，止泻利，固腠理，和血脉，收阴气，敛逆气。"此处的"和血脉"即扩张动脉，"收阴气"就是促进静脉回流，"敛逆气"就是改善门脉系统压力的意思。张元素认为芍药的功用有六："一安脾经；二治腹痛；三收胃气；四止泻痢；五和血脉；六固腠理。"可见，改善门脉系统的压力以后，与门脉系统相互联系的胃静脉、脾静脉、食管静脉、肠系膜上静脉和下静脉、脐静脉、盆腔静脉等，都得到了明显改善，这就是张元素所说的安脾经、治腹痛、收胃气、止泻痢、和血脉等。可见，芍药是治疗脾大、肝硬化、门静脉高压、肠系膜血栓、动脉炎、血管炎、脚冷、下肢静脉曲张等腹部和下肢静脉病变的一味关键药。如芍药甘草汤加覆盆子，略佐桂枝，治少女多尿及失禁证就有很好疗效；芍药配炮附子，治疗皮肤及内脏血管瘤、ABC 型胸腹主动脉瘤等；葛根汤加白芍、黄芩，治疗麻疹肺热；等等。

上焦如雾，芍药配桂枝，调和营卫；配龙骨牡蛎，改善心脉与宗气。**中焦如沤**，配柴胡，疏肝柔肝调气，改善门脉系统压力，从而改善肝硬化与脾大等西医棘手的问题，赤芍与白芍各司其功；配黄芩、葛根，清热止利；配甘草，缓急止痛；配当归，养血活血。仲景以此配伍用在当归四逆汤中，再配合细辛、桂枝，治疗血虚寒凝的四肢厥逆。此外，运用于胶艾汤、薯蓣丸、麻黄升麻汤、鳖甲煎丸、温经汤、奔豚汤等方中配合其他药物，皆有养血和营的作用，治疗多种疾病。**下焦如渎**，配附子，搜筋剔骨，逐利水饮；配茯苓、白术，利小便；配大黄、麻子仁，苦泄通便。本品有西医的抗菌、抗病毒、扩血管、保肝、解痉、抑制血栓、促进静脉回流（解决静脉反流的问题）、耐缺氧、镇痛及提高免疫功能等作用。

芍药甘草汤又名去杖汤，即可以加速下肢静脉的回流，配伍桂枝甘草可促进下肢血液循环。白芍配黄芩称二仙汤，麻疹内陷，并发肺炎、肺热时，二仙汤等量去肺热，麻疹出。因为白芍可加速静脉的回流，而肺静脉中流动的是动脉血，所以白芍可以加速肺动脉的血运，配伍黄芩清热解毒，祛上焦热毒炎症，可以治疗肺炎等。仲景在胸闷、胸满时去芍药，是因为芍药加速上腔静脉回流，会加重心脏的后负荷，继而加重心脏的流出道负担，所以胸闷、胸满时去芍药。

（1）足外侧部及小腿后的浅静脉血→（注入）小隐静脉→腘静脉→股静脉→髂外静脉→髂总静脉→下腔静脉

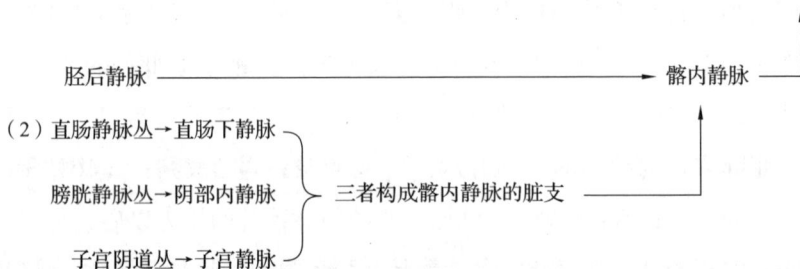

胫后静脉 ————————————————→ 髂内静脉

（2）直肠静脉丛→直肠下静脉 ┐

膀胱静脉丛→阴部内静脉 ├ 三者构成髂内静脉的脏支

子宫阴道丛→子宫静脉 ┘

下肢浅静脉注流图

芍药甘草汤还可以治疗打呼噜、磨牙等杂病。

芍药的最大剂量中，当归散、当归芍药散，归芍术并用，以养血疏肝安胎（白芍用到1斤为16两，合240克，0.5斤也有120克），这是治疗宫外孕的基本量。

芍药的超大剂量中，如桂枝加芍药汤、桂枝加大黄汤、小建中汤、黄芪建中汤等，原仲景用量为六两，合为80克。桂枝加芍药汤，在桂枝汤的基础上加重了芍药用量，以通阳和络、缓急止痛，治疗太阳病误下后，导致邪陷太阴，脉络不和的腹满时痛者。桂枝加大黄汤则是在桂枝加芍药汤基础上再加大黄二两（30克）泻实导滞，治疗"大实痛"者。小建中汤、黄芪建中汤均是以小建中汤为主治疗中焦虚弱，气血不足之证，加黄芪以治气虚之虚劳里急，腹痛绵绵。

芍药大剂量者，如芍药甘草汤、桂枝加芍药生姜各一两人参三两新加汤、胶艾汤，这三方用量为四两，约合今用60克。芍药甘草汤芍甘并用，酸甘化阴，和阴养血，以达到解痉和血止痛之目的。桂枝加芍药生姜各一两人参三两新加汤益气养阴通阳、活络缓急止痛，治疗太阳病发汗太过，致营气不足身痛之证，此方为桂枝汤加人参的基础上又加大芍药、生姜用量，四两芍药有增强和营养血之功。芎归胶艾汤，以芍药配阿胶、艾叶等，以养阴温宫、止血调冲，治疗漏下、半产后连续下血不断、妊娠下血伴腹痛等三种妇人常见下血证。

芍药中等剂量者，如桂枝汤、桂枝加桂汤、桂枝加附子汤、桂枝加厚朴杏子汤、桂枝加黄芪汤、桂枝加龙骨牡蛎汤、柴胡桂枝汤、芪芍桂酒汤、黄芪桂枝五物汤、桂枝去桂加茯苓白术汤、真武汤、芍药甘草附子汤、附子汤、小青龙汤、小青龙加石膏汤、乌头汤、乌头桂枝汤、当归四逆汤、当归四逆加吴茱萸生姜汤、黄芩加半夏生姜汤、栝蒌桂枝汤、桂枝芍药知母汤、大柴胡汤等方原方多用二两或三两，约今用30～45克。

上段前六方，芍桂相伍，以桂枝汤为基础方药随病情变化而加减。若过寒感寒，发生奔豚者，加大桂枝量；若阴阳俱伤，汗漏不止表未解，小便难，四肢拘急者加用附子，芍附并用，既敛阴，又回阳；若太阳中风引发喘疾者，加厚朴、杏仁以行气止嗽定喘；黄汗、历节及虚劳者，加黄芪，芪芍同伍补气固表、和营止痛，如桂枝加黄芪汤、黄芪桂枝五物汤、芪芍桂酒汤；阴阳两虚失精者，加龙骨、牡蛎以潜阳入阴、重镇敛涩，如桂枝加龙骨牡蛎汤。小青龙汤和小青龙加石膏汤，均以芍药、五味子配麻黄、桂枝、干姜、细辛等辛温升散之品，以治太阳伤寒兼水饮内停之喘嗽，若水饮挟热，故加石膏清郁热。

真武汤、芍药甘草附子汤、附子汤、桂枝去桂加茯苓白术汤，意在以白芍合苓术附类，意在利水温阳，祛湿止痛；当归四逆汤乃养血温经散寒之品，若肝寒甚者则加吴茱萸、生姜，取芍药以益阴和血通脉，助桂枝、当归调血通痹。黄芩加半夏生姜汤，是治少阳热邪上逆扰胃，胃升降失司而呕吐的病症，其中芍药敛阴和营、缓急止痛。栝蒌桂枝汤滋阴养液、解肌祛邪以治柔痉项强。桂枝芍药知母汤，知芍并用，养阴利湿清热；大柴胡汤中芍药、柴胡、大黄并投以和解泻下、除积止痛、推陈致新。

芍药小剂量者，如四逆散、黄芩汤、葛根汤、葛根加半夏汤、桂枝加葛根汤、桂枝麻黄各半汤、桂枝二麻黄一汤、桂枝二越婢一汤、甘遂半夏汤、温经汤、黄连阿胶汤、奔豚汤、麻子仁丸、桂枝茯苓丸、枳实芍药散、排脓散、当归散、大黄䗪虫丸、薯蓣丸等，原方用量多为一两半之内，约合今用15～25克。

四逆散中芍药和营调肝、疏泄经络，且与枳实共同达到酸苦涌泄之效以清热，用于血虚肝旺、肝失疏泻之证；同葛根相伍，以治项强不适，得麻黄、桂枝乃发汗之中寓有止汗，如葛根汤、桂枝加葛根汤等均属此义。甘遂半夏汤中，配甘遂攻下逐饮，用芍药除痹疏经活络。温经汤则配当归、桂枝、吴茱萸等药温经散寒养血调经，其中芍药有滋阴养血之效；在黄连阿胶汤中，白芍、阿胶与鸡子黄相伍，酸甘化阴，滋阴调营安神，白芍与黄连、黄芩配伍，酸苦涌泄，清热泻火。奔豚汤是取白芍理血和营调肝，且与甘草相伍，有缓急止痛之效。桂枝茯苓丸以活血散瘀；枳实芍药散，用芍药和血行滞、缓急止痛。

排脓散，用芍药养血活血，和枳实相伍，亦为枳实芍药散，其"兼主痛脓"。大黄䗪虫丸缓中补虚治疗虚劳挟瘀血之证，其中白芍有养血补虚之效。薯蓣丸方治疗虚劳诸不足，用白芍滋阴调营、养血和血。

芍药最小剂量者，如王不留行散、王瓜根散、鳖甲煎丸三方，这三方均是活血破瘀之方，纳芍药取清血热、散恶血、通痹调营止痛之意，并有防止攻破伤阴之作用。一般用丸、散剂者剂量很小。

噎嗑◎茯苓法

仲景用茯苓治疗水饮、小便不利、心下悸等症状。

水饮

《伤寒论》中涉及茯苓的方剂有 10 个，分别为：桂枝去桂加茯苓白术汤、茯苓桂枝甘草大枣汤、茯苓桂枝白术甘草汤、真武汤、茯苓四逆汤、五苓散、茯苓甘草汤、猪苓汤、附子汤、柴胡加龙骨牡蛎汤。此外，还有 4 个在方后加减法中出现，有小青龙汤、小柴胡汤、四逆散、理中丸。其中，茯苓用量由六铢到半斤不等。

茯苓桂枝甘草大枣汤中，茯苓用至半斤，为心阳虚、欲作奔豚证，重用茯苓利水宁心治水邪上逆。茯苓用到四两的有苓桂术甘汤和茯苓四逆汤；苓桂术甘汤以茯苓为主药，淡渗利湿、化气利水，治疗水气上冲之证。在小柴胡汤、小青龙汤方后加减中，小便不利加茯苓四两。

《金匮要略》中除去与《伤寒论》重复的，涉及茯苓的另有 23 方，大多与水、湿、痰、饮有关。其中茯苓用到四两的有：当归芍药汤、桂苓五味甘草汤、苓甘五味姜辛汤、桂苓五味甘草去桂加姜辛夏汤、苓甘五味加姜辛半夏杏仁汤、苓甘五味加姜辛半杏大黄汤。可见茯苓与饮、湿邪均有关。

《伤寒论》中涉及温阳利水法的方剂有茯苓桂枝甘草大枣汤、茯苓桂枝白术甘草汤、茯苓甘草汤、真武汤、附子汤，具体根据药物组成又可以分成"苓桂""苓附"类方。

如 67 条"伤寒若吐若下后，心下逆满，气上冲胸，起则头眩，脉沉紧，发汗则动经，身为振振摇者，茯苓桂枝白术甘草汤主之"。此处本是太阳伤寒，应为发汗解表，如果用吐下则伤中焦阳气与津液。吐下之后，中焦气虚，无力制化水饮，必然导致水饮上逆，出现心下满闷、身颤等水饮凌心的症状。

"太阳病发汗，汗出不解，其人仍发热，心下悸，头眩，身𥆧动，振振欲擗地者，真武汤主之。"此处起初是太阳表证，本当用汗法，但是"汗出不解，且心下悸，头眩，身瞤动"，说明此患者有隐含的水饮病机，必须解表兼利水，或者先利水后解表，若仅仅用汗法，反致水饮上逆。治疗方剂用真武汤，说明此患者不仅有水饮体质，还有阳虚。"心下悸、头眩、振振欲擗地"都是水饮凌心的具体表现。

第96条"伤寒五六日中风，往来寒热，胸胁苦满、嘿嘿不欲饮食、心烦喜呕，或胸中烦而不呕，或渴，或腹中痛，或胁下痞硬，或心下悸，小便不利，或不渴，身有微热，或咳者，小柴胡汤主之。（若心下悸小便不利者，去黄芩，加茯苓四两）。"此处"往来寒热"是正气虚抗邪无力导致的正邪交争的具体表现。"默默不欲饮食、心烦喜呕"是中焦虚弱兼有水饮的表现。其或然证的"或心下悸"正是水饮凌心的一种表现。"若心下悸者，去黄芩加茯苓三两"，这条是对应于小柴胡汤证水饮凌心时的用药。

第386条"霍乱，头痛发热，身疼痛，热多欲饮水者，五苓散主之，寒多不用水者，理中丸主之。（理中丸，悸者，加茯苓二两）。"理中丸证更是典型的中虚，并且兼有虚寒。用人参炙甘草来补益中焦，白术来健脾燥湿，干姜用以温中健脾。此处的水饮明显是中焦虚寒所致。当因水饮凌心所致悸时，再加茯苓二两。

茯苓甘草汤的应用，在《伤寒论》中有两条，一是73条："伤寒汗出而渴者，五苓散主之，不渴者，茯苓甘草汤主之。"二是356条："伤寒厥而心下悸，宜先治水，当服茯苓甘草汤，却治其厥，不尔，水渍入胃，必作利也。"

《金匮要略》中记载着"病痰饮者，当以温药和之。""夫短气有微饮，当从小便去之，苓桂术甘汤主之，肾气丸亦主之。"从以上两条可以看出《伤寒杂病论》对水饮凌心证的治则，一是以桂附干姜温药和之，二是以茯苓利小便。

《金匮要略·痰饮咳嗽病脉证并治》："夫短气有微饮，当从小便去之，苓桂术甘汤主之，肾气丸亦主之。"水饮内停，多由阳气不化所致，多有小便不利，故治疗当以利小便为主。但阳气不化，水饮内停，有在脾在肾之不同。由脾阳亏虚，水饮停留者，用苓桂术甘汤健脾利水。慢性肾病患者常有脾阳亏虚，若脾失健运，水湿不化，见有水肿、肢冷、纳呆、便溏、小便不利、苔白腻，脉沉细，可用此方温阳健脾、利水化饮。方中茯苓、桂枝合用，正如尤在泾所谓"桂枝得茯苓，则不发表而反行水"。

在《伤寒论》条文中明显提及的治疗水饮凌心的方子有：桂枝去桂加茯苓白术汤、小青龙汤、苓桂术甘汤、真武汤、小柴胡汤去黄芩加茯苓、茯苓甘草汤、理中丸加茯苓。另外在《金匮要略》中也提到了不少能够治疗水饮凌心证的方剂，其中有：小青龙加石膏汤、茯苓杏仁甘草汤、橘枳姜汤、苓桂术甘汤、肾气丸、木防己汤、小半夏汤、小半夏加茯苓汤、《外台》茯苓饮等。

其经典配伍：茯苓＋桂枝－茯苓桂枝甘草大枣汤－水饮上逆、茯苓＋白术－甘姜苓术汤－湿邪困脾、茯苓＋干姜－小半夏加茯苓汤－水邪内停。

水饮凌心证的正治法主要是利小便以及温化水饮，治疗水饮凌心证的方剂有：苓桂术甘汤、茯苓甘草汤、茯苓杏仁甘草汤、小半夏汤、小半夏加茯苓汤等。其中以苓桂术甘汤最具代表性。中虚即脾胃虚弱，当脾胃虚弱之时水饮无法制化，会出现水饮凌心之证。针对中虚兼饮的情况，《伤寒杂病论》中的代表方为：小柴胡汤去黄芩加茯苓、理中丸加茯苓、木防己汤、《外台》茯苓饮等。仲景对于肾虚所致水饮凌心之证有两个代表方为：肾气丸与真武汤。对于气滞兼有水饮之方为：橘枳姜汤和《外台》茯苓饮。

真武汤证为太阳病发汗不如法，损伤人体阳气，又因太阳与少阴相为表里，导致少阴阳虚。肾阳不足，无以蒸腾气化，水邪泛滥，形成少阴阳虚水泛证。用炮附子温肾阳，恢复肾阳气化，从根本上控制水邪；配以生姜，助水邪走表；茯苓、白术则健脾利水，从中焦给水邪以出路；芍药通血脉、利水气，同样给水邪以排出路径。

附子汤证为少阴阳虚寒湿证，方中重用炮附子两枚，温经祛寒止痛，白术、茯苓健脾以除寒湿，配以芍药，加强除湿止痛之功效。

茯苓四逆汤与以上两方相比，均采用"苓附"温阳行水，可见心肾阳气已虚，区别在于茯苓四逆汤中附子生用一枚，意在急救回阳，茯苓重用至四两，以伐水邪；真武汤中用炮附子一枚，旨在温阳，茯苓三两，配以生姜、白术、芍药，重在行水；附子汤中用炮附子两枚，重在温经止痛，茯苓三两，佐以白术，除湿止痛。

小便不利

《伤寒论》治疗小便不利的诸多方剂中含有茯苓，用茯苓治小便不利的有六个，即28条的桂枝去桂加茯苓白术汤、316条的真武汤、107条的柴胡加龙骨牡蛎汤、71条的五苓散、223条的猪苓汤，再加上古本中小柴胡加茯苓汤。另有40条小青龙汤中"若小便不利、少腹满者，去麻黄，加茯苓四两"，96条小柴胡汤中"若心下悸，小便不利者，去黄芩，加茯苓四两"，又见于318条四逆散"小便不利者，加茯苓五分"。三个加减法，明确指出小便不利加茯苓。有汗下水气内停、太阳经气不利之证，有肾不化气、阳虚水泛证，有伤寒误下，邪陷少阳证，有表邪入里、膀胱蓄水证，有肝气郁滞，气化不利证，有下后津伤、水热互结证，但究其病机，皆属气化不利、开阖失司、水气阻滞为患。

《伤寒论》76条："太阳病，发汗后，大汗出，胃中干，烦躁不得眠，欲得饮水者，少少欲饮之，令胃气和则愈。若脉浮，小便不利，微热，消渴者，五苓散主之。"本条以口渴为主要症状，首先论述了缺水与蓄水的鉴别。前者由于发汗过多，耗伤津液，胃中干燥，故渴欲饮水。后者由于发汗而邪气未除，进而影响三焦气化功能，导致水液代谢失常，而形成蓄水证。原文中还有第4条、71条、156条、127条等均提到了蓄水证证治，其治疗均用五苓散祛风解表，化气行水。

心下悸

临床上应用茯苓治悸时其外延可进一步扩展至因"动"所致的烦躁不宁感。论中涉及"悸"的描述可归纳为三类：一指跳动，包括"心下悸""脐下悸""眩悸""胎动在脐上"；二指上冲感，包括"气上冲胸""气从少腹上冲咽喉"；三指肢体的抽动、跳动，包括"身瞤动""振振欲擗地""身为振振摇""四肢聂聂动"。

《伤寒论》中共有6首茯苓剂可治悸，占了全部茯苓剂的40%，《金匮要略》中共有7首茯苓剂可治悸，占了全部茯苓剂的24%。茯苓剂相关条文中直接载有"悸"字者7条：《伤寒论》65条苓桂枣甘汤之"脐下悸"；《伤寒论》82条真武汤证之"心下悸、头眩、身瞤动、振振欲擗地"；《伤寒论》73条结合

127 条可知茯苓甘草汤主证应有"心下悸"；《金匮要略·奔豚气病脉证治》苓桂枣甘汤之"脐下悸"；《金匮要略·痰饮咳嗽病脉证并治》31 条五苓散之"瘦人脐下有悸"，30 条小半夏加茯苓汤之"膈间有水，眩悸"。各方加减法中直接提到悸者 2 条：《伤寒论》96 条小柴胡汤证加减法载"若心下悸、小便不利者，去黄芩加茯苓四两"；《伤寒论》386 条理中丸证加减法载"悸者，加茯苓二两"。还有也属于"悸"的范畴者 6 条：《伤寒论》67 条苓桂术甘汤证之"心下逆满、气上冲胸、起则头眩"；《伤寒论》67 条"身为振振摇"（真武汤证）；《金匮要略·痰饮咳嗽病脉证并治》36 条桂苓五味甘草汤之"气从少腹上冲咽喉"，38 条桂苓五味甘草去桂加姜辛夏汤之"冲气复发"；《金匮要略·水气病脉证并治》24 条防己茯苓汤之"四肢聂聂动"；《金匮要略·妇人妊娠病脉证并治》2 条桂枝茯苓丸之"漏下不止，胎动在脐上"。

仲景方中茯苓用于"定悸"剂量较大，入汤剂者多为三至四两，悸动明显者宜酌情加量，如治疗皮水"四肢聂聂动"的防己茯苓汤用至六两；治奔豚欲作，"脐下悸"的苓桂甘枣汤用至半斤。若与附子同用，虽悸动明显，但茯苓可适量减少，如真武汤中茯苓只用三两。

茯苓治悸常与其他药物合用。茯苓甘草配伍最为常见，为茯苓治悸的基础方。若伴有眩晕、口渴、小便不利者加用白术以健脾利水止眩，方如苓桂术甘汤；伴气上冲者加用桂枝以加强平冲定悸功效，方如苓桂枣甘汤、苓桂术甘汤；伴有心下痞、恶心、呕吐者加用生姜、半夏以健胃止呕，方如小半夏加茯苓汤；阳虚者加用附子以温阳化饮，方如真武汤；水肿明显、小便不利者去甘草加用黄芪、泽泻、猪苓利水消肿，方如防己茯苓汤、五苓散。

而且，《伤寒论》苓桂枣甘汤后载"以甘澜水一斗，先煮茯苓，减二升内诸药"。甘澜水即以木杓反复扬水，使其产生气泡，可"去其水性，以不助肾邪"。茯苓用量大且须先煎，利于有效成分析出，意在增强利水定悸之力。

病位大致可分为上、中、下三焦，病变脏腑以心、脾、肾为主，心下悸者水侵其心，脐下悸者水发自肾。病机主要有中阳不足、水饮内停两大类。该类症状中以"心下悸"最为多见，且常与"心悸"相混淆。使用茯苓定悸必见舌体胖大、边有齿痕、舌面水润之"茯苓舌"，常伴见眩晕、烦躁、水肿、口渴不多饮、呕、恶、小便不利、大便溏泄等气不化水的症状。若遇阴虚，见舌体瘦小、苔少而干者不宜使用。

仲景书中多数条文中的"悸"指心跳异常难以自制的症状，如"悸""悸而烦"，以及"心悸""惊悸""心中悸"等，根据原文的详细论述及后世的大量研究证明，此类症状确属心悸，指自觉心中动悸，惊惕不安，甚至不能自主的一种病证。此外，尚有不少条文谈及"心下悸""脐下悸""脐上筑"和"当脐跳"等出现在心胸部位之外的动悸症状，其表现、病机等均与心悸不同。

腹部动悸类症状的产生与水饮内停有关。水渍于胃可致心下悸，肾不化水可致脐下悸。《伤寒论》中除桂枝甘草汤证所论动悸为心阳受损之外，其余绝大多数心下悸均因中焦脾胃虚弱、运化失职、水液输布障碍而致水邪上凌于心所致，仲景对此采用调理脾胃治之，且常加入茯苓。

腹主动脉搏动亢进也是一类较典型的腹部动悸类症状。《伤寒论》原文 64 条的"心下悸欲得按"，65 条的"脐下悸"，82 条的"心下悸"和 356 条的"厥而心下悸"等均属此类。

《伤寒论》和《金匮要略》中对腹部动悸类症状有丰富的治疗方法，对于发汗过多，心下悸，欲得按者，用桂枝甘草汤顿服，急温心阳，止悸动；对汗后不解，其人仍发热，心下悸者，用真武汤，温脾肾之阳，化湿利水以止悸；对发汗后脐下悸，欲作奔豚者，用苓桂甘枣汤，温中健脾，利水止悸；对脐上筑，肾气动者，则在理中汤的基础上去白术，加桂枝，平冲降逆而止悸动。

《伤寒论》和《金匮要略》中对于"心悸"之外的"悸"证也多有论述，如"伤寒厥而心下悸，宜先治水，当服茯苓甘草汤"，"发汗后，其人脐下悸者，欲作奔豚，茯苓桂枝甘草大枣汤主之"，"假令瘦人，脐下有悸，吐涎沫而颠眩，此水也，五苓散主之"，"心下悸者，半夏麻黄丸主之"等，均体现了仲景对腹部动悸类症状的辨治思想，不仅有对心下悸发病机理的阐释，也有相应治疗方剂及药物加减法，历代医家多在此基础上从水停、痰饮、阳虚、肾气动等方面对该类症状进行辨证论治。

"心下悸"一症可见于阳虚为主的桂枝甘草汤证，胃虚水停的真武汤证，少阳枢机不利所致的小柴胡汤或然证，以及阳虚厥冷、水停心下的茯苓甘草汤证等。《金匮要略》中还有用半夏麻黄丸治疗心下悸者，以方测证，可知该证除心下停饮外，或有呕吐、喘息等肺胃失和的表现，从用药可知，本条为邪实之证，但病情较缓，病机为痰饮内停。由此可见，"心下悸"一症确有心源性和非心源性之分，临床中不可不察。

"脐下悸"为仲景书中较典型的腹部动悸症状，病位为脐腹部偏下的部位，在仲景书中仅有两处原文提及，即茯苓桂枝甘草大枣汤证和五苓散证。前者为过汗所致的变证，在桂枝甘草汤的基础上，重用茯苓以淡渗利水，健脾宁心，加大枣补中益气，病机为上焦不足，下焦水饮欲动。后者论述瘦人脐下悸动的证治，脾主肌肉，脾胃虚弱则肌肉不丰，运化水液力弱，兼见吐涎沫及癫眩，则谓此为水饮之证，故用五苓散利水止悸，此为本虚标实之证，病机为脾虚不运，水饮上泛。此类症状的产生可能与胃肠道有关。

仲景书中明确提到的腹部动悸还有"脐上筑""当脐跳"和"心下坚筑"诸症。霍乱病见呕吐而利，中焦升降失职，气机逆乱，寒湿为患时，当用理中丸，益气健脾，温中化饮，或用汤法。"筑"即"跳动不安"之意，肾主水，利下重则易伤肾气，肾气动故见脐上筑，故去壅补之白术而加桂枝以平冲逆。寒湿盛且吐利损伤胃气，则加茯苓淡渗利水，宁心而止悸。再如"心伤者，其人劳倦，即头面赤而下重，心中痛而自烦，发热，当脐跳，其脉弦，此为心脏伤所致也"，论述心血损伤而致心气虚，心肾不交故见脐部跳动。另有"水在心，心下坚筑，短气，恶水不欲饮"，"夫病人饮水多，必暴喘满。凡食少饮多，水停心下。甚者则悸，微者短气"，及"心下有痰饮，胸胁支满，目眩，苓桂术甘汤主之"等，均为痰饮病累及心下的不同证候，其治法或可前后互参，总以温化水饮或淡渗利湿为基本方法。

综上，腹部动悸症状病位广泛，证候虚实各异，其中"心下悸"的病位包括心脏、心下胃脘部及上腹部，其证多为虚实杂夹，针对相应病机有温阳补中、和解少阳、淡渗或温阳利水等治法。"脐下悸"的病位为下腹部，针对脾虚及水饮上逆的病机，仲景采用健脾利水、温阳化饮的治法。其他腹部动悸之症，如"脐上筑"，病位为上腹部，病机属霍乱病之气机逆乱，中焦失和，仲景用理中汤化裁温中化饮以止悸动。

随◎枳实法

仲景之枳实，于虚实寒热均可用之，上可通心肺之脉管，中可疏肝脾胃之消化道，又可疏通脓管窦道之虚实邪，可消痰逐饮，可消食积宿便燥实，可排脓化瘀。

枳实首载于《神农本草经》中，被列为中品之药，其文曰："味苦，寒。主治大风在皮肤中，如麻豆苦痒，除寒热，热结，止痢，长肌肉，利五脏。"此中"热结"一句点明了枳实善去结实之毒，开启后世用枳实治"结"之门。随后《名医别录》进一步阐释本经文意，论曰："（枳实）除胸胁中痰癖，逐停水，破结实，消胀满，心下急痞痛，逆气，胁风痛，安胃气，止溏泄，明目。"其对本经言及的"热结"内容展开，详述了枳实的作用部位包括胸胁、心下、胃，以及枳实攻逐的实邪有痰癖、停水、逆气等。

成书于五代的本草名著《日华子本草》中亦有关于枳壳（汉以前只有枳实，《雷公炮炙论》始分枳实与枳壳）功用的论述："健脾开胃，调五脏，下气，止呕逆，消痰，治反胃，霍乱，泄痢，消食，破癥结、痃癖，五膈气，除风明目及肺气水肿，利大小肠，皮肤痒。"金代名医张元素赞枳实有"消食、散败血、破坚积，去胃中湿热"之良能。以上对枳实功用的阐释皆不离乎结实之毒。

仲景关于枳实一味的应用，多取其"除寒热结，止痢，长肌肉"之功，配伍后广泛应用于各种邪气虚实之邪的结聚之证。《神农本草经》中记载枳实"除寒热结"，寒热结毒为有形实邪结块，枳实的形状类似管状物，所以可以去管腔内的有形实邪，如血管、胆管、肠管、脓管窦道内的实邪，所以仲景在胸闷、胸痛、胸满时一律去芍药而酌用枳实。

《伤寒杂病论》中共有 18 首方剂用到枳实，虽然存在药物配伍、剂量、煎服法的差异，然书中多取枳实"除寒热结"的功效，广泛应用于各种邪气实邪结聚之证。如破阳明之燥实常与厚朴、大黄同用，可治疗阳明太阴之腹胀满；开寒痰之结常与桂枝、薤白同用，以治阴寒邪气所致之胸痹；开水气之聚，常与白术相伍，使水气之邪荡涤而下化；枳实能兼入血分"破热结，坠坚气"，除血分瘀滞。其治"寒热结"之功全在顺邪气下行之性以泄降，从而达"除坚满"之效。

残本《伤寒论》中用枳实 7 方，分别是大柴胡汤、大承气汤、麻子仁丸、四逆散、小承气汤、栀子厚朴汤、枳实栀子豉汤。《金匮要略》除与《伤寒论》重复的大柴胡汤、大承气汤、小承气汤、麻子仁丸方剂之外，另有 11 方用到枳实，分别是《外台》茯苓饮、桂枝生姜枳实汤、厚朴大黄汤、厚朴三物汤、厚朴七物汤、橘枳姜汤、排脓散、栀子大黄汤、枳实芍药散、枳实薤白桂枝汤、枳术汤。从诸方治证中可归纳出枳实及其类方主治脓毒、瘀血、水饮、停痰、燥屎诸结实之毒。

配伍枳实的经方的主治病位、主症特点分析

方名	病位、主症、大便及发病情况
排脓散	"金疮"（不详）
麻子仁丸	"大便则硬"
枳术汤	"心下坚大如盘，边如旋盘"
桂枝生姜枳实汤	"心中痞，诸逆，心悬痛"
厚朴七物汤	"腹满"
厚朴三物汤	"痛"；大便"闭"
大承气汤	"腹胀"，"腹满"，"绕脐痛"，"腹满不减、减不足言"，"心下坚"；"大便已硬"，"大便难"，"有燥屎"，"不大便"
栀子大黄汤	"心中懊憹，或热痛"
栀子厚朴汤	"心烦腹满卧起不安"
大柴胡汤	"心下急郁郁微烦"，"心中痞硬"，"按之心下满痛"
枳实薤白桂枝汤	"胸痹"，"心中痞"，"胸满，胁下逆抢心"
厚朴大黄汤	"胸满"
橘枳姜汤	"胸痹，胸中气塞短气"

方名	病位、主症、大便及发病情况
枳实栀子汤	见于"大病瘥后劳复"
小承气汤	"心下硬、腹大满";"不大便","不通","有燥屎"
四逆散	"或腹中痛"
《外台》茯苓饮	"心胸间虚气,满不能食"
《千金》三黄汤	"腹满"
枳实芍药散	"腹痛,烦满不得卧";见于"产后"

胃肠燥实

破阳明之实。阳明证中枳实应用最广,然其多与厚朴配伍。《伤寒杂病论》中用枳实之方18,用厚朴之方14,枳实、厚朴联用者达8方,8方之中又有6方与大黄同用,分别是大承气汤、小承气汤、厚朴三物汤、厚朴大黄汤、厚朴七物汤、麻子仁丸;而不与大黄同用者仅2方,即枳实薤白桂枝汤、栀子厚朴汤。

厚朴、枳实、大黄同用的6方中,厚朴三物汤、厚朴大黄汤、小承气汤3方都由大黄、枳实、厚朴组成,药味相同但用量各异。因此,主治的病证也有不同。厚朴三物汤主治腹部胀满疼痛、大便不通;厚朴大黄汤以饮结胸膈兼阳明腑实为主要病机,主治支饮胸满者;小承气汤主证病机是实、热互结于胃肠,当以轻下热结以治阳明腑实轻证,症见:谵语潮热、大便秘结、胸腹痞满、舌苔老黄、脉滑而疾,或痢疾初起、腹中胀痛、里急后重者。

厚朴三物汤中厚朴、枳实、大黄的份量又与大承气汤完全相同,只是大承气汤中多芒硝且大黄要求酒洗。同时,大承气汤煎煮方法是"以水一斗,先煮二物,取五升,去滓,内大黄,更煮取二升,去滓,内芒硝,更上微火一两沸。分温再服。"而厚朴三物汤则是"以水一斗二升,先煮二味,取五升,内大黄,煮取三升,温服一升。"可见,枳实比厚朴煎煮时间长。其目的是弱其气而取其味,欲其味厚而先行。除麻子仁丸外,其余3方针对不同病证而调整大黄、枳实、厚朴三者之间的剂量,煎煮时不要求先煎枳实与厚朴。

厚朴—大黄—枳实配伍比例与症状关系

方名	厚朴—大黄—枳实配伍比例	主要症状
大承气汤	8两：4两：5枚	燥屎，绕脐痛
厚朴三物汤	8两：4两：5枚	痛而闭
厚朴七物汤	8两：3两：5枚	腹满
厚朴大黄汤	1尺：6两：4枚	支饮腹满，腹痛
小承气汤	2两：4两：3枚	腹大满不通，大便已硬
麻子仁丸	1尺：1斤：半斤	小便数，大便硬

注：厚朴1尺为45.753g。

小承气汤、厚朴大黄汤、厚朴三物汤3方的药物组成相同，药量不同，主治功效皆有侧重。厚朴三物汤重用厚朴8两，重在行胃肠气滞，主治"痛而闭"，以腹痛腑气不通不大便为典型症状。小承气汤重用大黄4两，重在泻胃家实热，主治之证包括"腹大满不通""不大便六七日""胃中燥，大便必硬，硬则谵语""下利谵语者有燥屎"。厚朴大黄汤中大黄、枳实分别用至6两、4枚，重在开胸行气利水，主治"支饮胸满"。

金元时期温病大家刘完素创立的三一承气汤、三化汤、厚朴枳实汤、当归承气汤，张从正创立的顺气散，吴又可创立的承气养营汤，黄元御创立的小承气加芍药地黄汤，都用到了枳实与大黄、厚朴的配伍。

厚朴枳实合用方剂表

方名	配伍	主治病症	两药药量	组方药物数量/味
大承气汤	大黄、芒硝	腹胀满痛，大便秘结，潮热，谵语，舌苔黄焦燥，脉沉实有力	厚朴半斤，枳实五枚	4
小承气汤	大黄	腹大满不通，大便，谵语发潮热，脉滑而疾	厚朴二两，枳实大者三枚	3
厚朴三物汤	大黄	痛而闭者	厚朴八两，枳实五枚	3

方名	配伍	主治病症	两药药量	组方药物数量/味
厚朴大黄汤	大黄	支饮胸满者（尤在泾、吴谦等认为胸满当为腹满）	厚朴一斤，枳实四枚	3
厚朴七物汤	大黄、桂枝、生姜、大枣、甘草	腹满，发热十日，脉浮而数，饮食如故	厚朴半斤，枳实五枚	7
麻子仁丸	大黄、麻子仁、杏仁、芍药	趺阳脉浮而涩，小便数，大便燥结，可有腹满	厚朴一斤，枳实半斤	6
栀子厚朴汤	栀子	心烦腹满，卧起不安	厚朴四两，枳实四枚	3
枳实薤白桂枝汤	薤白、桂枝、瓜蒌实	胸痹心中痞，留气结在胸，胸满，胁下逆抢心	厚朴四两，枳实四枚	5

枳朴联用其功在破阳明之实，因枳实能泄满、厚朴能行气消胀，促进胃肠动力，加快排空，故凡阳明见胀满之证可考虑用枳实、厚朴，如大承气汤治发汗不解，腹满痛者，或腹满不减，或腹胀不大便者。若腹大不通者，可与小承气汤以微和胃气；病腹满发热十日，脉浮而数，饮食如故者，用厚朴七物汤；腹满痛而闭者宜厚朴三物汤；支饮胸满者宜厚朴大黄汤；再如"伤寒下后，心烦，腹满，卧起不安者，栀子厚朴汤主之"。

治疗阳明腑实之证，多以枳实、厚朴、大黄三者联用，可治热结气滞、食积气滞、气机郁滞所致的腹痛便秘、胸腹胀满等症。若用于实热便秘证，大黄用量宜大；若用于气滞热结以胸满胀为主症的，宜以枳实用量为大；若用于腹满胀为主症者，则厚朴宜加大剂量使用。如若邪热亢盛，出现神昏谵语癫狂者，乃肠胃实热互结，当辨虚实，宜重下者用大承气汤，宜轻下者可用小承气汤。

枳实大黄联用七方中，有一方不与厚朴同用，曰"酒黄疸，心中懊憹或热痛，栀子大黄汤主之"，此方是仲景用来治疗酒毒湿热黄疸证的，其病机为湿热蕴于中焦，上蒸于心，且气机不利，不通则痛，故可认为本病除心中懊憹热痛外，当有身热、烦躁不眠，大便难，小便不利、身黄如橘色等症。《本草思辨录》云栀子"苦寒涤热，而所涤为瘀郁之热……独取其秉肃降之气以敷条达之用，善治心烦与黄疸耳"。栀子与枳黄同用可清热散结、利湿退黄，可谓治疗湿热黄疸经典之方。

水饮食积宿食

开水饮之聚。枳实在《金匮要略·水气病脉证并治》中与白术组方成枳术汤，药用"枳实七枚，白术二两"，以行气散结为主，兼健脾胃，用于治疗"心下坚大如盘，边如旋盘，水饮所作"之心下痞，用汤剂以取速消痰饮之功。

《金匮要略》外散方《外台》茯苓饮中亦用枳实，条文曰："治心胸中有停痰宿水，自吐出水后，心胸间虚，气满，不能食，消痰气，令能食。"方由苓术参各三两，枳实二两，橘皮二两半及生姜四两组成。"停痰宿水"是该病主要病理特征，"消痰气"则是主要治则治法，此方总体以行消痰气宿水，健脾升清为法，枳实之用虽不多，但去痰饮结实之功不可没。用于调畅中焦气机，常用量为20～30克；枳实尤善化痰降逆，每剂常用30～45克，当胸胁胀满、气逆不降而诸药不效时，枳实用至60克，可收神效。

出处	处方归类	药物组成	煎服法	主治
《集验方》	病后不得眠方	生姜（四两）、半夏（二两，洗）、橘皮（三两）、竹茹（二两）、枳实（二枚，炙）、甘草（一两，炙）	上六味切，以水八升，煮取二升，去滓，分三服	大病后虚烦不得眠，此胆寒故也
《千金要方》	胆腑方（胆虚实）	半夏（二两）、竹茹（二两）、枳实（二两）、橘皮（三两）、甘草（一两）、生姜（四两）	上六味㕮咀，以水八升煮取二升，分三服	治大病后虚烦不得眠，此胆寒故也
《三因方》	虚烦证治、惊悸证治	半夏（汤洗七次，二两）、竹茹（二两）、枳实（麸炒，去瓤，二两）、陈皮（三两）、甘草（一两，炙）、茯苓（一两半）	上为锉散。每服四大钱，水一盏半，姜五片，枣一枚，煎七分，去滓，食前服	治大病后虚烦不得眠，此胆寒故也，此药主之。又治惊悸……心惊胆慑，气郁生涎，涎与气搏，变生诸证

温胆汤作为经典化痰名方,被历代医家传承,枳实在其中作为臣药,起到通利胆管的作用。其中王焘《外台秘要》中温胆汤的记载可作为重要参考,《外台秘要》中温胆汤由"生姜四两、半夏二两洗、橘皮三两、竹茹三两、枳实二枚炙、甘草一两炙,以水八升,煮取二升,去滓,分三服"。《外台秘要·卷十七》之温胆汤有云:以半夏降逆和胃,燥湿化痰为君;竹茹清热化痰,止呕除烦,枳实行气消痰,使痰随气下为臣;陈皮理气燥湿为佐;生姜、甘草益脾和胃,协调诸药为使。诸药合用,共奏理气化痰,清胆和胃之效。

温胆汤主疗"胆寒",然何谓"胆寒"?《集验方》说:"病源大病之后,腑脏尚虚,荣卫未和,故生冷热。阴气虚,卫气独行于阳,不入于阴,故不得眠……若但虚烦而不得卧者,胆冷也。"《千金要方》中"虚则寒""若腑虚则为阴邪所伤"与"实则热""脏实则为阳毒所损",是孙思邈对脏腑寒、热、虚、实病机的表达,故孙氏"胆寒"即含有胆虚的意思。清代张璐在《千金方衍义》中解释"胆寒"为"虚则胆气不充,寒则痰气相搏",将胆虚与痰气病机相关联。其后《成方便读》云:"胆为甲木,其象应春,今胆虚则不能遂其生长发陈之令,于是土不能得木而达也。土不达则痰涎易生。"胆为甲木,喜条达恶抑郁,虚则升发之性被郁,郁而积痰,此提出了胆虚生痰的根本内涵。后世渐以温胆汤治疗痰证,明代汪机指出本方"治一切痰郁以作惊悸",徐春甫言:"治胆郁者,宜用竹茹、生姜、温胆汤之类。"

从组方看,温胆汤是二陈汤加竹茹、枳实而成。二陈汤重在祛胃中之痰,枳实重在加强疏利胆管、理气化胆管之痰,竹茹重在"开气化之阴郁"。胆木升而助"土"降为顺,温胆汤实为温利胆管、化痰理气之用,以其组方升降相宜,取"通其道以去邪",与吴茱萸汤的暖肝有异曲同工之妙。

可见,古论"胆寒"其本在于胆虚而痰郁,"土壅木郁",以温胆汤"温"法治疗"胆寒",此温非专为"寒证"而设,实疗劳损之证、痰饮之证。"温"劳损,是以温升阳气,缓复脾胃,以达到虚可受补;"温"痰饮,是以温药化痰饮之邪,开启胆管中气痰两郁,以复胆生长发陈之特性,胆木升(胆汁疏泄正常)而助"土"降为顺也。温胆汤在后世演变过程中,亦化裁多个衍生方。如黄连温胆汤(《六因条辨》)、加味温胆汤(《伤寒全生集》)、蒿芩清胆汤(《重订通俗伤寒论》)、柴芩温胆汤,等等,而枳实的疏利胆管功能是其关键之药。

宋代王贶继承了仲景枳术汤这一"苦泄"之法，在《全生指迷方》中将"白术四两，枳实麦麸炒二两"共合为散，谓之"枳术散"，主治饮瘀不散之"心下盘旋，欲吐不吐"，亦标明白术需"麸炒"，以得谷气之助。枳术汤主治由饮停气滞导致的"痞证"，张元素将此方中的枳实、白术用量进行调整，改汤为丸，用于治疗食伤之痞，称为枳术丸。其学生李杲在《内外伤辨惑论》中说明，张氏枳术丸选用白术二两，去瓤枳实一两麸炒黄，用"荷叶裹烧饭为丸"，大小如"梧桐子"，米饮送服，功用可"治痞、消食、强胃"。在《脾胃论》中则进一步强调了枳术丸在治疗脾虚的基础上注重理气健脾，在汤剂所治的病症基础上，拓展了不思饮食、胸闷脘痞等脾虚气滞食积的症状。而《儒门事亲》中也载有"枳术丸"，只是药物剂量以枳实、白术各半两组成。

《医宗金鉴》云："上脘结硬如盘，边旋如杯，谓时大时小，水气所作，非有形食滞也。"强调用枳实破气，白术利水，"一缓一急，一补一泻"，以泻为主，使人体水饮硬结得以软开散消。张元素依据枳术汤，创制了枳术丸，"枳术丸"在"烧饼为丸"的基础上，改为"荷叶裹烧饭为丸"而成。枳术汤治饮、治气、治积，枳术丸治虚、治食、治痞。两者除药味相同外，在炮制方法、剂型剂量、制备方法、服法与功效等方面均有差异。而枳术丸全方配伍更精要，理论更充分，扩大了仲景"枳术汤"的适应证。

枳实与白术药对一泻一补，一走一守，一急一缓，相互制约，相互为用，从而消而不峻，补而不壅，是消积除痞、健脾益胃之良方。正因为枳术丸药简力专，所以费伯雄赞其"一补脾，一去邪，简当有方"。枳实消痞丸又名失笑丸，出自李东垣《兰室秘藏》，其中记载："干生姜、炙甘草、麦芽曲、白茯苓、白术各二钱，半夏曲、人参各三钱，厚朴炙四钱，枳实、黄连各五钱。上为细末，汤浸蒸饼为丸，如梧桐子大，每服五七十丸，白汤送下，食远服。"本方具有行气消痞、健脾和胃之功效，主治脾虚气滞、寒热互结之证，症见心下痞满，不欲饮食，倦怠乏力等。

现代药理学研究也证明，枳实的水煎剂对于胃肠道有兴奋作用，能增加胃肠的收缩节律，使得小肠的蠕动波明显加深。这对应了中药学中枳实行气导滞的机理。而白术对于肠道平滑肌具有双向调节的作用，与枳实配伍后对肠道平滑肌的节律收缩增效明显。临床上治疗气虚型顽固性便秘、神经性厌食症等消化道疾病，将枳术丸中枳实的用量倍增为白术用量的 2 ～ 3 倍，取其破气之功，二药补泻结合，神效。

大柴胡汤可治少阳阳明合病者多见，残本四逆散善治少阴枢机不利，以解郁为主。此二方均有枳实与柴胡的相伍。枳柴同用，一升一降，既能调理肝胆气机，又能调理脾胃气机，从而达到升举而不助逆，降泄而不戕伐，以治疗气机郁滞证，即可调节肝胃气机不畅的疾病，也就是肝门静脉高压的轻证。两者相伍，能治肝气内郁、胃气不和之胁腹胀满、食欲不佳，或热郁内结、肝郁气滞之大便干结、下腹疼痛、月经不调等症。若用于舒肝气、和脾胃、清郁热为主，则柴胡轻用，枳实生用；若行气化滞消痞，则柴胡重用，枳实炒用为佳。

通心脉冠脉

开寒痰之结。仲景凡寒痰胸满者以枳实配桂枝，主以二方：枳实薤白桂枝汤和桂枝生姜枳实汤，其中都有枳实与桂枝的相伍。寒痰易于结聚心肺，壅遏心阳，引起胸痹之证。《金匮要略·胸痹心痛短气病脉证并治》认为，胸痹本为阳气虚、阴寒盛的虚实夹杂之证，如："胸痹心中痞，留气结在胸，胸满，胁下逆抢心，枳实薤白桂枝汤主之；人参汤亦主之。"《金匮要略心典》认为："心中痞气，气痹而成痞也；胁下逆抢，心气逆不降，将为中之害也。是宜急通其痞结之气，否则，无复其不振之阳。"从本条论述及治方来看，胸痹当有虚实之分。偏于实证者，除上述见症外，还可见腹胀、大便不畅、舌苔厚腻、脉象弦紧等症，此乃阴寒邪气较重，应急速治其标实，法宜通阳开结、泄满降逆，故当用枳实薤白桂枝汤。方中枳实消痞除满；厚朴宽胸下气。而朱丹溪认为，枳实"能冲墙倒壁，滑窍破痰之药也"，可见，其力量威猛，能够消实痞、破坚积、除胸胁痰瘀。再者，方中桂枝、薤白通阳宣痹；栝蒌实开胸中痰结，诸药同用，则痞结之气可开，痰浊之邪得去，胸胃之阳可复，此为祛邪以扶正。即如《金匮要略心典》所谓："去邪之实，即以安正；养阳之虚，即以逐阴。"

枳实薤白桂枝汤证之"心中痞、胸满、胁下逆抢心"，此是心胸阳气大伤，阴寒痰浊之邪蕴结心胸而至胸痹之证，方中桂枝辛散、温通，既可补心胸之阳虚，又可通阳散结而疗痹痛，结合枳实破气、化痰，可具荡涤痰饮之功，当属"实者泻之"。桂枝生姜枳实汤证之"心中痞、诸逆心悬痛"，乃因饮邪气逆，桂枝以散寒止痛，温中通阳；枳实以消痞除满，开结下气，助桂枝平冲之效，枳桂同用则胸中痰瘀之结可解，心下痞满之症可除。故以枳实桂枝同用，一温一寒、一升一降，善利气机而治胸痹心痛气短诸症，可温阳行气活血，除痹止痛。

现代药理研究证明枳实煎剂在低浓度时能使离体蟾蜍心脏收缩增强，高浓度时收缩减弱，有明显升压作用，并能改善休克状态下生命重要器官的血液供应。用枳实注射液治疗各种原因引起的休克总有效率96.8%，其中显效占74.5%，证明枳实有抗休克作用。其显著的升压效应，加强心肌收缩力，减慢心率和增加心输出量，增加冠脉流量，增加肾血流量等，说明枳实有强心通脉以治厥逆之能。仲景在枳实薤白桂枝汤、橘枳姜汤、桂枝生姜枳实汤中每用枳实，治疗心脉痹阻，痰浊上犯所致胸痹、心痛等病，即取此用，温病学家叶天士治发热肢厥，喜用枳实，其验法此。

枳实厚朴联用八方中，不与大黄同用者有二：一曰"伤寒下后，心烦腹满，卧起不安，栀子厚朴汤主之"，其病位不仅在胸膈，还涉及胃肠，故见心烦腹满；一曰"胸痹心中痞，留气结在胸，胸满，胁下逆抢心，枳实薤白桂枝汤主之"，此属病邪下扩至胃脘两胁之间，胁下气机上逆，形成胸胃合并之证，临床多以心中满闷或胸闷憋气为主。两方之中，枳实可消痞除满，厚朴可宽胸下气，二药配伍，温凉并行，行气之力大增，重在行气宽中，除满消胀。

枳实与栀子相伍，治气郁热结胸膈之虚烦证（栀子厚朴汤）；治病后余热复燃，宿食内停，消化不良之脾胃不适之症（枳实栀子汤）。

仲景以橘枳姜汤一方治"胸中气塞，短气"，乃因气滞偏盛而水饮停蓄，肺气不降所致，当治以理气肃肺、行气除痞，以枳实开肺之支气管，以橘皮行胃气除痞，可谓开肺胃同治之先河。橘皮味辛苦、性温主升，主治胸中瘕热气，利水谷，偏于理肺脾之气，能燥湿化痰，理气和胃；枳实味苦、性寒主降，偏于通畅心肺管道之气，能破气化痰，散结消痞。二药同用，一升一降，升清降浊，相反相成，斡旋上焦、中焦气机，可使脾升肺降，清升浊降，共奏肃肺理气，消胀止痛之功，可用于支气管炎、食积气滞、湿阻气滞等上焦、中焦气机不畅之证；或脾胃不和之消化不良、脘腹胀满诸症。

排脓通瘀

通脓管窦道。"寒热结"于消化道为食积宿食燥湿之邪，于冠状动脉则为瘀血之血结，于窦道脓管瘀血则为脓结。仲景用枳实"除寒热结"之功，将之配伍应用，以达《本经》所谓"止利，长肌肉，利五脏"之目的。

除血分瘀滞。枳实还能兼入血分，则于枳实芍药散、排脓散中见之。《金匮要略·妇人妊娠病脉证并治》言："产后腹痛，烦满不得卧，枳实芍药散主之。"可见，枳实可用于产后气血郁滞成实的腹痛证。烦满腹痛不得卧，是属里实，但与阳明里实不同，而是由于产后气血郁滞成实，气机痹阻不通所致。烦满腹痛虽是气滞，但若见于产后，则其滞多不在气分而在血分，故用枳实芍药散破气散结，和血止痛。方中芍药以利静脉之血，"破阴结，布阳气"；用枳实而必炒黑，"破热结，坠坚气"，使之入血分利气中之血"并主痛脓者"，是因脓乃血所化，此能行血中之滞故也，大麦粥和胃安中，合而用之，使气血宣通则腹痛烦闷诸证自除。

枳实与桔梗的配伍见于排脓散，排脓散在《金匮要略》中用于治疗各种痈疡。在仲景诸方中，除丸剂麻子仁丸，唯排脓散一方用枳实量最大。此方由枳实16枚、桔梗2分、芍药6分并鸡子黄一枚组成，取芍药滋养阴分调和营血，兼以利水排湿邪，鸡子黄亦为滋补之用。方中君药为枳实，予重用以去脓毒之结实，兼以消气滞去瘀浊。臣药桔梗性平，味苦、辛，用其祛痰排脓之效，以增强君药之力。桔梗开提肺气，枳实宣通胃肠之气。枳实、桔梗配伍，通达周身之气，且桔梗为排脓要药。因此仲景用枳实桔梗配伍条畅气机，辛开苦降，排脓外出。二药配伍不仅治疗外科痈疡，临床亦可治疗外感表邪。从药物组成分析，排脓散是枳实芍药散加味而成，枳实芍药散的主治证虽为产后腹痛，但方后附有"并主痈脓"句，可见虽无桔梗，枳实仍可去脓毒之结实。

枳实芍药散中枳实的制法为：烧黑，勿令太过，即以火烧之令黑变，色黑则偏入血分，可见此处取枳实入血分之意。此外枳实芍药散亦治产后腹痛，产后多瘀多虚，病多不离血分，亦是药用入血分之征。正如《本经逢原》所言："枳实入肝、脾血分，消……瘀血，有冲墙倒壁之喻。"据此，枳实可入血分，通过炮制更能发挥散瘀血结实、排脓的功用。

仲景以大柴胡汤治疗"心中痞硬"，其中枳实芍药相伍理气和血，行下除满，可用于治疗脾胃不和、肠胃气滞热结所致的各种消化道症状。仲景在治疗肝脓肿和化脓性胰腺炎（也叫坏死性胰腺炎，如是水肿型胰腺炎可加苓桂）的时候，就会用排脓汤，重用枳实、芍药、桔梗，加大柴胡汤、大陷胸汤、白术附子等。凡是有化脓的地方，手一摸，局部是热的，与周围皮肤皮温不一样。如果是上焦脓肿，如肺脓肿、牙龈脓肿、化脓性咽喉炎、舌癌、口腔癌、脑瘤、鼻窦炎、鼻炎、面部痤疮、脑部脓肿等，用排脓汤，重用桔梗、生甘草，加调胃承气汤、葛根汤、白术附子汤等。

《长沙药解》论曰："枳实酸苦迅利，破结开瘀，泻痞消满，除停痰留饮，化宿谷坚癥，涤荡郁陈，功力峻猛，一切腐败壅阻之物，非此不消。"可见，枳实秉阴洌敛降之气，味苦酸，能散结于小肠之寒热邪。其治"寒热结"之功全在"枳实利气，利气之悬于中者也"，顺其性以泄降从而达"除坚满"之目的。总之，枳实的"除寒热结"之功，是通过破阳明之实、开寒痰之结、开水气之聚、除血分窦道之瘀滞，以达到结实破、坚满消、脓血排之效。

仲景将枳实分别与大黄、厚朴、栀子、桂枝、芍药、柴胡、橘皮、白术等相伍，创枳实薤白桂枝汤、大小承气汤、厚朴七物汤、大柴胡汤、四逆散等经方，以相须相成之伍而达行气、消痞、化滞、除痹、止痛诸效，以愈心中懊恼而烦、胸满、烦热、腹胀、腹满痛、大便不通、月经不调诸症。其中枳实一味，于虚实寒热均可用之，上可通心肺之脉管，中可疏肝脾胃之消化道，又可疏通脓管窦道之虚实邪。但须辨证论治、灵活配伍，既治无形之气郁、湿热、实热，又疗有形之积滞、宿食、痰饮、瘀血、脓血；涉及如心、肺、肠、胃、脾、肝、胸、膈、子宫诸多脏器或部位，但总在通畅管道，除寒热之邪结，调畅气机，则诸病可安。

仲景对于枳实的计量单位有"枚""两""斤""分"种。有14首方剂以"枚"计，其中排脓散数量最多用至"十六枚"；其次是枳术汤用"七枚"；用量"五枚"者有5方：分别是大承气汤、桂枝生姜枳实汤、厚朴七物汤、厚朴三物汤、栀子大黄汤；"四枚"者4方，分别是：大柴胡汤、厚朴大黄汤、栀子厚朴汤、枳实薤白桂枝汤。以"两"计量的有橘枳姜汤用"三两",《外台》茯苓饮用"二两"。以"分"称之者,如残本四逆散用量"十分"。枳实芍药散以"等分"为末。而麻子仁丸有"半斤"和"一斤"之别。若按1枚约等于11克计算,1斤为246.15克,1两约等于15克计算,枳实在《伤寒杂病论》中的平均剂量为40克左右。可见枳实的用量与治疗病证关系密切,配伍有别,治证各异,其具体用量也不同。

经方中的枳实用量情况表

适用经方	用量
排脓散	16 枚
枳术汤	7 枚
桂枝生姜枳实汤、厚朴七物汤、厚朴三物汤、大承气汤、栀子大黄汤	5 枚
栀子厚朴汤、大柴胡汤、枳实薤白桂枝汤、厚朴大黄汤	4 枚
枳实栀子汤、小承气汤	3 枚
《千金》三黄汤加减方	1 枚
麻子仁丸	半斤
橘枳姜汤	3 两
《外台》茯苓饮	2 两
四逆散	十分
枳实芍药散	等分

无妄◎人参法

人参是大补元气要药——补消化液、细胞外液、电解质、血浆

《神农本草经》录药360味，分上、中、下三品，人参为其上品，卷一："人参，味甘，微寒。主补五脏，安精神，定魂魄，止惊悸，除邪气，明目，开心益智，久服轻身延年。一名人衔，一名鬼盖。生山谷。"党参味甘，性平，归脾、肺经，具有健脾补肺、益气生津的功效。《本草从新》卷一："党参，补中气、生津。甘平补中，益气，和脾胃，除烦渴，中气微虚，用以调补，甚为平妥。"

《伤寒论》113首方中用人参者22首方。或因汗、吐、下后亡阴伤气而用人参益气救阴；或配用人参益气托邪，以防传变；或以健脾和中；或补虚固脱。在六经病中视不同病证而组方使用。《本草蒙筌》言："大抵人参补虚，虚寒可补，虚热亦可补；气虚宜用，血虚亦宜用。"所以人参针对虚证，无论表、里、寒、热，或气虚、亡血，皆可随不同证候而配伍运用。

太阳病用人参，在《伤寒论》中言太阳病误治伤正，而表未解，配合人参扶正，以协解表。"发汗后，身疼痛，脉沉迟者，桂枝加芍药生姜各一两人参三两新加汤主之。"本为太阳病，发汗后身疼痛，为表邪未尽，其脉沉迟者为过汗而气阴受损，故加人参益气补阴。"太阳病，外证未除，而数下之，遂协热下利，利下不止，心下痞硬，表里不解者，桂枝人参汤主之。"此太阳病，过下至利下不止，重虚其里，脾阳受损，表里不解，以桂枝合理中汤治之。临床上治太阳表证用人参，大都意在扶正托邪。太阳表证用解表药，凡汗不出而热不退，须知阴液（消化液、细胞外液、电解质、血浆等）为汗液资源，阳气是汗液的动力。审其气虚，于解表药中加人参益气，即汗出热退。

阳明经证，治疗主方白虎汤。若热盛日久不解，而伤津化燥，加生地黄、

石斛而效不显者，加人参益气生津能解热。白虎汤乃治胃中燥热，若烦渴不解，脉大而无力，必须加人参。凡遇其人年高，或过劳之余，或身素羸弱，即使非在汗吐下后，渴而心烦者，当用白虎汤时，皆宜加人参，方能立于不败之地。用石膏与人参并用，是凉散之力与补益之力互相化合，以搜剔深入之外邪使之净尽无遗。白虎加人参汤证，乃气虚不能运行石膏药力之故。仲景谓太阳中暍者，即今之中暑及热射病，因热蒸而汗出多，易致津伤，亦须用白虎加人参汤以清暑解热，益气生津。

阳明腑实证用人参，即承气加人参。吴又可《温疫论》述其理："如人方肉食而病适来，以致停积在胃，用大小承气连下，惟是臭水稀粪而已，于承气汤中但加人参一味服之，虽三四十日所停积之物于是方下，盖承气借人参之力鼓舞胃气，宿物始动也。"临床常见积滞腹胀用承气不效，损伤脾气，加人参之健运则大便即下。如孙一奎治马二尹，心腹胀痛。市医以大小承气连服十日，胀痛益甚，不但大便不行，小便亦仅点滴。后医杂进备急丸、十枣汤、黑白丑之属，服数日，至二便俱闭。孙诊，此乃食伤，继为误下伤脾，致脾失运动。改用香砂六君子汤运脾，再用吐法，吐去前药，始腹鸣便行，小便亦通。再用理中，令急煎服，大便乃泻，连泻七十二天，服人参二斤余而收功。

一般便秘用大黄顾虑其伤正气，可于下剂中加入人参。如《伤寒六书》黄龙汤，即承气汤加人参、当归等，治应下失下，元气已伤，气血虚亏而里实热者。孟河费伯雄治一妇，怀孕八月，暑风外迫，猝厥神昏，目闭口噤，柔痉不止，卧不着席，时时龂齿。宗《金匮要略》痉病之治，当与大承气汤。但怀胎用承气恐动胎伤身，然不用承气，症属难挽。势趋两难，但不忍坐视，乃曰："如用承气，下亦毙，不下亦毙，与其不下而毙，不如下之，以冀万一之幸。"遂处方重用高丽参合大承气汤，二剂便行，热减神清，幸胎未动，续以养心和中调之愈。

少阳病用人参，即小柴胡汤用之扶正以祛邪，并借以防传变。《景岳全书》谓："观其少阳证，小柴胡汤用人参，则防邪气之入三阴，或恐脾胃稍虚，邪乘而入，必用人参、甘草固脾胃以充元气，是外伤未尝忘内因也。"治疗疟疾，凡见久疟不愈，迭用诸抗疟药复发，或受风寒或少劳即发，寒热交作，汗多乏力，为元气伤残，大多于治方中加人参能杜绝复发，对气虚久疟有截疟作用。凡是寒热往来者，如有大汗大下大吐而损伤津液者，皆为加人参之证也。

《伤寒论》的三阴病，大都表现为虚寒证。**太阴病**为脾虚寒，证见腹满时痛而吐，纳呆自利，用温法，宜理中之类方。《药品化义》谓人参"为温脾之圣药"。临床常见慢性胃中隐痛或钝痛或嘈痛，痛喜温按，饥则痛甚，得食痛止的慢性虚寒病，用理中，以人参配姜、术温脾散寒。仲景方中半夏、生姜、甘草泻心汤及旋覆代赭汤、桂枝人参汤等都治心下痞硬，均用人参理胃虚，仲景方干姜黄芩黄连人参汤与黄连汤治疗呕吐、腹痛，使用人参亦在此理，只是适用的病状差异，配伍与用法不同而已。仲景之泻心汤与小柴胡汤组方区分有二：一是无往来寒热故去柴胡；二是治寒热互结之痞，故加干姜、黄连辛开苦泄，寒热并用，和胃除痞。病因里虚胃衰，得人参之助，协之复正。

用人参治疗脾胃病，必须辨证，属"胃中虚"。其表现心下痞硬，"满而不痛"，按之无所苦。凡腹痛，使用人参，丹溪谓必须是"里虚吐利及久病胃弱虚痛喜按者"。仲景在理中丸加减法中指出：腹中痛者，人参加量。这个腹痛，显然是虚痛。

历代医家对"甘温除大热"有各种理解，实则这种所谓的"阴火"所引起的发热甚则高热，就是西医的慢性脱水热。东垣认为，阴火并不是实火，而是由于脾胃虚弱，营养不良，阴气不足，阴液亏虚。内伤脾胃，乃伤其气，伤内为阴液不足，阴液及气阴不足者补之。因此治疗时应当分清标本，标为热，本为虚，所以用"甘温除大热"，实则与人参之大补气阴有异曲同工之妙。如补中益气汤、当归补血汤、归脾汤、小建中汤等甘温之药可以补益脾胃，大补气阴阴液，大补脾胃之气，大补消化液，升脾胃之阳气，元气充沛，阴火才能降敛而安其位。阴火的证候是燥热，更应当缓其急迫而用甘温之法，补中升阳，能使脾胃之气升发，元气随之充盛，元气充盛，阴火消除，燥热也能随之去除。甘温之法是治其本，除其标证。但对于内伤热中证不能单用甘温之法，需临证少佐一些苦寒之品，才能达到预期的效果。

与慢性脱水热对应的是急性脱水热，如汗吐下后体液的快速流失或缺失造成的高热就是急性脱水热，常见于西医的中暑、热射病、热性疾病中，或者是体内的水液代谢异常，聚集成水饮而汇集于某一处，造成体内相对的急性脱水，这时就是石膏的主治证了。

少阴病者，多属虚寒更甚，厥逆下利，用四逆汤类方，以回阳救逆，一般不用人参，恐其补液太过，补滞阴柔，加重心脏负担，反碍姜附速救阳气之功。如见大汗及吐利后，脉微细者，气阴大伤，津液血浆消化液大量损失，才于四逆汤中加人参。少阴病用人参偏重于救阴津，此证多见于吐利，大汗，亡血，亡津液者，出现恶寒，脉微欲绝之象。少阴病至危重阶段，出现"恶寒脉微而复利，利止，亡血也，四逆加人参汤主之"。此处利止，并非阳回正复，而是阴血（血浆）津液（消化液及细胞外液）内竭，故曰亡血，单以四逆汤救逆回阳，尚嫌偏颇，须加人参，救阴津。这里所谓亡血，是指阴血津液亡失。《本草纲目》言："仲景以人参为补血，盖血不自生，须得生阳气之药乃生，阳生则阴长，血乃旺矣。"一般谓亡血，大都指失血过多，所以临床对大出血，如咯血、吐血、便血，特别是产后大出血者，常急以人参补充血浆以止血。葛可久《十药神书》谓独参汤治大咯血，是补气（血浆）以摄血，所谓"血不能速生，气所当速固"。特别是气虚血脱之际，必须以人参大补元气以固脱。

一般治疗上消化道出血之重症，常在辨证用方中加人参，以补脾摄血，增强止血效果。《伤寒论》中有类证条文："发汗，若下之，病仍不解，烦躁者，茯苓四逆汤主之。"此言汗下而病不解，阳气外虚，阴气内虚，导致阴阳两虚而烦躁，以四逆汤回阳气，加人参、茯苓以救阴护胃。

病入**厥阴**，病机复杂，寒热虚实，变化多端，阴液不足、气血两虚是常见的病机，治疗主方乌梅丸。方中使用人参，主要是益阴气固阴本，预防变证，以扭转寒热虚实错杂之逆证。柯韵伯在《伤寒论翼》中言："小柴胡为少阳主方，乌梅为厥阴主方。二方虽不同，而寒温互用、攻补兼施之法相合者，以脏腑相连、经络相贯、风木合气、同司相火故也。其中皆用人参，补中益气以固本逐邪，而他味俱不相袭者，因阴阳异位。"此二方均治病因枢机不利者，故临床应用都非常广泛。乌梅丸方集酸苦甘辛于一体，核心药物以人参大补气阴津液、以附子等五味热药温阳，以黄连等清热解毒抗炎抑菌，以乌梅之酸以固涩安蛔，临床可随寒热虚实证候变化而加减，能治疗湿热泄泻、暴注欲脱之证。

经方中人参用量分类计数表

剂型	用量	次数	经方
汤剂	四两	2	木防己汤、木防己去石膏加茯苓芒硝汤
	三两	16	白虎加人参汤、半夏泻心汤、柴胡去半夏加栝蒌汤、茯苓饮、甘草泻心汤、外台黄芩人参汤、大半夏汤、理中汤/人参汤、干姜黄芩黄连人参汤、续命汤、泽漆汤、桂枝人参汤、桂枝新加汤、生姜泻心汤、吴茱萸汤、小柴胡汤
	二两	9	生姜甘草汤、麦门冬汤、大建中汤、温经汤、附子汤、黄连汤、旋覆代赭汤、炙甘草汤、竹叶石膏汤
	一两半	2	柴胡桂枝汤、柴胡加龙骨牡蛎汤
	一两	6	橘皮竹茹汤、竹叶汤、柴胡加芒硝汤、茯苓四逆汤、厚朴生姜半夏甘草人参汤、四逆加人参汤
丸散剂	六两	1	乌梅丸
	三两	1	理中丸
	一两	2	干姜人参半夏丸、九痛丸
	七分	1	薯蓣丸
	三分	1	侯氏黑散
	一分	1	鳖甲煎丸

注：《伤寒论》理中汤与《金匮要略》人参汤药物组成、剂量、剂型相同，故算作一方。

人参补充消化液及胃液

仲景《伤寒论》中应用人参方中体现该功效的共有 16 方。小柴胡汤及类方：小柴胡汤所治病因病机为"血弱气尽，腠理开。邪气因入，与正气相搏"，为邪在半表半里，里有所虚，邪有所客，故人参与半夏、甘草配伍扶助胃气，助正气抗邪于外，引邪气出表。柴胡汤类方是在小柴胡汤基础上加减而成，与小柴胡汤有相似基础病机，故也运用人参补益胃气，助正气祛邪，具扶正祛邪之意。半夏、甘草、生姜三泻心汤及旋覆代赭汤、黄连汤，其共同病机基础为脾胃不足，气机不利，治疗时需兼顾脾胃二者之特性，冀恢复其升降枢纽，故用人参与甘草、大枣配伍，补益胃气，顾护中焦，并且用黄连、黄芩、旋覆花等苦辛并进，攻补兼施，使该类方既可补益脾胃，又能苦寒泄胃消痞，使脾胃同治。厚朴生姜甘草半夏人参汤是治疗虚胀且虚少邪多的良方，其中用人参健脾益气，扶助中焦之气。桂枝人参汤主治外证未除，而数下之使脾气有伤，以致邪气入内，故用人参健脾益气，配合他药回复中阳，复脾健运之力，祛邪外出。吴茱萸汤治肝胃虚寒，浊气上逆，故用人参补益脾胃，达肝脾同治，治肝实脾之功。乌梅丸治厥阴病寒热错杂之证。厥阴病者，三阴皆有伤，故用人参配伍他药健脾益气，补土而壮后天之本。如尤在泾云："加人参者，以蛔动中虚，故以之安中而止吐。"干姜黄芩黄连人参汤治胃肠寒热不调之寒格吐利证，用人参健脾益气，合干姜温脾止吐利。理中丸治中焦虚寒，中阳不足证，其中用人参补益脾胃之气，益气安中，补后天之本。

若误用吐下，戕伐脾胃，或素体脾胃虚弱，则升降无力，运化失司，亦可造成胃气上逆之症，如呕吐、呃逆、噫气等，或运化不利之下利等症。如三泻心汤证、干姜黄芩黄连人参汤证以及黄连汤证除有寒热错杂阻遏脾胃气机之外，因误吐下损伤导致的脾胃虚弱或者脾胃素虚也是导致痞、利、呕等症的因素；茯苓饮证为痰饮病吐出水后，痰气交阻，导致脾胃气机不利，而出现不能食；旋覆代赭汤证为伤寒解后，胃气未复，症见噫气不除、痞硬等；桂枝人参汤证为太阳病误下后表邪未解，而脾胃受损，运化失职，症见下利、痞满等；吴茱萸汤证则是中焦虚寒或者胃寒肝犯，表现为呕吐或吐利；麦门冬汤证为肺胃阴虚，表现为肺胃之气上逆；大半夏汤证和干姜人参半夏丸证为胃虚气逆，症见恶阻呕吐不止和胃反朝食暮吐；橘皮竹茹汤治疗胃虚有热之哕逆；《外台》黄芩汤则治疗脾胃阳气虚弱所致的干呕、下利；三黄汤加人参治疗素体脾胃不足又见表虚中风，可见经日不欲饮食。

若脾胃阳虚，或又被寒客，还可出现腹痛的表现。如理中丸加人参证为脾胃阳虚气虚，经脉失养，故有腹痛；而大建中汤证不仅有脾胃阳虚，还有寒邪内客，寒性主痛，故腹痛难忍，上下痛不可触近，又寒阻气机，致呕不能饮食。

仲景用人参涉及呕、哕、吐及痞、满、支结等中焦症状的方证最多，分别为 17 首和 15 首，可见人参的主要作用部位之一在中焦脾胃的消化液。

人参补充细胞外液

人参补五脏，可补脾益肺，助肺脾运化，布津液，使一身之气津流转，有益气生津之效。《珍珠囊》载人参"治肺胃阳气不足，肺气虚促、短气、少气，补中，缓中，止渴生津液"。《本草汇言》载"若汗下过多，精液失守，用之可生津止渴"。仲景用人参此功效者，一为阳明热盛，逼津外泄，以致气阴两伤的白虎加人参汤证，正如《伤寒论》169条所述"伤寒无大热，口燥渴，心烦，背微恶寒者，白虎加人参汤主之"，此处背微恶寒，正是壮火食气，且逼阳气随汗脱去，阳气不足而恶寒，无大热是热已随汗而散，且阴液不足，已无汗而散，故急需白虎汤彻其热，人参气阴双补，不伤阳气。二为病后余热未清，气阴已伤，故加人参益气生津。此处仲景用人参益气生津，而非直接用玉竹、生地等滋阴药，是因为并不是单纯的津脱太甚所致的阴虚，而是在阴虚的同时还有气虚。气有余便是火，气不足便是寒，滋阴药多寒凉，虽可补阴液的不足，但用之会伤阳气，在此用之并不对证，故需气阴同补。且脾胃为后天之本，喜温而恶寒凉，故不宜用滋阴药直接补液，而用人参益气生津，气阴双补。仲景人参与石膏同用的配伍方法，正如张锡纯《医学衷中参西录》中载："凡在外感之热炽盛，真阴又复亏损，此乃极危险之证，此时若但生地黄、玄参诸滋阴之品不能奏效……惟石膏与人参并用，独能于邪热炽盛之时立复真阴，此所以伤寒汗吐下后与渴者治以白虎汤时，仲圣不加他药而独加人参也。"

津液具有滋润的作用，因此津液亏损会导致干燥口渴等表现。白虎加人参汤证则是阳明气分热盛，大热鼓动汗出，伤津耗气而大烦渴不解；竹叶石膏汤证则为大病瘥后，余热未解，气阴两伤；生姜甘草汤证为肺痿咳唾涎沫不止，所导致的气阴两伤证；小柴胡汤加人参证和柴胡去半夏加栝蒌汤证均是少阳郁热灼阴所致的阴虚口渴，而后者多见于疟疾；竹叶汤证见于妇人产后中风，新产则气阴俱伤，阴虚内热与外感相合，而见发热、面赤之症；麦门冬汤主治气逆，原文较简，以方测证当为肺胃阴虚，气机上逆。

人参可用于实证。《神农本草经》中记载人参具有"除邪气"的作用，含人参的经方也常用于治疗"实证"。这些"实证"虽提示邪实，但全面分析病因、体质、病势等，却可见有正虚的因素。例如木防己汤与木防己去石膏加茯苓芒硝汤，其人参用量达四两之多，治"膈间支饮，其人喘满，心下痞坚，面色黧黑，其脉沉紧"，为一派实象，然又言"得之数十日，医吐下之不愈"，可见该方证中仍有正气虚损的病因，故仲景才用大量人参以扶正，所以"不虚而补"的实质仍是"虚则补之"。

治阴虚津亏时，人参或独立使用，或配伍麦冬、知母、天花粉等具有养阴作用的药物。西洋参虽然属于五加科，但其具有性凉润的特点，能够滋阴益气，故经方中凡治伤津耗气者可选用西洋参。如阳明热盛大汗、口渴、脉洪大的白虎加人参汤证；伤寒解后，虚羸少气的竹叶石膏汤证等。

人参补充血浆

仲景应用人参益气复脉有七方，一为炙甘草汤证，为心阴阳气血俱不足，心血虚则心脏失养，鼓动乏源，见心动悸，脉结代；方中用人参配合桂枝、酒等辛温通阳，大枣益气养血，人参、炙甘草补益心气血，地黄、麦冬、麻仁等滋补心阴，共助气血生化之源，使气血阴阳并补，共奏益气复脉通阳定悸之效。《本草汇言》载人参"补气生血，助精养神之药也"。二为四逆加人参汤，384条"恶寒脉微而复利，利止，亡血也，四逆加人参汤主之"，此证利止是阴液不足，已利无可利，是阴液亡失欲绝之象，是阳气大虚，致阳损及阴，阴阳两伤欲绝，生命垂危之证。故急用干姜、附子、甘草回阳救逆，但大辛大热更伤其阴，单纯滋阴之品却又伤阳，故需加入人参补益阳气，使阳气回复，益气生津，救其阴液，以救阳亡阴竭之危证，正如成无己所注"恶寒脉微而利者，阳虚阴盛也。利止则津液内竭，故云亡血。《金匮玉函》载"水竭则无血，与四逆汤。温经助阳，加人参生津液益血"。三为茯苓四逆汤，属阴阳俱虚，水邪不化的烦躁之证。茯苓四逆汤虽不在少阴篇中，但也应是少阴病阴寒邪盛而阳气大虚之方，且此证阴阳皆不足，并有水邪内停，需同补阴阳而利水，故加茯苓利水邪，人参益气救阴补津，无伤阳气之患，附子、干姜回阳，共成救阳回阴，利水伐邪之效；《伤寒发微》载："……烦躁不定是少阴阴虚，阳气外浮，此与昼日烦躁夜而安静者并责之虚。但前证阴虚不甚，故不用人参，而但用干姜附子汤；此证阴虚太甚，故用人参为小异耳。"四为桂枝新加汤，血具有营养的作用，营血虚不荣身，则身体疼痛，方中用人参补益气血，以滋气血生化之源，且重用生姜，宣通阳气使脉道通畅，气血流通。《医宗金鉴》载

"是方即桂枝汤倍芍药、生姜加人参也。汗后身疼痛，是营卫虚而不和也，故以桂枝汤调和其营卫，倍生姜者，以脉沉迟营中寒也，倍芍药者，以营不足血少故也，加人参者，补诸虚也。桂枝得人参，大气周流气血足而百骸理，人参得桂枝，通行内外，补营阴而益卫阳，表虚身痛未有不愈者也。"

在《金匮要略》中还有温经汤证，为妇人崩漏之甚者，失血多则气血皆弱；侯氏黑散证，为大风伤及阳气和阴血，血不荣筋，则四肢烦重；薯蓣丸证，为虚劳气血阴阳俱不足有患风气之证。在治疗血虚时，人参常配伍白芍、当归、地黄、阿胶等养血补血之药。

人参调节酸碱平衡

其意在补气助阳。原文304条"少阴病，身体痛，手足寒，骨节痛，脉沉者，附子汤主之"。此方见于少阴阳气虚衰，阴寒气盛，阳虚不能温煦四肢，故见手足寒；阳虚阴盛，气血运行不畅，故身体疼痛，阳衰而水寒不化浸渍于筋脉骨节之间，故骨节痛。此方为少阴病温补并用之方，用附子温少阴之阳，配伍人参补元气，且助附子温阳，配合白术、茯苓祛湿利水，芍药缓急止痛，以达益阳去阴之功。

鳖甲煎丸为治疗疟母的方剂，疟母为疟疾所致的胁下痞块，痰瘀邪实结聚，故全方用了大量的祛邪药物，如鳖甲、鼠妇、蜣螂、厚朴、桃仁、赤硝、蜂窠、半夏、大黄、䗪虫等，而人参仅用一分，为全方用量最少的药物，可见此处用人参非为补也，而是取其甘缓之性而防止诸泻实之药伤正耳。

九痛丸治疗九种心痛，仲景原文极简，但通过其药物组成即可发现端倪。九痛丸由六味药物组成，分别是炮附子、生狼牙、巴豆、人参、干姜、吴茱萸，其中人参仍然是用量最少的药物，仅有一两，而其他五味药均是药性刚猛之品，所以，此处用人参仍是以缓药护正为目的。

大半夏汤为治疗虚寒胃反呕吐不止的方剂，仅由半夏、人参和白蜜三味药组成，其中半夏用量达二升（约244g），为仲景半夏用量之冠，其中人参的配伍不仅是为了补胃中之虚，还可以制约半夏的毒性，防止其损伤正气。

总之，人参是针对气阴两伤的，大补阴气，即补充调节水和电解质的平衡、酸碱平衡。也就是说，人参可大补人体内的组织液、血浆和电解质，尤其针对失血或热病大汗、大下、呕吐以后，造成水电失衡的状况，急需大量补液。西医对此则是用生理盐水、5%的葡萄糖注射液或糖盐液体2000～5000mL大量输液，但有一个问题，如果输液速度过快，会引起心功下降，而且这种糖盐加电解质的液体属于寒性液体，会对人体造成不必要的酸碱失衡，酸碱失衡也属于中医所说阴气与阳气的失衡。而人参则不会引起这种弊端，所以在仲景的方子里，只要遇到呕吐、腹泻、热病大汗、失血等引起体液丢失，就会加上人参补液，大补气阴。同时配伍甘草、大枣、粳米、米粥等，补充胃肠道的消化液。有热时还可以配伍知母、石膏、玉竹、沙参，等等。可以说，人参是中医的补液神药，大补气阴，补充血浆，补充调节水电酸碱平衡，还有辅助补阳气的作用，阴中求阳，而不是大补阳气，对于这一点临床上很多人的认识是错误的。

含人参的经方所治相同症状分类统计表

同治症状	相关经方	常配伍的药物
呕、干呕、呕吐、哕、吐	小柴胡汤、柴胡桂枝汤、柴胡加芒硝汤、甘草泻心汤、黄连汤、吴茱萸汤、干姜黄芩黄连人参汤、乌梅丸、竹叶石膏汤、大建中汤、半夏泻心汤、大半夏汤、橘皮竹茹汤、黄芩人参汤、干姜人参半夏丸、四逆加人参汤、理中丸（共17方）	半夏（10）干姜（10）黄芩（6）黄连（5）生姜（5）
痞、满、支结	小柴胡汤、厚朴生姜半夏甘草人参汤、柴胡加龙骨牡蛎汤、柴胡桂枝汤、半夏泻心汤、生姜泻心汤、甘草泻心汤、旋覆代赭汤、桂枝人参汤、木防己汤、木防己去石膏加茯苓芒硝汤、茯苓饮、吴茱萸汤、大半夏汤、温经汤（共15方）	半夏（9）生姜（9）黄芩（6）黄连（3）防己（2）
发热	小柴胡汤、柴胡加芒硝汤、柴胡桂枝汤、桂枝人参汤、白虎加人参汤、黄连汤、理中丸、附子汤、竹叶汤、温经汤（共10方）	桂枝（5）生姜（5）柴胡（3）附子（2）石膏（1）
疼痛	小柴胡汤、桂枝新加汤、柴胡桂枝汤、黄连汤、附子汤、吴茱萸汤、理中丸、九痛丸、大建中汤、竹叶汤（共10方）	生姜（5）干姜（4）桂枝（4）芍药（3）附子（3）

同治症状	相关经方	常配伍的药物
烦	白虎加人参汤、柴胡桂枝汤、茯苓四逆汤、小柴胡汤、柴胡加龙骨牡蛎汤、甘草泻心汤、吴茱萸汤、乌梅丸、侯氏黑散、温经汤（共10方）	半夏（5）茯苓（3）牡蛎（2）知母（1）阿胶（1）

注:(   )中为药物出现的次数。

仲景六经病的诊治各异，若伴见元气虚者，阴液不足，汗吐下之后津液不足者，营养不良者，均离不开人参之大补阴液阴气，即气阴两补。说白了，人参大补血浆，大补津液，大补细胞外液，大补消化液。

现今使用人参可参考仲景配伍人参之经验，适当用其他品种参代替，如白虎汤与竹叶石膏汤中人参可用西洋参，益气复脉仍用人参，补益脾胃则党参、人参、太子参皆可，但阴阳俱虚，阳亡阴竭之时，只有人参能胜任，不可用党参等代替，才能达到好的疗效。可知除准确地辨证外，药物的正确配伍使用对提高临床疗效也至关重要。

仲景用的人参，为五加科植物，现主产于东北，以吉林长白山产质量最佳，临床常用生晒参（性平，白条参、白人参亦类此）、红参（性温），病重则用高丽参（产朝鲜半岛者）。党参（桔梗科）出现的年代较晚，以其功效与人参有相近之处，临床常代之，但作用较弱。故凡仲景方中须补元气用人参者，必以东北人参或朝鲜参投之。

明夷◎石膏法

《神农本草经》中记载石膏，"味辛，微寒。主中风寒热，心下逆气惊喘，口干苦焦，不能息，腹中坚痛，除邪鬼，产乳，金创。生山谷"。陶弘景《本草经集注》中"味辛、甘，微寒、大寒，无毒。主治中风寒热，心下逆气惊喘，口干舌焦，不能息，腹中坚痛，除邪鬼，产乳，金疮。除时气，头痛，身热，三焦大热，皮肤热，肠胃中膈热，解肌发汗，止消渴，烦逆，腹胀，暴气喘息，咽热，亦可作浴汤。"其主要化学成分是硫酸钙（$CaSO_4 \cdot 2H_2O$）。

《伤寒论》和《金匮要略》两部著作中除去重复的方剂，含有石膏的方剂共18首，涉及的条文共有30条。其中《伤寒论》含有石膏的方剂共6首，包括白虎汤、白虎加人参汤、大青龙汤、桂枝二越婢一汤、麻黄杏仁甘草石膏汤、竹叶石膏汤，涉及的条文共有14条;《金匮要略》含有使用石膏的方剂共14首，包括白虎加人参汤、白虎加桂枝汤、大青龙汤、风引汤、厚朴麻黄汤、木防己汤、文蛤汤、小青龙加石膏汤、越婢汤、越婢加半夏汤、越婢加术汤、竹皮大丸、《古今录验》续命汤、《千金方》越婢加术汤，涉及的条文共16条;白虎加人参汤和大青龙汤为《伤寒论》和《金匮要略》所共有的方剂;《古今录验》续命汤、《千金方》越婢加术汤为《金匮要略》中的附方。

仲景应用石膏的四大症状，**喘、热、水饮、疼痛**。如：

喘证中，心喘（心包积液）之木防己汤、肺喘之越婢加半夏汤和小青龙加石膏汤（肺胀、慢阻肺）、虚喘（胃喘）之竹叶石膏汤、热喘（肺感染）之麻杏石甘汤和黄连石膏半夏甘草汤、气喘（大肠喘，便秘）之厚朴麻黄汤、产后喘之竹皮大丸等。

热证中，阳明热（急性脱水热）之白虎汤和白虎加人参汤、温疟之白虎加桂枝汤、发热恶寒溢饮之大青龙汤、发热恶寒之桂枝二越婢一汤、阳明太阴两感身热之大黄石膏茯苓白术枳实甘草汤、中风发热之风引汤、发热不潮昏睡不安谵语烦躁之竹叶石膏黄芩泽泻半夏甘草汤、吐利发热之白术石膏半夏干姜汤、手足热呕吐之白虎加桂枝人参汤。冬温之石膏黄连黄芩甘草汤、温邪乘肺之黄芩石膏杏子甘草汤。中暑（热射病）之竹叶石膏汤、人参石膏汤、白虎加人参黄连阿胶汤、白虎加人参汤、黄连半夏石膏甘草汤、白虎加桂枝人参芍药汤等。

水饮证中，支饮（心包积液）之木防己汤、溢饮（肌肉水饮）之大青龙汤、里水（浆膜腔水肿）兼水肿之越婢加术汤、风水（皮下水肿）兼水肿之越婢汤。

疼痛证中，骨节烦痛之白虎加桂枝汤、身体肌肉疼痛之大青龙汤、头痛之文蛤汤、太阴腹急痛（急性胰腺炎）之茯苓白术厚朴石膏黄芩甘草汤、太阳少阴两感头痛欲裂（病毒性脑炎）之大青龙加附子汤、冬温腹痛咽痛之石膏黄连黄芩甘草汤、腹痛而利之白虎加地黄汤、黄疸腹痛拒按（燥邪乘脾、胰腺炎）之白虎汤、胸满痛咳血（燥邪乘肺、肺结核）之竹叶石膏杏子甘草汤等。

急性脱水热

石膏为单晶系的硫酸钙矿物，是退热的主要成分，难溶于水。而石膏其性虽寒，在汤剂中有效成分仅微溶出，只能显示其一般寒性，故《本经》曰"微寒"。其退热作用快，但不持久。石膏的主要成分是 $CaSO_4 \cdot 2H_2O$，芒硝的主要化学成分是 $Na_2SO_4 \cdot 10H_2O$。二者都是强酸强碱盐类，不能水解，但加热后会失去水分，进入体内后再重新吸水，这是二者的相同点。

芒硝的作用是清热、软坚、散结，《本经》说芒硝："除寒热邪气，逐六腑积聚、结固、留癖，能化七十二种石。"《珍珠囊》说："其用有三：去实热，一也；涤肠中宿垢，二也；破坚积热块，三也。"硫酸钠暴露于空气中易吸水，生成十水硫酸钠，就是芒硝。芒硝实际上是通过硫酸钠的渗透性吸水作用，使肠中宿便固结吸水软化，从而软坚散结。而硫酸钙（石膏）经过煎煮失去水分后，同芒硝一样，同样具有强力渗透性吸水作用而软坚化饮，但其吸水性较芒硝弱，所以其软坚散结的力量较芒硝也要弱，所以量要大，如木防己汤中用到1000 克以上，白虎汤中用到 240 克，等等。

仲景在《伤寒杂病论》中明确指出主证中有"热"的高达 17 方。石膏广泛用于各种外感、内伤病见急性脱水热者。通过提高细胞外液的晶体渗透压而抗病毒抗炎清热，石膏可以间接发挥解肌、除烦、降逆、止痛、止渴等功效，并通过适当配伍，可以增强其某一方面的效力。

石膏因其寒凉能清，质重能降，辛能散郁，故能治烦。因虚致热者，石膏可以其质重降逆之性潜镇虚火；因邪气郁闭，火热蕴结而不得发越者，石膏可以其辛散之性宣发郁热；因实热充斥者，石膏可以其寒而清之。临床中，石膏常兼具此三功而发挥抗炎抗病毒而清热除烦的作用。

最常见的急性脱水，见于大汗和吐利。这些急性脱水都会直接伤及肠胃消化液，表面皮肤的状态就代表了胃肠道里面黏膜层的状态，这是全息，临床可见"大渴，舌上干燥""口燥渴""渴欲饮水"等因胃热耗伤津液的症状，所以缓解阳明经急性脱水热是石膏的基本功效。

葛根与石膏的基本作用相似，都有生津去热的功效。如分别出自《伤寒论》的第 27 条和第 31、32 条的桂枝二越婢一汤和葛根汤，两方都具有桂枝、芍药、生姜、大枣、炙甘草、麻黄六味药，除了用药量的不同外，组成上的不同只是石膏和葛根两味。

从《神农本草经》和《名医别录》的描述来看，其相同点甚多。

相同点：

葛根：消渴、身大热、伤寒壮热、伤寒中风头痛、解肌发表出汗、疗金创。

石膏：止消渴、身热、三焦大热、皮肤热、肠胃中鬲热、中风寒热、头痛、解肌、发汗、金创。

不同点：

葛根：呕吐、诸痹、起阴气、解诸毒、肋风痛。

石膏：心下逆气、惊喘、口干舌焦不能息、腹中坚痛、除邪鬼、产乳、烦逆、腹胀、暴气喘息、咽热。

两药如此多的相似之处，而且在外形和颜色上也高度相似，然而桂枝二越婢一汤和葛根汤的功效差异又如此之大，原因何在？

缪希雍的《本经疏证》中关于石膏的说法："凡物重则应坚，泽则应韧，辛则多窜，寒则多腻。石膏体质最重，光明润泽，乃随去即解，纷纷星散，而丝丝纵列，无一缕横陈，故其性主解横溢之热邪也。盖惟其寒，方足以化邪热之充斥，惟其辛，方足以通上下之道路，惟其泽，方足以联津液之灌输，惟其重，方足以摄浮越之亢阳。譬之溽暑酷烈，万物喘息仅属，不敢自保，惟清飚乍动，肃降乃行，而化随爽洁，于是欣欣然始有有生之乐焉。"

张志聪《本草崇原》中关于葛根的说法："葛根延引藤蔓，则主经脉，甘辛粉白，则入阳明，皮黑花红，则合太阳，故葛根为宣达阳明中土之气，而外合于太阳经脉之药也。主治消渴身大热者，从胃腑而宣达水谷之津，则消渴自止，从经脉而调和肌表之气，则大热自除。治呕吐者，和阳明之胃气也，治诸痹者，和太阳之经脉也。起阴气者，藤引蔓延，从下而上也。"

综合起来，葛根是"从下而上"上下之势，乃纵也；石膏是"丝丝纵列，无一缕横陈，故其性主解横溢之热邪"，是内外左右之势，乃横也。如果把使用葛根称为葛根法，使用石膏称为石膏法，则葛根法是凭自己之力，乃起势；而石膏法是借助外在之力，乃借势。也就是说，葛根法如酷夏之上下对流暴雨，石膏法则如凉秋之秋风横扫落叶。

葛根是纵向地向上、向外提升津液。石膏则是横向地无处不在。

葛根可以将脾胃清阳，即温热的津液提升到头面颈项，需要量大。如葛根芩连汤中葛根的升阳止泻作用，《阎氏小儿方论》升麻葛根汤之散邪透疹作用，葛根汤、《伤寒六书》柴葛解肌汤和《宣明论方》防风汤中葛根之发汗解肌、宣痹止痛作用。《金匮要略》之竹叶汤扶阳气、散表邪，治产后中风，发热面赤，喘而头痛者；《外台秘要》之葱白七味汤用于养血解表；《太平惠民和剂局方》之参苏丸益气解表，理气化瘀；《医学心悟》之柴葛解肌汤解肌清热，养阴生津。陈严之《小品方》葛根汤：前述治"伤寒三四日不差，身体毒热"的葛根汤，即是在仲景《伤寒论》葛根汤基础上去大枣，重用葛根，另加六味清热解毒之品，意在清解毒热。由此可见葛根用于外感，无论气血阴阳之虚，皆可随证使用。

葛根可以改善颈动脉的血流量，扩张血管。葛根汤是温病的首选，如乙脑、病毒性脑炎等疾病，重用葛根。如小儿水痘（胎儿体内的母体羊水，适时而发，即为胎毒疹子），葛根汤即可发表解肌透疹，将肠道表面的水痘发到皮肤表面。葛根芩连汤治疗协热利或阿米巴痢疾等，葛根的用量要大，因为葛根是向上提升津液的。葛根汤加白术附子，还可以透出内部的脓肿。葛根与茯苓相对，葛根是将湿气上升发表，茯苓是将湿气从小便利出。

石膏与清热药相伍，乃同类相求，或加强石膏清热之力，或扩展石膏清热的范围。例如，知母退热力弱而作用持久，石膏反之，二者合用，可使退热快作用强，维持时间久。石膏与知母配伍之后可产生协同作用，清热泻火、除烦之力明显增强，石膏与知母按 8∶3 的比例配伍时药效最好。

石膏与麻黄、桂枝配伍，具有解表清热、利水消肿的功能。麻黄大于石膏（2∶1），重在发散郁热。麻黄小于石膏（1∶2），则主清泄肺热。麻黄石膏等量（3∶4），乃为发越水气。

根据仲景应用石膏的情况来看，如白虎加桂枝汤、越婢汤、越婢加半夏汤、大青龙汤、厚朴麻黄汤、小青龙加石膏汤、桂枝二越婢一汤，可见石膏确可广泛应用于表证，发挥解肌的作用。与石膏配伍频次较高的解表药有麻黄、桂枝、生姜，以发散风寒药为主。石膏味辛可以行散，性寒可以清热，配伍解表药，使热邪由表而解。石膏治疗外感所伤，无论虚实寒热，有热象均可用。如麻杏石甘汤中，石膏与麻黄配伍，寒温并用，石膏性寒以兼制麻黄辛温之性，使麻黄宣肺平喘而不助热，石膏清肺而不留邪，乃相制为用。

急性脱水不一定都会导致发热，也会导致水肿，如风水之越婢汤。《金匮要略·水气病脉证并治》中用治风水，"风水，恶风，一身悉肿，脉浮，不渴，续自汗出，无大热，越婢汤主之"，由"麻黄六两，石膏半斤，生姜三两，大枣十五枚，甘草二两"五味药组成。在同一篇中，还有越婢加术汤治疗"里水"，在"肺痿肺痈咳嗽上气病脉证治"篇中有越婢加半夏汤治疗肺胀。

越婢汤治疗水肿的效果显著而可靠，现代医家运用此方加减治疗急、慢性肾炎，特发性水肿，肝硬化腹水，类风湿关节炎等疾病的验案屡见报道。风水之成因，乃体内的水液快速聚集到表面皮下，造成体内的相对急性脱水。从越婢汤的组成上，我们可以看到，麻黄发表解肌，使水有出路，石膏缓解体内急性脱水，再加上姜枣草等补充消化液，故而可达到快速消除水肿的目的。

对于桂枝二越婢一汤证，仲景明言"太阳病，发热恶寒，热多寒少，脉微弱者，此无阳也，不可发汗"，太阳病当发热恶寒，如今却是"热多寒少"，又"脉微弱者"，提示还有阳明消化液之津液的不足，故曰"此无阳也，不可发汗"，但仍用麻黄的根本原因，因为麻黄是用来开玄府净鬼门的，而石膏是用来保津液的。

《千金方·卷第十五上》中有越婢汤治疗"肉极热"的记载："治肉极热，则身体津脱，腠理开，汗大泄，厉风气，下焦脚弱，越婢汤。"（同见于《金匮要略》附方中）此证又是"身体津脱，腠理开，汗大泄"，却不是用玄参、生地、麦冬、人参、粳米之类补充津液的常见药物，而是用大剂量石膏来保津液，可知越婢汤的功用，可知仲景石膏之真髓了。

越婢汤是治疗风水的主方，在《金匮要略》中，此方同样用于治疗肺胀，肺胀与风水是何关系呢？《金匮要略·肺痿肺痈咳嗽上气病脉证治》云："上气喘而躁者，属肺胀，欲作风水，发汗则愈。"风水可由肺胀而发；《金匮要略·水气病脉证并治》云："太阳病，脉浮而紧，法当骨节疼痛，反不疼，身体反重而酸，其人不渴，汗出即愈，此为风水……咳而喘，不渴者，此为肺胀，其状如肿，发汗即愈。"风水和肺胀是由太阳病发展而成的两种情况，是由一种病因所引发的疾病的两个方面，患者感邪后或病风水，或病肺胀，或由肺胀而及风水。

肺胀的病机是水之上源堵塞，三焦水道不畅而致水淤肺中，而成咳喘肺胀，即肺水肿，其治法同样需要开鬼门洁净腑，三焦通利则肺气外达，以麻黄开鬼门，以石膏保津液，以半夏化水降逆，使得肺中之积水自消，其胀自解，肺胀必瘥。

所以，石膏亦可以用于无汗或需要出汗的证候。大青龙汤之"不汗出"，白虎加桂枝汤方后注，都表明需要汗出方能病愈。此类证候是邪郁肌表，致使发热而无汗，石膏质重气轻，质重能坠热，气轻能由里向外透散郁热使邪达肌表化汗而出。阳明热证、外感热邪、内伤生热皆可用之。其与麻黄之发汗是有所区别的，麻桂是强发太阳之汗以引寒邪外出，发汗是解热的手段；而石膏是清透内郁之邪热，邪热之郁开，腠理宣通，自然汗出，汗出是热解的结果，因果颠倒，理法皆变。

石膏与化痰止咳平喘药配伍，可治疗肺热喘咳。如石膏与杏仁在麻杏石甘汤中配伍治疗邪热壅肺的发热喘咳。如《伤寒论》第63条言："发汗后，不可更行桂枝汤，汗出而喘，无大热者，可与麻黄杏仁甘草石膏汤。"第162条言："下后，不可更行桂枝汤，若汗出而喘，无大热者，可与麻黄杏仁甘草石膏汤"。恶寒发热无汗而喘者，为麻黄汤证。汗出恶风，发热脉浮缓，气逆而喘者，为桂枝加厚朴杏子汤证。而麻黄杏仁甘草石膏汤之汗出而喘，则异于表实无汗之麻黄汤证；有汗而身不恶风，脉不浮缓，则又异于桂枝加厚朴杏子汤证。由此可知，麻黄杏仁甘草石膏汤之汗出，为里热所迫而非表虚，喘为肺热，而非肺寒，且无大热，此无大热实为体表反无大热，为热郁于肺的明证。因此，此证内热壅盛，所以汗出；肺气不利，所以作喘，伴有咳嗽、咳黄痰。

石膏与补虚药配伍。与石膏配伍频次较高的补虚药有甘草、大枣、粳米、人参、芍药，但以补气药为主，如用于阳明热盛或中暑病兼有气津两伤的白虎加人参汤，以及用于伤寒瘥后余热未清，津伤未复的竹叶石膏汤中。其根本目的是补充补足消化液和细胞外液，多用于大量伤津的疾病中。

仲景白虎汤的运用特点是四大，即大热、大渴、大汗出、脉洪大。这明显表明阳明胃经的消化液大量损失，造成急性脱水热，故以白虎汤及白虎加人参汤主之，更以知母配石膏，延长退热时间，以粳米汤补充胃肠消化液，以达到迅速补充津液阴液，清火退热的目的。

乾隆三十三年（1768），安徽桐城爆发了暑热疫。温疫传染速度快，症状严重，危重者死亡甚多。"乾隆戊子年，吾邑疫疹流行，一人得病，传染一家，轻者十生八九，重者十存一二，合境之内，大率如斯。初起之时，先恶寒而后发热，头痛如劈。腰如被杖，腹如搅肠，呕泄兼作，大小同病，万人一辙……追至两日，恶症蜂起，种种危症，难以枚举。如此而死者，不可胜计。"著《疫疹一得》的余霖也被传染。

对于暑热疫的成因，余霖用五运六气来解释。他认为，乾隆三十三年（1768）桐城暑热疫的直接原因是病气，根本原因则是当年的运气，即少阴君火与少阳相火叠加而成的亢烈之火，致使人身之水无法抗衡。"此天时之病气。人竟无可避者也。原夫至此之由，总不外乎气运。人身一小天地，天地有如是之病气，人即有如是之病疾。缘戊子岁少阴君火司天，大运主之；五、六月间，又少阴君火，加以少阳相火，小运主之。二之气与三之气合行其令，人身中只有一水，焉能胜烈火之亢哉？"

大体与余霖同时代的唐大烈也以运气学说解释乾隆三十八年（1773）苏州夏天的高温及其危害，"夏炎暑酷烈，中暍而死者，难以计数，试亦以运气推之，乃少微火运，而值巳岁，所谓岁会也。大暑后少阳相火在泉，所谓同岁会也。维时乃三之运，四之气，客气又值少阳相火，则是七者之中，火居其四，至于主运少宫，客运少商，主气太阴湿土，五行中全未见水，有阳无阴，可谓亢害之至矣。"有阳无阴的亢火造成极端高温，导致中暍而死者众多。唐大烈虽未明言这是一场温疫，但从异常气候导致的高死亡结果来看，当属暑热疫。

大热、大渴、大汗出、脉洪大，急性脱水热，完全是石膏的药证。余霖据此发明了治暑疫专方——清瘟败毒饮："采用其法，减去硝、黄，以疫乃无形之毒，难以当其猛烈，重用石膏，直入戊己，先捣其窠巢之害，而十二经之患自易平矣，无不屡试屡验。"

清瘟败毒饮由生石膏、小生地、乌犀角、真川连、生栀子、桔梗、黄芩、知母、赤芍、玄参、丹皮、连翘、竹叶、甘草14种药组成，其组方原理是以大剂石膏为君药，配合其他清热药，通过清理胃热，以泄十二经之火，达到祛除瘟毒的目的。"此十二经泄火之药也。斑疹虽出于胃，亦诸经之火有以助之。重用石膏直入胃经，使其敷布于十二经，退其淫热；佐以黄连、犀角、黄芩泄心肺火于上焦；丹皮、栀子、赤芍泄肝经之火；连翘、玄参解散浮游之火，生地、知母抑阳扶阴，泄其亢甚之火，而救欲绝之水；桔梗、竹叶载药上行；使以甘草和胃也。此皆大寒解毒之剂，故重用石膏，先平甚者，而诸经之火自无不安矣。"

可见，清瘟败毒饮之功能是"能治一切火热，表里俱盛，狂躁烦心。口干咽痛，大热干呕，错语不眠，吐血衄血，热盛发斑。不论始终，以此为主"。

《伤寒论》397条原文："伤寒解后，虚羸少气，气逆欲吐，竹叶石膏汤主之。"组成有：竹叶两把、石膏一斤、半夏半升、麦门冬一升、人参三两、炙甘草二两、粳米半升。本方证乃热病后期，余热未清，气津两伤，急性脱水，胃气不和所致。热病后期，高热虽已退，但气分仍有余热未尽，临证见身热汗出表证不解，脉象仍数；余热内扰心神，症见心烦胸闷；口干，舌红少苔，表明阴液已伤；气短神疲乏力，脉象以虚为主，乃是气虚之征象；胃失和降而反上逆，乃见气逆欲呕。治疗时气分余热宜清，气津两伤宜补，故以清热生津，益气和胃为法。方用竹叶配石膏保津液，清透气分余热，除烦止渴；人参配麦冬补气养阴生津；半夏降逆和胃以止呕逆；甘草、粳米和脾养胃以恢复胃气，即胃肠的消化液。全方保津液清热与益气养阴并用，祛邪扶正兼顾，清而不寒，补而不滞。临床可用其治疗各种温病、热病后期的发热，各种气阴不足所致的呕吐，如放化疗后的呕吐，及"阳气有余，阴气不足"型的失眠、咳嗽、哮喘等，多以气阴不足、恶热不恶寒为主。

麦门冬汤出自《金匮要略·肺痿肺痈咳嗽上气病脉证并治》："火逆上气，咽喉不利，止逆下气者，麦门冬汤主之。"该方是肺气阴不足、虚热肺痿的主方；麦门冬汤若加竹叶、石膏即成竹叶石膏汤，两方共同的主治是"气上逆"，包括肺气上逆与胃气上逆；胃气上逆则为呕吐、嗳气，如《伤寒论》条文中"气逆欲吐"者；若肺气上逆则为咳、为喘。其实该方药物多有治疗咳喘之热。

后世医家将竹叶石膏汤用治咳喘多有记载。如《张氏医通》"上半日嗽多，属胃中有火，竹叶石膏汤降泄之"；王肯堂《证治准绳》治疗"热嗽，诸药不效，认为当由伏热在上焦心肺间所致，用竹叶石膏汤去竹叶"加入肺之药。陈修园《医学从众录》认为"热嗽者脉洪而长，或浮数而有力，口渴面红，溺赤而短，可用竹叶石膏汤"。汤本求真《类聚方广义》云："病者常肉脱消瘦，有疲劳困惫之状，脉概虚数无力，屡发喘咳"。并提出"竹叶石膏汤治伤寒余热不退，烦闷咳喘"。

石膏止痛

石膏味辛而能行、能散，性寒而能清、能凉，对因热致郁而痛者，石膏能凉解郁热，消除热痛。一些急性炎症，如急性阑尾炎、急性腮腺炎、急性化脓性扁桃体炎，以及风火牙痛等，临床表现为红肿热痛，多为邪热壅盛，阻滞经络，不通则痛，临床上以石膏治之者众多。可见，邪热郁滞导致气血不利的红肿热痛，石膏寒能清热，辛能开结，使邪热去，郁结开，而痛自止。

利水逐饮软坚

《神农本草经》言石膏"疗腹中坚痛"，而《金匮要略》木防己汤证见"心下痞坚"，此为西医的心包积液，乃水饮夹热结聚胸膈所致的支饮重症，还有面色黧黑等水饮见证，非同一般；而方中石膏用量若按十二枚鸡子（1080

克）算，其用量之大也异于常规。仲景在此方中用石膏，意在利用其破除坚聚之功，即所谓"以坚破坚"。

石膏只要配伍得当，实证、虚证可用，有表无表可用，有汗无汗可用，汗吐下产后可用，仲景并未明确指出有何使用禁忌。再根据石膏的用量可见，石膏药性并不峻猛，极少有毒副作用，可广泛配伍应用于虚实表里多种病证。

人的胖瘦有两个因素，一是心脏功能的强弱，一是胃气的强弱。火生土，心小肠生脾胃，心气不足，小肠阳气就不足，小肠功能就减弱，吸收消化功能减弱，多余的产物就会堆积在腹部，郁久化热，胃热起来了，能吃不能代谢，人就胖了。实际上人体的高矮胖瘦，就是胃气强弱的表现。胖人多胃气强，瘦人多胃气弱。所以胖人可食白虎桂枝汤，桂枝强心，而"石膏就是一把手术刀，专门做胃切除减肥手术的"。瘦人可食八珍、理中、建中、补中、吴茱萸类方。

石膏量

从外感风寒内有郁热的大青龙—邪热壅肺的麻杏石甘汤—阳明热盛的白虎汤证，随着"热"势的推进，石膏的剂量也在增加。这是石膏用量的一个基本逻辑。

"石膏如鸡子大"的重量为91.4997克，约等于91.5g。并以大青龙汤为例，用以上所得实测结果对大青龙汤中石膏的剂量进行折算。以东汉一两为15g对方中其他一些药物进行剂量折算，可得出大青龙汤中"石膏如鸡子大"的剂量与麻黄的剂量比例接近1∶1，符合大青龙汤的方义。因此认为，石膏如鸡子大的重量厘定为90g为宜。

弹丸大约等于15克，即约等于仲景时期的1两。

木防己汤是仲景用于治疗支饮的方剂，见于《金匮要略·痰饮咳嗽病脉证并治》。原文记载"木防己三两，石膏十二枚鸡子大，桂枝二两，人参四两。""石膏十二枚鸡子大"约为1080克左右。张锡纯《医学衷中参西录》记载李士才治疗鲁藩阳极似阴证一案，李士才用生石膏三斤（合今1800克）煎汤三碗，作三次服而愈之。

仲景所用含石膏的方剂之石膏剂量对比表

序号	方剂	原文剂量	折合剂量（两）	折合剂量（克）
1	木防己汤	十二枚鸡子大	72 两	1080 克
2	白虎汤	一斤	16 两	240 克
3	白虎加人参汤	一斤	16 两	240 克
4	白虎加桂枝汤	一斤	16 两	240 克
5	竹叶石膏汤	一斤	16 两	240 克
6	麻杏石甘汤	半斤	8 两	120 克
7	越婢汤	半斤	8 两	120 克
8	越婢加半夏汤	半斤	8 两	120 克
9	越婢加术汤	半斤	8 两	120 克
10	大青龙汤	鸡子大	6 两	90 克
11	厚朴麻黄汤	鸡子大	6 两	90 克
12	风引汤	六两	6 两	90 克
13	文蛤汤	五两	5 两	75 克
14	小青龙加石膏汤	二两	2 两	30 克
15	桂枝二越婢一汤	二十四铢	1 两	15 克
16	麻黄升麻汤	六铢	0.25 两	3.75 克
17	竹皮大丸	二分	0.5 两	7.5 克

贲◎附子法

附子在《伤寒杂病论》中是出现频率较高的药物，首载于《神农本草经》："附子，味辛，温。主风寒咳逆邪气，温中，金疮，破癥坚积聚，血瘕，寒湿痿躄，拘挛膝痛，不能行走。"《名医别录》云："附子，味甘，大热，有大毒。主治脚疼冷弱，腰脊风寒心腹冷痛，霍乱转筋，下痢赤白，坚肌骨，强阴。又堕胎，为百药长"。《伤寒论》和《金匮要略》中含有附子的方剂共37首，相关条文59条。

仲景方中，附子的主治病症分为以下几类：症见"痛、疼痛"的相关方剂有16首；症见"恶风、恶寒、微寒"有8首相关方剂；症见"发热"的相关方剂有7首；症见"下利、小便利、小便不利"有13首；症见"呕、干呕、吐"的有6首；症见"厥逆"的有6首；症见"汗出、漏汗"的有6首；症见"烦躁、烦热、烦"的有5首；症见"四肢微急、拘急、沉重、难以屈伸"的有5首。症状虽多，但总不离阳虚寒凝，阳失温煦，阴盛格阳，阳失气化之病机。从病理上讲，就是心衰、动脉全闭塞或不全闭塞、血运不供、肾上腺素分泌不足等。

含有附子的经方对治的相同主症

同治主症	方剂名称	合计／首
痛、疼痛	真武汤、桂枝附子汤、甘草附子汤、附子汤、通脉四逆汤、四逆汤、头风摩散、桂枝芍药知母汤、薏苡附子散、乌头赤石脂丸、九痛丸、附子粳米汤、大黄附子汤、薏苡附子败酱散、竹叶汤、肾气丸	16
下利、小便利、小便不利	真武汤、白通汤、白通加猪胆汁汤、通脉四逆汤、乌梅丸、四逆加人参汤、四逆汤、桂枝加附子汤、甘草附子汤、瓜蒌瞿麦丸、去桂加白术汤、白术附子汤、肾气丸	13

续表

同治主症	方剂名称	合计/首
恶风、恶寒、微寒	桂枝加附子汤、桂枝去芍药加附子汤、芍药甘草附子汤、附子泻心汤、甘草附子汤、附子汤、四逆加人参汤、四逆汤	8
发热	干姜附子汤、真武汤、麻黄附子细辛汤、附子汤、四逆汤、大黄附子汤、竹叶汤	7
呕、干呕、吐	白通加猪胆汁汤、通脉四逆汤、乌梅丸、四逆汤、桂枝芍药知母汤、附子粳米汤	6
厥逆	白通加猪胆汁汤、通脉四逆汤、附子汤、乌梅丸、通脉四逆加猪胆汁汤、四逆汤	6
汗出、漏汗	桂枝加附子汤、附子泻心汤、甘草附子汤、通脉四逆汤、通脉四逆加猪胆汁汤、四逆汤	6
烦躁、烦热、烦	干姜附子汤、茯苓四逆汤、白通加猪胆汁汤、乌梅丸、肾气丸	5
四肢微急、拘急、沉重、难以屈伸	桂枝加附子汤、真武汤、桂枝附子汤、甘草附子汤、通脉四逆加猪胆汁汤	5

可见，附子为中药四大金刚之首，为百药长，温经止痛、除湿排脓、回阳救死，功巨。

温经止痛

所谓温经，即扩动脉血管，恢复血运。寒凝血瘀则痛，扩动脉血管则血运通，通则不痛。以炮附子温经止痛为主。

附子疗痛类方包括：关节之痛桂枝附子汤、甘草附子汤、桂枝芍药知母汤，胁腹之痛大黄附子汤、附子粳米汤、真武汤，胸痹之痛乌头赤石脂丸、薏苡附子散，虚劳之痛肾气丸，周身骨节疼痛之四逆汤、通脉四逆汤、附子汤等。在附子疗痛类方中，附子所治之痛皆阳虚阴凝为患，附子通行周身动脉，鼓动 RAAS 系统（肾素 – 血管紧张素 – 醛固酮系统）的神经内分泌通路，阳振阴散其痛自止。

如"阳明病，腹中切痛，雷鸣，逆满，呕吐者，此虚寒也，附子粳米汤主之"（阳明虚病少阴寒证重证）。其主治肠梗阻、肠套叠、溃结、胰腺炎、胆囊炎、腹膜炎、腹部肿瘤、妇科肿瘤等寒凝腹痛重证。病情再重，大建中汤主之。**大建中汤也**治疗肠套叠，"上冲皮起，如有头足"，即西医讲的肠型。肠套叠80%发生在回盲部，中医认为少腹为厥阴经循行的部位，故属厥阴肝寒克土，君药是蜀椒，这也是厥阴病专用的一种药。

炮附子配桂枝，温经固表，散寒止痛。

表。如桂枝加附子汤、竹叶汤、桂枝附子汤，皆为**太阳虚病少阴寒证**之轻重所设。桂枝附子汤主风湿留于肌表，病属风湿证早期，正气尚可利于速去病邪，故附子用量为3枚。桂枝加附子汤取桂枝辛温，解肌祛风，疏通表阳；附子以其辛甘大热之性归脾肾心经，去阴寒，回阳复脉以救急；两药相须为用，共奏温阳固表、解肌和营之功。《金匮要略》曰："产后中风，发热，面正赤，喘而头痛，竹叶汤主之。"本条论述产后阳虚中风证。产后正虚，风邪袭表，成正虚邪实之候。治用竹叶汤扶正祛邪，表里同治。方中用桂枝祛风解表；附子益气温阳，二者合用乃表里兼济之法。

关节。甘草附子汤证乃风湿流注关节所致，病情较深一层，病程较长，正虚明显，故小其附子用量，意在扶助阳气，祛邪止痛而不伤正。大剂附子配桂枝主要用于治疗风湿痹痛。化热则为风湿历节，《金匮要略》曰："诸肢节疼痛，身体尪羸，脚肿如脱，头眩短气，温温欲吐，桂枝芍药知母汤主之。"本条论述风湿历节的证治，为风寒湿痹阻，郁遏日久化热伤阴所致。仲景取桂枝、防风祛风通络；附子、白术、麻黄温经散寒除湿；知母、芍药清热养阴；生姜、甘草和胃调中。此方体现桂枝与附子祛风除湿，通痹散寒之功。今人常宗仲景附子配桂枝加味组方治疗风湿性关节炎、类风湿关节炎，及腰椎间盘突出引起的坐骨神经痛等多种痛证均有良效；还治疗各个部位的动脉瘤，只要脉沉无力，以寒象为主，效如桴鼓。

里。《伤寒论》22条曰："太阳病，下之后，脉促胸满者，桂枝去芍药汤主之；若微寒者，桂枝去芍药加附子汤主之。"此条为太阳病误下伤心，心阳不振的变证。桂枝去芍药加附子汤中，去芍药以减轻心脏后负荷，以桂枝加附子加速动脉循环，增强心肌收缩力量和动脉循环能力，温经扶阳，两者共为主药，配伍使用相得益彰。《金匮要略》曰："气分，心下坚，大如盘，边如旋杯，水饮所作，桂枝去芍药加麻黄细辛附子汤主之。"此条论述气分病的治法，气分病是由于阳虚阴凝、阳虚气滞，水饮不消，积留于心下所致。仲景予桂枝温通心阳以行动脉，增强泵动力，宣散水气；附子强化心肌泵功能，温暖肾阳，蒸化水气。桂枝配附子温阳散寒，通利气机，宣行水饮。阳虚型克隆恩病（溃结）常见。《伤寒论》338 条及《金匮要略》曰："蚘厥者，乌梅丸主之。"乌梅丸功能清热温脏，安蚘止痛，其中附子、桂枝辛热散寒，温脏伏蚘，其厥自止。

里阴寒重者，则附子乌头并用。仲景在《金匮要略·胸痹心痛短气病脉证治第九》中说："心痛彻背，背痛彻心，乌头赤石脂丸主之……"乌头赤石脂丸，由大辛大热的蜀椒、乌头、附子、干姜、赤石脂组成，用于治疗阴寒结心痛。乌头、附子虽属同类，但功用略有不同，乌头之热力减于附子，而宣通之力优于附子，长于起沉寒痼冷，并可使在经风寒得以疏散，附子长于治在脏的寒湿，能使之得以温化，仲景用之协同配伍，以达到振奋心阳、祛散寒邪的目的。

附子配麻黄，温阳解表。麻黄附子细辛汤与麻黄附子甘草汤证均为少阴寒病太阳实证，两方中用附子配伍麻黄有温经解表发汗的作用。

附子配白芍。附子辛热，性刚燥而善行，生附子直接强心，纠正心衰，重塑心肌，恢复泵动力；炮附子则直接鼓动大循环动脉血运行，温阳散寒通经。白芍味甘苦而酸，性微寒，性柔润主静，养血和营，敛阴柔肝，加速大循环静脉回流，降低门脉系统压力，缓急而止痛。二药合用，附子温肾中真阳，助长脏腑气血；白芍滋养阴血，以助生阳之源。又白芍酸收敛阴，能缓附子辛散燥烈，使温阳散寒而不伤阴耗血，一阴一阳，一寒一热，一收一散，一动脉一静脉，一顺一逆，相反相成，以达温中散寒、养阳和阴之效。适用于阳虚血弱有寒、络脉郁滞、各种顽固性疼痛之证。

除湿排脓

附子配白术、茯苓，温阳利水，散寒除湿排脓。肾阳虚炮附子主之，心阳虚生附子主之，脾虚白术苍术主之，心脾肾阳虚，附子配白术苍术，共奏温阳利水、散寒排脓除湿之功能。温阳利水的轻剂是桂枝配白术，重剂就是附子配白术。真武汤证与附子汤证同属肾阳虚兼水湿之邪为患，真武汤证为阳虚而水湿浸渍内外，以头眩，心下悸，身𬌗动、水肿为主，而附子汤证为阳虚寒湿之邪凝滞于肌肉骨节之间，以身体痛，骨节痛为主。两方药味大部分相同，皆用附子配伍白术、茯苓，附子汤证寒湿深入筋骨关节，气血不足，疼痛明显，故附子用量大，并加用人参，重在温补元阳温经散寒除湿；真武汤证水气泛滥，附子白术半量佐以生姜，重在温肾阳散水气。附子白术汤还治疗"骨节烦痛"，这里的烦痛常指西医的痛风和化脓性关节炎。

《金匮要略》与《千金方》开附子石膏同用之先河。《金匮要略》中附子石膏同用主治"风水恶风，一身悉肿，脉浮不渴，续自汗出，无大热"；《千金方》中记载二者同用治疗"风毒脚气"。

排脓以附子配薏苡仁。附子气雄性悍，辛以开结，走而不守，能温经通络，散寒止痛。《神农本草经》曰："破癥坚积聚，血瘕"。《本草正义》曰："凡三焦，经络，诸脏，诸腑，果有真寒，无不可治"。薏苡仁甘淡凉，利水渗湿，祛湿除痹，消肿排脓。附子薏苡仁相配伍，辛散温通之中兼有化痰祛湿之功，常用于治疗胸痹、痈肿之证。附子与薏苡仁同用，两者之比为 5：8 时，用于治疗阳虚寒湿胸痹证，如薏苡附子散，大附子 10 枚（150g），薏苡仁 15 两（240g）。两者之比为 1：5 时，用于治疗肠痈证，如薏苡附子败酱散，附子 2 分，薏苡仁 10 分。值得注意的是，当附子用量大时，取其温阳散寒止痛之功，用量小时，取其辛温散结之功。主治不同，用量比例也随之变化。临床上可以用来治疗冠心病不稳定型心绞痛（阳气虚衰型），改善患者的心脏缺血情况。对于慢性阑尾炎、阑尾脓肿等疾病也有明显的疗效。

附子炮制毒性减少，而温复十二经神经血脉之阳，补火散寒之功加强，故《伤寒论》对**肾阳虚、命火衰之表里证**用炮附子。如表汗不固、周身骨关节疼痛、脏腑寒湿水饮之气盛重疼痛等，主要是温阳扩动脉血管、散寒止痛。附子量大，煎煮时间亦长。如同样是温通经络、温散寒湿以疗风寒湿痹证的桂枝附子汤和甘草附子汤，前者附子 3 枚，以水 6 升，煮取 2 升；后者附子 2 枚，以水 6 升，煮取 3 升。

温通动脉血管，恢复脏腑深部的正常血运，可以有助于排脓。如 22 条的桂枝去芍药加附子汤，21 条的桂枝加附子汤，68 条的芍药甘草附子汤，84 条、

316条的真武汤，301条的麻黄附子细辛汤，302条的麻黄附子甘草汤等。《金匮要略》中对于寒邪内侵，阳气受困而见呕逆下利，胸腹冷痛，食纳不佳等脾胃虚寒者，治水湿内停之腹满痛呕吐，桂枝去芍药加麻黄细辛附子汤，温中助阳，通利气机，治阳虚阴凝，饮留胃中之"气分病"；大黄附子汤温阳通便，以下寒结；薏苡附子败酱散加半夏、白术，排脓消肿，振奋阳气，在阳虚与湿盛之间，首重于祛湿阻（湿盛偏寒为寒湿水饮、偏热为脓），次重于温阳，治"肠痈已成"的阑尾炎、克隆恩病、痢疾及盆腔脓肿、盆腔积液、消化道肿瘤、前列腺炎、阴囊脓肿、性病、皮肤脓疱病、肌肉脓肿、湿疹、银屑病、痤疮、寒湿及湿热带下等阳虚湿热、阳虚寒湿、慢性积液、脓肿（包括肺脓肿、肺浓痰、肝脓肿、盆腔脓肿、腹腔脓肿、皮下脓肿等）实邪有形之病；附子汤温阳散寒，暖宫安胎，治妊娠阳虚寒甚腹痛等，均是取附子温里助阳散寒之功。阳和汤就是取此意而组方。

仲景用附子白术汤来排脏腑三焦肌肤阴寒之脓，用当归赤小豆散来排脏腑三焦肌肤湿热之脓，用桔梗甘草汤来排肺脏之脓，用薏苡附子败酱散来排腹腔盆腔之脓，用大黄牡丹汤来排阑尾之脓，等等，皆以阴阳寒热为界。

《素问·腹中论》中也有关于腹腔脓肿的记载，曰："帝曰：病有少腹盛，上下左右皆有根，此为何病？可治不？岐伯曰：病名曰伏梁。帝曰：伏梁何因而得之？岐伯曰：裹大脓血，居肠胃之外，不可治，治之每切，按之致死。帝曰：何以然？岐伯曰：此下则因阴，必下脓血，上则迫胃脘，生鬲，挟胃脘内痛，此久病也，难治。居齐（脐）上为逆，居齐下为从，勿动亟夺，论在《刺法》中。"

再如《伤寒论》中179条的桂枝附子汤与去桂加白术汤，180条的甘草附子汤，304条、305条的附子汤等，治疗寒湿痹痛时，炮附子用量多达2～3枚，为增强附子散寒祛湿作用，多数处方还配伍桂枝、白术。两药或是同用，或是单一配用。张元素曰："附子以白术为佐，乃除湿之圣药。"《金匮要略》中的桂枝附子汤治表阳虚风邪偏盛之湿痹（风）；白术附子汤治表阳虚之湿痹（湿）；甘草附子汤治疗寒邪较盛之湿痹（寒）；桂枝芍药知母汤治风寒外袭，渐次化热伤阴之痹证，均是取附子逐寒止痛之功。此外，薏苡附子散治胸阳不振的不稳定心绞痛，阴寒较甚，痛势剧烈之胸痹，亦是取附子逐寒止痛。另有小青龙汤证见噎者加附子温阳利水；四逆散证见腹中痛者加附子温阳散寒止痛；理中汤证见腹满者加附子温阳散寒除满。

乌头与附子属同类植物，乌头系附子之母根，两者性味功用均相近似，但乌头之性味比附子更为辛温雄烈，其逐寒止痛之力更强。对于发作性疼痛，证属沉寒痼冷，痛急而有肢冷汗出者，则选用乌头。如乌头汤、乌头赤石脂丸、大乌头煎、乌头桂枝汤、赤丸等，均为此等证候而设。附子、乌头含有乌头碱等有毒成分，对人体呼吸中枢、血管运动中枢以及反射功能有麻痹作用，故入药时均应先用武火久煎。有人报道："加热至4小时以上，可使乌头碱完全破坏，但附子功能并没有损失。"乌头除久煎外，还需与白蜜同煎，这样既可缓和乌头毒性，又可增强疗效。对于恢复重度类风湿的小关节变形有神奇疗效。

附子配半夏。关于附子与半夏的配伍使用，《中华人民共和国药典》中明确指出附子不宜与半夏同用，二者属于配伍禁忌，然而古今医家对此多有异议。

研究表明，附子与半夏的配伍使用几乎占反药同方配伍的一半，而二者临床配伍的使用最早见于被尊为方书之祖的仲景《伤寒杂病论》中的小青龙汤、附子粳米汤、赤丸及竹叶汤方中。上述4方中半夏均为生半夏，富含大量黏液，其刺激性非常大，可引起咽喉部的水肿疼痛，更有甚者会窒息死亡。所以古人在用生半夏时都切开烫洗多次以去除黏液，即为方中所示"汤洗"之意。正如《金匮玉函经》中半夏条下所言："以汤洗数十度，令水清滑尽，洗不熟有毒也。"方中均用炮附子，"炮"乃火制法"皆塘灰火炮炙，令微坼，削去黑皮乃秤之"，即在高温猛火情况下，将附子在锅内翻动，多以破为度。该法不但能降低附子的毒性，而且可避免有效成分的流失、保存药效，张仲景的炮制方法优于现代炮制法。

历代医家，附子半夏同用的方子很多。如《金匮要略》的附子粳米汤，《扁鹊心书》附子半夏广皮生姜汤，《千金要方》大五饮丸、半夏汤、附子五积散，《圣济总录》大半夏丸，《外台秘要》神丹丸，《太平惠民和剂局方》十四味建中汤，《河间六书》大百劳丸、小半夏汤，《丹溪心法》浆水散、生附汤，《证治准绳》小半夏汤，《伤寒六书》回阳救急汤，《张氏医通》附子散等。据统计，古今中风病"十八反"反药同方方剂共 173 首，其中古代方剂 111 首，近现代方剂 62 首。相反药对以半夏–附子使用最多，共 76 首。李可尤擅用大剂量附子、半夏治疗疑难杂证，临床制附子、半夏用量明显增加，同方使用屡见不鲜，且用量超出正常使用量的情况较为普遍，未出现中毒或明显的副反应，且有较好的临床疗效。

宋代陈无择讲"甘遂反甘草似不当，用之却有效，非人情所可测也"。明代李时珍论述甘草反海藻，据李杲医案评云"李氏治疗瘰疬马刀，散肿溃坚汤海藻甘草两用之，盖此坚积之病，非平和之药所能取捷，必令反夺，以成其功"。治疗甲状腺肿时海藻与甘草同用未见不良反应。甘遂配甘草治疗肝硬化腹水，其利水作用强，且无副作用，尚有报道用芫花、大戟配甘草治疗噎膈、癥瘕等，药效猛，奏效迅速。临床资料还表明，半夏、贝母、栝蒌配乌头运用效果良好，无不良反应。附子与半夏、栝蒌、贝母无拮抗作用。文献及实验表明，十八反配伍禁忌与客观事实较多不符合，动物实验解剖亦未见内脏任何组织形态的病理变化，因此，把患者个别经验教训当成普遍规律来总结的做法未必可靠，据大量古今临床应用及实验结果，十八反相应药物合用并不一定产生毒性。

半夏附子均被列为有毒中药，且二者合用为禁忌。然何谓"毒"？《说文解字》云："毒，厚也"，表示"多也""重也""剧也""峻烈也"。《素问·六元正纪大论》云："有病则病受之……非用毒药不能攻，攻亦无害，故可犯也。"可见，药物有偏性甚至毒性，但正是这种偏性能纠正人体阴阳盛衰、调节脏腑功能，起到治疗疾病的目的。很多患者服用含附子和生夏的中药复方后，除极个别有口舌麻木、恶心呕吐等不良反应的报道外，未见明显的毒副作用增强，而且在心血管、消化、呼吸、泌尿系统等方面还有显著的疗效。

李可常在急危重证中使用超大剂量附子半夏，并言二者配伍后"相反相磨、相激相荡、相辅相成，功效倍增"，每年用生半夏数百斤，40 余年用生半夏超过 3000 千克，经治各种危急重证的老人、孕妇、小儿患者，无一例中毒，临床疗效确切。郭长贵、姜春华、朱良春、颜德馨等当代中医都曾郑重地撰文驳斥过半夏反附子之说。自仲景首创附子粳米汤始，历代均出现半夏汤、附子五积散、十四味建中汤等附子、半夏配伍使用的方剂，可见附子、半夏配伍使用也是经过历代传承方能使用至今。

小青龙汤加附子治疗呼吸系统疾病（慢阻肺、肺心病、肺感染、肺部肿瘤），疗效显著，其中半夏附子合用起到了关键作用，对阳虚寒痰冷饮的病证能斩关夺隘，使阳气回，寒痰化，沉病起，病邪除，有热还可以加石膏。只要抓住"阳虚阴盛、寒湿痰阻"的病因病机，只要抓住"寒湿""痰凝"两个主要病机，即可放心将二者配伍使用，非但不会发生不良反应，且可获药到病除、效如桴鼓之功，如治疗肾阳虚痰凝的不孕证，等等。

仲景方中半夏用量（56.27±1.87）克，附子15.03克，二者接近4∶1，均伍（炙）甘草、生（干）姜或蜂蜜减毒增效，更有以粳米、大枣护胃。方中均为生半夏需切开，用开水烫洗多次，令水清滑尽方可使用；附子均炮用以温经散寒，然而并未提出附子要先煎。仲景将附子与半夏配伍主要用于治疗因寒饮所致之病证，如咳喘、腹痛、呕吐或中风等。附子辛甘大热，通行十二经脉，峻补脾肾之阳；半夏辛温而燥、豁痰逐饮，具有温化痰饮之效，二者合用对脾肾阳虚、痰湿内阻证能斩关夺隘，使阳气回，寒痰化，沉病起，病邪除。如治疗阳虚寒湿痰凝的多囊卵巢综合征、多囊肾、肾积水、肾结石、肾脏肿瘤、盆腔肿瘤、消化道肿瘤、多囊肝等患者，真的是效如桴鼓。附子粳米汤治疗脾胃寒湿即肠系膜血栓、小肠梗阻、小肠肿瘤等；其与白虎汤一热一寒，皆以姜枣草粳米为主，大补消化道津液；白虎汤清阳明经热，附子粳米汤温散脾胃小肠中焦之寒结。

附子芍药止痛，附子白术排脓，薏苡附子败酱散治疗各种深浅部脓肿，附子半夏逐水饮，等等。附子合白术，可以去脏腑内部脓肿；合葛根汤可以去头部、鼻腔的浓涕脓肿。

回阳救死

附子生用救死，大热有毒，走而不守，治疗阴盛阳衰、脉微欲绝之**心衰危重证**，中医称之为回阳救逆。

如果说生附子是强心之要药，那么炮附子就是扩血管之要药（炮附子扩动脉，相当于前列地尔、多巴胺等西药，促进静脉回流的要药是白芍和赤芍，所谓芍药活血主要指的就是促进静脉回流），茯苓就是利尿的要药，人参（合姜枣草）就是补液补血之要药。强心利尿扩血管是西医抢救心衰、泵衰、冷休克的三大招，中医的办法是再加上大剂量干姜甘草，以恢复肺的小循环动力。

附子是气分病的要药之一，另外还有麻桂大黄石膏术芍等，中西汇通而言，气分即神经内分泌免疫电解质酸碱等。人体不同成分皆与六气、六淫相感应，感六气则生，感六淫则害（六淫实则六气之乖戾），其中，风邪感应人体的免疫系统及病毒感染等，寒邪、热邪、火邪感应人体的炎性细胞及细菌感染等，湿邪、暑邪、燥邪感应人体的漏出液和渗出液。甘遂、茯苓、猪苓、半夏是水分病要药，水分即细胞外液。漏出液形成水饮等非炎症性积液，渗出液形成湿热寒湿等炎症性积液。抵当汤、大黄䗪虫丸是血分病要药，血分即循环系统及造血系统、凝血系统等。

《金匮要略》中有四逆汤和通脉四逆汤。《伤寒论》运用白通汤、白通加猪胆汁汤、四逆加人参汤和茯苓四逆汤，对阴盛阳衰、阴盛戴阳或阳虚烦躁证，则用生附子 1 枚。如 29 条、93 条、94 条、228 条、323 条、352 条、353 条、371 条、387 条、388 条的四逆汤，384 条的四逆加人参汤，69 条的茯苓四逆汤，314 条的白通汤，315 条的白通加猪胆汁汤，61 条的干姜附子汤等。对于阴盛格阳之危证，用生附子大者 1 枚，大辛大热破阴散寒。如 317 条、369 条的通脉四逆汤与 389 条的通脉四逆加猪胆汁汤。生附子一枚多配干姜 1 ～ 1.5 两；阴盛格阳重者，生附子用大的一枚，多配干姜 3 两。

生附子配伍干姜的目的在于，生附子可以强心，恢复心泵系统的大循环，而干姜甘草可以恢复肺循环的小循环系统，这样心肺大小循环系统就有机地运转起来，大周天与小周天的和谐运转，是生附子回阳救死的基本逻辑和关键机制。因为肺循环的小周天一转起来，与心泵的大循环互为动力，互相良性循环。生附子强心对于心衰是一种内在的心内按压。干姜温肺，可以促进吸入氧气，呼出二氧化碳，氧气者，阳气也，二氧化碳者，阴气也，这就是类似人工呼吸的小周天小循环。所以生附子加上干姜甘草，这要比西医的心肺复苏、呼吸机、ECMO（体外膜肺氧合）等不知要强大多少倍。

仲景用干姜只有两个基本作用，一个是温胃散寒，一个是温肺化饮。温胃如理中汤、建中汤、温脾汤、栀子干姜汤，等等。温肺如四逆汤类、甘草干姜汤，等等。温胃一般用四两（60 克）左右，温肺一般在二两到三两之间

（30～45克）。除此之外，别无他法。

如以四逆汤为首的通脉四逆汤、四逆加人参汤、干姜附子汤、白通汤、白通加猪胆汁汤等，主要用于急性心衰、泵衰，阳虚欲脱、阴盛格阳的急证、重证。证见四肢厥逆、下利清谷、脉微欲绝，严重者可见汗出不止、呼吸衰弱等重度顽固性心衰的证候。如果心衰，周身水肿严重者，茯苓四逆汤加细辛、麻黄主之，如《金匮要略》的朱砂赤丸一般，神效。

或者以四逆汤为君药，以青龙汤、炙甘草汤为臣药，以真武汤为佐药，以吴茱萸汤为使药。四逆汤主心血管的泵循环系统，青龙汤主呼吸系统，炙甘草汤主心脏的传导系统，吴茱萸汤主消化系统，真武汤主泌尿系统。五大汤合而为一，为救命神效五行大汤。

以发病时的哪一系统衰竭得重，则重用哪一系统的汤剂为君药，其他则审机度病为臣佐使。

这里所说的**四逆汤**一定要用**生附子**，因为生附子强心固神（武火浓煎40～60分钟，以口尝不麻为准，最好是服药后有暝眩反应，最为奇妙），炮附子温经逐寒扩动脉血管，干姜温肺为生附子用量的1～2倍，炙甘草（类激素）为生附子的2～3倍，这个配比一定可以激活 RSSA 系统，使得泵动力汹涌澎湃。**炙甘草汤**防止室早、室颤、房颤和预激综合征的出现，效果奇佳。**大小青龙汤**的使用则根据肺部感染的菌群而定，金黄色葡萄球菌等感染导致黄痰则用大青龙，白色念珠菌、铜绿假单胞菌、粪肠球菌等感染引起大白肺则用小青龙，总之可以代替呼吸机和 ECMO，既省钱又奇效。**真武汤**温肾利水消肿，恢复和提高肾小球滤过率，促进肾小球压力的平衡，相当于速尿、安体舒通、螺内酯，既利尿又无低钾之虞，快速降低血容量，以减轻心脏的前后负荷。**吴茱萸汤**则改善消化系统功能，促进肝肠循环和门静脉系统的正常运行，解除门静脉高压，增进食欲和减少消化道出血，同时又有利于大小肠的传导和泌别清浊，防止肠系膜血栓的出现。所以在临床上，尤其 ICU 或 CCU 遇到急性的心衰、呼衰、肾衰合并重度代谢性酸中毒或混合性酸碱中毒的时候，这套救命神效五行大汤实乃神药也，真是菩萨心肠，霹雳手段。可以合而用之，也可分而用之，总之一定要足量，不救九死一生，救了九生一死。这比西医那一套东西强多了，什么呼吸机、ECMO、IABP 等，都不是必需之物。

仲景充分认识到附子的毒性与解毒措施，用足量的炙甘草同煎来牵制附子的毒性。不用甘草的方子多为回阳救逆救急时，去甘草甘缓之性，如白通汤、白通加猪胆汁汤、干姜附子汤；或用于杂病，如麻黄细辛附子汤、附子泻心汤、附子汤、真武汤、乌梅丸，等等。生附子兼配干姜、甘草，则煎煮时间比单伍干姜者短。如干姜附子汤、白通汤、白通加猪胆汁汤均单用干姜，要比兼伍姜草的茯苓四逆汤、通脉四逆加人参汤、通脉四逆汤、通脉四逆加猪胆汁汤煎煮时间长，缘由甘草之缓和药性、解药毒之故。

附子秉承天地之阳气，具有雄厚的扶阳散寒之功，药性峻猛，使用得当则疗效显著，若应用不当，会引发中毒等不良反应。现代研究表明，附子毒性主要来源于乌头碱类化合物，该类生物碱不仅是其毒性成分，同时也是有效成分。附子煎煮关键在于要煎透，可用高压锅压 20 分钟，再与他药同煎便无中毒之虑。生附子强心配伍干姜，炮附子固表扩血管配伍生姜。

生附子的煎煮法须谨记。

郑钦安用附子常至 100 ～ 200 克。吴佩衡每以大剂附子力挽沉疴，附子最大剂量用至 400 克每剂，并倡导久煎，用量 15 ～ 60 克，必须用开水煮沸 2 ～ 3h，用量增加，须延长煮沸时间，以口尝不麻口舌为准。范中林，临证善用大剂附子，用量少则 30 克，多至 60 克，甚至 500 克都用过。山西李可也善用大剂附子治疗危证，其著名的自创方破格救心汤，在救治心衰等危急重证时，附子破格重用至 100 ～ 200 克，其在救治急危重证时，对附子多采用武火急煎，随煎随服，他曾说："此时附子的毒性正是患者的救命仙丹。"近代卢崇汉，附子用量亦在 65 ～ 250 克。

吴佩衡常用炙甘草剂量在 10 ～ 30 克左右，为小剂，绝少夹用滋补药品；范中林使用附子与炙甘草比例约为（1 ～ 2）：1，剂量 30 ～ 60 克不等，为中剂量；祝味菊擅用附子，却罕加甘草，其用附子个案，十之八九未用甘草；唐步祺常用炙甘草剂量在 12 ～ 80 克不等，为中大剂量；卢崇汉常用炙甘草剂量为 5 ～ 10 克，为小剂；李可在用大剂量附子的同时必加 2 倍剂量的炙甘草解毒，还加黑大豆、蜂蜜、防风解其毒，凡用附子超过 30 克，皆加炙甘草 60 克，他说："甘草既能解附子剧毒，蜜炙之后，又有扶正作用。"在破格重用附子 100 克以上时，炙甘草 60 克足以监制附子的毒性。

从以上可以看出，火神派医家所用附子甘草配伍剂量各有大小，但大多数还是与张仲景遗方用药原则相一致的，即用附子的同时配伍足量炙甘草解其毒。不同之处是现代医家多将附子先煎，再加甘草等药同煎，仲景则是用附子与他药刚开始即同煎。某些医家不用或少用甘草，其原因可能是附子量少，久煎已足可减其毒性，或在回阳救逆治疗重证时，恐甘草量多甘缓滞邪。

在临床上虽有大剂量应用附子的报道，却很少有人知道在陕西省周至县，当地人竟把这大毒的生附子如同红薯、土豆般大量食用。

陕西省是附子的产地之一。周至县，位于八百里秦川腹地、秦岭北麓，盛产附子。当地人称附子为"乌药"。每年秋冬季节，附子收后，很多人便日食附子碗余（约 200 ~ 400 克），连食数月至来年开春。据一些老人说，他们小时候就这样吃过。至于为何要吃附子，当地老人们的说法是："乌药"是一味中药，常吃可以令人身体强壮，不畏寒冷，不生疾病；如能连续吃过百日，身上连个虱子都不生。故人多喜食之，以致该县产生了一种当地独有的小吃生意，即将附子煮好后沿街叫卖，并美其名曰"甜乌药"，生意甚好。买食者多是妇女和老人。

所谓"甜乌药"，未食过之人初尝之，实在苦不堪食，刚一入口，便难忍其苦，随即吐出。但隔日再食，数日后就不觉苦，半月过后便觉其香甜可口，一日不食则数思之。附子有毒，当地人也都知道，但为何如此大量久食而不会中毒？究其原因，全在其加工过程：当地人一般于 10 月前后挖取成熟附子，弃乌头（当地称为"乌药母枝"），去须根，洗净晾干，置于阴凉干燥处储存。

待立冬后天气渐冷，再拿出煮食。具体煮法为：晚饭后约 21 时，先将一大锅水烧开后，再向沸水中倒入干净的附子，水约没过附子 20cm，然后加入甘草（甘草与附子的比例约 1 : 10）。煮约 2 小时后，向灶中加入几根大柴（未劈的直径约 10 cm 粗的树枝），让其慢慢燃烧（约能燃烧 2 小时），整个煎煮过程中不能再向锅中加入生水。次日早晨再食煮好的附子。煮好的附子皮色棕黑，汤呈黑色，咬开后附子为浅黄褐色。吃法如同吃汤圆般，连汤带附子一同吃下。由于知道附子若煮不好，吃了会中毒，故每次煮好待食之前，老人们便先尝。1 小时后无事，晚辈们始可大胆食之。每次煮附子的量大约在 10 千克以上，以后吃时随量加热就行。煮好的附子小心储存，当地人不分老幼，多把其当作早餐，连日食用。成人每食约 250 克。

当地人吃附子的三个习惯就是久煎、配甘草、禁生食。周至县人所吃的附子，一般都是要经过 4 小时以上长时间煎煮。当地人认为生附子有毒，又不易煮熟，故煎煮时间特别长。周至人煮食附子时加甘草的原因，一是附子食之味大苦，按照《汤液经法》和《素问·至真要大论》的记载，肾脏苦补甘泻咸软，生附子大苦补肾阳，加甘草甘可泻肾阴，且调和其味；再者认为甘草可以解附子之毒；也有人认为加入甘草还可以增加食附子的功效。周至人认为食附子中毒的一个重要原因就是吃附子后再食生冷之物，或是在附子煎煮时或熟后保存时与生水接触。所以他们在煮附子时先要把水烧开再向锅里下附子，且中途不能继续向锅中加入生水；吃附子前都必须把盛附子的碗先用开水冲烫一下。小孩吃后，大人定要再三叮嘱其一日之内勿食生冷。

故曰：生附子配干姜，回心阳救心逆。四逆汤主治阳衰阴盛证，其主证有精神萎靡，无热恶寒，四肢厥冷，下利清谷，脉微细或沉微，或细数涩等，方中主要配伍即生附子配干姜，回阳救逆。通脉四逆汤主治阳虚阴盛格阳之证。四逆汤与通脉四逆汤药味全同，只是后者干姜附子是前者的一倍，因而其温阳祛寒破阴回阳之力强。附子配干姜，干姜、辛热、守而不走，长于逐寒气，温脾胃、散肺寒；附子，辛甘大热，走而不守，是回心阳、救心衰之逆、散寒除湿之要药，二药配伍，一走一守，补中有发，其力精专，重新建立大循环与小循环之周天流转，如离日当空，阴霾自散，治疗阳气虚脱、阴寒内盛其效神速。四逆加人参汤用于亡阳失血脱液之证，人参为大补津液血液电解质等元气佳品，生附子为温补元阳圣药，人参得生附子，温阳补气，泉源有根；生附子得人参，阳得气载，升运无穷；用四逆汤回阳救逆，人参益气固脱生津补血滋液。茯苓四逆汤，附子与人参配伍，回阳之中有益气补血补液之效。

附子强心的功能很重要，地图舌、青紫舌代表冠状动脉狭窄或血栓，齿痕舌、瘀血舌代表心衰，附子中含有 102 种生物碱，其强心机制主要是兴奋心脏 β 受体，大量释放儿茶酚胺，具有正性肌力作用，还有其他未知的强心机制。附子配伍桂枝，加强动脉的循环，可以解决很多次生问题，对乳腺癌、淋巴癌、SLE（系统性红斑狼疮）、脑胶质瘤、脑部星形细胞癌、肝癌、肺癌、大小肠癌、心脏癌、胰腺癌、白血病等都有改善作用。因为这些疾病，尤其是脏腑肿瘤和占位性病变，首先是因为正常血运不充足，也就是我们所说的阳气不足，才导致局部脏腑细胞的异常增生；其次是血管内皮的异常增生，使得占位性病变内部的血运异常，加速肿瘤的生长。所以解决了中医所说心脏的阳气问题，也就是解决了西医所说心脏的功能问题，就可以将这些病根拔掉，令其如无根之木、无源之水，就好处理了。心脏功能恢复正常，胸腔里的血运正常，胸中阳气充沛，上焦阳气充沛，无论胸腔还是玄关九窍，都是阳气充沛，阴阳氤氲，即成良性状态了。

其次，心脏泵功能正常了，心脏的血运可以延着主动脉一直向下传导至小肠，这就是中医说的心与小肠相表里。小肠功能正常，血运恢复，可以纠正肠系膜上下动脉的血栓问题，可以解决小肠梗阻套叠的问题，可以解决小肠周边脏器的功能状态问题，如子宫的寒凝血瘀导致的不孕崩漏问题、膀胱的气化问题、大肠的传导问题，及其相关肿瘤。也就是说，小肠一热，下焦阳气充沛，下焦阳气又与肾阳密切相关。心肾通过小肠相交了。中焦的脾胃之阳气再一振奋，三焦阳气自然就充满周身、渗灌玄府、充身九窍，心脾肾上中下焦之本，通过胃与小肠的相连，上焦如雾、中焦如沤、下焦如渎，水火气血圆融无碍。

所以，强心肺非四逆汤莫属，行血非桂枝汤莫属，生附炮附、桂枝肉桂等皆为强心扩血管之利器，丹皮、川芎、生地等也是扩血管的好药，桃仁红花水蛭等为活血化瘀之药，再辅以炙甘草汤、黄连阿胶汤、吴茱萸汤、理中汤类加减，阳虚阴寒之有形实邪，血栓血脂肿瘤等自会融化烟消。所以，即使调节女士妇科问题，也要先调整好心脏功能问题，即下传小肠，下交肾阳。

生用附子的方剂中如原文《伤寒杂病论》记载：干姜附子汤中以水 3 升煮取 1 升，四逆汤中以水 3 升煮取 1 升，通脉四逆汤中以 3 升煮取 1 升，茯苓四逆汤中以 5 升煮取 3 升，白通汤及白通加猪胆汁汤中以水 3 升煮取 1 升。用炮附子的方剂中原文记载：附子汤中以水 8 升煮取 3 升，桂枝加附子汤中以水 7 升煮取 3 升，真武汤中以水 8 升煮取 3 升，芍药甘草附子汤中以水 5 升取 1 升，桂枝附子汤中以水 6 升煮取 2 升。其中应用生附子的方剂煎煮时平均用水 3.4 升，煮取 2 升药汁，平均煎煮掉水 2 升。而应用炮附子的方剂中平均用水 6 升，煮取药汁 2 升，煎煮掉 3.8 升水。在外界条件相同的情况下，以相同的火力煎煮，煎煮掉 2 升水分所需的时间一定比 3.8 升水所需的时间短很多，可见张仲景所用生附子的煎煮时间要比炮制附子的时间短。

用于回阳救逆时，附子一般用量较重，如在四逆汤中，"生附子用一枚"约合今制 21 克；通脉四逆汤中用"附子大者一枚"，约合今制 30 克。用于逐寒止痛，附子用量亦重，如桂枝附子汤，用"炮附子三枚"，约合今制 63 克；桂枝芍药知母汤中用"炮附子二枚"，约合今制 42 克。治疗一般虚寒性疾患，则附子的用量均较轻。现在附子用量大致如下：用于回阳救逆，一次可用 9～15 克；用于止痛，一次可用 6～9 克；用于一般虚寒疾患，一次可用 1.5～6 克。

附片一律先煎 2 小时，2 小时以后用筷子夹起附片尝一尝，不麻嘴了，就可以放其他药，水要一次性加够，水少了一定要加开水，这是头煎。第二煎也是开后，第三煎同第二煎。一般将三次煎药混合起来分 3 次服，但一定要温服。这个是煎煮的方法。生附子、干姜、炙甘草的比例为 2：1：1，炮附子、生姜、炙甘草的比例为 3：2：1。

补血浆以附子配人参。附子为"回阳救逆第一品药"，引人参通行十二经，挽救危急之元阳。人参大补元气，益气固脱，生津，安神益智，《神农本草经》记载其"主补五脏，安精神，定魂魄，止惊悸，明目，开心益智"，实为大补气血，即平衡酸碱，补充电解质和血浆。附子重在温阳扩动脉，人参重在补气补液补血浆，附子得人参则回阳而无燥烈伤阴之弊，人参得附子补气而又增温阳之功，两者相配伍，常用于治疗久病重病元气虚脱，阳虚及阴，阴阳两虚之证。如茯苓四逆汤，四逆加人参汤，人参补汗下之虚，而大益胃中之消化液。

利尿以附子配茯苓。肾主司一身水液之运化，附子入肾经，补火助阳，温肾散寒，助水液运行。茯苓甘淡渗利水湿，通调水道，使水湿从小便而泄。茯苓得附子而补火生土，使水有所归，附子得茯苓而利水除湿，使水有所摄。两者相配伍，常用于治疗脾肾阳虚，水气内停之四肢水肿、小便不利之证，以及阳虚寒湿内侵之骨节疼痛之证。附子与茯苓同用，治疗阳虚水泛之证时，如真武汤，用附子之辛热，壮肾之元阳，使肾有所主，茯苓健脾培土，制水之中又有利水之功。用于治疗寒湿痹痛证时，如附子汤，附子之量两倍于真武汤，纯用温补之力，恢复涣散之真阳，茯苓走散经中之水饮。真武汤在临床上常用于治疗心肾阳虚型慢性心力衰竭，改善患者的临床症状，延缓心力衰竭进展。

祛寒实

附子配大黄。《金匮要略·腹满寒疝宿食病脉证治第十》曰："胁下偏痛，发热，其脉紧弦，此寒也，以温药下之，宜大黄附子汤。"本条论述的是寒实内结的证治，其主证为腹痛、大便不通，多见舌苔白腻、舌质深红，脉沉弦紧。方中用大黄泻下通便，附子、细辛温经散寒，并能止痛。用之治疗以大便不通为主证，伴见腹满痛的内科急证、重证屡获良效。大黄作为方中主药具有苦寒泻下之功，既可用于寒结也可用于热结，但必须注意其与附子、细辛的用量比例；附子、细辛温经散结。三药联用既能通便又不致苦寒伤正。大黄其性苦寒，气味重浊，直降下行，走而不守，"荡涤肠胃，推陈出新，通利水谷"；附子、细辛性温热，散寒止痛，温运脾胃。三者合用，寒热并投，刚柔并用，可避免大黄苦寒凝滞之弊，同时增加疏通之力。

《金匮要略》大黄附子汤、《千金要方》之温脾汤，用时大黄量应小于附子。临床多取两药温阳活血、泄浊解毒之功治急性胰腺炎、肠梗阻、急性阑尾炎、急性胆囊炎、慢性肺心病心衰、有机磷农药中毒、癃闭、高热、腹痛、慢性肾炎、慢性肾功能衰竭属阳气虚衰者等。如蒲辅周先生治肾功能衰竭，每用附子配大黄温阳泄浊，以降低血中尿素氮及肌酐，改善肾功能。如有寒湿水饮重者，可合大陷胸汤、小陷胸汤、大柴胡汤等。

温脾汤（干姜、附子、人参、大黄、甘草）：此方"治除冷实，肠胃中实，始作滞下，腹痛自下"，寒热同用，攻补兼施，有温中健脾、祛寒攻积之功。本方首见于《小品方》。《千金要方》卷十五第六载有三首同名方，其中一首药味与本方全同，主治"下久赤白，连年不止及霍乱"。其余二方，一以桂心代甘草，治"冷热赤白痢"；一加芒硝与当归，治"腹痛，脐下绞结"。可知二方均从《小品方》温脾汤衍化而来。温脾汤是后世常用名方，后世医家多误以此方首见于《千金要方》而称之为"千金温脾汤"。

因方中有大黄，以及该方条文中有"温药下之"句，本方通常被认作是温下剂的代表方，所治之证亦被认为主要是寒实内结证。无论是急性胰腺炎、胆囊炎，还是肠梗阻等急腹证病机乃为有形无形之邪气阻遏气机，邪实郁闭，壅滞不畅。治疗皆以大黄附子汤加减。大黄附子汤在治疗各种急重证，尤其是急腹证方面具有广阔的应用前景。

西医的尿毒证，有许多患者最后去透析，很麻烦，这个病就可以用附子来治疗。主方就是茯苓四逆汤和当归四逆汤、小青龙汤加减，阳强起来以后加大黄黄芩黄连，《辅行诀》和《素问·至真要大论》都说"苦补肾"，酌加少量甘遂等，其中生附子强心，炮附子强肾，必用，效果还不错。将附子的"苦味吃成甜味"，患者可以出汗，就有效果了，透析的患者可以吃到不用透析，心衰的患者可以吃到能跑步，但是对于肾萎缩严重的患者，效果要打折扣，但持之以恒，坚持吃，维持住心功能，肾脏就不会有大的致命问题。也许会有奇迹发生呢！

如果是其他部位的肿瘤，如常见的消化道肿瘤，食道癌、胃癌、壶腹癌、肝癌、胰腺癌、结肠癌等，都是阴结、阴实、寒实，也用附子来处理。主方以旋覆代赭汤、茯苓四逆汤、吴茱萸加人参汤等加减，消化道的肿瘤最常见的就是消化道症状，用八珍汤补液补血是必须的；如果消化道有炎症，可以五大泻心汤治疗；如果消化道功能衰竭，可以旋覆代赭汤推动食道、贲门、胃及幽门和十二指肠等消化道；厚朴枳实推动肠道蠕动，枳实推动小肠，厚朴推动大肠，整个腹部由里到外两个太极圈，中间以神阙为中心。结肠癌可以大柴胡汤加附子治疗。

针对肿瘤的生附子是用来强心固神达到"内圣"，炮附子则是温经散寒祛邪达到"外王"，类似于血管生长因子抑制因子的角色，但要强过数百倍。可以做到很好的带瘤生存，甚至消瘤，益寿延年。

肺癌的话，以桔梗汤、紫参汤、千金苇茎汤、四逆汤为主加减，有热加麦门冬汤，喘憋明显者，麻黄汤主之。

治疗肿瘤或占位性病变，一般情况下，对于脐部以上的占位，针内关、公孙、上巨虚；如果是软组织肿瘤，如乳腺增生、皮肤肿瘤等，针外关、足临泣、上巨虚；脐部以下即盆腔或下肢的占位，针列缺、照海、下巨虚；无论上下，足三里、三阴交必针。

附子可以说是一把锋利的手术刀，哪有不平哪里削。治疗肿瘤的基本原则，是温经行阳，因为肿瘤属于阴邪，唯阳不破，唯附子不破。中医认为任何疾病都有根的，都有老巢的，肿瘤也是如此。肿瘤的老巢有两处，上半身的肿瘤是后背的第十四椎体外开三寸半，在这一片寻找明显的压痛点，就是肿瘤的老巢，叫玄阴。下半身的肿瘤是后脚跟向上三寸之处的筋膜之间，叫黄泉。治疗肿瘤时，以附子为刀斧，以三阴三阳为云梯，以五味为将兵，过五关斩六将。同时用天雄、乌头、生附子、生硫黄为末，麻油调拌，玄阴、黄泉及病灶之处热敷堵截。也可针刺，必入骨，但是一般不建议针刺，以防止操作不当致使阴邪入体深固。

寄生虫在身体上也有老巢，就是百虫窝。血海下内侧下方一寸的地方，就是百虫窝。血海加三阴交、隐白，此三穴可以通治月经病。百虫窝疼痛拒按，即为体内有寄生虫，刺到不痛为痊愈。判断寄生虫，还可以看下嘴唇内部是否有聚集性白点，及眼球的白睛是否有蓝点。人体内本就有许多细菌和寄生虫，但为什么会形成病变，就是因为脾虚，脾虚生湿，湿生虫。健脾利湿祛虫是正道，除了针百虫窝，还要真太白、三阴交、足三里等。

穴名四花、骑竹马、肘尖、鬼哭、膏肓、精宫、鬼眼、痞根（黄泉）等，都是不同病邪的老巢。如骑竹马穴，专主痈疽发背，肿毒疮癌，瘰疬疔风诸风，一切无名肿毒，灸之疏泻心火。先从男左女右臂腕中横纹起，用薄篾条量至中指齐肉尽处截断，却令患者脱去上下衣裳，以大竹杠一条跨定，两人徐徐扛起，足要离地五寸许，两旁更以两人扶定，勿令动摇不稳，却以前量竹篾，贴定竹杠竖起，从骶骨贴脊量至篾尽处，以墨点记，此不是穴。却比患者同身寸篾二寸平折，放前点墨上，自中横量两旁各开一寸，方是灸穴。可灸三七壮，神效。《原枢》谓："骑竹马二穴，治一切痈疽外科等证。就于四花脾一穴分，分出脊中各一寸是穴。灸七壮。宜服乳香、真菉豆粉、托里散，所以防火气入于心也。骑竹马分取亦同，病人倘患病重，何可骑取？在第八椎下分出一寸。"

《入门》："肘尖穴，治瘰。左患灸右，右患灸左。如初生时，男左女右，灸风池尤妙。又法：用秆心比患人口两角为则，折作两段于手腕窝中量之，上下左右四处尽头是穴。灸之亦效。"

《原枢》："手鬼哭一穴、足鬼哭一穴，此二穴治心痫呆。在手大指，两手缚合，半在甲半在肉，灸七壮。两足并大指。"《入门》："鬼哭穴，治鬼魅狐惑，恍惚振噤。以患人两手大指相并缚定，用艾炷于两甲角及甲后肉四处，骑缝着火灸之，则患者哀告我自去为效。"

《入门》："鬼眼穴，专祛痨虫。令病人举手向上略转后些，则腰上有两陷可见，即腰眼也，以墨点记。于六月癸亥夜亥时灸，勿令人知。四花、膏肓、肺俞，亦能祛虫。"

瞑眩反应

瞑眩反应是应用附子取效的最高境界。

瞑眩反应是附子药效反应中最为典型的表现，是临床上可遇而不可求的机遇，不仅患者症状表现特殊，往往这种反应过后，患者有"脱胎换骨"之感受，可见其身体变化对病情转折有多么重要。

瞑眩反应往往发生在正虚邪盛的患者身上，患者正气在药物的资助激发下奋力抗邪，正邪剧烈斗争，最终达到正胜邪却的结果。所以用附子时一定从小量开始，逐渐加量，使邪气逐渐消退，正气逐渐旺盛，方不至于发生过于剧烈的正邪斗争。

冯某，中年女性，个体老板，于 2008 年 5 月 17 日初诊。患者近 10 年来经常发生四肢厥逆，伴全身发冷，每次发作都与工作劳累、睡眠不足有关。发作前先感头脑空虚，视物模糊，随后腹部发凉，全身寒冷，四肢厥逆，口唇紫绀，轻时持续 20 ～ 30 分钟自行缓解，重则意识丧失，昏迷可持续 5 ～ 6 分钟，如用热水袋温暖腹部则发作时间可以缩短。发作时无咳喘、呕吐白沫、四肢抽搐、两目上视、口中怪叫，醒后无偏瘫失语、口眼歪斜，但有小便频数色白、疲乏无力。平时无明显不适，饮食正常，喜食热食，大便先硬后溏，月经近半年未潮，面色略暗，体稍胖，舌质淡红苔白腻，脉沉缓。断为少阴寒病太阳虚证。

诊断为厥证，证属阳虚寒凝，痰瘀互结，清阳不升。治宜温阳散寒，补气活血，化痰通络。药用：附子 30 克（先煎 30 分钟），干姜 30 克，桂枝 10 克，半夏 10 克，肉桂 10 克，砂仁 10 克，黄芪 30 克，党参 15 克，当归 10 克，炙甘草 30 克。5 剂，每日 1 剂，水煎分 2 次服。

2008年5月28日复诊：服药期间病证没有发作，停药后两次出现头脑空虚、视物模糊，持续时间约20分钟，未伴全身发冷、四肢厥逆，发作后也无小便频数、疲倦乏力。药已见效，上方加减续服，药用：附子50克（先煎1小时），干姜30克，桂枝10克，肉桂10克，砂仁10克，黄芪30克，党参15克，当归10克，葛根30克，全蝎10克，细辛6克，炙甘草30克。5剂，每日1剂，水煎分2次服。

2008年5月30日晚上10时许，家属代诉前二日药后无不适，今天服药后出现口麻。经询问，患者说现在头晕，头面部胀麻，胸闷，四肢憋胀不舒，有欲用刀割放血方快之感。遂急嘱家属摸其脉搏、查呼吸，家属告知患者呼吸每分钟22次，脉搏每分钟68次；随即告诉患者家属这是服药后的瞑眩反应，嘱其卧床静养，症状很快会消失。2小时后头晕、头面胀麻、胸闷、四肢憋胀感均消失，仅疲乏无力。

2008年5月31日三诊：诉头脑现在特别清晰，仅感乏力，无其他不适，诊查脉缓有力，心电图提示窦性心动过缓，心率每分钟58次。继予黄芪30克、桂枝10克、当归10克、炙甘草30克，以补气养心。随访5年，厥证再无发作，且半年后月经来潮。10年顽疾，半月痊愈，真乃"药不瞑眩，厥疾弗瘳"（《尚书·说命》）。

瞑眩反应在古代医家早有认识，如《伤寒论》46条"太阳病，脉浮紧，无汗，发热，身疼痛，八九日不解，表证仍在，此当发其汗，服药已微除，其人发烦目瞑，剧者必衄，衄乃解。所以然者，阳气重故也。麻黄汤主之"。"发烦目瞑……"这就是瞑眩。《伤寒论》第24条"太阳病，初服桂枝汤，反烦不解，先刺风池、风府，却与桂枝汤则愈"也是服桂枝汤引起的瞑眩反应。

《伤寒论》中桂枝附子汤之后的去桂加白术汤煎服法条下有"三服都尽，其人如冒状"（即《金匮要略》之白术附子汤，但此方附子的剂量小于《伤寒论》）。"其人如冒状"当属瞑眩反应。而表明瞑眩反应为用药最佳剂量之证明的条文则见于《金匮要略》。

在《金匮要略》"胸痹心痛短气病脉证治第九"之乌头赤石脂丸一方条下注明的服用法为："先食服一丸，日三服，不知，稍加服。"又在"腹满寒疝宿食病脉证治第一"之赤丸方的服用法中也有"不知，稍增之，以知为度"之语。"知"为什么？仲景在这两条中均未加以说明，但有一点是明确的，不能简单地理解为取得治疗效果的反应。因为仲景虽在前两条未作说明，但却在其后的乌头桂枝汤的服药中对"知"做了明确解答："初服二合，不知，即服三合，又不知，复加至五合。其知者，如醉状，得吐者为中病"。即"知"为有如喝了酒后的头晕症状，类似于前所说的"如冒状"，并且会伴有呕吐。此即为典型的瞑眩反应（头昏、呕吐等）。

曹颖甫在《金匮发微》中叙述了自己的切身体会，是对仲景妙用乌头的最好解释，书中写道："其知者如醉状，得吐者为中病，此非亲验者不能言。盖乌头性同附子，麻醉甚于附子，服后遍身麻木，欲言不得，欲坐不得，欲卧不得，心中跳荡不安，神智沉冥，如中酒状。顷之，寒疾从口一涌而出，胸膈便舒，手足温而身痛止矣。服生附子者，往往有此现象，予与长女昭华，俱以亲试而识之。但昭华因痰饮服之，则呕痰而愈。予以寒利服之，则大泄而愈，要其为麻醉则一也。"可以看出，此方中正是利用了川乌的峻热引起患者或呕吐、或泻下，而解除沉寒痼冷之疾的。

而仲景认为，关于乌头、附子在剂量上的关系，须以服后出现"瞑眩"反应才为最佳剂量之明证。在用附子和乌头时，要出现这些症状方为"中病"，亦即最佳治疗剂量取得最佳治疗效果。临床验证也是如此，但在临床实践中，出现瞑眩反应的剂量，基本上都超过了《药典》所规定的最高剂量。

瞑眩反应是疾病痊愈的征兆。应用大量附子出现瞑眩反应时要和中毒反应相鉴别，密切观察生命体征是否稳定，若生命体征不稳定，就是出现了中毒反应，要及时进行中西医救治。医生必须知道瞑眩反应的存在，否则，可能会把瞑眩反应当作副作用或中毒反应处理，错失疾病治愈良机。

毒性反应以身体麻木为首要表现，可逐渐扩展到全身，常于服药后数分钟内即出现，如不及时处理，症状会进行性加重，重症患者常出现呼吸困难、心律失常甚至循环衰竭等临床表现。瞑眩反应则以头昏为首要症状，一般没有或仅有轻微麻木感，常出现于服药1小时以后，且无进行性加重表现，临床生命体征平稳。

瞑眩反应虽有功用，然患者多有不适，因此应在不影响疗效前提下予以减轻或免除。《伤寒论》第24条，通过针刺风池、风府疏邪外透，从而给较重之邪找一出路。那么附子引起的瞑眩反应，是否可以给予针刺十宣、太冲、人中、印堂以宣泄透邪，从而减轻反应，值得进一步研究。不过，对于口麻、头面四肢憋胀等现象，千万不能认为是热药所致而给予清热解毒之药服之，可考虑用桂枝干姜甘草汤扶正祛邪，以清除或减轻瞑眩反应引起的诸多不适。

由于患者不知瞑眩反应，也难以接受，所以在遇到正虚邪盛的患者应用大量附子时一定要告诉患者可能会出现不适症状，使其有一定的思想准备，以防发生医疗纠纷。

既济◎芩连柏栀法

黄连以其味道极苦而被世人皆知，闻名于世，在《伤寒论》中使用黄连的方剂共有 12 首，其相关条文有 14 条；在《金匮要略》中使用黄连的方剂共有 7 首，其相关条文有 8 条，除去两书重复方剂 5 首，则含有"黄连"的方剂共有 14 首，其中以黄连命名的有 6 首。这 14 首方剂中，有 12 首是汤剂，1 首丸剂，1 首粉（散）剂。

含黄连的方剂及其主治功效

黄连的功效	含黄连的方剂	方剂功效	方剂主治
清热除烦	黄连阿胶汤	清心火、滋肾阴	阴虚火旺、心肾不交心烦证
清热消痞	附子泻心汤	泄热消痞、温经扶阳	热痞兼阳虚证
	半夏泻心汤	和中清热、降逆消痞	脾胃升降失常、寒热错杂痞证
	大黄黄连泻心汤	泄热消痞和胃、止血	脾胃壅滞痞证、吐衄
	甘草泻心汤（《伤寒论》）	补虚和中、清热消痞	中虚湿热痞利证
	生姜泻心汤	和胃降逆、散水消痞	中虚湿热痞兼食滞水气证
	小陷胸汤	清热涤痰消痞	痰热互结心下之小结胸证
清热止呕	黄连汤	清上温下、和胃降逆	上热下寒、升降失调证
	干姜黄芩黄连人参汤	清胃暖脾	胃热脾寒、寒热格拒证
	乌梅丸	清上温下、安蛔止痛止利	蛔厥、久利、肝脾胃不和等寒热错杂证
清热燥湿止利	白头翁汤	清热燥湿、凉肝止利	厥阴下利证
	白头翁加甘草阿胶汤	清热燥湿、凉肝止利补气血	热利下重伤阴证
	葛根黄芩黄连汤	清热止利、解表	热盛于里，邪热下迫大肠之下利证

续表

黄连的功效	含黄连的方剂	方剂功效	方剂主治
清热燥湿解毒	黄连粉	清泄心火、燥湿解毒	疮痈脓毒证
	甘草泻心汤（《金匮要略》）	清热燥湿，解毒扶正祛邪	狐惑病

《本经》记载黄芩气味苦平，为中品药；黄连气味苦寒，为上品药。二药质地、质量相似，均为地下根，唯黄连味极苦而黄芩味微苦，因此黄芩气大，向内泻郁之力强；而黄连味大，寒中力强。二药合用既泻内里之郁，又清内里之热，对于湿热蕴结为首选。面对郁重热轻则只选黄芩，方如小柴胡汤；对于郁轻热重则只选黄连，如乌梅丸、白头翁汤等。

黄连五大功效，上焦清热除烦、外用清热燥湿解毒，中焦清热消痞、清热止呕，下焦清热燥湿止利。上焦如雾，黄连配伍阿胶，清热除烦，如黄连阿胶汤。外用清热凉血燥湿解毒，如黄连粉。中焦如沤，黄连配伍大黄、半夏、黄芩、甘草等，清热消痞止血，如泻心汤；清热止呕，如黄连汤。下焦如渎，黄连配伍白头翁，清热燥湿止利，如白头翁汤。

黄连阿胶汤主治心火旺盛之心烦失眠。《伤寒论》第 303 条"少阴病，得之二三日以上，心中烦，不得卧，黄连阿胶汤主之。黄连四两，黄芩二两，芍药二两，鸡子黄二枚，阿胶三两。上五味，以水六升，先煮三物，取二升，去滓，内胶烊尽，小冷，内鸡子黄，搅令相得，温服七合，日三服。"由于肾水亏虚，邪从热化，导致心火亢盛，而致心肾不交，所以心中烦躁，顽固性失眠，毫无睡意，睁眼天明，但不是那种噩梦连篇、半梦半醒、似睡非睡的失眠。治疗使用黄连阿胶汤来育阴清热，用黄连、黄芩清心火而除烦，鸡子黄佐助黄连、黄芩于清泻心火的同时又能滋补心血，阿胶可补肾阴以滋肾水，芍药佐助阿胶不但可以补肾阴，而且发挥收敛阴气的作用，使得心肾相交，心火得以下降以温肾水，而肾水得以上升以清心火。全方药物共同发挥清心火、补肾水而滋阴和阳以除烦的功效，使得水火既济而能安睡。这种"心中烦"是毫无睡意的烦躁，不是栀子豉汤的"反复颠倒，心中懊恼"静不下来的烦躁，这是实烦与虚烦的区别。

大黄黄连泻心汤主治以吐血为主的急性胃炎。《伤寒论》第 154 条"心下痞，按之濡，其脉关上浮者，大黄黄连泻心汤主之。大黄二两，黄连一两，上二味，以麻沸汤二升渍之，须臾绞去滓，分温再服。"此处之痞，为胃脘胀闷不适，指急性胃炎等。严重了就是上消化道出血，如《金匮要略·惊悸吐血下血胸满瘀血病脉证治》曰："心气不足，吐血，衄血，泻心汤主之。泻心汤方，大黄二两，黄连、黄芩各一两，上三味，以水三升，煮取一升，顿服之。"此处"心气不足"实为胃气不足，古时心下即指胃脘。上消化道出血为血热妄行者，本方主之，止血神效，比凝血酶原、垂体后叶素等好用。重证则出现失血、汗出伤阳者，即急性胃肠炎或上消化道出血重证，就是**附子泻心汤证**，《伤寒论》第 155 条："心下痞，而复恶寒、汗出者，附子泻心汤主之。大黄二两，黄连一两，黄芩一两，附子一枚（炮，去皮，破，别煮取汁），上四味，切三味，以麻沸汤二升渍之，须臾绞去滓，内附子汁，分温再服。"此用附子温经回阳，防止进一步出现休克症状。

大黄黄连泻心汤经过加减演变，成了后世著名的清热解毒的名方黄连解毒汤，是强力抗炎抗菌的名方。黄连解毒汤出自《肘后备急方·卷二·治伤寒时气温病方第十三》，"又方，黄连三两，黄芩、黄柏各二两，栀子十四枚，水六升，煎取二升，分再服，治烦呕不得眠"，当时并未命名为"黄连解毒汤"，后经王焘收集在其书《外台秘要·崔氏方一十五首》中，"余以疗凡大热盛，烦呕呻吟，错语不得眠皆佳。传语诸人，用之亦效。此直解热毒，除酷热，不必饮酒剧者。"后此方又被朱丹溪收录在《丹溪心法》中，用以治疗"中暑"，从最初的治疗烦躁、呕吐不得安眠引申至今天治疗"一切实热火毒，三焦热盛之证"，大大扩展了其应用范围，成为食道肠道等全消化道的强力抗炎抗菌抗病毒的天下名方。

半夏泻心汤主治以呕吐为主的胃肠炎。《伤寒论》第 149 条："伤寒五六日，呕而发热者，柴胡汤证具，而以他药下之，柴胡证仍在者，复与柴胡汤。此虽已下之，不为逆，必蒸蒸而振，却发热汗出而解。若心下满而硬痛者，此为结胸也，大陷胸汤主之；但满而不痛者，此为痞，柴胡不中与之，宜半夏泻心汤。"小柴胡汤主治胃脘淋巴炎，呕而发热者；大陷胸汤主治胃脘结石或胃扭转、胃痉挛、横膈膜及纵隔炎性积液等；半夏泻心汤主治以呕吐为主的慢性胃肠炎。《金匮要略·呕吐哕下利病脉证治》曰："呕而肠鸣，心下痞者，半夏泻心汤主之。半夏泻心汤方，半夏半升（洗），黄芩、干姜、人参各三两，黄连一两，大枣十二枚，甘草三两，炙，上七味，以水一斗，煮取六升，去滓，再煮，取三升，温服一升，日三服。"此处强调胃肠炎以呕吐为主，兼有肠鸣，但没有下利症状，不是生姜泻心汤证。

生姜泻心汤主治以下利为主的胃肠炎。《伤寒论》第 157 条"伤寒，汗出解之后，胃中不和，心下痞硬，干噫食臭，胁下有水气，腹中雷鸣下利者，生姜泻心汤主之。生姜四两（切），甘草三两（炙），人参三两，干姜一两，黄芩三两，半夏半升（洗），黄连一两，大枣十二枚，擘，上八味，以水一斗，煮取六升，去滓，再煎取三升，温服一升，日三服。"胃肠炎下利重证，出现完谷不化，腹中雷鸣者，就是**甘草泻心汤证**了。《伤寒论》第 158 条："伤寒中风，医反下之，其人下利日数十行，谷不化，腹中雷鸣，心下痞硬而满，干呕心烦不得安，医见心下痞，谓病不尽，复下之，其痞益甚，此非热结，但以胃中虚，客气上逆，故使硬也，甘草泻心汤主之。甘草四两（炙），黄芩三两，干姜三两，半夏半升（洗），大枣十二枚（擘），黄连一两，上六味，以水一斗，煮取六升，去滓，再煎取三升，温服一升，日三服。"其中的参枣草等均是补充胃液消化液的药物，也有止泻作用。如果有表热的下利，即是太阳虚病的葛根芩连汤证；没有表热但有里热，则是厥阴病的白头翁汤证，如克罗恩病、阿米巴痢疾，等等。

甘草泻心汤一是主治重证急性胃肠炎，即"其人下利日数十行，谷不化，腹中雷鸣"，还有一个就是主治重度神经性厌食证和抑郁证，亦称附体病（狐惑病）。如《金匮要略·百合狐惑阴阳毒病证治》："狐惑之为病，状如伤寒，默默欲眠，目不得闭，卧起不安，蚀于喉为惑，蚀于阴为狐，不欲饮食，恶闻食臭，其面目乍赤、乍黑、乍白。蚀于上部则声喝，甘草泻心汤主之。甘草泻心汤方，甘草四两，黄芩、人参、干姜各三两，黄连一两，大枣十二枚，半夏半升，上七味，水一斗，煮取六升，去滓，再煎，温服一升，日三服。"现代中医认为狐惑病是白塞氏病，离题千里。

腹部胃肠与神经系统有关系吗？有的。"腹脑"也称"腹部大脑""肠脑""第二中枢"或"第二大脑","腹脑"学说是当代解剖学的重要发现，美国医学博士拜伦罗宾逊最早于1907年提出"腹脑"是位于腹腔内游离的神经网。1998年美国哥伦比亚大学解剖学和细胞生物学教授迈克尔格肖恩提出："腹脑"是一个肠胃神经系统，它包含了大量神经细胞，不仅数量上与大脑细胞大约相等，且细胞类型、有机物质及感受器都极其相似，人类的许多感觉和知觉都由腹腔中传出。19世纪，英国神经胃肠学领域研究者发现，肠蠕动反射在切断肠管的所有外来神经后还持续存在，从而推测肠神经系统是一个肠本身含有的神经元活动中枢，其运作很大程度上不依赖于中枢神经系统的输入，之后德国科学家通过实验证实了这一推测。

小陷胸汤主治胃结石、肥厚性胃炎、胃扭转、胃痉挛、胰腺炎、横膈膜纵隔炎性积液等湿热实证。《伤寒论》第138条曰："小结胸病，正在心下，按之则痛，脉浮滑者，小陷胸汤主之。黄连一两，半夏半升（洗），栝蒌实大者一枚，上三味，以水六升，先煮栝蒌，取三升，去滓，内诸药，煮取二升，去滓，分温三服。""心下满而硬痛者"，此为结胸重证，小陷胸汤按之则痛，不按不痛，大陷胸汤不按就痛，以大陷胸汤主治重证胃结石、肥厚性胃炎、胃扭转、胃痉挛、急性胰腺炎等。

黄连汤主治消化道溃疡。《伤寒论》第173条："伤寒胸中有热，胃中有邪气，腹中痛，欲呕吐者，黄连汤主之。黄连三两，甘草三两（炙），干姜三两，桂枝三两（去皮），人参二两，半夏半升（洗），大枣十二枚，擘，上七味，以水一斗，煮取六升，去滓，温服，昼三夜二。"此条中的"胸中有热"为食管反流，"胃中有邪气"为胃中有寒气，"腹中痛"为胃脘痛，本病多见于十二指肠球部溃疡、胃溃疡、慢性胃炎等，故以黄连汤主之。若消化道溃疡重证，即入厥阴了，如《伤寒论》第359条："伤寒本自寒下，医复吐下之，寒格更逆吐下，若食入口即吐，干姜黄芩黄连人参汤主之。干姜、黄芩、黄连、人参各三两，上四味，以水六升，煮取二升，去滓，分温再服。"出现"食入口即吐"症状，即为厥阴病阶段，属于消化道溃疡重证，本方主之。再严重，就是乌梅丸主之了。

葛根芩连汤、白头翁汤主治下焦肠道炎症。《伤寒论》第34条太阳虚病**厥阴证**，"太阳病，桂枝证，医反下之，利遂不止，脉促者，表未解也，喘而汗出者，葛根芩连汤主之。葛根半斤、炙甘草二两、黄芩三两、黄连三两，上四味，以水八升，先煮葛根，减二升，内诸药，煮取二升，去滓，分温再服。"患者不但有下利的情况，还伴有发热、"喘而汗出"，说明患者里热较甚，热邪迫肺则导致气喘，热蒸津液则导致汗出，热迫大肠则导致下利，治疗应当表里双解，清热发表止利，用葛根黄芩黄连汤治疗。葛根轻清升发，清热生津止利；黄芩、黄连苦寒抗炎清里热，又能苦燥厚肠而止利；甘草益气补中缓急，四药共奏清热发表止利之效。

《伤寒论》第371条"热利下重者，白头翁汤主之。"《金匮要略·呕吐哕下利病脉证治》："热利下重者，白头翁汤主之。白头翁汤方，白头翁二两、黄连、黄柏、秦皮各三两，上四味，以水七升，煮取二升，去滓，温服一升，不愈更服。"《伤寒论》第373条："下利欲饮水者，以有热故也，白头翁汤主之。"本方论及厥阴病之热利证。厥阴病的热利，由于热邪在里与湿邪相合，湿热滞于下焦，所以出现热利；由于湿性就下，所以肛门会有坠重感。多见血便、里急后重、腹痛等，治疗使用白头翁汤来清热解毒，燥湿止利。

下利严重，伤及津液，《金匮要略·妇人产后病脉证治》："产后下利虚极，白头翁加甘草阿胶汤主之。白头翁加甘草阿胶汤方，白头翁二两，黄连、柏皮、秦皮各三两，甘草二两，阿胶二两，上六味，以水七升，煮取二升半，内胶，令消尽，分温三服。"可见下利脓血赤白，甚则白多赤少，治疗当清热燥湿止利，兼以滋阴养血，治用白头翁汤以清热解毒，燥湿止利，更加甘草、阿胶来滋阴养血缓急，从而可以治疗产后湿热所致下利证。

久利不愈，气血两虚，寒多热少，多见于溃疡性结肠炎等，则是乌梅丸主之。《伤寒论》第338条："伤寒脉微而厥，至七八日肤冷，其人燥，无暂安时者，此为脏厥，非蛔厥也。蛔厥者，其人当吐蛔。今病者静，而复时烦者，此为脏寒。蛔上入其膈，故烦，须臾复止，得食而呕，又烦者，蛔闻食臭出，其人常自吐蛔。蛔厥者，乌梅丸主之。又主久利。乌梅三百枚、细辛六两、干姜十两、黄连十六两、当归四两、炮附子去皮六两、蜀椒出汗四两、桂枝去皮六两、人参六两、黄柏六两。"乌梅丸用醋浸之乌梅来安蛔止痛；用苦寒之黄连、黄柏清热下蛔；用辛温之蜀椒、细辛、附子、干姜、桂枝来温里伏蛔；用当归、人参补益气血，扶正祛邪。全方寒温并用、补泻兼施、酸苦辛同调，不仅仅可以治疗蛔厥、呕吐，亦可以治疗寒热错杂导致的长久时间不愈的下利。

黄连还有一个用法，即阴极生阳。寒病寒证到寒极阶段时，即疾病发展到厥阴病阶段时，里寒极盛，手足四逆冰冷，如果你只用附子，寒会加剧，此时仲景会用到附子、芩连等药物，马上热起来了，这就是阴极生阳、阴阳转化。人是一个太极图，是一个往复循环的阴阳之气，是阴阳互相联通的，正向走不通时可以反向走，所以在治疗恶性肿瘤、尿毒证、血液病的阴病寒病终末期时，可以用附子与芩连柏合用，这是符合厥阴病阶段的治则治法的。临床上遇到热病寒药、寒病热药无效或加剧时，要考虑两点，一是气虚发热，即脱水热，当用甘温除热法；二是要考虑到阴阳极性转化的问题。

黄连味苦，性寒，气沉降，归心、肝、胃、大肠经，能清热泻火、燥湿坚阴而抗炎抗菌抗病毒解毒。

黄连与黄芩：黄芩味苦，性寒，气沉降，归肺、胆、胃、大肠经，能清热泻火、燥湿解毒、止血安胎；与黄连气味相同，功能无异，只差归经略见不同，二药合用，相须相使，每多奇功。葛根黄芩黄连汤用之以清泄里热，治喘而汗出之协热痢；大黄黄连泻心汤、附子泻心汤、生姜泻心汤、甘草泻心汤、半夏泻心汤皆用之以清热泻痞而治心下痞满证；干姜黄芩黄连人参汤用之以清上焦而治寒热格拒食入即吐症。

黄连与大黄：大黄泻积热，黄连清湿热，二药相伍，相使相彰，凡腹腔之热皆得清泄。大黄黄连汤用之清无形邪热而治痞证。

黄连与黄柏：黄柏味苦，性寒，气沉降，归肾、膀胱、大肠经，既能清热泻火、燥湿解毒，又能滋肾阴清虚热，与黄连合用，相须相使。白头翁汤用之清泄湿热之毒而治泻利下坠之痢疾。

黄连与干姜：干姜味辛，性热，气升，归脾、胃、肾、心、肺经，能温中散寒、温肺化饮、回阳通脉，与黄连合用，寒温相通并用，相畏而相成。黄连汤用之以清上温下而治上热下寒之腹痛欲呕吐者；干姜黄芩黄连人参汤用之以清上温下而治寒热格拒饮食入口即吐者；生姜泻心汤、甘草泻心汤、半夏泻心汤皆用之清泄温散而消满除痞。

《伤寒杂病论》中14首含黄连方剂，使用药物23种（包括黄连）。其中，黄芩、甘草、干姜、人参是最为常用的，使用频次在6次以上，主要是制约黄连的寒性，同时还有补充消化液之用；半夏、大枣、黄柏较为常用，使用频次在 3 次以上；阿胶、大黄、秦皮、白头翁、附子、桂枝一般使用，使用频次在 2 次以上。黄连的最小使用量是一两，黄连小剂量使用主要发挥清热消痞的作用，中等剂量（三两）使用主要发挥清热燥湿止利的作用，大剂量（四两）使用主要发挥清心除烦的作用。黄连最大使用量为十六两，是作为乌梅丸丸剂使用。汤剂中，黄连单方最大使用剂量是四两，只出现过一次，即黄连阿胶汤。仲景黄连用三两的方子，有葛根黄芩黄连汤、干姜黄芩黄连人参汤、黄连汤、白头翁汤、白头翁加甘草阿胶汤。黄连最常使用剂量为一两，共有方剂 6 个，分别是半夏泻心汤、生姜泻心汤、甘草泻心汤、附子泻心汤、大黄黄连泻心汤、小陷胸汤。

黄连使用量为一两的方剂主要用于治疗心下痞、呕吐和下利，方中黄连主要发挥清热消痞的作用，此热多为虚热；黄连使用量为三两的方剂主要用于治疗下利，方中黄连主要发挥燥湿止利的作用；黄连使用量为四两的方剂主要用于治疗心火盛导致的烦躁不得眠兼下利，方中黄连主要发挥清热除烦的作用，此热多为实热。随着黄连使用量的逐渐变大，黄连清热的作用也逐渐增强。可见，黄连的用量按照太阳病、阳明病、少阳病、太阴病、少阴病、厥阴病的顺序，逐渐加量，也说明了随着病情的逐渐深入，用量逐渐加大。

黄连具有强大的抗菌抗病毒作用，抗菌抗病毒谱广，对多种细菌和病毒都有很强的杀伤作用。极低浓度即开始阻止霍乱、肠伤寒、痢疾菌的繁殖，它也有抗金黄色葡萄球菌、链球菌等革兰氏阳性菌和肠伤寒菌、志贺氏痢疾菌、淋菌等革兰氏阴性菌的作用，此外，对蜡样芽胞杆菌、枯草杆菌、白喉杆菌、大肠杆菌、肺炎球菌、新城型痢疾杆菌、化脓性链球菌、结核菌等动物病原菌以及念珠菌属、隐球菌、酵母等真菌均有显著抗菌性。抗菌的主要有效成分是小檗碱，其中对痢疾杆菌、结核杆菌、金黄色葡萄球菌作用最强，低浓度抑菌，高浓度杀菌。黄连不仅有很好的抗炎、抑制细菌的作用，还有很强的抗内毒素作用，同时黄连对多种病毒都有抑制作用。

芩连柏基本同用，分属上中下三焦管道的消毒剂，都是消化道消炎止血消肿的基本用药。仲景用黄连主要是治疗消化道症状，如下利证 8 次、呕吐证 7 次、心下痞证 5 次、肠鸣证 3 次、烦躁证 3 次、汗出证 2 次、恶寒证 2 次、口渴证1次、喘证1次、心下痛证1次、腹痛证1次、蚘厥证1次、出血证1次等。可知黄连方剂主要用于治疗下利、呕吐及心下痞证等消化道症状，且最常用于治疗下利。

仲景治疗皮肤化脓性疾病，以及重度烧伤烫伤等疾病，以黄连为君药，甘草为臣药，粉剂外用。《金匮要略·疮痈肠痈浸淫病脉证并治》曰："浸淫疮，黄连粉主之。"治疗重度烧烫伤，芩连柏为君药，消炎抗菌解毒，酌加地榆、乳没、归芪、薏苡、冬瓜仁、术附等，芝麻油调拌，治疗一切烧烫伤，无论面积大小，无论伤肉深浅，甚则露骨，一概治之，不留疤痕，不痛不痒不感染，无须消毒处理。

而栀子的主要功能就是除烦，仲景描述为"虚烦不得眠。若剧者，必反复颠倒，心中懊憹，栀子豉汤主之"，即除三焦的虚烦。

栀子用于上焦（主要是食道和咽喉的炎症引起的虚烦），有消炎止血作用，如栀子豉汤（胸中虚烦）、栀子甘草豉汤（兼气短）、栀子生姜豉汤等（兼呕吐）；用于中焦（胃脘部的炎症引起的虚烦），也有消炎止血作用，"胃不和则卧不安"，以除烦为主，如栀子干姜汤（兼胃痛）、栀子厚朴汤（兼腹满卧起不安）、枳实栀子豉汤（劳复兼腹胀）、茵陈蒿汤（黄疸）、栀子柏皮汤（兼黄疸发热）、栀子大黄汤（酒精肝兼黄疸便秘）等。栀子偏于下焦的用法是与大黄、黄柏、硝石配伍后的大黄硝石汤，主治梗阻性黄疸，也是以除虚烦为主。

家人◎柴胡法

国家统编教材《中药学》认为柴胡辛、苦、微寒，归为辛凉解表一类药中，其功效为解表退热，疏肝解郁，升举阳气，从这些功用看柴胡之作用为向外、向上，其味为辛味更为合理。但这些记载与《神农本草经》(以下简称《本经》)的记载正好相反，《本经》记载柴胡气味为苦平，且《本经》记载的功效与后世所述正好相反，《本经》曰柴胡可"主治心腹肠胃中结气、饮食积聚、寒热邪气，推陈致新。"一个说是向上升提，向外解表退热；一个说是向下推陈致新，向里治心腹肠胃中结气。为何如此？

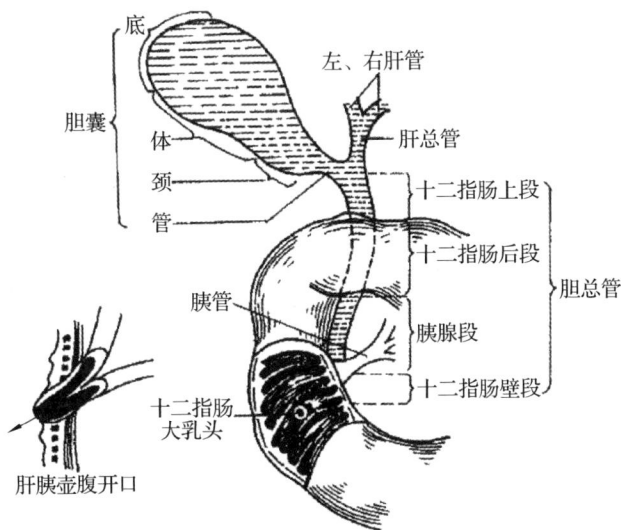

肝外胆道的整体观

众所周知，柴胡剂中最著名的就是仲景的小柴胡汤，而小柴胡汤主要针对的就是胆囊胆汁的排泄通畅与否。

《素问·奇病论》曰："帝曰：有病口苦取阳陵泉，口苦者病名为何？何以得之？岐伯曰：病名曰胆瘅。夫肝者中之将也，取决于胆，咽为之使。此人者，数谋虑不决，故胆虚气上溢，而口为之苦。治之以胆募俞。"实际上，这种胆瘅说的就是胆汁反流，引起口苦，临床上晨起口苦的患者非常常见。所谓口苦咽干，就是胆汁反流所致的症状，胸胁苦满是胆囊胆汁排泄不畅或淤积所致的症状，往来寒热则是奇恒之腑之间的阴阳往复，而胆为中精之主，主决断。又胆与三焦相通，互为手足，故胆囊出现问题，在三焦与奇恒之腑的阴阳循环也出现太过不及，就会出现往来寒热的症状，所谓正邪相争不过如此。这也正是小柴胡汤可以"上焦得通，津液得下，胃气因和，身濈然汗出而解"的原因。如果有恶心、便秘症状，就是大柴胡汤主之。如果有心悸、汗出、恶寒、四肢烦疼等，就是柴胡桂枝汤主之。

最能体现仲景对柴胡的运用的方剂便是小柴胡汤，小柴胡汤君药为柴胡，因此小柴胡汤的最主要病机便体现在柴胡的主治证，而最能体现小柴胡汤主治证的条文便是《伤寒论》第 96 条："伤寒五六日，中风，往来寒热，胸胁苦满，嘿嘿不欲饮食，心烦喜呕，或胸中烦而不呕，或渴，或腹中痛，或胁下痞硬，或心下悸、小便不利，或不渴、身有微热，或咳者，小柴胡汤主之。"对于此条之病机仲景已做论述："血弱气尽，腠理开，邪气因入，与正气相搏，结于胁下。"即人体比较虚，腠理疏松，邪气乘虚而入，与正气搏，郁结于胁下。胁下所主之脏器即肠胃、肝胆，而《本经》记载柴胡可以主治心腹肠胃中结气。

从症状上看：小柴胡汤的主证为胸胁苦满，此即邪结于胁下部；嘿嘿不欲饮食，喜呕，为肠胃结气；心烦为心腹结气，其他或然证亦为邪结在心腹肠胃的不同位置；往来寒热为正气较虚，抗邪无力的表现。这种邪气郁结稍偏里，已非苦温之麻黄可以泻掉其郁；且因正气较虚，故亦不可用苦寒峻猛之药泻之，只能选苦平之药轻轻泻之。苦平药很多，要泻掉郁结就必须选气比较大的药，而正气已虚，亦不得选用气味俱大之药，以防伤正，故君药自然就应是气味苦平，而气大于味，因此仲景所用之柴胡气味为苦平，作用方向为向下向内，所主治与《本经》相同。小柴胡汤中柴胡、黄芩苦平以泻心腹肠胃中结气；半夏、生姜辛温使正气外出抗邪；人参、大枣、甘草辅助正气抗邪，诸药合用辛泻苦燥（即后世所谓的辛开苦降），使人体郁结之气机得以畅达，此方不仅可以治疗外邪引起的气机郁闭，亦可治疗各种原因引起的气机郁闭。

小柴胡汤服用后的反应亦能体现柴胡的功用，仲景在《伤寒论》第 230

条形容服用小柴胡汤后患者气机变化为："上焦得通，津液得下，胃气因和，身濈然汗出而解。"津液得下即说明柴胡之机理为向内向下。很多医家说柴胡味辛或味苦辛，即因为服用小柴胡汤后有濈然汗出之象，便断定柴胡味当辛，此亦是犯了与对麻黄气味判断相同的错误。仲景早已说明了濈然汗出的原因，不是通过辛温之药使人的气血主动向外而出汗，其出汗的机理是"胃气因和"。

第104条误治的条文亦能反映柴胡之作用机理："伤寒，十三日不解，胸胁满而呕，日晡所发潮热，已而微利。此本柴胡证，下之以不得利，今反利者，知医以丸药下之，此非其治也。"此条前半部分为病证，后半部分为对病的分析，即此病原先应该是柴胡汤证，"下之以不得利"即是说应该用向下疏理的方法而不能一味使其泻下，即小柴胡汤为向下疏理郁结而不会引起泻下，也即双向调节门脉系统，理顺肝脾胃肠之间的血液动力学压力，从此条分析柴胡之气味亦当为苦平，气大而味轻。

仲景用柴胡亦为用其苦平之性，其所疏理的郁滞较麻黄深一层，为少阳郁滞，即足少阳胆与手少阳三焦的郁滞，其用方以小柴胡汤、大柴胡汤等柴胡剂为代表。三焦于人体"主持诸气（《难经·三十八难》）"，凡是人体气机郁滞均属三焦病变，属于淋巴系统、腔膜系统、骨骼淋巴循环系统等。人体气机郁滞会出现各种表现，因此小柴胡汤所主治之或然证是最多的，小柴胡汤亦是《伤寒论》中变证最多的方剂，关键之辨证为气机郁滞，明白小柴胡汤诸药配伍之机理，即可以灵活运用小柴胡汤。

对于小柴胡汤散血结的功能，有些人可能会存疑。第143条："妇人中风，发热恶寒，经水适来，得之七八日，热除而脉迟、身凉，胸胁下满，如结胸状，谵语者，此为热入血室也。当刺期门，随其实而取之。"第144条"妇人中风七八日，续得寒热发作有时。经水适断者，此为热入血室，其血必结，故使如疟状，发作有时，小柴胡汤主之。"两条对比，均是妇人热入血室病，前一条为中风同时经水适来，七八日后得病重；后一条为中风七八日后，又恰逢来经水，致使经水适断。前一条出现如结胸的明显血结症状；后一条除经水适断外无明显血结症状。因此前一条血结较重，需刺期门；后一条血结较轻，气行则血行，通过小柴胡汤条畅气机亦可使血结通散，此为小柴胡汤治疗热入血室之机理。

柴胡桂枝汤为太阳虚病少阳证的主方，此方即小柴胡汤加桂枝、芍药，为两解太少之轻剂，用乎少阳病兼太阳之表，如 148 条"发热，微恶寒，支节烦疼，微呕，心下支结"。本方加重芍药治疗癫痫有较好疗效，并能治植物神经失调证；还可用于心脏神经症、煤气中毒、舞蹈症、遗尿，脱发、哮喘、荨麻疹、溃疡性大肠炎、偏头痛、帕金森氏病、美尼尔氏病、风湿病、闭经、月经不调、不孕、手掌角化、腰痛、带下、神经官能症、失眠、神经痛、周围神经麻痹、胃溃疡等二十多种病。"休作有时"是小柴胡证审证要点之一，发作性疾病基本上都与小柴胡证相关，癫痫发作本身就符合柴胡桂枝汤证，芍药主治挛缩，癫痫的痉挛性质也是芍药的适应证。

《灵枢·癫痫》曰："治癫疾者，常与之居，察其所当取之处，病至，视之有过者泻之。置其血于瓠壶（葫芦）之中，至其发时，血独动矣；不动，灸穷骨二十壮。穷骨者，骶骨也。"这是关于癫痫患者的一种诊断方法，很有道毉特点。《灵枢》认为癫痫分为骨癫、筋癫、脉癫等癫痫分类。

柴胡加芒硝汤，即小柴胡汤加芒硝。大柴胡汤，即小柴胡汤去人参、甘草，加枳实、芍药、大黄。这两方剂均有和解兼下作用，都用于少阳兼里实证。柴胡加芒硝汤证是"胸胁满而呕，日晡所发潮热，已而微利"（104 条）。大柴胡汤证是"先与小柴胡汤，呕不止，心下急，郁郁微烦"（103 条），与"伤寒发热，汗出不解，心中痞硬，呕吐下利"（165 条）。上述三条，除日晡所发潮热，发热汗出不解，属阳明里实证以外，三条均有呕，这是胆热犯胃，胆胃气逆；其次是心下急，心中痞硬，虽与胸胁苦满不同，实际也是胆胃气滞所致。柴胡加芒硝方中人参芒硝同用，凡属正气虚而邪未去的证候，均可师其配伍原则，实开后世益气攻下法的先河。大柴胡汤主要用于胆胃气机壅滞的热实证，临床上不论急性胆囊炎、急性胰腺炎、胆道蛔虫合并感染，还是急性胃肠炎，只要符合大柴胡证的病机，治以本方都有效果。

阳旦汤通督脉，阴旦汤通任脉，柴胡桂枝干姜汤通任督二脉。

还有一种疾病，也属于大柴胡汤的主治范畴，即结肠癌。如患者有脉弦、寒热往来、心下满痛、大便不规则、便秘带血、两胁胀满不适等症状，此时用大柴胡汤加减，可取良效。如果便秘严重，可加芒硝。便血严重，可加地榆、槐花、大黄炭等。恶心严重，可加半夏、竹茹等。腹痛明显，喜温喜按，可加重白芍，重者加附子粳米汤或黄土汤、温脾汤等。

柴胡桂枝干姜汤即小柴胡汤去人参、半夏、生姜、大枣，加桂枝、干姜、栝蒌根、牡蛎，具有和解枢机、温化停饮、透达郁阳的作用；适用于邪留少阳，水结火郁证。邪在少阳，正邪分争，所以往来寒热，水饮逆于胸胁，所以胸胁满微结，水气内停则小便不利，津不上承则渴而不呕，火郁扰神则心烦，火郁上蒸则但头汗出（147 条）。由于证情较杂，所以方中用药亦较杂，但是杂而不乱，加减皆有法度；常用于胸膜炎、肺结核等。凡是病久不愈的痨瘵、肺痿、肺痈、痛疽、痔漏、结毒、霉毒等，经久不愈，渐渐衰惫，气血两虚衰，烦闷盗汗，寒热不定，神疲力尽等，可此方主之。

柴胡加龙骨牡蛎汤即小柴胡汤去甘草，加龙骨、牡蛎、茯苓、桂枝、大黄、铅丹，既能和解达邪，又能重镇安神，既能通阳利水，又能坠痰泻实，适用于正虚邪陷、三焦壅滞证。从"胸满烦惊，小便不利，谵语，一身尽重，不可转侧"（107 条）等临床症状来看，确实是邪弥三焦，周身均病，但病机关键是少阳枢机不利，尤其是烦惊与胆热密切相关，故治选小柴胡汤和解少阳，助正达邪为主，加龙牡重镇，铅丹坠痰以止烦惊，加桂枝佐柴胡解外而除身重，加大黄和胃泻实以止谵语，加茯苓通阳而利小便。三焦壅滞一去，则诸证随解。徐灵胎经验："本方下肝胆之惊痰，治癫痫必效。"《岳美中医案集》用此方治疗 11 岁女孩顽固性癫痫病，取得了良好效果，足资佐证。

小柴胡汤所入的空间部位是胆道、淋巴系统和骨。淋巴系统遍布身体，各大脏器周围，以至组织间隙中都有大量淋巴系统，这些淋巴系统像树根一样深深植入脏器组织间隙和骨的内部，这就是中医所说的三焦，所以少阳病时，就会有各种表现，如少阳病的提纲中所述。往来寒热，就是外邪入内，留于淋巴结内，正邪相争，就出现了寒热往来，会有淋巴结肿大，体表如颈下、腋下、腹股沟等部位，这也代表体内不可触及的淋巴结也肿大了。小柴胡汤加软坚散结的药物可以治疗淋巴瘤，加四物汤、桂枝茯苓汤、温经汤或活血化瘀药物可以治疗胆管癌、胆汁淤积性肝硬化、肝炎、妇科疾病等，加白芍可以治疗女性的痛经，加利水散结药物可以治疗淋巴管阻塞等大象腿、乳糜管阻塞等疾病。

小柴胡汤由柴胡、黄芩、人参、半夏、甘草、生姜、大枣等 7 味药组成，其中柴胡和甘草是小柴胡汤的方根。随证加减：可去人参、半夏、黄芩、大枣、生姜；可加桂枝、芍药、干姜、五味子、栝蒌实、栝蒌根、牡蛎、龙骨、茯苓、白术、黄连、牡丹皮、芒硝等。治疗病证有外感、杂病、妇人病三大类。经典方证：外感风寒或内伤杂病，出现往来寒热、胸胁苦满、心烦喜呕，或头痛腹痛，或目眩嗜卧，或汗出口渴，或脉弦。

仲景方中，柴胡与黄芩、人参、姜枣草、芍药、桂枝、牡蛎、茯苓的比例一般为 8∶3，应的是河图中东方肝胆之木的生数与成数。柴胡半夏的比例为 2∶1，在大小柴胡汤与柴胡桂枝干姜汤中，柴胡的用量为 8 两（120 克），其余基本为 2 两到 4 两左右。

小柴胡汤的功效为扶正祛邪、发汗解表。原理主要是汗出解外，上焦得通，津液得下，胃气因和，阴阳乃复。在运用小柴胡汤的过程中，需要注意类证鉴别和方证转变；有柴胡证，即胆道症状和淋巴症状，但见一证便是，不必悉具；若柴胡汤证罢者，"柴胡汤不中与也"。

丰◎大黄法

大黄味苦，性寒，归脾、胃、大肠、肝、心包经，具有泻下积滞、清热泻火、凉血解毒、逐瘀通经、清泻湿热之功，主治积滞便秘、血热吐衄、热毒疮疡、瘀血诸证、湿热痢疾、黄疸、淋证等。《神农本草经》云"下瘀血，血闭寒热，破癥瘕积聚，留饮宿食，荡涤肠胃，推陈致新，通利水谷，调中化食，安和五脏"。残本《伤寒论》《金匮要略》中含大黄者分别为 11 方、18 方，去除同方者，共 26 方。其核心药理为荡涤邪热、攻下积滞、凉血解毒、逐瘀通经、利胆退黄。大黄最基本的功能是推陈出新，不管是什么实邪，一路向下。

所以大黄与芒硝、枳实、厚朴等去燥实之药同用即可去食积宿便等燥实，与芩、连、柏、栀子、茵陈蒿之类去湿热之药同用即可去除湿热之邪，与桃仁、红花、水蛭、䗪虫等去瘀血之药同用即可去除新旧瘀血，与附子、细辛等温阳药同用即可去除阴实之邪，与甘遂、防己、葶苈子等去除水饮之药同用即可去除水饮。大黄炭还可以止血，酒大黄还可以上头去邪。

大黄就如关羽、张飞，是急先锋，是一员武将，是一员猛将，指哪打哪，弹无虚发。

通便去寒热虚实之邪实

仲景运用大黄泻下功效的方剂有通大肠的大承气汤（实）、通小肠的小承气汤（燥）、通幽门及十二指肠的调胃承气汤（痞）、通结肠的麻子仁丸（满）、通升结肠阴实的大黄附子汤、通胆囊梗阻的大柴胡汤（痛）等。邪内传阳明，阳明内热，重伤津液，大便不通，腹部胀满，或热结旁流，为大承气汤主治，如《伤寒论》第 212 条、第 215 条、第 252 条、第 253 条、第 254 条等条文论述。大承气汤中大黄配伍芒硝苦寒泻热攻下，润燥软坚，方中厚朴半斤，倍大黄，行气消胀，目的在于使闭者通，则积滞速去。其中大黄酒洗，借酒性上行，直达阳明巅顶，则既有通腑泻下之功，又能清泻中上二焦之火热。小承气汤、调胃承气汤均由大承气汤化裁而来，小承气汤为大承气汤去芒硝，大黄倍于厚朴，主治阳明轻证之"痞、满、实"。调胃承气汤，配合"温顿服之"或"少少服之"，可分别达速泻阳明之热、缓泻阳明之热之效。麻子仁丸主治胃热肠燥津亏之脾约证，为小承气汤配合质润多脂之麻子仁、杏仁润肠泻热，行气通便。大黄附子汤，以苦寒之大黄配伍大辛大热之附子，乃去性取用，主治寒积里实，阳气不运之证。大柴胡汤以大黄配伍柴胡、黄芩等，以少阳阳明同治。

大黄与芒硝：芒硝味咸、苦，性寒，气沉降，归胃与大肠经，二药气味相同，相须相使，都为攻伐之峻药。调胃承气汤、大承气汤均用之以攻下实热而治阳明腑实证。大黄加速肠蠕动而推陈致新，芒硝靠渗透性吸水而软坚散结。

大黄与厚朴：大黄苦寒，厚朴苦温，大黄泻热祛实，厚朴宽肠下气导滞，两药相伍，相使相得，实去则气通，气行则积去。大承气汤、小承气汤用之以攻阳明燥热内结，大黄厚朴汤用之以开胸泄饮，厚朴三物汤用之以行气泄满。

大黄与枳实：枳实味辛、酸，性微寒，气沉降，归脾、胃经，能破气消积、化痰散结，与大黄相伍，相使相得，大、小承气诸方用之，或攻实、或荡积、或破气、或泻热，皆可一鼓而效。大黄推陈致新，枳实通利肠道。

由大黄、芒硝、甘草组成的调胃承气汤，具有泻热和胃，润燥软坚的作用。大黄苦寒，攻积导滞，荡涤肠胃，泻热去实。芒硝辛苦咸寒，润燥软坚，泻热导滞。大黄配伍芒硝，清胃热，润胃燥，泻热通便。甘草甘缓补中，既可缓硝黄峻下之力，又可护胃和中，使燥热邪气去而不损中州正气。诸药合用，主治燥热内盛，腑气初结，气滞不甚之承气汤证，临床症见：大便不通，蒸蒸发热，心烦，腹胀满，苔黄腻或黄燥，脉沉数。

由大黄、厚朴、枳实组成的小承气汤、厚朴三物汤、厚朴大黄汤，药物组成相同，但剂量差异而成三方。大黄苦寒，泻热去实，推陈致新。厚朴苦辛而温，行气除满。枳实苦而微寒，理气消痞。小承气汤具有泻热通便、消滞除满的作用，主治热实内结，腑气不通之大便硬结，潮热或发热微烦，腹满痛。厚朴三物汤具有行气除满、通腑泄热的作用，主治实邪内积，气滞不行之腹胀满，大便内结。厚朴大黄汤具有理气逐饮，荡涤实邪的作用，主治饮阻气逆，腑气不通之心下时痛，兼腹满便秘。三方均以痞满为主证。

由大黄、柴胡、黄芩等组成的大柴胡汤，方中大黄、枳实攻逐阳明热结，柴胡、黄芩、芍药、半夏、生姜和解少阳，大枣安中。诸药相合，共奏和解少阳，攻逐阳明，表里双解之功。本方用于治疗实邪郁滞于胆胃，临床症见：心下满痛拒按，往来寒热，胸胁苦满，口苦，咽干，心烦喜呕，脉弦有力。

由大黄、附子、细辛组成的大黄附子汤，具有温阳散寒、通便行滞的作用。大黄苦寒，泻下通便。附子、细辛温阳散寒止痛，兼能制约大黄苦寒之性，以免苦寒伤阳。三药相合，主治寒实内结升结肠所致寒实积滞证，临床症见：腹痛胀满，发热，大便秘结，形寒肢冷，舌苔白腻，脉紧弦。

由大黄、桂枝、芍药组成的桂枝加大黄汤。方中大黄既能活血化瘀，通经活络，又能导滞通便，使邪去络脉和。桂枝温经通脉。芍药缓急止痛，活血和络。桂枝配合芍药，辛甘化阳，通阳益脾。生姜与大枣合用，辛甘合化，补脾和胃。诸药相合，共奏通阳益脾，活络止痛，化瘀导滞之功。本方用于治疗脾伤气滞络瘀，郁滞较甚，临床症见：腹痛剧烈为主证，无食不下，呕吐，下利等。此与建中汤之纯虚甚不同，其中兼有邪实之阻。

下瘀血

《金匮要略·疮痈肠痈浸淫病脉证并治》云："肠痈者，少腹肿痞，按之即痛如淋……大黄牡丹皮汤主之。"肠痈初起，以湿热郁蒸，气血瘀结肠中，肠络不通为病机。《成方便读》言："病即在内，与外痈之治，又自不同，然肠中即结聚不散，为肿为毒，非用下法，不能解散。"大黄牡丹汤乃仲景为治疗肠痈初起而脓未成而设，主要治疗急性阑尾炎、急性胆囊炎、急性盆腔炎、血栓性外痔等。《药性论》载：大黄"利大小肠贴热毒肿"，方中大黄泻热逐瘀，推陈致新，恰合病机，配合桃仁、牡丹皮、冬瓜仁清热凉血，散瘀消痈。

仲景以大黄䗪虫丸主治虚劳干血，"五劳虚极羸瘦……内有干血，肌肤甲错，两目黯黑"；以鳖甲煎丸主治正虚瘀结之疟母；以抵当汤主治经水不利及瘀热互结下焦之太阳蓄血证，"太阳病六七日，表证仍在……小便自利者"；以桃核承气汤主治血热互结于下焦之太阳蓄血证"其人如狂"；以下瘀血汤主治瘀血内结腹痛，"腹中有干血着脐下"；以大黄甘遂汤主治产后血水俱结于血室，"妇人少腹满如敦状，小便微难而不渴"。此六方为仲景运用大黄配伍活血祛瘀之桃仁，破血通经的虫类药物（土鳖虫、水蛭、虻虫），利水之甘遂等，以达到攻逐水气，活血消癥，逐瘀通经之功。癥瘕积聚日久多伴随正虚，破血之品多易耗伤阴血，仲景常配伍生地黄、白芍、阿胶之类养阴药使破血消癥而不伤血。抵当汤中大黄以酒浸，意在增强其活血逐瘀之力。大黄䗪虫丸中大黄蒸制使用，既可减少其泻下成分，又可增逐瘀活血之功。

大黄与桃仁：桃仁味苦、甘，性平，气降，归心、肝、大肠经，能活血祛瘀、润肠通便。与大黄相伍相使相得，可解凝通瘀、凉血活血。桃核承气汤、抵当汤（丸）用之入血分，以行瘀破结而治血热互结之蓄血证。

大黄与丹皮：丹皮味苦、辛，性寒，气降，归心、肝、肾经，能清血中之热而活血化瘀，与大黄之凉血解毒、逐瘀相伍，相使相彰。大黄牡丹皮汤用之以逐肠中瘀结之营血而治少腹肿痞、按之即痛之肠痈，乃成名方。大黄牡丹汤，专治急性阑尾炎还没有化脓时，急性阑尾炎的诊断也比较简单，足三里下一寸是阑尾炎的应激点，按一下，剧痛，曲右腿，右下腹疼痛拒按，伴发热、恶心呕吐等，基本就是了。大黄、丹皮、桃仁、冬瓜仁同煎，芒硝冲服。大黄消炎抗菌、丹皮桃仁活血止痛、冬瓜仁化脓除湿、芒硝软坚排脓。同时针刺阑尾点，抬手痛止。如果是阑尾已经化脓了，甚至造成了感染性腹膜炎了，这时就用薏苡附子败酱散，甚至加当归赤小豆散合用。对其他下焦腹腔、盆腔化脓性疾病，都可以用，如子宫脓肿、盆腔脓肿、腹腔脓肿、阴道脓肿、男性生殖器化脓性疾病、性病、下焦寒湿不孕不育、输卵管阻塞、肥胖型不孕、卵巢脓肿或囊肿等下焦重度炎症，甚至女人生产后纱布落在子宫内引起的慢性腹痛化脓，以及恶露不尽等，都可以使用本方。

由大黄、桃仁、䗪虫组成的下瘀血汤，具有破血逐瘀的作用。大黄荡逐瘀血，桃仁润燥活血化瘀，䗪虫破结逐瘀，三药配伍，破血之力峻猛。三药相合，主治产后瘀血内结所致腹痛，亦可用于治疗瘀血内结所致经水不利，临床症见：少腹刺痛拒按，痛处固定不移，按之有块，恶露量少或经少，舌紫暗，或有瘀点瘀斑，脉沉涩。

由大黄、芒硝、桃仁等组成的桃核承气汤，方中大黄苦寒，清泻热邪，祛瘀生新；芒硝咸寒，软坚散结；桃仁活血化瘀；桂枝温通经脉，辛散血结，助桃仁活血之力；炙甘草调和诸药，缓和药性。诸药相合，共奏清泻邪热，活血化瘀之功。本方用于治疗血热互结于下焦之太阳蓄血轻证，临床症见：少腹急结，小便自利，其人如狂，或发热，午后或夜间尤甚，舌红苔黄或有瘀斑，脉沉涩。

由大黄、桃仁、水蛭、虻虫组成的抵当汤、抵当丸。方中大黄可入血分，泻热逐瘀，推陈致新；桃仁活血化瘀以滑利；水蛭、䗪虫药性峻猛，善破瘀积恶血。诸药相合，活血化瘀之功显著增强，为破血逐瘀之峻剂，共奏破瘀泻热之功。本方用于治疗瘀热互结于下焦之太阳蓄血重证，临床症见：少腹硬满，其人如狂，小便自利，舌质紫或有瘀斑，脉沉涩或沉结。

大黄炭还可以止血。

祛湿热退黄

大黄能清湿热、利胆退黄，仲景常用其治湿热黄疸。《金匮要略·黄疸病脉证并治》有茵陈蒿汤、栀子大黄汤、大黄硝石汤三方治疗黄疸。茵陈蒿汤中大黄配合茵陈、栀子疏利肝胆，清利湿热，通利大便，主治湿热之谷疸，"寒热不食，食即头眩，心胸不安，久久发黄"。栀子大黄汤中大黄配合栀子、枳实、淡豆豉，清心除烦，除积泻热，主治湿热蒸心之酒疸，"心中懊憹，或热痛"。大黄硝石汤中栀子、黄柏清泻里热，大黄配合硝石攻逐瘀热，主治热盛里实之黄疸，"腹满，小便不利而赤，汗自出"。现临床用大黄配茵陈、栀子等治疗肝细胞性黄疸、阻塞性黄疸及溶血性黄疸，均收到满意疗效。

仲景临证将大黄与甘遂、防己、葶苈子等配伍来泻水逐饮，常用方剂有大陷胸汤、大陷胸丸。《伤寒论》第134条、第135条、第136条、第137条详细描述了大陷胸汤的应用。大陷胸汤主治水热互结于心下胸胁，心下硬痛拒按，或从心下至少腹硬满而痛，病在上焦，方中甘遂配伍大黄，性味为苦寒，直达水饮之处，泻热与逐水并举，同时仲景临证要求先煎大黄，乃求"熟者行迟"，是"治上者治宜缓"之意。《伤寒论》第131条、第138条描述大陷胸丸临床应用，主治水热结胸，病位偏上，表现为"项亦强，如柔痉状"。大陷胸汤力大势急，于病位偏高者恐难有效，遂用缓攻之大陷胸丸，大黄、芒硝、甘遂配伍入肺之葶苈子、杏仁，合蜜缓之，泻肺行水，上焦得通，则高位之留饮随之而下。

大黄与杏仁：大黄荡涤实热之结，杏仁宣肺下气而润肠，二药相使相得。大陷胸丸用之宣肺利肠而治结胸。

大黄与茵陈：茵陈味苦、甘、辛，性微寒，气升，归脾、胃、肝、胆经，能清热利湿退黄，与大黄相使相得，则湿热从大小便而去。茵陈蒿汤用之以清利湿热、导热下行，治疗阳明瘀热在里之黄疸。

大黄与栀子：栀子味苦，性寒，气降，归心、肝、肺、胃经，能泻火除烦、清热利湿、凉血止血；与大黄相伍，相须相使，共奏凉血解毒、逐下瘀热之功。茵陈蒿汤用之以清三焦通调水道，使瘀热从大小便而去以退黄，栀子大黄汤用之以除胃肠之郁热积滞而治心中懊侬热痛之酒疸。

由大黄、黄连、黄芩组成的泻心汤，具有清热泻火，凉血止血的作用。陈修园《神农本草经读》云："腹中结块，有形可征曰癥，可聚可散曰瘕，五脏为积，六腑为聚……得大黄攻下，皆能已之。"《唐本草》言大黄："通宣一切气。"《医学衷中参西录》云："少用之亦能调气，治气郁作痛。"可见大黄可消有形之癥瘕，亦可除无形之痞结。《伤寒论》第154条仲景亦用大黄黄连汤治疗无形邪热，痞塞心下之"心下痞"。方中大黄苦寒，降逆泄热；黄连长于清心泻火；黄芩长于清泻上焦火热；三药配伍，直折其热，使火降则血自止；三药相合，主治肺胃热盛，灼伤血络，络伤血溢之吐衄，而非泻下燥结。然此方用法特殊，须以"麻沸汤浸渍少顷，去滓温服"，乃薄大黄重浊之味，取清扬之气，以开无形邪气壅滞之痞证。临床症见：吐血、衄血色鲜红而急迫，面红口渴，神烦便秘，气短倦怠，舌红苔黄，脉洪数，如急性胃炎等上消化道出血疾病。而大黄甘草汤主治实热壅滞贲门幽门之处，胃肠气不通所致之呕吐，方中大黄荡涤实热，推陈致新，腑气通，则胃气和。

由大黄、茵陈蒿、栀子组成的茵陈蒿汤，具有清热利湿，疏肝利胆退黄的作用。大黄苦寒，泻热行瘀，通腑利胆退黄。茵陈蒿苦寒，清热利湿，疏肝利胆退黄。栀子苦寒，清泄三焦而利小便。三药配伍，通利二便，湿热尽去，取效甚捷。三药相合，主治湿热蕴结，熏蒸肝胆，兼有腑气壅滞之湿热发黄证，临床症见：身目黄如橘子色，发热，无汗或头汗出，渴欲饮水，心中懊恼，小便不利而尿色深黄，腹微满，脉滑数。

由大黄、芒硝、甘遂组成的大陷胸汤，具有泻热散结，攻逐水饮的作用。大黄、芒硝泻热散结，通利肠道。甘遂辛苦而寒，功善泻水逐饮，长于泻胸腹之水饮。诸药相合，主治邪热内陷与有形之水饮相结于胸腹之大结胸证，临床症见：心下痞硬，甚则心下至少腹硬满，痛而拒按，烦躁气短，头汗出，大便秘结，午后潮热，口渴不欲饮，苔黄腻或黄厚而燥，脉沉紧。

由大黄、芒硝、甘遂、葶苈子、杏仁、白蜜组成大陷胸丸。方中大黄泻热破结；葶苈子、杏仁泻肺行水，通利肺气；芒硝润燥软坚散结；甘遂攻逐水饮；白蜜缓和药性。诸药相合，共奏泻热逐水，破结缓下之功。本方用于治疗水热互结，病位偏上者，临床症见：胸膈心下硬满疼痛，身热，头汗出，颈项强，短气，脉沉紧。

由大黄、栀子、枳实组成的栀子大黄汤，方中栀子、豆豉清心除烦；大黄、枳实除积泄热。诸药相合，泄热除烦。本方用于治疗湿热积于中焦，酒疸热盛，临床症见：心中懊恼，身热，心烦不眠，大便难，小便黄赤，身黄如橘子色，舌质红，苔黄或黄腻，脉沉或沉数。

由大黄、黄柏、硝石、栀子组成的大黄硝石汤，方中大黄、硝石峻下热结，活血化瘀；黄柏苦寒，清泻里热，配伍栀子以增强清热之功。诸药相合，共奏清热通便，利湿除黄之功。本方用于治疗黄疸病热盛里实证，临床症见：身黄如橘子色，自汗出，小便黄赤，腹满胀痛拒按，大便干结，舌质红，苔黄或黄腻，脉沉或沉数。

逐水饮

大黄与甘遂：大黄泻热攻积，甘遂泻水逐饮，二药相伍，相须相使，攻逐破散之力，势如破竹。大陷胸汤用之以攻逐痰结而治大结胸病；大黄甘遂汤用之以逐水破血而治水血互结血室证。

大黄与阿胶：阿胶味甘，性平，气降，归肺、肝、肾经，能补血止血、滋阴润肺，与攻下积热之大黄相伍相畏而相成。大黄甘遂汤用之逐瘀血而不伤阴血，补虚养血而不恋邪，祛邪以扶正，邪去而正即复，用治妇人瘀血结于血室之少腹满如敦状，效如桴鼓。

由大黄、甘遂、阿胶组成的大黄甘遂汤，具有破血逐水的作用。大黄破血逐瘀，甘遂攻逐水饮，阿胶养血扶正，三药配伍，破血逐水而不伤正，使邪去而正不伤。三药相合，主治水血互结于肝肾卵巢血室之处，**即多囊肾、多囊肝、多囊卵巢**。临床症见：少腹胀满，甚则突起如敦状，小便微难，伴产后恶露量少或平素经闭，脉滑涩。

己椒苈黄丸为《金匮要略》治疗肠间饮聚成实之代表方剂。方中防己苦泄，渗透肠间水气，椒目辛散，除心腹留饮，二者配伍以导水气从小便而出。葶苈子开宣肺气，通利肠道，大黄荡涤肠胃，二者合用逐水从大便而出。诸药相合，前后分消，共奏攻坚逐饮，化气行水之功。本方用于治疗肠间饮聚成实者，临床症见：腹满，口舌干燥，肠间沥沥有声，舌淡，苔燥，脉弦滑。

大黄在三物备急丸中的应用是逐饮散寒，化坚除积。大黄通下泻实，推陈致新，既能攻燥屎，又能逐水饮；巴豆温阳通下，散寒涤饮，化坚除积。大黄与巴豆相用，都具有泻下通便作用，但大黄攻下作用偏于寒下，而巴豆则偏于温下，二者一寒一温，寒制温而不燥，温制寒而不凝，相互为用，以治疗寒饮内结不通证。

《本经》记载大黄气味苦寒，有毒，为下品药，且此药质重，质地结实，其气很香，味很苦，因此此药气味俱重，泻下力强。因为药气味俱大，可向内向下通一切积聚，若为燥屎结聚则用承气汤；瘀血结聚则用抵当汤、抵当丸、桃核承气汤、大黄牡丹汤等；若为湿热结胸则用大陷胸汤；湿热阻滞肝胆则用茵陈蒿汤；腹中大实痛用桂枝加大黄汤；亦可只取大黄之气治心下痞；寒热之饮留于肠道脏腑，则以大黄甘遂汤、己椒苈黄丸、三物小白散等蠲饮散结。故，仲景用大黄的指标不在于是否有便秘，而关键在于是否有癥瘕结聚，只要有癥瘕结聚，无论大便如何，当用则用。

调胃承气汤外用治疗痤疮，效果非常好。凡是头面五官九窍有红肿热痛化脓等症状，如痤疮、化脓性中耳炎、麦粒肿、眼屎过多、结膜炎、角膜炎、化脓性鼻窦炎、酒糟鼻等，一片生大黄泡开水饮用，即可。尤其眼屎多的患者，一杯入口，眼屎即消。

用大黄最常见的方子就是承气汤，用于阳明腑实证。一般情况下，胃脘的急性炎症、胃酸分泌过多或过少、胃黏膜萎缩或肥厚、胃溃疡之**痞**等，五大泻心汤主治，大黄甘草汤主幽门梗阻之满（朝食暮吐），调胃承气汤主十二指肠球部梗阻之满，脾约丸、小承气汤主小肠梗阻之燥（下羊屎蛋者，脾约丸主之；便秘不痛者，小承气汤主之；便秘而腹痛肠胀气者，厚朴三物汤主之，《素问·举痛论》曰"热气留于小肠，肠中痛，瘅热焦渴，则坚干不得出，故痛而闭不通矣"），大承气汤主大肠梗阻之实。

大小承气汤的使用区分关键在于是否有矢气，也就是放屁。一般而言，阳明腑实证，有矢气的便秘就用小承气汤，没有矢气的便秘就用大承气汤。如果是一直不停的放屁，却没有便秘，这是因为小肠有宿便，诃黎勒十枚（煨），上一味为散，粥饮和，顿服之。厚朴三物汤加莱菔子、乌药也主之。脾约丸也主之。

大承气汤中，大黄推陈致新，芒硝渗透性利水（芒硝起作用的主要成分是硫酸根离子，能在肠管中形成高渗状态，保持大量水分，并排出体外，芒硝的用量一般都比较大，并且无直接毒性，是古代常用的一种通过肠道排出病邪的药物），枳实促进小肠蠕动转动小太极，厚朴促进大肠蠕动转动大太极，神阙是黄庭中心，两侧天枢为大肠募穴，下方关元为小肠募穴，上方胃的募穴为中脘。五脏六腑的俞穴是交感神经节，募穴是副交感神经节。临床上辨别是否有便秘时，还须注意热结旁流，此也是便秘的一种，一般便秘好理解，但因便秘引起的热结旁流有时不好分辨，这时按压天枢穴，疼痛拒按者属实，不痛喜按者属虚。

仲景遣方用药法度严谨，轻灵多变，对药物剂量的变化甚为重视。《伤寒杂病论》通过药量的增减，使大黄发挥多种功效。

用量较大者主要是为攻逐实邪，如大陷胸汤中大黄为六两；大承气汤中大黄为四两；桃核承气汤中大黄为四两；厚朴大黄汤中大黄为六两等。其方后注中多言"得快利，止后服""得下，余勿服"，提示方药作用峻猛，服用时，中病即止，不可过量，免伤脾胃。

用量中等者主要是为泄热消痞，利湿退黄，通经祛瘀。如大黄黄连泻心汤、附子泻心汤中，用大黄二两；茵陈蒿汤中，大黄为二两；桂枝加大黄汤中，大黄为二两等。

用量较小者主要是为清热除烦。如栀子大黄汤中大黄用一两，治"酒黄疽，心中懊憹或热痛"等。

仲景用大黄之炮制特点主要有二：一是生用酒洗（生用，大黄泻素未被破坏）：如三承气汤，抵当汤中的大黄均用此炮制法，以助攻下破结之力。李东垣说："大黄苦峻下走，用之于下必生用，若邪气在上，非酒不至，必用酒浸，引上至高之分，驱热而下。"这也就是李时珍所谓"沉者引之以酒，则浮而上至巅顶之意"。二是蒸用：如大黄䗪虫丸中大黄就是蒸用（破坏了大量大黄泻素），以加强活血化瘀"缓中补虚"之效。此为后世医家将生大黄（生军）用于导泻、熟大黄（制军）用于活血化瘀、大黄炭用于止血，提供了理论依据。

仲景关于大黄的煎法主要有三：一是后下：峻下热结者，多予后下。如大承气汤，厚朴三物汤等。二是同煮：非急下之证，都选用同煎法。关于大黄的先煎法，《伤寒杂病论》诸方剂未见应用。虽大陷胸汤方后注中言"先煎大黄取二升"仍属同煎法之范畴，因诊中仅有三味药（大黄、芒硝、甘遂），芒硝仅"煮一两沸"，甘遂纳末而用。由此可知，大黄无须久煎，否则，可过多破坏其有效成分。三是沸水浸渍：这是一种特殊煎法，主要取其气之轻扬，避其味之重浊，以清利无形邪热，消炎止血。如大黄黄连泻心汤、附子泻心汤。

仲景根据证情不同选用具体服用方法，均载入方后注中。例如调胃承气汤"少少温服之"；附子泻心汤"分温再服"；茵陈蒿汤"分三服"；桃核承气汤"先食温服五合，日三服"；大黄牡丹汤"顿服之"；大黄䗪虫丸"酒饮服五丸，日三服"；鳖甲煎丸"空心服七丸，日三服"；麻子仁丸"饮服十丸，日三服。渐加以知为度"等。

离◎桂枝法

桂枝的基本功能是温经，即西医的扩张动脉血管的作用，包括皮肤浅表动脉和冠状动脉、腹腔动脉、盆腔动脉以及下肢动脉等。在扩张动脉，即温经基础之上，可以起到发汗、止痛、利水的功能。

解表发汗

风寒感冒、营卫失和类。由于外感风寒，表虚有汗而且表证不解，畏风伴有发热的症状，常常与白芍配伍来调和营卫，两者是相须为用；如果卫气自如，表虚无汗的症状，可以合营通阳来助麻黄发汗，两者是相须为用。桂枝配伍麻黄，主要是取二者共同解表发汗的功效。桂枝与麻黄是相须为用的，主治伤寒表实证，发热恶寒，无汗，头身疼痛，脉象浮紧等证，发散风寒的力量尤著。桂枝为解肌要药，麻黄苦温泻风寒之热，二者合用治表之风寒湿气。外邪越重，麻黄用量越大。桂枝有鼓动动脉加速血液运行的作用，加上炮附子，动脉血运行的速度就会更快。麻黄汤的发汗作用不是麻黄的作用，而是桂枝加速表浅动脉循环的作用。麻黄只是起到苦温泻热、抗病毒、抗菌、抗炎的作用。

阳旦汤通督脉，阴旦汤通任脉，柴胡桂枝干姜汤通任督二脉。

药对配伍功效	方剂名	桂枝用量	麻黄用量
通阳宣散	麻黄汤	二两	三两
	葛根汤	二两	三两
	葛根加半夏汤	二两	三两
	大青龙汤	二两	六两
	小青龙汤	三两	三两
	桂枝二麻黄一汤	一两十六铢	十六铢
	桂枝麻黄各半汤	一两	一两
	桂枝二越婢一汤	十八铢	十八铢
	麻黄升麻汤	六铢	二两半

12条："太阳中风，阳浮而阴弱，阳浮者，热自发，阴弱者，汗自出，啬啬恶寒，淅淅恶风，翕翕发热，鼻鸣干呕者，桂枝汤主之。"阳浮者，微循环的小动脉扩张有余，热自发；阴弱者，小静脉的收缩不足，汗自出，从而造成肌表腠理的所谓营卫不和。在桂枝和白芍的配伍中，桂枝辛温通手经动脉，芍药酸收手经足经静脉。桂枝和白芍在1∶1等量配伍的时候是发中有补，散中有收，解表之中，还兼有敛汗养阴的用意，和营之中有调卫散邪的功效。芍药用量双倍于桂枝时，二者没有调和营卫的关系，则是强调桂枝的温通阳气，在这个基础上发挥芍药的和络活血（收缩静脉、扩张动脉）的功效。桂枝和芍药用量比例为3∶4时，是重用芍药以和营养血，此时桂枝、芍药的用量不再相等，因此主治病证也发生了改变。芍药最早记载于《神农本草经》，其中芍药没有被分为赤芍和白芍。在《本草经集注》中才将芍药分为白芍和赤芍。

药对配伍功效	方剂名	桂枝用量	白芍用量	比例
解肌祛风	桂枝汤	三两	三两	1∶1
	桂枝加葛根汤	二两	二两	1∶1
	桂枝二麻黄一汤	一两十六铢	一两六铢	4∶3
	桂枝麻黄各半汤	一两	一两	1∶1
	柴胡桂枝汤	一两半	一两半	1∶1
	桂枝加芍药汤	三两	六两	1∶2
	桂枝加大黄汤	三两	六两	1∶2
	桂枝加芍药生姜各一两人参三两新加汤	三两	四两	3∶4
温通阳气，补虚止痛	小建中汤	三两	六两	1∶2
温经散寒，通利血脉	当归四逆汤	三两	三两	1∶1

温经止痛

关节疼痛。桂枝有祛风寒湿邪、温经通络、缓解疼痛的作用，常常与附子配伍，两者是相须为用。桂枝和附子的配伍共同发挥了通阳散寒，温经止痛的功效。桂枝有温通经脉、散寒止痛的作用，附子辛热燥烈，有补火助阳、散寒止痛的功效，可以通行十二经脉，外则达皮毛来除表寒，里则达下元而去湿厥冷。桂枝负责温通手经表里阴阳、玄府纤毫，附子温通足经表里阴阳、玄府纤毫，二者共同负责去除玄府关节寒湿之气，再配伍当归、桃核可温通血脉。

药对配伍功效	方剂名	桂枝用量	附子用量
温补阳气，祛寒祛湿	桂枝附子汤	四两	三枚
	桂枝加附子汤	三两	一枚
	桂枝去芍药加附子汤	三两	一枚
	乌梅丸	六两	六两
	甘草附子汤	四两	二枚

胸痹胸痛。桂枝可温通胸中之阳气，扩张冠状动脉，与栝蒌、薤白配伍，两者是相须为用；治心悸、脉结代之证，与炙甘草、人参、阿胶等配伍，以助阳复脉，同样是相须为用。桂枝配伍炙甘草基本比例为 1：1；偏于平冲降逆、解表散寒时，桂枝与炙甘草比例为（3～5）：2；炙甘草汤（君药为生地）中桂枝与炙甘草比例为 3：4。温心阳气为桂枝，补心阴气为炙甘草，二者比例按照心之阴阳变化。

药对配伍功效	方剂名	桂枝用量	炙甘草用量	比例
辛甘化阳，平冲降逆	桂枝甘草龙骨牡蛎汤	一两	一两	1：1
	桂枝去芍药加蜀漆龙骨牡蛎汤	三两	二两	3：2
	炙甘草汤	三两	四两	3：4
	桂枝甘草汤	四两	二两	2：1
	桂枝加桂汤	五两	二两	5：2
	柴胡桂枝干姜汤	三两	二两	3：2
	黄连汤	三两	三两	1：1
	半夏散及汤	均等	均等	1：1

腹痛。桂枝通过扩张动脉和冠脉温煦心阳，继而温煦小肠之阳气，因为心与小肠相表里。其所治疗腹痛多是虚寒或寒湿腹痛，如小建中汤和大建中汤。小建中汤主治中焦虚寒、腹部虚寒，但未至器质性病变。大建中汤治疗腹部虚寒，但有肠道器质性病变。二者都治疗小肠虚寒病变，如肠易激综合征、虫积、肠梗阻、溃结、小肠肿瘤、肠系膜血栓，等等；常与附子粳米汤、理中汤、吴茱萸汤等合用。如果是下焦寒实的话，就是大黄附子汤主之了。热实则是承气汤类主之。寒热错杂泻心汤类主之。血实抵当汤类主之。水实真武汤类主之。

痛经。桂枝的功效是温通经脉，扩动脉，散寒祛瘀，与当归、川芎等同用以通经活血，是相须为用；与丹皮，桃仁等配伍，以逐瘀消滞，相须为用。

温经利水

痰饮证类。桂枝能温化水湿，常与茯苓、白术等配伍，来温运脾阳，化湿利水，是相须为用；如果膀胱气化不行，出现小便不利、水肿等症状，桂枝可温补小肠、膀胱之气，常与茯苓、泽泻等配伍，以渗水利湿，是相须为用。桂枝配茯苓有通阳化气行水、去除肌肉及皮肤腠理之间水气的效果。在水气内停，需要祛除水气的时候，可用桂枝配伍茯苓，桂枝辛甘温，可开腠理发汗、温通阳气、开道去水，有温运痰饮、蒸化水气的功效。茯苓则甘淡，有健脾助运、利水渗湿的功效。二者相配，有卓越的通阳化气利水的功能。若再配伍白术、苍术，可加强肌表发散水气作用，配伍猪苓可加强利尿功能。偏解表散水则桂枝量大，偏健脾利湿则茯苓量大。

药对配伍功效	方剂名	桂枝量	茯苓量
温阳化气补脾利水	五苓散	半两	十八铢
	茯苓甘草汤	二两	二两
	苓桂术甘汤	三两	四两
	苓桂枣甘汤	四两	半斤

奔豚类。实际上是水饮上冲导致的症状。仲景认为，奔豚病，从惊发得之。一般情况下，患有奔豚证的患者多有神经质、癔病或精神病的倾向。这

里的惊有三种情况：第一种情况是患者本人从惊恐得奔豚病，恐则伤胆，胆虚则恐，其症状是气从少腹上冲胸，发作欲死，反复发作，或伴有腹痛，往来寒热等；属于少阳奔豚，小柴胡汤加葛根、四物汤主之；腹痛加白芍；腹胀加厚朴、枳实等；如仲景用厚朴生姜半夏人参汤治疗肠管积气、腹部胀气等。第二种情况是少阴奔豚，惊则伤肾，气从少腹上冲心，或脐下悸动，桂枝茯苓汤主之；单纯气上冲心或脐上悸动者，桂枝加桂汤主之；以脐下悸动为主者，茯苓桂枝甘草大枣汤主之。意即桂枝主脐上，茯苓主脐下，因为心阳不能下温于肾，故脐上悸动，桂枝主之；肾阳虚水泛于心，故脐下悸动，茯苓主之，须以甘澜水煮茯苓。第三种情况是孕妇受到惊吓，腹中胎儿出生后会有癫痫等疾病发生，常见于腹型癫痫，这也是一种奔豚，惊恐则伤肾，属于少阴奔豚，随证治之。《素问·奇病论》中有说："帝曰：人生而有病巅疾者，病名曰何？安所得之？岐伯曰：病名为胎病。此得之在母腹中时，其母有所大惊，气上而不下，精气并居，故令子发为巅疾也。"

革◎甘遂法

甘遂药性苦、寒，有毒；归肺、肾、大肠经；具有泻水逐饮、消肿散结、活血化瘀的功效；用于水肿胀满，胸腹积水，痰饮积聚，气逆咳喘，二便不利，风痰癫痫，痈肿疮毒。生甘遂药力峻烈，易伤正气；甘遂经醋制后毒性明显降低。生品临床用量 0.5～1.5 克，炮制后多入丸、散用。凡是舌苔黄腻或白腻、白滑，舌体庞大有齿痕者，皆可用之。

甘遂为水分药。土味曰甘，径直曰遂。甘遂味苦，以其泄土气而行隧道，故名甘遂。根据产地、炮制不同，甘遂异名。《本经》曰主田，《吴普本草》曰重泽、干薁、陵薁、甘泽、苦泽、白泽、鬼丑，《广雅》曰陵泽，《药材资料汇编》曰肿手花根，《全国中草药汇编》曰化骨丹、肿手花、萱根子，《河南中草药手册》曰九头狮子草，《北方常用中草药手册》曰头痛花，《中药材品种论述》曰猫儿眼。

甘遂为大戟科大戟属植物甘遂的干燥块根，始列于《神农本草经》下品药中："甘遂，味苦，寒，有毒。治大腹疝瘕，腹满，面口浮肿，留饮，宿食，破癥坚积聚，利水谷道。一名主田，生川谷。"《本草纲目》记载："泻肾经及隧道水湿，脚气，阴囊肿坠，痰迷癫痫，噎膈痞塞"。《本草经集注》《新修本草》《千金翼方》皆记载"下五水，散膀胱留热，皮中痞，热气肿满"。因其善于泻水逐饮，消肿散结，活血化瘀，并对水肿、腹水等证具有显著疗效，所以汪昂在《本草备要》中评价其"能泻肾经及隧道水湿，直达水气所结之处，以攻决为用，为下水之圣药"。

甘遂的性味归经在诸多历史文献中均有记载，而且大多相同。《本草新编》记载"入胃、脾、膀胱、大小肠五经"。《得配本草》记载"入足少阴经气分"。《本草纲目》记载"（根）苦、寒、有毒"。《千金翼方》《本草经集注》《本草蒙筌》皆记载"味苦、甘，寒，大寒，有毒"。结合我国现行《中国药典》，可以认定：甘遂，味苦，性寒；有毒；归肺、肾、大肠经。

在《伤寒杂病论》所列方剂中，用甘遂者共有 5 首，分别为上焦水饮（肝胆脾胰心肺）之大陷胸汤、大陷胸丸、十枣汤，中焦水饮（肠胃）之甘遂半夏汤，下焦水饮（子宫、盆腔、卵巢、膀胱、肾脏等）之大黄甘遂汤。其中，甘遂在大陷胸汤、十枣汤中皆生用冲服，在其他三方中则与他药同煮，或急或缓，皆合所宜。如陷胸汤专治三焦**消化道以外的脏器**（纵隔、横膈、胸腔、肝、脾、胰腺、胆囊、腹腔、腹膜、盆腔）炎症、水肿、占位等器质性病变，而承气汤则专治**消化道内**器质性的痞满燥实（泻心汤专治各种胃炎）。尽量早晨服药，避免夜间服药。因为夜间服药，一晚上都不要消停了。

上焦水饮。大陷胸汤与大陷胸丸主治相同，皆为热实结胸，但两者病位有所区别。大陷胸汤主治邪结心下的结胸证，其证以"脉沉而紧，心下痛，按之石硬者""膈内拒痛""心下痛如石硬"为主，常见胃结石、泛发性腹膜炎、胰腺炎等；而大陷胸丸所治的结胸证邪结位置较靠上，其证为"项亦强，如柔痉状"，常见胃脘膈肌偏上的浆膜腔炎性积液、胸腺肿瘤、慢阻肺、慢性支气管炎、肺心病、肺气肿、大白肺、肺感染等。二方同用大黄、甘遂与主"六腑积聚结固留癖"之芒硝相配，可知大陷胸汤实为治疗热实结胸的主方。

急性胰腺炎在中医称"脾瘅"，表现为急性中上腹剧痛，伴有恶心、呕吐、发热，血、尿淀粉酶增高。《伤寒论》"太阳病，重发汗而复下之，不大便五六日……从心下至少腹硬满而痛不可近者，大陷胸汤主之"，大陷胸汤（丸）的主药即甘遂。甘遂为通腑泻热逐水之品，它促进肠蠕动，有抑制淀粉酶和脂肪酶的分泌作用，通过排便可有效地抑制肠道细菌的繁殖，排除已被激活的胰酶和坏死组织产生的毒性物质，同时通过逐水造成接触性脱水，使奥狄氏括约肌及胰腺的水肿得以消除，从而腹痛缓解。

大黄其味甚厚，降泄之功峻猛，故在大陷胸汤与大陷胸丸中与甘遂同用，意在"破癥瘕积聚，留饮宿食，荡涤肠胃，推陈致新"；在大黄甘遂汤中则用其"主下瘀血，血闭，寒热，破癥瘕积聚"。大黄、甘遂，二者皆可用以治疗瘀血阻滞导致的颅脑、胸壁、腹腔、盆腔、四肢骨骼等部位的外伤或内证。

大陷胸汤与大陷胸丸中，甘遂用量虽均为一钱，但因病位有别，两方配伍作了很大调整。"治上者制宜缓，治下者制宜急"，大陷胸汤用大黄六两（90克）、芒硝一升（200毫升，120克），速取心下胰腺、胃脘之结，其旨在急，以攻决为用；去渗出性或漏出性包裹性液体，功著。大陷胸丸虽多加入葶苈子、杏仁二味药物，但其仅"取如弹丸一枚"，其用量明显小于大陷胸汤，其意在去邪结偏上胸腺、胸腔乃至整个纵隔之结胸，又制以白蜜，故其方在缓。

十枣汤主治悬饮内停（胸腔积液），"心下痞硬满，引胁下痛，干呕短气，汗出不恶寒者"。因饮停于内，故须甘遂与主"咳逆上气，喉喘鸣"之芫花、"主蛊毒十二水"之大戟同用，以开决水道。现代研究表明，十枣汤治疗胸水、心包积液、胸腔积液、脑积水等，疗效显著，三药合用，饮邪自去，其效弥彰。

李时珍在《本草纲目》中形容此三药"逐水泄湿，能直达水饮巢囊隐僻之处"，可知其药力之峻。虽制以补津之大枣，仅宜稍用，故"强人服一钱匕，羸人服半钱"。因甘遂、大戟、芫花等分，且强人方用至一钱，可知十枣汤中甘遂用量仅 0.5 ～ 1.0 克，这与 2010 年《中华人民共和国药典》中规定的 0.5 ～ 1.5 克是极为接近的。

中焦水饮。甘遂半夏汤则主治肠间痰饮重证之留饮欲去，"脉伏，其人欲自利，利反快，虽利，心下续坚满"。欲去而未去，是饮已动而未彻，实为由于腹膜炎、腹腔肿瘤等引起的顽固性腹水，故取法因势利导。甘遂半夏汤中甘遂用量为 3 枚，用量较前几方重，其旨在于留饮欲去，故欲一鼓作气，且有甘草、白蜜缓和药性，共奏饮去人安之效。痰湿盛者，可以减肥。本方治疗重度肾积水、肾囊肿、多发泌尿系结石、肠结核、癫痫、小儿百日咳，也是良效；对于呼吸道炎症等急慢性疾病，皆可取效。

下焦水饮。大黄甘遂散及汤主治妇人产后"少腹满如敦状，小便微难而不渴"的水血并结血室证，即女子向心性肥胖，腹部如敦如鼓，大腹便便者。方中重用甘遂并伍以善"下瘀血，血闭"之大黄逐血破血，配合"主心腹内崩……女子下血，安胎"之阿胶。本方也可以治疗性病、前列腺增生、疝气、尿潴留、神经源性膀胱、肾盂积水、肾结石、肾盂囊肿、多囊肾、多囊肝、多囊卵巢综合征、尿毒症、顽固性泌尿系感染、遗尿、肛裂痔疮（刺血龈交穴、承山穴神效）、老年顽固性便秘、痢疾、溃疡性结肠炎、膀胱癌、结肠癌等疾病。仲景运用大黄破血之方剂颇多，如抵当汤、抵当丸。

大黄甘遂散及汤"不仅用于产后，凡经水不调，男女癃闭，小腹满痛者，淋毒沉滞，毒淋小腹满痛不可忍，溲脓血者，皆能治之"（《类聚方广义》），验之临床，确收佳效。

大黄甘遂汤中甘遂用量至二两，若按考证，汉时一两约 15.625 克，那么二两甘遂约 31 克，以此推之，方中所用剂量甚大，全不似常法。而与其他四方比较，与在大陷胸汤、大陷胸丸中与大黄同伍者，所用剂量不过一钱；在十枣汤中不过 1 克；在甘遂半夏汤中用量虽重，亦不过选大者 3 枚；而此方中独用至二两，盖因阿胶与大黄、甘遂二药相制，二药之峻自解。

甘遂在发挥疗效时遵循了以下的配伍特点：配牵牛子逐水泄热通便，配大黄泻热逐水散结，配白芥子祛痰逐饮，配葶苈、桔梗峻泻心肺之水，配芫花、大戟攻逐水饮，配朱砂逐痰定癫，配芒硝逐水破结。因甘遂具有较强的通里攻下、泄水逐饮的作用，可直接增强肠道平滑肌张，增强肠蠕动，刺激腹腔水分自肠道排出，治疗重证急性胰腺炎疗效显著。也因甘遂可行经隧之水湿，其性峻猛能掘土泻水，而重用以治疗肝硬化腹水、肠梗阻及积液等。

以甘遂为主药的方剂，根据舌脉，配伍寒热不同的药物，可治疗急性胰腺炎、顽固性肝硬化腹水、急性肠梗阻、急性尿潴留、慢性阻塞性气管炎、溃疡性结肠炎（克隆恩病）、肾积水、肾小球肾炎、急性肾功能衰竭、术后尿潴留等，以及胸腔积液（胸膜炎、肺结核导致的胸水）、腹腔积液、心包积液、脑积水、关节腔积液、低蛋白水肿、多囊肝、多囊肾、多囊卵巢、消化道肿瘤的寒湿、湿热等疑难杂证，收效甚捷。痰湿很盛的肥胖之人，减肥可用此物。常用醋甘遂 1 克 / 次，为减少甘遂对胃的刺激性，须胶囊口服或大枣、馒头包服，病重者可生甘遂 3 克 / 日包服。若大便不止，可食冷粥 1 碗止泻。一定要晨服，切记。

甘遂有效成分不溶于水，故炮制后多入丸散用。研末吞服或装入胶囊吞服，外用研末调敷。甘遂服用时间以晨起空腹为宜，得泻后才可以进食，得效即止。药后腹泻一般在 8 ～ 12 次，若腹泻次数过多，饮热粥缓之。一般患者在口服甘遂粉剂 1 ～ 2 小时后开始腹泻水样大便，反应大者有恶心呕吐，一般不需特殊处理，腹泻 6 ～ 8 小时后停止。为了防止甘遂中毒，同时考虑患者的耐受性，甘遂隔日一次口服为好。甘遂入药宜先用醋制过（浸，煮）或用面粉裹煨，以减轻其毒性和峻猛之性。李时珍曰："今人多以面煨，以去其毒。"甘遂需与补脾扶正药同用；配伍大枣补脾胃之虚，以达固护脾胃之效，又具和诸药之毒之功；或配以白蜜缓恋，以恐甘遂一掠而过。

甘遂应用剂量每次 2 ~ 4 克为宜，得效止服，必要时可隔 5 ~ 7 日再服一次。药后腹泻一般在 8 ~ 12 次之间，总量约 3000 ~ 4000 毫升，偶有泻前腹痛呕吐，腹泻次数过多可饮热粥即止。甘遂之有效成分难溶于水，应研末吞服，或装胶囊吞服，入煎剂则效差，服用时间以晨起空腹为宜，得泻后方可进食。

甘遂外用治疗一切无名肿毒及于神阙穴治疗疟疾，神效。

刘完素创立三花神佑丸，以甘遂为主药治疗病势较急、当速利水湿的水肿病。刘河间《保命集》云："凡水肿服药未全消者，以甘遂末涂腹，绕脐令满，内服甘草水，其肿便去。"又王璆（南宋医家）《百一选方》云："脚气上攻，结成肿核，及一切肿毒，用甘遂末水调敷肿处，即浓煎甘草汁服，其肿即散。二药相反，而感应如此。清流韩咏病脚疾用此，一服病去七八，再服而愈也。"这种外用法，尤其治疗小便不通、水肿等疾病，神效。敷于外伤肿痛局部，消肿止痛效捷。配大黄、草乌，治疗慢性疼痛，神效。**内服甘草汤，也叫太极水。**

"十八反"中要求甘遂不宜与甘草同用（反甘草）。《本草经集注》："瓜蒂为之使，恶远志，反甘草。"然仲景《金匮要略》创立的半夏甘遂汤治疗水饮，将甘草和甘遂同用，临床一直应用至今。《医宗必读》曰："仲景治心下留饮，与甘草同行，取其相反而立功也。"《保命集》及《百一选方》亦载甘草甘遂同用之法（见上段）。

甘遂与甘草同用的方剂中，《千金方》中有 7 方，《外台秘要》中有 8 方，《太平圣惠方》中有 2 方，《圣济总录》中有 3 方，《普济方》中有 27 方，《全国中药成药处方集》中有 8 方。在甘遂炮制法方面，古有甘草制甘遂，清代有"甘草煎汤浸"。《中医方剂大辞典》收载的 96529 首古代方剂中，有甘草－甘遂、甘草－芫花、甘草－大戟药对的同方配伍方剂共 97 首。可见，于所谓十八反、十九畏，完全不必奉若圭臬。

同人◎甘草法

　　残本《伤寒论》方剂配伍甘草共计 70 方次，据六经辨证分篇如下：太阳病篇有 47 方配伍使用甘草，阳明病篇有 5 方，少阳病篇有 4 方，太阴病篇有 2 方，少阴病篇有 7 方，厥阴病篇有 3 方，霍乱病篇有 3 方，阴阳差后劳复病篇有 1 方。其中四逆汤分别入太阳病篇和少阴病篇，白虎加人参汤分别入太阳病篇和阳明病篇。

　　《金匮要略》方剂配伍甘草共计 74 方次，藜芦甘草汤方缺具体药物组成，因方名中含"甘草"，故将此方计算在内。其中有 18 首方在《伤寒论》和《金匮要略》两书中均配用甘草。

　　张仲景使用甘草剂量，一般多为二至三两（30～45 克），炙用。最大剂量为五两（75 克），配用的方剂为橘皮竹茹汤。在汤剂中最小为半两（7.5克），即防己黄芪汤。甘草汤为单方，即仅一味甘草成方。甘草量大有类激素、温阳解毒作用，量小配伍姜枣有补液作用。

　　心。甘草配生地、桂枝，改善心脏传导系统功能；"伤寒脉结代，心动悸，炙甘草汤主之。"此方中虽然生地量最大达半斤（120 克），但仲景以甘草四两（60 克）为君药，远超出常规剂量，意在益气补心，缓急定悸，并可补中益脾，化生气血，滋后天之本以补气血生化之源，远非一般方剂中的调和之功。又如桂枝甘草龙骨牡蛎汤等，都是调节心在传导系统功能的重要配伍。陶弘景《名医别录》称甘草具有"通经脉，利气血"之功能，可视为本方中甘草配伍意义的精当解释。

　　肺。仲景用甘草干姜汤温肺，恢复心肺小循环，气血小周天，相当于人工呼吸，治疗肺痿。"肺痿吐涎沫而不咳者……此为肺中冷……甘草干姜汤以温中"。风寒咳嗽，甘草常配伍麻黄、杏仁止咳定喘。如麻黄汤，"太阳病，头痛发热……恶风无汗而喘者，麻黄汤主之"。小青龙汤，"伤寒心下有水气，咳而微喘……小青龙汤主之"。甘草与麻黄相配，增其止咳平喘之功效，又能制约麻黄宣散作用，使肺气不至过于耗散。风热咳嗽，甘草常与麻黄、杏仁、石膏合用。如麻杏甘石汤，"汗出而喘，无大热者，可与麻黄杏仁甘草石膏汤"。

甘草生用有清热利咽止痛之效。《伤寒论》中治疗咽痛，甘草均为生用，如甘草汤、桔梗汤。甘草汤的组成仅甘草一味，生用，为奇方之剂。取生甘草清热解毒，利咽润肺，缓急止痛之功，适用于咽痛轻证。

甘草用于热毒疮疡，如桔梗汤，在《金匮要略》中，用于治疗肺痈溃脓期，"时出浊唾腥臭，久久吐脓如米粥者，为肺痈，桔梗汤主之"。王不留行散中，"用甘草十八分，为散剂……病金疮，王不留行散主之"。排脓汤附于王不留行散后，原文未载明主治，但方中甘草解毒，桔梗排脓，大抵用于胃痈或肺痈之化脓者。

以上三方，甘草均为生用，取其泻火解毒之功。甘草亦能助脾胃长肌肉，有利于疮口的愈合，对一些慢性的痈肿也具祛邪扶正之功。

肾。《金匮要略》中治疗奔豚气病证的三首方剂中均含有甘草，为奔豚汤、桂枝加桂汤和茯苓桂枝甘草大枣汤。其中，奔豚汤中，甘草用量重达四两。炙甘草汤中，甘草的用量也达四两，可见仲景常重用甘草治疗心胸有动悸感的疾病。甘草与桂枝相配可增强平冲降逆之功，奔豚气发于肾，甘草之甘，可以益脾培土，《汤液经法》和《素问·至真要大论》皆明言肾脏补泻之法——苦补甘泻咸软，以制肾水。

脾。甘草味甘，甘味入脾，脾不足者以甘补之，故甘草有益气补脾之效，能用于治疗脾虚证。在治疗脾胃虚弱，食少便溏时，常用甘草配伍人参、白术。如理中丸（汤）：人参、干姜、甘草（炙）、白术各三两。脾虚不能摄纳涎液，亦可使用理中丸。"大病差后，喜唾，久不了了，胸上有寒，当以丸药温之，宜理中丸"。由他病导致的变证所引起的脾胃虚弱或久病禀赋虚弱均可用甘草补中。陈蔚曰："汗吐下后，中气虚不能交通上下，故加甘草以补中。"（《长沙方歌括·太阳方》）中气乃脾胃之气也。如桂枝人参汤，于理中丸中增加甘草剂量至四两，再加入桂枝，用于"里气大虚，表里不解"（成无己《金镜内台方议·卷一》）

水肿的主要病机为脾虚湿盛。《素问·至真要大论》云："诸湿肿满，皆属于脾。"甘草适用于脾虚诸证，故能运脾以安中而克水化湿。水肿也与肺、肾的运化失调有关，故也可以通过培土生金法和培土制水法来治疗脾虚不运，水湿泛滥而致水肿胀满之证。《金匮要略》中称水肿为"水气"，在水气病证方中，九方中有七方配伍甘草，其中杏子汤方缺。如甘草麻黄汤"里水……甘草麻黄汤主之"。《金匮要略·痉湿暍病脉证第二》中治疗湿病的六方中均配伍了甘草，且多与白术、薏苡仁同用，取其健脾化湿，和中胜湿之义。

甘草清热泻火，和中培土，与清热利湿药配伍，可用于治疗黄疸。如栀子柏皮汤和麻黄连翘赤小豆汤，均主治伤寒，发热，身黄。"伤寒身黄发热，栀子柏皮汤主之"。"伤寒，瘀热在里，身必黄，麻黄连翘赤小豆汤主之"。甘草在其中配伍使用，以其甘平之性入脾胃健脾除湿，增益脾气、助运化水湿之力。

肝（包括女性子宫）。《金匮要略》中用甘麦大枣汤治疗脏躁。"妇人脏躁，喜悲伤欲哭，象如神灵所作，数欠伸，甘麦大枣汤主之"。脏躁多由肝脏情志不舒，气郁化火，耗伤阴液，继而心脾两虚所致。肝气虚则易怒欲哭，心血虚则神乱，脾气虚则数欠伸。甘草能补中缓急，使脏躁自宁。《汤液经法》《素问·至真要大论》皆曰"肝苦急，急食甘以缓之"。治疗肝肾不足、风寒湿邪入侵所致的历节病的两方桂枝芍药知母汤和乌头汤中均配伍使用甘草。甘草在其中与芍药配伍有缓急止痛之功，其本身更有《别录》中"通经脉，利气血"之效。

止痛（肌肉痉挛或血管痉挛）。仲景经常用甘草配伍有关药物治疗挛急性的痛证。如芍药甘草汤，治疗"脚挛急"，芍药酸寒，养血和阴回流静脉，可柔筋止痛。由于芍药可以加速下腔静脉回流，会加重心脏的后负荷，所以若遇胸闷、胸满等症状，仲景会去掉芍药。甘草甘平，缓急止痛，芍药甘草相配，酸甘化阴，养血舒筋。甘草补脾和胃，温中，配伍芍药，大剂量芍药可双向调节门脉系统压力，故又可为缓解腹痛的方剂。《医学心悟》曰："芍药甘草汤，止腹痛如神。"此痛为一种掣痛，痛势急迫，痛时经脉拘急，为平滑肌的痉挛所致。甘草亦可治疗虚劳腹痛，如小建中汤，也取芍药与甘草酸甘化阴，缓急止痛之意，但此种疼痛时发时止，喜温喜按，痛势较缓，与溃疡性的疼痛类似。

解毒。仲景在处方中经常用甘草配伍附子、乌头、细辛、甘遂等有毒中药，其意在以类激素作用减轻药物毒副作用。

补消化液。《伤寒论》中共载方 113 首，其中包含姜的方剂有 42 首，占总数的 37.2%；用甘草的有 68 首，占总数的 60.2%；用大枣的有 40 首，占总数的 35.4%。姜草枣三佐使药对在《伤寒论》中的使用占有较高的比例，其中甘草生姜大枣合用者有 31 方之多，占全书约 27%，是《伤寒论》中最常用的药对，另外在《金匮要略》橘皮竹茹汤中草、姜、枣更重用至五两、八两、30枚的用量，足见其在仲景方药中的重要地位。

甘草（包含炙甘草、生甘草）、姜（包含生姜、干姜）、大枣（以下简称姜草枣）是临床上常用的中药，在方剂配伍中既可作为君药、臣药，又可作为佐使药，如生姜泻心汤、甘麦大枣汤、小半夏汤、炙甘草汤、旋覆代赭汤、吴茱萸汤、大柴胡汤等方药中，生姜甘草均为主要用药，而目前临床上常将这三味药物视为佐使药，主要用于辅助、调和方内诸药。仲景姜草枣的比例大约是3：2：1，大枣的用量均为十二枚，生姜和甘草用量分别是三两、二两，只有桂枝新加汤中是生姜四两（60 克），炙甘草二两（30 克）。其主要起到生姜辛补、甘草甘缓、大枣补液的作用，主要是针对肝脾不调、胃肠逆反、营卫不和等病机。生姜暖肝和胃降逆逐水，甘草补脾胃、缓肝之急，大枣不但甘缓，更补脾胃之消化液。中医有一种发热叫气虚发热，甚至高热，处理原则就是"甘温除大热"，实际上这种气虚发热就是慢性脱水热，而所谓"甘温除大热"就是补足水液，纠正脱水状态。姜枣草参、石膏知母粳米、竹叶梨汁等，都是补液之品。

含"生姜三两、甘草二两、大枣十二枚"配伍的方剂分类

功效	方剂
发汗解表	桂枝汤、桂枝加厚朴杏子汤、桂枝加葛根汤、葛根汤、葛根加半夏汤、栝蒌桂枝汤、桂枝加黄芪汤
温通阳气	桂枝去芍药汤、桂枝去芍药加附子汤、桂枝去芍药加蜀漆牡蛎龙骨救逆汤、桂枝去芍加麻辛附汤、桂枝加桂汤、桂枝去桂加茯苓白术汤
温阳通络	桂枝加芍药汤、桂枝加大黄汤
甘温扶阳	小建中汤、黄芪建中汤
祛风胜湿	桂枝附子汤、去桂加白术汤

生姜配甘草能辛甘化阳，助阳气发散；大枣配甘草则能益甘味补脾胃；姜草枣配伍，能辛甘发散补脾，助化生营卫，调和营卫。从上列方剂中可发现，姜草枣在配伍辛散药物时，则能发汗解表，或温通阳气，或走里温阳通络，补益气血，因此姜草枣能随其他药物配伍，或走表、或走里。在桂枝附子汤中，姜草枣配上大量桂枝则能走表，祛表之风湿；再配大量附子，附子辛散大热，能俱走表里，除表里之湿盛。

但是对于水肿的患者，尽量不用甘草，因为甘草可以蓄水。

甘草味甘，性平（生之则寒，炙之则温），气味平和，性升浮，归十二经，能益气补中、缓急止痛、和中解毒、祛痰止咳、调和诸药。

甘草与大枣：大枣味甘，性平，气降，归脾胃二经，能补脾益胃、养血安神、缓和药性，二药气、味、性相同，归经小异，配合应用，相须相彰，助阴药以益阴，助阳药以温阳，不拘解表、和里、治气、治血，皆可应用。如：桂枝汤之解肌发汗，小建中汤之补虚安中，应用范围极为广泛。

甘草与桂枝：二药配合，辛甘化阳，相须相使，相得益彰。桂枝汤等用之助阳壮卫而治中风；桂枝甘草汤用之以振奋心阳而治心下悸；茯苓桂枝甘草大枣汤用之以振奋心阳而治脐下悸；苓桂术甘汤用之以助阳制水而治阳虚水逆之心下逆满，气上冲胸，起则头眩等症；桂枝去芍药加蜀漆龙骨牡蛎汤、桂枝甘草龙骨牡蛎汤用之以助心阳、安心神而治惊恐烦躁卧起不安。

甘草与白术：二药气、味、归经略有差异，但都能健脾益气、安中和胃，二药相伍，相须相使，功效益彰。桂枝去桂加茯苓白术汤、桂枝附子去桂加白术汤、甘草附子汤、白术附子汤、防己黄芪汤、茯苓桂枝白术甘草汤皆用之以健脾培土制水湿，分别治疗水气内停之头项强痛，心下满微结，小便不利，风湿相搏，身体痛烦，不能自转侧和水气上逆，心下逆满，气上冲胸，起则头眩症；理中汤及丸、薯蓣丸皆用之以补中气益脾胃，分别治疗中气虚寒，吐利腹痛，胸痹胸痛与虚劳诸不足，风气百疾。

甘草与人参：人参味甘、微苦，性温，气升，归肺、脾、心经，能补脾益肺、补气救脱、安神益智、生津止渴，与甘草气、味、性相同，都能补益脾肺、益气生津，二药相伍，相须益彰其补力。厚朴生姜半夏甘草人参汤用之以健脾益气而治脾虚气滞之腹胀；茯苓四逆汤用之以治阴阳两虚津气并亏之烦躁；小柴胡汤用之以利枢机而治少阳病；半夏泻心汤、甘草泻心汤、生姜泻心汤、黄连汤、旋覆代赭汤皆用之以健脾助运化而治寒热错杂痞塞中焦之痞满、腹痛、噫气不除；理中汤及丸、桂枝人参汤用之以救中气之虚败而治中寒腹痛，霍乱吐利；炙甘草汤用之以助后天气血阴阳生化之源而治脉结代、心动悸。

甘草与胶饴：胶饴味甘，性温，气平和而升，归肺、脾、胃经，能补虚健中、缓急止痛，与甘草气味相同，功用相近，药相伍，相须益彰。小建中汤、黄芪建中汤皆用之以补虚缓急止痛而治脾胃阳虚腹中急痛及虚劳里急，悸衄腹中痛。

甘草与生姜：甘草安中走十二经，生姜升散入肺、脾、胃，二药相伍，相使为用，调理气血，协和阴阳，走表入里，补虚祛邪，无所不能，故仲景在《伤寒杂病论》中就有43首不同类型、功能不一的方剂皆用，如：小建中汤、桂枝汤、小柴胡汤、越婢汤、奔豚汤、温经汤等。

甘草与芍药：二药相使，酸甘化阴。桂枝汤用之以滋汗源而和营气；桂枝加葛根汤、葛根汤用之以化阴生津而濡养经脉；桂枝加芍药生姜各一两人参三两新加汤用之以濡养筋脉止身痛；小建中汤、黄芪建中汤用之甘苦相济而缓急止腹痛。

甘草与甘遂：甘遂味苦，性寒，气降，有毒，归肺、肾、大肠经，能泻水逐饮、消肿散结，为攻下之峻药，与甘草相反。二药合用，取相反相成，激而发之之用，可使积饮留痰涌而尽去。甘遂半夏汤用之以治留饮，开反药配药之先河。

临◎真武法

真武汤是汉代张仲景创制的名方，由茯苓、芍药、生姜各三两，白术二两，炮附子一枚所组成，主要功效是温阳化水，故以北方水神真武名之。本方在《伤寒论》中凡两见，一是第 82 条云："太阳病，发汗，汗出不解，其人仍发热，心下悸，头眩，身动，振振欲擗地者，真武汤主之。"二是第 316 条云："少阴病，二三日不已，至四五日，腹痛，小便不利，四肢沉重疼痛，自下利者，此为有水气。其人或咳，或小便利，或下利，或呕者，真武汤主之。"就这两个条文中所叙述的内容来看，真武汤临床应用的证治范围是相当广泛的，在六经中涉及两经，在五脏中几乎全部涉及。

太阳经病变

在六经病变中，真武汤首先可用于太阳经的病变。足太阳膀胱经起于目内眦，上额交巅，入络脑，下项循背至足，与少阴经相接，为少阴之表，两经中一经发病，很有可能影响到另一经，古人有"实则太阳，虚则少阴"之说。《伤寒论》第 7 条云："病有发热恶寒者，发于阳也；无热恶寒者，发于阴也。"发于阳，即病发于太阳；发于阴，谓病发于少阴。病发太阳者，多为外感，治之应予发汗，但发汗时，一应注意的是"遍身漐漐微似汗出，不可如水流漓"；二应注意的是，若太阳外感而兼见少阴虚者，则应兼顾少阴。若汗之不当，则不惟太阳之表不解，且会损伤正气而引发少阴病变，《伤寒论》中第 82 条所述，即属此例。

病在表而汗出不解，发热头痛诸症未退，且又增加了心下悸动不安，头目眩晕，全身抖动，更严重的会抖动到患者难以自持，几乎摔倒在地，这些证候的发生皆因少阴之气不用，心肾之阳被伤，水气不化，泛滥成灾而致。水气上逆，上凌于心则心下悸，上蒙清窍则头眩；水气外泛，经气受抑，风生水荡则身瞤动，振振欲擗地。真武汤之用，全在附子振奋阳气，白术培土制水，茯苓导水下行，芍药敛肝息风，生姜温通内外经络，发越遗表之风寒，一举而两得，用之得当，如响之应声。

少阴经病变

少阴居太阳之里，主心肾而宅阳气。心肾阳气旺盛，则上以治天，下以治地，五脏行健，六腑承顺，若元阳衰微不振，则天地浑沌，四维大乱。伤寒病一旦至少阴，说明邪气已穿越数道屏障，可见其阳气之备受戕伐，于是阴寒凝惨，阴水浸淫，内外泛滥，上下波荡，则五脏何安？六腑何宁？阴寒内凝则腹必痛，气化失司则尿不利，水气浸淫则四肢沉重疼痛，寒水下趋则大便下利，寒水上干则或咳或呕，故以真武汤温心肾之阳，化阴寒之气，所谓"治病必求于本"者如斯。

从杂病证治的角度分析，真武汤之应用甚为广泛，各个脏腑病变几乎皆可涉及。

心系疾病

心系疾病常以"心悸"为主证。《伤寒论》第 82 条之云"心下悸"，实为"心悸"之另一种表现形式。"心下"在《伤寒论》里所指的部位是胃之上脘接"虚里"处，《素问·平人气象论》："胃之大络，名曰虚里，贯膈络肺，出于左乳下，其动应衣，脉宗气也。"心脏有病，悸动不安，轻则仅觉心悸，重则波及虚里，故心下悸，乃心阳虚不能自持，阳不化水，水气上凌于心而致，故凡心肾阳虚之心悸、心下悸者，皆可用真武汤以治之。

肝系病变

《素问·至真要大论》云"诸风掉眩，皆属于肝"，是谓凡眩晕振抖颤之类病变，皆与肝脏相关。《伤寒论》第 82 条所言"头眩，身瞤动，振振欲擗地"，虽水气波荡为患，但水必借风气之鼓荡，风水相激而后方为病，真武汤之芍药正所以敛肝以息风也。

肺系病变

肺居上焦，娇嫩而清虚，主宣发肃降，通调水道，肺之所有功能，亦皆阳气之所为，阳不用事，则宣不能宣，发不能发，肃不得肃，降无以降，水气不化，水道何通？病至少阴，阴盛阳衰，水气因而不化，水道因而不通，浊阴寒水，逆而上冲，故《难经·四十九难》云"形寒饮冷则伤肺"，于是肺失宣降，气逆而上，发为咳喘。此等病例临床十分多见，不辨阳虚不化者，每治不愈，若知真武汤之用者，则效如桴鼓。

脾系病变

脾者，后天之本，人赖以生，司水谷而主运化，清浊之升降，精微之转输，皆脾胃之专主。然脾之所以能具此等功能，又须赖阳气以为施化，此阳气者，本于命门，源于肾也，故肾阳虚则脾阳虚，脾阳虚则诸病生。《伤寒论》第 316 条之少阴病而见腹痛，四肢沉重疼痛，即脾肾阳虚之所为。脾为至阴之脏，无阳则无以化，阳不化则阴寒凝滞，阴寒凝滞则气机不通，故腹痛；脾又主肌肉及四肢，脾无阳气之运，则水谷精微不能四达，寒湿之阴不得宣化，故而四肢沉重疼痛，用真武汤振复命门火，温阳化气，则脾土得温，温则通，通则枢机利而诸证可愈。

胃肠病变

胃主纳谷，以降为常；大肠者，传导之官，通降有节。若见"下利"或"呕吐"，则为胃肠功能失司。少阴病之见下利，一因寒盛不化，二因水气下渍肠道；少阴病见呕，亦为胃中寒气不降，反而上逆所致，皆因肾阳虚引起。肾阳旺盛则阴寒能化，何致殃及池鱼？所以用真武汤温阳化水，暖胃煦脾，脾胃温则肠道和，故少阴病之下利或呕者，当选真武汤治之。

膀胱病变

膀胱者，州都之官，职司气化，小便之利与不利，皆由膀胱主使。然膀胱之功能，又必借肾阳以主持，肾阳旺盛则膀胱气化可行，肾阳式微则膀胱衰而无功。少阴病出现"小便不利""或小便利"，皆为膀胱病变。"小便不利"是尿不出来或尿不畅；"小便利"是有尿即尿，尿不自禁（这里的"小便利"不是说小便正常），此病证截然不同，而病因病机皆肾阳虚，使膀胱气化失司而致，所以都应用真武汤温阳以化气。

不管是消化系统病（如萎缩性胃炎、胃下垂、胃及十二指肠溃疡病、便秘，腹泻，胃切除后的倾倒综合征），还是循环系统病（风湿性心脏病、高血压性心脏病并发心衰），还是泌尿系统病（慢性肾炎高度浮肿、低热），还是呼吸系统病（慢性气管炎、肺气肿），以及妇女的虚寒带下病等，只要病机符合心肾阳虚，水气泛溢，用之皆有较好的效果。

如三黄汤相当于西医的抗炎抗病毒药，泻心汤相当于肠胃动力药，麻黄汤、麻杏石甘汤、葛根汤相当于解痉平喘退热药，桂枝汤相当于阿司匹林肠溶片，四逆汤相当于心三联用药、呼三联用药，等等。同理，真武汤亦与西药有异曲同工之处，与西医强心、利尿、扩血管三大心衰抢救法相比，真武汤偏于**扩血管**。因为真武汤用炮附子，故偏于温经扩血管（生附子偏于强心，故四逆汤用之）；辅以白术、茯苓利尿，白芍促进静脉回流，生姜温胃利水。这个就是一副强心利尿扩血管的西医抢救心衰的规范指南啊！扩血管的中药还有川芎、吴茱萸、桂枝等温经行气药物，但是在心衰严重的时候，白芍要少用，因其加速上下腔静脉回流，会加重心脏后负荷，加重心衰，不利于 EF 数值（射血分数）的改善和升高。真武汤以生姜易干姜，去芍药、白术，加人参、甘草，加大茯苓用量到四两（60 克），就是茯苓四逆汤，在强心利尿扩血管三大作用中偏向**强力利尿**。而四逆汤在强心利尿扩血管三大作用中则偏于**强心**，因为生附子用量较大。

《伤寒论》中之治阳虚水泛者，惟真武汤一方而已。但又有与真武汤之治疗作用相似或相近者，如茯苓桂枝白术甘草汤，需与真武汤进行比较与鉴别。《伤寒论》第 67 条云："伤寒，若吐若下后，心下逆满，气上冲胸，起则头眩，脉沉紧，发汗则动经，身为振振摇者，茯苓桂枝白术甘草汤主之。"本条所言病证，与真武汤之所主治者，非常相似，但若详加分析，则病因病机不同。

首先，茯苓桂枝白术甘草汤证的形成，是伤寒表证误用吐、下而致，吐、下之后损伤的是脾胃之气，脾胃气伤则不能运化水谷，土亏则不能制水，水饮停蓄中焦，不能气化而发病；其病机是土不制水，水气上冲；临床证候表现为"心下逆满，气上冲胸，起则头眩，脉沉紧"。这与真武汤之汗伤真元或邪害少阴之元阳虚衰者大相径庭，其证虽复经发汗而损伤经脉，证见"身为振振摇"，类似真武汤证之"身瞤动，振振欲擗地"，但病因病机不同。真武汤证之病变部位在肾，在肾阳虚耗；而茯苓桂枝白术甘草汤证之病变部位在脾，在脾阳损伤。真武汤证病在少阴，病势沉重；而茯苓桂枝白术甘草汤证病在太阴，病势轻浅。真武汤证是阳虚水泛，重点在寒，故心下悸，头眩，身瞤动，振振欲擗地，腹痛，小便不利，或小便不禁，四肢沉重疼痛，自下利，或咳，或呕，或遍身水肿；而茯苓桂枝白术甘草汤证是脾不运水，重点在水气上冲，故不见心下悸，而见心下逆满，气上冲胸，不是头眩，而是起则头眩，不动则不眩，亦不见身瞤动，振振欲擗地，而只见身为振振摇，因非阴凝寒冽，所以更无腹痛，四肢沉重疼痛，以及咳、利、呕、肿、尿不利或尿不禁之症。此则两方同与不同之处，需在临床应用时加以详辨。

另外，尚有《伤寒论》第 305 条之附子汤证，原文为："少阴病，身体痛，手足寒，骨节痛，脉沉者，附子汤主之。"本条所述的病证，与真武汤之"四肢沉重疼痛"颇为相似，临床往往难分其"身体痛，骨节痛"与"四肢沉重疼痛"之孰是孰非，再则附子汤之药物组成与真武汤之药物组成仅有一味之差，附子汤有人参二两而无生姜，真武汤则有生姜三两而无人参；其余药物皆同，惟附子汤之附子用二枚，真武汤之附子用一枚；附子汤之白术用四两，真武汤之白术则用二两；故在临床应用方面亦当斟别。

附子汤与真武汤所治相同之处都是在少阴病，都为少阴肾阳虚、阴寒盛；而所治异同之处，则附子汤在寒与湿，重点是湿，此由方中白术用至四两可以测知，其病变部位偏重在骨节，故临床证候特征是周身之骨关节冷痛；而真武汤在寒与水，重点是水，此由方中生姜用至三两可以测知，其病变部位偏重在五脏及全身经脉，故临床证候特征是心下悸，头眩，腹痛，小便不利或小便不禁，自下利，或咳，或呕，身瞤动，振振欲擗地，以及四肢沉重疼痛。其中"四肢沉重疼痛"是指经脉、肌肉沉重疼痛，疼痛不在骨节是其明显特征。再则就是真武汤之所治多以"水肿"为特征，张仲景只言水气为患（此为有水气），省略水气为患之见证，后人多有不明，久经临床者自知分晓。故附子汤之用与真武汤之用，在此稍加留心思索，即可明了无误。

损◎药症法

仲景在《伤寒论》中有较多的专用药物，掌握这些药物的应用，对理解仲景组方用药规律以及更深地理解《伤寒论》具有非常重要的意义。

治疗腹痛专药：芍药

在《伤寒论》中，仲景多处论述了腹痛用芍药的范例，而且不分寒热，不分类型，只要见到腹痛的症状，就用芍药，组方、加减无一例外。小建中汤、桂枝加芍药汤、桂枝加大黄汤均是治疗太阴虚寒腹痛的方剂，仲景均加重芍药用量；小柴胡汤是治疗少阳热证的主方，见到腹痛症状时，仲景同样加用芍药；通脉四逆汤为治疗少阴阴盛格阳证的方剂，腹痛时也是加芍药；白散方治疗寒实结胸证，仲景明言腹痛者加芍药三两。《神农本草经》曰："芍药，气味苦平，无毒，主邪气腹痛，除血痹，破坚积寒热癥瘕，止痛，利小便，益气。"芍药实为促进静脉回流的要药，尤其肝门静脉系统及上下腔静脉，但在心衰胸闷时须慎用芍药，因为上下腔静脉回流加速，会增加心脏容量负荷，加重心衰。

治疗口渴专药：栝蒌根

小柴胡汤在其加减方中，"若渴去半夏，加人参，合前成四两半，栝蒌根四两"，此是由于木火内郁，进而影响燥热气盛，津气受伤所致；小青龙汤是治疗表寒内饮的主方，由于津液不能上承，仍用栝蒌根，其加减法为"若渴，加栝蒌根三两"；柴胡桂枝干姜汤是由于少阳兼有"阴证机转"（太阴）的主方，因为有口渴症状，亦用此药解渴；腰以下有水气者亦用栝蒌根行津液，解口渴，见于牡蛎泽泻散。

治疗咳嗽专药：干姜、五味子

《神农本草经》中，此两者皆是治疗咳逆上气的主药。《伤寒论》奠基了其合用治疗咳嗽之先河。小青龙汤、小柴胡汤加减方、四逆散加减法便是最好的例证。

治疗呕吐专药：半夏、生姜

小柴胡汤之心烦喜呕；大柴胡汤之呕不止；太少合病下利的黄芩汤，若呕者，加半夏、生姜，成黄芩加半夏、生姜汤；葛根汤中本有生姜，因为不下利但呕，遂加半夏，成葛根加半夏汤。以上诸方均是半夏、生姜同用以治呕。

治疗咽痛专药：桔梗

桔梗汤:《伤寒论》第311条："少阴病，二三日，咽痛者，可与甘草汤，不差，与桔梗汤。"通脉四逆汤加减法中"咽痛者，去芍药，加桔梗一两"。前者是少阴火旺咽痛，后者是阴盛格阳咽痛，仲景均用桔梗。

治疗腹胀专药：枳实、厚朴

在《伤寒论》中广泛应用枳实、厚朴配伍的有大、小承气汤，麻子仁丸，主治食热积结便秘、气滞不通的胸腹胀满。栀子厚朴汤治疗"伤寒下后，心烦腹满，卧起不安者"，都是枳实厚朴同用。

利水专药：茯苓

茯苓桂枝甘草汤、茯苓甘草汤、茯苓桂枝甘草大枣汤、五苓散、猪苓汤、干姜苓术汤、桂枝去桂加茯苓白术汤、真武汤等均用茯苓利水。小青龙汤加减法"若小便不利，少腹满，去麻黄加茯苓四两"，小柴胡汤加减法"若心下悸，小便不利者，去黄芩加茯苓四两"；四逆散加减法"小便不利者加茯苓五分"，理中丸加减法"悸者加茯苓二两"，此处之心悸当是水气凌心所致，所以加茯苓利水定悸；可见仲景利水首选茯苓。《神农本草经》明言"茯苓甘平无毒……利小便……"

治疗气冲上逆专药：桂枝

如15条桂枝汤"太阳病下之后，其气上冲者，可与桂枝汤……"，117条桂枝加桂汤"气从少腹上冲心者，与桂枝加桂汤更加桂二两也"，65条茯苓桂枝甘草大枣汤"发汗后，其人脐下悸者，欲作奔豚……"理中汤加减法："若脐上筑者，肾气动也，去术，加桂四两。"这些说明桂枝为降逆气的专药。

治疗喘证专药：杏仁

桂枝加厚朴杏子汤治疗太阳表虚兼喘，麻黄汤治疗太阳表实证之喘，麻黄杏仁甘草石膏汤治疗邪热壅肺致喘，均用杏仁降肺气止喘。小青龙汤加减法："若喘，去麻黄，加杏仁半升。"

补气专药：炙甘草

栀子甘草豉汤明确提出"若少气者"，甘草泻心汤治疗脾胃虚弱，痞利俱甚，较之半夏泻心汤多加炙甘草一两且以药名方。炙甘草汤以药名方。《医宗金鉴》保元汤方歌：一切气虚保元汤，参芪外草中央。

治疗心烦专药：栀子

栀子豉汤、栀子甘草汤、栀子生姜豉汤、栀子厚朴汤、栀子干姜汤、枳实栀子汤、栀子柏皮汤，皆以栀子治心烦为主证。《丹溪心法》越鞠丸也用栀子治疗火郁心烦，而为佐证。

养阴补液专药：人参

白虎加人参汤、四逆加人参汤、茯苓四逆汤、桂枝新加汤，其证皆有伤阴表现，均用人参。小柴胡汤加减法："若渴，去半夏加人参，合前成四两半，栝蒌根四两"。理中丸首见于《伤寒论》"霍乱篇"，霍乱者，挥霍缭乱之意，必将伤阴，仲景组方是在温中健脾的基础上加人参顾护阴液，实为消化液。《神农本草经》列其为上品，书云："人参味甘微寒，主补五脏，安精神，定魂魄，止惊悸，除邪，明目，开心，益智。"

舒阳明经专药：葛根

葛根汤主无汗，桂枝加葛根汤主有汗，故有太阳表实表虚之分，但二者均有太阳经脉不舒的项背强几几的症状，所以都用葛根升津舒经。

温阳固表专药：炮附子

附子泻心汤、桂枝加附子汤虽然所主临床表现不同，但都是对治表阳不足之证，均用附子温阳固表。与西药相比而言，炮附子的部分作用与西药的扩张血管作用相似，而生附子则与西药的强心药作用类似，乌头属于强效免疫抑制剂范畴。

温通心阳专药：桂枝、生附子

桂枝甘草汤、桂枝甘草龙骨牡蛎汤、桂枝去芍药加蜀漆龙骨牡蛎救逆汤、桂枝去芍药汤、桂枝去芍药加附子汤、炙甘草汤、小建中汤、瓜蒌薤白桂枝汤均用桂枝温通心阳。四逆汤系列中的生附子，就是强心要药，类似于洋地黄、肾上腺素作用。桂枝则主要扩张冠脉血管，类似于硝酸甘油作用。

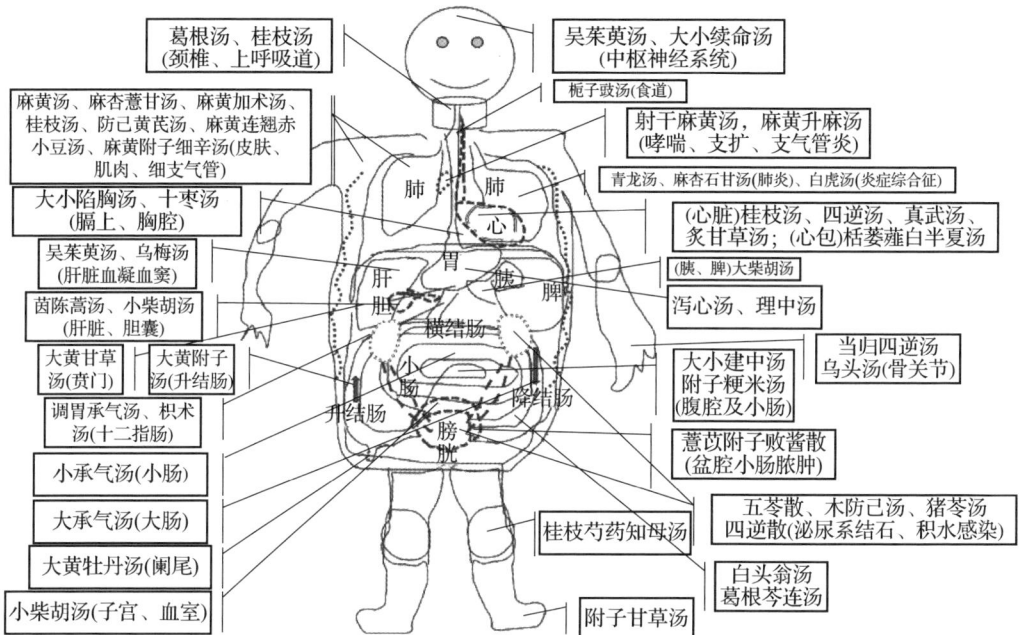

葛根汤、桂枝汤（颈椎、上呼吸道）

吴茱萸汤、大小续命汤（中枢神经系统）

栀子豉汤(食道)

麻黄汤、麻杏薏甘汤、麻黄加术汤、桂枝汤、防己黄芪汤、麻黄连翘赤小豆汤、麻黄附子细辛汤(皮肤、肌肉、细支气管)

射干麻黄汤，麻黄升麻汤（哮喘、支扩、支气管炎）

青龙汤、麻杏石甘汤(肺炎)、白虎汤(炎症综合征)

大小陷胸汤、十枣汤（膈上、胸腔）

(心脏)桂枝汤、四逆汤、真武汤、炙甘草汤；(心包)栝蒌薤白半夏汤

吴茱萸汤、乌梅汤（肝脏血凝血窦）

(胰、脾)大柴胡汤

茵陈蒿汤、小柴胡汤（肝脏、胆囊）

泻心汤、理中汤

大黄甘草汤(贲门)

大黄附子汤(升结肠)

当归四逆汤乌头汤(骨关节)

调胃承气汤、枳术汤(十二指肠)

大小建中汤附子粳米汤(腹腔及小肠)

小承气汤(小肠)

薏苡附子败酱散(盆腔小肠脓肿)

大承气汤(大肠)

五苓散、木防己汤、猪苓汤四逆散(泌尿系结石、积水感染)

大黄牡丹汤(阑尾)

桂枝芍药知母汤

小柴胡汤(子宫、血室)

白头翁汤葛根芩连汤

附子甘草汤

中西方药汇通比较，大体而言相类如下：

桂枝汤＝阿司匹林、氢氯吡格雷、硝酸甘油、调节植物神经药物、退热

麻黄汤、大小青龙汤、射干麻黄汤（寒哮）、麻杏石甘汤（热哮）、越婢汤、麻黄升麻汤＝肺感染、气管炎、解痉平喘化痰止咳药物，ECMO，退热＝合谷、曲池

麻杏薏甘汤、麻黄加术汤＝皮肤病药物

葛根汤＝抗病毒药、退热

四逆汤、茯苓四逆汤等＝强心利尿扩血管药、糖皮质激素、调节血压药物、DIC 药物

泻心汤＝胃肠动力药

半夏生姜汤、橘皮竹茹汤、旋覆代赭汤＝止呕药物

白虎汤＝抗炎降温药物，毒血症、败血症、全身炎症综合征（SIRS）药物

承气汤、麻子仁丸＝通便药、退热

黄连阿胶汤、酸枣仁汤、桂枝甘草龙骨牡蛎汤、柴胡桂枝干姜汤、百合

汤、脏躁汤＝抗焦虑、抗抑郁、抗失眠药物

真武汤、苓桂术甘汤、防己黄芪汤、五苓散＝利水消肿药物

陷胸汤及丸、甘草甘遂汤＝祛湿热性胸腹腔积液、心包积液、器官周围积液、肝肾卵巢囊肿、脏器脓肿（甘遂末 1.5 克晨起空腹口服，3 个小时左右的药效）药物

栝蒌薤白汤、十枣汤＝祛寒湿性胸腹腔积液、心包积液、纵隔积液药物

小柴胡汤＝淋巴系统、免疫系统疾病药物

茵陈汤、大柴胡汤＝退黄药、肝胆系统药物

吴茱萸、理中汤＝胃溃疡药

术附汤＝抗真菌感染、化深部脓肿药

生附子＝地高辛

炙甘草汤、桂枝甘草龙骨牡蛎汤＝抗心律失常药

炮附子＝山莨菪碱、解痉止痛药

白芍＝促静脉回流药物、止痛药物

桂枝＝扩张动脉药物

姜枣草参＝胃肠补液

葛根芩连汤、白头翁汤、桃花汤＝肠炎、溃疡性结肠炎药物

桂枝芍药知母汤＝非甾体抗炎药、治关节炎药

乌头蜜＝抗类风湿关节炎药、生物制剂

黄土汤＝上下消化道出血止血药物

乌梅丸＝抗微循环障碍、祛虫药物

桔梗甘草汤＝止咳血药物

附子粳米汤＝肠梗阻、肠痉挛药物

抗病毒药：麻黄、桂枝、葛根、金银花、连翘、羌活、辛夷、藿香，等等。

抗炎药：石膏、黄芩、黄连、黄柏、栀子、大黄、茵陈、白头翁、秦艽、秦皮，等等。

激素：炙甘草、紫河车、阿胶、鸡子黄、龟板、鳖甲等血肉有情之品。

强心药、肾上腺激素：附子、干姜、川乌、草乌、吴茱萸、硫黄、细辛，

等等。

促进肠动力药：半夏、白术、苍术、茯苓、厚朴、枳实、陈皮、柴胡、香附，等等。

抗凝药：芍药、当归、桃仁、红花、三棱、莪术、益母草、水蛭、蟅虫等活血化瘀药物。

化痰平喘药：麻黄、桂枝、杏仁、紫菀、款冬花、桔梗、莱菔子、白芥子、五味子、五倍子，等等。

利水药：茯苓、猪苓、泽泻、车前草、防己、甘遂、大戟、芫花，等等。

止血药：白及、仙鹤草、伏龙肝、地榆，等等。

补液药：人参、大枣、甘草、麦冬、玄参、米汤、米粥。

维持血液循环药：艾叶、当归、川芎、地黄、芍药，等等。

增加增强免疫细胞药：人参、黄芪、防风、独活、羌活，等等。

心下＝横膈膜上下、贲门、食道（心下逆满，气上冲胸＝食道反流）

胸中＝胸腔、纵隔、心包腔

腹部＝腹腔、小肠、大肠

胃中＝胃脘、幽门、十二指肠

蓄水＝肾积水、神经源性膀胱、肾盂输尿管膀胱结石

蓄血＝子宫积血、肠道积血

表寒误下，邪陷于胃，为心下痞证，泻心汤主之；邪陷于肠道，为下利，葛根汤主之。

表热误下，邪陷于肠道，协热利，葛根芩连汤主之。

寒热误下，邪陷于胸胁纵隔腔内或横膈膜上下、心包外之痰饮（渗出液、漏出液），为陷胸汤证，大小陷胸汤主之。胸腔之内诸疾，十枣汤主之；肋间隙诸疾，甘遂半夏汤主之。

大黄甘草汤－幽门、调胃承气汤－十二指肠、小承气汤－小肠、大承气汤－大肠。

胸阳不振－甘草干姜汤、腹阴不足－芍药甘草汤，加附子可以温化心血瘀阻。芍药甘草汤可以加速静脉回流心脏，所以有胸闷症状时不用芍药甘

草汤。

肠道很重要：上端为口舌，中端为胃胆，下端为大肠。舌苔就表示胃肠道的津液寒热状态，舌质表示心肾寒热状态。问诊时问食欲、大小便、胃脘心下就掌握了整个肠道的寒热状态。寒就是蠕动不足、温度低，热就是蠕动过快、温度高。手掌心的寒热代表中焦腹部脾胃的寒热。

失眠法：病因在肝脏，则易怒多梦，夜间见鬼，甘麦大枣汤、酸枣仁汤、龙胆泻肝汤、丹栀逍遥丸等主之；病因在心脏，则彻夜不眠毫无睡意，黄连阿胶汤主之；卧起不安反复颠倒，栀子豉汤主之；有气上冲者，桂枝加桂汤主之；心悸心慌者炙甘草汤主之；病因在肺脏，则白日见鬼，甘草干姜汤、麻黄汤、百合汤主之；病因在脾胃，则食不下、卧不安，半夏秫米汤、归脾汤、温胆汤、泻心汤、承气汤主之；病因在肾脏，则惊恐失眠，有气上冲，濒死感，茯苓四逆汤、真武汤、桂枝甘草龙骨牡蛎汤主之。

水肿法：大约有三法，一为心肾法，茯苓四逆汤、麻黄附子细辛汤、真武汤等，酌加五皮饮，偏于行阳利水。二为肝肺法，吴茱萸汤、防己黄芪汤、麻黄加术汤、柴胡桂枝干姜汤等，偏于行气利水。三为脾胃法，六君子汤、平胃散、实脾饮等，半夏、吴茱萸为关键，偏于中轴拨机、四象运转。总的原则是发汗利小便。

黄疸法：阳黄肝细胞性黄疸用茵陈蒿汤、阴黄溶血性黄疸用茵陈五苓散，深黄梗阻性黄疸用血府逐瘀汤。

调肝之法：左金丸（黄连、吴茱萸）、颠倒木金散（木香、郁金）。

辰戌太阴湿土的病变产物有三种，一则遇寒为水，一则遇寒为饮，一则遇热为痰。成水则桂枝芍药知母汤主之，成饮则苓桂术甘汤主之，成痰则六君子、防己黄芪汤、礞石滚痰丸（薏米、礞石、大黄、炮附子、沉香、桔梗）等主之。

节◎伤寒标量

"中医治疗的巧处在量上，中医不传之秘在量上"说明正确掌握中药用量的不容易。仲景关于药量之法，有两种情况，一是同方异量，二是药少量大。《伤寒论》用药剂量的研究的重要性体现在以下四点：

第一，剂量是方剂的重要构成部分。现今传世《伤寒论》载方112首，每首皆详载剂量。剂量是主导方剂功效的重要构成部分，如桂枝汤用三两桂枝为主药以解肌调营卫；麻黄汤用三两麻黄为主药以发汗开腠理；大青龙汤的麻黄用至六两为主药，《医宗金鉴》谓"龙兴云雨"而致大汗；白虎汤的石膏用到一斤为主药。尤其现今医家对小柴胡汤原方用柴胡八两，大多畏其量大而不敢用，仲景用柴胡八两、黄芩三两，现在用柴胡只一二钱，而黄芩三四钱，这是君臣倒施，无怪乎用之不效，这并不是小柴胡汤无效，是不了解小柴胡汤制方之义的关系，所以剂量不明则不能取效。

第二，剂量影响方剂效果。如半夏止呕效果与剂量成正比。例如柴胡桂枝汤证，有微呕，用半夏二合半；小柴胡汤证中，治"喜呕"，用半夏半升；小半夏汤方证，"呕家"，用半夏又增为一升；大半夏汤证，"胃反呕吐"者，用半夏更增加到二升。可见由治疗呕证"微呕""喜呕""呕不止""呕家""胃反呕吐"轻重的不同，半夏剂量从二合半、半升、一升，加至二升，以加强其止呕效果。

第三，剂量影响方剂功效。经方用药有主次，剂量有轻重不同，功效也大相径庭。试观桂枝汤、桂枝加桂汤、桂枝加芍药汤，三方药物完全相同。"桂枝汤"为调和营卫，解肌发汗之总方，其用桂枝为三两；若增用桂枝为五两则变为"桂枝加桂汤"，用以治疗心阳不足，下焦寒气上冲之奔豚气；另外若改芍药为六两则为"桂枝加芍药汤"，用以主治太阳病误下而见太阴腹满时痛。由此可见，药物的用量，对突出全方的主治作用，至关重要。《伤寒论》

中类似此药物组成完全相同，但因剂量改变，而使功用遂不同之例非属偶然，如桂枝去芍药加附子汤与桂枝附子汤，桂麻各半汤与桂枝二麻黄一汤，抵当汤与抵当丸，半夏泻心汤与甘草泻心汤，四逆汤与通脉四逆汤，小承气汤、厚朴三物汤、厚朴大黄汤等方剂，皆属此列，正是经方剂量主导方剂功效，剂量差之毫厘，效用失之千里之最佳写照，故此《伤寒论》特别以不同方名以示人区别。诚如清王清任"药味要紧，分两更要紧"，此之谓也！

仲景《伤寒论》载方113首，《金匮要略》载方205首，而两书中药同方异的方剂有15首，共8组，分别是：第一组，桂枝汤（阳旦汤）、桂枝加芍药汤、桂枝加桂汤；第二组，桂枝去芍药加附子汤、桂枝附子汤；第三组，桂枝二麻黄一汤、桂枝麻黄各半汤；第四组，四逆汤、通脉四逆汤；第五组，小承气汤、厚朴三物汤、厚朴大黄汤；第六组，人参汤、理中丸（汤）及加减。第七组，半夏泻心汤、甘草泻心汤。

桂枝汤、桂枝加桂汤、桂枝加芍药汤的比较

方剂名称	药物组成及剂量	主治病证	煎服方法
桂枝汤（阳旦汤）	桂枝（三两，去皮）、芍药（三两）、甘草（二两，炙）、生姜（三两，切）、大枣（十二枚，擘）	调和营卫，解肌祛邪太阳表虚证及其兼证或变证	上五味，㕮咀三味，以水七升，微火煮取三升，去滓，适寒温，服一升。服已，须臾啜热稀粥一升余，以助药力。温覆令一时许，遍身絷絷，微似有汗者益佳，不可令如水流漓，病必不除
桂枝加桂汤	桂枝（五两，去皮）、芍药（三两）、甘草（二两，炙）、生姜（三两，切）、大枣（十二枚，擘）	烧针令其汗，针处被寒，核起而赤者，必发奔豚，气从小腹上冲心者，灸其核上各一壮，与桂枝加桂汤，更加桂二两也发汗后，烧针令其汗，针处被寒，核起而赤者，必发奔豚，气从小腹上至心，灸其核上各一壮，与桂枝加桂汤主之	上五味，以水七升，煮取三升，去滓，温服一升

续表

方剂名称	药物组成及剂量	主治病证	煎服方法
桂枝加芍药汤	桂枝（三两，去皮）、芍药（六两）、甘草（二两，炙）、生姜（三两，切）、大枣（十二枚，擘）	本太阳病，医反下之，因尔腹痛时满者，属太阴也，桂枝加芍药汤主之	上五味，以水七升，煮取三升，去滓，温分三服

上表四方皆由桂枝、芍药、甘草、生姜、大枣五味药物组成，所不同在于桂枝汤与阳旦汤只是名称不同，而桂枝加桂汤加重桂枝用量至五两以振奋心阳，加强心脏的左室流出道的压力，提高左室射血分数指标，强心，平降冲逆；桂枝加芍药汤则重用芍药至六两以加强上下腔静脉回流心脏的血液流量，促进动静脉大循环的动态平衡，调脾和中，缓急止痛；桂枝汤、阳旦汤、桂枝加桂汤用法均为温服一升，而桂枝加芍药汤用法则为温分三服。四方之别主要在于桂枝和芍药的用量、主治病证以及服药量。

桂枝去芍药加附子汤、桂枝附子汤的比较

方剂名称	药物组成及剂量	主治病证	煎服方法
桂枝去芍药加附子汤	桂枝（三两，去皮）、甘草（二两，炙）、生姜（三两，切）、大枣（十二枚，擘）、附子（一枚，炮，去皮，破八片）	若寒者，桂枝去芍药加附子汤主之	上五味，以水七升，煮取三升，去滓，温服一升……将息如前法
桂枝附子汤	桂枝（四两，去皮）、甘草（二两，炙）、生姜（三两，切）、大枣（十二枚，擘）、附子（三枚，炮，去皮，破）	伤寒八九日，风湿相搏，身体烦疼，不能自转侧，不呕不渴，脉浮虚而涩者，桂枝附子汤主之	上五味，以水六升，煮取二升，去滓，分温三服

桂枝附子汤与桂枝去芍药加附子汤用药相同，而用量有所不同。桂枝去芍药加附子汤的附子量小，加桂已经不足以强心了，故加炮附子，温经（扩血管促进动脉血流）强心，温经助阳（扩血管），用于胸阳不振、表邪不解之脉促、胸满、恶寒；桂枝附子汤的附子量大，温经散寒止痛，强心扩血管力量加强，用于风湿相搏之身体疼烦。本方证是以风湿相搏，其病势偏于肌表为主要病机，其病证即《素问·痹论》"风寒湿三气杂至，合而为痹"之意。而强心力量最强的生附子，直接强化心脏的泵功能，用于泵衰急救，如四逆汤、白通汤等。

桂枝麻黄各半汤、桂枝二麻黄一汤的比较

方剂名称	药物组成及剂量	主治病证	煎服方法
桂枝麻黄各半汤	桂枝（一两十六铢，去皮）、芍药（一两）、甘草（一两，炙）、生姜（一两，切）、大枣（四枚，擘）、麻黄（一两，去节）、杏仁（二十四枚，汤浸，去皮尖及两仁者）	太阳病，得之八九日，如疟状，发热恶寒，热多寒少，其人不呕，清便欲自可，一日二三度发，脉微缓者，为欲愈也。脉微而恶寒者，此阴阳俱虚，不可更发汗、更下、更吐也；面色反有热色者，未欲解也，以其不能得小汗出，身必痒，宜桂枝麻黄各半汤	上七味，以水五升，先煮麻黄一二沸，去上沫，内诸药，煮取一升八合，去滓，温服六合。……顿服。将息如上法
桂枝二麻黄一汤	桂枝（一两十七铢，去皮）、芍药（一两六铢）、甘草（一两二铢，炙）、生姜（一两六铢，切）、大枣（五枚，擘）、麻黄（十六铢，去节）、杏仁（十六个，去皮尖）	服桂枝汤，大汗出，脉洪大者，与桂枝汤如前法；若形如疟，一日再发者，汗出必解，宜桂枝二麻黄一汤	上七味，以水五升，先煮麻黄一二沸，去上沫，内诸药，煮取二升，去滓，温服一升，日再服。……将息如前法

桂麻各半汤不是取桂枝汤的一半合麻黄汤的一半而成，乃是取桂枝汤和麻黄汤的用量的各三分之一合成，因太阳之邪日久渐减，小邪必以小汗法之故。桂枝二麻黄一汤证与前桂麻各半汤相比较，此证已经大汗，正气已虚，知

本证较轻，发热恶寒之状一日仅发作两次，故其治疗方药亦要轻于桂麻各半汤，遂取桂枝汤三分之二解肌以调营卫，麻黄汤三分之一以发表祛邪，解肌之中寓有微发汗之力。

四逆汤、通脉四逆汤的比较

方剂名称	药物组成及剂量	主治病证	煎服方法
四逆汤	甘草（二两，炙）、干姜（一两半）、附子（一枚，生用，去皮，破八片）	回阳救逆：①少阴病虚寒证；②霍乱吐利，阴阳暴脱证；③阳虚之体复感外邪或伤寒误治伤阳，虽有身体疼痛等表证，而以里阳虚证为急者；④阳虚不化，寒饮内停证等	上三味，以水三升，煮取一升二合，去滓，分温再服。强人可大附子一枚，干姜三两
通脉四逆汤	甘草（二两，炙）、干姜（三两，强人可四两）、附子（大者一枚，生用，去皮，破八片）	少阴病，下利清谷，里寒外热，手足厥逆，脉微欲绝，身反不恶寒，其人面色赤，或腹痛，或干呕，或咽痛，或利止脉不出者，通脉四逆汤主之下利清谷，里寒外热，汗出而厥者，通脉四逆汤主之	上三味，以水三升，煮取一升二合，去滓，分温再服，其脉即出者愈

四逆汤和通脉四逆汤药味全同，药量却有轻重之异，但其剂量的改变并未影响原方的配伍关系，其结果主要表现为药效强弱的差异，主治证候亦有轻重之异。两方核心都在生附子，其性可温经回阳救逆，所谓温经、温阳即扩动脉血管，故曰"通脉"；所谓回阳救逆即强心。通脉四逆汤与四逆汤相比，前方姜、附用量比较大，有强心利尿扩血管、回阳逐阴、通脉救逆之功，主治泵衰竭、急性心衰等急证，及寒盛格阳导致的四肢厥逆、下利清谷、身反不恶寒、脉微欲绝之证；后方姜、附用量比较小，仅有扩动脉血管、温经回阳救逆之功，而强心利尿作用较四逆汤小一些，主治阳微寒盛导致的恶寒蜷卧、四肢厥逆、下利、脉微细或沉迟细弱之证。

小承气汤、厚朴三物汤、厚朴大黄汤的比较

方剂名称	药物组成及剂量	主治病证	煎服方法
小承气汤	大黄（四两）、厚朴（二两，炙，去皮）、枳实（三枚，大者，炙）	轻下热结 阳明腑实轻证。症见：谵语潮热，大便秘结，胸腹痞满，舌苔老黄，脉滑而疾；或痢疾初起，腹中胀痛，里急后重者	上三味，以水四升，煮取一升二合，去滓，分温二服
厚朴三物汤	大黄（四两）、厚朴（八两）、枳实（五枚）	痛而闭者，厚朴三物汤主之	上三味，以水一斗二升，先煮二味，取五升，内大黄，煮取三升，温服一升
厚朴大黄汤	大黄（六两）、厚朴（一尺）、枳实（四枚）	支饮胸满者，厚朴大黄汤主之	上三味，以水五升，煮取二升，分温再服

厚朴三物汤重用厚朴，小承气汤重用大黄。厚朴三物汤偏重于气滞腹胀不矢气等，小承气汤偏重于热结；而厚朴大黄汤则气滞和热结并重，厚朴和大黄的剂量都比较大。此三方药味相同，但用量各异，所以主治的病证也有不同。小承气汤较之厚朴三物汤，厚朴用量为轻（1：4），虽然大黄用量相同，但二方服法不同，前方煎分二次，后者分三次；此外每次的实际服量亦有差别。又两方功用及主治的证候和病机都有不同，因此组成方药的配伍关系就有了改变，药量也随之而变。厚朴大黄汤与厚朴三物汤及小承气汤，药味同而用量及煎服法异，其大黄与枳、朴同煎而不后下，且用至六两，与大陷胸汤方中大黄用量相同，应是重在攻瘀而又泄饮，以其有推陈致新之作用。

人参汤、理中丸（汤）及加减的比较

方剂名称	药物组成及剂量	主治病证	煎服方法
人参汤	人参（三两）、甘草（三两）、干姜（三两）、白术（三两）	胸痹心中痞，留气结在胸，胸满，胁下逆抢心，枳实薤白桂枝汤主之；人参汤亦主之	上四味，以水八升，煮取三升，温服一升，日三服

续表

方剂名称	药物组成及剂量	主治病证	煎服方法
理中丸（汤）及加减	人参（三两）、甘草（炙，三两）、干姜（三两）、白术（三两） 渴欲得水者，加术，足前成四两半。腹中痛者，加人参，足前成四两半。寒者，加干姜，足前成四两半	霍乱，头痛发热，身疼痛，热多欲饮水者，五苓散主之；寒多不用水者，理中丸主之 大病差后，喜唾，久不了了，胸上有寒，当以丸药温之，宜理中丸	上四味，捣筛，蜜和为丸，如鸡子黄许大。以沸汤数合，和一丸，研碎，温服之。日三四，夜二服。腹中未热，益至三四丸，然不及汤。 汤法：以四物，依两数切，用水八升，煮取三升，去滓，温服一升，日三服

理中汤为治太阴虚寒证的主方，因其温运中阳、调理中焦，故取名理中汤。《金匮要略》称其为人参汤，治虚寒性的胸痹证，惟前方用炙甘草，本方用甘草不炙。两方用药、剂量、煎服法等皆相同，人参汤功能温中祛寒，健脾益气，其治疗偏于正阳不足者，其证当有四肢不温、大便稀溏、舌淡苔白、脉象沉迟细缓等证。

半夏泻心汤与甘草泻心汤

方名	药物组成及剂量
半夏泻心汤	半夏半升　黄芩三两　干姜三两　人参三两　甘草三两　黄连一两　大枣十二枚
甘草泻心汤	半夏半升　黄芩三两　干姜三两　人参三两　甘草四两　黄连一两　大枣十二枚

甘草泻心汤即半夏泻心汤加炙甘草一两，意在重用炙甘草之甘温，着眼于胃气虚弱，主治纳谷不化，腹中雷鸣下利，心下痞满。

第四，经方剂量注重安全性。观《伤寒论》中使用毒性较大的药物如附子、巴豆、细辛、大戟、甘遂、芫花、瓜蒂、蜀漆等，对其适应证与配伍、炮制、剂型、用量都有全面详尽论述。仲景善于驾驭药物的药性及毒性的程度，从剂量的掌握上可见端倪。首先，所谓体有强羸，故而峻下的十枣汤（其中芫花、甘遂有毒性）"强人服一钱匕，羸人服半钱"；又如治寒实结胸的三物白散"强人半钱匕，羸者减之"，也是为避免体弱者中毒的危险。其次，所谓药有峻缓，故而峻逐水气治疗胸腹积水的甘遂，用量每次仅"半钱匕"。最后，谓病有轻重，所以虽同为主治少阴阴盛阳微证之方，四逆汤仅用生附子一枚，而主治阴盛格阳病情更危重的通脉四逆汤则用生附子"大者一枚"，如此方证相合剂量适宜，皆取祛邪不伤正之意。

《伤寒论》剂量计量标准有标准度量衡制和非标准度量衡制两大类。标准度量衡制：重量单位如"铢、两、斤"，容量计量单位如"合、升、斗、斛"，长度单位如"尺"。特别是重量用"两"与容量用"升"为最多。《伤寒论》经方 112 方中，有 96 方用"两"为剂量单位；用"升"的有 24 个，13 味药以"升"为剂量单位。此"两"与"升"的单位，是东汉或更早时期的衡量制度，不同于现今承用清朝库平制的"两"（合公制 37.5 克）、"升"（1035 毫升），或 1928 年所实行的市用制"两"（合公制 31.25 克）与"升"（1000 毫升）。

据东汉货币、嘉量、衡器、累黍、水比重、黄金，以及《同度记》汉粟米法对东汉"两"的考据发现，东汉一两为 13.75 ～ 15.6 克。我们约取为 1 两 15 克的标准。

根据今大量东汉的量器考据与《伤寒论》中所载"温服一升，本云黄耳杯"考据，大抵确定一升为 200 毫升左右。

关于《伤寒论》特殊计量单位，据实测结果，如大枣 30 个为 105.77±3.598 克，半夏 14 枚为 15.05±3.261 克，杏仁 70 枚为 25.66±2.896 克，竹叶 2 把为 26.04±1.78 克，大黄如博棋子为 2.5 ～ 4 克，石膏如鸡子大为 50 ～ 60 克（最大 120 克），方寸匕盛满草木类药末约 1 克到 1.5 克，若盛满矿石类约 9 ～ 10 克，大约 5 ～ 2.74 毫升，若以钱匕取药不散落则大约 1 ～ 2 克，若作一钱匕的重量，则约 2.85 ～ 3.25 克，淡豆豉一升为 116.5±2.98 克，半夏半升为 56.27±1.87 克，杏仁一升为 115.3±2.16 克等。

计数、容量等非标准重量药物量化折算参考值

药名	原计量剂量	折算剂量（克）
石膏	如鸡子大	约重 50～60
吴茱萸	1 升	约重 70
酸枣仁	1 升	112
杏仁	1 升	112
蜀椒	1 合	4.2
葶苈子	1 升	124
赤小豆	1 升	150
麻子仁	1 升	100
麦冬	1 升	90
芒硝	1 升	124
五味子	1 升	76
半夏	1 升	84
大枣	1 枚	2.5
栝蒌实	1 枚	70；大者 120
诃子	1 枚	4
杏仁	1 枚	0.3
乌头	1 枚	3；大者 7
附子	1 枚	15；大者 30
枳实	1 枚	20
粳米	1 升	160
厚朴	1 尺	20
竹叶	1 把	10
香豉	1 升	124
乌梅	1 枚	2.3
栀子	1 枚	0.5
鸡子黄	1 枚	12.5

按照 1 两等于 15 克计算，《伤寒论》共有 34 味药物的用量超过《药典》的最大药量，占全书 89 味药的 39%，大剂量用药参与组方 85 个，占全书 112 方的 76%；其中大剂量应用的药物包括甘草、桂枝、大枣、生姜、芍药、附子、半夏、茯苓、麻黄、黄连、杏仁、栀子、柴胡、石膏、细辛、芒硝、厚朴、豆豉、葛根、桃仁、知母、五味子、蜀漆、吴茱萸、䗪虫、水蛭、赤小豆、麦门冬、栝蒌实、生地黄等。即使按照最保守的 1 两等于 3 克计算，尚有 39% 的药物用量超过《药典》用量。如果将《伤寒论》一两折合 3 克，从整方的药物配比而言，大枣等佐药的剂量大于君、臣药量，不符合经方药物一般配伍规律；从药水比例而言，则药少水多；从方剂煎煮时间而言，则煎煮时间过长，不符合现代药理研究成果及现代中药煎煮理论。而《伤寒论》一两折合 15 克，从整方药物剂量的配比、方剂的药水比例及现代煎煮理论等方面，均较符合实际，接近仲景经方的本源剂量。

可见仲景用药力量之宏，而经方药味少、配伍精良，单味药的大剂量应用，也体现了仲景用药之专。药专力宏是经方的特色，更是确保其临床疗效的重要因素之一。

本书将《伤寒杂病论》中的一两合为 15 克，以便计算，很多时候与实际用量出入不大，但也有出入较大之时，加之药源、环境、人群之千年变迁，故当圆机活法，而不可刻舟求剑。

本书将《伤寒杂病论》经方标量用量标定为实际数量，以还原仲景经方的真实情况和经方的实际功效，仅用作学术研究参考，不代表读者就要按照这个用量去处方用药，临床复杂，一定要结合患者实际病情及各种禁忌，望闻问切算，五诊合参。

中孚◎伤寒水法

人体即小宇宙、小天地，如大宇宙、大天地一般。天地之象，日月高悬，人居于天地之中。日月为天之阴阳，人身之内亦有阴阳。天人之阴阳相感相应，方为天人之和。感应失度，则天人失其和。以人之阳气为主，以天地之阳气为辅，二阳相映，气化氤氲。人之阳气，以丹田为基，一切水分、气分、血分疾病皆由丹田之阳气不振、乖戾所致。丹田这一点阳炁，是任督冲三脉的原始点，是周身三十二根大脉的能量点，是真正的命门之火，是丹田之三昧真火。究其治病方源，男为桂枝汤，女为温经汤。这是男女底方，在此基础之上，根据气分、水分、血分、六经太过不及，可酌情加减，根据正邪盛衰，急则治其标，缓则治其本。可一药发挥，可对药排阵，可角药五行，可行六七亢害承制之法，可行众药兵法。如此，不止汤液经法、仲景兵法，人身一切之病，皆可揉搓升降、进退出入。第一要义是丹田之火，第二要义才是藏象圆运动之升降出入和，第三要义是气血水表里虚实痰饮瘀血。而这一切都要在五运六气的天地框架之下来考虑，即五运六气是人的坐标系。

李时珍言："天下之水……性从地变，质与物迁，未尝同也……功用不同，岂可烹煮之间，将行药势，而独不择夫水哉？"

我们知道，仲景书源于《汤液经法》，按照陶弘景《辅行诀脏腑用药法要》的观点，其文曰："味辛皆属木……味咸皆属火……味甘皆属土……味酸皆属金……味苦皆属水……肝德在散……心德在软……脾德在缓……肺德在收……肾德在坚。"其次，五行有木温、火热、土平、金凉、水寒之分。可知，气温、主疏泄、味辛者，性升散，属木位；气热、主宣通、味咸者，性升浮，属火位；气平、主运化、味甘者，属土位；气凉、主收敛、味酸者，性收降，属金位；气寒、主封藏、味苦者，性封藏，属水位。

由于中药剂型以汤剂为主，书中对药物的煎法与用法，尤其对煎药用水十分讲究。全书煎服药用水达9种，这些不同名称的水，有用于煎汤剂的，有用于煮散剂的，有用于渍药的，有用于和服的。方用何水，何水配何药，仲景按照病证需求，依水之特性揣摩施用，丝丝入扣。其服药除用水煎煮外，尚有用酒、用蜜、用醋等溶媒煎煮。

甘澜水（甲木）

甘澜水一名劳水，即清水以杓扬动之后的水。其性升，助木气升达疏泄，治下焦水患，属木位。仲景用甘澜水煎治伤寒心肝阳虚，欲作奔豚的茯苓桂枝甘草大枣汤。除了下焦水寒邪气上乘心位欲作奔豚之候，还有脏结证中肾结。桂枝辛温，补肝生心火降逆，甘草大枣甘，以缓肝急。甘澜水取甲木之辛，以和《辅行诀》辛补酸泻甘缓之意。普通清水其性偏寒，以杓扬动而使其存一丝天阳之气，乃是去其寒性而不助水邪。仲景自注云：取水二斗，置大盆内，以杓扬之，水上有珠子五六千颗相逐取用之。李时珍云：水性本咸而体重，劳之则甘而轻，取其不助肾气而益脾胃也。虞抟《医学正传》曰："甘澜水甘温而性柔，故烹伤寒阴证等药用之。"呜呼！岂不闻《内经》云"阳气者，烦劳则张"，彼虽言人，然水亦天地所化，阴阳之理相同。水上之珠相逐，水中之阴气已不胜其阳，用此水煮药，非但不助水邪，还能助阳气。用机械手段将水高速搅动，就可以使其分子呈自由浮动状态，得到活化水。活化水因表面张力和气体溶解度的增加，有利于生物的生长。换句话说，甘澜水经过杓扬百遍之后，其寒水之性已变成了升发之木性，正所谓水生木之速成。

井花水（乙木）

井花水也称井华水。平旦从井中第一次汲出者，此时取水，性降，可凉降相火，平肝息风，味清气凉，平旦东方肝木相应，故井花水入肝也。仲景用井花水煎风引汤治热证癫痫，取其辛凉散热、平肝清心之功。《医学正传》云："清晨井中第一次汲者，其天一真精之气浮结于水面。今好清之士，每日取以烹春茗，而谓清利头目最佳，其性味同于雪水也。"以井花水作溶媒取其清凉洁净的特性，用以滋阴潜阳，通窍解热。

麻沸汤（丙火）

麻沸汤即刚沸腾的开水。其力达于上焦，并兼行阳通络之效，性升浮，可助药力浮，属火位。因火力十足，开水欲开之时，表面沸腾如麻点时取用，故名麻沸汤。汤将热时，其表面沸滚如麻，故云麻。《本草纲目》谓热汤即百沸汤。水经煮沸，其性主温主升主散，仲景疗伤寒心下病之大黄黄芩黄连泻心汤、附子泻心汤中，大黄、黄芩、黄连等苦寒之药，皆用麻沸汤渍之须臾，绞汁而不煎，取其气之轻扬，不欲其味之重浊，以利清上部无形邪热。渍药相当于今之冲法，不同的是今用药汁冲，古用麻沸汤。理中丸治疗太阴病自利不渴，用麻沸汤数合和一丸，亦取温散之功。若水烧热但未滚沸，即未开之热水，此水非生非熟，一般不能饮用，饮之则令人作呕，中药汤剂皆不可以此水煎煮，仲景唯独吐法一方瓜蒂散用此汤煮，意在加强催吐的作用。李时珍又多用其行阳气，通经络之力。其性浮且兼宣通之效，故其归火位可明辨矣。

暖水（丁火）

暖水即热开水。在五苓散服后注云："多饮暖水，汗出愈。"暖水因阳热之气蓄积，性温而散，有开腠理，泄汗孔，助药发散之功，五苓散化气行水兼以解表，治太阳表证兼膀胱蓄水，服后多饮暖水，意与桂枝汤服后啜热稀粥相同。

潦水（戊土）

潦水又名无根水，即大雨方降，动流未聚之水。其性降而不留滞，化土湿、收相火，属土位。《本草纲目》曰"降注雨水谓之潦……甘，平，无毒。煎调脾胃、去湿热之药"，所以潦水即大雨之水。注者，灌也。且《本草纲目》在潦水之前单列雨水一类，可见李时珍认为潦水不是正在下降之雨水，乃是雨水降注于地面的积水。李时珍在释井水时，提及过"无根"之意，其言"出甃（zhòu）未放为无根"，甃即是砖砌的井壁，而"放"当理解为静置的意思，故动者为无根。故潦水当是未落地的雨水或刚落地正在流动的雨水。

《素问·阴阳应象大论》曰："地气上为云，天气降为雨。雨出地气，云出天气。"故雨水通于土气而秉降性。且潦水动而善走，可化湿而不留滞。所以，成无己谓其"味薄，不助湿气而利热"，潦水无根味薄，故利湿而不助湿，分消走泄而不留邪。柯琴言之"流而不止，能降火而除湿"，谓之降火，盖"天气下为雨"，天气降则火降也。而其除湿之功，亦关乎此降火之力。仲景用潦水，煎麻黄连翘赤小豆汤，治伤寒郁热在里、身发黄诸证。

浆水（己土）

浆水又名清浆水、酸浆水、淘米水，为煮熟的小米加水浸泡，久贮味酸者。其性敛降，调补中土、助降胆胃，属土位、金位。《本草纲目》曰："浆，酢也。炊粟米热，投冷水中，浸五六日，味酢，生白花，色类浆，故名……甘、酸，微温，无毒……调中引气，宣和强力，通关开胃止渴，霍乱泄利，消宿食。"粟，即小米，古代也称稷，为五谷之一，属中央，为土。用清浆水煎枳实栀子豉汤治热扰胸膈、心下痞塞；煎矾石汤治脚气冲心；煮蜀漆散治癥瘕；煮赤小豆当归散治狐惑病脓已成；煮半夏干姜散治寒饮呕逆。浆水有清热解毒、调和脏腑、开胃止呕的作用。其中含有丰富的酵母菌与 B 族维生素，参与机体糖、蛋白质及脂肪代谢，健胃助消化。其实，浆水乃草木之精气化而得之，五行属木，偏寒，故能散郁清热、条达脏腑气机。

东流水（庚金）

东流水即江河中从西向东流动之水。其性降，可降肺胃、逐水饮，属金位。江河之水，又名千里水，有荡涤之力。东流水由西而来，秉肃降之性，走荡之势。诚如孙思邈所言："顺势归海，不逆上流，用以治头，必归于下。""头"可理解为病在上焦者。东流水通于金位，秉肃降之力，又兼荡涤之功。故仲景泽漆汤以东流水五斗先煮主药泽漆一味，实则欲强其行水之效，而解水饮迫肺之苦。泽漆汤有温阳利水之功，治水饮内停，上迫于肺之喘咳、身肿之候，用东流水取其从肺（水之上源）引饮下行之意。

泉水（辛金）

泉水即山涧泉水，或从地下或山石中涌出之水。总之，从金中来，即所谓金生水也。其性降，可清心安神、肃肺利尿，属金位。泉水味甘性凉，含有丰富的微量元素和矿物质离子。可清热利尿、引热下行。泉水既源于金，其金之重镇肃杀之性尚未失掉，故仲景百合地黄汤、百合知母汤等方，皆用泉水煎。此乃心肺阴虚内热所致的一类精神神志失调的疾病。泉水凉而秉金气，降相火以安神明。且火降则不克肺气，肺气利则水之上源可调。谓其降相火者，缘扰神之热乃相火，非君火也。主治伤寒后期余热不清、内科热病等证候之剂，皆可用泉水煎煮。泉水解热闷烦渴，下热气，利小便，凉能清热，甘能补阴。另外，因泉水中含丰富矿物质盐，又具有安神定志之功效。

普通凉水（壬癸之水）

仲景《伤寒杂病论》中大部分方剂都是以此清水煎煮。盖水火者，阴阳之征兆也。以清水之阴寒，添炉火之阳热，药物经阴阳水火之用，故参天地造化之功。现代研究证明，大多数药物的有效成分及药物在加热过程中相互作用而产生的新有效成分均可溶于水中，因此临床常用的煎药用水乃水质纯净的普通凉水。《伤寒杂病论》常用255首汤剂中有220首选用普通凉水煎煮，占汤剂总数的86.27%。三碗以上为壬水，以下为癸水。水火者，阴阳之征兆也。积阳为天，积阴为地。汤剂经水火之用，实乃代天地行造化之能。

"以味成方"是仲景组方的重要原则之一，五行又各有其体用之性味，故"以味成方"的核心在于五行理论的运用。仲景煎药用水的目的在于模拟方剂所需的环境，如病壅上者，以金位之水煎之，而模拟出肃降的环境。病郁下者，以木位之水煎之，而模拟出升达的环境。病中土停滞者，以土位之水煎之，而模拟调宣运动的环境。由此发仲景之意，则可扩大煎药用水的应用范围，而不拘泥于仲景所列举之方。

煎药用水参与了药物提取变化的整个过程，其除了影响药物的溶解与提取程度以外，对药物之间的反应也有独特的影响能力。因此，经方之疗效绝不仅仅在于药味的增减变化，水也是其中重要的一环。所以，单纯用药物难以替代煎药用水的作用，轻易舍弃仲景所设之水，经方的疗效也必然有所折扣。

归妹◎十八反

"十八反歌"源自张子和（1156—1228）《儒门事亲》，"十九畏歌"源自刘纯（1363—1489）《医经小学》。

中药十八反相关药物在《神农本草经》一书中并没有明确记载，而且书中也没有十八反这一词语，仅在该书序录中有以下记述"有单行者、有相须者、有相使者、有相畏者、有相恶者、有相反者、有相杀者……无用相恶相反者。"但具体到某一味药和某一味药相反，书中并没有明确说明，直到数百年后，到了南北朝·梁·陶弘景《本草经集注》一书出世，才在该书中出现了某一味药和某一味药相反的说法，但也没有提出十八反一说，若从其书反药数目统计来看，共有21种药。再到金·张子和《儒门事亲》一书出版，该书在第十四卷中记载了十八反歌，似乎从此以后十八反成立，几乎成为后世中医药界搞不清楚说不明白的清规戒律，凡是学习中医者都必须知道，并遵守之。在中药考试中，十八反也是必考知识。若在处方中出现一对反药，则会被视为错误。可见十八反在传统中医界的地位。

中药十八反共十八种药，十五对组合，半夏–乌头、栝蒌–乌头、贝母–乌头、白蔹–乌头、白及–乌头、人参–藜芦、玄参–藜芦、沙参–藜芦、苦参–藜芦、细辛–藜芦、芍药–藜芦、海藻–甘草、大戟–甘草、甘遂–甘草、芫花–甘草。但，张仲景《金匮要略》中有"附子粳米汤"（附子与半夏同用）、"甘遂半夏汤"（甘遂、甘草同用）、"赤丸"（乌头与半夏同用）。唐代药王孙思邈所著《千金方》和《千金要方》中，用反药的处方达数十个之多。如"风缓汤"之乌头与半夏同用，"大八风散"之乌头与白蔹同用，"茯苓丸"之大戟与甘草同用，"大五饮丸"既有人参、苦参与藜芦同用，又有甘遂、大戟、芫花与甘草同用。陈自明《校注妇人良方》定坤丹人参与五灵脂同用（人参配五灵脂治肝脾肿大疗效极好）。金·张子和《儒门事亲》卷十四明明有十八反歌，但在卷十二主治"鳌"的通气丸中用甘草和海藻两味相反的药，而且没有作任何解释。金代李东垣散肿溃坚汤中海藻与甘草同用；元代朱丹溪《脉因证治》莲心散中芫花与甘草同用。《温病条辨》中化癥固生丹，方中人参、五灵脂属十九畏，实际上此方为《万病回春》回生丹加味，回生丹也含人参、五灵脂。可见此方沿用已经多个世纪。

李时珍在"甘草"项下解释曰"甘草与藻、戟、遂、芫四物相反，而胡洽居士治痰癖，以十枣汤加甘草、大黄，乃是痰在膈上，欲令通泄，以拔去病根也。东垣、李杲治项下结核，消肿溃坚汤加海藻，丹溪、朱震亨治劳瘵，莲心饮用芫花，二方俱有甘草，皆本胡居士之意也。故陶弘景言古方也有相恶相反并乃不为害，非妙达精微者，不能知此理。"明代吴昆《医方考》通顶散人参、细辛与藜芦同用；清代余听鸿《外证医案汇编》"瘰疬门"方中亦见海藻与甘草同用者。宋代官方颁布推行的《太平惠民和剂局方》中，润体丸、乌犀丸二方皆川乌与半夏同用；明代《普济方》中更是收载了248个反药方剂。可见古代中医药界并不认为"十八反"是必须遵守的。

如最常见的附子半夏相伍，最早见于《伤寒论》"伤寒表不解，心下有水气，干呕，发热而咳，或渴，或利，或噎，或小便不利、少腹满，或喘者，小青龙汤主之……若噎者，去麻黄，加附子一枚，炮。"本条主治外寒里饮证。外寒引动内饮，内外合邪，水寒射肺，迫使肺气不得宣降则见咳嗽或喘息。文中或然证乃由水饮之邪变动不居，可随三焦气机升降出入。若噎即水饮内停、上壅肺胃通道则见咽喉噎阻，乃中焦虚寒的表现。此种咳喘当去辛散之麻黄，加附子，配伍半夏以温阳化饮。又《金匮要略·腹满寒疝宿食病脉证治》"腹中寒气，雷鸣切痛，胸胁逆满，呕吐，附子粳米汤主之"，乃仲景为治疗寒邪内阻，阴寒湿浊上犯所致腹中雷鸣疼痛、胸胁逆满呕吐之证而设。

仲景在小青龙汤的加减、竹叶汤方加减中均出现附子与半夏配伍。其后，历代医家多有运用，如《千金方》半夏汤、附子五积散、大五饮丸、大茯苓汤、姜椒汤；《太平惠民和剂局方》半夏散方、骨碎补丸、十四味建中汤；《圣济总录》大半夏丸、独活汤；《伤寒六书》回阳救急汤；《证治准绳》控涎丸；《张氏医通》附子散等；《外台秘要》神丹丸；《丹溪心法》浆水散、生附汤；《河间六书》大百劳丸、小半夏汤等，均是附子与半夏同用。而且，从陶弘景《本草经集注》记载乌头反半夏等药开始直至《本经逢原》为止，在千年的时间里中医界并没有附子与半夏等药相反的记载。1963 年颁布的首部《中华人民共和国药典》亦未记录附子反半夏，仅指出"孕妇忌用"，从 1985 年版至今历版《中华人民共和国药典》方才指出，凡与川乌、草乌不宜同用的药物均不宜与附子同用。

近代附子配伍半夏应用非常广，在《丁甘仁医案》中附子配半夏者多达50 多处，其治疗病种包括痰饮、肿胀、痢疾、哮喘、痹证等。刘沛然以半夏配伍附子，剂量加以增减，称积 40 年之经验，凡有冷痰寒湿之证，两者配伍疗效甚殊而尚未发现不良反应，并进一步指出："半夏附子合用对阳虚寒痰冷饮的病证能斩关夺将，使阳气回，寒痰化，沉疴起，病邪除。"姜春华、朱良春、颜德馨等名老中医都曾先后郑重地撰文驳斥过附子反半夏之说。云南名医吴佩衡先生一生好用附子，其四逆二陈麻辛汤就是用附子与半夏配伍治疗脾肾阳虚寒湿痰饮之肺系病。以附子半夏合用治疗寒湿型不孕证、多囊卵巢综合征、肾囊肿等，效如桴鼓。

附子山萸汤中附子、半夏相配伍，《金匮要略·腹满寒疝宿食病脉证治》中有乌头与半夏同用之"赤丸"，《千金要方》之风缓汤，《和剂局方》之润体丸、乌犀丸，许叔微《本事方》之"星附散"等皆有乌头与半夏同用。

朱良春认为："十八反之说不能成立，十九畏更属无谓。古人有大量好经验，但限于时代条件，也有不少不可取的，如李时珍《本草纲目》说马钱子无毒就是。"

故"十八反"不是"十八禁"。该改一改了。

第十一法：伤寒针法

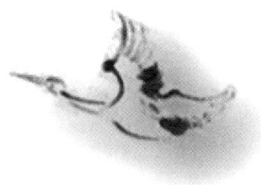

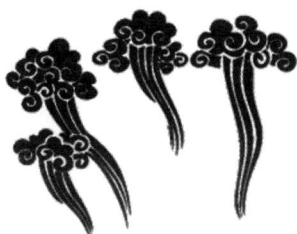

暌◎伤寒针法

仲景单用针灸方法治愈疾病的论述共计有 13 条，其中平脉法第二、辨阳明病脉证并治各 1 条，辨少阴病脉证并治 2 条，辨厥阴病脉证并治 3 条，辨太阳病脉证并治 5 条。其全部条文以针灸为主，治疗阳明、少阳、厥阴、少阴经的疾病。仲景涉及针药或灸药并用的条文，共 4 条。其中有关太阳病 2 条，有关阳明病 1 条，有关少阴病 1 条。均是对针与药先后或同时作用于疾病，使疾病好转。

其中穴位涉及期门、巨阙、足阳明经穴位（《辅行诀》提及足三里等）、大椎、肺俞、肝俞、少阴经穴位（《辅行诀》中提及涌泉、昆仑）、厥阴经穴位（大敦、行间、太冲、中封、曲泉）、风池、风府、督脉穴位、百会、关元、气海、听宫、客主人、翳风等。可见，仲景关于十二经络及奇经八脉的穴位如数家珍。

记录如下：

"少阴脉不至，肾气微，少精血，奔气促迫，上入胸膈，宗气反聚，血结心下，阳气退下，热归阴股，与阴相动，令身不仁，此为尸厥，当刺期门、巨阙。宗气者，三焦归气也，有有名无形，气之神使也。下荣玉茎，故宗筋聚缩之也。"（《伤寒论·平脉法第二》）

"太阳病，头痛至七日以上自愈者。以行其经尽故，若欲作再经者，针足阳明，使经不传则愈。"（《伤寒论·辨太阳病脉证并治上第五》）

"伤寒，腹满，谵语，寸口脉浮而紧，此肝乘脾也（木克土，四时五行脉法），名曰纵（五行正克），刺期门。"（《伤寒论·辨太阳病脉证并治中第六》）

"伤寒发热，啬啬恶寒，大渴欲饮水，其腹必满，自汗出，小便利，其病欲解，此肝乘肺也（木侮金），名曰横（五行反克），刺期门。"（《伤寒论·辨太阳病脉证并治中第六》）

"太阳与少阳并病，头项强痛，或眩冒，时如结胸，心下痞硬者，当刺大

椎第一间，肺俞、肝俞，慎不可发汗；发汗则谵语，脉弦，五日谵语不止，当刺期门。"(《伤寒论·辨太阳病脉证并治下第七》)

"妇人中风，发热恶寒，经水适来，得之七八日，热除而脉沉身凉，胸胁下满，如结胸状，谵语者，此为热入血室也，当刺期门，随其实而取之。"(《伤寒论·辨太阳病脉证并治下第七》)

"太阳少阳并病，心下硬，颈项强而眩者，当刺大椎、肺俞、肝俞，慎勿下之。"(《伤寒论·辨太阳病脉证并治下第七》)

"阳明病，下血谵语者，此为热入血室，但头汗出者，刺期门，随其实而泻之，濈然汗出则愈。"(《伤寒论·辨阳明病脉证并治第八》)

"少阴病，吐利，手足不逆冷，反发热者，不死。脉不至者，灸少阴七壮。"(《伤寒论·辨少阴病脉证并治第十一》)

"少阴病，下利，脉微涩，呕而汗出，必数更衣，反少者，当温其上，灸之。(《脉经》云，灸厥阴，可五十壮。)"(《伤寒论·辨少阴病脉证并治第十一》)

"伤寒六七日，脉微，手足厥冷，烦躁，灸厥阴，厥不还者，死。"(《伤寒论·辨厥阴病脉证并治第十二》)

"伤寒脉促，手足厥逆，可灸之。(促一作纵。)"(《伤寒论·辨厥阴病脉证并治第十二》)

"下利，手足厥冷，无脉者，灸之不温，若脉不还，反微喘者，死。少阴负趺阳者，为顺也。"(《伤寒论·辨厥阴病脉证并治第十二》)

"太阳病，初服桂枝汤，反烦不解者。先刺风池、风府，却与桂枝汤则愈。"(《伤寒论·辨太阳病脉证并治上第五》)

"烧针令其汗，针处被寒，核起而赤者，必发奔豚。气从少腹上冲心者，灸其核上各一壮，与桂枝加桂汤，更加桂二两也。"(《伤寒论·辨太阳病脉证并治中第六》)

"阳明中风，脉弦浮大而短气，腹部满，胁下及心痛，久按之，气不通，鼻干不得汗，嗜卧，一身及目悉黄，小便难，有潮热，时时哕，耳前后肿，刺之小差，外不解，病过十日，脉续浮者，与小柴胡汤。"(《伤寒论·辨阳明病脉证并治第八》)

"少阴病，得之一二日，口中和，其背恶寒者，当灸之，附子汤主之。"（《伤寒论·辨少阴病脉证并治第十一》）

《辅行诀·辨肝脏病证文并方》："邪在肝，则两胁中痛，寒中；恶血在内，则骱善瘈，节时肿。取之行间以引胁下，补三里以温胃中，取耳间青脉以去其瘈。"

《辅行诀·辨肝脏病证文并方》说："肝病者，必两胁下痛，痛引少腹。虚则目䀮䀮无所见，耳无所闻，心澹澹然如人将捕之；气逆则耳聋，颊肿。治之取厥阴、少阳血者。"

《辅行诀·辨脾脏病证文并方》说："邪在脾，则肌肉痛。阳气不足，则寒中、肠鸣、腹痛；阴气不足，则善饥，皆调其三里。"

《辅行诀·辨肾脏病证文并方》中说道："邪在骨，则骨痛，阴痹。阴痹者，按之不得。腹胀，腰痛，大便难，肩背项强痛，时眩仆。取之涌泉、昆仑，视有余血者尽取之。"

《辅行诀·辨心脏病证文并方》说："心病者，心胸内痛，胁下支满，膺胛间痛，两臂内痛。虚则胸腹胁下与腰相引而痛。取其经手少阴、太阳及舌下血者，其变刺郄中血者。""邪在肾，则骨痛，阴痹……视有余血者尽取之。"

仲景关于针灸误治或坏治的条文共有 10 条，其中辨太阳病脉证并治 7 条，平脉法、辨痉湿暍脉证、辨阳明病脉证并治各 1 条。其中，主要论述太阳经病中误用针灸的治法，在治疗后引起疾病恶化的状况，从侧面说明在对太阳病发热治疗的过程中，不宜用针灸的方法。如《伤寒论·平脉法第一》的"阳脉浮阴脉弱者，则血虚。血虚则筋急也。其脉沉者，荣气微也；其脉浮而汗出如流珠者，卫气衰也；荣气微者，加烧针，则血留不行，更发热而燥烦也。"《伤寒论·辨痉湿暍脉证第四》的"太阳中暍者，发热，恶寒身重而疼痛，其脉弦细芤迟，小便已，洒洒然毛耸，手足逆冷，小有劳，身即热，开口，前板齿燥。若发汗，则恶寒甚；加温针，则发热甚；数下之，则淋甚。"《伤寒论·辨太阳病脉证并治中第六》的"太阳病中风，以火劫发汗，邪风被火热，血气流溢，失其常度，两相熏灼，其身发黄……"，"太阳病，以火熏之，不得汗，其人必燥，到经不解，必清血，名为火邪"，"太阳伤寒者，加温针必惊也"，等等。

针灸误治后用药治疗并痊愈的条文共 3 条，均出现于"辨太阳病脉证并治"，主要论述针灸导致坏病的原因及补救方法。如《伤寒论·辨太阳病脉证并治上第五》的"伤寒脉浮，汗自出，小便数，心烦，微恶寒，脚挛急，反与桂枝，欲攻其表，此误也，得之便厥，咽中干，烦躁，吐逆者，作甘草干姜汤与之，以复其阳……若重发汗，复加烧针者，四逆汤主之。"《伤寒论·辨太阳病脉证并治中第六》的"伤寒脉浮，医以火迫劫之，亡阳必惊狂，卧起不安者，桂枝去芍药加蜀漆牡蛎龙骨救逆汤主之。""火逆下之，因烧针烦躁者，桂枝甘草龙骨牡蛎汤主之。"

仲景在《金匮要略》中单用针灸治疗愈病的条文共 7 条，涉及关元、劳宫、期门、承山、阿是穴（核起而赤，灸核上，桂枝加桂汤主之）等穴位，其针刺误治的情况与《伤寒论》中一样，均为阳病或热病时，温针烧针刺之而出现的病情加重。

可见，仲景针刺法主要应用于三阳经，尤以太阳、阳明二经为主；灸法主要应用于三阴经，尤以少阴、厥阴二经为主；在邪气较盛时，可以用针灸配合汤药来祛邪外出；在三阳经禁用一切温热的物理疗法，如温针、烧针、熨、灸、熏等方法；治尸厥证时刺期门、巨阙是仲景保留下来相对固定的治疗方法。

子午流注是中医针灸学常用的技术，早在《灵枢》等书略有记述，宋元间出现了子午流注针法，主张依据不同的时间选择不同的穴位，达到治疗的目的。如《素问·四时气》中："岐伯曰：四时之气，各有所在，灸刺之道，得气穴为定。故春取经、血脉、分肉之间，甚者，深刺之，间者，浅刺之；夏取盛经孙络，取分间绝皮肤；秋取经俞，邪在腑，取之舍；冬取井荥，必深以留之。"可见这一技法流传了几千年。《伤寒论》中的取穴针灸，虽然没有明确的子午流注内容，其中却包含着这一数术针法的神韵。

十二经在四肢末端的穴位，分别为金、木、水、火、土，在子午流注体系中被称之为井、荥、俞、经、合。取穴时以五行生克作为运算准则，根据时辰的五行属性取舍。因为子午流注是以针灸为主要应用目的，它只对一天的经络气作了运算说明。

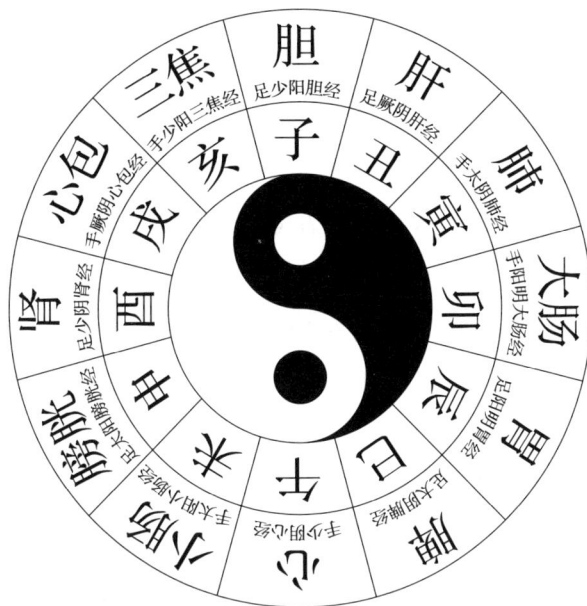

天干和地支配脏腑经络，其中地支配脏腑营气如下：子时属足少阳胆经，丑时属足厥阴肝经，寅时属手太阴肺经，卯时属手阳明大肠经，辰时属足阳明胃经，巳时属足太阴脾经，手少阴心经属午时，手太阳小肠经属未时，足太阳膀胱经属申时，足少阴肾经属酉时，手厥阴心包经属戌时，手少阳三焦经属亥时，十二时辰中，每个时辰相应的经穴开，按照五行生克关系取穴治疗。

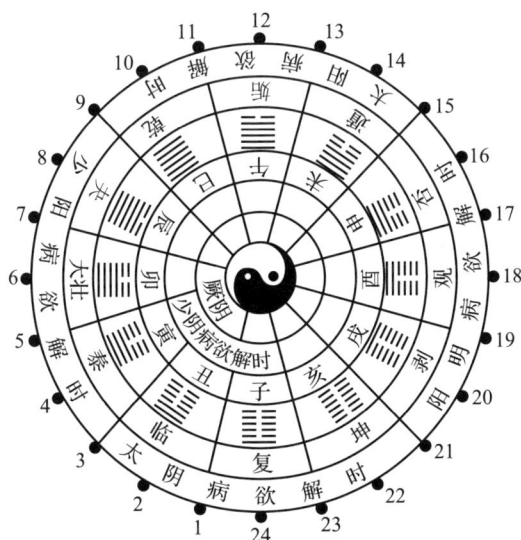

天干也与脏腑经络相配，分别为：甲胆、乙肝、丙小肠、丁心、戊胃、己脾、庚大肠、辛肺、壬膀胱、癸肾。此为每日开穴的分法，但是每个人的生日时辰不同，因此其经络气血所在之处也不同，这就需要运气学来帮助计算，运气学用的是天干化合来定五行属性。

仲景《伤寒论》中的取穴用针只有十几处，而六经卫气各有主旺的时辰，《伤寒论》分别作了论述：太阳经在巳、午、未三个时辰；阳明经在申、酉、戌三个时辰；少阳经在寅、卯、辰三个时辰；太阴经在亥、子、丑三个时辰；少阴经在子、丑、寅三个时辰；厥阴经在丑、寅、卯三个时辰为经气旺时。将这主旺的时辰与子午流注的相关内容结合，然后对《伤寒论》中有关用针治疗的条文进行研究，可以正确理解其内涵。

取穴当计算干支相配以及经络气血运行于哪一部位，以子午流注针法为主，避免损伤患者真元之气。如："太阳病，初服桂枝汤，反烦不解者，先刺风池、风府，却与桂枝汤则愈。"此处巳、午、未三个时辰用针效果较好，因太阳经为诸阳之长，巳、午、未时为阳中之阳，太阳病解必从巳、午、未，所谓阳受病者，必阳气充而邪乃解也。其总的机制仍不外天人相应，人体正气得天时之助。

子午流注不仅仅用于针灸，自然也会渗入《伤寒论》的理法方药之中。如"太阳病，欲解时，从巳至未上"。道理同上：又如大承气汤证中有"……日晡所，发潮热……"阳明经气旺于申酉时，阳明热炽，逢其旺时而增剧，则发热有定时增高，如潮水之定时而至；再如十枣汤证，外有风邪，内有悬饮之证，表解后，饮邪仍停聚胸胁，阻碍气机升降失常。可攻之，平旦服。因此时为阳气生长之时，有助正气祛邪之机。

兑◎太阳针法

太阳为寒水之经，经云"太阳之上，寒气治之，中见少阴"，可见寒水化气为太阳之生理。太阳之脉上至风府，下达腰脊，具有统摄营卫，主一身之表的作用。外邪侵袭人体，太阳首当其冲，致营卫不和，卫外失职，正邪相争于表，出现"太阳之为病，脉浮，头项强痛而恶寒"之提纲证。其本质为寒邪伤表，营卫不和。在针灸辨治时，应以解表散郁，调和营卫为原则。

由于太阳之敷畅赖肾督阳气之助，督脉统摄诸阳又维系元阳，卫阳被郁，常易化热，故针治时常选督脉与太阳经穴，以清泻郁热。太阳针法，主要选穴为百会、大椎、大杼、风府、风门、申脉、后溪等，针以泻法。百会、风府、大椎均为督脉经穴，刺之可泻阳经之热，百会为诸阳之会，泻之可清泻上逆之热，大椎通调督脉而祛表邪，舒脑脊而止项强，为治疗表证之要穴，风府为督脉与足太阳和阳维脉之交会穴，针之可疏风解表，和营散郁。而大杼与风门同属足太阳经，前为骨会，后为风寒外邪侵入之门户，两者合用，可起解表发汗、疏调筋骨之作用。后溪与申脉为八脉交会穴之一，分别与督脉和阳跷脉相通，两穴相配，发挥其通督脉、疏太阳、和气血之作用。以上诸穴共同作用，可使邪从表解，营卫和畅而病愈。

若兼见心下满，则取少泽而与至阴相应；见身热，则取前谷而与通谷相应，见体重节疼，则取后溪而与束骨相应，见喘咳寒热，则取阳谷而与昆仑相应；见逆气而泄，则取小海而与委中相应；又总刺腕骨与京骨，此为定法。又太阳与少阴经脉络属，气息相通，若证兼表里两经，刺宜取腕骨而与通里相配，或取京骨而与大钟相配，则脏腑有病悉拔之。此为太阳病加减配穴之大要。

诸经方证，常用取穴技法如下，以示针药不二之奥义。

麻黄汤证，若用针者，可选大杼、风门、肺俞、京骨相配，迎而夺之，令其发表散寒，一汗而愈。

桂枝汤证，若用针者，可选后溪、申脉、京骨、足三里相配，随而济之，或平补平泻，令其表里调畅，营卫和谐则愈。

小青龙汤证，用针可取足太阳经之风门、肺俞解表宣肺，取太白与丰隆是为原络相配，更能健中散饮涤痰。

大青龙汤证，用针可取督脉穴大椎与足太阳穴金门，宣表发汗以解外，手阳明穴合谷与手少阳穴外关，开郁清里以除烦。兼表有水湿，可加膀胱俞。

葛根汤证，偏于表而发热者，取风门、风府、大杼、大椎。偏于里而下利者，取后溪、昆仑、阳溪、足三里。不下利而呕者，取至阳、风门、合谷、上巨虚。

麻杏石甘汤证，取少商、尺泽、合谷、列缺，以清热、利肺、定喘。

葛根芩连汤证，取合谷、复溜、肺俞、丰隆，解表清热定喘。

干姜附子汤证，取大陵、太溪、太白、丰隆，以回阳、温中、固表。

苓桂术甘汤证，取脾俞、阴陵泉，太冲、期门，以健中行水，理气降冲。

五苓散证，用针可取京骨、太溪，疏调脏腑表里，助膀胱气化，配中渚、膀胱俞，通调水道、水腑，令津气四布，当可痊愈。

真武汤证，取关元、中极、太溪、足三里，以扶阳散寒利水。

芍药甘草附子汤证，取足三里、三阴交、关元、气海，以内调阴阳，外和荣卫。

茯苓四逆汤证，取照海、列缺、太渊、神门，以调和升降，除烦解躁。

四逆汤证，取神阙、关元、足三里、内庭，以回阳益气。

调胃承气汤证，取支沟、阳陵泉、照海，以泻热滋阴。

栀子豆豉汤证，取大椎、至阳、内关、筑宾或肺俞、阳溪、水泉、郄门，以清热、开郁、除烦。

小建中汤证，取太白、大陵、公孙、内关，以补脾生血，通脉调气。

抵当汤证，用针当深刺关元、中极、四满、中注，加配太冲、合谷、后溪、三阴交等，确有活血逐瘀、泻热平狂之效。

柴胡加龙骨牡蛎汤证，取大陵、外关、合谷、临泣，以清泻火郁，安神定惊。

桂枝去芍药加蜀漆牡蛎龙骨救逆汤证，取交信、郄门、合谷、复溜，以祛烦、补心、定惊。

桂枝甘草龙骨牡蛎汤证，取大陵、太溪、合谷、太冲，以滋阴泻火，潜阳安神。

小陷胸汤证，取膻中、巨阙、丰隆、支沟，以清热开凝涤痰。

大陷胸汤证，取巨阙、中脘、日月、天枢，以泻上焦热，破结逐水。或取足临泣、外关、公孙、内关，以开中焦结，泻热逐水。或取支沟、外丘、偏历、巨虚，以泻下焦热，行水，开结导滞。三焦俱实者，取巨阙、关元、中脘、天枢、合谷、复溜、支沟、阳陵泉，大泻三焦痰热实邪。巨阙乃心之募穴，功能清心化积，主治胸满胀痛。关元乃小肠之募穴，分清别浊，清少腹之热。二穴针泻，能开上下之结。中脘乃胃之募穴，六腑之会，功能清胃化滞，统治腑病；配大肠之募穴天枢，可通泄腑气，开水结，荡热实。四募同取，治"从心下至少腹硬满而痛"之证。合谷乃大肠经之原穴，可疏泄热邪壅滞，开闭宣窍，复溜乃足少阴肾经之经穴，可清热利湿，疗腹水腹胀。二穴迎而夺之，泻潮热而开水结。加三焦经之经穴支沟，清利三焦，调运气机，通调水道，配胆经之合穴阳陵泉，清泻胆火之郁，治胸胁胀痛。二穴针泻，通关开窍，疏经活经，则痛可缓止。

三物白散方证，取公孙、内关以温下寒实。公孙为脾经络穴，别走胃经，且通于冲脉，冲脉起于气街，并少阴之经，挟脐上行至胸中而散，内关为手厥阴心包经络穴，通阴维脉，而阴维经脉上行入腹，循胁肋、上胸膈。二穴八法相配，主胸脘痞满，痰凝寒滞等胃、心、胸疾患，对寒实结胸证，针用烧山火手法泻之，继而加灸，有消散水寒凝闭之功。

柴胡桂枝汤证，取腕骨、金门、足临泣、外关，以和解表里。

柴胡桂枝干姜汤证，取风池、肾俞、丘墟、蠡沟，以和解少阳，温化水饮。风池属膀胱经穴，又足少阳与阳维脉之会，可令少阳之邪转枢于太阳外解。肾俞补肾益气，且温中散饮以利小便。邪郁少阳，又当取胆经原穴丘墟，肝经络穴蠡沟，是为原络相配，疏通少阳与厥阴的脏腑表里之气，治胸胁满微结，心烦等。

半夏泻心汤证，取巨阙、膈俞、脾俞、内庭，以疏经降逆，建中消痞。

十枣汤证，取中脘、天枢、章门、阴陵泉，以温中土，降冲逆，逐水饮。

大黄黄连泻心汤证，取巨阙、少冲、灵道、水泉，以清降火热，益阴生津。

附子泻心汤证，取神门、太溪、关元、气海，以交通心肾，扶阳消痞。

生姜泻心汤证，取中脘、脾俞、足三里、陷谷，以运调升降，散水消痞。

甘草泻心汤证，取足三里、陷谷、建里、内庭，以和中降逆消痞。

赤石脂禹余粮汤证，取关元、中极、肾俞、天枢，以温散下寒，涩肠止利。

旋覆代赭汤证，取公孙、肓俞、中脘、太冲，以调肝理气，和胃消痞。

桂枝人参汤证，取中脘、脾俞、内关、筑宾，以补中开郁，散寒消痞。

瓜蒂散证，取至阳、天突、膻中、丰隆，以宣通胸阳，化痰蠲浊。

黄芩汤证，取天枢、阳陵泉、至阳、委中，以清热调肠止利，疏经降逆止呕。

黄连汤证，取至阳、膈俞、太白、冲阳，以清热宽胸，调中益气。

甘草附子汤证，取肝俞、肾俞、曲池、阳陵泉，以温阳化湿祛风，舒筋利节止痛。

炙甘草汤证，取足三里、心俞、公孙、内关，以益气安中，养血复脉。

履◎阳明针法

经言"阳明之上，燥气治之，中见太阴"，说明阳明之腑是以燥气为其生理特性的。若阳明燥气不足则为溏泻，太过则为结硬。阳明病证乃三阳病证的里证，为正邪斗争的极期阶段，热盛而津伤，阳明燥热，糟粕结滞于内，表现为肠实而胃满，腑气不降，出现"胃家实也"之提纲证，充分表达了阳明实证的本质。形之临床，表现为高热有汗、大便秘结、腹满而痛，甚则神昏谵语。

阳明针法，根据阳明病证"满""实"的特点，针灸辨治应体现"除满去实"的原则，以清下二法主治之。清即清热，下即通结，合有存津液之义，单针不灸，多以泻法，辨证取用曲池、合谷、足三里、内庭、天枢、复溜、大椎、大肠俞等穴。曲池为手阳明之合穴，取之走而不守，功在行气导滞，祛风燥湿；内庭为足阳明之荥穴，刺之能降逆消痞，清退燥热；合谷为手阳明之原穴，具有开发腠理、清泻郁热之功，泻之可疏泄阳明经气，开闭宣窍；足三里为胃腑之下合穴，"合治内府"，取之可逐秽通肠；而天枢为大肠之募穴，属局部取穴，取之可导滞通腑，与足三里合用，更能体现调整胃肠功能之作用；大肠俞为太阳之背俞，与天枢属俞募相配，具有通腑气，消积滞之功能；复溜为足少阴肾经之经穴，属水经金穴，刺之可使津液上济以润燥，并与合谷相配，清热解表生津。

阳明经病证加减穴：在阳明病之主治配穴外，兼见心下满，则刺商阳而与历兑相配，见身热，则刺二间而与内庭相配，见体重节痛，则刺三间而与陷谷相配，见喘咳寒热，则刺阳溪而与解溪相配，多见逆气而泄，则刺曲池而与足三里相配；又总刺合谷与冲阳，始合规律。又手阳明大肠经与手太阴肺经相表里，刺合谷而与列缺相配，足阳明胃经与足太阴脾经相表里，刺冲阳而与公孙相配，可统治阳明与太阴表里相通之病。

阳明表证，温病初起，身热汗自出，不恶寒，反恶热也。取内庭、曲池、内关、合谷，清泻蕴热，调气开郁。

阳明中寒证，取公孙、肓俞、手三里、足三里，温经散寒，调肠理气。

白虎汤证，可择取手足阳明经之五输穴，针泻曲池、内庭、合谷（可配复溜）等，清泻阳明，生津止汗。

白虎加人参汤证，取合谷、太冲、冲阳、胃俞，清热泻壅，生津益胃。

大小承气汤证，急夺其井穴，再泻其原穴。先点刺商阳、历兑二井穴，通经泻热，继而泻天枢、上巨虚、大肠俞，为俞募相配，逐秽通肠，消导积滞。甚者加泻支沟，补照海等。

调胃承气汤证，取内庭、曲池、足三里、照海，泻热除烦，调胃生津。

神昏谵语、痞满燥实证（多见脑出血、脑梗死等），取十宣、支沟、阳陵泉、照海、承浆。

麻子仁丸证，取脾俞、上巨虚、太溪、飞扬，益脾调肠，增津润便。

阳明蓄血抵当汤证，针治宜去瘀滞、调血脉、醒神识，取四满、中注、太渊、神门、百会，或宜刺支沟泻条口，再配关元、气海，令其化瘀生新为良。

桃核承气汤证，取关元、四满、太溪、飞扬以活血逐瘀，疏经泻热。

猪苓汤证，取太溪、金门、阴陵泉、水泉、行间，行水利水，生津育阴。

阳明寒病少阴寒证，四逆汤证，取公孙、足三里、关元、神阙，益气健中，回阳止利。

栀子豉汤证，取合谷、复溜、然谷、郄门，宣导气血，清心除烦。

蜜煎导方证，取大肠俞、脾俞、太溪、飞扬，调肠生津润便。

茵陈蒿汤证，取腕骨、阳陵泉、建里、章门，疏泄肝胆以清热，导滞利湿以祛黄。或腕骨、内庭、阳池、章门，清胆腑、泻积热、利浊湿。

栀子柏皮汤证，取窍阴、关冲、胆俞、腕骨，开郁清热，利湿祛黄。

麻黄连翘赤小豆汤证，取至阳、腕骨、行间、章门，解表清热，通络化痞，利湿祛黄。

茵陈五苓散证，取脾俞、足三里、腕骨、丘墟，温阳健脾，化湿祛黄。

退黄需利胆：肝主疏泄，肝胆互为表里。利胆穴与疏肝穴不可分，肝胆同取。如太冲配光明，阳陵泉配期门，丘墟配蠡沟等。

吴茱萸汤证，取中脘、神阙、公孙、内关，温胃散寒止呕，宽胸调气除烦。

泰◎少阳针法

"少阳之上，火气治之，中见厥阴。"就其病位来看，少阳病证已离太阳之表，尚未入阳明之里，居于表里之间，其气主枢，性喜疏泄。若外邪侵犯少阳，胆火上炎，枢机不运，迫使胆液上溢则口苦，消灼津液则咽干，上扰清阳而为目眩，因而《伤寒论》将少阳病提纲证概述为"口苦，咽干，目眩也"。其口苦在临床辨证中甚为重要，提示少阳邪热已犯上。

鉴于少阳病证具有特殊性，故对其提纲证的针灸辨治就应充分体现和解一法。主穴可用足少阳之输足临泣，手少阳之络外关，二穴均为八会穴之一，前者通带脉，带脉统摄诸脉；后者通阳维，阳维主表；相配使用，可通经活络，解表清里，以和解少阳。配穴可选用大椎、风池、期门、太冲等穴，大椎、风池可清脑明目以治头痛目眩等证，太冲为肝之原穴，期门为肝之募穴，原募相配，疏肝利胆，除烦止呕，同时可根据少阳病证寒热往来的特点，刺风门以散表寒，刺胆原丘墟以清郁热，使少阳之邪得以散发。

少阳针法，仲景设小柴胡为主方，取其枢达、和解之用。至于针治，既诊得少阳之为病，则当于手足少阳经择其主穴，如取足少阳之足临泣与手少阳之外关为主，进而随证配治，若兼心下满者，刺关冲与窍阴相配，兼身热者，刺液门与侠溪相配；兼体重节疼，刺中渚与足临泣相配，兼喘咳寒热，刺支沟与阳辅相配；兼逆气而泄，刺天井与阳陵泉相配，而又总刺阳池与丘墟，此为定法。

又手少阳三焦经与手厥阴心包络相表里，刺宜先取阳池而与内关配用，足少阳胆经与足厥阴肝经相表里，宜先取丘墟而与蠡沟配用；以统治表里脏腑相通之病。窦氏所谓"经络滞，而求原别交会之道"是也。若见各经与本经合并证候，则求于各经与本经相联系之穴道，庶几如网在纲。

小柴胡汤证，取风池、申脉、支沟、阳辅，或阳辅、支沟、合谷、太冲，清热利胆，枢解少阳。如热入血室，神志异常，取大椎、膈俞、间使、太冲，以清里解表，祛邪调经。或者直接取足临泣、外关，枢解少阳。

大柴胡汤证，取窍阴、至阳、支沟、外丘，以止呕开郁，清热导滞。或取合谷、阳陵泉、璇玑、足三里，以清泻郁热，枢解表里。

柴胡加芒硝汤证，取合谷、太冲、支沟、阳陵泉、照海，以疏利肝胆，泻热通便。

太阳与少阳合病，自下利者，与黄芩汤，呕者，用黄芩加半夏生姜汤；亦可取天枢、阳陵泉，以清热调肠，或取至阳、委中，以降逆止呕。

柴胡加龙骨牡蛎汤证，取足临泣、大陵、外关，于枢解中清泻火郁，潜阳定惊。

大畜◎太阴针法

"太阴之上，湿气治之，中见阳明。"故太阴病，以湿为本气。无湿气之化则不成太阴，其土自无化生之能，而其湿化，赖脾阳之运化与输布，若阳不胜阴，阳明燥化不及，则寒湿停聚，内困脾阳，发为"腹满而吐，食不下，自利益甚，时腹自痛"之太阴提纲证。其特点为虽见腹胀满而又大便下利，以太阴虚寒为主要表现，有别于阳明实证。

由于太阴之为病是里证的开始阶段，病尚轻浅，气化未伤，津液犹能上承，故对其提纲证的针灸辨治，"当温之"。总的取穴宜选中脘、神阙、天枢、脾俞、足三里、阴陵泉等，针灸并施温中健脾，散寒燥湿。中脘正在胃中，为胃之募穴，六腑之会穴，主消纳水谷，运化精微，针可调中行滞，灸可温胃散寒；神阙为任脉要穴，灸之能温中散饮，隔姜灸之更佳；天枢能行气通络，运调胃肠，具有双向调节作用，《千金方》言"天枢，主冬月重感于寒则泄，当脐痛，肠胃间游气切痛"，即此谓也；脾俞具有健脾利湿、益气和胃之效，为治疗水湿困脾之首选，灸之则效更显；足三里为胃经之合，"合主逆气而泄"，取之可健脾扶土，降逆止呕，以补益正气，振奋脾阳；而用脾经合穴阴陵泉，可健脾胃，利水湿，导水湿从小便而出，使脾困得解。

太阴针法当以提纲证为主，取中脘、脾俞、足三里、阴陵泉，针灸并施。再配治取脾经之五输穴，若见心下满，则取隐白，见身热则取大都，见体重节痛则取太白，见喘咳寒热则取商丘，见逆气而泄，则取阴陵泉，始合规律。这里是言规则，掌握了规律法则，实际运用便自可生出活法，而不是死板的公式。又手太阴肺经与手阳明大肠经相表里，取太渊则宜与偏历相配；足太阴脾经与足阳明胃经相表里，取太白则宜与丰隆相配，又统治太阴与阳明表里见证。

理中汤证，重灸足三里、内庭，补漏谷、地机，调中益气。

太阳病误下见腹满时痛，仲景用桂枝加芍药汤；大实痛者，桂枝加大黄汤。针治可取脾俞、三阴交、后溪、委中，以通脾络、调营卫；或取公孙、上巨虚，以理气调肠行滞；或取公孙、腕骨，以祛黄。

需◎少阴针法

"少阴之上，热气治之，中见太阳。"可见少阴本热而标阴，中见太阳寒气之化。少阴病证为伤寒六经病变发展过程中的危重阶段，病至少阴，累及根本，机体抗病能力大为减弱，表现出全身性的虚寒之证，《伤寒论》以"脉微细，但欲寐"为其提纲证。阳气衰微，鼓动无力，故脉微；阴血不足，脉道不充，则脉细；心肾虚衰，阴寒内盛，正不胜邪，反被邪困，出现似睡非睡、昏沉模糊之但欲寐。

对少阴提纲证的针灸辨治，应根据其病理表现，采用扶阳、育阴两法，以便阴阳兼治。少阴寒化则重灸，少阴热化则清补，临床常取关元、气海、神阙、肾俞、命门、太溪、神门、三阴交等穴，或补或泻，或少针多灸。《难经·八难》云："诸十二经脉者，皆系于生气之原，所谓生气之原者，谓十二经之根本也，谓肾间动气也。"取用关元等穴，意在填益命门真火而扶振元阳；而取少阴之原太溪、神门，旨在清心导火，益气填精；太溪、三阴交相配，可滋阴壮水，调养血脉，使心肾交通，除烦安神。同时亦可平补足三里，以固后天之本，使经气得充。

少阴针法：按少阴病提纲脉证配穴，既诊得脉微细，但欲寐与自利而渴，小便色白等证候，当于关元、气海二穴灸之，复于太溪、大陵二穴补之。若兼见心下满则取少冲而与涌泉相应；见身热则取少府而与然谷相应；见体重节痛则取神门而与太溪相应，见喘咳寒热则取灵道而与复溜相应；见逆气而泄则取少海而与阴谷相应，此乃前人留传之定法。若见本经与他经相联系之证候，则治以本经之穴道为主，而与他经之穴道配用。又手少阴心经与手太阳小肠经相表里，刺神门而与支正相配；足少阴肾经与足太阳膀胱经相表里，刺太溪而与飞扬相配，可统治少阴与太阳脏腑相通之病。

真武汤证，针气海、中极、中脘、阴陵泉，温阳益气，化气利水。

四逆汤证，灸关元、气海、命门、大椎，补元益火、回阳救逆。

附子汤证，可灸大椎、膈俞、关元、气海、中极、身柱、命门等，任选四穴，补元益火扶阳，输转脏腑精气。

戴阳亡阳证，灸百会命门，益命火消阴翳，复针列缺、照海，导浮火，润咽喉。亦可用原络配，取太溪、飞扬，令脏腑之气交贯，即由窦氏所谓"住疼移痛，取相交相贯之径"中取义。

通脉四逆汤证，灸关元、脾俞、太溪、神门，益火温中、回阳复脉。

白通汤证，灸关元、神阙、百会、足三里，破阴开凝，回阳固脱。关元小肠之募，正在胞中，为三焦元气所发，联系命门真阳，灸能补肾元、益命火、散寒凝；神阙位于脐中，为真气所系，属任脉，灸时用炒盐置于脐中，上覆姜片，以大艾炷频频灸之，确有破阴回阳功效。百会为督脉与手足三阳经之会，补能升举阳气以固脱，对阴寒气虚下陷之久泄者尤其适用；配胃经合穴足三里温运脾阳，培后天之本以止泄。

白通加猪胆汁汤证，灸关元、巨阙、阴谷、足三里，交通心肾，回阳益阴。

麻黄附子细辛汤证，取腕骨、通里，疏经解表，取太溪、飞扬，助阳温里。

麻黄附子甘草汤证，取神门、支正、太溪、足三里，疏经解表，助阳温中。

黄连阿胶汤证，取少冲、涌泉、照海、郄门，壮水制火，清热除烦。

少阴病、咽痛者，可与甘草汤，痛甚者与桔梗汤。用针，先点刺少冲、少商，复针照海、承浆，可泻火滋阴，利咽止痛。

桃花汤证，取关元、天枢、脾俞、膈俞，温补脾肾，涩肠止泻。

猪肤汤证，取少商、复溜、照海、列缺，滋阴润肺，降火除烦。

苦酒汤证，点刺少商、少冲，以疏泻经中火邪，继开八法，取列缺、照海，滋阴降火、生津润咽，是为少阴咽痛之常用配穴法。再取通里手少阴心经之络，别走小肠经，可泻心火经小肠而下；再灸大钟足少阴肾经之络，别走膀胱经，功能滋阴清肺，与通里相配，主治咽伤喉肿、咳血、暴哑等。

半夏散及汤证，取心经原穴神门，行气活血以通心阳，配肾经原穴太溪补肾益气，调治三焦气机。二穴疏调少阴经气，使之上下交贯、阴阳相合。复取京骨足太阳膀胱经之原，疏经散寒解表；与足少阴肾经之络穴大钟合取，为原络相配，可协调脏腑表里，滋肾清肺利咽。四穴令上下表里贯通，是本少阴为枢取义。

四逆散证，取大陵、外关、气海、三阴交，疏经通络以畅达阳郁，助气养血而滋水涵木。

猪苓汤证，取太溪、阴陵泉、腕骨、通里，清热育阴利水。

小畜◎厥阴针法

"厥阴之上，风气治之，中见少阳。"厥阴既可受纳阴气，又能转输阳气，厥阴之病已属病变最后阶段，处在阴尽阳生的转化时期，进退于阴阳之间，故以寒热错杂、阴阳对峙的证候表现为其特点，《伤寒论》谓之"消渴，气上撞心，心中疼热，饥而不欲食，食则吐蛔，下之，利不止"，充分体现了厥阴病的复杂性。

分析厥阴病之提纲证，表现为肝木内郁，肝阳化火，肝气横逆，挟相火上冲，灼伤津液，火热聚于上，虚寒凝于下。因而针灸辨治时，应以疏调气血、泻热降逆、柔肝和胃为原则，可选用太冲、合谷、内关、大陵、巨阙、足三里、中脘等穴。太冲为肝之原穴，肝藏血，主疏泄，取之针灸并施，舒肝理气，暖肝和血，与合谷相配，属开四关之法，能宣郁降逆，通利气机；内关为手厥阴之络，别走三焦经，既能活血通脉，又能调气开郁，与其原大陵相配，清心泻火，安神定志；巨阙为心之募，针之可调心火下降济肾，引火归元，且火生土以健脾胃；而胃合足三里与胃募中脘互用，和中益气，升清降浊。诸穴标本兼治，可取良效。

从《伤寒论》六经提纲证的论述可见，三阳证多属表热实证，而三阴证多为里寒虚证，其治法亦有祛邪与扶正之别。同时，三阴三阳之六病还有互藏之证，如太阳病中除了太阳证之外，还有阳明证、少阳证、太阴证、少阴证和厥阴证，其余五气之病同样如此，这样，也就出现了太阳四逆汤证、阳明中寒证、太阴阳明证、少阴三急下、厥阴热厥等，又如太阳阳明、正阳阳明、少阳阳明、合病、并病、两感等皆表达了同样的病证互藏逻辑。掌握了提纲证的针灸辨治，就能知常达变，执简驭繁。

厥阴针法，可先于厥阴两经针其要穴，如诊得厥阴病提纲证，取太冲、内关、大陵，平肝降逆，清火开郁；再取心募巨阙调水火之升降，胃合足三里和中益气、升清降浊等。随后取五输穴，斟酌配治：即若见心下满，则刺大敦而与中冲相应；见身热，刺行间而与劳宫相应；见体重节痛，刺太冲而与大陵相应；见喘嗽寒热，刺中封而与间使相应；见逆气而泄，刺曲泉而与曲泽相应，此为定法。又少阳与厥阴相表里，若兼表里两经见证者，用针于刺井穴之外，又宜兼刺两经之穴，如太冲兼配光明，或大陵兼配外关，令其阴交阳别、表里相通为是。

总之，以厥阴经为主，兼见他经之证而配以他经之穴，《标幽赋》所谓："明标与本，论刺深刺浅之经；住痛移疼，取相交相贯之径是也。"

乌梅汤证，取公孙、内关、中脘、期门，调和阴阳寒热。

吴茱萸汤证，取大敦、百会、中脘、足三里，温胃化饮，暖肝降冲。

当归四逆汤证，取关元、太冲重灸，温经养血散寒，取中脘、足三里针灸，温运中宫除饮。

麻黄升麻汤证，灸涌泉、大敦，针泻内关、太渊。一是温下寒，一是清肺热。

白头翁汤证，取合谷、上巨虚、曲泉、阴谷，清热利湿，和血调肠。

白虎汤证，取行间、二间、合谷、胃俞，清热生津，宣达阳郁。行间为足厥阴肝经之荥穴，功能舒肝解郁，理气活血。二间为手阳明大肠经之荥穴，主清阳明里热。二穴相配，乙与庚合，针刺有疏经清热开郁之功。然热邪深伏于里不能透达，又当重泻手阳明大肠经之原穴合谷，清泻阳明，通经开闭，宣达阳郁，同时配胃俞滋养胃阴而益胃生津止渴，则热去津气布达而厥逆可回。

四逆汤证，灸神阙、曲泉、命门、大椎，回阳固脱，散寒消阴。

干姜黄芩黄连人参汤证，取内关、公孙、足三里、阴谷，以调运气机升降，固本培元和中。先开八法，取内关与公孙相配，调治中、上二焦。内关为心包经之络穴、通阴维脉，阴维脉起于肾经筑宾穴，上行过腹、循胁肋、上胸膈至颈，故针内关统主胸、胁、腹之疾，有舒肝解郁、降逆止呕、宽胸利膈、调和脾胃之功；公孙为脾经之络，通冲脉，冲脉起于气街，并少阴肾经挟脐上行，至胸中而散，病候逆气里急，故针公孙助脾胃运化以止吐利，调和气机升降。二穴配合，令气机健运以通利寒格。复取肾经合穴阴谷，补肾益气，升举下焦之阳，胃经合穴足三里扶土和中。二穴戊与癸合，先后二天兼顾以治寒下。

在仲景的六经病证治疗中，也有一些大纲性质的针刺治疗方案，譬如马丹阳四总穴歌："肚腹三里留，腰背委中求，头项寻列缺，面口合谷收。"这是通过经络而总结出来的治疗法则。因足三里系足阳明胃经之合穴，其经是属胃络脾，所谓合之所治，皆主逆气而泄等证。腰背为足太阳膀胱经脉气所过之处，此脉络肾属膀胱，委中为足太阳经之合穴，主治内脏，直通腰背，所以腰背有病，以委中为循经治疗的要穴；列缺为肺经之络穴，别走大肠经，肺与大肠相表里，经脉络属，气息相通。大肠属手阳明经，故凡由燥热上冲所致的头痛，取列缺是非常重要的。又列缺内通任脉，《针灸大成》云："列缺任脉行肺系。"而任脉与督脉相通会于头，肺主皮毛，而"头项强痛"多系风寒客表所致，故主之。合谷为手阳明经的原穴，其脉循颈上颊入下齿，交人中后左右交叉而挟鼻孔，故一般面口之病，多取合谷来治疗。综上四点，进一步说明六经（天人之经）辨病的应用，与经脉有不可分离的关系。

大壮◎汤液经法针法

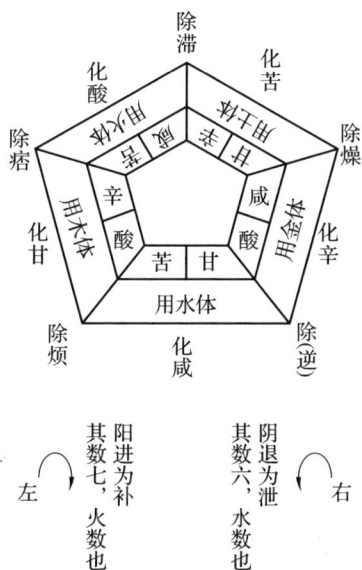

汤液经法图

穴位应五行

	木曰曲直	火曰炎上	土爱稼穑	金曰从革	水曰润下
肺	少商	鱼际	太渊	经渠	尺泽
大肠	三间	阳溪	曲池	商阳	二间
脾	隐白	大都	太白	商丘	阴陵泉
胃	陷谷	解溪	足三里	厉兑	内庭
心	少冲	少府	神门	灵道	少海
小肠	后溪	阳谷	小海	少泽	前谷
肾	涌泉	然谷	太溪	复溜	阴谷
膀胱	束骨	昆仑	委中	至阴	通谷

续表

	木日曲直	火日炎上	土爱稼穑	金日从革	水日润下
心包	中冲	劳宫	大陵	间使	曲泽
三焦	中渚	支沟	天井	关冲	液门
肝	大敦	行间	太冲	中封	曲泉
胆	临泣	阳辅	阳陵泉	足窍阴	侠溪

五输穴应本草

		阴经		阳经	
井穴	足太阴脾经	隐白（土中木）甘草	足阳明胃经	厉兑（土中金）麦冬	
	手太阴肺经	少商（金中木）枳实	手阳明大肠经	商阳（金中金）五味子	
	足少阴肾经	涌泉（水中木）黄芩	足太阳膀胱经	至阴（水中金）竹叶	
	足厥阴肝经	大敦（木中木）桂枝	足少阳胆经	窍阴（木中金）细辛	
	手少阴心经	少冲（火中木）大黄	手太阳小肠经	少泽（火中金）厚朴	
	手厥阴心包经	中冲（火中木）	手少阳三焦经	关冲（火中金）	
荥穴	足太阴脾经	大都（土中火）大枣	足阳明胃经	内庭（土中水）茯苓	
	手太阴肺经	鱼际（金中火）豆豉	手阳明大肠经	二间（金中水）薯蓣	
	足少阴肾经	然谷（水中火）黄连	足太阳膀胱经	通谷（水中水）地黄	
	足厥阴肝经	行间（木中火）蜀椒	足少阳胆经	侠溪（木中水）附子	
	手少阴心经	少府（火中火）旋覆花	手太阳小肠经	前谷（火中水）硝石	
	手厥阴心包经	劳宫（火中火）	手少阳三焦经	液门（火中水）	
输穴	足太阴脾经	太白（土中土）人参	足阳明胃经	陷谷（土中木）甘草	
	手太阴肺经	太渊（金中土）芍药	手阳明大肠经	三间（金中木）枳实	
	足少阴肾经	太溪（水中土）白术	足太阳膀胱经	束骨（水中木）黄芩	
	足厥阴肝经	太冲（木中土）姜	足少阳胆经	足临泣（木中木）桂枝	
	手少阴心经	神门（火中土）泽泻	手太阳小肠经	后溪（火中木）大黄	
	手厥阴心包经	大陵（火中土）	手少阳三焦经	中渚（火中木）	

	阴经		阳经	
经穴	足太阴脾经	商丘（土中金）麦冬	足阳明胃经	解溪（土中火）大枣
	手太阴肺经	经渠（金中金）五味子	手阳明大肠经	阳溪（金中火）豆豉
	足少阴肾经	复溜（水中金）竹叶	足太阳膀胱经	昆仑（水中火）黄连
	足厥阴肝经	中封（木中金）细辛	足少阳胆经	阳辅（木中火）蜀椒
	手少阴心经	灵道（火中金）厚朴	手太阳小肠经	阳谷（火中火）旋覆花
	手厥阴心包经	间使（火中金）葶苈子	手少阳三焦经	支沟（火中火）戎盐
合穴	足太阴脾经	阴陵泉（土中水）茯苓	足阳明胃经	足三里（土中土）人参
	手太阴肺经	尺泽（金中水）薯蓣	手阳明大肠经	曲池（金中土）芍药
	足少阴肾经	阴谷（水中水）地黄	足太阳膀胱经	委中（水中土）白术
	足厥阴肝经	曲泉（木中水）附子	足少阳胆经	阳陵泉（木中土）姜
	手少阴心经	少海（火中水）硝石	手太阳小肠经	小海（火中土）泽泻
	手厥阴心包经	曲泽（火中水）	手少阳三焦经	天井（火中土）

灵龟、飞腾八法与同名经五输穴配穴法

兼证	主治					
	太阴病	阳明病	少阴病	太阳病	少阳病	厥阴病
心下满	少商　隐白	商阳　厉兑	少冲　涌泉	少泽　至阴	关冲　窍阴	大敦　中冲
身热	鱼际　大都	二间　内庭	少府　然谷	前谷　通谷	液门　侠溪	行间　劳宫
体重节痛	太渊　太白	三间　陷谷	神门　太溪	后溪　束骨	中渚　足临泣	太冲　大陵
喘咳寒热	经渠　商丘	阳溪　解溪	灵道　复溜	阳谷　昆仑	支沟　阳辅	中封　间使
逆气而泄	尺泽　阴陵泉	曲池　足三里	少海　阴谷	小海　委中	天井　阳陵泉	曲泉　曲泽

辛木：桂枝（木）大敦足临泣、蜀椒（火）行间阳辅、姜（土）太冲阳陵泉、细辛（金）中封窍阴、附子（水）曲泉侠溪。

咸火：旋覆花（火）少府劳宫阳谷支沟、大黄（木）少冲后溪、泽泻（土）神

门小海、厚朴（金）灵道少泽、硝石（水）少海前谷。

甘土：人参（土）太白足三里、甘草（木）隐白陷谷、大枣（火）大都解溪、麦冬（金）商丘厉兑、茯苓（水）阴陵泉内庭。

酸金：五味子（金）经渠商阳、枳实（木）少商三间、豆豉（火）鱼际阳溪、芍药（土）太渊曲池、薯蓣（水）尺泽二间。

苦水：地黄（水）阴谷通谷、黄芩（木）涌泉束骨、黄连（火）然谷昆仑、白术（土）太溪委中、竹叶（金）复溜至阴。

肝脏，辛补酸泻甘缓。

心脏，咸补苦泻酸收。

脾脏，甘补辛泻苦燥。

肺脏，酸补咸泻辛散。

肾脏，苦补甘泻咸润。

十二神方，就是十二神针。

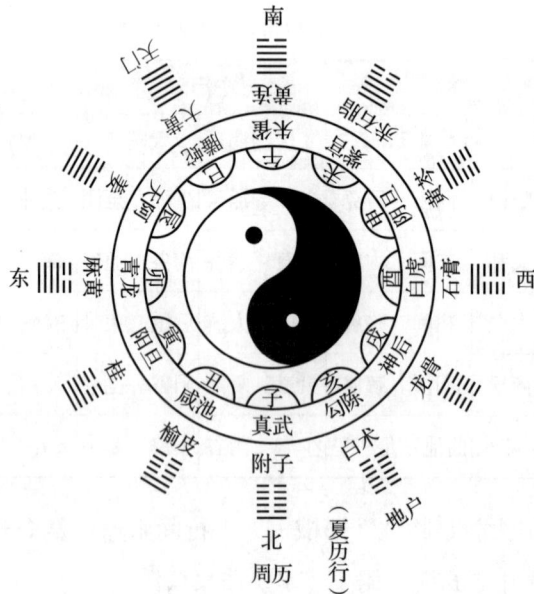

	旋覆花 大黄　泽泻　厚朴 硝石	
蜀椒 桂枝　姜　细辛 附子	大枣 甘草　人参　麦冬 茯苓	豉 枳实　芍药　五味子 薯蓣
	黄连 黄芩　白术　竹叶 地黄	

除滞

化酸　　　　　　　　　　　　化苦

硝石　甘草
厚朴　　大枣
水　木
泽泻　　火　人参
金　土
旋覆花　　土　麦冬
除痞　　大黄　火　咸　金
木　　润　用　甘　茯苓
附子　水　　火　体　缓　水
体　咸　土　木
细辛　金　　苦　辛　用　除燥
辛　用　甘
姜　土　　木　咸　枳实
辛　体　体
化甘　椒　火　散　酸　金　豉
木　苦　甘　体　火
桂　用　水　酸　芍药
用　金
地黄　竹叶　白术　黄连　黄芩　五味子
水　金　土　火　木　水
苦　燥　薯蓣
除烦　　化咸　　　除痉　　化辛

其数七 火数也 阳进为补

其数六 水数也 阴退为泻

木（辛）					火（咸）					土（甘）					金（酸）					水（苦）				
木	火	土	金	水	木	火	土	金	水	木	火	土	金	水	木	火	土	金	水	木	火	土	金	水
桂枝	蜀椒	生姜	细辛	附子	大黄	旋覆花	泽泻	厚朴	芒硝	甘草	大枣	人参	麦冬	茯苓	枳实	豆豉	芍药	五味子	薯蓣	黄芩	黄连	白术	竹叶	地黄

丁壬木（辛味）					戊癸火（咸味）					甲己土（甘味）					乙庚金（酸味）					丙辛水（苦味）				
巳	子	丑	卯	辰	巳	子	丑	卯	辰	巳	子	丑	卯	辰	巳	子	丑	卯	辰	巳	子	丑	卯	辰
亥	午	未	酉	戌	亥	午	未	酉	戌	亥	午	未	酉	戌	亥	午	未	酉	戌	亥	午	未	酉	戌
风	寅	湿	燥	寒	风	寅	湿	燥	寒	风	寅	湿	燥	寒	风	寅	湿	燥	寒	风	寅	湿	燥	寒
木	申	土	金	水	木	申	土	金	水	木	申	土	金	水	木	申	土	金	水	木	申	土	金	水
气	火	气	气	气	气	火	气	气	气	气	火	气	气	气	气	火	气	气	气	气	火	气	气	气
桂枝	蜀椒	干姜	细辛	附子	丹皮	旋覆花	大黄	葶苈子	泽泻	甘草	大枣	人参	麦冬	茯苓	枳实	豆豉	芍药	五味子	薯蓣	黄芩	黄连	白术	竹叶	地黄
琅玕	伏龙肝	黄土	砒石	阳起石	凝水石	硝石	余禹粮	芒硝	磁石	云母	石英	赤石脂	石膏	钟乳石	石绿	石胆	硫黄	白矾	皂矾	代赭石	丹砂	雄黄	白垩土	滑石
硇砂、桂心					巩石、栝蒌、厚朴					姜石、薤白、葛根					曾青、山茱萸					卤碱、龙胆草				

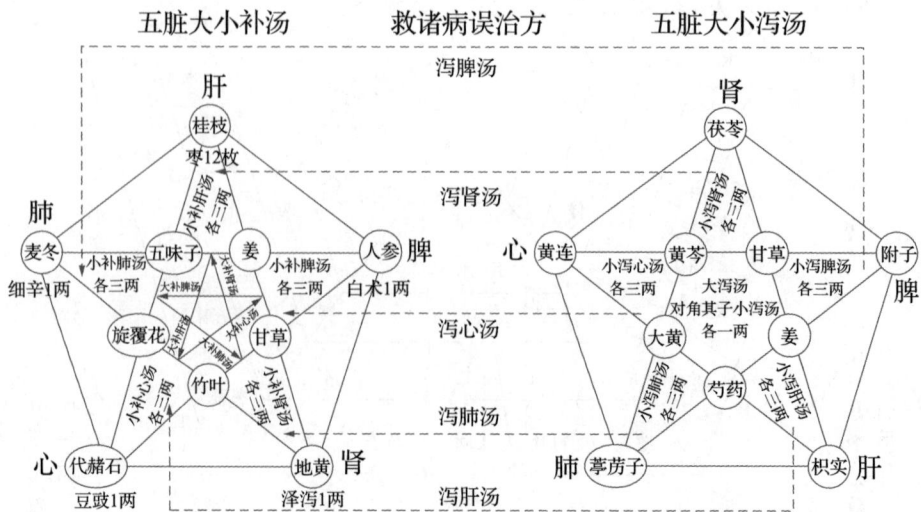

五脏大小补汤　　　　救诸病误治方　　　　五脏大小泻汤

五脏大小补汤

肝　桂枝　枣12枚
肺　麦冬　细辛1两
五味子　姜　人参　脾　白术1两
小补肝汤各三两　小补脾汤各三两
小补肺汤各三两
大补脾汤　大补心汤
旋覆花　甘草
竹叶
心　代赭石　豆豉1两
肾　地黄　泽泻1两
小补心汤各三两　小补肾汤各三两

救诸病误治方

泻脾汤
泻肾汤
泻心汤
泻肺汤
泻肝汤

五脏大小泻汤

肾　茯苓
心　黄连
黄芩　甘草　附子　脾
小泻肾汤各三两　小泻脾汤各三两
小泻心汤各三两
大泻心汤对角其子小泻汤各一两
大黄　姜
芍药
肺　葶苈子
小泻肺汤各三两　小泻肝汤各三两
枳实　肝

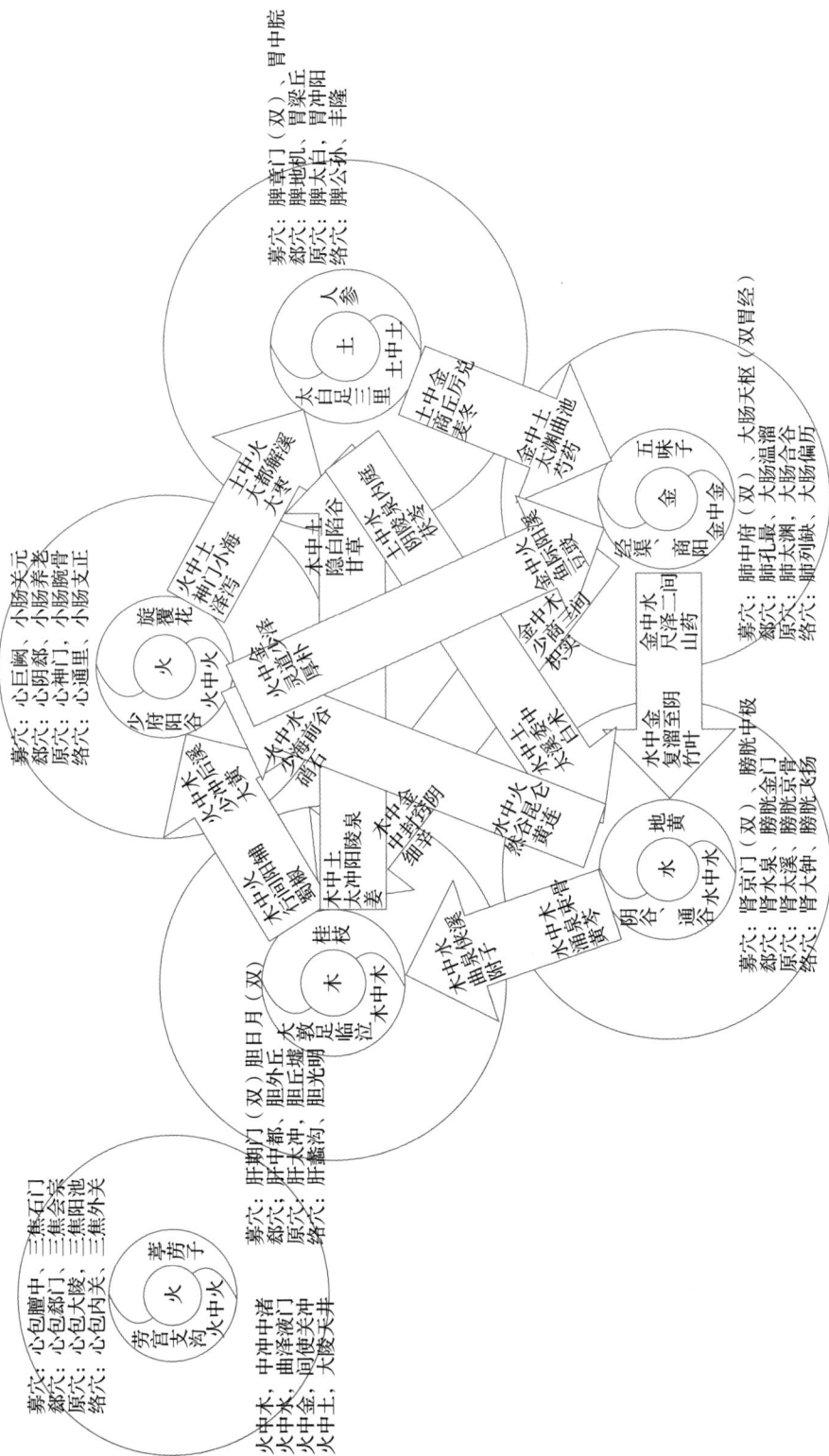

五脏五行穴互藏生克图与药穴对应互藏图

脾章门（双）胃中脘
脾地机、胃梁丘
脾太白、胃冲阳
脾公孙、丰隆
募穴：
郄穴：
原穴：
络穴：

土 土中土 人参
太白 足三里

大肠天枢（双胃经）
募穴：肺中府（双）、大肠温溜
郄穴：肺孔最、大肠温溜
原穴：肺太渊、大肠合谷
络穴：肺列缺、大肠偏历

金 金中金 五味子
经渠、商阳 阳中金

募穴：心巨阙、小肠关元
郄穴：心阴郄、小肠养老
原穴：心神门、小肠腕骨
络穴：心通里、小肠支正

火 火中火 旋覆花
少府 合谷 火中火

土中火 大肠解溪 大枣
土中金 商阳厉兑 麦芽
金中土 太渊曲池 芍药
木中土 隐白陷谷 甘草
土中土 太白内庭 茯苓
火中土 神门小海 泽泻
火中金 通谷厉兑 厚朴
金中水 尺泽二间 山药
金中木 商阳阳溪 鱼际三间
水中土 复溜委阳 竹叶
水中火 然谷昆仑 黄连
木中火 行间阳辅 羌活
木中土 大冲陷谷 姜
中渚蠡沟
水中金
火中木 后溪少冲 大黄
火中水 劳宫曲泽 石膏
中冲泽前谷 白芍

募穴：肾京门（双）、膀胱中极
郄穴：肾水泉、膀胱京骨
原穴：肾太溪、膀胱京骨
络穴：肾大钟、膀胱飞扬

地黄 水 合水中水
阴谷 通谷 合水中水

水中木 束骨曲泉 黄芩
木中水 曲泉 涌泉 附子

募穴：肝期门（双）胆日月（双）
郄穴：肝中都、胆外丘
原穴：肝太冲、胆丘墟
络穴：肝蠡沟、胆光明

木 木中木 桂枝
足临泣 大敦 木中土

火中火 牛蒡子
劳宫 支沟 火中火

募穴：心包膻中、三焦石门
郄穴：心包郄门、三焦会宗
原穴：心包大陵、三焦阳池
络穴：心包内关、三焦外关

火中木、中冲木、曲泽火
火中金、间使金
火中土、大陵土、大陵天井

1179

第十二法：伤寒验证录

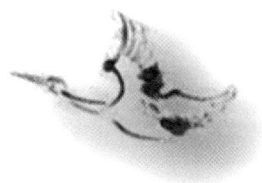

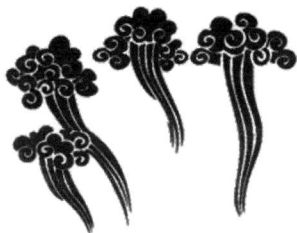

大有◎太阳病

张某某，女，26岁，阴历1986年九月二十二日（丙寅年戊戌月壬寅日）诊。患者八天前（甲午）郊游回来，当晚即发热，头痛，服感冒灵后症减。次日发热38.5℃，伴咳嗽，气促，头痛，即到当地医院诊治。肌注青霉素、链霉素，口服四环素等药一周未效。来诊时发热38.8℃，咳嗽转频，头痛，神疲乏力，气促，胸部憋闷，胀痛，痰多质稀，舌淡，苔心微黄，脉浮滑略数。予小青龙加石膏汤加减：炙麻黄、甘草、干姜、桂枝各6克，细辛5克，石膏45克，五味子10克，法半夏、杏仁、芍药各12克，薏苡仁15克。服一剂，热减，咳喘皆减，胸部仍觉闷痛，连服三剂，热退神爽，咳喘已平，胸痛亦消。患者1960年庚子生人，甲午发病，推为中太阳贪字号第七证，本拟麻黄汤主之，然因患者已经过西医抗生素治疗，寒凉加身，故以小青龙汤加减主之。

张某，男，20岁，1986年3月17日（丙寅年辛卯月庚申日）初诊。3天前（戊午）偶感风寒，发热38.5℃，恶寒，身困乏力，前额疼痛，尤以右侧眉棱骨为重，痛剧时伴恶心呕吐，轻微咳嗽，即自购安乃近、土霉素等服，症状遂轻。昨日起右眉棱骨疼痛加重，再服上药无效，邀余诊治。刻诊：患者以手掌不停拍打右额，面容异常凄楚，自述彻夜未眠，火罐针刺、安定止痛药迭用无济于事，神困怕冷，无汗、舌红，苔薄红微干，脉浮弦。辨属太阳伤寒，面部经脉郁滞。治用发表散寒，通络止痛法。麻黄汤加味：麻黄12g、桂枝10g、杏仁12g、炙甘草6g、蒿本15g、川芎12g。1剂，水煎分3次服，只服1次，汗出身轻，眉棱骨痛大减，待1剂服完，痛已不作。麻黄减至9g，再服一剂，以资巩固。患者1966年丙午生人，本命为太阳病少阳证。以戊午发病推之，推为中太阳贪字号第五证，麻黄汤主之。

赵某，女，73岁。2009年8月10日（己丑年壬申月丁亥日）就诊。银屑病史28年（辛酉发病），起病自绝经始。绝经时间为45岁。绝经前喜汗出，绝经后不喜出汗。皮损集中在头部和肘膝关节部位，肥厚成块，干燥。素有背部冷如掌大，关节不适。舌苔薄黄而燥，舌上有纵向裂痕，舌下淡暗，有瘀象。起初用温药较多，与滋阴药物配合治疗半年多，至 2010 年 3 月，见效甚缓。后以桂枝茯苓丸及保和丸，每次 2 丸，每日三次，取微汗为度，宁少勿多，2011 年 4 月随访，皮损于 2010 年（庚寅）夏季已然全部消失，现不仅皮肤，连旧疾也都痊愈。此即为广汗法，以缓消瘀血、瘀滞，取微汗调和阴阳。患者 1936 年丙子生人，本命为太阴病少阳证。以壬申就诊月推之，为中太阳禄字号第七证，桂枝甘草汤主之。以辛酉发病推之，小柴胡汤主之。患者绝经前喜汗出，绝经后不喜汗出，以绝经前之庚申推之，为中太阳禄字号第五证，桂枝加芍药生姜汤主之。结合病情加减。

李某，男，35 岁。2007 年 11 月 16 日（丁亥年辛亥月甲寅日）。初诊：头晕 2 年（丙戌），无呕吐及视物旋转，转颈时晕重。诊为颈椎病。脉弦而减，舌可。证属：饮邪上干。法宜：通阳化饮。方宗：五苓散。桂枝 12g、茯苓 15g、白术 12g、泽泻 30g、猪苓 15g。3 剂，水煎服。2 小时服一煎，多饮暖水，取微汗。2007 年 11 月 19 日：药后已汗，头晕未犯，已无不适。脉弦减，舌可，苔白薄腻。上方加干姜 6g、半夏 12g。7 剂，水煎服。2007 年 12 月 7 日：头未再晕。脉弦，舌可。以小柴胡汤和解少阳调理。7 剂，水煎服。患者 1972 年壬子生人，以丙戌发病推之，可推为中太阳廉字号第三证，真武汤主之。

张某，女，24 岁，1996 年 6 月 3 日（丙子年癸巳月辛未日）以身困乏力、四肢麻木 10 天为主诉入院。患者 10 天（壬戌）前房事之后出现头晕、颈项困重无力、身疲体乏、少腹拘急、四肢麻木不适等症，严重时自感有一股热气从腹部上冲至胸，同时伴心慌、气短、四肢拘挛不能舒展。在某医院经 B 超、胃电图、脑电图检查，均未见异常。服中西药物不效。刻诊：症状同前，舌质淡红，苔薄白，**脉弦细**。实验室检查：血、尿、便常规、血钾、钠、氯、钙、镁、心电图均正常。西医诊断为癔病。中医诊为奔豚。先后予中药桂枝加桂汤、百合地黄汤及西药治疗 1 周，患者病情如故。患者发病于房事之后，根据临床症状，符合《伤寒论》阴阳易之病机，可用烧裈散治疗。即嘱患者丈夫剪下房事后的内裤前裆处，烧灰，开水冲服，日 1 次，并停服其他中西药。用药 2 天后，患者上述症状明显减轻，精神振作；4 天后诸症消失；后经调理痊愈出院。半年后偶遇患者，言出院后病情未再复发。《伤寒论》392 条："伤寒阴阳易之为病，其人身体重，少气，少腹里急，或引阴中拘挛，热上冲胸，头重不欲举，眼中生花，膝胫拘急者，烧裈散主之。"患者1972年壬子生人，本命为太阳病少阳证。以壬戌日推之，为中太阳廉字号第九证，小柴胡汤主之。以辛未日推之，为少阳证小柴胡汤主之。脉弦细者属肝胆之病，也效。阴阳易属于厥阴病与少阳病。肾司二便，其职在肝。房事之总筋气血，出于肝经龙火之疏泄，外感之病，为肝肺之贼邪。房事之时，肝经愈虚，贼邪愈贼，故加重之。以小柴胡汤以和之，可以疏泄之。以烧裈散主之，皆因其中之龙火遗气，同气相求。

张某，女，28岁。1982年5月18日（壬戌年乙巳月辛丑日）就诊，面色苍白，恶寒汗出，盖被后又加盖皮大衣仍抖动不止，每间隔2～3分钟即发出恐惧凄惨的尖叫声。询言**阴中拘引**，有一股热气直冲心下，自感欲死而发叫，两腿酸困，项软头重不欲举，气短不续，双目紧闭，睁目则眩晕，小便三日未解，阴中流出霉腐样黏液。舌质淡，苔薄白，**脉弦细稍数**。因病情怪异，复询其夫，乃实告曰：三日前（戊戌）患感冒初愈，同房后即感身体不适，至天明病重不起，急送医院。经查体温、血压、血象未见异常，用西药对症治疗三日无效。此疾与阴阳易之病相合，令其夫如法烧服烧裈散，药后约30分钟，阴中拘引感消失，心神渐安而入睡。3小时后，于病室畅尿一次，病症若失，惟感身体疲乏。患者执意去室外雪地排便，返回后病症复发如前。因忆烧裈散服法有小便利即效，予五苓散加木通，岂知服药后病情加剧。急令再调烧裈散后病症又消失。坚持服药3天，未再复发。以归脾汤、桂附地黄丸调理康复。患者1954年甲午生人，以戊戌发病推之，为中太阳廉字号第九证，小柴胡汤主之。以就诊乙巳或辛丑推之，为少阳证小柴胡汤主之。小柴胡汤既可治疗妇女热入血室之证，即可治疗情志异常之病，阴阳易也属情志异常之病，医理同上。

岳某，男，34岁，司机，其人素体虚弱，易感冒。出差数日，因受风寒患感冒两天（己丑），回家后与妻交欢，1996年10月21日（丙子年戊戌月辛卯日）初诊，全身酸痛，恶寒战栗，头项强痛，似汗非汗，发热胸满，时烦时寐，欲呕，短气身重，倦卧眼花，头重不欲举，少腹不适，**向双侧睾丸放射性抽痛，尿道涩痛**，舌淡苔白，脉芤。中医诊断：伤寒阳易，辨证为体虚受寒，男女交媾，正气骤虚，表陷里虚。治法：先表后里。方药：自拟阴阳易表汤：桂枝15g，白芍15g，生姜15g，柴胡30g，黄芩10g，党参10g，葛根30g，麻黄10g，附子10g，细辛6g，甘草6g，大枣6个，水煎600mL，分3次服，每次服药后，饮热粥一大碗，以周身微汗出为宜。10月22日复诊，三次药尽，表证大解，但里证未除，方用自拟阴阳易里汤：人参15g，附子10g，麦冬10g，桂枝10g，白芍15g，茯苓10g，泽泻20g，猪苓15g。水煎服，三剂尽，里证痊愈。患者1962年壬寅生人，以己丑推之，为中太阳离字号第七证，大黄黄连泻心汤，与证不符，乙庚化金，离字号第二证，柴胡桂枝汤主之。以戊戌推之，为少阴病地字号第四证，四逆汤主之。

李某，女，4岁。2000年6月19日（庚辰年壬午月戊申日）晚10时由其母亲带其求治。患者在前天（丙午）早晨开始高烧至40℃，不思饮食，全身乏力。在私人开办的西医诊所已经连续输液三天，高烧依然不退。检查：体温40℃，面红耳赤、舌质红、苔黄、脉数，症属风热感冒。患者来诊当天是戊申日癸亥时，即运用灵龟八法，按时开穴后溪，配穴申脉、曲池、耳尖。点刺双侧后溪穴、双侧申脉穴、双侧曲池穴、双侧耳尖穴（刺出血），不留针，用泻法，针后立即塞入小儿退热栓一粒。一小时后，体温下降至38.3℃，次日晨，体温37.2℃，基本恢复正常。患者1996年丙子生人，以丙午推之，为中太阳贪字号第九证，大青龙汤主之。

尹某，女，29岁，2013年8月22日（癸巳年庚申月庚申日）初诊。便秘5年（戊子），间断右下腹痛1年（壬辰）。现病史：大便偏干，2～4日一行，排便不畅，间断右下腹痛，时伴腹胀，腹怕凉，纳眠可，小便调，舌暗红，苔黄脉弦。查体：面色萎黄，麦氏点轻压痛，无肌紧张及反跳痛。腹部彩超示：慢性阑尾炎。诊断：腹痛；证属：中阳不振，湿瘀互结。处方：薏苡仁30g，炮附片6g，败酱草30g，桃仁15g，冬瓜仁30g，木香15g枳实15g，白术30g，蒲公英30g，莪术12g，决明子30g。7剂，日1剂水煎服。8月29日，二诊，大见好，腹痛缓解，大便不干，1～2日一行，偶有腹胀，舌红苔黄脉弦。前方7剂。9月5日，三诊，病情稳定，无明显不适。处方：薏苡仁30g，炮附片6g，败酱草20g，木香15g，蒲公英30g，枳实15g，白术30g，赤芍15g，决明子15g，槟榔15g。14剂。9月19日，复查腹部彩超，未见明显异常。

患者 1984 年甲子生人，本命为太阳病少阳证。以戊子推之，为中太阳震字号第五证，大陷胸汤主之。以壬辰推之，为上太阳日字号第三证，桂枝加葛根汤主之。结合病情加减治之。

患儿，男，6 岁半，于 1986 年 5 月 23 日（丙寅年癸巳月丁卯日）初诊。其宿有癫痫病史三年（癸亥）余，每于食香燥之品后，大便秘结而诱发。3 天前（乙丑），突然昏倒，四肢抽搐，口吐黏沫，气粗息高，面红目赤，口苦，大便秘结，3 日未行，小便黄赤，舌质红，苔黄腻，脉滑数有力，证属燥屎内结，痰火相搏，上蒙清窍，治宜峻下痰火，佐以息风止痉。大承气汤加味治之，愈后未发。患者 1980 年庚申生人，本命为少阴病太阳证，以癸亥发病推之，为中太阳武字号第三证，大柴胡汤主之。以乙丑推之，为中太阳离字号第七证，大黄黄连泻心汤主之。

患者王某，男，72 岁，2016 年 5 月 12 日（丙申年癸巳月甲午日）初诊，主诉反复咳嗽、咳吐大量脓痰 3 年，加重半个月。3 年前（癸巳），患者因受凉出现发热，咳嗽，咳吐大量黄脓痰，于当地医院住院治疗，胸部 CT 检查提示支气管扩张，口服、静脉输入消炎药、清热解毒中药，症状缓解后出院，每逢感冒后症状加剧，于当地门诊静脉输入头孢哌酮舒巴坦钠 2g，每日 2 次，初起症状可稍有缓解，近期发作频繁，遂来就诊。诉反复咳黄色脓痰，晨起明显，伴口燥咽干，无发热汗出，诉畏寒乏力、小便频、纳差、舌质暗、淡胖、脉沉弱，既往冠状动脉支架植入术病史。查体：听诊双肺呼吸音粗，肺底可闻及固定湿性啰音。方用薏苡附子败酱散加味。处方：附子 10g，败酱草 50g，麦麸炒薏苡仁 50g，桔梗 20g，党参 10g，芦根 30g，冬瓜子 30g，桃仁 10g，鱼腥草 30g，炙甘草 3g，7 剂，水煎服。2016 年 5 月 19 日二诊，咳嗽咳痰减少，痰液较前稀薄，痰量减少，口干好转，双下肢畏寒，小便频，饮水后明显，舌淡胖，脉沉弱，加乌药 20g，芡实 10g，7 剂，水煎服。2016 年 5 月 26 日三诊，继服上方 7 剂后，诉无明显黄脓痰，痰较前稀，畏寒减轻，二便可，纳可，舌淡胖，质暗，脉沉弱。患者 1944 年甲申生人，本命为少阴病太阳证。以癸巳年发病推之，为上太阳月字号第九证，丁壬化木，月字号第四证为桂枝二越婢一汤主之。以癸巳月推之，又是月字号第四证为桂枝二越婢一汤主之。以丙申推之，为少阴病地字号第三证，四逆汤主之。结合舌脉证。

胡某，女，8月，1999年5月13日（己卯年己巳月乙丑日）初诊。己卯，少阳加临少阴。以"发热8天，皮肤出疹7天"为代诉入院。患儿8天前（丁巳）不明原因发热，次日头面胸背出现红色米粒大的丘疹，曾用抗生素、干扰素、激素等治疗无效，仍持续发热，最高体温39.2℃。双眼结膜不红，颈部淋巴结不大，咽稍红，口腔黏膜无充血，无草莓舌，心率120次/分钟。舌红少苔，指纹紫滞，在风关。清营汤合清瘟败毒饮加减：水牛角15克，生地6克，玄参10克，丹皮6克，赤芍6克，知母6克，金银花6克，连翘10克，黄芩3克，甘草3克，3剂，水煎频服。患者3天后体温降至正常，后以益气养阴法调理而愈，未留后遗证。患者1998年庚寅生人，本命为少阴病太阳证，以丁巳发病推之，为上太阳月字号第七证，与证不符，乙庚化金，月字号第二证，桂枝二麻黄一汤主之。以己巳推之，为上太阳月字号第九证，丁壬化木，月字号第四证，桂枝二越婢一汤主之。

姜某，女，34岁，农民，因流产后全身畏风怕冷半年，于2000年8月14日（庚辰年甲申月甲辰日）初诊。半年前（丁丑）大月份流产后，自医院回家途中突遇下雨，全身淋湿，不久即感全身怕冷，骨节酸痛，似有冷风吹进之感。虽多处就医，骨节酸痛已除，但全身怕冷、骨节进风感无好转。时天气炎热，仍身着厚衣，虽围巾裹头，亦感头顶冷如冰帽，自觉冷风彻骨。夜寐时，双足需敷热水袋，开电热毯方能入睡。舌淡、体胖，脉濡。此乃血脉空虚，寒湿内侵之病也。治以补益气血，散寒化湿之法。处方：炮附子9g（先煎），干姜12g，人参9g，麦冬12g，五味子9g，黄芪30g，防风9g，桂枝9g，肉桂9g，牛膝9g，炒白术12g，炒杜仲9g，木瓜15g，徐长卿10g，肉苁蓉12g，锁阳15g，甘草9g，蜂蜜20g。水煎服，日1剂。炮附子自9g始，逐渐加大用量，最后用至65g，共服113剂，症除身安，无不适。患者1966年丙午生人，本命为太阳病少阳证。以庚辰发病推之，为上太阳日字号第七证，桂枝加附子汤主之。乙庚化金，日字号第二证，桂枝汤主之。以丁丑推之，少阳病小柴胡汤主之。

崔某，男，54岁，干部，因鼻塞、流涕、畏风9年，加重2年（丙戌），于2008年10月30日（戊子年壬戌月癸卯日）初诊。9年前（己卯）因感冒遗留此症，每遇寒冷风吹则鼻塞、喷嚏、流涕。虽延数医诊治，仅略有小效。

近 2 年来，症状加剧，秋冬尤甚。外出时需戴口罩，甚时以棉球塞鼻，影响日常生活。舌淡、体胖、有齿痕，脉浮大。此乃鼻渊之症，肺气久虚及阳，肺卫失调，肺窍不利。治宜温阳补气，宣肺通窍。取玉屏风散、辛夷散加附子治之，药用：黄芪 30g，防风 15g，白术 15g，炮附子 9g（先煎），辛夷 9g，苍耳子 9g，菊花 9g，桂枝 9g，白芍 9g，干姜 12g，甘草 9g，蜂蜜 25g。水煎服，日 1 剂。附子用量逐渐加大，最后用至 35g，共服 21 剂，获愈。患者 1954 年甲午生人，本命为太阳病少阳证。以己卯推之，为少阳病小柴胡汤主之。丙戌推之，为中太阳廉字号第七证，桂枝汤主之。以壬戌推之，为中太阳廉字号第三证，真武汤主之。

李某，女，50 岁。2004 年 11 月 7 日（甲申年乙亥月庚寅日，立冬日）初诊。大便不调 10 余年（甲戌），时干时稀，便时多有白色黏液。1 周前（甲申年甲戌月甲申日）腹泻，每日 10 余次，经住院输液治疗，无明显好转。今日早上 7～10 点已解 6 次大便，水样便，带红色黏液，腹部隐痛，脐周明显，口干不欲饮，食欲尚可，夜尿多，每夜 4～5 次，睡眠差。舌质淡暗，苔白腻根部尤甚。脉弱。证属脾肾阳虚，秽浊瘀结。治当温阳除湿，升阳导浊。方用薏苡附子败酱散加味。处方：（制）附子 10g，薏苡仁 30g，败酱草 20g，葛根 30g。水煎服，2 剂。二诊（2004 年 11 月 9 日）：服上方后，大便基本恢复正常，成形，每日 2 次。（《四川名家经方实验录》）。患者 1954 年甲午生人，本命为太阳病少阳证。以甲戌推之，为中太阳廉字号第五证，桂枝汤合四逆汤主之。以甲申推之，为中太阳禄字号第三证，桂枝汤主之。以庚寅推之，为下太阳兑字号第五证，桂枝人参汤主之。

患者徐某，女，62 岁，因反复发作心悸、气急、浮肿及全身多汗 5 年（壬辰），加重 2 月（乙未年戊子月）余，于 2016 年 2 月 2 日（乙未年己丑月甲寅日）就诊。患者于 10 年前（丙戌），经常发热、咽痛，此后常感全身关节酸痛，但无红肿及活动障碍。近 5 年来，出现手指关节肿胀畸形，此后下肢浮肿，易患"感冒"。2015 年（乙未）以后，则经常胸闷心悸、夜间不能平卧，只能高枕或端坐，同时出现上腹部饱胀，食欲差，下肢持续浮肿，尿少。诊断为"类风湿关节炎、风湿性心脏病伴心功能不全"并多次住院治疗。症状时有反复，于 1 月下旬（己丑月）胸闷、心悸、气急、下肢浮肿再次加重。患者无药物过敏史。诊断：痹症（气血不足、肝肾亏虚）；心悸（水饮凌心）；水肿（命门火衰、下元虚寒、肾气衰微）。治法：祛风湿、止痹痛、益肝肾、补气血、温阳行水。处方：熟附片10g（先煎煮2小时），生龙骨10g，生牡蛎10g，磁石10g，干姜10g，炙甘草10g，山茱萸10g，红参10g，防己10g，生黄芪15g，生白术10g，生姜皮10g，桂枝10g，茯苓皮10g，桑枝10g，桑寄生10g，五加皮10g，葶苈子15g（包煎），三剂，每日一剂，水煎3次，药汁兑匀后频服。服药后胸闷、心悸、出汗、水肿明显缓解，效不更方，前方熟附片加为15g（先煎2小时）又进3剂，无胸闷、心悸，出汗和水肿大减。三诊：熟附片20g（先煎煮2小时），生龙骨30g，生牡蛎30g，磁石30g，干姜30g，炙甘草10g，山茱萸30g，红参30g，防己10g，生黄芪30g，生白术30g，生姜皮10g，桂枝10g，茯苓皮10g，桑枝10g，桑寄生10g，五加皮10g，葶苈子15g（包煎），三剂，自觉身心舒服，遂上方服九剂，诸症消退。继予熟附片20g，生龙骨30g，生牡蛎30g，磁石30g，干姜30g，炙甘草30g，山茱萸30g，红参30g，防己10g，生黄芪30g，生白术30g，生姜皮10g，桂枝10g，茯苓皮10g，桑枝10g，桑寄生10g，五加皮10g，葶苈子15g，沉香15g，共研末，每次6g，每日3次，常冲服以固疗效。随访一年未复发。患者1954年甲午生人，本命为太阳病少阳证。以壬辰推之，为上太阳日字号第九证，桂枝去芍药加附子汤主之。以戊子推之，为中太阳破字号第一证，桂枝加桂汤主之。以丙戌推之，为中太阳廉字号第七证，桂枝汤主之。以乙未推之，为少阳病小柴胡汤主之。结合舌脉证，真武汤、四逆汤等皆为常用之方。

宋某，女，28岁。2012年9月6日（壬辰年戊申月庚午日）初诊。主诉：右下腹痛半月加重伴腹泻3日（戊辰）。现病史：患者半月前无明显诱因出现右下腹痛未予重视，三日前饮食不适后上述症状加重伴腹泻水样便，每日2～5次，食欲不振。患者平素饮食不节，喜食肥甘辛辣，眠可，小便调，舌淡暗苔白滑脉滑数。腹部彩超示：回盲区炎，回肠末端及盲肠壁厚，周围淋巴结肿大。证属中阳不振湿热瘀互结。通因通用，以薏苡附子败酱散加减。处方：薏苡仁30g，败酱草30g，炮附片6g，牡丹皮12g，赤芍15g，桃仁12g，冬瓜仁30g，乌药15g，小茴香15g，皂角刺15g，川椒6g。7剂，日服1剂，水煎服，早晚分服。9月13日二诊，腹痛明显好转，大便不成形，排便有不尽感，食欲欠佳，舌淡暗，苔白厚，脉滑。处方：薏苡仁 30g，炮附片 6g，败酱草 30g，木香 15g，藿香 12g，佩兰 12g，黄柏 15g，苦参 15g，肉桂 6g，三棱 15g，莪术 12g。9 月 27 日三诊，右下腹不舒，偶尔腹痛，纳眠可，二便调，舌淡暗、苔白，脉滑。处方：桂枝 10g，茯苓 30g，牡丹皮 15g，赤芍 15g，薏苡仁 15g，败酱草 20g，三棱 10g，莪术 12g，木香 15g，乌药 15g，薏苡仁 30g，炮附片 6g，黄柏 15g。10 月 3 日四诊，无特殊不适。复查腹部彩超：未见明显异常。上方 7 剂以巩固治疗。患者 1984 年甲子生人，本命为太阳病少阳证。以戊辰推之，为上太阳日字号第九证，桂枝去芍药加附子汤主之。以壬辰推之，为上太阳日字号第三证，桂枝加葛根汤主之。以戊申推之，为中太阳禄字号第三证，桂枝汤主之。以庚午推之，为中太阳贪字号第三证，葛根加半夏汤主之。皆为腹痛泄泻之方。

张某，女，59 岁，2013 年 10 月 13 日（癸巳年壬戌月壬子日）初诊。患者以腰腿疼痛 2 年（壬辰）、右腿疼痛伴行走不便 3 天（甲辰）为主诉就诊，既往有腰痛病史、腿部外伤史但无碍，3 天前无明显诱因突然右大腿后部疼痛加剧，伴行走困难，CT 检查提示：L4-5 椎间盘突出，被诊为"坐骨神经痛"。经治 3 天效果不显。刻诊：患者由其家属搀扶来诊，精神状态差，痛苦貌，右腿疼痛，睡眠时右腿屈曲，不能伸直，腰部酸困乏力，双腿怕冷，大便易干燥，舌质红苔白，脉弦细。处方：赤芍、白芍各 30g，炙甘草 15g，炮附子 9g（先煎 30min），黄芪 25g，苏木 9g，蜈蚣 1 条，延胡索 15g，川断 20g，桑寄生 15g，川牛膝 20g，炒杜仲 20g，乳香 15g，桃仁 12g，牡蛎 30g，3 剂，每天服 1 剂，水煎，分早、晚饭后服。10 月 17 日复诊，服药后疼痛明显减轻，已能自行下床大小便。效不更方，再进 12 剂，疼痛消失，行走如常。患者 1954 年甲午生人，本命为太阳病少阳证。以壬辰推之，为上太阳日字号第九证，为桂枝去芍药加附子汤主之。以甲辰推之，为上太阳日字号第一证，桂枝汤主之。以壬戌推之，为中太阳廉字号第三证，真武汤主之。

王某，男，23 岁，1997 年 6 月 15 日（丁丑年丙午月戊子日）入院。发热、咳嗽 2 月（癸卯），伴咳腥臭脓痰。胸片示左下叶肺脓肿伴少量胸腔积液，白细胞计数 12.5×10^9/L。诊见：体温 38.2℃，精神欠佳，呼吸平稳，双肺底呼吸音减弱，舌质红，苔薄黄，脉弦数。西医诊断为肺脓肿，中医证属风热伤肺，痰浊瘀阻，治以泻肺泄浊、清肺化痰。处方：葶苈子、大枣、冬瓜仁、桔梗、栀子各15g，鲜芦根20g，薏苡仁30g，桃仁、黄芩各12g，黄连9g，甘草6g。每日1剂，水煎服。4剂后，体温恢复正常，咳嗽、咯腥臭脓痰明显减轻。继服10剂，症状基本消除。复查胸片：左下叶肺脓肿较前有好转，胸腔积液已吸收。因苦寒峻通之品易伤脾胃，故拟调理脾胃之品善后。患者1974年甲寅生人，本命为少阴病太阳证。以癸卯推之，为下太阳坎字号第一证，白虎加参汤主之。

　　患者倪某，男，79岁，离休干部，2003年9月9日（癸未年辛酉月乙酉日）就诊。夜咳1月余（庚申），多于凌晨一两点钟出现呛咳，持续2～3分钟，无痰，偶或咳出少量涎沫，有时伴心悸，需坐起数分钟后始能缓解，严重影响睡眠。患者有原发性高血压十余年，平时服用心痛定，北京降压零号等药物，此患者病情被中医诊断为咳嗽，辨证属阳虚水泛，治疗以真武汤加味：西洋参10g，附子6g，白芍6g，茯苓10g，白术10g，生姜3片。水煎2次，浓缩至300mL，早晚分服，每日一剂，连服3剂，配合服用北京降压零号每日一片。9月13日再诊，夜咳已明显减轻，但时有心悸出现。原方加白芍至9g，继服7剂，仍每日服用北京降压零号一片。2个月后随访，夜咳未再出现。患者1924年甲子生人，本命为太阳病少阳证。以庚申推之，为太阳病中太阳禄字号第五证，桂枝加芍药生姜汤主之。戊癸化火，禄字号第十证，为苓桂术甘汤主之。

　　患者于某，男，39岁。因发热7天，意识不清3小时，于1993年10月6日（癸酉年辛酉月庚申日）入院。7天前（甲寅）患者出现不明原因发热，每天下午发作，伴乏力、四肢酸痛。在当地医院按"伤寒"用"庆大霉素、氨苄青霉素"等治疗无效。3小时前意识不清，抽搐1次，大便失禁，为黑便，即肌注鲁米那、氟美松各1支。查体：T36.3℃，P80次，R20次，Bp10/8kPa（75/60mmHg）。浅昏迷，睁眼凝视，两侧瞳孔对光反射存在，右下肢外旋位，肌张力增高，右侧奥氏征和戈登征阳性。实验室检查：Hb90g/L，WBC7.3×10^9/L，中性粒细胞比例0.82，淋巴细胞比例0.18，血小板50×10^9/L，血糖（输液时）12mmol/L，二氧化碳结合力17.6mmol/L，血尿素氮11.1mmol/L，肌酐88.5μmol/L，钾4.2mmol/L，静滴20%甘露醇250mL后腰穿压力1.86kPa（19cmH$_2$O），压颈通畅，脑脊液常规、生化正常。拟诊为非特异性脑炎，给予氟美松、甘露醇、能量合剂及对症治疗。入院第 2 天呕吐物隐血阳性，尿 RBC++、隐血 +++、尿胆原 +。追问病史：家属补诉患者 3 月前曾外出到海南岛打工 1 个月，遂考虑诊为脑型疟。即给青蒿琥酯片 100mg，3 次 / 日，胃管内注入。采手指血涂厚片镜检未见疟原虫；第 3 天高热不退，再次采血涂片，见恶性疟原里滋养体（++++）及少量裂殖体。此时 Bp8/6kPa（60/40mmHg），深昏迷，心率 130 次 / 分钟，心律不齐，24 小时尿量 350mL，血尿素氮 31mmol/L，肌酐 560.5μmol/L，钾 8.0mmol/L，叹息样呼吸，经用阿拉明，多巴胺，碳酸氢钠、速尿、洛贝林、可拉明、持续吸氧等抢救无效，呼吸心跳停止死亡。患者 1954 年甲午生人，本命为太阳病少阳证，以甲寅推之，为下太阳兑字号第九证，脏结不治。以庚申推之，为中太阳禄字号第九证，厚朴生姜甘草半夏人参汤，与证不符，丁壬化木，禄字号第四证为干姜附子汤主之。以辛酉推之，为少阳病小柴胡汤主之。

夬◎阳明病

患者南某，男，49岁，曾于1990年7月10日（庚午年癸未月丙子日）午后，正值盛夏炎热之际，徒步外出活动，突然狂风四起，尘沙迎面扑来，当即返家。约两小时后，突然发热恶寒，遍体小汗，头痛项强，胸满咳喘，吐黄色黏痰，气涌不能睡，体温39℃，两脉浮滑，舌苔黄燥。据脉证来看，当系外感风寒，营卫失调，兼之暑热上壅于肺，使肺失肃降，而气反上逆，所以胸满咳喘，痰涌气急，不能平睡。此为肺胀之急性病候。宜宣肺泄热，降逆平喘。方以越婢加半夏汤加减。药为：麻黄18克，生石膏50克，生姜10克，甘草7克，生半夏10克，全栝蒌1枚（捣如泥），厚朴12克。煎服1剂，咳喘吐痰顿减，已能安睡；再剂诸恙悉平。为了巩固疗效，以原方加减化裁，嘱服3剂，平复如初。患者1941年辛巳生人，以丙子推之，为阳明病金字号第十证，大承气汤主之。以癸未推之，太阴病第二证，桂枝加大黄汤主之。结合患者两脉浮滑，舌苔黄燥，应该有大便不通症状。有汗，不是表实证，胸满咳嗽，吐黄色黏痰，属于肺热咳喘，承气汤合麻杏石甘汤等主之。

Mark，男，30岁，2009年1月（戊子年甲子月）发现3处肠穿孔，其中2处形成窦道、保守治疗无效，于9月13日（己丑年癸酉月辛酉日）行修补术，术后持续高热，腹部切口不能愈合，大量抗生素、退热药及类固醇类药物使用，药后，每日上午体温逐渐正常，下午及晚上体温复又升高至39℃左右，如此持续35天，不得已，于10月17日（甲戌月乙未日）请中医会诊，患者骨瘦如柴，面红目赤，但是手足冰凉，腹部切口有清稀脓液渗出，纳谷不香，大便每日6～7次，夜尿2～3次，舌淡红无苔，脉细弦。处方附子理中汤合补中益气汤加减：制附子15g，干姜10g，人参12g，白术12g，黄芪30g，柴胡15g，升麻3g，当归12g，龙眼肉10g，木香10g，炙甘草10g，地榆30g，大枣12枚。药后30 min，患者竟然微微汗出，体温降至37.2℃，家属直呼"incredible"，更神奇的是，第2天起体温一直正常，没有反弹。第3天伤口停止渗出，逐渐愈合，大便次数减少至每日 2～3 次，遂去柴胡、升麻，减地榆至 20g，加熟地 12g、川芎 10g，调养 1 月，完全康复。患者为 1979 年己未生人，本命为阳明病厥阴证。以甲子推之，为厥阴病乾字号第六证，四逆汤主之。以辛酉推之，为阳明病木字号第十证，白虎汤主之。患者被西医误治成戴阳证，以四逆汤加减治之。

陈某，男，34 岁，2013 年 9 月（癸巳年辛酉月）就诊。主诉：体检发现血脂异常，要求中药治疗。患者因平时常喜饮酒嗜肉，血脂高，平素常有头昏头重，晨起口干口苦，多食易饥，食后易腹胀，大便偏干，尿黄，夜间盗汗，常因汗出床单潮湿明显，平时活动后易出汗，自服六味地黄丸数月无效，舌苔薄黄腻，质黯红，脉弦滑。腹部膨隆，右上腹部、剑突下按压后不适。证属：少阳不和，阳明内热，湿阻中焦。治宜：和解少阳，泻下阳明。方选大柴胡汤加味，处方如下：柴胡 15g，黄芩 15g，半夏 15g，枳实 15g，生白芍 15g，大黄 5g，厚朴 20g，苍术 15g，陈皮 15g，甘草 6g。嘱其节制饮食。服药一周后复诊，患者喜形于色，诉夜间盗汗已消，头昏重口干苦均已明显好转，仍用大柴胡汤为主加减治疗血脂异常，3 月余后复查，血脂已正常，盗汗一直未作。患者 1979 年己未生人，本命为阳明病厥阴证。以辛酉推之，为阳明病木字号第十证，白虎汤主之。甲己化土，阳明病木字号第六证，为大承气汤主之。有口苦咽干之证，为小柴胡汤主证。

秦某，男，4 岁。1993 年 3 月 27 日（癸酉年乙卯月丁未日）就诊，癸酉年少阳加临少阴。连续发热 5 天（癸卯），颈部两侧红肿成块 4 天（甲辰），曾在西医院诊断为颈部急性蜂窝组织炎，中西药并投，高热不退，转儿科治疗。入院时证见：精神差，眼结膜充血，T39℃，P112 次/分钟，咽红，扁桃体Ⅰ度，口腔黏膜潮红，杨梅舌，唇红干。颈部两侧皮肤胀红蔓延成片，边界不清，质硬，触痛明显，心肺（－），胸腹背部皮肤可见红斑，四肢末端稍硬肿。血象：白细胞计数 $1.2×10^9$/L，中性粒细胞比例 0.80，淋巴细胞比例 0.20，血小板计数 $180×10^9$/L，诊断为川崎病，辨证为急性期。予白虎汤合清瘟败毒饮加减：生石膏（先煎）24 克，广犀角（先煎）3 克（现已禁用，须用替代品），黄连 6 克，黄芩 6 克，栀子 6 克，连翘 15 克，赤芍 10 克，金银花 10 克，玄参 10 克，丹皮 10 克，知母 10 克，桔便 6 克，甘草 6 克，3 剂。每日 1 剂，复煎混合取 200mL 分 3 次服。患儿服药后第二天体温降至 37.5℃，皮肤仍有淡红色斑丘疹，眼结膜充血减轻，颈部淋巴结明显缩小。后用益气养阴等法调理而愈，未留冠状动脉瘤等并发证。患者 1989 年己巳生人，本命为太阴病阳明证。以甲辰推之，为阳明病火字号第二证，白虎加参汤主之。以癸卯推之，为太阴病第一方，桂枝汤主之。

陈某，男，36 岁，1965 年 10 月 21 日（乙巳年丙戌月戊申日）初诊。患者因恶心呕吐、全腹剧痛急诊入院。家属代诉，患者 2 小时前因酗酒暴食而突发刀割样腹痛，并呕吐大量胃内容物，曾有短时昏迷。苏醒后诉腹痛剧烈，牵及腰背，无排便排气。入院后被诊为急性出血性坏死性胰腺炎，西药治疗未效。刻下腹痛如绞，痛及腰背，烦渴欲呕，腹壁拘急，痛处拒按，大便三天未行（丙午），舌暗红苔黄腻而厚，脉弦滑而数。热瘀交阻，非清不能平，非下不能通，拟用**大柴胡汤**加味：金银花 20g，柴胡 12g，黄芩、丹皮、丹参、枳实、延胡索各 15g，赤芍 30g，木香 9g，半夏 12g，生姜 3 片，生大黄 10g（后下），芒硝 8g（冲）。首日 2 剂，以后每日 1 剂水煎服，连服 5 天，排出臭秽稀便甚多，腹痛减轻。再进 5 剂，大便每日 2～3 次，腹痛范围仅限中腹，原方去芒硝，大黄减为 6g，加郁金 15g、桃仁 9g，续服 7 天，诸证悉减。再服 3 天，告愈，有关实验室检查各项指标均在正常范围。调养半月出院，1 年后追访未见异常。患者 1929 年己巳生人，本命为太阴病阳明证。以丙午推之，为阳明病金字号第四证，小承气汤主之。以丙戌推之，为阳明病火字号第八证，小柴胡汤主之。以戊申推之，为劳复证第八证，丙辛化水，劳复第三证，小柴胡汤主之。

患者王某，女，37 岁，1972 年 3 月（壬子年壬寅月）因卵巢囊肿术后 3 月（丙午月），出现持续性腹痛，不时甚剧，五日不大便不矢气，并恶心呕吐腹胀，在西医院诊断为黏连性肠梗阻，行剥离手术。二次术后 2 月（丁未），又见腹痛不大便，症状如前。患者不愿意再手术治疗，遂看中医。脉沉弦，苔薄白。以温胆汤加减治疗：柴胡 15 克，黄芩 15 克，苏子 15 克，党参 15 克，川椒 10 克，陈皮 30 克，生白芍 30 克，川楝子 30 克，小茴香 15 克，五灵脂 15 克，王不留行 30 克，芦荟 3 克，威灵仙 10 克，甘草 6 克。第一次药后，约 6 小时便下结粪甚多，腹痛顿减。3 剂后痛止，连服 20 剂痊愈。患者为 1935 年乙亥生人，本命为太阴病阳明证。以壬子、丙午推之，为阳明病金字号第十证，大承气汤主之。以壬寅推之，为阳明病霍乱第二证，理中汤合五苓散主之。以丁未推之，为太阴病第二方，四逆汤或桂枝加大黄汤主之。

患者赵某，男，57 岁，1960 年（庚子）曾作热痢，但很快泻止而愈合。1961 年 2 月 18 日（辛丑年庚寅月壬午日），忽见绕脐隐隐作痛，腹胀不适，日便二三行，便稀而多杂黏液，然食纳如常，惟觉疲困乏力，入夏则痛泻渐愈。自是逢春则发，入夏则愈，无一年不作，每春治疗，均不能止其复发。延至 1968 年 2 月 27 日（戊申年甲寅月丁卯日），诊得脉平，舌苔白而少腻，仲景曾说"下利已差，至其年时复发者，以病不尽故也，当下之，宜大承气汤"。其热痢病本未除，故应时之变而发，以胶黏之物久蓄肠中故也，书方承气汤，药后日便三行，先腹痛而后泻，所下黏液极多，连服三剂，腹痛消失，遂停药，10 余年再未发。患者 1911 年辛亥生人，本命为太阴病阳明证。以庚子推之，为阳明病金字号第八证，调胃承气汤主之。以壬午推之，为阳明病金字号第六证，调胃承气汤主之。以庚寅推之，为霍乱病第十证，戊癸化火，为霍乱第五证，四逆汤主之。春为木克土，入夏则火生土，故春病夏愈。临床应用承气汤者，多以痞满燥实等为用药之证，而用承气汤治疗腹痛泄泻、热痢等疾病，也只有仲景可说可用，其余多笑话了之。然而此处以医算之伤寒遁法，竟然直接算出承气汤，神也？数也？

乾◎少阳病

卢某某，男性，25岁，1989年6月10日（己巳年庚午月辛丑日）就诊。患者24岁结婚，身体素健。10天前（己巳月壬辰日）感冒1次，近2天头痛剧烈，身体沉重，四肢乏力，口干不欲饮，腰酸痛，少腹胀满不舒，无发热、呕吐。就诊时主诉是头痛，经检查除眼结膜充血外，无其他阳性体征，询问病史，诉说4天前（庚午月戊戌日）行房事1次，拟"伤寒挟阴"治疗，以小柴胡汤、桂枝汤加减运用1周而愈。患者1964年甲辰生人，本命为少阳病少阴证。以壬辰、戊戌推之，为少阳病小柴胡汤主之。以辛丑推之，为少阴病天字号第七证，桃花汤主之，与证不符，乙庚化金，天字号第二证为麻黄附子甘草汤主之。

李某，男，45岁，2011年1月5日（庚寅年戊子月庚申日）初诊。患者因居住潮湿，两周前（丁未日）出现阴囊红肿、疼痛，曾就诊于某医院，予左氧氟沙星静脉滴注1周，未见明显好转，遂就诊于中医。刻诊：双侧阴囊红肿灼热、坠胀疼痛、拒按，妨碍行走，有小腹冷感，小便混浊，大便可，舌红、苔薄黄，脉濡数。中医诊断：囊痈。辨证：肝经湿热。治法：清热利湿，解毒消痈。处方：薏苡仁30g，（制）附子6g，败酱草15g，龙胆草10g，草薢30g，重楼15g，甘草15g，连翘15g，苍术15g，黄柏10g，蛇床子10g，荔枝核15g，牛膝15g，川木通10g，红藤20g，小茴香6g，5剂，水煎服，每日1剂。2011年1月10日二诊：前症明显减轻，肿胀减半，疼痛明显减轻，稍感口干，前方（制）附子减至3g，其余同前，继服7剂。2011年1月17日三诊：肿痛消失，时感小腹冷，舌红、苔薄白，脉弦数。（制）附子加至5g，小茴香加至10g，余药同前，继服5剂，痊愈。患者1966年丙午生人，本命为太阳病少阳证。以丁未推之，为少阳胆之经湿热证，小柴胡汤与龙胆泻肝汤加减。以戊子推之，为中太阳破字号第一证，桂枝加桂汤主之。以庚申推之，为中太阳禄字号第九证，厚朴生姜甘草半夏人参汤，与证不符，丁壬化木，禄字号第四证，干姜附子汤主之。以庚寅推之，为下太阳兑字号第五证，桂枝人参汤主之。结合舌脉证。

患者区某，女，37岁（甲辰生人），于2001年2月4日（辛巳年庚寅月戊戌日）突发畏冷寒战，身体紧贴暖气片亦不能缓解，伴有烦躁干咳，约半小时后上述症状消失，继而又发高热，体温达40℃左右，查血Rt示白细胞12×10⁹/L，中性粒细胞比例0.78，血小板200×10⁹/L，Hb10g/L，尿Rt示尿蛋白（+），胸透正常。自服抗感冒、解热、消炎、镇痛和激素等药物后全身汗出，体温渐降至正常。然自此每天诸症发作1～3次，发无定时，亦能自行缓解，伴轻微腰痛，一般情况好，小便黄少，大便正常。2月6日，西医会诊，查体未见特殊阳性体征，患者平素月经正常，现正值经期，既往身体健康，未到过疫区，家中及工作地无类似病例，复查血尿常规基本正常，肝肾功能正常，胸片及腹部B超正常，血涂片未见疟原虫，OT试验阴性。遂按不明原因发热临床观察和对症处理，药物用青霉素、哌拉西林、病毒唑、地塞米松及复方氨基比林等，治疗一周后患者仍每天寒战高热汗出，此时月经期已过两天。2月14日，患者去济南上级医院就诊，行化验及影像学检查未能确诊，难以找到疟疾、流行性出血热、伤寒、结核、肿瘤、结缔组织病等疾病的可靠依据。嘱其留院治疗观察，患者未予配合，自行回家更用先锋霉素、丁胺卡那霉素等药物治疗，收效不明显。2月19日（癸丑），患者来求助中医诊治，查患者神清，全身皮肤无出血点及斑疹，寒热往来发作后面红汗出，渴不多饮，默默不欲食，腰酸微痛，无恶心呕吐，无腹压痛及肾区叩击痛，小便黄少，大便正常，舌边红不干，苔厚腻白黄相间，脉沉细数无力。初步辨证为寒湿热毒邪夹杂，伏于膜原之半表半里且兼表兼里，方选达原饮合小柴胡汤加减，药用：砂仁15g（后下），柴胡20g，黄芩20g，金银花20g，丹皮10g，白芍15g，薏米30g，牛膝12g，羌活12g，枳实12g，桔梗12g，甘草9g。方开二剂，水煎，日三服。患者第一天下午服药后自觉脊背发热汗出，周身轻松，第二天已无寒战发作，但仍有低热38℃左右，第三天服完二剂药后寒战、发热、汗出全无，小便转清，食欲增加，患者大喜，如释重负。此后未再用药，嘱多进半流质饮食，加强营养，观察至今未见复发，查体无阳性体征，胸透正常。患者1964年甲辰生人，本命为少阳病少阴证，以庚寅、戊戌推之，皆为小柴胡汤主之。以就诊日癸丑推之，为少阴病天字号第九证，猪肤汤，与证不符，丁壬化木，天字号第四证，为附子汤主之。

2008年10月30日（戊子年壬戌月癸卯日），戊子，少阳加临阳明。王姓2岁患儿因发烧已住院6天（丙申），经输抗生素和注射激素，一直高烧不退，院方诊断为川崎病，说这是近年来发现的一种罕见疾病。诊见患儿高烧40℃，身上有些许皮疹，淋巴结肿大，咳嗽，口唇红肿干裂，舌质红，苔黄，脉滑大而数，略带紧象。患儿发烧前曾流清涕，遂以外束风寒、内有蕴热痰饮论治：麻黄3克、桂枝6克、白芍6克、干姜3克、细辛2克、生半夏10克、五味子6克、杏仁10克、生石膏60克、滑石粉10克、桑白皮10克、柴胡10克、甘草5克，水煎服2剂。此小青龙（三阳表证）、小柴胡（少阳）、麻杏石甘汤（阳明气分为麻杏石甘汤主之，阳明血分为白虎汤主之，阳明水分为承气汤主之）三方加减化裁而成，嘱其4小时服1次。患儿服药后体温降到36℃，咳止疹退。后患儿一直未发烧，经有关医院检查，一切正常。患者2006年丙戌生人，本命为少阳病少阴证。以丙申发病推之，为少阳病小柴胡汤主之。以癸卯就诊日推之，为少阴病天字号第一证，麻黄附子细辛汤主之。戊子，少阳加临阳明，小柴胡汤合白虎汤加减，结合舌脉证。

李某，女，37岁，1995年6月16日（乙亥年壬午月戊寅日）初诊，因头晕目眩，伴呕吐3小时入院，平素嗜食肥甘，身体肥胖，并见晕时视物旋转，如坐舟船，耳鸣，汗出，倦怠身重，头胀满，胸膈满闷，两目羞明，舌体淡胖、苔中部薄黄微腻，脉弦滑略数……证属痰热阻滞，蒙蔽清阳，治宜清热化痰，燥湿健脾止呕，祛瘀通络息风。以大柴胡汤加减：半夏12g、黄芩15g、大黄10g、柴胡6g、赤芍12g、生姜9g、枳壳15g、天麻12g、苍术18g、全蝎9g、泽泻15g。共用4剂，诸证俱除。患者1958年戊戌生人，本命为少阳病少阴证。以壬午戊寅发病推之，为少阳病小柴胡汤主之。以乙亥推之，为少阴病地字号第三证，四逆汤主之。结合舌脉证。

李某，男，4岁。2010年3月6日（庚寅年己卯月乙卯日）初诊。患儿自出生10个月左右开始反复发热，经多方中、西药物治疗，但一直未能控制高烧。为了给孩子治病，全家由农村搬到北京居住。孩子每隔三五天可以没有任何原因就发烧，而且一发病就是高烧，又特别难以控制。经多家三甲医院门诊及住院检查，皆考虑呼吸道炎症性病变。来诊时诉昨晚无明显诱因，又出现发热，体温 38.6℃，服退热药汗出热退，今晨体温又上升至 39.6℃，遂慕名就诊。刻下证见：发热，鼻塞，流涕，四肢厥冷。舌尖红，舌苔白，脉浮紧数。辨六经属太阳、阳明合病，辨方证属大青龙加薏苡败酱桔梗汤证。处方：生麻黄 18 克，桂枝 10 克，炒杏仁 10 克，炙甘草 6 克，桔梗 10 克，生薏苡仁 18 克，败酱草 18 克，生石膏 45 克，生姜 15 克，大枣 4 枚。1 剂，水煎服。嘱当晚先服四分之一量，温服后盖棉被。见微汗，停后服；无汗，继服四分之一量。停用其他药物。2010 年 3 月 8 日二诊：上方第 1 次服药后未见汗，但小便增多，体温有所下降（仍然 39.4℃）。继服第二次、第三次皆未见汗，待第 4 次给患儿服下最后的四分之一，即一剂药服尽，午夜汗出，体温恢复正常。患儿安睡，次日白天玩耍如常。至晚上体温又开始上升，达 38.8℃，未服退热药。刻下证见：发热，咽干，口干欲饮水，纳食减少，大便尚调，鼻流浊涕，精神欠佳。舌质红，口唇红如妆，舌苔白，脉细滑数。辨六经属少阳、阳明合病，辨方证属小柴胡加石膏汤证。处方：柴胡 24 克，黄芩 10 克，清半夏 15 克，党参 10 克，桔梗 10 克，炙甘草 6 克，生石膏 60 克，生姜 15 克，大枣 4 枚。1 剂，水煎服。服法同前。2010 年 3 月 10 日三诊：服药后仍有发热，但只用中药，不需用退热西药即能控制。发热前有恶寒，精神明显好转，纳食尚可，鼻流浊涕。舌苔转黄，脉浮弦数。辨六经属三阳合病，辨方证属柴胡桂枝汤合白虎汤证。处方：柴胡 24 克，黄芩 12 克，清半夏 15 克，炙甘草 6 克，桂枝 10 克，生白芍 10 克，生石膏 100 克，知母 12 克，生山药 10 克，党参 10 克，桔梗 10 克。1 剂，水煎服。2010 年 3 月 11 日四诊：昨晚服药后汗出，热退。今日已无发热，精神好，纳食尚好，大便调。仍有鼻塞、口干。舌苔白，脉浮紧数。辨六经属太阳、阳明合病，辨方证属麻黄杏仁薏苡甘草汤证。处方：生麻黄 10 克，生薏苡仁 30 克，炒杏仁 10 克，炙甘草 6 克，败酱草 30 克。1 剂，水煎服。药后诸证悉退，痊愈。

患儿 2006 年丙戌生人，本命为少阳病少阴证，自出生 10 个月即开始发热，以丙戌年发病推之，为少阳病小柴胡汤主之。以己卯就诊推之，为少阴病天字号第一证，麻黄附子细辛汤主之。以乙卯推之，为少阴病天字号第七证，桃花汤，与证不符，乙庚化金，天字号第二证为麻黄附子甘草汤主之。

患者吴某，男，50岁，已婚，2016年12月15日（丙申年庚子月辛未日）初诊。主诉：夜间痛性勃起1年余（乙未）。1年前无明显诱因每夜1～2点钟出现阴茎勃起胀痛而醒，醒后活动或排尿后勃起胀痛消失，复入睡后又发作，每晚2～3次，清醒时勃起无胀痛。睡眠不佳，伴心情郁闷，心烦不宁，口干口苦，便秘，舌暗红，苔黄腻，脉弦涩。既往体健，血糖、血常规、阴茎海绵体超声、多导睡眠检测及夜间阴茎勃起（NPT）检测未见异常。患者阴茎勃起后疼痛，休作有时。《素问·厥论》云："前阴者，宗筋之所聚。"足厥阴肝经"循股阴，入毛中，过阴器，抵小腹"，足厥阴之别"循胫上睾结于茎"，足厥阴之筋"上循阴股，结于阴器，络诸筋"，说明前阴（阴茎）与厥阴肝经有着密切的联系。抓住患者发病"休作有时"特点分析：厥阴旺于丑寅卯，此时阴将尽，阳欲生，厥阴为里，少阳为表，邪犹可透里达表。少阳枢机不利，阳入里与阴相争，而出现痛性勃起，醒后阳气布散周身而止。阳与阴争而不入阴，故夜寐不安，心情郁闷、心烦不宁、口干口苦、脉弦涩皆为肝郁不舒而致。给予疏肝解郁，和解少阳。处方：柴胡15g、黄芩12g、半夏10g、党参15g、大枣10g、栀子10g、生龙骨20g、生牡蛎20g、酸枣仁15g、丹皮10g、当归10g、川芎10g、白芍10g、甘草6g，每日1剂，水煎取汁300mL，早晚分服。7剂后症状较前减轻，守小柴胡汤方加减，6周后病愈。患者1966年丙午生人，以乙未发病推之，为少阳病小柴胡汤主之。以丙申推之，中太阳禄字号第五证，桂枝加芍药生姜汤主之。以庚子推之，为中太阳破字号第四证，调胃承气汤主之。

媾◎太阴病

　　患者，女，41岁，2010年10月20日（庚寅年丙戌月癸卯日）就诊，自诉患慢性盆腔炎五年（丙戌），5年来自觉胸中气向下行，小腹下坠，伴白带清稀量多，食欲差，大便三五日一行，质不干量少。诊时见身体羸瘦，面色㿠白，气短懒言，言语多则气不接续，小腹压之不适，月经延期7～15天，量少色晦暗如黑豆汁，B超检查见子宫直肠陷窝积液，舌淡略胖，脉弱，诊为中气不足、水湿停聚，处以薏苡附子败酱散加味。薏苡仁30g，附子10g，败酱草15g，黄芪30g，党参20g，升麻10g，白术12g，甘草6g，水煎服，每日1剂。患者服药5剂后自觉精神好转，说话底气增加，大便也较前畅顺。嘱患者若无不良反应或新增病变，照方服3个月。3个月后患者来诊，精神正常，饮食及二便正常，经期基本规律，经血量较前增加，舌淡脉弱，B超复查示盆腔积液消失。又处以八珍汤调理半月停药。患者1969年己酉生人，本命为厥阴病太阴证，寒湿为邪。若以丙戌推之，为太阴病第三证，四逆汤主之。以癸卯推之，为厥阴病乾字号第六证，四逆汤主之。结合病证，盆腔炎症，以薏苡附子败酱散主之是对证的，再加减治之。

　　望某，女，60岁，2001年4月9日（辛巳年壬辰月壬寅日）初诊。原有咳嗽病史，近1个月来（辛卯），咳嗽又发，夜间咳甚，咳吐清稀泡沫痰，口干苦，胸胁满闷，纳食不香，有时微作寒热，舌苔白润，脉弦。证属痰湿咳嗽，气郁生热。治以肃肺化痰，解郁清热。药用柴胡、白前、法夏、杏仁、陈皮、神曲各10g，生姜3片，甘草4g，桔梗、黄芩各6g，2日1剂，水煎服，每服200mL，日3次。患者服2剂后咳嗽大减，守原方加茯苓10g，再进2剂，诸症消失，继用香砂六君子丸调理善后。患者1941年辛巳生人，本命为太阴病阳明证。以辛卯、辛巳推之，为太阴病第一方，桂枝汤主之。结合舌脉证加减。

　　张某，男，20岁，工人，1995年3月11日（乙亥年己卯月辛丑日）初诊。1年前（甲戌），不慎自三楼梯口摔下致颈椎损伤，高位截瘫，在某市级医院住院治疗8个月后出院。出院时生活不能自理，下肢痿软无力，需双人搀扶方可缓行几步，身体后倾欲倒，腿胫麻木不仁，大肉渐脱，肌肤不温，反应迟钝，言语缓慢，表意不清。舌红少津、舌苔白。此乃肝肾亏虚，髓枯筋痿之症。治以补肝益肾，滋阴清热。方以虎潜丸加减：当归15g，白芍15g，黄柏6g，知母9g，熟地18g，龟板12g，干姜6g，狗骨20g。水煎服，日1剂。服药月余，诸症不减。考虑附子既能追复失散之阳，又能资助不足之元阳，与补益药同用可治一切内伤不足，阳虚虚弱之症。故在补益肝肾基础上，重用附子、干姜。调整方药如下：炮附子9g（先煎），干姜9g，桑寄生15g，木瓜15g，当归9g，黄芪30g，川芎12g，熟地9g，天麻9g，秦艽15g，桂枝9g，菟丝子15g，巴戟天9g，锁阳9g，人参9g，蜂蜜30g。水煎服，日1剂。附子用量自9g始，每3剂增加3g，渐加至54g。服药至第33剂时，附子用至39g，患者方感双下肢有力，无不良反应。服药第45剂时，可扶床行走。至第78剂时可拄拐到庭院散步，至120剂时可步行走三华里。遂停服中药。嘱其加强功能锻炼。1年后随访，除步态略有不稳外，生活均能自理。患者1975年乙卯生人，本命为厥阴病太阴证。以甲戌推之，为太阴病第三方，桂枝加大黄汤主之。以己卯、辛丑推之，均为厥阴病乾字号第六证，四逆汤主之。

患者于某，女，49岁，因下腹部疼痛10余日就诊。病史，1960年（庚子）开始有全身乏力，腹部胀满，时痛难眠，常抱枕而卧。多方治疗无效，日渐加重，不能劳动。1976年7月5日（丙辰年甲午月戊午日），腹痛突然发作，状如刀绞，大汗淋漓。经医院检查发现其左下腹有一鸡蛋大小之包块，边界不清，触之疼痛，别无异常，不能确诊。治疗无效，遂来就诊于中医。诊见其脉长弦，右上腹压痛。以温肠汤治疗：川楝子30克，橘核30克，荔枝核30克，小茴香30克，广木香30克，川军15克，陈皮30克，白芍30克，柴胡15克，黄芩15克，党参30克，苏子30克，川椒30克，甘草10克，大枣10枚。患者服药后微觉痛减而舒适，服至8剂后，开始有黏液混裹干结大便而下，挑之黏液拔丝，日便三四次，40剂后待黏液除尽，则痛止包块消失而愈。患者为1927年丁卯生人，本命为厥阴病太阴证。以庚子推之，为太阴病第三方，桂枝加大黄汤主之。以甲午、戊午推之，为太阴病第二方，四逆汤主之。结合舌脉证加减。

大过◎少阴病

　　庄某某，男，48 岁。2004 年 3 月 6 日（甲申年丁卯月甲申日）就诊。咳嗽反复发作十余年（甲戌）。四季咳嗽，每次先咳嗽，咳吐清质水痰涎，继之头痛，咳嗽不分季节，头痛不分部位，无汗，食少纳差，手足不温，舌质淡，苔白滑如有水浸，脉沉。辨属肝寒气逆，木反克金。治宜暖肝散寒，降逆止咳。方用吴茱萸汤加减：吴茱萸 15 克，人参 12 克（另煎），干姜 12 克，大枣 12 枚，苏子 9 克，茯苓 9 克，杏仁 9 克，葛根 12 克，3 剂。每日一剂。二诊：服药后，咳嗽偶作，少有痰涎，头痛已止，守前方去葛根加白术 12 克，白芥子 9 克，继服 5 剂后诸症全无。半年后，随访无复发。患者 1956 年丙申生人，甲戌发病，推为少阴病地字号第三证，四逆汤主之，结合病情加减主之。甲申就诊，可推为少阴病地字号第一证，大承气汤，与证不符，甲己化土，第六证为四逆汤主之。

　　患者王某，男，44 岁。体检表面抗原阳性 15 年（丁卯），平素自觉身体健康，无明显不适感。2002 年 4 月（壬午年癸卯月）出现全身乏力，恶心纳差、尿黄、眼黄、肝功能异常，HBV-DNA（乙肝病毒脱氧核糖核酸）拷贝数升高，住院治疗 1 个月，应用苦参碱、茵栀黄片等药物治疗，并服用拉米夫定治疗，症状消失，黄疸消退，HBV-DNA 拷贝数降至检测值以下。2002 年 5 月 16 日（壬午年乙巳月甲申日）就诊，患者因劳累再次出现上述症状，总胆红素升至 150μmol/L，HBV-DNA 拷贝数再次升高，再次住院治疗，仍应用苦参碱、茵栀黄片等治疗，加用茵陈蒿汤治疗，总胆红素有所下降，但病情持续两个月，TBIL 波动于 80μmol/L 左右，自觉症状没有明显好转，就诊时患者精神不振，睡眠尚好，双下肢乏困明显，大便每日 3 次，不成形，舌淡苔黄，脉弦细。诊断为慢性乙型肝炎，证型属于寒型，应用五苓散合小柴胡汤加减治疗，药物组成：茯苓 30g，猪苓 15g，泽泻 15g，白术 15g，桂枝 10g，柴胡 15g，黄芩 15g，党参 30g，苏子 30g，川椒 10g，甘草 10g，大枣 10 枚。水煎服，每日 1 剂，治疗 1 周后，各症状明显好转，持续服药 1 个月，黄疸消退，仍坚持服药 1 个月，症状消失，精力恢复，肝功能恢复正常。患者 1958 年戊戌生人，本命为少阳病少阴证。以发病丁卯推之，为少阴病天字号第九证，猪肤汤，与证不符，丁壬化木，天字号第四证附子汤主之。以癸卯推之，为少阴病天字号第五证，附子汤主之。以壬午推之，为少阳病小柴胡汤主之。

王某，女，23 岁，未婚，不规则阴道出血 20 余日，于 2009 年 5 月 25 日（己丑年己巳月庚午日）就诊。患者月经不调，经血过多已逾 8 年，自 14 岁（庚辰）初潮起，月经即不规律，经期 7 至 8 天，量多，多时顺腿流。18 岁时，适值经期进行剧烈运动，月经量更多，出血持续 50 余天，后经中西医治疗，行经不规律，经期 6～7 天。此次过劳后流血 20 余天，服中西药均无效。现面色暗淡，唇甲淡白，四肢乏力，月经时多时少，淋沥不断，色暗，时有血块，痛经（+）腰酸、膝冷，纳可，大便 2～3 次每日，舌嫩有瘀斑、苔薄黄腻，脉沉细。B 超示：子宫内膜厚 0.9cm。既往月经后期，否认有性生活史和早孕史。此证由于素体肾阳虚弱，又复经期过劳伤气，渐致崩漏不止，治以温肾固冲，化瘀止血。方药：制附子 10g、蜈蚣 2 条、水蛭 3g、三棱 10g、川断 20g、红藤 30g、土鳖虫 10g、白术 10g、甘草 10g、杜仲炭 12g、鸡血藤 20g、茯苓 15g、北柴胡 10g、黄芩 10g、生薏仁 30g、炮姜 10g。7 剂，血止，血止后去蜈蚣 2 条、水蛭 3g、三棱 10g、土鳖虫 10g，加白扁豆 20g、山药 20g、冬瓜皮 12g、首乌藤 20g 等药。调理 1 个月，患者 BBT（基础体温测定）恢复双向，月经逐渐规律。患者 1986 年丙寅生人，以庚辰推之，为少阴病人字号第九证，大承气汤，与证不符，丁壬化木，人字号第四证为白通加猪胆汁汤主之。

高某某，女，40 岁。2010 年 3 月（庚寅年己卯月）以"下腹痛 1 年（己丑）"为主诉就诊。自述感受寒邪后出现右下腹及脐下腹痛，喜按，遇冷加重。查体腹软，右下腹部可触及一条形包块，按之轻度压痛，外院腹部超声示：慢性阑尾炎。患者平素大便 1 次 / 日，质稀，纳可，寐差多梦，胆小易惊，体力差，小便调。舌质红、苔薄黄，脉沉滑。此属肠痈日久，中阳不足，气血郁滞于内，以薏苡附子败酱散为主方，辅以柴胡加龙牡汤，药用生薏米 30g、制附子 10g（先煎）、败酱草 20g、柴胡 10g、黄芩 10g、半夏 10g，茯苓 10g、桂枝

6g、熟大黄 3g、党参 10g，煅龙骨、煅牡蛎各 30g（先煎），生姜 3 片、大枣 5 枚（自备）。水煎服，日 1 剂，共 7 剂。药后复诊，患者述腹痛明显减轻，右下腹条形包块渐小且压痛基本消失，大便略成形，寐亦转佳。效不更方，继用上方，连服 7 剂后改为蜜丸，继服 1 月余，患者腹痛全消，包块明显减小，全身症状大为改善。患者 1970 年庚戌生人，以己丑发病推之，为少阴病天字号第九证，猪肤汤，与证不符，丁壬化木，天字号第四证，附子汤主之。以庚寅推之，为少阳病小柴胡汤主之。

华某某，男，78 岁，2010 年 2 月 9 日（庚寅年戊寅月庚寅日）初诊。患者于 1 年前摔伤后未重视，左腿出现伤口流脓，用膏药拔脓，并口服虎力散。患者近 1 周（甲申）无明显诱因出现左下肢红肿、疼痛流脓，遂来就诊。刻诊：神清，精神可，左下肢红肿、疼痛流脓，活动受限，红肿处皮温高，纳可，寐可，大便干燥，每日 1 次，小便色黄，舌暗红、胖、苔薄黄腻，脉滑数。中医诊断：丹毒（流火）。辨证：气虚夹湿，热毒内蕴。处方：薏苡仁 25g，（制）附子 6g，败酱草 15g，蒲公英 15g，白鲜皮 25g，牛膝 15g，苍耳子 15g，连翘 20g，苍术 15g，黄柏 12g，（熟）大黄 8g，泽兰 30g，丹参 15g，硼砂 5g，（煅）牡蛎 15g，5 剂，水煎服，每日 1 剂。二诊：左下肢已不流脓，肿胀减轻，仍有红肿、疼痛，皮温较前减轻，纳可，寐可，大便通畅，小便可，舌红体胖、苔薄黄，脉滑数。前方薏苡仁减至 18g，熟大黄加至 10g，加桑枝 30g，苍耳子减至 12g，去白鲜皮、牛膝，继服 7 剂。三诊：左下肢肿胀明显减轻，红肿消退，疮口已愈，稍感疼痛，皮温稍高，纳可，寐安，二便调，舌淡体胖、苔薄黄，脉弦。前方附子减至 3g，（熟）大黄减至 6g，去硼砂、（煅）牡蛎，继服 7 剂，痊愈。患者 1932 年壬申生人，本命为少阴病太阳证。以甲申推之，为少阴病地字号第一证，大承气汤主之。以戊寅推之，为少阴病天字号第一证，麻黄附子细辛汤主之。

患者鞠某，男，57 岁，规律血液透析治疗 26 年，左足皮肤进行性发黑伴疼痛 2 年多，于 2015 年 11 月（乙未年丁亥月）入院。26 年前（1989 年，己巳）诊断"慢性肾功能衰竭，尿毒症期"开始规律血液透析治疗。2014 年 7 月（甲午年辛未月）一次剪足趾甲导致左第 4 足趾末端破损，后呈黑色结痂，并逐渐皮损扩大，伴破溃，少量流脓，进行性疼痛加重，不能耐受。外院诊断

"皮肤坏疽"，给予止痛、抗感染，活血化瘀、局部换药等治疗，效果差。病史中无高血压、糖尿病史；因反复出现内瘘流量差，曾先后 6 次行动静脉内瘘手术，目前内瘘位于左侧肘窝部位；无烟酒嗜好。查体：体温、脉搏正常，血压130/90mmHg，神志清，消瘦体型，双上肢皮肤多处内瘘手术疤痕，左肘窝内侧皮肤局部膨隆，直径约 2cm 左右，触及震颤显著，听诊杂音响亮，心、肺、腹无特殊，双下肢无凹陷性水肿。左足背皮肤大片坏死达中部 1/3 交界处，足底部 1/4 皮肤坏死，均呈焦痂状，交界区坏死，表面少量积脓。左足背动脉搏动弱，皮温低。患者 1958 年戊戌生人，本命为少阳病少阴证。以己巳推之，为少阴病人字号第三证，白通汤主之。以辛未推之，为少阴病人字号第七证，四逆汤加减主之。以甲午推之，为少阳病小柴胡汤主之。以乙未推之，为少阴病人字号第一证，苦酒汤，与证不符，甲己化土，人字号第六证为通脉四逆汤主之。以丁亥推之，为少阴病地字号第五证，四逆汤主之。

曾某，男，17 岁，于 1943 年 10 月 25 日（癸未年壬戌月丙辰日）延诊。询知患者病已 19 日（辛酉月丙申日），身已不发热，但腹中膨胀，小腹疼痛，不时呻吟，小便短赤，大便有七八日不通，饮食不进，日夜眼不交睫，卧床身不能转侧，舌苔白滑而厚腻，不渴饮，脉搏弦紧，重按则无力而空。病势十分危重，系伤寒坏病，病邪深入少阴之脏寒证……惟有扶阳抑阴温化之法，使在上之寒水邪阴，由口中吐出，中下之寒水邪阴，由二便排泄使除，阳回阴退，方可转危为安。就以仲景通脉四逆汤加吴茱萸、上肉桂治之。并告知病家，倘若服药后发生呕吐涎痰或大便泻下切勿惊疑，为病除之兆，一线生机，可望挽回。白附片 160g（先煎），干姜 30g，上肉桂（研末，泡水兑入）16g，茯苓26g，吴茱萸 6g，甘草 6g。10 月 26 日再诊。昨服上方后，旋即呕吐涎水碗许，系病除之兆。脉搏弦紧已退而转和缓，大便溏泻 1 次，小便解 3 次……继以大剂扶阳温化，务使阳回阴退，渐可转危为安。10 月 27 日三诊。昨日清晨服药后，又呕吐涎水约 2 碗，下午服药后又吐 1 次，大便泻利数次，均属"冰霜化行"，病毒邪阴由上下窍道溃退……仍以大剂扶阳辅正主之。10 月 28 日四诊，服药后昨日夜共排泄大便 16 次，每次多少不一，今晨又大便 2 次，均为夹水分之稀薄粪便，始而色乌如酱，今晨渐转黄色，此系胃中生阳渐复之兆……仍以扶阳辅正主之……11 月 4 日十一诊。病已痊愈，精神饮食均佳，形神尚弱，拟四逆汤加味一剂，继以黄芪建中汤、桂附理中汤及归脾养心汤等善后调理十余日，精神渐复，出院回家休养。此后健康，体质恢复如常。（摘自《吴佩衡医案》）患者 1926 年丙寅生人，本命为少阴病太阳证。以丙申发病推之，为少阴病地字号第九证，四逆汤主之。以就诊日丙辰推之，为少阴病人字号第五证，真武汤主之。

患者张某，男，78 岁，2012 年 3 月 16 日（壬辰年癸卯月丙子日），因"盗汗一年余"就诊。患者诉近一年来（辛卯）夜间盗汗，且只是双下肢出汗较多，而上半身无汗，曾服用谷维素、六味地黄丸等药而无效。现仍盗汗，平时微感口渴，饮水不多，畏寒，夜间小便 2～3 次，大便自调，夜寐尚安，舌苔薄白水滑，舌质黯，脉弦细。方以五苓散加味：猪苓 12g，泽泻 12g，白术 15g，茯苓 15g，桂枝 10g，牡蛎 30g，巴戟天 15g，3 剂，水煎服，1 剂／日，3 剂药后夜间汗出明显减少，小便夜间 1～2 次，口不渴，上方再服 3 剂后，来告知盗汗已无。患者 1934 年甲戌生人，本命为少阳病少阴证，以辛卯推之，为少阴病天字号第三证，黄连阿胶汤，与证不符，丙辛化水，天字号第八证，吴茱萸汤主之。

少阴寒病少阳证。李某，男，2 岁，1972 年 4 月 10 日（壬子年甲辰月辛未日）就诊。患麻疹已 7 日（乙丑），咳嗽、喷嚏、流眼泪，疹出不畅。前医曾用宣肺透疹之品，而疗效不佳。查患儿面色不华，精神萎靡，嗜睡，耳前可见淡白色疹子，而分布不均，四肢不温，舌质淡，苔薄白。此属卫阳不足，鼓动无力，试投桂枝加附子汤加味：桂枝、白芍、附子、炙党参、生姜各 3 克，炙甘草 2 克，大枣 2 枚。日进 1 剂，水煎服。翌日四肢温，疹出稍畅。三日后疹出透，后以温阳益气之品，调理而获痊愈。患者 1970 年庚戌生人，乙丑发病，推为少阴寒病天字号第五证，附子汤主之。以就诊日辛未推之，为少阴寒病人字号第七证，四逆汤加减主之。

魏某，男，65 岁，周身皮肤散在出血点及牙龈出血 1 周余。2010 年 1 月（己丑年丁丑月）就诊于中国医学科学院血液病医院，经过骨髓穿刺及小巨核酶标检测确诊为原发性免疫性血小板减少症（ITP），给予大剂量静脉丙种球蛋白和糖皮质激素冲击治疗，病情好转出院。后一直在血研所应用达那唑、激素治疗，疗效欠佳，血小板维持在 2 万左右。患者于 2011 年 10 月（辛卯年丁酉月）因乏力伴双下肢皮下片状出血加重，对西药存抵触情绪，遂就诊于中医治疗。症见神清，精神可，面色㿠白，四末冰冷，双下肢皮下可见出血点及紫斑，乏力、盗汗、纳可、寐欠佳、二便调，舌淡红、苔薄白，脉沉细、尺脉尤甚。2010 年 1 月 10 日（己丑年丁丑月庚申日）（中国医学科学院血液病医院）骨穿报告：巨核细胞产板不良骨髓象，符合 ITP 骨髓象。2011 年 10 月 6 日（辛卯年丁酉月甲午日）血常规示白细胞 6.97×10^9/L，血红蛋白 171g/L，红细胞 4.93×10^{12}/L，血小板 24×10^9/L。经西医诊断为原发性免疫性血小板减少症，中医诊断为紫癜病，证属肾阴阳两虚型。方药组成：犀角地黄汤、二至丸合当归补血汤，加用温肾助阳药物。后加附子，2012 年 6 月 21 日七诊：血常规示白细胞 5.41×10^9/L，红细胞 4.75×10^{12}/L，血红蛋白 164g/L，血小板 109×10^9/L。后患者患带状疱疹，血小板下降，经随访，患者血小板数目一直维持在 75×10^9/L 以上，未再有周身黏膜出血情况发生，自觉症状也明显改善。患者 1946 年丙戌生人，以丁丑发病推之，推为少阴病天字号第七证，桃花汤，与证不符，乙庚化金，第二证为麻黄附子甘草汤主之。以己丑推之，为少阴病天字号第九证，猪肤汤，与证不符，丁壬化木，第四证为附子汤主之。以加重辛卯推之，为少阴病天字号第三证，黄连阿胶汤，又丙辛化水，天字号第八证为吴茱萸汤主之。以丁酉推之，为少阴病地字号第五证，四逆汤主之。结合病情加减。

　　患者吴某，男，26 岁，2012 年 3 月 8 日（壬辰年癸卯月戊辰日）门诊。主诉：反复咽痛 1 月（壬寅）。自诉 1 月前熬夜，饮食生冷及受寒后出现咽痛。经外院诊断为化脓性扁桃体炎，经抗感染、皮质激素、抗病毒及清热解毒利咽中药治疗后症状反加重。诊见：咽痛，倦怠乏力，欲寐，无口干口苦、纳差，舌淡胖大、苔水滑，脉偏沉，关脉偏滑，尺脉浮。脉证合参，本少阴寒客，后误用寒凉之品，致命门火衰，少阴真寒。治法以温化少阴，予四逆汤。处方：生附子（去皮）10g，干姜 20g，炙甘草 30g。煎服法：加水 600mL，慢火煎煮成 250mL，分 3 次温服。服 2 剂后诸症痊愈。患者 1986 年丙寅生人，以壬寅发病推之，见少阴病天字号第九证，猪肤汤主之。以壬辰推之，见少阴病人字号第一证，苦酒汤主之。以戊辰推之，见少阴病人字号第七证，四逆汤加减。

　　杨某，女，37岁。1989年4月26日（己巳年戊辰月丙辰日）初诊。患者自从去年夏天（戊辰年己未月）以来，白带淋沥不断。曾经多种中西药物治疗，反呈加剧之势。近2个月以来，白带之中常夹带红色。因恐有癌变之虞，故求诊中医。刻下：赤白带连绵不绝，大便时干，小便发黄，月经超前，伴头晕，腰、腹、腿处疼痛等症，平时怕冷，四肢发凉，两腿无力。舌体胖大、有齿痕、色淡红、苔薄白，脉两尺沉细略迟。患者19岁结婚，因卫生保健知识不多，婚后至今生育加流产共有9次。证属脾肾阳虚，兼肾阴虚。处方：制附片、干姜各6g，山药、炒白术各30g，党参、桑寄生各20g，生龙骨、生牡蛎、白芍各15g，海螵蛸12g，茯苓、泽泻、杜仲、续断、茜草各10g。5剂后，患者自感赤白带减少，腰痛减轻，上方续服7剂后，赤带已除，腰腹疼痛、头晕、身冷等症减轻过半。查舌体胖大、色淡红、苔薄白中夹淡黄色稍腻，脉两尺沉弱略迟。遂改方如下：制附片（先煎）、茯苓、白术、枸杞子、玄参、白芍、山药、党参各15g，生龙骨、生牡蛎、熟地各30g，干姜、续断各10g。3剂后，白带已正常，腰痛等症也基本消除。上方续服5剂后，再续服金匮肾气丸2个月左右以巩固。随访3年，诸症未作。患者1952年壬辰生人，以己未推之，为少阴病人字号第九证，大承气汤，与证不符，丁壬化木，人字号第四证，白通加猪胆汁汤主之。以己巳推之，为少阴病人字号第七证，四逆汤加减主之。以戊辰、丙辰推之，为少阳病小柴胡汤主之。

　　患者齐某，男，65岁，2011年12月8日（辛卯年庚子月丁酉日）就诊，反复咳嗽40年（辛亥）伴颜面、四肢水肿加重1周。刻下：患者颜面及四肢水肿，面唇青紫，咳嗽、咳少量泡沫白痰，喘息、胸闷、憋气，动则加重，心悸、不能平卧，懒言，饮食少、口淡无味，身体困倦，四肢不温，尿少、大便干，睡眠差，脉沉细。诊断：肺胀、肺心病。证属阳虚水泛，应用温阳利水方加减化裁。处方：黄芪20g、党参15g、炒白术12g、制附子10g（先煎）、桂枝12g、防己12g，葶苈子10g、川椒目10g、地龙10g、桑白皮10g、厚朴10g、枳实10g、茯苓15g、猪苓6g、穿山龙10g、灯心草3g、旋覆花10g（包煎）、莱菔子12g、大黄10g（后下）、生姜3片、大枣5枚。服药一周后，患者水肿明显减轻，继服一周后，水肿消退，活动后喘息气促，心悸明显减轻，睡眠有所好转，恶风自汗、乏力，腰膝酸软，属肺肾气虚之证，上方去大黄、莱菔子、猪苓、旋覆花，加百合、杏仁、熟地、山药、牛膝之类补肺益肾之药调养，之后半年定期门诊，病情稳定。患者1946年丙戌生人，本命为少阳病少阴证。以辛亥发病推之，为少阴病地字号第九证，四逆汤主之。以丁酉推之，为少阴病地字号第五证，四逆汤主之。以辛卯推之，为少阴病天字号第三证，黄连阿胶汤主之，与证不符，丙辛化水，天字号第八证，吴茱萸汤主之。以庚子推之，为少阳病小柴胡汤主之。

女，71岁，2005年3月12日（乙酉年己卯月乙未日）初诊。腹痛3个月（甲申年丁丑月），于某省级医院确诊为乙状结肠癌并转移。因年事已高，且病至晚期又合并糖尿病，家属不愿采取手术及放、化疗等治疗。现患者大便干，消瘦，精神可，纳可。舌质紫暗，苔少，脉沉细无力。辨证属气滞血瘀，治以理气消癥、活血化瘀。方用薏苡附子败酱散加减：枳实10g，厚朴10g，败酱草15g，薏苡仁30g，附子10g，大黄10g，桃仁10g，赤芍15g，牡丹皮10g，白花蛇舌草15g，党参15g，茯苓15g，当归15g。水煎服，日1剂。10剂后腹痛明显减轻，大便质软成形，1～2日一行。再服10剂，以巩固疗效。4月3日家属来述，患者无明显不适。患者1934年甲戌生人，本命为少阳病少阴证。以丁丑推之，为少阴病天字号第七证，桃花汤主之。乙庚化金，天字号第二证，麻黄附子甘草汤主之。以己卯推之，为少阴病天字号第一证，麻黄附子细辛汤主之。甲己化土，天字号第六证为桃花汤主之。以乙酉推之，为少阴病地字号第三证，四逆汤主之。

患者杨某，男，17岁，2011年12月（辛卯年己亥月）就诊。重型再生障碍性贫血病史9年余，9年前（癸未）因贫血就诊于中国医学科学院血液病医院，经骨穿确诊为重型再生障碍性贫血，2009年（己丑）于该院行ATG治疗，血象不改善。平时服用环孢素、泼尼松、安特尔，经常输血及输血小板治疗，效果一般。近因体倦乏力加重并伴皮下紫斑就诊。当时患者1周输血小板1个治疗量2次，2周输红细胞2个单位1次。症见面色鳌黑，唇甲及眼睑色淡白，体倦乏力，周身可见皮下出血点及紫斑、牙龈渗血、增生，饮食及睡眠可，大便溏、小便可，舌淡白、苔薄白、脉沉细无力。血常规白细胞1.44×10^9/L，中性粒细胞0.31$\times 10^9$/L，红细胞1.66×10^{12}/L，血红蛋白52g/L，血小板3×10^9/L。西医诊断为重型再生障碍性贫血，中医诊断为血癌（肾阳虚型）。2012 年 8 月 29 日复诊：患者在应用制附子 15 克 3 个月后未见不良反应，血常规各项指标比较稳定，血红蛋白稳定在120g/L 以上，期间未再输血，治疗效果较满意。患者已能外出进行钓鱼等娱乐活动，生活质量提高。为进一步巩固疗效，制附子加量为 30g。方药如下：制附子 30g（先煎）、肉桂 6g、熟地黄 30g、仙茅 10g、淫羊藿 15g、党参 30g、生黄芪 30g、玄参 30g、炙甘草 30g、穿山龙 30g、防风 30g、知母 15g、鹿角胶 20g（烊化）、地榆 15g、连翘 15g、卷柏 30g、三七粉 3g（冲服）、煅牡蛎 30g（先煎）、鸡内金 15g。煎服方法同前。2012 年 11 月 7 日复诊：患者血常规白细胞 $2.9×10^9$/L，红细胞 $3.7×10^{12}$/L，血红蛋白 135g/L，血小板 $32×10^9$/L，周身皮肤未见出血点，治疗期间未出现感染症状。前方去三七粉继续服用。后患者直服用汤药一年余，同时西药改泼尼松为阿赛松每天 8mg，每天一次，其他药物剂量维持不变，血红蛋白稳定在 130g/L 左右，血小板稳定在 $30×10^9$/L。患者 1994 年甲戌生人，本命为少阳病少阴证。以癸未推之，为少阴病人字号第九证，大承气汤，与证不符，丁壬化木，人字号第四证，为白通加猪胆汁汤主之。以己丑推之，为少阴病天字号第九证，猪肤汤，与证不符，丁壬化木，天字号第四证为附子汤主之。结合舌脉证加减。

男患，刘某，21 岁，2003 年 11 月 10 日（癸未年癸亥月丁亥日）初诊。主诉：右下腹胀痛，伴腹泻 3 天。6 年前（丁丑）确诊为克隆病（Crohn 病），并行结肠手术。术后恢复良好，可正常工作。3 天前（癸亥乙酉）因工作劳累，而出现睡眠不佳，食欲减退，并突感右下腹疼痛胀满，每于就餐前后加重。大便稀溏，色深如酱，夹有黏液，日行 2～3 次，排便时伴下坠感。期间亦有类似反复，医生嘱服泼尼松，以缓解症状。此次自服泼尼松后，症状改善不明显，遂来就诊。刻下：右下腹局部有术痕，无红肿高起，按之濡软，重按痛甚。面色萎黄，形体消瘦，易疲劳、汗出，唇口干燥，舌质暗、边尖红，苔薄黄，脉沉细无力。辨证属寒湿蕴结、气血壅滞，治以散寒除湿、理气和血。方用薏苡附子败酱散加减：薏苡仁 30g，熟附子 10g，败酱草 15g，党参 10g，炒白术 10g，茯苓 15g，赤芍、白芍各 15g，炙甘草 10g，牡丹皮 10g，当归 10g，川芎 10g，黄芪 10g。水煎服，日 1 剂，早晚分服，初投 7 剂。1 周后复诊，述右下腹胀痛减轻，仅晚餐后痛约 10 分钟，大便质软成形，日行 1 次。饮食、睡眠均较前改善。上方去黄芪，加肉桂 10g、桃仁 10g，7 剂量制成水丸口服 5g，日 3 次。并嘱其将激素逐渐减量。连续服水丸 1 月余，家属来述诸症基本消失。本方加减常服，随访 1 年，未复发。患者 1982 年壬戌生人，本命为少阳病少阴证，以丁丑推之，为少阴病天字号第七证，桃花汤主之。以乙酉推之，为少阴病地字号第三证，四逆汤主之。以丁亥推之，为少阴病地字号第五证，四逆汤主之。以癸未推之，为少阴病人字号第九证，大承气汤主之，与证不符。丁壬化木，为少阴病人字号第四证，白通加猪胆汁汤主之。结合舌脉证加减。

患者吴某，女，17 岁，1973 年 9 月（癸丑年庚申月），表情呆滞，不善言语，每日神不守舍，时而惊呼，战栗不已，脉诊为动脉。为惊吓所致。方用镇心汤：百合 30 克，乌药 10 克，丹参 30 克，郁金 10 克，栝蒌 30 克，牡蛎 30 克，麦冬 10 克，五味子 15 克，桂枝 10 克，石膏 30 克，车前子 30 克，党参 30 克，柴胡 15 克，黄芩 15 克，苏子 30 克，川椒 10 克，甘草 10 克，大枣 10 枚，一月治愈。惊则气散，动脉为左右搏动，实则关前关后跳动，不是关脉上下搏动，实为预激综合征。凡是遇到动脉的精神分裂症患者，皆为惊吓气乱所致。患者 1956 年丙申生人，本命为少阴病太阳证。以丙申命宫推之，为少阴病地字号第三证，四逆汤主之。以庚申推之，为少阴病地字号第七证，四逆汤主之。结合舌脉证加减。

鼎◎厥阴病

杨某，女，30岁，农民，2005年12月29日（乙酉年戊子月丁亥日）因受凉，全身不适，恶寒发热，次日晚与夫交媾，晨起恶寒战栗，疲乏无力，头晕眼花，视物模糊，头重不欲举，少气身重，少腹不适，心烦喜呕，中西药治疗3天，病情略有好转，但仍感乏力倦卧，全身不适，头痛胸闷，咳嗽咯痰，自汗盗汗，膝胫拘急，怕冷、恶风、发热，默默不欲饮食，持续一月余。2006年2月3日（乙酉年己丑月癸亥日）再行交媾，除上述症状加重外，同时出现面部浮肿，恶心欲吐，心慌气短，少腹里急引阴中不适，但欲寐，服中西药不效，2月18日（丙戌年庚寅月戊寅日）就诊，面色灰白浮肿，精神萎靡，懒言，舌淡苔白，脉细微，行血、尿、肝功、心电图、腹腔脏器彩超检查，均未见异常，体温36.8℃，血压100/66mmHg。中医诊断：伤寒阴易，辨证为素体虚弱，感受风寒，男女交媾，阴损及阳，邪气弥漫三阳而内陷少阴，表里俱重。治法：表里同治，用自拟阴阳易表汤3剂，服法同前，同时用①葡萄糖250mL，生脉注射液60mL。②葡萄糖250mL，参附注射液40mL，静脉滴注，连用3天。2月21日复诊，表证已除，仍感乏力、气短、口干、自汗、背部发冷，辨证为阴精不足，阳气未复，方用：人参15g，白术10g，茯苓10g，炙甘草6g，附子10g，麦冬10g，五味子10g，黄芪10g，熟地10g，桂枝10g，白芍10g，大枣10个，水煎服，3剂尽则痊愈。患者1975年乙卯生人，本命为厥阴病太阴证。以丁亥推之，为厥阴病坤字号第二证，白头翁汤，与证不符，乙庚化金，坤字号第七证，四逆汤主之。以戊子、丙戌推之，为太阴病第三方，桂枝大黄汤主之。以癸亥推之，为厥阴病坤字号第八证，吴茱萸汤主之。丙辛化水，坤字号第三证为桂枝汤合四逆汤主之。以己丑推之，为厥阴病乾字号第四证，当归四逆加吴茱萸汤主之。以乙酉推之，为厥阴病坤字号第八证，吴茱萸汤主之。结合舌脉证。

朱某，女，46岁，1989年5月8日（己巳年己巳月戊辰日）初诊。患者数月来觉从脐部至膻中穴之间有一硬块，胀闷难受，不敢前俯，身上阵阵发热。此包块用手按揉一段时间可消，但不久则又起来，经多方治疗无效。患者从1984年（甲子）底开始，患有频发性室性过早搏动呈三联律、二联律及肾下垂，4年前曾行子宫全切术。术后患者常有长期低热，右下腹胀痛，失眠。诊见形体瘦长，面色黄中带黑，下肢浮肿，神疲乏力，心慌、便溏。舌体胖大、色淡红伴散在瘀点、苔薄白，六脉结代。证属脾肾阳虚。处方：制附片、干姜各3g，茯苓30g，山药45g，黄芪、白术、茯神、泽泻、枳实、生地、党参、鸡内金、柏子仁各10g，香附5g，5剂后，脐上包块已平，俯身弯腰时亦不觉难受，睡眠较前改善，右下腹胀痛未发，胸闷、心慌等症也基本消失。上方加熟地30g，改制附片（先煎）10g，干姜6g，6剂后，大便成形，早搏未发。制附片改为15g，干姜改为10g，再服5剂。四诊时，制附片改为20g；五诊时，制附片改为30g，干姜改为12g，每诊服6剂。6月26日六诊，下肢浮肿全消，脐周再未起包块，仅夜寐欠佳，遂改方如下：制附片（先煎）、生酸枣仁、熟酸枣仁、生白术、茯苓、熟地、党参各30g，干姜12g，茯神、白芍、山药、葛根各15g，泽泻、枳实、香附各10g，6剂后，诸症均除。仍以上方为主加减变化（但方中的制附片、干姜两味君药，一直是药不动，量不减），服至7月底而停。嘱其再服附子理中丸一段时间以巩固疗效。随访2年，未见复发。本案患者脐上起包块，属奔豚之症。患者1943年癸未生人，以甲子发病推之，为厥阴病乾字号第六证，四逆汤主之。以就诊日戊辰推之，为厥阴病乾字号第四证，当归四逆加吴茱萸汤主之。以己巳就诊推之，为阳明证土字号第六证，桂枝汤主之。结合病情加减。

郝某，男，55岁，2012年2月8日（壬辰年壬寅月己亥日）来诊。患者素有湿疹，因食用辛燥之品而复发，湿疹发于颈后和上睑，色白，皮肤粗糙，双上睑肿胀有白色脱屑。双目刺痛难睁，灼热感明显；舌质淡多津液，脉右沉细、左沉弦；辨为湿郁化热证；法当温阳除湿，清热祛风；方用薏苡附子败酱散加减。药用白附片60g（先煎），薏苡仁30g，败酱草50g，苍术30g，土茯苓30g，白鲜皮30g，全蝎15g，蒲公英30g，白蔻仁20g（后下），乌梢蛇30g，石菖蒲15g。2剂，水煎服。服药后湿疹平复，上睑肿胀渐退，刺痛缓解。舌不似之前多津，脉弦之势稍缓。为湿去热消之象，上方加泽泻30g、露蜂房

30g，以增强除湿祛风之效。续服 2 剂后双目已能睁开，刺痛灼热感已去其九，已无肿胀，舌质转淡红，脉沉而和缓。邪已去大半，清热之品当中病即止。前方去白鲜皮、蒲公英，白附片加至 80g，败酱草减为 30g。再服 3 剂后诸症皆除。嘱其忌食生冷伤阳及辛燥助火之品。患者 1957 年丁酉生人，本命为厥阴病太阴证，寒湿为邪，因有日久湿郁化热，故于祛寒除湿之中加有清热化湿之药，基本不离其数。以己亥推之，为厥阴病坤字号第八证，吴茱萸汤主之。以壬寅推之，为太阴病第一方，桂枝汤主之。

李某，男，32 岁，1989 年 6 月 6 日（己巳年己巳月丁酉日）就诊，两天来（乙未）双侧眼睑结膜赤肿，涩痛羞明，眵多并伴大量水样分泌物，脉弦实，舌红苔黄腻。治予白头翁汤加木贼。服 1 剂，睑结膜红肿消退，仅有少量分泌物和昏涩感，又守方 1 剂而瘥。患者 1957 年丁酉生人，本命为厥阴病太阴证。以乙未发病推之，为厥阴病坤字号第二证，白头翁汤主之。以丁酉就诊日推之，为厥阴病坤字号第四证，白头翁汤主之。

张某，男，49 岁，农民，因阴囊冷汗，双膝怕凉 3 年（辛未），加重半年，于 1994 年 7 月 25 日（甲戌年辛未月壬子日）初诊。患者平素体虚，3 年前无明显原因出现阴囊湿冷，需每日 2 次更换内裤，方觉稍微干爽，伴双膝怕凉畏风，无泌尿系症状；曾多处就医，迭进中西药物，症状无明显改善，近半年来症状加重，虽值盛夏时节，仍阴囊冷汗，双膝发凉，自述如浸在冰水之中，若吹电风扇，双膝需以棉被覆之；舌质淡、苔薄白、舌体胖有齿痕，脉沉无力。此乃肾阳虚衰，下焦寒湿之故，治以温肾散寒为法。处方：炮附子 6g（先煎），桂枝 9g，牛膝 12g，干姜 12g，黄芪 20g，防风 9g，炒杜仲 9g，川断 12g，当归 9g，蜂蜜 25g，生姜 5 片，大枣 5 枚。水煎服，日 1 剂。炮附子用量自 6g 开始，每 3 剂后增加 3g，最后用至 54g。余药随症加减，共进 54 剂，诸症痊愈，无不良反应。患者 1945 年乙酉生人，以发病辛未推之，为厥阴病坤字号第八证，吴茱萸汤主之，丙辛化水，坤字号第三证桂枝汤合四逆汤主之。

邓某，男，39 岁，2012 年 11 月 30 日（壬辰年辛亥月乙未日）初诊。主诉：反复鼻塞、流涕 8 年（甲申），加重 2 年（庚寅）。患者曾被诊断为过敏性鼻炎，服用抗过敏药物暂可改善，停药后反复，迁延不愈。近 2 年症状加重。刻见：鼻塞严重，时鼻痒，打喷嚏，流清涕，尤以受凉后明显，无咳嗽、咯痰及咽痛等，伴畏寒、乏力，纳可，眠安，便溏，夜尿 3～5 次。舌质淡，苔白厚腻，脉沉。中医诊断：鼻鼽。治宜宣肺散寒，温阳通窍。方以麻黄细辛附子汤加味。处方：麻黄 10g，细辛 3g，制附子 10g，炙甘草 10g，干姜 10g，辛夷 10g，苍耳子 10g，陈皮 10g，茯苓 15g，炒白术 10g，7 剂，水煎服，每日 1 剂，早晚分服。二诊：服 7 剂后症状减轻，将上方制附子加至 15g，细辛加至 6g，继服 7 剂。三诊：鼻塞、流涕等症状进一步减轻，大便成形，夜尿 1～2 次。再将上方制附子加至 20g，又服 14 剂。四诊：患者诸症逐步缓解，舌苔转薄。但因天冷外出，感寒过久，鼻塞、喷嚏、流涕稍有反复。将上方制附子加至 25g，并加党参 15g，7 剂，水煎服。五诊：诸症明显改善，鼻塞轻微，几乎无鼻痒、喷嚏、流涕。仍守上方服用 7 剂。六诊：症状基本缓解。再巩固服用 1 月，半年内未再有复发。患者 1973 年癸丑生人，本命为阳明病厥阴证。以甲申推之，为厥阴病坤字号第八证，吴茱萸汤主之，丙辛化水，坤字号第三证桂枝汤合四逆汤主之。以庚寅推之，为厥阴病乾字号第八证，茯苓甘草汤主之，丙辛化水，乾字号第三证，当归四逆加吴茱萸汤主之。

　　患者赵某，男，55 岁，平素自觉身体健康，2005 年（乙酉）出现易于乏困，经休息后可以缓解，未引起注意。2006 年（丙戌）因牙龈出血就诊于综合医院，发现血小板值降低，血小板值 $5 \times 10^4/mm^3$，白细胞值 $3 \times 10^3/mm^3$；进而发现肝硬化，脾大肋下 6cm，诊断为肝硬化合并脾功能亢进。遂就诊于中医，口服补气养血类中草药半年，效果不明显，有医生建议患者做脾切除手术，因其不愿手术治疗，于 2006 年 9 月 21 日（丙戌年丁酉月癸丑日）前来就诊。患者面色晦暗，精神尚好，食欲正常，睡眠尚好，下午经常出现腹胀感，大便两日 1 次、成形。肝功能检查基本正常，乙肝表面抗原阳性，HBV-DNA（乙肝病毒脱氧核糖核酸）拷贝数为检测值以下，舌淡苔白、脉弦。考虑患者为慢性乙型肝炎合并肝硬化，已经发展至脾功能亢进阶段，证属瘀血结于血分，应用桃核承气汤合小柴胡汤加减治疗，药物组成：桃仁 10g，桂枝 10g，大黄 10g，牡蛎 30g，香附 10g，夜明砂 30g，柴胡 15g，黄芩 15g，党参 30g，苏子 30g，川椒 10g，甘草 10g，大枣 10 枚。患者病已日久，当缓以图之，两日 1 剂，共间断治疗半年，面色好转，血小板升至 $11 \times 10^4/mm^3$，白细胞升至 $4 \times 10^3/mm^3$；复查 B 超脾大肋下 3cm，牙龈出血基本消失。患者 1951 年辛卯生人，本命为厥阴病太阴证。以乙酉推之，为厥阴病坤字号第八证，吴茱萸汤主之。丙辛化水，坤字号第三证为桂枝汤合四逆汤主之。以丙戌推之，为太阴病第三方，桂枝加大黄汤主之。以丁酉推之，为厥阴病坤字号第十证，戊癸化火，坤字号第五证，小承气汤主之。

喻某，女，47岁，2010年3月（庚寅年己卯月）初诊，主诉：潮热、出汗半年（己丑年癸酉月）。现病史：患者自半年前起，常潮热出汗，不分昼夜，夜间更甚，甚则汗自胸口往下流淌，严冬时节也需脱衣或掀被，平时常头昏，心烦易怒，夜寐不安，纳可，夜尿频，大便可。月经不规则，近半年来常2～3月一行，舌苔黄白腻，质黯红，脉弦滑。证属：少阳枢机不利。治宜：和解少阳。方用柴胡加龙骨牡蛎汤，处方如下：柴胡15g，黄芩15g，半夏15g，桂枝15g，茯苓15g，牡蛎15g，龙骨15g，大黄5g，5剂，水煎服，1剂/日。复诊：诉效来不明显，仍时潮热出汗。上方加生石膏30g，再服5剂。三诊时诉潮热出汗明显减轻，遂以此方调理月余，诸症渐消。患者1963年癸卯生人，本命为厥阴病太阴证。以癸酉推之，为厥阴病坤字号第六证，栀子豉汤主之。以己卯推之，为厥阴病乾字号第六证，四逆汤，与证不符，甲己化土，乾字号第一证，乌梅丸主之。

患者程某，男，42岁，1973年冬（癸丑年甲子月），自述睡不醒，每天周身酸软，嗜睡，一日24小时都可入睡，越睡越软，越软越睡，伴有腹胀雷鸣，漉漉有声，渐渐至阳痿早泄，腰酸腿软，不思饮食。可见患者双手尺脉长弦，尤以右手为甚，腹诊未见任何压痛及反跳痛。方用温肠汤：川楝子30克，橘核30克，荔枝核30克，小茴香15克，广木香15克，川大黄10克。2月为一个疗程。患者回家，如法煎服，一副药服下，腹痛雷鸣，当天下利31次，便出如肉冻样大量黏液，患者大有提不起裤子的感觉。次日大便20次之多，便中带有烂肉样黏液。1个月后，大便次数如常，患者食欲增加，嗜睡纳呆消失，面色红润，体力增加，继续服药一个月后，阳痿痊愈。温肠汤可治食道脾胃大小肠等全肠道之寒湿黏液水饮。本病为腹满寒疝，多为体壮之时嗜食生冷硬滑，导致肠胃蠕动减慢，越积越多，严重影响肠道动力功能，致使肠黏膜被黏液所覆盖，肠道吸收功能减退，体力下降，寒湿痰积满腹。寒痰不除，疾病不愈。患者1931年辛未生人，本命为阳明病厥阴证。以甲子推之，为厥阴病乾字号第六证，四逆汤主之。以癸丑推之，为阳明病湿证之麻杏苡甘汤主之。

跋·伤寒开悟

《古中医医算法：伤寒内经》终于完成，历时十年，夜以继日，焚膏继晷，凿壁偷光，炼山成铜，煮海为盐，雪泥爪印，阳货常比于仲尼，不自量力，参阅千家，采纳万言，筚路蓝缕，高楼可摘星月，河曲可通幽静，纲举目张，提纲挈领，框架成章，纵横成篇，逐一添血肉，并列理杂言，终成注解仲景之结晶，还原伤寒方术第二部。

巡天斗历，动以开阖枢，静以三阴三阳，行以标本中气，剖判四时五行，感应五运六气，算以天干地支，六气为病，六淫为疫，方为伤寒例，五运为病，五胜为杂，方为杂病例。四性五味，酸苦甘辛咸，升降出入和，青龙开玄府，白虎清君侧，朱雀安神明，玄武镇水逆，阴阳二旦调营卫，勾陈通闭塞，大小一十二神方，立四正四维，行八风九宫，以循二十四节气，以调七十二候，以化年岁星月。

完素曾曰：夫别医之得失者，但以类推运气造化之理，而明可知矣。观夫世传运气之书多矣，盖举大纲，乃学之门户，皆歌颂钤图而已，终未备其体用，及互有得失，而惑人志者也。况非其人，百未得于经之一二，而妄撰运气之书，传于世者，是以矜己惑人，而莫能彰验，致使学人不知其美，俾圣经妙典，日远日疏，而习之者鲜矣，悲夫！世俗或以谓运气无征，而为惑人之妄说者；或但言运气为大道玄机，若非生而知之则莫能学之者，由是学者寡，而知者鲜。设有攻其本经，而复有注说雠写之误也，况乎造化玄奥之理，未有比物立象，以详说者也……复宗仲景之书，率参圣贤之说，推夫运气造化自然之理，以集伤寒杂病脉证方论之文，一部三卷，十万余言，目曰《医方精要宣明论》。凡有世说之误者，详以此证明之，庶令学者，真伪自分，而易为得用。完素以运气解仲景伤寒方术，诚哉斯言。

仲景流传一十三稿，传象数之法，曰之方术，今唯见断牍残卷，后学断章取义，千年伤寒，一朝蒙昧。佛家八万四千法门，道家三千六百法门，实为万法归宗，天星为象，历度成数，干支为算，脉证为标，六经为本，汤液为药，针灸为救急。虽法度已立，阴阳量判，五行数术，脉证可参，但勿刻舟求剑，万事因果复杂，象数之法互应，犹高中数理化公式，背之滚瓜烂熟，但高考题卷不一定全拿满分，道与术、象与数，契合之位难寻。

但也勿做买椟还珠之辈，以为道即为道，术即为术，殊不知，道即是术，术即是道，道术不分，象数不离。还要悟性为先，实践为先。不传道，已传道，不传法，已传法，不传方，已传方，道本为法，法本为方，方本为道法。

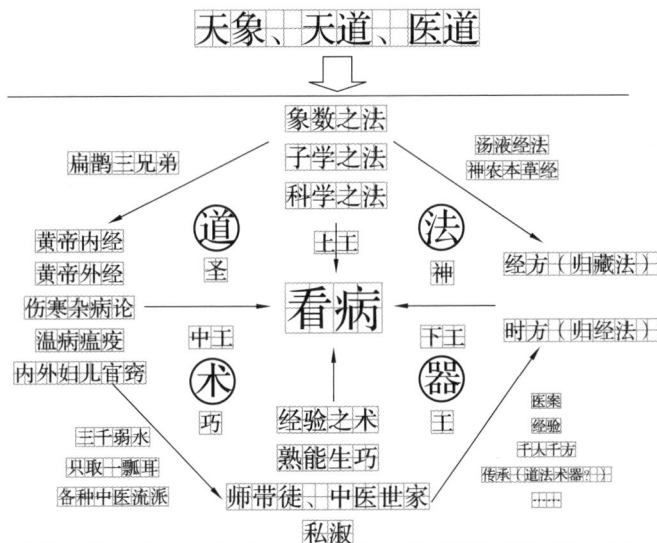

天象、天道、医道

象数之法
子学之法
科学之法

扁鹊王兄弟　　　　　　　　汤液经法　神农本草经

黄帝内经　　道　　上王
黄帝外经　　　圣　　　　　法　　经方（归藏法）
伤寒杂病论 → 看病 ←　　神
温病瘟疫　　　　中王　　下王　　时方（归经法）
内外妇儿官窍

术　　经验之术　　器
王千弱水　巧　　熟能生巧　　王

只取一瓢耳　　　　　　　　医案　经验
各种中医流派　师带徒、中医世家　千人千方　传承（道法术器）

私淑

运气一卷则茫然，如夜何异乎，水月镜花上可玩之而不可取之，徒使好事者乘涎。

岐黄卢扁、本草汤液、仲景伤寒以降，汉唐以来，北斗以南，一人也，一术也，一书也。

《古中医医算法：伤寒内经》书评

引言：我与路辉先生相识多年，亲见其诸部大作问世，深感诚服。近日，其新作《伤寒内经》行将付梓，皇皇巨著，蔚为大观。作为本书责编，虽粗知岐黄，但于阅稿之际，只觉身如萤火，翱于皓月之下，银辉浩瀚，莫知其际，心智洞开，文思泉涌，汇成此文，聊与诸君共享。

——小编朱江

路辉先生半生心血，尽在探索中医之根本，此乃我最为服膺之处。中医盛名已久，但积弊亦深，诸医各凭家技师法，止步经验，虽时有奇效，但不能稳定传承，有模糊之定性而乏精确之定量，因而被西医诟病，学界民间旷日争执，然所得寥寥。路先生不执口舌之争，唯静心向学，三尺书斋，十年磨镜，终成本书映日之辉，好道杏林者，沉心阅之自知。

众人皆知西医为现代医学之主流，而不知西医之根基并不在临床。生理、病理、药理之研究成果才是西医的核心基石，而医院里各种令人眼花缭乱的仪器、睿智博闻的临床大夫，只是建立在核心基石上的应用楼层。基石打到多深，楼就只能修多高。

中医亦如此，所有世间学问皆如此——核心规律由少数天才发现，应用技术由海量人才完善。

但是，目前中医界的核心规律迷失了，所以应用技术亦止步不前，甚至出现了倒退现象。本书问世，正因于此。揭开封印，重现核心，打破压在中医界头上的天花板，从而推动整体学术水平更上九重天。

书分上下两册，十二序法（数字连续，两序十法合称），分别是：序一论语、序二伤寒外经，第三法：古本伤寒杂病法，第四法：伤寒藏象法，第五法：伤寒外境法，第六法：伤寒脉法，第七法：伤寒常法，第八法：伤寒变法，第九法：伤寒六经法，第十法：伤寒药法，第十一法：伤寒针法，第十二法：伤寒验证录。

路先生往昔著作，多为提纲挈领，可阅者略众，而本书为晋阶之作，细述了很多临床精微之处，没有足够功底者，理解相对困难一些，但学术就是这样，入门和登堂入室，自有区别，欲成大才，须凭水磨功夫。

小编不才，阅毕略有所得，先述大脉，再摘要细述，望能收抛砖引玉之效。

二序不言，从第三法到第十二法，基本囊括了中医的生理、病理、药理、诊断、临床实用技术、医案思辨，诸君须细细品读。

第三法是总纲，解伤寒精微，字字珠玑。尤其难得处，路先生长期深耕古本伤寒，已得伤寒运气妙义，其境已超执于宋本伤寒者。伤寒大家刘渡舟晚年悟出伤寒六经气化，其境已触人天门槛，但于天人合一仍未究竟，若天假二十年，或能破境。以小编下才，管中粗窥本篇所述天机，只觉运气之妙，无非六气律振，人天感应。

所谓律振，有律有振。

振即共振，可以跨越时空遥感遥应，粗之者，音叉共振是也，微之者，量子感应是也。音叉之共振，空气为之介，音速传播；量子之共振，未知精微为之介，超光速传播。

共振之关键，在于共频，六气辗转变化，其频亦周期变化，即为律。

六气本质，乃宇宙之六元，在天为气，在病为淫，在人为经，在器为乐，在草木为药。故而，繁体之"藥"，本义乃草木之乐，即草木之律，以纠病之偏，如纠乐之误。故小编敢言，刘老晚年所悟伤寒六经气化已触人天门槛，只惜天不假年，尚未究竟即已仙去，然后人未必有此颖悟，徒抄断篇残简，非但无益，反增烦恼。

路先生之学，与此正好辉映，坚固后学大道之心，若止步方证对应小路，终难登上乘门径。

所谓古本伤寒，以桂林古本为主，旁参诸本，这也是路先生一直推崇的，虽然主流未必认可。

主流之所以不认可，一是考据小术之据，二是桂林古本太过完整（哭笑不得）。

本书第三法，基本按古本伤寒骨架展开，先论六气主客，伤寒例、杂病例，再论温暑热湿燥风寒诸病脉证并治，再论伤寒六经三阳三阴病脉证并治，末论诸杂病脉证并治。

确实完整，相当于从宇宙大爆炸到基础理论凝练，到应用框架搭建，再到 bug 弥补，都给你和盘托出。但真爱在前，普通人反倒不敢爱了，只因世间真爱太少。

自古以来，智者察同，愚者察异，察同之要在于归纳洞察能力，归纳得越精深，洞察得越接近本原，应用也就越灵活，法之万变方可应世间万变，不惟中医，各行各业皆如此。但是呢，现实是，喜欢照葫芦画瓢者，永远是大多数……

其实，悟性高点的，久观自然界和人类社会之日常就可悟道。世间万事万物，要想长久，都要形成一个循环，草木生长化收藏，人畜生长壮老死，朝代开立盛乱灭，甚至天地日月，都不离此周期。

上述此周期乃以五字言之，若以三字言之，即"生、长、死"，或曰"成、住、灭"；或曰"创造、守护、破坏"。在人类历史上，不同时空的大智者不约而同向人类开示的宇宙真理皆如此。

此三周期生生不息，必有令其循环不已者。以四字言之，"地水火风"；以五字言之，"金木水火土"；以六字言之，"寒暑燥湿风火"。不同的归纳角度和深度并不影响智者洞察宇宙，也不影响愚者万年争执。

寒暑燥湿风火，六气之名，非六气之本，乃勉强名之，言语道断，心行处灭，但不言不思，凡人何缘触道？无为之学，他日之事，叩门必从有为始。

六气循环不息，万物方可生灭不止。人皆好生恶死，不知生死无二，人死归土，土生万物以养人，此生彼死，此死彼生，若无死即无生，神机停轮，天地亦灭。

究其原，六气循环故障，在人则病，在国则乱，在天地则灾。

六气运转如鸿钧，惯性不知凡几，人力虽不可抗，但可以在人体这个小天地里抗，运气致病之治，机理正在于此。

宋本伤寒，应该是节抄本；或者，仲景有意未露全本于世，隐显两线传承；亦或者，仲景亦未得全本传承，而由后世大能补全。无论如何，徒争口舌无益，还是让时光和临床裁决吧。

六气于人，犹水之于鱼，岂分彼此？长期共生，必然形成一套共振共应之循环系统，此即六经，如鱼之有腮，人之有肺。水必借鳃以养鱼，六气必凭六经以塑人，水毒则害鱼，六气乱则病人，名曰六淫。身内六淫仅病一人，身外六淫则病众人，瘟疫是也，此乃周期劫数，任尔科技通天，无可杜绝也。

围绕六气、六经、六淫，人类创造了《伤寒论》以对峙，无非解决六气感应在人体内之循环故障。在本书第三法中，路先生从各种具象角度为众人细细解释了伤寒诸方的运用，尤其难得的是，先生同时精通西医，有些东西，从西医角度解释，更能让普通人形成形象认识，但若要抽象归纳以应万变，还是要回归《内经》，这也是本书书名之由来，伤寒内经，无非理论应用，应用理论，争执两书异源者，多半还是没读懂《内经》，其中不乏某些伤寒大家。

下面截取部分第三法中关于热病之文，以启众心：

（正邪）热病，面赤，口烂，心中痛，欲呕，脉洪而数，**此热邪干心**也（心肌炎，胃炎），黄连黄芩泻心汤主之。

黄连黄芩泻心汤方：黄连三两、黄芩二两。

上二味，以水二升，煮取一升，分温再服。

《素问·刺热篇》曰："心热病者，先不乐，数日乃热，热争，则卒心痛，烦闷善呕，头痛面赤，无汗；壬癸（日）甚，丙丁（日）大汗，气逆则壬癸（日）死。刺手少阴太阳。"

（实邪）热病，身热，左胁痛，甚则狂言乱语，脉弦而数，**此热邪乘肝**也（肝炎，黄疸，肝癌），黄连黄芩半夏猪胆汁汤主之。

黄连黄芩半夏猪胆汁汤方：黄连二两、黄芩三两、半夏一升、猪胆大者一枚（取汁）。

上四味，以水六升，先煮三味，取三升，去滓，纳胆汁和合，令相得，分温再服。

《素问·刺热篇》曰："肝热病者，小便先黄，腹痛多卧身热，热争，则狂言及惊，胁满痛，手足躁，不得安卧；庚辛（日）甚，甲乙（日）大汗，气逆则庚辛（日）死。刺足厥阴少阳。其逆则头痛员员，脉引冲头也。"

（虚邪）热病，腹中痛，不可按，体重，不能俯仰，大便难，脉数而大，**此热邪乘脾**也（胰腺炎，胰腺占位），大黄厚朴甘草汤主之。

大黄厚朴甘草汤方：大黄四两、厚朴六两、甘草三两。

上三味，以水五升，煮取二升，服一升，得大便利，勿再服。

《素问·刺热篇》曰："脾热病者，先头重颊痛，烦心颜青，欲呕身热，热争，则腰痛不可用俯仰，腹满，两颔痛；甲乙（日）甚，戊己（日）大汗，气逆则甲乙（日）死。刺足太阴阳明。"

（贼邪）热病，口渴，喘，嗽，痛引胸中，不得太息，脉短而数，**此热邪乘肺**也（肺感染，肺癌），黄连石膏半夏甘草汤主之。

黄连石膏半夏甘草汤方：黄连一两、石膏一斤（碎，棉裹）、半夏半升（洗）、甘草三两。

上四味，以水六升，煮取三升，去滓，温服一升，日三服。

《素问·刺热篇》曰："肺热病者，先渐然厥，起毫毛，恶风寒，舌上黄身热，热争，则喘咳，痛走胸膺背，不得太息，头痛不堪，汗出而寒，丙丁（日）甚，庚辛（日）大汗，气逆则丙丁（日）死。刺手太阴阳明，出血如大豆，立已。"

（微邪）热病，咽中干，腰痛，足热，脉沉而数，**此热邪移肾**也（肾结石，肾炎，泌尿系感染），地黄黄柏黄连半夏汤主之。

地黄黄柏黄连半夏汤方：地黄半斤、黄柏六两、黄连三两、半夏一升（洗）。上四味，以水八升，煮取三升，去滓，温服一升，日三服。

《素问·刺热篇》曰："肾热病者，先腰痛骱（胫骨腓骨）酸，苦渴数饮，身热，热争，则项痛而强，骱寒且酸，足下热，不欲言，其逆则项痛员员澹澹然，戊己（日）甚，壬癸（日）大汗，气逆则戊己（日）死。刺足少阴太阳。诸汗者，至其所胜日汗出也。"

"肝热病者，左颊先赤；心热病者，颜先赤；脾热病者，鼻先赤，肺热病者，右颊先赤；肾热病者，颐先赤。病虽未发，见赤色者刺之，名曰治未病。热病从部所起者，至期而已；其刺之反者，三周而已；重逆则死。诸当汗者，至其所胜日，汗大出也。"（这里的论述与《伤寒遁法》中的汗癃棺墓相同）

上面截取，是路先生结合《内经》所述五脏之热与古本伤寒具体经方之综述，悟性高点的，自可与西医各种炎症相比对，结合伤寒经方，常见问题自可应变无穷。需要注意的是，中医所言五脏，并非西医解剖之五脏，乃是围绕五脏的五个功能系统，故而治脾热之法兼顾胰腺，治肾热之法兼顾肾上腺、泌尿系，如此等。

再细心一点的，还会从中发现用药诀窍，一句话，伤寒治实热，多以四黄为基，所谓四黄者，黄连、黄芩、黄柏、大黄也。若只用两个字概括四黄主治的话——结热。当然，精微奥妙之处，不是一两句话的事，但凡事须先知其常，后知其变。

其实，中医所谓热，西医所谓炎，无非气之有余也，无非位置、层次、性质之分。只要六气循环障碍，自然可见有余不足，有余在何处，即可能发为何处之热。当然，人体四通八达，随时而变，故还有时空上的原发继发之别。

但一言以蔽之，死人不会热，故而，活人之热，必有有余之处。

普通有余之热，找准地方，清之即可。只不过，有些有余是因为先有不足所致，比如阴虚发热、气虚发热、阳虚发热，因虚而阳散，补之固之即可；有些热，外有抟结之阻，谓之结热，须开清并行；有些热，虽不难清，但清后垃圾无处转运，须通清并行；有些热，深在凝固胶结，须分化逐层慢慢透解，兼顾养阴利湿，不可孟浪速效（温病疑难很多都是这种热，只会伤寒辛温速汗解表法的，一遇到这种就弄死人，这也是温病派崛起的惨痛历史背景）；等等。

道理很简单，不过略微绕一下，明医所明，庸医所昧。但是呢，具体到临床，发热并不简单，顶尖医院治不了的发热不在少数。癌症晚期慢性发热，阴阳乖戾，虚实夹杂，谁遇着都头疼。这就类似，公式虽然学会了，但不等于所有不超纲的难题都会做，但总得先学会基础公式，否则连普通题也不会做，即使偶尔碰对了也不知道怎么对的。

但话说回来，再难的题，无非各种线索的复杂糅合，只要不超纲，慢慢摸索解结就是，怕的是，境界不够，所遇问题完全在认知范围以外，那就再多实践也是瞎驴拉磨。一条瞎驴无所谓，那么千万条呢？有些时候，有些圈子做的事也未必比瞎驴拉磨强多少。

第四法：伤寒藏象法，路先生关键原话如下：

古中医藏象理论系统分为有形的脏器论与无形的藏气论，这也是古中医形神理论的基本内涵。《黄帝内经》认为，人不是猿人进化而来的，而是天地之气造化成人的，名之曰力化、生长化收藏，继而生长壮老已，这一切的造化机制是根于七曜九星的阴阳五行、五运六气。五运是形的盛衰大小，六气是气的虚实多少。五运又有太过不及，故又有兼化正化对化之别。六气又有司天司地司人之分。

经络是中医人体的神体结构，血脉是中医人体的形体解剖。

……

同一事物的不同语义、不同概念，其实其基本逻辑是相通的，在现代医学理论体系之中，神经循环内分泌相同是决定人体生命活动的基本物质基础。在中医理论体系之中，藏象经络、气血津液、阴阳五行等基本概念是决定人体生命活动的基本逻辑。那么这二者之间一定存在通约的途径和方法。有人说中医的气、经络虚无缥缈，不可触及，但是我们通过草药、针灸、推拿等基本物理方式，却可以起到调节藏象经络气血津液的作用，这就说明，中医的藏象经络气血并不是什么虚无缥缈的玄虚之物，而是和草药、针灸、推拿同等层次的物质基础。这样看来，中西医学理论体系之间的互翻互译，是不是应该有一些思路了呢？

对此我简单谈一下心得，具体的大家自己去看。

万物皆由六气变化而生，脏器可见，脏气不可见，有形合无形即为藏象，随着西医微观研究的深入，有形之器只会越来越多，但只有掌握了无形之气，才能执简驭繁。

经络无非无形之路径，准确地说，是人眼和仪器无法观测之路径，有人想不明白，无非受到感官之制约。无形之路，四处皆有，路上所走，也未必肉眼可见。手机有无线充电器，隔空充电，路在何处？大道至简，人不可见。

人在六气氤氲之中生长壮老死，故有六经，以应六气，如鱼之有尾，兽之有腿，有何奇怪？六经为纲，如树之有干，但还需枝叶扶持，故而须分化具象为各种组织，深研之，方可在各种杂病治疗上取得良效。从某种角度来说，六经偏于抽象，但是越抽象，就可以越具象地映射为各种组织，所以说，六经钤百病（钤者，印也，引申为掌管之义）。

西医也精通归纳，但他们归纳的人体系统多是从功能和形态角度分析，远没有六经系统原始精深，这也是中医为何如此"不科学"，却仍可以与西医抗衡的重要原因。

第五法：伤寒外境法。说白了，借用大量现代医学对于微生物等微观领域的研究，主讲一个天人合一。只有从这个视角出发的医学，才能称得上天人之学，才能解决人类海量病苦。从某种角度来说，现代医学从青霉素发家，在特定历史时期，确实取得了巨大成功，所以对于杀菌消毒有着巨大的执念，但从现实看来，随着时间推移，这种思路逐渐走入了死胡同。

树挪死，人挪活。一旦跳出杀杀杀的思维死循环，立即天地为之宽。有句话叫什么来着，"江湖不是打打杀杀，而是人情世故"。虽然是人类社会的一句谚语，但同样适用于自然界。人类太过自我中心，衡量万物利弊皆以是否于我有利为据，病我者皆杀，却不知，病我者亦生我者。如果怕下水道滋生蚊虫，就将其用水泥堵死，只会导致地面世界的清洁卫生不复存在。北京在特殊历史时期，为了保护粮食，曾经发生过群体性灭麻雀运动，结果呢？自吞苦果而已。不惟麻雀，各尺度众生皆如此，微生物于人，犹人之于地球，无限套娃而已。天地之久，在于循环不休，各尺度的生物及非生物都有一定的角色，唯有把握平衡才是长久之道。

正如书中所说："人身小宇宙，宇宙大人身。人体内存在着无计无量的众生之生命体，只不过不是我们所认为的人形生命体而已，但它们都具有生命体所具有的基本生命活动物质，都可以进行有效的生命活动和物质能量循环，并且可以决定人体的生命活动状态。"

第六法：伤寒脉法。路先生将伤寒内经脉法精髓串在一起，结合医案讲解，令人为之侧目，惜小编脉法不精，难以深述，只能草草略过。

第七法：伤寒常法，第八法：伤寒变法。二法须结合起来看，本质上就是在教大家具体的临床思维了。或者说，基本功练完，该上手喂招了。

正如书中所言：

"病有三因，天地人气。《伤寒外经》中已经详细论述了天地之气的医算法则，但是病毕竟是得在人的身上，同样的天地病气疠气之下，有的人发病，有的人不发病，这就取决于人的禀赋因素了。所以一切辨病致病的最后落脚点还是要归于人气。那么，天地之病气与人体之气就有一个体系对应的问题，这就是伤寒常法的内容。"

"整个一部仲景伤寒法就是从太阳病的病毒感染到阳明病的急性脱水热、细菌感染、全身炎症反应综合征（SIRS），再到少阳病的淋巴细胞免疫和体液免疫系统病理，再到太阴病的消化道系统疾病，发展至少阴病的心肾循环系统，最后至厥阴病的 DIC、多脏器功能衰竭（MODS）的一个连续的过程，是诸多外感发热疾病和杂病的共同通道，具有复杂多变、原发病各异的特点。"

"如从太阳病的热病初期，到阳明病的 SIRS 阶段，中间从少阳过度，入阴证既是 MODS 阶段的开始。三阳是逐经递进，重则合病并病；三阴是累层递进，太阴为始，少阴为太阴少阴合病，厥阴为太阴少阴厥阴合病，以少阴、厥阴为 MODS 重证，这就是古本《伤寒杂病论》中说的'传经化热，伏气变温'，传经化热是三阳经传经，伏气变温是三阴经层累叠加，互为伏气。生则生，死则死，仅此而已。流行性出血热可以很好的演示整个六经伤寒的从全身炎症反应综合征（SIRS）至多脏器功能衰竭（MODS）的一个连续的过程。"

"整个炎症过程是一个多米诺骨牌效应式的病理生理过程，也称作瀑布式、或呼吸爆发等，其第一张骨牌是 TNF-α，第二张骨牌是 IL-1，随后白介素以及各种炎性因子指数级大爆发，直至耗尽炎性因子与神经递质、内分泌因子，最后 MODS 而亡。按照三阴三阳的方式，第一张骨牌是太阳病，第二张骨牌是阳明病等，一共六张牌，打完了，好就好了，亡就亡了。"

上面引用的几段话很重要，所谓常法，一旦掌握，大多数常规问题就可以很好处理了。教学的基础核心就是常法的传承，常法掌握的熟练程度就是基本功的体现。中医入门难，但登堂入室则一通百通，到了一定境界，西医的精髓也可信手拈来。仲景传下伤寒篇，对于外感急性病的处理无出其右，关键就在常法体系搭建得非常讲究。伤寒常法病理口诀基本来说，无非"由阳入阴，由腑入脏，三阳逐经递进，三阴累层递进"。

当然，伤寒常法立意在于从死神手中抢人，对抗东汉末年十室九空之人间地狱，难免抓大放小，于杂病尚难精细，但大脉已有，颖悟者同样可以顺藤摸瓜。不过呢，讲究一点，还是要深研《金匮》，此乃杂病神篇，并不过誉。

而变法，则是高手必学，要想从70分到90分，治人所不能治，就必须精熟变法。所谓变法，无非在常法框架下，进一步考虑各种变量，类似程序调整更多参数，其精准度就能更佳。

变法主要在于："仲景的变法有以下四个方面，一是客气客运的运气因素。二是病证互藏的因素。三是误治的因素。四是禀赋因素。"

温病诸家，严格来说，也是精通伤寒变法之一脉。常法由阳入阴，变法可直中三阴。常法太阳伤寒皮毛起病，变法可"温邪上受，首先犯肺，逆传心包"，还可伏气化热（六气预理的地雷引爆）。常法祛邪汗吐下，变法"入营犹可透热转气"。得其神者，可忘其形，广义引申之吐未必从胃，还可由细胞内吐至细胞外，再由体液过滤排出体外，这个变相吐的过程可以较长，无非以时间换空间，曲线救国。现代血液净化技术，无非一种高科技深层次别路吐下之法，于不明物质中毒者，可称神效。

六经病证互藏，或称合病并病，是迈入高手的门槛。普通大夫最喜欢的就是背经文，沉迷方证对应，但须知，病不可尽述，故**伤寒写法，先列其常，再举其变，以期后人举一反三，但悟性差点的，反而会以为原文自相矛盾**。

如伤寒原文第301条："少阴病，始得之，反发热，脉沉者，麻黄细辛附子汤主之。"不少人执着于"少阴之为病，脉微细，但欲寐"之少阴病提纲及少阴里虚寒之本质，就理解不了301条，即使会用也是照葫芦画瓢，发热咋能用附子呢？心里难免七上八下。

其实道理很简单，虽少阴病心肾阳气已虚，但若外袭之风寒不甚厉害，或入里尚浅即求医，就完全可能出现脉沉发热。发热者，正气抗邪尚有力，体表气血尚充足，脉沉者，正气无力完全在表抗敌，犹如军队无力御敌于国门之外，只能开始退守二线，但一线并未全溃（若全溃，则四逆也）。此即少阴表证，或称少阴兼见表证，治以助少阴，解太阳，沟通太少，即发动二线支援一线，疏通运兵通道。若欲微汗，则以甘草易细辛，以应证更轻人更虚者，即302条"少阴病，得之二三日，麻黄附子甘草汤微发汗"。其实，桂枝汤中用生姜与麻附辛中用附子同理，只不过，一个只需从脾胃调兵支援，一个需从肾调兵支援，二线不同而已。聊举一例，余者自可应变无穷，读书当与古人神交共鸣，切不可死于句下。

常法论常人常病，变法论非常人非常病。临证之际，心中不能只有病，还要有人，病人病人，两不可分，人有非常之禀赋，或谓之体质各异，还需微调诊疗程序，业界较著名者，黄煌教授之经方体质，有兴趣者可自寻。

总之，得其要者，法无定法，万物皆可为我所用。不得其要者，流散无穷，杳无开悟之日。

至此，上册毕，下册启：第九法：伤寒六经法，第十法：伤寒药法，第十一法：伤寒针法，第十二法：伤寒验证录。

其中，第九法讲的是各种高频病症的具体分析，十法论药，十一法论针，十二法讲医案。这都是很具体的临床技术了，道明术强，方可为一代宗师。讲临床时，需要将大量基础知识随机穿插，所以基础差的读起来可能会比较痛苦，这个没办法，要想深入杏林，只能回头补习基础，其实万变终不离基础。

第九法讲的病太多了，聊举一个高频的：痞证。对这个痞呢，如果吃透了，其应用也远不止痞证。最常用的对治心下痞的半夏泻心汤使用频率也非常高，可能仅次于小柴胡。

书中言："痞有无形之痞与有形之痞的区分，无形之痞在《伤寒杂病论》中作为一个证候，病位在中上焦，又可分为心下部和心中部，尤以心下痞为主，条文有单称痞的也即指心下痞的……现代西医中的慢性胃炎、肠胃溃疡、胃下垂、胃神经官能症、功能性消化不良、慢性胰腺炎及肝胆病变等一系列消化疾病出现上腹部满闷堵塞，可按心下痞论治。有形之痞应是癥瘕积聚，现代西医谓之癥瘕积聚为肝脾肿大、腹腔肿瘤、增生型肠结核、阑尾炎、不完全性肠梗阻等原因所致的包块。"

说白了，痞就是局部不通，物质或能量过不去从而堆积起来，郁而化热，则为各种炎症，甚者为癥瘕，而得不到足够供给的部位就呈现萎靡退化状态，此即虚实夹杂，寒热错杂，升降失序，单纯补泻皆不可。半夏泻心汤，辛开苦降，重新恢复物流秩序，则虚者可补，实者可泻，阴阳得以重新平衡。所以，用好了半夏泻心汤，很多消化系疾病皆可迎刃而解。

很多人对于不通的潜意识就是管道堵塞，其实不然，人体气机往来穿插，复杂的不通更类似十字路口众车乱行而导致的淤塞，此时需要的是一个发号施令维持秩序的交警，而不是下水道清理工。

心下痞之所以常见，是因为此处本就是上下左右气机交通的交汇点，是一个交通枢纽，堵塞的可能性自然大大高于远郊区道路。

围绕这块中心区域，肝胆、脾胰、胃肠，乃至更远一点的肺心肾，更深邃的淋巴系统，都在上下左右表里往来，故而立足此处的核心方治疗范围也是非常广。

最常用的就是 5 个泻心汤，尤其是半夏泻心汤，心下痞满第一方，若痞得厉害，化实了，或者旁涉他处，掺杂他邪，就要考虑陷胸、大柴胡、旋覆代赭，等等。小柴胡汤，严格来说，也是治痞之方，当然，不仅仅治痞，其与诸泻心方组成极为相近，不过精微有别。在半夏泻心汤中，以柴胡生姜易黄连干姜，即为小柴胡汤，其区别无非是半夏泻心汤是专门强化开心下痞这一块，而小柴胡还要照顾到整个少阳三焦系统之痞结。

干姜守而不走，生姜走而不守，干姜开痞化饮力强，生姜止呕散水力强。半夏去心下坚，柴胡去心腹肠胃中结气，饮食积聚，寒热邪气。连芩泻结热，参草枣补虚。痰热配瓜蒌。下气镇逆旋覆代赭。解痉去实理气芍枳大黄。绝境大陷胸十枣汤。

这么一串是不是就明显多了？说白了，去痞诸方无非两个模块——基础配置和专门配置，业界还有一个叫法——类方，不过定义有点死板，多以君药归类。其实，旋覆代赭与半夏泻心如何不能算类方？心下之芩连姜夏即为肝膈之旋覆代赭，虽部位不同，用药迥异，但组方逻辑相类也是类，而且是更深层次的类。明白了这个道理，书自然就越读越薄。

其实，伤寒诸方多是藕断丝连，真要广义归类，核心母方寥寥无几。正因如此，很多厉害的老中医在职业生涯末期，功夫渐臻出神入化，反而记得熟用得多的方子越来越少，有些高手就是几个母方加加减减，不明就里者，甚至觉得这些老中医只是沽名钓誉之徒。其实，这就是《内经》上记载的"由博返约"境，若能既博又约，则可为天下之师。

"未满而知约之以为工，不可以为天下师。"（《灵枢·禁服》）

这里是黄帝在与雷公对话时，批评那些水平很高、已经形成足够成熟的学术系统的明医，嫌他们不够渊博，不足以为天下人之师。大家不要觉得"工"的含金量很低，这里只是学霸在批评优等生，其实大部分医生终其一生也称不上一个"工"字。

"夫约方者，犹约囊也，囊满而弗约，则输泄，方成弗约，则神与弗俱。"（《灵枢·禁服》）

这就是工的基础条件，那些背了一肚子方但不会用的人，简而言之，就是方成弗约，临证之际，觉得这也像，那也像，这也不太像，那也不太像，说白了，不会归纳，不会察同，更不能分辨精微之别。其实这就是下医，但是呢，纸面考试基本甄别不出来这类人，所以吧，中医界有时候挺尴尬的，有些人位置很高，但口若悬河，一生南郭。

我说这么多，就是在告诉大家一个关键信息，要学会把一个体系内的方串起来学，方成而约，越学越少，一门深入，千锤百炼，火候到时，自臻出手无招胜有招之境。这也学，那也学，最后就是个臭棋篓子，棋谱背一堆，就是下不赢。其实各行各业的道理都是相通的。路先生辛苦著书，把这些相关类方放在一起，已为后学省去海量精力，用心深远，切不可辜负。

痞，去掉病字旁，乃易经64卦之否卦，与泰卦相反，描述的就是天地不交，阴阳不和。前面说了那么多心下之痞的对治，那么，单独某脏器内可不可以有痞呢？答案是肯定的，癌症就是痞的终极状态。不过，小编功力浅薄，无法深述，留与诸君揣摩。

第十一法：伤寒针法，小编所昧，难以详述。第十二法：伤寒验证录，是路先生所集经典案例，自行体味即可。下面最后说说第十法：伤寒药法。

"药法的四大金刚指的是：表麻黄、里大黄、热石膏、寒附子。"最关键的就是本书这句话。凡事先常后变，否则纲不举则目不张。

先说麻黄。麻黄："味苦温。主中风伤寒头痛温疟，发表，出汗，去邪热气，止咳逆上气，除寒热，破癥坚积聚。"（《神农本草经》）

临床经验：麻黄发汗，解表，宣肺，利尿，人尽皆知。人所难知者，麻黄开玄府，可以还魂救急。多琢磨一下，《金匮》还魂汤、《千金》还魂汤、小续命汤，其核心药物都是麻黄，这个药能打开一些其他药物难以打开的通道，远非发汗解表这么简单，即使发汗解表，也是用于表实证，其打开的是腠理表层通道。

还有一个方可以互相映衬，阴疽第一方——阳和汤，与之对应的阳痈第一方则是仙方活命饮。体表阴疽须略佐麻黄，而阳痈不用。痈疽说到底乃气血之结，然有寒化热化，故分阴阳，治疗大法皆以排脓散结解毒长肉为主，麻黄用于阴疽，肯定不是为了解表发汗，学者当细思之。

再映衬一个吧，肠痈之薏苡附子败酱散，也是略佐附子。那些只会以寒治热，以热治寒，不明寒热并用之妙的中医，尚未入门。

但用麻黄须注意，心脏不好者应慎用或少用。

再说大黄。大黄："味苦寒。主下瘀血，血闭，寒热，破癥瘕积聚，留饮，宿食，荡涤肠胃，推陈致新，通利水道，调中化食，安和五脏。"（《神农本草经》）

大黄和麻黄，其实核心都在一个"通"字，但具体业务方向不同。麻黄可以往上面通，从皮表通，而大黄只能往下通，从里通。简单比喻，一个开窗开门，一个通下水道。麻黄性温，要散结热，须配凉药；大黄性寒，要通结热，须配热药。想一想麻杏石甘汤、大承气汤、大黄附子细辛汤，就明白了。三方之药虽迥异，但组方之深层逻辑完全一样。

疑难杂症有两种，一种本来很简单，但思路诡异，一般人想不到，但一旦想通，治疗就很简单。另一种是真难，机体已经形成严重的、难以逆转的器质性病变，病理产物盘踞痼结，不用峻攻之药难以奏效，但用峻攻之药却不等于要峻攻，须看机体承受能力，故可减小剂量，丸药缓图，就如面对一个大石头，一次性搬不走，只能一点点敲碎再搬走，那么敲石头不用铁锤能行？只敢开太平药的医生，就永远无法进入这个境界。很多时候，麻黄和大黄，就是这个铁锤。

下面说石膏。石膏："味辛，微寒。主中风寒热，心下逆气惊喘，口干苦

焦，不能息，腹中坚痛，除邪鬼，产乳，金创。生山谷。"（《神农本草经》）

本书中总结："仲景应用石膏的四大症状，喘、热、水饮、疼痛。"

石膏最为人熟知的功能就是清热生津，乃白虎汤主力，治阳明热盛，身大热大烦渴，但如果仅满足于此，远远不够。有很多热石膏清不了，也有很多场合用石膏并不主要为了清热。《神农本草经》上说石膏之功能有产乳，很多人以为是催奶，其实不是，这里是说石膏具有哺乳期之用，《金匮要略》里有个冷门方子——竹皮大丸，即有石膏，"妇人乳中虚，烦乱呕逆，安中益气，竹皮大丸主之"。此方甚为微妙，人多不识，小编亦不识，但取巧之法，只要记住"哺乳期虚弱烦乱呕逆"即可。此方于哺乳期之妙，不下于小柴胡于经期感冒之妙，这种取巧就是《九阴真经速成法》，但不是百分百准确，医道尚未博极，同志仍需努力，切不可止步于此。

当然，历史上诸名家用石膏，主要还是于清热一项出神入化。一个是张锡纯，擅用石膏治热病；一个是余霖，曾用石膏治大疫。西医所谓急性脱水热，尤其适合石膏。其实，最简单的比喻就是汽车水箱缺水，发动机过热，因缺水而中暑之人多见，白虎加人参汤主之。

胡希恕先生说石膏治烦，很多人都解释为清热，其实也未必，清热药多矣，为何独石膏治烦？其实，很多人不明白胡希恕的功底，他是方证对应派，很多时候，对于药物的总结是从经方主证倒推的，所谓以方测证也。"太阳中风，脉浮紧，发热恶寒，身疼痛，不汗出而烦躁者，大青龙汤主之。"大青龙，麻桂杏草姜枣膏，此处其他药皆无治烦躁之效，且用郁热解释烦躁也很合理，所以石膏可除烦。这种思路吧，不一定对，但确实在一定程度上很好用，因为寒也可导致烦，干姜附子也可除烦，且三阴皆有烦躁（见本书第九法：伤寒六经法）。故欲更上层楼，不可止步于此。当然，胡老临床造诣非凡，讲课时乃方便说法，不可能完全严谨，对于他的精髓，还应认真学习。

其实，还是《神农本草经》总结得更底层，"心下逆气惊喘"，有股逆气老是往上顶，让人惊慌，烦不烦？心藏神，心神不被扰，则人自宁，所谓烦者，不宁也。

"伤寒解后，虚羸少气。气逆欲吐，竹叶石膏汤主之。"此处之石膏，也不仅是清热，更是在降逆，但此种降逆与姜夏桂迥异。中医微妙之处，正在于此，须细细揣摩，方可登堂入室。

最后说附子，"附子，味辛，温。主风寒咳逆邪气，温中，金疮，破癥坚积聚，血瘕，寒湿痿躄，拘挛膝痛，不能行走。"（《神农本草经》）

其实附子的药理很简单，就是温心肾之阳去阴实，针对一切寒凝，痰脓湿瘀血等皆可用。附子用好了可以抢救濒死者，人死心火灭，心火不灭人不死，附子就是最后这把火，在极端情况下，甚至可以用到几百克，基本是中医回阳救逆的最后一招。但这个药有毒，除了辨证准确之外，剂量掌握也很关键，普通用量十来克，但因药源很乱，故要根据药物实际情况调整用量，不可孟浪，不可胆怯。

基本来说，中医回阳救逆之母方就是四逆汤，附子干姜性如烈火，甘草伏火，变炸药为炉火，徐徐温补通调心肾阳气，以回阳救逆。为何不用人参？人参虽补气滋液，但于单纯阳亡之时却非完全契合，毕竟液者，阴也。若阳亡且气液皆脱，则四逆加人参，更甚者加山茱萸固脱，熟地滋阴。若阴阳格拒，则加葱白猪胆汁。若兼水饮泛溢，则合真武。

其实，西医抢救心肾衰竭时，基本原则强心利尿扩容，也与中医相通，只是中医实践更悠久，具体经验更老道。古往今来，车轮总是圆的；最优的设计，总是相似的。

附子生炮之用，还有精微之别。《伤寒论》载，四逆汤用生附子，真武汤用炮附子，一字之差，学者往往略之。虽然，当今临证之际，常常通用炮附子，加大点量即可。对于一般病证，这样没问题，但对于濒危患者，却尚欠妥。

从四逆真武之别，悟性高点的都能看出，虽皆温心肾之阳，但炮附偏走，生附偏守，一如干姜生姜之别。心肾亡阳之濒危患者，仅剩一点烛火护住核心，若通阳之力过大，则残阳将如昙花一现般耗散，人则死矣。炉中仅余微火，须徐徐加柴，徐徐吹气，若柴多气猛则熄，去灰太快亦熄。其实，在四逆汤类方白通汤中，仲景暗示过，"服汤，脉暴出者死，微续者生"，奈何人不悟也。

曾有"大师"，以四逆救危，然患者入口即死，死前一泡热尿，此虽未

"脉暴出者死"，然道理相通。温阳救逆人皆知，秘阳救逆几人识？《内经》阴平阳秘，所言非虚。

附子虽大热，但可配大寒之大黄，相互监制，去性取用，大黄附子细辛汤，去胁下偏痛发热，肠道寒结便秘。此虽小方，然亦救过贵人之命。

圣人示人以规矩，是让人借此图画万物方圆，不是让人一味循规蹈矩。

总之，中医舍附子则难回阳救危，而滥用附子则必戕害人命，历史上善用附子成名者不少，但畏惧及孟浪者更多，有鉴于此，本书中精选了大量附子用药精髓，有心者当细细品味，不负先贤。

基本来说，本书主要内容就整理完了，希望能给大家带来提纲挈领的观感，但是本书内容实在太过浩瀚，小编才力有限，只能抛砖引玉，以待贤能指正。伤寒内经并列，予人之震撼远超单看其中一本，其实说到底，世间学问不都如此吗？多源映证，交叉证明，立体的学术框架才能搭建起来，学者才可从更高维度俯瞰原来的迷宫世界，诸家之偏，尽收眼底，诸家之长，尽入我心。

最后，愿大家循本书深入杏林，智慧如海……

小编朱江

2024 年 8 月 22 日于京城巽位